U0337918

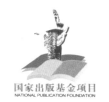

国家出版基金项目
NATIONAL PUBLICATION FOUNDATION

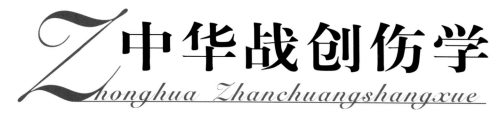

中华战创伤学

Zhonghua Zhanchuangshangxue

总主编　付小兵

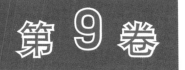

第 **9** 卷 **特殊军事作业环境战创伤**

DIJIUJUAN

TESHU JUNSHI ZUOYE HUANJING ZHANCHUANGSHANG

本卷主编　高钰琪　殷作明　苏　磊

郑州大学出版社

郑　州

图书在版编目(CIP)数据

中华战创伤学. 第 9 卷, 特殊军事作业环境战创伤/付小兵总主编;高钰琪,殷作明,苏磊
分册主编. —郑州:郑州大学出版社,2016.10
ISBN 978-7-5645-2576-7

Ⅰ.①中… Ⅱ.①付…②高…③殷…④苏… Ⅲ.①创伤-军事医学 Ⅳ.①R826

中国版本图书馆 CIP 数据核字（2016）第 114149 号

郑州大学出版社出版发行
郑州市大学路 40 号　　　　　　　　　邮政编码:450052
出版人:张功员　　　　　　　　　　　发行电话:0371-66966070
全国新华书店经销
河南省瑞光印务股份有限公司印制
开本:890 mm×1 240 mm　1/16
印张:44
字数:1 411 千字
版次:2016 年 10 月第 1 版　　　　　　印次:2016 年 10 月第 1 次印刷

书号:ISBN 978-7-5645-2576-7　　　总定价(11 卷):5 050.00 元　本卷定价:430.00 元

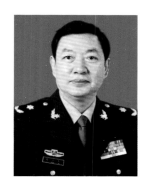

付小兵　中国工程院院士,研究员、教授、博士研究生导师。现任中国人民解放军总医院生命科学院院长、基础医学研究所所长、全军创伤修复与组织再生重点实验室主任,北京市皮肤损伤修复与组织再生重点实验室主任等职务。任南开大学教授,北京大学、中国医科大学等国内10余所大学客座教授。

学术任职:担任国际创伤愈合联盟(WUWHS)执行委员、亚洲创伤愈合学会(AWHA)主席、国务院学位委员会学科评议组成员、国家自然科学基金评委和咨询委员、国家技术发明奖和国家科技进步奖评委、国家高技术发展项目("863"项目)主题专家、中华医学会理事、中华医学会组织修复与再生分会主任委员、中华医学会创伤学分会前主任委员、全军医学科学技术委员会常委、全军战创伤专业委员会主任委员,国际《创伤修复与再生杂志》(WRR)、《国际创伤杂志》(IWJ)、《国际下肢损伤杂志》(IJLEW)、国际《创伤治疗进展》(AWC)、《再生医学研究》(RMR)、《中国科学:生命科学》及《中华创伤杂志》(中、英文版)编委,《军事医学研究》(MMR)主编等学术职务。2009年当选为中国工程院院士。

研究贡献:长期从事创伤和创伤后的组织修复与再生研究工作,主要领域涉及创伤弹道学、生长因子生物学、干细胞诱导分化与组织再生、严重创伤致重要内脏缺血性损伤的主动修复与再生等。20世纪80年代中期曾赴云南老山前线参加战创伤调查和救治。在国际著名医学杂志 Lancet 上报道了表皮细胞通过去分化途径转变为表皮干细胞的重要生物学现象。与盛志勇院士一起带领团队在国际上首先利用自体干细胞再生汗腺获得成功,为解决严重创(烧)伤患者后期的出汗难题提供了基础,该研究被国际同行评价为"里程碑式的研究"。培养博士研究生、博士后研究人员等50余人。

作为首席科学家获国家重点基础研究发展计划项目("973"项目)、国家自然科学基金创新群体项目、国家杰出青年科学基金(1995年度)、全军"十二五"战创伤重大项目等28项资助。主编《再生医学:基础与临床》《再生医学:原理与实践》《现代创伤修复学》等专著20部,参编学术专著30余部,在 Lancet 和其他国内外杂志发表论文500余篇。特别是2012年应 Science 杂志邀请,组织中国科学家在该杂志出版了一期有关《中国的再生医学》(Regenerative Medicine in China)的增刊,显著提升了我国再生医学在国际上的影响力。获国家和军队二等奖以上成果23项,其中以第一完成人获国家科技进步一等奖1项、二等奖3项。

个人荣誉:1993年获"国务院政府特殊津贴",被评为"首届全国百名优秀中青年医学科技之星"。1995年和2004年分别获"总后十大杰出青年"和"科技金星"荣誉称号。2002年和2004年分别获"求是杰出青年奖"和中国工程院"光华青年奖"。2008年获"中国人民解放军杰出专业技术人才奖"。2009年获"何梁何利基金科学与技术进步奖"。2008年被国际创伤愈合联盟授予"国际创伤修复研究终身成就奖"(Lifetime Achievement Award),为获此殊荣的唯一华人学者。2011年获中欧创伤修复联盟"终身成就奖"。2012年当选为"科学中国人2012年年度人物",并被评为"全军优秀共产党员"。2013年获"中华创伤医学终身成就奖"和"中华烧伤医学终身成就奖"。2014年被评为"全军优秀教师"。荣立个人一等功、二等功和三等功共4次。

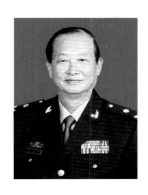

王正国　中国工程院院士,中国人民解放军第三军医大学教授,我国冲击伤、交通伤和创伤弹道学的主要奠基人之一,著名的创伤医学专家。

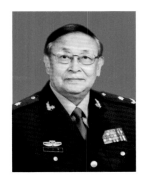

卢世璧　中国工程院资深院士,中国人民解放军总医院教授,我国现代骨科学和骨组织工程与再生医学的重要奠基人之一,著名的骨科医学专家。

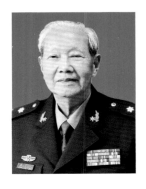

程天民　中国工程院资深院士,中国人民解放军第三军医大学教授,我国防原医学的主要奠基人之一,著名的防原医学专家和教育家。

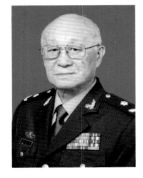

盛志勇　中国工程院资深院士,中国人民解放军总医院教授,我国烧伤医学和创伤医学的主要奠基人之一,著名的烧伤和创伤医学专家。

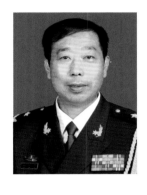高钰琪　教授、博士研究生导师，专业技术少将军衔、专业技术三级。现任中国人民解放军第三军医大学高原军事医学高原特需药品与装备研究室、高原环境医学教育部重点实验室主任、全军高原医学重点实验室主任、重庆市高原医学研究所所长。1983 年毕业于中国人民解放军第四军医大学医疗系（五年制本科），获医学学士学位；同年到第三军医大学病理生理学教研室、高原医学研究室工作，1988 年获医学硕士学位。1993 - 1996 年在美国 Tulane 大学医学院和路易斯安那州立大学医学院进行客座研究。

学术任职：现任中国病理生理学会常务理事、全军高原与寒区医学专业委员会主任委员、中华医学会高原医学分会前任主任委员、中国病理生理学会缺氧与呼吸专业委员会委员、亚太地区高原医学学会常务理事等多个重要学术职务。

专业特长：长期从事病理生理学教学和高原医学的科学研究，是我国著名的病理生理学家和高原医学专家。作为教育部高原环境医学重点实验室、全军高原医学重点实验室的负责人和学科学术带头人，带领的高原医学研究团队，以高原病的发病机制与防治措施、高原习服适应机制和高原卫生防护与卫勤保障措施为重点研究方向，创建了高原军事医学新学科，构建了高原医学人才培养体系，建设了我国首个高原医学博士学位授权学科，成为我国高原医学专业研究生、本科生和任职培训基地。

学术成就：主持完成国家科技支撑计划项目、国家科技部"973"项目课题、军队重大专项等 20 项国家、军队重大科研任务。获国家科技进步一等奖 1 项、二等奖 1 项，军队教学成果奖一等奖 1 项、省部级科技进步二等奖 2 项。在国内外发表学术论文 500 余篇，其中 SCI 收录论文 50 余篇，获国家发明专利授权 21 项，主编专著、教材 12 部。主持制定国家标准 1 部，国家军用标准 2 部，参加制定国家职业病标准 1 部。曾作为中国军医代表团成员，多次访问美国国防部、三军联合医科大学、美军环境医学研究所、美军病理研究所等单位。多次参加国际学术会议，并应邀前往香港城市大学学术讲座，与美国环境保护署、香港城市大学联合主办第八届国际缺氧研讨会，多次主办全国、全军学术会议。

个人荣誉：2008 年 5 月，中央军委主席胡锦涛签署通令，授予一等功勋章；2010 年 12 月，被中国人民解放军总后勤部评为"科技金星"。为新世纪百千万人才工程国家级人选、军队科技创新领军人才，军队高原医学领域重大专项、国家科技支撑计划项目的首席科学家，被评为首届"全军践行强军目标标兵个人"、"全国抗震救灾优秀共产党员"、全军"爱军精武标兵"、"全国优秀科技工作者"，获军队杰出专业技术人才奖、军队院校育才奖金奖、振兴重庆争光贡献奖、首届重庆市有突出贡献的中青年专家，享受国务院特殊津贴。

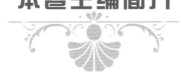

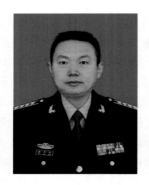

殷作明　主任医师、外科学博士、国家博士后工作站合作导师,大校军衔、专业技术五级。现任中国人民解放军西藏军区总医院院长、全军高原战创伤救治中心主任。1991年毕业于第二军医大学,获医学学士学位,1998年在第三军医大学获得外科学硕士学位,2005年在第三军医大学获外科学博士学位。

学术任职:兼任国际脊髓学会委员,中华医学会创伤学会和显微外科学会委员,中华医学会创伤感染学组和武器创伤学组委员,中国康复医学会骨与关节及风湿病专业委员会、中国残疾人康复协会脊髓损伤专业委员会、中国医师协会脊柱专业委员会委员,中国康复医学会修复重建外科专业委员会西藏分会第一届、第二届、第三届主任委员,中华医学会创伤学会西藏分会副主任委员。全军医学科学技术委员会战创伤专业委员会常务委员,显微外科学专业委员会、康复学会骨关节及临床康复学组专业委员会、骨科专业委员会运动医学关节镜分会委员。中国人民解放军原成都军区医学科学技术委员会委员、骨科显微外科与创伤专业委员会副主任委员、医学科学技术委员会委员科技成果评审专家。《中华创伤杂志》《创伤外科杂志》《西南国防医药》和《西南军医》编辑委员会编委等。

专业特长:长期从事高原战创伤临床救治和相关基础研究,是我国著名的高原战创伤医学专家。擅长高原脊柱与骨盆外科、高原关节重建外科和高原四肢战创伤的临床救治。作为军队优秀学科带头人,带领的高原战创伤医学研究团队,始终坚持高原战创伤的临床救治和相关基础研究为主攻方向;以临床需求为牵引,科研服务临床,转化科研成果为生产力;以战时需求为导向,科研服务战场,转化科研成果为战斗力。经过多年潜心研究成功建立了高原战伤救治新体系:首次阐明高原高寒山地地区战时火器伤局部和全身的病理生理特点、首次提出高原高寒山地地区战时火器伤的救治原则、首次制定高原高寒山地地区战时火器伤的阶梯救治方案和医疗后送新体系,为该地区战伤救治提供系统的、有针对性的"时效"解决方案。

学术成就:2000年成功申报全军"十五"指令性课题《高原高寒山地地区战时枪弹伤的特点、救治原则及阶梯救治》,2006年成功申报成立全军高原战创伤救治中心。先后主持或参与国家、军队、军区重大科研项目11项,参编《外科学及野战外科学》《野战外科学》《创伤感染学》《高原军事医学》《高原战创伤基础与临床》《高原创伤影像诊断学》《高原常见病手册》和《高原疾病学》等专著8部。获得国家科技进步二等奖1项、军队科技进步二等奖3项、省部级科技三等奖4项。以第一作者撰写发表统计源期刊论文56篇,主持开展新技术新业务47项,举办全国性学术会议2次,参加国际学术会议交流3次。在高原平时与战时火器伤早期救治、高原不同人群创伤失血性休克的救治、高原创伤感染的治疗等方面达到国际领先水平,在高原四肢战创伤救治、高原脊柱与骨盆外科和高原关节重建外科等方面实现与国内同等医院的同步发展。

个人荣誉:1991年荣立个人三等功1次,多次获得中国人民解放军原成都军区和西藏军区总医院的医学科学技术先进个人称号,2008年通过中国人民解放军原成都军区军队卫生优秀学科带头人验收,2010年荣获中央军委授予集体二等功,2013年获中国人民解放军成都军区基层建设标兵。2011年和2015年享受军队优秀人才岗位津贴。

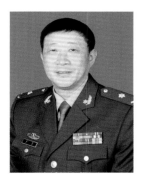

苏　磊　教授、主任医师、博士研究生导师,专业技术四级。现任中国人民解放军广州军区广州总医院急危重病救治中心主任、重症医学科主任,中国人民解放军广州军区急危重病研究所所长,全军热区创伤救治及组织修复重点实验室副主任。1982年毕业于衡阳医学院,获医学学士学位,2006年于南方医科大学获内科学博士学位。

学术任职:现任全军重症医学专业委员会副主任委员;中国医师学会重症医学专业委员会委员;广州军区急救与重症医学专业委员会主任委员;广东省重症医学专业委员会副主任委员;广东省突发事件应急专家委员会热应急专家。国家自然科学基金评审专家,中国人民解放军广州军区医学科学技术委员会委员和医学科学技术委员会委员科技成果评审专家。《解放军医学杂志》(中英文版)、《中华危重病急救医学杂志》《中华急诊医学杂志》《创伤医学杂志》《中华重症医学电子杂志》和《感染炎症修复》等编辑委员会编委。

专业特长:长期从事重症医学专业工作,在重症疾病院前、急诊和重症监护病房(ICU)链式救治模式管理和全程化处置方面有较高的造诣。尤其擅长重症中暑、脓毒症、多脏器功能衰竭、严重创伤(多发伤)救治,在弥散性血管内凝血(DIC)、免疫缺陷重症感染、围术期重要脏器评估与管理和疾病风险防范领域有较深的研究。

学术成就:从事危重病救治工作30余年,临床、科研主攻方向是严重创伤、脓毒症、重症中暑。主持完国家自然科学基金、军队重点专项、广东省自然科学基金团队项目等10项。获得国家、军队、省市科研基金1 000余万元,获广东省科技进步二等奖1项、军队医疗成果二等奖1项、军队医疗成果三等奖3项。发表核心期刊论文70余篇,在SCI上发表论文30余篇,出版专著3部。多次主办国际、国家和军队危重病、创伤和热损伤学术大会。国内较早进行脓毒症免疫调理研究,提出药物组合的主导性个体化策略,改善了脓毒症的救治效果。近10年来,结合南部战区高温高湿气候特点,开展了中暑的临床和应用基础研究,提出重要脏器早期支持的重症中暑"第二关键点"假说,研发了一系列关键性技术并应用于重症中暑临床救治,降低了所在战区中暑的发病率,降低了重症中暑的致残率和病死率。为结合军事斗争准备需要,1996年在上级指导下参与创建了全军第一个"急救医疗服务体系(EMSS)",将院前急救、急诊科的高级复苏、重症监护病房(ICU)的进一步复苏紧密结合,使急危重患者的抢救充分体现了整体性和时效性。

个人荣誉:领导的科室于1996年被国家民政部、中国人民解放军总政治部授予"精神文明建设先进单位"。在军队抢险救灾和处置突发事件过程中个人表现突出,荣立个人三等功2次。2009年参加中国人民解放军广州军区组织的教练员会操比赛被评为"优秀教练员"。

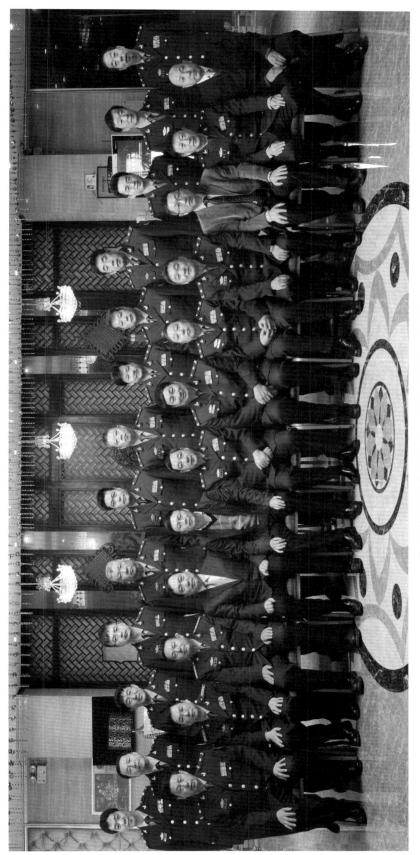

《中华战创伤学》总主编付小兵院士与分卷主编合影

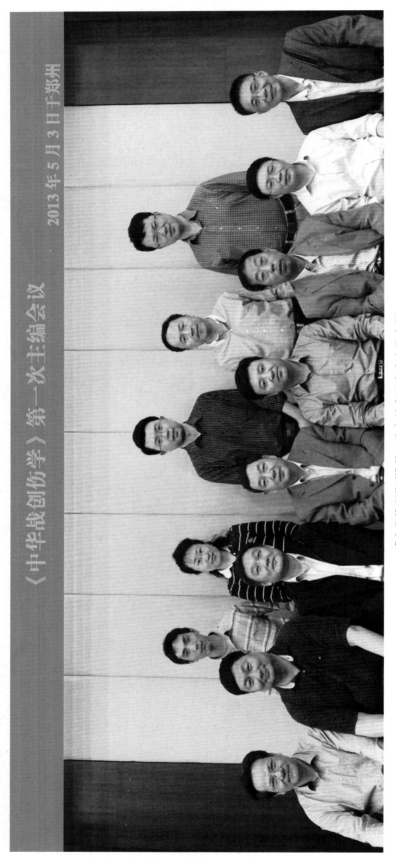

《中华战创伤学》第一次主编会议

2013 年 5 月 3 日于郑州

《中华战创伤学》第一次主编会议参会人员合影

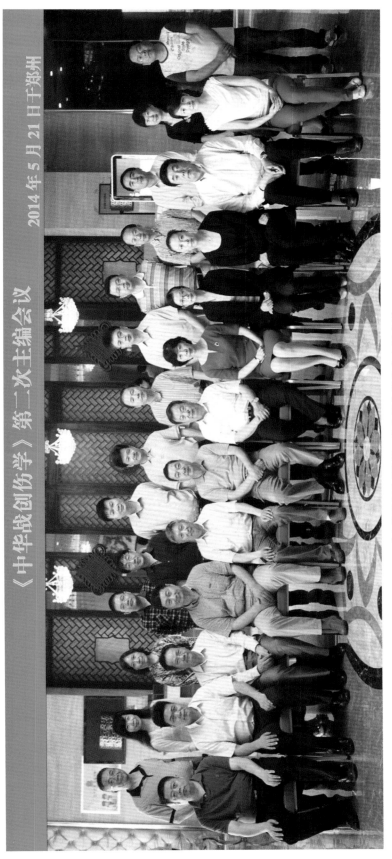

《中华战创伤学》第二次主编会议

2014 年 5 月 21 日于郑州

《中华战创伤学》第二次主编会议参会人员合影

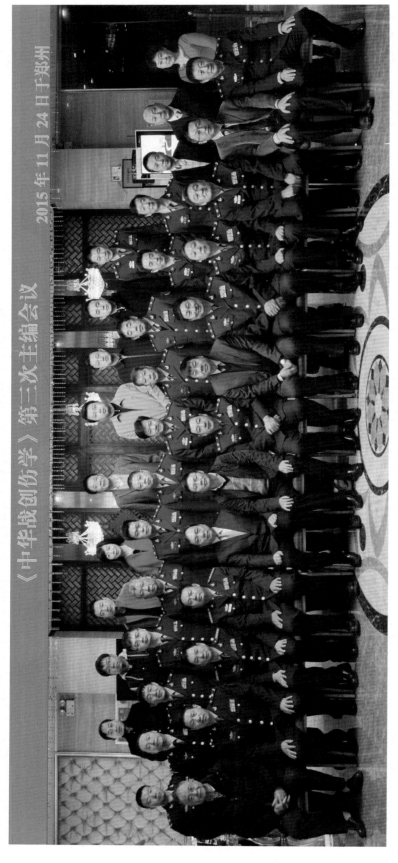

《中华战创伤学》第三次主编会议

2015 年 11 月 24 日于郑州

《中华战创伤学》第三次主编会议参会人员合影

《中华战创伤学》
编委会名单

总　主　编

付小兵　中国工程院院士　中国人民解放军总医院生命科学院、全军创伤修复与组织再生重点实验室

学术顾问

王正国　中国工程院院士　中国人民解放军第三军医大学野战外科研究所

卢世璧　中国工程院资深院士　中国人民解放军总医院全军骨科研究所

程天民　中国工程院资深院士　中国人民解放军第三军医大学全军复合伤研究所

盛志勇　中国工程院资深院士　中国人民解放军总医院第一附属医院专家组

分卷主编（以卷次排序）

第1卷　战创伤学总论

姚咏明　教授　中国人民解放军总医院第一附属医院创伤外科研究室

刘良明　教授　中国人民解放军第三军医大学野战外科研究所

梁华平　教授　中国人民解放军第三军医大学野战外科研究所,创伤、烧伤与复合伤国家重点实验室

第2卷　颅脑战创伤

费　舟　主任医师、教授　中国人民解放军第四军医大学西京医院神经外科

冯　华　主任医师、教授　中国人民解放军第三军医大学西南医院神经外科

江基尧　主任医师、教授　上海交通大学医学院附属仁济医院神经外科

第3卷　口腔颌面部战创伤

谭颖徽　主任医师、教授　中国人民解放军第三军医大学新桥医院口腔科

何黎升　主任医师、教授　中国人民解放军第四军医大学口腔医院颌面创伤外科

周中华　主任医师、教授　中国人民解放军第二军医大学长海医院口腔科

1

第9卷　特殊军事作业环境战创伤

作者名单

主　编　高钰琪　殷作明　苏　磊

副主编　黄昌林　贾宏博　侯志宏　程　飚　张志成

编　委（以姓氏笔画为序）

王　飞　副主任医师　中国人民解放军第208医院创伤外科

王兴伟　高级工程师　中国人民解放军空军航空医学研究所第三研究室

丛　红　研究员　　　中国人民解放军空军航空医学研究所第三研究室

刘　波　副主任医师　中国人民解放军总医院第一附属医院重症医学科

刘云松　副主任医师　中国人民解放军广州军区广州总医院重症医学科

刘运胜　副教授　　　中国人民解放军第三军医大学高原军事医学系军事医学地
　　　　　　　　　　理学教研室

刘志锋　副主任医师　中国人民解放军广州军区广州总医院重症医学科

苏　磊　主任医师　　中国人民解放军广州军区广州总医院重症医学科

李贵涛　主任医师　　广东省第二人民医院骨科

李新宇　主任医师　　中国人民解放军兰州军区乌鲁木齐总医院重症医学科

何忠杰　主任医师　　中国人民解放军总医院第一附属医院重症医学科

张志成　主任医师　　中国人民解放军海军总医院重症医学科

陈光伟　副教授　　　中国人民解放军第三军医大学卫勤基地卫生勤务学教研室

郑　伟　副主任医师　中国人民解放军第208医院医务处

郑学文　高级实验师　中国人民解放军空军航空医学研究所第三研究室

胡辉莹　主任医师　　中国人民解放军广州军区广州总医院附属157医院急诊科

侯志宏　主任医师　　中国人民解放军第208医院

贾宏博　研究员　　　中国人民解放军空军航空医学研究所训练科研部

徐　凤　主任护师　　中国人民解放军第208医院护理部

徐　爽　副主任医师　中国人民解放军第208医院

殷作明　主任医师　　中国人民解放军西藏军区总医院

高钰琪　教授　　　　中国人民解放军第三军医大学高原军事医学系

唐忠志　主任医师　　中国人民解放军广州军区武汉总医院急诊科
黄昌林　主任医师　　中国人民解放军第 150 医院全军军事训练医学研究所
程　青　副主任医师　中国人民解放军广州军区武汉总医院急诊科
程　飚　主任医师　　中国人民解放军广州军区广州总医院整形外科
童华生　副主任医师　中国人民解放军广州军区广州总医院重症医学科
鞠钟鸣　副主任护师　中国人民解放军西藏军区总医院护理部

其他参编人员（以姓氏笔画为序）

卜伟平　中国人民解放军空军航空医学研究所第三研究室
王久清　中国人民解放军第 150 中心医院全军军事训练医学研究所
尹存芳　中国人民解放军广州总区广州总医院急诊科
帅维正　中国人民解放军海军总医院重症医学科
朱亚鹏　中国人民解放军第 150 医院全军军事训练医学研究所
刘　剑　中国人民解放军第 150 医院全军军事训练医学研究所
刘　璐　中国人民解放军第三军医大学高原军事医学系高原特需药品与卫生装备
　　　　研究室
刘双庆　中国人民解放军总医院第一附属医院重症医学科
刘显胜　中国人民解放军第三军医大学高原军事医学系高原特需药品与卫生装备
　　　　研究室
李健杰　中国人民解放军第三军医大学卫勤基地卫生勤务学教研室
杨宗兴　中国人民解放军第 208 医院检验科
张　佳　中国人民解放军第 150 医院全军军事训练医学研究所
张　萍　中国人民解放军海军总医院重症医学科
张　斌　中国人民解放军广州军区广州总医院整形外科
张慕哲　中国人民解放军空军航空医学研究所训练科研部
林周胜　广东省第二人民医院骨科
周高速　中国人民解放军北京军区总医院急诊科
赵　琳　中国人民解放军第 150 医院全军军事训练医学研究所
赵哲炜　中国人民解放军总医院第一附属医院重症医学科
耿　焱　中国人民解放军广州军区广州总医院重症医学科
徐　鹏　中国人民解放军第 150 医院全军军事训练医学研究所
徐秋林　中国人民解放军广州军区广州总医院重症医学科
郭延岭　中国人民解放军第 150 医院全军军事训练医学研究所
黄　河　中国人民解放军第三军医大学高原军事医学系高原特需药品与卫生装备
　　　　研究室
翟艺宗　中国人民解放军第 150 医院全军军事训练医学研究所
潘志国　中国人民解放军广州军区广州总医院重症医学科
魏玉英　中国人民解放军兰州军区乌鲁木齐总医院重症医学科

编写说明

军事医学是现代生物学和医学的重要组成部分,而战创伤救治又是现代军事医学的核心内容,特别是未来战争是新军事变革背景下的信息化战争,要求卫勤保障必须实现"全维、全程、无缝"。各种高、精、尖技术在军事上的广泛运用,使得武器的种类、性能及杀伤能力均发生了巨大变化,从而导致战时伤病的发生机制更加复杂、救治难度更大。与此同时,各种突发事件、自然灾害及非战争军事行动等,对军事医学技术应用于和平时期的医学救援提出了更高的要求。转化医学的提出与实施,为平时和战时医疗救治理论与技术的应用提供了桥梁并受到空前的关注。因此,战创伤救治作为军事医学的核心内容已成为未来战争卫勤保障的重要领域之一,其保障的好坏将可能对战争的结局产生重要影响。据统计,伤后 6 h 内,伤员因大量失血和颅脑伤等死于阵地者约占伤亡总数的50%。而有研究表明,现场有效的快速急救可挽救 20% ~ 30% 伤员的生命。因此,战创伤救治理论和相关技术的普及与提升,对提高战创伤救治水平十分重要。而出版一部与现代战争战创伤救治有关的学术专著,对进一步提高我军战创伤救治成功率和降低伤死率、伤残率,显著提升部队战斗力,乃至对我军健康保健体系的建设具有非常重要的军事价值和现实意义,是当前应对多种安全威胁、执行多样化军事任务的战略需求,是实现军队"能打仗、打胜仗"的前提和重要保障措施之一。

基于此目的,立足于全军战创伤专业委员会在人才、技术与管理方面的优势,我们以军队著名战创伤临床治疗与基础研究专家为主,同时聘请部分地方著名专家,组成强大的专家队伍,共同编著了这部《中华战创伤学》。全书共 11 个分卷,35 篇283 章,1 500 余万字(第 1 卷战创伤学总论;第 2 卷颅脑战创伤;第 3 卷口腔颌面部战创伤;第 4 卷眼部战创伤;第 5 卷耳鼻咽喉头颈部战创伤;第 6 卷胸腹部战创伤;第 7 卷四肢、脊柱与骨盆战创伤;第 8 卷特殊致伤原因战创伤;第 9 卷特殊军事作业环境战创伤;第 10 卷战创伤修复、再生与康复;第 11 卷战创伤护理与心理)。本专著的特点:一是在作者队伍上,以具有丰富经验和参加过战创伤救治或重大突发自然灾害医学救援的老一代科学家为学术顾问,以活跃在一线的优秀中青年专家为主,组成强有力的专家型作者队伍,保证了专著的权威性;二是在内容上,既传承国内外战创伤救治已经形成的优秀成果,同时又增加了近年来历次战争或重大自然灾害等非战争军事行动中战创伤救治的宝贵经验,做到了传承与发展并举;三是在选材上,既体现了不同致伤环境和不同武器所致战创伤的特点及其对战创伤救治的特殊要求,同时又反映了在非战争条件下各种自然灾害及意外事故(如地震、火灾及交通事故等)医学救援中对我军战创伤救治的需要,做到平时与战时相结合;四是在内容的安排上,不仅包括战创伤救治从早期救命到后期康复的整个过程,而且还涉及战创伤救治的组织与管理、相关基础理论研究的最新进展及护理与心理干预等,使得本书反映的战创伤救治内容更加全面和系统;五是在编辑形式上,在体现战创伤医学整体性的前提下,按照不同部位、不同原因、不同环境等战创伤救治的特殊性以分卷的形式进行编辑和出版,方便读者阅读和购买。总之,希望这部专著的出版能够为广大医务工作者,特别是从事战创伤救治基础研究和临床治疗的专家、学者、医生、护士和相关人员提供帮助。

　　这部专著从策划、组稿、撰写、编校到出版是一项系统工程,于 2013 年启动,计划在 2016 年全部完成,呈现在读者面前。参编的 500 多位专家学者群策群力,团结协作,在百忙之中不辞辛苦,贡献了聪明才智,付出了心血和辛劳的汗水。这部专著在策划、组稿、撰写、编辑等方面得到了我国广大从事战创伤基础研究和临床治疗专家的大力支持与帮助。特别是我国战创伤医学领域的老一代著名科学家王正国、卢世璧、程天民、盛志勇等院士给予了大力支持和指导。中国人民解放军总后勤部副部长秦银河中将和中国人民解放军军事医学科学院前院长、中国科学院院士吴祖泽教授在百忙之中为本书作序。郑州大学出版社有限公司董事长王锋教授,社长张功员编审,李振川、赵怀庆等编审校人员,及《感染、炎症、修复》杂志编辑部郭方副编审,在策划、组稿、编辑、校对、出版等方面付出了辛勤劳动。在此一并表示衷心的感谢。

　　由于本书涉及的内容较多,参与编著的专家多,所以在内容组织与撰写风格和方式等方面可能存在诸多不足,希望广大读者提出批评建议,以利于我们进一步改进。

中国工程院院士
全军战创伤专业委员会主任委员
中华医学会组织修复与再生分会主任委员
中国人民解放军总医院生命科学院院长
《中华战创伤学》总主编

2014 年 1 月 30 日(农历大年三十)于北京

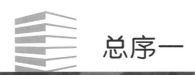

总序一

  战创伤救治的基础理论和临床治疗，一直是世界军事医学界高度关注、聚力聚焦的重大命题，也是我军卫勤保障能力建设紧抓不放、持续攻关的核心要素。近年来，随着各种高精尖和新概念武器的广泛应用，现代战创伤的种类、数量和损伤程度等都发生了根本性改变；由于重大火灾、恶性交通事故和矿难等突发事件，以及地震、洪灾、飓风等自然灾害频发，军队遂行非战争军事行动任务越来越常态化，战创伤救治技术在战时与平时的运用已成为重大使命课题。编著这部《中华战创伤学》专著，对于系统总结我军平战时战创伤救治积累的经验教训，全面深化战创伤救治研究，持续提升我军战创伤救治水平，不断增强保障部队"能打仗、打胜仗"能力，具有重要的指导意义和积极的推动作用。

  参与本专著撰写的专家，既有我军德高望重的老一代科学家，又有近年来活跃在战创伤救治一线、从事基础研究和临床治疗的中青年科技工作者。本专著的内容，既传承了国内外战创伤研究先进成果，又增加了近年来几次现代局部战争和非战争军事行动中战创伤救治的宝贵经验；既涵盖了不同武器所致战创伤及其救治的原理方法，又论述了各种自然灾害医学救援的应对措施。可以说，是一部理论深度与临床实用、总结经验与前瞻运用相统一，基础研究与临床救治、诊疗技术与勤务管理相结合的精品力作。

  衷心希望这部专著的出版，能够为从事战创伤基础研究与临床救治工作的同志们提供学习辅导和参考借鉴，为开创中华战创伤事业新局面，实现强军目标和中华民族伟大复兴的"中国梦"，做出应有的贡献！

中国人民解放军总后勤部副部长、中将

秦银河

2014 年 10 月 27 日于北京

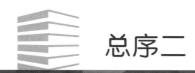

　　卫勤保障是军事斗争准备的重要环节,战创伤医疗救护工作是卫勤保障的重要组成部分。鉴于我军多年没有经历大规模的战争,部分医护人员虽然有平时普通创伤的救治经验,但缺乏战时战创伤救治的实践。面对严峻的国际形势和平时创伤(尤其是群发性创伤)发生率的不断增高,以及武器装备的更新换代,新型的、大规模的杀伤性武器的使用使致伤机制和伤情更加复杂,对医疗救护人员救治水平的要求也随之增高。

　　《中华战创伤学》由中国人民解放军总医院生命科学院院长、中华医学会组织修复与再生分会首届主任委员、中华医学会创伤学分会前任主任委员、国家"973"创伤和组织修复与再生项目首席科学家、中国工程院付小兵院士担任总主编,并组建了以中华医学会创伤学分会和全军战创伤专业委员会的专家(包括王正国、卢世璧、程天民、盛志勇等院士在内的著名战创伤学专家担任学术顾问)为依托的编写队伍。其中部分专家参加过局部战争战创伤救治或地震、雪灾及矿难等灾害事故的医疗救援,是战创伤学方面的著名专家和(或)优秀的中青年技术骨干。他们提供了珍贵的原始资料,为撰稿奠定了坚实的基础。

　　这是一部科学、实用、高水平的战创伤学学术专著,对于做好军事斗争卫勤准备及应对平时创伤和地震等自然灾害引起的群发性创伤的医疗救治、降低战创伤伤员伤残率和死亡率、提高部队战斗力具有重要作用。这部学术专著代表了目前我国战创伤研究领域的水准,填补了该学科研究领域的空白。它的出版,对于从事战创伤学专业的各级医护人员了解战创伤救治的全过程,进一步提高临床救治能力,促进我国战创伤学领域科研与临床工作的学科发展,具有重要的理论价值和实践指导意义。

中国科学院院士

中国人民解放军军事医学科学院前院长

2014 年 10 月 30 日于北京

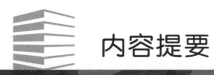

内容提要

　　《中华战创伤学 第9卷 特殊军事作业环境战创伤》是一部比较全面、系统介绍各种特殊军事作业环境战创伤基本理论与实践的学术专著。共8篇44章,涉及高原、寒区、热区、海上、空中、坑道和军事训练及灾害环境创伤,基本涵盖我军军事作业可能遇到的特殊作业环境,系统介绍了涉及特殊环境战创伤基础与临床方面的基本知识与主要进展,以及特殊军事作业环境战创伤的救治。本卷的作者立足现在、着眼未来,从特殊军事作业环境战创伤救治角度做好未来战争特殊环境卫勤保障准备工作,切实从维护国家安全、保障官兵生命健康出发,注重特殊环境军事作业战创伤救治实践和救治理论的同步发展,既有基础理论研究分析,也有针对部队官兵提供各种切实可行的指导性防治措施,把国内外最新的实际经验和新思维、新观念及新技术介绍给读者,使其从中获得启迪。其内容图文并茂,凸显"科学、严谨、先进、全面、系统、规范、标准、新颖、实用"的原则。可作为从事战创伤研究的科研人员和临床各级医生的重要参考书,也可作为战创伤救治培训教材使用。

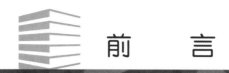

前　言

　　我国幅员辽阔,存在各种各样的地形、气候。我国边界线长而复杂,从南到北,从东到西,距离都在 5 000 km 以上。陆地边界长达 2.28 万 km,大陆海岸线长约 1.8 万 km,海域面积 473 万 km²,高原高寒地区边界线长达 4 000 km 以上。而且我们的边境线大都在环境恶劣的高原高寒、高温潮湿的地方,这些客观的恶劣自然环境,对我们的特殊环境的卫勤保障提出了更高的要求。

　　我国高原高寒地区边界线长达 4 000 km 以上,高原战创伤的发生、发展及救治与低海拔地区有相似的规律,但两者不尽相同。随着海拔高度的增加,大气压逐渐下降、氧分压降低、太阳辐射增强、气候干燥、气温降低、昼夜温差大和沸点下降,当海拔超过3 000 m 以上时会对人体产生显著的影响。在高原特殊的环境下,人体发生一系列病理生理的改变,在此基础上发生战创伤将会使机体损伤有其自身的特点和规律。同时高原特殊的气候环境、地理环境和社会环境也对高原作战产生很大的影响。另外,高寒地区的战创伤在其他战创伤基础上因寒冷环境而导致的各种复合伤,如烧冻复合伤等,均导致各类战创伤伤病情复杂,且增加了救治难度。特殊气候环境作战对伤员的伤势、伤情和预后转归有很大的影响。在热环境下尤其是亚热带地区,气候炎热、潮湿,战创伤的病理生理学与发生机制具有其内在特点,表现为全身病理生理改变更加严重,器官系统的损伤更广泛和严重,易发生多器官功能障碍综合征,死亡率明显增高;局部组织代谢旺盛,分解代谢增强,肌肉坏死严重,消耗能量物质多;局部和全身感染出现早。戈壁沙漠地区是当今全球局部战争好发之地,我国戈壁沙漠面积占全国陆地面积的 11.4%,大多比邻边境线,国防安全战略地位十分重要。该地区具有显著的夏季气温高、昼夜温差大,冬季气温低,干旱、少雨、风沙大,以及光照强烈等特点。其气候与地理环境特征对参战人员及装备会产生显著影响,战创伤发生与救治也有其特殊性,等等。这些都说明了系统的研究特殊环境战创伤对我们全军的卫勤保障具有重要的意义。

　　《中华战创伤学 第 9 卷 特殊军事作业环境战创伤》由第三军医大学高原军事医学系主任、全军高原生理与高原病重点实验室主任、中国病理生理学会副理事长、中华医学会高原医学分会主任委员、全军高原与寒区医学专业委员会主任委员、亚太高原医学会常务理事,全军高原高寒专业委员会主任高钰琪教授和西藏军区总院殷作明教授、广州军区广州总医院苏磊教授担任主编,并与中国人民解放军第 150 中心医院黄昌林教授、第 208 医院侯志宏教授、广州军区广州总医院程飚教授、海军总医院张志成教授、空军航空航天医学研究所贾宏博研究员、北京军区总医院周高速教授、广州军区武汉总医院唐忠志教授、解放军总医院第一附属医院何忠杰教授,以及广东省第二人民医院李贵涛教授等知名专家组成编委会。这个作者团队长期从事特殊环境战创伤的研究,积累了大量的临床经验和原始资料,对特殊环境战创伤具有深刻的认识。书中的许多内容是他们积累了长达数十年的战创伤教学、科研和临床工作的资料（包括图片），原创性强、学术价值高。

本卷共分8篇44章。第一篇介绍了高原战创伤流行病学和病理生理，以及休克、感染和修复的特点，重要脏器功能变化和严重并发症的防治，全身代谢紊乱和营养支持，并探讨了高原战时火器伤的初期外科处理原则，阶梯救治及医疗后送方案等。第二篇介绍了寒区战创伤流行病学特征，着重从体温代谢、骨骼肌功能、神经系统、血液循环系统和生殖系统探讨寒区环境对人体代谢的影响，以及冷伤的防治。第三篇重点阐述亚热丛林地区特殊环境下的战创伤、高温下热损伤的特点、病理生理机制、临床分级救治和相关预防与控制措施，以期提高对热环境下战创伤和热损伤的救治效果。另外，还介绍了戈壁沙漠地区战创伤的相关特点。第四篇介绍了海上战创伤战创伤流行病学特征、救治的特点和卫勤保障难点。第五篇阐述了空战战创伤战创伤流行病学特征、救治的特点与方法，以及防控措施。第六篇介绍了国防施工（坑道作业）创伤的特点和救治方法。第七篇阐述了军事训练伤的历史、进展、流行病学特点，分别从致伤因素和军兵种两个方面阐述军事科目训练伤的预防、治疗、护理和健康保护。第八篇阐述了灾害医学和救援医学的研究历史、进展，探讨了灾害（尤其是地震灾害、风暴灾害、水灾、火灾）的创伤特点、流行病学相关因素和救治原则和策略。在编写中，力求理论和应用并重，前沿动向和实践相结合，是本书具有较高的学术价值和应用价值。

在本卷编写过程中，许多专家学者对本书的编写等提出了许多宝贵的意见和建议。这些意见和建议，我们采纳了一部分并已经书中给予了反映，还有一部分建设性的意见正在做进一步分析和研究，以期在将来的编写中吸纳和采用。在此，我们表示由衷的感谢！并希望继续得到广大专业人士的批评指正，更希望广大读者提出更多、更好的建设性意见，以便我们再版时改进，将这部书编写得更好。

高钰琪　殷作明　苏　磊
2015 年 5 月 18 日

目 录

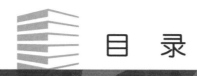

第一篇　高原战创伤

第八章 高原战创伤后重要内脏器官功能的变化及严重并发症

第九章 高原战创伤对全身代谢的影响 ……………………………………… 72

第三篇　热环境下战创伤

第四篇　海上战创伤

第六篇　国防施工(坑道作业)创伤

第七篇　军事训练创伤

第三十六章　不同军兵种军事训练的健康保护 ································· 508

第八篇 灾害创伤与救援

第 一 篇

高原战创伤

第一章
高原环境战创伤流行病学

　　高原战创伤(plateau war trauma)是指在海拔 3 000 m 以上地区发生的战创伤,其发生、发展及救治与低海拔地区有相似的规律,但两者不尽相同。由于高原特殊的环境因素,使人体发生一系列病理生理的改变,在此基础上发生战创伤将会使机体损伤有其自身的特点和规律。世界上海拔 3 000 m 以上地区面积约 270 万 km²,居住总人数约 2 500 万。主要有中国的青藏高原、加拿大和美国的洛矶山脉(又称作落基山脉)、墨西哥的马德雷山脉、南美的安第斯山脉、法国和西班牙之间的比利牛斯山脉、东土耳其、伊朗、阿富汗和巴基斯坦之间的山脉,喜马拉雅山脉、摩洛哥阿特拉斯山脉、埃塞俄比亚高原、巴苏陀兰和乞力马扎罗山等。我国 3 000 m 以上的高原地区有 200 万 km² 以上(包括西藏、青海、新疆、四川、甘肃等部分地区),约占全国国土面积的 1/5、约占世界医学高原面积的 74.07%;居住人数约 1 000 万,占全世界生活在海拔 3 000 m 以上人口的 1/2。因此,总结高原战创伤的发生、发展及救治在我国具有特别重要的意义。

　　随着海拔高度的增加,大气压逐渐下降、氧分压降低、太阳辐射增强、气候干燥、气温降低、昼夜温差大和沸点下降,当海拔超过 3 000 m 以上时会对人体产生显著的影响。同时高原特殊的气候环境、地理环境和社会环境对高原作战也产生很大的影响。

第一节　高原历次战争战创伤回顾分析

　　我国西南高原是局部战争发生频率比较高的地区,新中国成立以来经历 7 次大规模的局部战争中就有 2 次在西南高原地区。现对高原地区历次作战的有关战创伤资料进行回顾总结,以便对高原战创伤救治进行深入的研究。

一、减员分析

　　历时 33 d 的某次高原作战期间,某军总减员率明显高于作战时间相同的低海拔山地地区某次战争,其中非战斗减员率也高于平原地区战争。尽管高原气候因素导致高山病等各种疾病增加,引起非战斗减员人数增加,但战斗减员人数仍占总减员数的 60% ~ 90%,战创伤仍是减员的主要因素,决策机关在调动兵力和配备卫生力量时应充分考虑高原减员的特点。

二、伤因分析

在高原常规武器战争中,火器伤仍占主要地位(表1-1)。研究高原火器伤的特点、救治原则和战时火器伤阶梯救治方案,对提高高原火器伤救治的成功率、降低死亡率和伤残率,保障高原军民的身心健康,提高部队战斗力和鼓舞士气都将产生积极的作用。

表1-1 伤因比例比较/%

战役	火器伤			非火器伤			合计
	枪弹伤	炸伤	小计	冷伤	其他	小计	
高原作战 A	35.31	56.43	91.74	4.2	4.06	8.26	100.00
高原作战 B	26.43	37.48	63.91	31.84	4.25	36.09	100.00
高原作战 C	59.84	5.15	64.99	33.48	1.53	35.01	100.00

三、伤部分析

某次高原作战中四肢火器伤高达50%以上(表1-2),其次是头颈部受伤概率较高,这主要与战斗方式、所处的地形以及敌人使用的兵器有关。

表1-2 伤部比例比较/%

项目	头颈	胸背	腹腰	阴臀	上肢	下肢	多处	合计
高原作战 A	16.11	6.58	3.64	3.08	17.93	33.68	18.98	100.00
高原作战 C	13.39	9.17	5.28	4.84	27.72	39.60	0.00	100.00

四、伤情比较

高原作战 A 伤员中轻伤占49.9%、中等伤占32.31%、重伤占17.79%。骨折占12.96%、血管伤占1.8%、内脏器官伤占2.87%、软组织伤占74.44%、大面积伤占6.86%、大神经伤占1.05%。多处伤占18.98%,高于平原某次战争的10.7%和平原山地某次战争的16.28%。战创伤休克发生率高,由于伤前已处于一定程度的低氧状态,失血后更易发生休克,而且发生早、发展快、程度重、死亡率高。高原作战 A 的伤票分析,休克发生率为11.95%,明显高于平原某次战争的6%~7%。

五、救治情况分析

从高原数次战争资料分析,只有66.26%伤员能在伤后的30 min 内得到自救互救,明显低于平原地区某次战争的80%。有72.82%的伤员在伤后的24 h 内可到达团救护所,伤后24 h 内伤道感染率很低,但在团一级救治机构进行初期外科处理率很低;只有18.74%的伤员能在伤后24 h 内到达师救护所,有63.8%的伤员进行初期外科处理时间已经超过24 h。软组织伤在60 d 以后愈合占软组织伤总数的51.4%,合并骨折的伤口在60 d 以后愈合者达87.7%。由于高原战区广,交通不便,部队分散,因而伤员后送极其困难,一般伤后2~4 d 伤员方能到达师救护所,此时已超过初期外科处理的时限。据伤票分析,高原作战 A 中仅有47.7%的伤员获得初期外科处理,大大低于平原某次战争的

70%~75%。在此次战役中还有不少团一级的救治机构争取做了急救手术和早期外科处理,但很多团一级救治机构不具备手术处理条件。在未来的高原局部战争中,应注意师救护所展开的位置尽量靠前,加强旅团的卫生力量,争取伤员在伤后24 h内均能得到及时的初期外科处理。同时,加强野战医院的专科处置能力,使大多伤员在战术地域便可得到及时的专科治疗。

六、伤后结果分析

(一)归队率

高原作战A中,伤员治愈归队率28.7%,平均住院天数15.7 d。高原作战C中采取"逐级加强、尽量前伸"的做法,将卫勤技术力量逐级向下加强到团、营、连,使团以下各级的救治能力得到提高,并使后送距离大为缩短;同时采取"设点留治与积极后送"相结合的方法,大大减少后送数量,缩短后送时间,治愈归队率达到91%。

(二)感染率

据抽样统计,高原作战A中某部队战创伤感染率高达89.6%,大大高于平原某次战争31%和苏联卫国战争的12.2%,颇为惊人。破伤风感染率为0.06%,气性坏疽感染率为0.3%。

(三)伤死率

高原作战A中,某军伤死率为4.62%,高于某次低海拔山地战争的3.17%,低于平原某次战争的5.7%。伤死在各级医疗机构的分布如下:营救护所40.3%,团救护所26%,师救护所22%,野战医院、医院11.7%。伤后主要死亡于出血和休克,其次为脑脊髓损伤。伤后死亡伤部分布最多为腹部伤,其次为头部伤、下肢伤和多处伤。伤后死亡的时间分布:在伤后24 h以内死亡的占58.58%,24 h以后死亡的占41.42%。

(四)阵亡率

高原作战A中,某军阵亡人数占参战人数的1.62%,与平原某次战争近似。有88.49%是伤后立即死亡,7.91%是伤后10~30 min死亡,3.6%是伤后1~3 h死亡。阵亡中有70.33%是枪弹伤(gunshot wound/bunet wound;也称枪伤)造成的,27.47%是炸伤造成。

(殷作明)

第二节 高原环境对战斗力及战创伤救治的影响

一、战斗力明显降低

进入高原以后,机体为了适应高原缺氧环境,在神经、体液机制的调节下,神经系统、呼吸系统、心血管系统、消化系统、内分泌系统、血液系统等均发生一系列病理生理改变,使人体劳动能力降低、战斗力显著下降。据调查,在海拔3 000~4 000 m的高原,人体的劳动、办公、训练、学习的效率降低20%。殷作明研究表明,乘飞机快速进入拉萨(海拔3 658 m)的战士战斗力仅为平原地区的40%~50%,5~7 d后战斗力恢复至平原的70%~80%;由地面乘车阶梯进藏的战士,到拉萨后的3~4 d战斗力恢复至平原的70%~80%。部队进入更高的海拔地区,战斗力将会进一步下降。日本猿田海南雄对机体所能习服的海拔高度做了如下划分:①无症状带,海拔3 000 m以下;②反应临界高度,海拔3 000 m;③完全代偿带,海拔3 000~5 000 m,机体一般通过代偿机制可以习服;④障碍的临界高度,海拔 5 000 m;⑤不完全代偿带,海拔 5 000 ~ 7 000 m;⑥危险的临界高度:海拔 7 000 m;⑦高原死亡带,海拔 7 000 m 以上,机体不能代偿。各级指挥决策首长应充分考虑这一情况,以便做出科学决策。

二、非战斗减员发生率高

高原环境对人体最直接的影响因素是低氧、寒冷和干燥,这些因素使高原战时非战斗减员发生率远远高于平原地区。①低氧可使心、肺等内脏器官储备功能下降,毛细血管通透性增加,组织细胞水肿。部队进入高原地区极易发生急性高原适应不全症,甚至发生高原肺水肿(pulmonary edema)、脑水肿(cerebral edema)。据报道,部队经陆路进入海拔 3 658 m 高原地区,急性高原适应不全症的发生率为 70% ~ 85%;紧急空运进入同海拔地区急性高原适应不全症的发生高峰在部队到达高原后的第 3 ~ 4 天,发生率高达 95%,是对部队战斗力影响最大的因素。②寒冷与低温是严重威胁人体健康的环境因素之一,当人体温度下降至 35 ℃ 以下时,可出现谵妄和精神错乱,甚至心脏停搏而死亡。寒冷还可以导致机体冷伤,高原地区作战冷伤发生率高,尤其在暴风雪、雪灾发生后,冷伤极为普遍。因此,在低温环境下作战,应做好病房、手术室、岗亭、野外宿营地的保暖和防冻措施。③干燥环境容易招致机体水和电解质平衡的紊乱,脱水、低血容量性休克较平原地区容易发生。轻度的脱水容易导致黏膜干燥,如嘴唇干裂、鼻出血、皮肤皲裂等。部队野外行军应做好防干裂措施。

三、对战地急救的影响

从高原数次战争资料分析可见,伤员在伤后的 30 min 内自救互救率明显低于平原地区某次战争。战地急救是由连、营对伤员进行的基础急救和将伤员运离战场,包括寻找、急救、隐蔽和运送。高原战时伤员大都处于高山陡坡,伤员搜寻发现困难,阵地救护的难度大,可就地取材利用的东西少,道路崎岖后送非常困难,导致伤员在前线停留时间过长,极易发生出血、饥饿、寒冷、缺氧、休克加重等情况。同时,西藏大多数地方没有树木等植被,搜寻人员和伤员隐蔽困难,极易暴露导致损伤,应设法保护好自己和伤员。

四、对初期外科处理的影响

以往高原战争教训表明,现行战伤初期外科处理(primary surgical care)操作复杂,对救治机构的技术和设备要求高,手术时间长,对全身影响大,需要手术医生多,很难在师旅以下救治机构推广。高原伤员后送困难,在现行初期外科处理原则规定时限前,大多伤员无法送达指定的救治机构。伤员全身情况差,无法耐受较大、较长时间的手术。高原的环境特点让现行的战伤初期外科处理无法满足高原战创伤的救治要求。为此,殷作明等详细研究了高原战时火器伤局部与全身的病理生理变化特点,科学简化了高原战创伤的初期外科处理方案(详见第六章)。该方案可在局部麻醉下进行,具有操作简单、技术和设备要求低、操作时间短、对全身干扰小等优点,而且一位医生在局部麻醉下即可完成操作,可以在伤后任何时间、任何一级救治机构进行。这一方案使伤员能在高原战创伤初期外科处理规定的时间范围内得到有效的初期外科处理,降低感染率和伤残率。

五、对阶梯救治的影响

传统的分级救治(echelon treatment)是以战场前后空间划分来设置阶梯救治(ladder treatment;或称阶梯疗,ladder cure),伤员必须按时到达救治阶梯才能得到其救治范围内的救治,称之为"空效(空间-效果)分级救治"。高原作战大多在高山深谷、密林地区,战区纵深大,远离后方,卫生物资的供给和伤员后送极其困难。1962 年高原某次战争中尽管多数部队很重视,但由于各种原因在 12 h 内到达团、营救护所的伤员仅有 46.3%,在 24 h 到达师救护所者也只有 18.6%,到达野战医院者多在 3 ~ 4 d 以后,到达拉萨某部队医院的伤员多在 3 周以上;因而伤员手术晚,感染率高达 76.2%。可见,"空效分级救治"并不能适应高原山地战争的需要。

(殷作明)

参考文献

[1]殷作明,李素芝,雷明全.高原高寒山地地区战时卫勤保障新模式初探[J].解放军医学杂志,2002, 27(3):250.

[2]林秀来,殷作明,王洪亚,等.高原山地炮弹群爆炸致伤特点的实验研究[J].西南国防医药,2002, 12(1):58-59.

[3]殷作明,李素芝,袁文,等.高原火器伤的特点及救治[J].西南国防医药,2007,17(5):22-25.

[4]殷作明,李素芝,袁文,等.高原寒区战时环境猪肢体枪弹伤简化初期外科处理原则[J].西南国防医药,2010,20(12):1280-1286.

[5]殷作明,胡德耀,李素芝,等.高原高寒战时环境肢体火器伤后应激反应的特点[J].第三军医大学学报,2005,27(7):581-583.

[6]李素芝,殷作明,胡德耀,等.高原肢体枪弹伤对循环呼吸系统的影响[J].西南国防医药,2010,20(10):1109-1112.

第二章

高原战创伤伤道局部病理生理改变的特点

在高原环境下机体本身已发生一系列病理生理改变,战创伤后机体的上述反应更加突出。殷作明在高原现场、模拟战时环境、采用与人体生物学特性较相近的小型猪,在清醒状态下制作枪弹伤模型,研究高原高寒战时环境枪弹伤的局部致伤特点、伤道病理学特征、病理生理变化的特点及其对机体全身反应的影响,现将主要研究结果介绍如下。

第一节　高原火器伤的局部致伤特点

高原火器伤(firearm wound)的投射物致伤伤情取决于两方面的因素:一是投射物的致伤力,包括投射物的速度、质量、形状、体积、飞行中的稳定性、进入体内后的完整性等,其中以速度、稳定性和完整性最为重要;二是组织或内脏器官的解剖特性,包括密度、弹性、坚韧度、黏滞性、含气及含液情况和解剖部位等,其中以密度和解剖部位最为重要。从根本上说,伤情取决于投射物实际传给组织的能量和致伤的部位。

一、枪弹撞击组织的速度快、撞击能量大

由于高原大气压低、空气稀薄阻力小,因此各类武器的飞行速度较平原地区快、动能大、飞行距离较平原地区远,造成机体的损伤较平原地区重。李恩平等研究表明,在 351 m 的低海拔地区 M193 型 5.56 mm 口径弹丸 20 m 撞击速度为 975 m/s,撞击能量为 1 692.1 J,而在海拔 3 658 m 的高原地区,同样条件下测得 5.56 mm 口径弹丸撞击速度为 1 000.0 m/s,撞击能量为 1 780.7 J,显著高于 351 m 的低海拔地区。赖西南、杨志焕等研究发现,在海拔 3 658 m 的高原地区射距 10 m 处测得 0.44 g 钢球、0.44 g 钢质圆柱体和 0.37 g 钢质三角形破片衰减速度分别为 351 m 的低海拔地区衰减速度的 42.07%、50.11%、64.71%。

二、机体组织密度大、吸收能量多

由于高原缺氧干燥,血液的黏度高、机体脱水至组织器官的密度加大,子弹进入体内后的速度衰减较内地大,章动角也随之加大,甚至发生子弹的翻滚、变形和破碎,导致组织能量吸收增加,因此组

织损伤加重。雷明全等在海拔 3 658 m 的高原地区、射距为 20 m 的室内靶道测得 5.56 mm 口径弹丸撞击犬后肢的能量释放为(374.3±80.2)J,7.62 mm 口径弹丸的能量释放为(267.8±62.7)J,均高于海拔为 351 m 的平原地区。

三、火器伤损伤范围大

李恩平等在海拔 3 658 m 高原地区、20 m 的室内靶道射击犬后肢发现,5.56 mm 口径弹丸的高原伤道容积是平原地区的 1.71 倍,伤后 6 h 高原伤道坏死组织清除量是平原地区的 1.86 倍,其原发伤道明显大于平原地区。赖西南、杨志焕等研究表明,在海拔 3 658 m 高原地区以 53 式滑膛枪发射1.03 g 钢球(射距 20 m)射击猪后肢,原发伤腔容积与伤道长度的比值为平原的 2.56 倍;坏死组织清除量与伤道长度比值为平原的 1.23 倍。在海拔 3 658 m 的高原射距 10 m 时,测得 1.03 g 钢球、0.44 g 钢质圆柱体和 0.37 g 钢质三角形破片侵切肥皂的残留空腔体积分别为海拔 351 m 的低海拔地区的 1.30、1.42 和 1.87 倍。作者对伤道进行明胶墨汁灌注和光电镜观察结果也证明高原火器伤伤道损伤范围大于平原地区。

四、伤道内组织细胞损伤程度较平原地区重

殷作明研究表明:高原平时枪弹伤后,伤道肌肉组织抗氧化能力和超氧阴离子自由基清除能力显著下降,在伤后 2 d 最为显著。由于动物组织抗氧化能力降低,导致动物细胞保护能力降低,组织损伤程度严重。说明单纯高原因素即可加重局部伤道组织细胞的损伤程度,高原战时枪弹伤后更加剧了这一病理过程,而且恢复时间较高原平时组长。因此,我们在处理高原平时与战时火器伤局部伤道时应注意保护伤道周围组织细胞的功能,在高原战时显得更为重要。

(殷作明)

第二节　高原火器伤的弹道病理学特点

终点弹道学(terminal ballistics)是研究投射物击中目标后,在物体或人体内的运动规律。高原创伤弹道病理学是终点弹道学的一部分。研究弹道、弹道周围邻近组织和远隔内脏器官的病理形态学特征,是指导火器伤治疗的主要理论依据。

一、伤道的出入口情况

高原枪弹伤往往是入口小、出口大。海拔 3 658 m 高原地区,20 m 的室内靶道射击犬后肢,7.62 mm 口径弹丸入口面积为(0.28±0.10)cm^2,出口面积为(0.95±0.63) cm^2,出入口比值为 3.32,而平原地区为 1.41。

二、伤道的病理形态特征

与平原地区火器伤一样,高原火器伤也存在着原发伤道区、挫伤区和震荡区,但损伤程度有所不同。

(一)原发伤道区
高原火器伤伤后 6 h 可见损伤的肌纤维发生变性坏死,伤后 24 h 伤道内表面趋于平滑,肌纤维和

肌间结缔组织界限模糊不清,损伤的肌纤维的轮廓已完全消失,并出现进行性坏死和液化。

(二)挫伤区

平原地区 5.56 mm 口径弹丸 12 h 光镜下挫伤区平均宽度为 0.5 cm 以内,7.62 mm 口径弹丸为 0.24 cm;而海拔 3 658 m 高原地区 5.56 mm 口径弹丸同期挫伤区平均宽度为 0.96 cm,7.62 mm 口径弹丸为 0.32 cm,较平原地区稍大。雷明全等分别用 5.56 mm 和 7.62 mm 口径弹丸在海拔 3 658 m 高原室内 20 m 射击狗后肢,分别于伤后 12 h、24 h、36 h、48 h、60 h、72 h 取组织进行光镜检查,发现在伤后 12~36 h 后有明显的镜下炎症分界,挫伤区组织广泛坏死、片状出血和间质出血水肿,少数可见挫伤区与震荡区交错现象。

(三)震荡区

平原地区火器伤伤后 6 h 的光镜检查已大致可看出挫伤区与震荡区的分界线,伤后 12~24 h 光镜仍可见有灶性肌纤维坏死,肌纤维变性程度与伤后 6 h 相似或略轻;伤后 72 h 光镜下见挫伤区与震荡区的分界更为明显,肌纤维变性的程度较伤后 6~24 h 有所减轻。高原枪弹伤震荡区大部分肌组织萎缩变性,间质出血水肿,少数血管腔闭塞,其分子震荡区可宽达 5 cm 以上。震荡区的血液循环障碍为战伤感染的发生和发展提供了较多机会。

三、邻近组织损伤

伤道邻近组织损伤指同原发伤道有直接解剖联系或相毗邻的组织器官发生损伤,这种损伤的严重程度同瞬时空腔效应、压力波及冲击加速度效应 3 种因素有关。由于高原火器伤弹头撞击速度快、组织密度大、脆性大、吸收能量多,邻近组织损伤较平原地区重。李素芝、孙克勤等用高原杂种犬,7.62 mm 口径弹丸,以右胸部外带区第 6 肋间为射击点,造成胸部火器伤,对邻近组织器官损伤情况进行动态观察。结果发现除肺本身严重损伤外,其相邻部位亦有不同程度损伤,损伤特点是点状或片状出血。受累器官以心、肝、脾、肾为主,而胃、膀胱等空腔内脏器官受累较轻;受累器官损伤出血主要以血流通道和大血管进入内脏器官处明显;从胸壁瞬时空腔大小和毁损程度比较,胸部贯通伤大于切线伤。

四、高原火器伤的远达效应

远达效应是指与原发伤道无直接解剖联系的远隔部位内脏器官的损伤,是高能投射物致伤所特有的,它主要与强压力波作用于循环血管引起血液剧烈扰动有关。作者在海拔 3 658 m 的高原现场用 7.62 mm 口径弹丸射击(高原速度为 701.43 m/s ±2.98 m/s,是平原的 1.08 倍)26 头猪的双后肢大腿肌肉丰满处,射击后即刻解剖观察各内脏器官的远达效应结果如下:肺发生率最高为 53.85%,主要表现为点状出血;其次是心脏,发生率为 19.23%;脑、肝、肠的发生率均为 7.69%。

(殷作明)

第三节 高原火器伤伤道局部病理生理的特点

一、枪弹伤伤道周围组织细胞损伤严重

超氧化物歧化酶(superoxide dismutase,SOD)对机体的氧化与抗氧化平衡起着至关重要的作用,

此酶能清除超氧阴离子自由基进而保护细胞免受损伤,SOD 活力的高低间接反映了机体清除氧自由基(oxygen-derived free radicals,OFR)的能力;而丙二醛(malondialdehyde,MDA)的高低又间接反映了机体细胞受自由基攻击的严重程度,反映机体内脂质过氧化的程度,间接地反映出细胞损伤的程度。机体的防御体系抗氧化能力与健康存在密切的联系,此防御体系的作用有分解自由基和活性氧,分解过氧化物,除去起催化作用的金属离子。测定总抗氧化能力(total antioxidant capacity,T-AOC)可以反映机体的健康状况,当一个人的总抗氧化能力降低时,易引起炎症(inflammation)和免疫系统疾病。因此,测定 SOD、MDA、T-AOC 的含量可以反映组织的损伤程度。

作者测定高原平时枪弹伤伤道肌肉组织中 SOD、MDA、T-AOC 的结果表明:高原平时枪弹伤后伤道肌肉组织抗氧化能力和超氧阴离子自由基清除能力显著下降,在伤后 2 d 最为显著。同时,高原平时枪弹伤伤道组织脂质过氧化的程度较平原平时枪弹伤严重,伤后 2 d 最为突出。说明高原因素加重了局部伤道组织细胞的损伤。这可能与下列因素有关:①由于高原大气压低、空气稀薄阻力小,各类武器的飞行速度较平原地区快、动能大,造成机体的损伤较平原地区重,本实验测定结果表明,高原子弹撞击组织速度是平原的 1.06 倍。②高原缺氧致血液黏稠,天气干燥致组织脱水,组织的密度较平原地区大,吸收能量增加,组织损伤加重。雷明全等在海拔 3 658 m 的高原地区,射击距离为 20 m 的室内靶道进行研究,测得 7.62 mm 口径弹丸的能量释放为(267.8±62.7)J,高于 351 m 的平原地区。本研究的伤道明胶墨汁标本和光电镜结果也证实了这一点。

高原战时环境枪弹伤研究表明,枪弹伤前组织抗氧化能力和超氧阴离子自由基的清除能力就已经显著下降,伤后加剧了这一病理过程,至伤后 12 h 即显著高于高原平时枪弹伤,而且恢复时间较高原平时枪弹伤长;其脂质过氧化的程度较高原平时枪弹伤严重,伤后 12 h~3 d 较为突出。这主要与急进高原和战时环境因素导致机体的抗氧化能力和自由基清除能力大量消耗、储备降低有关。Minyailenko 等也报道急性缺氧可使氧自由基以及脂质过氧化产物均增加。

总之,在高原环境和战时环境两大因素的作用下,局部组织细胞发生诸多病理生理改变,虽未发生重要病理改变,但细胞的功能储备均不如低海拔地区健康者。在此基础上发生火器伤更易引起局部组织细胞的内稳态破坏,导致损伤进一步加重。作者研究表明,高原平时枪弹伤局部组织细胞的脂质过氧化程度重于低海拔地区,高原高寒战时环境枪弹伤时局部组织细胞的抗氧化能力低于高原平时枪弹伤、脂质过氧化损伤也更重,局部病理形态学改变也较重。因此,我们在处理高原战时火器伤、高原平时火器伤及平原火器伤时应加以区分,采取不同的治疗方案,在处理高原火器伤局部伤道时应注意保护伤道周围组织细胞的功能,在高原战时显得更为重要。

二、伤道局部炎性反应较平原平时轻

火器伤伤道组织中致炎因子和抗炎因子的高表达,是机体对创伤免疫应答的一部分,其表达水平高低与火器伤局部组织的急性炎性反应(acute inflammatory reaction)密切相关,正常水平的表达对创伤愈合是有利的,有利于消灭细菌、清除坏死组织、促进组织修复及伤口的愈合;而过高表达往往会导致诸如炎性渗出过多、过度水肿、坏死加重、脓肿形成等过度炎性反应(inflammatory reaction)。局部致炎因子与抗炎因子的平衡,炎症局限于局部;如致炎因子大量释放容易引起全身性的炎性反应,相反抗炎因子的大量释放又会引起局部与全身的免疫抑制。

肿瘤坏死因子-α(tumor necrosis factor,TNF-α)主要来源于单核巨噬细胞,由于其对炎症特别是急性炎症有重要的诱导与调控作用而与白细胞介素-1(interleukin-1,IL-1;简称白介素-1)等一同被称为前炎症细胞因子。前炎症细胞因子在战创伤后伤口局部的表达对机体组织的影响较在全身血液循环的表达更为重要。作者研究了 3 种不同环境下猪伤道骨骼肌中 TNF-α、IL-1β、一氧化氮(nitric oxide,NO)含量的变化:①平原平时枪弹伤后 2 h TNF-α、IL-1β 即升高,12 h 达高峰,2~5 d 降低到相对较低水平;NO 在伤后 12 h 显著升高并达高峰,2 d 即明显下降;提示仅就这些指标而言均在伤后 6~12 h 达到高峰,说明低海拔常温环境下肢体平时枪弹伤后 6~12 h 可能为机体局部免疫变化的临界区域。若只考虑局部伤道因素,应当在此时限以前完成伤道的初步处理以有利于防止伤道感染和伤道组织的修复,也有利于防止过度的炎性反应和局部脓肿形成。②高原平时枪弹伤后 6 h TNF-α 开始上升,12 h~1 d 达高峰,2~3 d 恢复正常,上升幅度明显低于平原平时枪弹伤;IL-1β 于伤后 2 h 开始上升,6 h 达高峰,此后逐渐下降,上升幅度远较平原平时枪弹伤小,且只有部分动物有表达;NO 伤后 2 d 显著升高并达高峰,5 d 即恢复较低水平。说明在高原高寒环境下机体局部炎性反应轻于平原地区,免疫变化的临界区域可能较平原地区推迟到 24~48 h,因此高原平时火器伤局部伤道的清创时限可适当延迟到 48 h,有利于高原高寒山地地区的平时火器伤伤道早期处理。③高原战时环境枪弹伤后 12 h TNF-α 显著上升并达高峰,且显著高于高原平时枪弹伤,12 h~1 d 时显著高于伤前;高原战时环境枪弹伤伤前血中就出现 IL-1β,伤后 2 h 升高达高峰,12 h 时只有 25% 的动物血浆中检出 IL-1β,此后 1~2 d 时动物血中的检出率又再次升高;NO 在伤后 1 d 开始升高并达高峰,至 2 d 时仍保持在较高水平。研究结果表明,在高原高寒战争应激条件下,机体急进高原已经有一定病理生理改变,在此基础上机体伤后局部免疫变化的临界区域在 24 h 前后,因此在不考虑全身因素的情况下,局部伤道的清创应在 24 h 之内完成,较平原地区晚,而较高原平时枪弹伤早。

在局部释放致炎因子的同时,也释放少量的抗炎因子,如 IL-4 和 IL-10 等,抗炎因子可改变单核巨噬细胞的功能,破坏抗原的递增活动,减少致炎介质的产生。局部抗炎因子的生物学意义在于致病因子清除后,防止局部产生过度的炎症和组织进一步损伤,有利于局部组织的修复。局部抗炎因子过多可引起伤道局部组织细胞和全身免疫功能抑制,诱发多种并发症,如多器官功能障碍综合征(multiple organ dysfunction syndrome,MODS)等。作者研究 3 种不同环境下猪伤道骨骼肌中 IL-4 和 IL-10 含量的变化:①平原平时枪弹伤伤道组织中 IL-4 在伤后 6 h 即升高,1 d 达高峰,3 d 基本恢复正常;IL-10 在伤后 2 h、1~5 d 时较伤前有显著升高。②高原平时枪弹伤伤道组织中 IL-4 在伤后 6 h、5 d 时较伤前有显著升高,升高幅度低于平原枪弹伤,其大部分时相点无显著变化;IL-10 在伤后 3 d 开始升高,5 d 时为伤前的 3.58 倍。提示高原平时枪弹伤后伤道局部组织中抗炎因子 IL-4 和 IL-10 的表达量低于平原平时枪弹伤,而且表达的时间相对较晚。这也说明高原肢体枪弹伤后局部伤道的炎性反应轻于平原肢体枪弹伤。③高原战时环境动物在伤前肌肉组织中 IL-4 含量就较高原平时环境动物肌肉组织中升高,伤后 6 h 进一步升高,伤后在 1 d、2 d 时较高原平时枪弹伤高。伤道组织中 IL-10 于 2 d 开始上升,3 d 达高峰,高峰值为伤前 4.54 倍,持续在高峰达 5 d。提示高原战时枪弹伤后伤道局部组织中抗炎因子 IL-4 和 IL-10 的表达量明显高于高原平时枪弹伤,而且表达的时间较平原平时枪弹伤晚。这说明高原战时环境枪弹伤后局部伤道的炎性反应可能重于高原平时枪弹伤。

研究表明,高原高寒环境下枪弹伤伤道致炎因子 TNF-α、IL-1β、NO 等的表达量明显下降,伤道的炎性反应和组织水肿明显轻于平原地区,发生的时间也较平原地区晚,伤道组织干/湿重比值和组织学结果均证实了这一点。由于 IL-1β 和 TNF-α 在伤后很短时间内就有明显的局部高表达,在如此短的时间里伤道内的感染并没有形成,这说明枪弹伤本身是伤道周围软组织中 IL-1β 和 TNF-α 高表达的诱因。平原平时枪弹伤后 6 h 就出现明显的炎症细胞(inflammatory cell)聚集,这可能是伤后肌肉组织中 TNF-α 含量升高的重要因素。震荡区组织损伤主要是投射物压力波效应造成的震荡伤,骨骼肌组织呈灶性变性或坏死改变,炎症细胞浸润、激活可能参与 TNF-α 含量升高外,压力波对血管内皮细胞的损伤以及震荡伤组织周围神经末梢 P 物质释放增加,可能是伤后震荡区 TNF-α 升高的重要因素。此后伤口感染的形成又使 IL-1β 和 TNF-α 的高表达得以继续,内毒素能促使巨噬细胞、成纤维细胞(fibroblast)、内皮细胞等表达 IL-1β 和 TNF-α。体内前炎症细胞因子的表达与内毒素密切关系已被体内、外实验完全证实。造成高原与平原差异的可能原因为:①高原环境缺氧,伤道局部氧自由基产生较少,由此诱导的炎性反应降低有关;②高原高寒环境下伤道感染发生较晚和较轻有关。由于高原组伤道炎性反应明显轻于平原组,高原伤道组织修复及伤口愈合进程也较平原地区慢。

高原高寒环境下战时枪弹伤伤道致炎因子 TNF-α、IL-1β、NO 等的表达量明显高于高原平时枪弹伤,但低于平原平时枪弹伤,其抗炎因子 IL-10 出现的时间明显早于高于平时枪弹伤,其升高的幅度也高于高原平时枪弹伤。这说明高原战时枪弹伤的炎性反应要重于高原平时枪弹伤,同时抗炎因子的释放也较高原平时枪弹伤显著增加,而且 IL-10 在伤后的 2~5 d 持续在高水平,有抗炎因子过度释放的倾向,可能导致局部组织的免疫抑制和(或)全身性炎性反应。这可能与急进高原、应激、疲劳、饥饿、寒冷等模拟战争环境下,动物在已发生一系列病理生理改变的基础上发生枪弹伤产生的一个创伤累积效应有关。特殊环境下战时枪弹伤局部伤道炎性反应的独特规律,对于制订该环境下战时枪弹伤局部伤道早期外科治疗方案具有极其重要的意义。当然这只考虑了伤道局部因素,至于全身性的炎性反应如何尚需进一步研究。

三、枪弹伤伤道局部感染与平原枪弹伤具有显著不同的特点

火器伤后伤道感染是现代战创伤救治中迫切需要解决的重大问题之一。创伤化脓性感染的形成决定于三大因素,一是病原微生物因素;二是人体全身与局部防御功能;三是环境因素。创口感染 = (细菌数量×毒力)/宿主抵抗力,三者共同作用决定着化脓性感染的发生和发展。实验和临床研究证实,造成感染的必要条件是每克组织中细菌数量超出一定的标准,但这种标准随机体的一般状况、环境条件和局部组织免疫功能状态的不同致其范围有很大改变。本实验对高原战时组、高原平时组和平原平时组伤道的感染情况和细菌的特点进行研究,以期寻找高原平时与战时火器伤的感染特点及发生规律。

(一)细菌污染较平原地区轻

由于高原紫外线强,自然环境中细菌的数量、种类均较低海拔地区少,伤道污染轻,从伤后即刻伤道污染的总细菌数量来看,高原平时枪弹伤和战时枪弹伤后伤道污染无显著差异,两者即刻伤道中污染的总细菌数量均较平原地区伤道细菌的污染总数少一个数量级,说明高原枪弹伤后伤道污染较平原地区轻。

(二)细菌的定植时间较平原地区晚

作者研究表明,平原平时枪弹伤后即刻至 3 h 伤道细菌数量就增加一倍,说明细菌在伤后 3 h 内完成定植并进行生长繁殖,伤后 3 h 伤道组织中内毒素水平就较伤前有所增加,也说明了这一点。因此平原地区细菌复活定植的时间在伤后 0~3 h。而高原战时枪弹伤和高原平时枪弹伤在伤后 0~6 h 伤道组织中细菌数量没有明显增加,至伤后 12 h 时才开始显著增加,说明高原枪弹伤伤道细菌在伤后 6~12 h 完成复活定植并开始繁殖,较平原地区晚 3~9 h。伤后 6 h 以内高原战时枪弹伤和高原平时枪弹伤伤道组织中内毒素水平无明显变化,从 12 h 起内毒素水平才开始增高,也证明伤后 6~12 h 细菌才完成定植并开始繁殖。这可能与高原空气干燥使细菌脱水休眠有关,细菌到体内必须有一个复活的过程然后才能定植,因此较平原地区晚。当然细菌的复活定植时间还可能与温度、湿度和伤道内营养等因素有关系。何代平研究表明,重庆地区金黄色葡萄球菌在挫伤区组织增殖情况是 0~3 h 为迟缓期,3~24 h 为对数期,24~48 h 为稳定期,48 h 后为衰亡期,分期非常明显。拉萨地区金黄色葡萄球菌在挫伤区组织增殖情况是 0~12 h 为迟缓期,12~48 h 为对数期,48 h 后直接进入衰亡期,没有稳定期,与平原地区差异较大,但组织感染菌量最高值基本一样没有显著差异,都是 10^8 cfu/g 组织。平原地区金黄色葡萄球菌在伤道组织中开始大量繁殖时间是 3 h 开始,高原是 12 h 开始,金黄色葡萄球菌在组织中定植成功的时间高原明显延长,重庆地区枪弹伤伤道组织金黄色葡萄球菌定植成功时间为 3 h 内,且 3 h 已开始大量繁殖与扩散;拉萨地区挫伤区组织金黄色葡萄球菌定植成功时间为 6 h,但定植成功后繁殖与扩散则是在 10 h 以后,所以动物枪弹伤挫伤区组织金黄色葡萄球菌增殖迟缓期较内地延长 9 h,与作者研究结果相吻合。

(三)细菌的繁殖速度较平原地区慢

平原平时枪弹伤伤道细菌数量在定植后从 6 h 的 10^5 繁殖到 10^7 用了 6 h,高原平时枪弹伤伤道细菌数量在定植后从 24 h 的 10^5 繁殖到 10^7 用了 24 h。说明高原枪弹伤后伤道细菌生长速度较平原地区慢。但何代平研究发现,高原细菌复活以后在细菌培养箱内经过几代的培养后,具有与平原同种细菌相同的生长速度。造成高原枪弹伤伤道内细菌生长繁殖速度减慢的原因可能是细菌的生长环境因素影响,如气温低、湿度小和营养状况差等。

（四）污染细菌的总毒力较平原地区低

曾经有人用高原和平原的金黄色葡萄球菌进行动物实验，动物的半数致死量无显著差别。但细菌毒力与细菌种类密切相关，不同的细菌种类之间差异很大。高原地区火器伤和平原地区火器伤感染的细菌谱不同，因此伤道细菌的总毒力会有一定的差异。作者以细菌数的常用对数值为横坐标、内毒素为纵坐标作图，发现高原枪弹伤伤道细菌的内毒素毒力明显低于平原地区，而高原平时与战时枪弹伤伤道细菌内毒素毒力无显著差异。如只从内毒素的角度看，高原枪弹伤伤道细菌的总毒力显著低于平原地区。

（五）感染时限延迟、引起感染的细菌临界数量提高

作者研究表明，平原地区引起伤道感染的细菌临界数量为 10^5 cfu/g 湿组织，感染时限在伤后 6 ~ 12 h，与以往报道的一致。超过这个临界数量感染常不可避免，当血液或内脏器官组织细菌数量达到 10^6 cfu/ml 或 10^7 cfu/g 以上表明感染严重，甚至可导致死亡。创面细菌数量小于 10^5 cfu/g 时一般没有严重感染表现，大约在伤后 12 h 内是清创和缝合的最好时机。细菌数量大于 10^5 cfu/g 时，移植的皮片成活率骤然下降，所以应根据感染种类、伤情程度和创面大小及机体的免疫防御功能综合评价后进行处理。

高原（海拔 3 670 m）平时枪弹伤伤道感染的细菌临界数量为 10^7 cfu/g 湿组织，感染时限为 48 ~ 72 h。造成高原平时火器伤伤道感染的细菌临界数量增高可能与高原枪弹伤伤道细菌总毒力较平原低有关。伤后同一时相点伤道组织中细菌数量较平原平时组低，主要原因可能为：①由于伤道污染轻；②高原细菌复活定植较低海拔地区晚；③由于伤道内因素导致细菌的繁殖速度较慢。由于上述几方面的原因导致高原平时火器伤伤道感染较低海拔地区延迟。对高原平时枪弹伤一期进行骨折内固定研究，36 h 内固定有 1 只犬感染，24 h 内固定的犬全部无感染，伤口一期愈合。所以高原战创伤在 36 h 内，只要伤口无脓性分泌物，挫伤区每克组织细菌数量在 10^7 cfu/g 以下，术中清创彻底，仍可行伤口一期缝合、骨折内固定，对伤口愈合无影响。

高原高寒战时枪弹伤引起伤道感染的临界细菌数量为 10^6 cfu/g 湿组织，感染时限为伤后 24 ~ 36 h。作者发现高原战时枪弹伤伤道污染细菌数、细菌毒力、细菌复活定植时间与高原平时枪弹伤基本一致，因此造成高原战时环境枪弹伤感染的临界细菌数量较高原平时枪弹伤低的原因可能是由于机体自身的抵抗力降低和抑制细菌的生长能力下降。

研究发现，不同环境枪弹伤伤道组织中内毒素水平高低与细菌总数量有一致性，与感染的发生规律基本吻合。平原枪弹伤在伤后 3 h 伤道组织中内毒素就开始升高，6 ~ 12 h 显著升高，说明在此之前已形成明显的感染，1 ~ 5 d 持续稳定在高峰说明感染已发展到顶峰，细菌数在 10^8 cfu/g 湿组织时机体与细菌在局部达到基本平衡状态，一方增强或减弱都会打破平衡，造成感染扩散或局限。高原平时枪弹伤伤道组织中内毒素在 12 h ~ 1 d 开始升高，2 ~ 3 d 显著增高，5 d 达高峰也说明感染可能在 2 ~ 3 d 发生。高原战时枪弹伤伤道组织中内毒素变化初期与高原平时枪弹伤相似，但在 2 d 以后内毒素和细菌含量显著高于高原平时枪弹伤，这可能是由于战时伤道局部组织的抵抗力较弱、局部抑制细菌生长的能力较差，导致伤道细菌生长快于高原平时枪弹伤。因此我们应该在内毒素显著升高之前对伤道组织进行初期外科处理，以阻止感染的发生和发展。综合考虑多方因素，平原平时枪弹伤应在伤后 6 ~ 12 h 之前、高原平时枪弹伤应在伤后 48 h 之前、高原战时枪弹伤应在伤后 24 ~ 36 h 之前完成初期外科处理。当然这一结果是在拉萨 3 658 m 海拔、−18 ~ 5 ℃环境下完成的，西藏海拔落差较大，不同的季节气温差较大，因此在处理具体火器伤时应综合考虑当时气温和当地海拔因素，气温高、海拔低的地区，初期外科处理时间应适当提前。

（六）葡萄球菌感染的特点

对动物枪弹伤组织感染菌数进行定量分析，葡萄球菌占枪弹伤组织感染细菌总数的 83% 以上，是绝对优势感染菌，所以高原平时与战时火器伤应以防治葡萄球菌感染为重中之重。

1. 高原环境对动物体表葡萄球菌数量的影响 对临床感染分离的 325 株葡萄球菌和平时环境与皮肤表面分离的 349 株葡萄球菌进行鉴定，共鉴定出 14 种葡萄球菌。其中临床感染部位主要是外科

烧创伤、血液和呼吸系统感染为主,感染葡萄球菌以金黄色葡萄球菌为最多,占60.9%。其次为表皮和溶血性葡萄球菌,分别占24.0%和4.3%;环境和皮肤表面葡萄球菌以表皮和金黄色葡萄球菌为主,分别占39.5%和36.1%,主要分布在空气、物体表面和皮肤表面,其检出率都在20%以上,土壤和水源检出率极低。

拉萨地区冬春季节非常干燥,相对湿度在0%~20%,平均15%左右,而夏秋季节虽然有时下雨,但相对湿度也就是20%~45%,平均在35%左右。葡萄球菌在相对湿度35%左右时存活时间(21±4)d,而在相对湿度15%左右时仅存活(9±2)d,相同方法在重庆地区相对湿度平均80%左右时存活(67±7)d。同时对两地分离的葡萄球菌分别在两地作存活时间比较没有显著差异,所以干燥对细菌存活影响较大。对拉萨地区(海拔3 658 m)冬春季和夏秋季室内室外空气进行细菌学调查分析,发现夏秋季细菌数量显著高于冬春季,室内高于室外。主要是室外紫外线和干燥环境对葡萄球菌生存影响较大,室内则主要是干燥对葡萄球菌生存有影响,缺氧和海拔高低对其基本没有影响。

重庆地区幼猪皮肤表面细菌革兰氏阳性(G^+)球菌占45%,主要是金黄色葡萄球菌和表皮葡萄球菌,其次为肠球菌;革兰氏阴性(G^-)杆菌占54%,主要是大肠埃希菌(escherichia coli,通常称为大肠杆菌)和聚团肠杆菌等;幼猪空运进拉萨饲养120 h后皮肤表面细菌以G^+球菌为主,占85%左右,主要是金黄色和表皮葡萄球菌以及肠球菌,G^-杆菌只占10%且主要是大肠埃希菌,另有5%为G^+杆菌;同时皮肤表面单位面积细菌数也较内地少很多。从调查结果看出,空运进拉萨饲养5 d的幼猪皮肤表面细菌发生了彻底改变,与拉萨空气和物体表面细菌谱接近,也与我们对动物枪弹伤零时组织污染菌组成比相似,进一步证实了空气和皮肤表面细菌是污染枪弹伤组织的主要来源菌。空运进拉萨的幼猪因在室内条件饲养,排除紫外线的影响,空气干燥成为影响皮肤表面细菌谱改变的主要因素,此次实验高原相对湿度35%左右,而内地重庆为80%左右,间接说明G^+菌相对较G^-菌抵抗干燥能力强。

2. 高原环境对金黄色葡萄球菌致病力的影响　拉萨、重庆、昆明和西安四地临床感染的耐甲氧西林金黄色葡萄球菌分别在拉萨和西安做昆明小白鼠致病力试验,半数致死量(median lethal dose,LD50)虽然各株之间数值不尽相同,且有的差异还比较显著,但地区之间相互比较在同一试验地差异无显著性。西安实验地与拉萨实验地比较,拉萨实验地LD50平均较西安实验地LD50稍高,虽然统计学上无显著意义,但多少也证明高原小白鼠体液免疫功能较西安实验地稍强,因为拉萨实验LD50稍高于西安试验LD50。此试验说明地域关系对金黄色葡萄球菌本身致病力没有影响。金黄色葡萄球菌对葡萄糖和甘露醇均发酵阳性试验,说明在无氧或微氧条件下金黄色葡萄球菌均能生长,也提示高原相对缺氧对金黄色葡萄球菌生长不会有多大影响,况且金黄色葡萄球菌本身也是一种兼性厌氧菌。此致病力研究结果证实高原感染延迟与金黄色葡萄球菌致病力没有关系,而高原环境对细菌致病力也没有影响。

3. 葡萄球菌在高原枪弹伤伤道组织中的绝对优势地位　研究表明,高原与平原枪弹伤后零时伤道组织金黄色葡萄球菌污染分别所占比为46%和18%,与当地空气和皮肤表面细菌所占比例相似。随着时间延长,金黄色葡萄球菌在枪弹伤组织中所占比例逐渐增加,且增加非常明显,从金黄色葡萄球菌大量在挫伤区组织中繁殖感染开始后,高原金黄色葡萄球菌数平均检出率为83%,成为绝对优势感染菌,平原金黄色葡萄球菌细菌数平均检出率为65%,也是绝对优势感染菌。零时枪弹伤组织污染检出菌主要有金黄色葡萄球菌、表皮葡萄球菌、大肠埃希菌和肠球菌类等。从这些菌分析无论是毒力和侵袭力金黄色葡萄球菌较其他菌强,在混合感染中细菌之间相互有抑制作用,最终胜出的多为优势感染菌。从枪弹伤实验挫伤区组织0~6 h的迟缓期时间看,金黄色葡萄球菌所占比例增加明显而其他细菌所占比例降低,说明金黄色葡萄球菌较其他菌在机体组织中易定植成功,换句话说,机体抵御金黄色葡萄球菌感染较抵御其他细菌感染的能力要弱。

4. 高原葡萄球菌耐药性特点　何代平等对耐甲氧西林葡萄球菌在高原医院的分布进行调查,耐甲氧西林葡萄球菌无论是临床感染还是环境中都有分布,只是检出率互有高低,与环境密切相关。院内感染标本分离率高,外科环境较内科环境分离率高,医护人员较患者皮肤表面葡萄球菌中耐甲氧西林葡萄球菌分离率高。同时还对临床感染和环境分离的金黄色葡萄球菌和表皮葡萄球菌进行27种抗生素耐药试验对比研究发现它们之间耐药率互有高低,但普遍是临床感染菌较环境菌耐药率高,有的抗生素耐药率比较有非常显著或显著差异。对高原与平原枪弹伤组织分离的金黄色葡萄球菌和表皮葡萄球菌抗生素耐药试验比较,金黄色葡萄球菌两地差异不大,表皮葡萄球菌高原耐药率普遍较平原低。耐甲氧西林葡萄球菌与甲氧西林敏感葡萄球菌之间对27种抗生素的耐药率比较,耐甲氧西林葡萄球菌耐药率普遍较甲氧西林敏感葡萄球菌高。

四、伤道肌肉组织的能量代谢特点

腺苷三磷酸酶(adenosine triphosphatase,ATPase)存在于组织细胞及细胞器的膜上,其活力的大小是各种细胞能量代谢及功能有无损伤的重要指标。机体在缺氧、创伤等状态下,膜ATP酶极易受损,活力下降,导致能量代谢功能障碍。乳酸脱氢酶(lactate dehydrogenase,LDH)存在于人体各组织器官中,是机体能量代谢中的另一种重要酶,LDH质与量的改变,直接影响机体的能量代谢。在严重缺氧、创伤、休克后常常出现乳酸(lactic acid,LA)增高。因此LDH、LA和ATP酶是能量代谢的3个重要指标。因此作者在高原高寒环境现场,模拟战时因素,以猪肢体枪弹伤为实验模型,动态观察平原平时枪弹伤、高原平时枪弹伤、高原战时环境枪弹伤后伤道周围骨骼肌匀浆液中的Na^+-K^+-ATP酶、乳酸脱氢酶(LDH)、肌酸激酶(creatine kinase,CK)、肌糖原(muscle glycogen,MG)、乳酸(LA)、游离无机磷(Pi^{3+})含量的变化,研究高原高寒环境火器伤后伤道肌肉组织能量代谢的特点及其变化规律。

研究表明,3种不同环境枪弹伤后伤道肌肉组织中LDH、CK酶活性均显著下降,高原平时枪弹伤和高原战时枪弹伤下降的幅度较平原枪弹伤大,酶活性恢复较平原枪弹伤慢,高原战时枪弹伤甚至出现失代偿,说明高原火器伤后局部伤道肌肉组织代谢酶的功能状态较平原地区差。导致高原火器伤酶活性降低的原因可能有3个:①高原子弹速度快、组织能量吸收多,对酶活性造成的直接损伤或者间接抑制较重;②透射物造成组织挫伤、震荡、周围血管损伤重,局部微循环障碍发生早而重,腺苷三磷酸(adenosine triphosphate,ATP)生成减少,可抑制Na^+-K^+-ATP酶活性;③局部组织脂质过氧化反应重,从而抑制细胞膜酶活性。高原战时枪弹伤动物伤前肌肉组织中LDH、CK、Na^+-K^+-ATP酶活性低于平原枪弹伤动物,可能是由于急性进入高原地区缺氧和其他一些战时因素造成酶活性受损所致,Sandiford等也曾报道缺氧可以导致人类骨骼肌的ATP酶失活。高原战时枪弹伤后伤道肌肉组织中酶活性升高幅度也不如高原平时枪弹伤大,说明战时机体在各种因素的作用下已发生一系列病理生理改变,细胞各种功能酶活性的储备功能已显著下降,在接受火器伤时其升高幅度自然比不上平原枪弹伤。高原战时枪弹伤后酶的活性处于较低的水平,很难保证伤道局部组织细胞的能量供应,导致能量代谢障碍发生较高原平时枪弹伤早而重。

平原平时枪弹伤后2~6 h伤道肌肉组织中Na^+-K^+-ATP酶活性显著下降,12 h后有很大的回升,这说明平原火器伤后12 h内有部分Na^+-K^+-ATP酶活性处于可逆性阶段。这可能由于局部灌流状况改善,未损伤或损伤轻微的肌细胞酶活性代偿增强造成的。24~48 h再次降低出现低点,主要与局部炎性反应加重、自由基生成增多等导致酶活性降低,泵功能失调,大量Na^+进入细胞内,导致组织细胞水肿,这与前面的平原枪弹伤伤道1~2 d水肿达高峰的结果相吻合。陈志强等研究报道,骨骼肌Na^+-K^+-ATP酶活性抑制可导致以下改变:①细胞膜及线粒体、溶酶体等亚细胞器膜离子泄漏,膜内外离子梯度改变,钠水内流,细胞肿胀;②激活Na^+-Ca^{2+}交换系统,导致钙超载,从而继发损伤骨骼肌细胞;③减少蛋白质的合成,影响损伤组织细胞的修复。上述因素是伤区组织继发性损伤抑制修复的关键。

伤道组织中ATP酶、LDH、CK等代谢酶活性的高低直接影响肌糖原、乳酸、游离无机磷的变化。Joubert等报道细胞内CK外流、ATP转移可导致细胞能量外流,细胞内能量储备下降。本研究表明高原战时枪弹伤动物伤前游离无机磷含量显著较平原枪弹伤和高原平时枪弹伤伤前低,这主要是因为战时因素导致的能量消耗增多造成。伤前肌糖原减少、乳酸增高,主要是因为急进高原缺氧导致的糖酵解作用增强。伤后各组伤道组织的肌糖原均有显著下降,尤以高原战时枪弹伤下降显著。乳酸早期稍有升高,可能由于伤道周围未损伤或损伤轻微的组织细胞代偿性糖酵解造成的。高原战时枪弹伤后肌糖原持续在一个较低水平,而伤后1~5 d高原战时枪弹伤乳酸水平也低于高原平时枪弹伤,可能是由于LDH、CK等酶活性较低,糖酵解和糖异生的能力减弱,无法保证组织的能量供应,出现细胞功能障碍。3 组磷含量持续下降,高原战时枪弹伤降低程度最大,高原平时枪弹伤降低程度大于平原平时枪弹伤。说明高原战时枪弹伤动物能量消耗大于高原平时枪弹伤,高原平时枪弹伤的能量消耗大于平原枪弹伤。

高原环境火器伤由于伤道组织损伤严重,细胞能量代谢障碍重于平原地区,导致组织坏死发生早而严重,在高原战时枪弹伤更为显著。这可能与局部组织细胞损伤重、ATP 外流、能量储备不足、局部能量消耗增多、细胞内 CK 等酶外流、细胞内活性低、糖酵解效率较低、能量供应不足等因素有关。

五、伤道周围组织血液灌注的特点

前列环素(prostacyclin,PGI_2)和血栓素 A_2(thromboxane A2,TXA_2)是一对调控血管壁紧张性和血管内血流量的重要体液因子,其正常代谢对维持微血管流态起着重要的作用。缺血缺氧可扰乱 PGI_2/TXA_2 的动态平衡,使微血管强烈收缩、微血管内血栓形成与栓塞。作者实验测定猪火器伤后伤道周围组织中 PGI_2 和 TXA_2 的稳定代谢产物 6-酮-前列腺素 $F1_\alpha$(6-keto-prostaglandin F1α,6-keto-$PGF_{1\alpha}$)和血栓素 B_2(thromboxane,TXB_2)含量及其比值的变化,对这一问题进行深入探讨。PGI_2 扩血管和使血小板解聚的作用很强,主要在血管内皮细胞中合成;TXA_2 由血小板释放,不仅是很强的缩血管物质,而且是促血小板聚集因子。缺血缺氧时,一方面血管内皮细胞受损,PGI_2 生成减少;另一方面又致血小板释放 TXA_2 增多,故发生强烈的血管收缩和血小板聚集,并进一步释放 TXA_2,从而促使血栓形成和血管栓塞,造成伤道局部组织微循环障碍,加重组织损伤。

研究表明高原战时、高原平时和平原平时 3 种不同环境火器伤,从伤后 2~12 h 伤道组织中 TXB_2 逐渐升高、6-keto-$PGF_{1\alpha}$ 逐渐降低,并在伤后 12 h 处分别形成高峰和低谷,说明伤后即刻由于枪弹的损伤作用造成伤后即刻的降低,此后由于伤道周围组织的缺血再灌注,使 TXB_2 逐渐升高、$PGF_{1\alpha}$ 逐渐降低,并导致 $PGF_{1\alpha}/TXB_2$ 比例严重失衡,加重了局部伤道的继发性损伤和微循环障碍。此后稍有降低并在 2 d 时形成一个低点,在 3 d 时再次升高,这与血浆中 TXB_2、6-keto-$PGF_{1\alpha}$ 变化规律基本一致。高原战时枪弹伤在伤前 $PGF_{1\alpha}/TXB_2$ 比例就有显著降低,说明单纯高原战时环境可导致机体血液的凝固性升高。伤后高原平时枪弹伤上升或降低幅度又高于平原平时枪弹伤,也说明高原环境对 $PGF_{1\alpha}/TXB_2$ 的影响。高原战时枪弹伤上升的幅度高于高原平时枪弹伤,说明战时因素和高原因素的双重打击更加剧了火器伤局部伤道的继发性损伤,导致高原战时火器伤后的高凝状态,增加弥散性血管内凝血(disseminated intravascular coagulation,DIC)发生的概率。研究还表明伤道组织中丙二醛(MDA)含量变化与 TXB_2 浓度变化趋势一致,提示前列腺素代谢和自由基代谢在伤道再灌注中关系密切。由此可见,氧自由基的生成增多,超氧化物歧化酶(SOD)的活性下降,使机体清除氧自由基(OFR)的能力下降,造成氧自由基在体内大量蓄积,同时 PGI_2/TXA_2 比例的失衡进一步加重了伤道局部损伤组织的微循环障碍。

由于枪弹伤致伤时瞬时空腔的挤压效应,伤道周围组织被强烈挤压缺血,伤后血流重新建立,但由于 PGI_2/TXA_2 的失平衡、局部微血管收缩,缺血组织并未完全得到血液充分灌注,而是继续缺血,因而枪弹伤后的再灌注损伤实质上是缺血性损伤的延续和叠加,造成伤道周围组织微循环障碍。局部微循环障碍又加重局部组织的能量代谢障碍。研究证实,平原枪弹伤后 3~6 h 血流量和血流速率显著降低,在 12 h 时有所回升,说明伤后的 12 h 前伤道内部分血管损伤是可以复流。此后又显著下降,说明伤道周围组织内损伤血管血栓形成,血流下降、组织坏死;3 d 达最低点,此后逐渐上升,说明组织坏死脱落,新的肉芽形成。高原平时枪弹伤的血流量显著低于平原平时枪弹伤,血流速率也较慢,其 3 d 时的最低点仅为平原平时枪弹伤的 28.9%,到 7 d 时也只有平原平时枪弹伤的 32%。说明高原枪弹伤伤道局部组织微循环障碍重、组织坏死多,而且肉芽组织生长慢,毛细血管生长和组织修复较慢,这些变化与伤道局部的大体观察结果相吻合。

(殷作明)

参考文献

[1]殷作明,李素芝,袁文,等.高原火器伤的特点及救治[J].西南国防医药,2007,17(5):22-25.

[2]林秀来,殷作明,王洪亚,等.高原山地炮弹群爆炸致伤特点的实验研究[J].西南国防医药,2002,12(1):58-59.

[3]殷作明,胡德耀,李素芝,等.高原高寒战时环境猪肢体枪弹伤后 T-AOC、SOD、MDA 的特点变化及意义[J].第三军医大学学报,2005,27(9):809-812.

[4]殷作明,胡德耀,李素芝,等.高原高寒战时环境猪肢体枪弹伤伤道组织中炎症介质变化的特点[J].中华创伤杂志,2006,22(6):463-465.

[5]何代平,李素芝,殷作明,等.高原和内地枪弹伤后细菌感染的对比研究[J].中华医院感染学杂志,2006,16(2):177-179.

[6]何代平,李素芝,殷作明,等.高原枪弹伤组织金黄色葡萄球菌增殖情况分析[J].解放军预防医学杂志,2006,24(2):117-118.

[7]殷作明,李素芝,胡德耀,等.高原高寒战时环境肢体枪弹伤伤道组织血液灌注的变化特点[J].创伤外科杂志,2007,9(1):64-67.

[8]殷作明,李素芝,胡德耀,等.高原寒区战时环境猪肢体枪弹伤伤道感染的特点[J].西南国防医药,2010,20(10):1113-1116.

[9]殷作明,李素芝,胡德耀,等.高原高寒战时环境猪肢体枪弹伤后血浆 $PGF_{1\alpha}$ 和 TXB_2 含量的变化特点[J].局解手术学杂志,2010,19(6):511-513.

[10]殷作明,李素芝,胡德耀,等.高原寒区战时枪弹伤对健康肌肉组织酶活性和物质消耗的影响[J].华南国防医学杂志,2010,24(6):435-438.

第三章

高原战创伤后机体全身病理生理改变的特点

高原战创伤的全身反应是指在高原现场致伤因子作用于机体后所出现的以神经内分泌活动增强并由此而引起的全身各种功能和代谢的改变,从本质上来说全身反应是机体对致伤因子的一种防御表现,是机体对外界刺激所表现的一种保护性、适应性反应,整个反应过程与损伤程度、损伤部位有密切关系。如果损伤轻微,只表现为局部破坏,而全身反应很小;如损伤严重,全身反应剧烈甚至不可逆转时,往往对机体有害而引起不良后果。如儿茶酚胺分泌过多易诱发应激性溃疡形成,微循环障碍引起组织缺血缺氧加剧,免疫功能降低导致感染发生,醛固酮分泌过多引起机体水钠代谢失调等。因此,研究高原战创伤后全身反应的变化规律及发展过程,对高原战创伤的救治具有重要意义。目前国内外对战创伤全身反应的分期尚无统一的标准,从战创伤救治(war wound and trauma care)的角度和临床实际需要,一般将平原地区战创伤分为 3 期。①应激反应期:一般为伤后 1 ~ 3 d,严重火器伤可持续 1 周左右,主要表现为神经内分泌活性增强及其相应的功能和代谢变化。②应激反应减退期:一般开始于伤后 3 ~ 4 d,持续 3 ~ 4 d,该期特点为垂体-肾上腺激素分泌趋于正常;体内各种应激激素浓度逐渐恢复至生理水平,代谢开始转向正常,蛋白质分解虽较高,但其分解率已明显下降。③恢复期:一般自伤后 5 ~ 7 d 开始,并持续数周至数月不等;此期内分泌已达原有的平衡状态,代谢已基本恢复正常,蛋白质合成加强。作者动物实验和临床研究表明,高原战创伤后应激反应强烈而持久,上述分期中的时间划分应依次向后推 2 ~ 3 d,即应激反应期一般为伤后 1 ~ 5 d,应激反应减退期一般开始于伤后 5 ~ 7 d,恢复期一般自伤后 10 ~ 14 d 以后。当然火器伤的全身反应是一个整体过程,相互之间联系紧密,各期之间的时间界限也并不能截然划分,这些人为分期仅仅是相对的。

第一节　高原火器伤对机体应激反应的影响

应激是机体对缺氧、寒冷、创伤、恐惧、感染、中毒等内外各种刺激因素的非特异性反应,应激的主要意义在于抗损伤,它有助于机体抵抗各种突发的有害事件,是一种保护性反应。不同程度的应激对机体免疫功能的影响也不相同:较轻微的应激对免疫应答有抑制趋向,中等度的应激可增强免疫应答,强烈的应激则显著抑制细胞免疫功能。急性应激倾向于抑制抗体产生,而反复应激则使这种抑制作用减弱,当应激源过于强烈和持久,机体的各种适应、代偿反应不足以克服应激源的影响时,将导致机体功能代谢障碍及组织损伤,甚至出现衰竭或者死亡。Orlowski 曾对平原枪弹伤后应激反应进行部分研究表明,平原平时枪弹伤后血中儿茶酚胺和肾上腺素含量迅速增高,增高的幅度与弹丸的速度成正相关,合并失血时增高的幅度更大。国外研究认为在模拟低氧条件下应激适应比低氧适应在更大程度上增强动物对亚致命性低氧的抵抗。

作者在高原高寒环境现场,模拟战时因素,以猪肢体枪弹伤为实验模型,观察平原平时环境枪弹伤、高原平时环境枪弹伤和高原战时环境枪弹伤后血浆中氢化可的松和肾上腺素的变化规律,了解高原平时、战时火器伤后全身应激反应的特点,为这一特殊环境下火器伤的救治提供理论依据。研究发现:①3组猪血浆氢化可的松含量均于伤后10 min开始升高,30 min达高峰,后渐平稳下降。平原平时枪弹伤在伤后2 d时恢复到正常水平,而高原平时枪弹伤在伤后3 d时恢复到正常水平,高原战时枪弹伤在伤前血浆氢化可的松的含量就大大高于其他2组,一直观察到伤后5 d仍然保持在较高水平。3组血浆氢化可的松增高的幅度差别很大,高原战时枪弹伤的数值是高原平时枪弹伤的2倍,是平原平时枪弹伤的4倍。②3组猪血浆肾上腺素含量均于伤后10 min大幅度升高并达高峰,约是伤前的40倍,此后逐渐下降。平原平时枪弹伤在伤后2 d时恢复较低水平,而高原平时枪弹伤在伤后3 d时恢复到较低水平,高原战时枪弹伤在伤前血浆肾上腺素的含量就大大高于其他2组,一直观察到伤后5 d仍然保持在较高水平。而且增高的幅度差别也较大,高原战时枪弹伤后增高数值为高原平时枪弹伤的1.5倍,为平原平时枪弹伤的1.8倍,伤前高原战时环境动物明显高于其他2组。

研究表明:①高原平时枪弹伤动物的应激反应重于平原平时枪弹伤,但其变化规律与平原平时枪弹伤相仿,这一区别主要与高原环境有关。②高原战时环境下动物在伤前就存在明显的应激反应,在此基础上发生枪弹伤,机体的应激反应大大重于高原平时枪弹伤和平原平时枪弹伤,而且持续的时间长,这一特点主要与急进高原和战时环境双重因素有关。从全身的肉眼观察也证明了这一点,伤后早期主要表现为皮肤、肌肉等非生命器官的血管收缩,以保证心脑的血液灌注。平原枪弹伤后早期出现全身皮肤稍苍白,此后又全身充血变为红色。高原枪弹伤后动物全身强烈痉挛,全身皮肤呈苍白色,程度较平原重,持续时间较平原地区久,此后转变为红色并逐渐转为暗红色。这主要是由于火器伤引起强烈的应激反应产生大量的肾上腺素,作用于引起心肌兴奋心率增快;作用于外周血管导致血管的强烈收缩,引起皮肤苍白。高原2组应激反应强烈而持久。

严重战创伤应激的伤员易并发感染,甚至多器官功能衰竭。然而,研究发现,很多战创伤后并发感染的伤员并无明确的感染灶。Kubes研究认为,肠道缺血和其后的缺血再灌注损伤在其中发挥着重要作用,沈戈研究认为"肠道是应激反应的中心器官之一。"大量研究表明,严重创伤可致肠黏膜屏障功能损害,通透性增高,甚至可致肠道细菌易位,从而易发生肠源性感染,战创伤的早期应用肠内营养,有较好的维护肠黏膜屏障功能的作用。战创伤后机体全身免疫功能受损,肠道内有免疫保护作用的分泌性免疫球蛋白A(secretory immunoglobulin A,SIgA)分泌下降,肝库普弗细胞(Kupffer cell)吞噬功能下降,增加了肠道细菌和内毒素与黏膜上皮作用的机会,促进肠黏膜通透性增加和细菌易位。实验中发现,高原战时枪弹伤后动物体重增长缓慢,这主要与动物伤后分解代谢增加、合成代谢减少、机体能源物质大量消耗有关。本研究还发现,高原战时枪弹伤动物在伤后前1周内食欲减退、精神差,而平原枪弹伤动物伤后1~2 d即恢复正常饮食,而且精神好。因此,在处理高原高寒战时环境火器伤时应尽早给予足够的肠道内营养支持,注意调整机体的应激反应。如使用某些促进合成代谢的生长因子等,以达到减少应激反应对机体的损伤作用。同时,尽量避免在伤后6 h以内应激反应严重的时段进行较大的手术,以免进一步加重应激反应的程度和持续时间,引起机体免疫力的进一步下降,导致全身感染,甚至死亡。

严重的战伤应激不仅可以引起机体的损害,还可以引起精神、心理损害,出现应激紊乱综合征。在早期可以出现精神紧张、焦虑、消沉甚至分离性遗忘,这些在近代战争中常有报道。战创伤伤员在多年以后仍可引起性格改变、精神抑制、睡眠障碍等战伤应激后遗症。现代战争中儿童火器伤数量增加,Thabet报道儿童战创伤后更易引起伤后应激反应紊乱,难民儿童的战创伤精神病理和病理心理学研究已引起重视。Fontana等对妇女战创伤后的应激功能障碍的研究也有类似情况。为此,波斯尼亚对战俘进行短期集体心理治疗,1991—1995年南斯拉夫战争中也特别重视心理保健。战创伤应激的心理治疗已引起国外学者高度重视。

未来战争对参战人员的心理威胁程度加重,高原作战环境更加大了机体的应激程度,现在士兵平时生存条件普遍优越,自身对应激的"免疫防御"能力削弱,高原战创伤本身和剧烈疼痛带来的持久应激。这几方面共同作用将会导致未来高原战争中战斗应激反应增强,应激反应对机体的损伤加大。对此,我们应有足够的认识,并应该采取相应措施:①加大心理疏导和治疗,减轻战争环境和高原环境带来的应激反应;②伤后早期积极止痛、尽快处理原发伤,减轻战创伤带来的应激反应;③加强伤前的营养搭配和伤后早期胃肠道营养支持,提供免疫增强胃肠内营养更佳,提高机体对应激的耐受力;④在伤后最初6 h应激高峰期内尽可能不进行较大规模的手术(救命手术除外),以免引起机体更为严重的应激反应,导致机体抵抗下降力,增加感染的发生。此外,高原战时火器伤的强烈应激反应容易引起胃肠道应激性溃疡,在严重战创伤后早期就应该使用雷尼替丁等药物进行预防性治疗,出现应激性溃疡后更应该及时对症治疗。

(殷作明)

第二节　高原火器伤对机体炎性反应的影响

严重战创伤和感染时机体往往释放许多致炎因子,战创伤后许多并发症的发生都与炎症细胞(inflammatory cell)因子尤其是TNF-α、IL-1β相关。机体在释放致炎因子的同时也释放少量的抗炎因子如IL-4、IL-10等以保持致炎与抗炎的平衡。当致炎因子大量释放,机体无法阻止对抗时即有可能形成全身炎症反应综合征(systemic inflammatory response syndrome, SIRS),出现SIRS的临床表现,如体温上升(与IL-1和IL-6有关)、心率增快(与IL-1和TNF-α有关)、呼吸加快及白细胞的变化[与粒-单核细胞集落刺激因子(granulocyte-monocyte colony stimulating factor, GM-CSF)、粒细胞集落刺激因子(granulocyte colony stimulating factor, G-CSF)及IL-6有关]等。当机体抗炎因子过度释放时,血中大量的抗炎因子持续存在,可导致免疫抑制,此时机体对感染的敏感性增加,Bone称此期为代偿性抗炎性反应综合征(compensatory anti-inflammatory response syndrome, CARS)。NO是一种新的免疫分子和炎症介质,介导内毒素、TNF-α、IL-1β、IL-6等细胞因子的病理作用,参与炎症和组织损伤,是近年来生命学科研究领域中最热点课题之一,与免疫系统、创伤、感染等功能调控有密切关系。因此,测定血浆中致炎因子和抗炎因子浓度可以反映机体的炎性反应情况。

作者研究3种不同环境枪弹伤后机体血浆致炎因子TNF-α、IL-1β、NO以及抗炎因子IL-4、IL-10含量的变化,以探讨高原环境和战时环境两大因素对机体枪弹伤后炎性反应的影响。研究表明:①平原平时枪弹伤可以刺激机体TNF-α和IL-1β含量的升高、NO在伤后6~12 h降低,可见血浆中致炎因子的变化规律与局部伤道组织不一致,可能因为全身还受应激、肠道细菌和毒素的移位等多种因素的影响。同时血浆抗炎因子IL-4和IL-10的升高,IL-4和IL-10在血中增加的时间较TNF-α、IL-1β升高的时间要晚一些。②高原平时枪弹伤后致炎因子和抗炎因子的变化规律与平原平时枪弹伤大体相似,但又有其自身的规律,其升高或者降低的幅度较平原平时枪弹伤要大,恢复到正常水平的时间较平原枪弹伤稍延长,这主要是由于高原环境因素造成的。③高原战时枪弹伤动物在伤前就经受战时因素(含急进高原)的重大打击,伤前血浆中就出现致炎因子,说明伤前机体就存在一定程度的炎性反应,伤后其升高的幅度较平原枪弹伤和高原平时枪弹伤大,达到高峰的时间较高原平原枪弹伤提前,在高水平持续的时间较其他组长,说明战时环境和高原环境的双重打击对机体影响很大,引起机体的炎性反应重而持续时间长,导致机体的抵抗力下降,对感染的敏感性增加。Bochicchio等研究也表明持久的炎性反应是感染的先兆。

Satoshi研究表明,在SIRS患者发生弥散性血管内凝血(disseminated intravascular coagulation, DIC)进而发展为多器官功能障碍综合征(MODS)过程中,TNF-α、IL-1β起了很大的作用。TNF-α是刺激免疫细胞增殖活化的重要因子,作为前炎症介质(inflammation mediator)和调节因子参与炎症及免疫反应。在大鼠急性氯化镍中毒模型中发现,TNF-α升高的同时过氧化脂质(lipid peroxidase, LPO)的代谢产物丙二醛(MDA)以及血清中丙氨酸氨基转移酶(alanine aminotransferase,ALT)、天冬氨酸氨基转移酶(aspartate aminotransferase,AST)均相应增高,予以抗氧化剂维生素 C 治疗后,TNF-α、LPO、MDA、ALT、AST 均显著降低,故推断 LPO、TNF-α 的升高是氧自由基所诱导。ZHU 等在脑部毛细血管内皮细胞中发现,TNF-α 可以引起超氧化物的产生,也提示了 TNF-α 和氧自由基的相关性。田玉科等报道多发伤创伤后炎症细胞因子的升高与严重感染密切相关,可能是机体发生一系列病理生理反应和组织损伤的重要介质,血清 TNF-α 水平的升高与严重感染的发生率呈正相关。TNF-α 通过活化磷脂酶 A$_2$迅速增加,引起细胞的脂质过氧化作用,导致组织细胞炎性损伤。TNF-α 能引起血管内皮细胞损伤,广泛的凝血使生命器官坏死、毛细血管渗漏综合征使全身脱水和肺衰竭,导致全身性炎症综合征,而抗 TNF-α 抗体减轻这种炎性反应。TNF-α 在免疫网络中起着较为重要的作用,TNF-α 在炎性反应中较早出现并迅速达到高峰,尽管半衰期很短,但却是激活细胞因子级联反应的主要介质之一,战创伤后体内生成增加,可与广泛存在于组织细胞内的 TNF-α 受体以特异的高亲和力结合,诱发一系列的病理生理反应。

本实验中我们还观察到平原枪弹伤动物的 IL-1β 在伤后 10 min~2 h 升高,在 6 h 时出现一个基本正常的点,此后 12 h~3 d 又有显著升高;高原平时枪弹伤和高原战时枪弹伤动物也以 1 d 为界分成前后两个升高区域。前一个升高区可能是由于机体应激反应介导的炎性反应,后一个升高区出现的时间与局部伤道的感染时间较为一致,可能是由于局部伤道感染造成的,因此我们应该在这个高峰到来之前完成伤道的初期外科处理。

细菌性毒素能引起人类全身炎症反应综合征(SIRS),且常可导致休克死亡。本研究伤前、伤后静脉血动态观察血浆内毒素水平发现,在伤后 2 d 时平原枪弹伤动物有 4 例检出内毒素、高原战时枪弹伤动物有 3 例检出内毒素,而高原平时枪弹伤动物到 3 d 时才检出 3 例。总体上看,血中内毒素出现时间与局部感染严重的时间不完全一致,说明在血浆内毒素不完全是从伤道局部入血的。尽管高原战时枪弹伤伤道局部的炎性反应轻于平原地区,但由于高原战时机体应激反应强烈、抵抗力降低导致全身性炎性反应重于平原地区,肠黏膜通透性增加,屏障功能下降,可导致肠内细菌和毒素移位。由于致炎因子的持续存在导致抗炎因子产生增加形成抗炎反应综合征,机体的免疫受到抑制,机体对感染的敏感性增加,易发脓毒血症。本研究中高原战时枪弹伤伤后 5 d 时血浆中内毒素检出率显著高于其他两组,说明高原战时枪弹伤动物全身发生毒血症可能性较其他两组大。

(殷作明)

第三节　高原火器伤对机体脂质过氧化的影响

肢体枪弹伤后除通过远达效应导致机体远隔器官发生损伤外,还通过其他多种途径导致全身组织器官的损伤。SIRS 的发生过程中有多种细胞因子参与,致炎因子的持续性大量产生,致炎/抗炎平衡的破坏以及机体细胞反应性的异常等可能是 SIRS 及其所致炎性器官损伤的主要原因。Kelvin 等研究表明,人类 SIRS 发生与机体氧化能力的提升、抗氧化能力的下降有关联。测定血浆氧化能力与抗氧化能力可以从一个侧面反应机体的损伤情况。

作者研究表明,高原平时枪弹伤后血浆 SOD、MDA、T-AOC 含量的变化与平原平时枪弹伤基本一致,但高原平时枪弹伤 SOD 和 MDA 升高、T-AOC 降低的幅度较大,而且恢复正常时间较平原平时枪弹伤晚 2~3 d。说明高原环境使全身抗氧化能力下降,加重了全身组织细胞的脂质过氧化损伤。高原战时枪弹伤动物在伤前 T-AOC 含量显著低于高原平时枪弹伤动物,说明此时机体的抗氧化能力已显著降低,伤后降低的幅度显著大于高原平时枪弹伤,在伤后 12 h 出现一个显著低点,此后逐渐升高,但始终低于高原平时枪弹伤。SOD 在伤前高于高原平时枪弹伤动物,因为机体遭受急进高原和战时因素的双重打击而升高,但伤后其升高幅度不如高原平原枪弹伤,而且在 1~2 d 就出现明显的低点。

说明由于急进高原和战时因素,机体的氧自由基清除能力大大降低,储备降低,导致机体脂质过氧化严重,反映在测定结果上就是 MDA 升高幅度较高原平时枪弹伤大,在伤后 12 h 最显著,与 T-AOC 出现最低点的时间相一致。

在低氧、低气压、低温环境的影响下,全身诸多系统器官发生病理生理改变,虽未发生重要系统器官的病理改变,但重要功能系统的储备功能均不如低海拔地区健康者。在此基础上发生火器伤更易引起全身内稳态破坏,各系统组织器官生理功能紊乱,伤后并发症多、伤死率高。历次高原战争资料表明:高原地区作战伤员多于平原地区,伤情重于平原地区,预后差于平原地区。20 世纪 60 年代某次高原战争中伤死率为 4.62%,高于同期低海拔地区战争的 3.17%。在严重烧伤的研究中也发现,无论在动物实验还是 MODS 或存在持久损害的患者身上,血浆中 $PGF_{1\alpha}/TXB_2$、SOD、MDA、TNF-α、PGE_2、IL-1β 都显著增加,琥珀酸脱氢酶(succinate dehydrogenase,SDH)、呼吸控制率(respiration control rate,RCR)、腺苷二磷酸(adenosine diphosphate,ADP)和 ATP 显著降低。本研究表明高原平时枪弹伤时机体的抗氧化能力和氧自由基清除能力低于平原地区。全身损伤均重于平原地区。同时,高原高寒战时环境枪弹伤时机体的全身抗氧化能力又低于高原平时,损伤更为严重。因此,我们在处理高原战时火器伤、高原平时火器伤及平原火器伤时应加以区分,采取不同的治疗方案,在处理高原火器伤局部伤道的同时应加强全身大剂量维生素 C 等抗氧化剂的支持治疗,在高原战时环境下显得更为重要。

总之,高原战时机体在伤前就存在不同程度的应激、炎症、高能耗、酸中毒和低氧血症及全身抗氧化能力降低,火器伤后机体出现较高原平时更为强烈而持久的应激反应,持续 7 d 左右方才进入减退期。在血浆中致炎因子和抗炎因子持续存在,机体的抗氧化能力显著低于高原平时,从而导致全身更为严重的脂质过氧化损伤。从血浆 $PGF_{1\alpha}/TXB_2$ 研究情况看,机体处于高凝状态。机体还处于应激性高血糖、高乳酸、高游离脂肪酸、高总氨基酸状态和严重的低镁、低钙、低钠、低氯血症。从能量代谢的角度看,伤后机体长时间处于高能耗、高分解、低合成代谢状态,而组织中能量物质不足、代谢酶活性严重降低,细胞出现能量代谢障碍。伤后还出现严重的呼吸性碱中毒和低氧血症,肝酶谱和肾功能改变均较高原平时显著。

(殷作明)

参考文献

[1]殷作明,胡德耀,李素芝,等.高原高寒战时环境肢体火器伤后应激反应的特点[J].第三军医大学学报,2005,27(7):581-583.

[2]殷作明,胡德耀,李素芝,等.高原高寒战时环境猪肢体枪弹伤后 T-AOC、SOD、MDA 的特点变化及意义[J].第三军医大学学报,2005,27(9):809-812.

[3]殷作明,李素芝,胡德耀,等.高原高寒战时环境猪肢体枪弹伤后血浆 $PGF_{1\alpha}$ 和 TXB_2 含量的变化特点[J].局解手术学杂志,2010,19(6):511-513.

[4]殷作明,李素芝,胡德耀,等.高原高寒战时环境猪肢体枪弹伤后全身炎症反应的特点[J].创伤外科杂志,2011,13(1):59-63.

[5]殷作明,胡德耀,李素芝,等.高原高寒战时环境猪肢体枪弹伤伤道组织中炎症介质变化的特点[J].中华创伤杂志,2006,22(6):463-465.

[6]李素芝,殷作明,胡德耀,等.高原寒区战时肢体枪弹伤对机体肝酶谱和肾功能的影响[J].西南国防医药,2010,20(11):1173-1176.

[7]殷作明,李素芝,胡德耀,等.高原高寒战时环境肢体枪弹伤后电解质代谢的动物实验研究[J].创伤外科杂志,2011,13(2):155-158.

[8]殷作明,李素芝,胡德耀,等.高原寒区战时环境肢体枪弹伤对机体糖、蛋白质和脂肪代谢的影响[J].西南国防医药,2010,20(11):1177-1180.

第四章

高原战创伤休克的特点及防治

对某次高原作战中 703 份伤票分析,休克(shock)发生率为 11.95%,明显高于抗美援朝战争的 6%~7%。34 名高原作战伤员死因分析,有 70.58% 是伤后伴失血性休克致死的,大大高于同期平原作战的 38.77%,可见战创伤休克的防治在高原战争中显得尤为重要。

第一节　高原战创伤失血性休克的特点

一、不同人群对战创伤失血的耐受力不同

在高原低氧、低气压、低温环境的影响下,机体虽未发生重要系统器官的病理改变,但重要系统器官的储备功能均不如低海拔地区健康人,在此基础上发生战创伤失血更易引起战创创伤失血性休克。在伤情和失血量相近的情况下,高原移居汉族伤后创伤失血性休克比世居藏族和低海拔地区汉族发生早、发展快、程度重、并发症多,在运送过程中死亡率高。研究表明,山羊在模拟海拔 4 000 m 的低压氧舱中,血压降低至 5.33 kPa 的平均失血量为(19.62±4.11)ml/kg,而同样条件下平原对照组的失血量平均为(28.57±6.0)ml/kg,说明高原致休克的失血量明显减少,仅为平原的 68.67%。我们在临床急救中注意到,世居高原藏族对缺氧的耐受力极强,因而对战创伤失血表现了极大的耐受力,这可能与他们先天性遗传因素有关。

二、不同人群战创伤失血性休克对复苏液体的耐受力不同

刘良明等高原现场研究表明,急进高原(海拔 3 658 m)2 周内 Wistar 大鼠失血性休克后对复苏液体的耐受力较平原差,液体复苏量以 1~1.5 倍失血量为宜,超过 2 倍容易发生肺水肿与脑水肿等并发症。作者临床总结表明,不同人群失血性休克早期对晶体液复苏的耐受能力不同,高原世居藏族患者的耐受力可达失血量的 3~4 倍平衡盐,高原移居汉族患者用失血量的 1.5~2 倍的平衡盐液疗效较好而又不至于引起肺水肿与脑水肿等并发症,明显低于世居藏族和平原地区的汉族休克患者;而急进高原的汉族人在快速输入 1~1.5 倍平衡盐液后部分患者有心慌、胸闷等症状。

三、战创伤休克对氧的需求量大

救治中较长时间吸入低浓度氧(吸入40%氧3 d以上),发生ARDS时吸氧时间更长,以利于纠正低氧血症,保证组织、器官对氧的需求。

四、肺水肿、脑水肿和心力衰竭等严重并发症发生率高

高原战创伤休克后全身毛细血管通透性增加早、组织间隙液体扣押严重,细胞钠-钾泵功能较低,组织细胞更易出现水肿,应特别注意预防肺水肿(pulmonary edema)与脑水肿(cerebral edema)的发生。液体复苏时应注意观察眼结膜有无水肿,鼻腔有无粉红色泡沫液,双肺有无湿性啰音等肺水肿体征;观察有无嗜睡、昏迷,双侧瞳孔有无对称性扩大、光反射差等肺水肿与脑水肿体征;一旦发生肺水肿与脑水肿应及时处理。高原低氧环境还可造成心脏损害,休克时心脏缺氧更严重,很易发生心力衰竭。因此,吸氧、强心药和血管活性药物应用等心脏功能支持非常重要。

五、总失血失液量较大

高原显性失血、失液量的估计与平原地区大致相同,但由于高原气候干燥,通过皮肤和肺部蒸发的隐性失水较平原地区显著增加,隐性失水是平原地区的1.25 ~ 1.5倍。

(殷作明)

第二节 高原战创伤休克的救治

一、复 苏 时 间

对于没有活动性出血的战创伤休克伤员应立即进行液体复苏,使用血管活性药物,尽快提升血压,保证循环容量。对有活动性出血的休克伤员,不主张快速给予大量的液体进行复苏,而主张在止血前给予少量平衡盐液维持机体基本需要和给予抗生素,在止血后再进行大量液体复苏。若过早大量使用平衡盐液、高渗盐液、血管活性药物和抗休克裤等提升血压,会使体内急需的血液被置换丢失,还可能冲走已经形成的血栓,增加死亡率和并发症的危险。

二、坚持液体复苏的个体化原则

因高原气候干燥,高原创伤失血性休克伤员从皮肤等蒸发的液体增加约500 ml/d,从呼吸道蒸发的液体增加500 ~ 1 000 ml/d,从理论上讲高原创伤失血性休克后对液体的总需求量较平原地区多。但高原创伤后组织细胞 Na^+-K^+-ATP 酶活性降低,细胞膜上的 Na^+-K^+ 泵功能减退,容易引起细胞内水肿。同时,在补平衡盐液的1 h之内,70% ~ 80%平衡盐液渗透到组织间隙,血管外液体扣押严重,如不进行适时适量的液体控制,极易发生肺水肿、脑水肿等严重并发症。作者通过对高原世居藏族、高原移居汉族(移居海拔3 700 m地区3个月以上)和急进高原汉族(进入海拔3 700 m地区1周以内)中度创伤失血性休克伤员进行回顾性比较分析,发现急进汉族患者早期可耐受晶体液为失血量的1 ~ 1.5倍,维持血压所需的胶体液用量为失血量的1 ~ 1.5倍(晶胶比约为1:1),总量不超过2.5倍,输

液速度以每千克体重 0.5～1.0 ml/min 为宜。移居汉族患者晶体液 1.5～2 倍,维持血压的胶体液用量约为失血量的 0.75～1 倍(晶胶比约为 2∶1),总量不超过 3 倍,输液速度先快(每千克体重 1～1.5 ml/min)后慢。世居藏族高原晶体液可达 3～4 倍以上,早期可不输或输 0.5 倍失血量的胶体液(晶胶比约为 4∶1),可耐受快速输液(每千克体重 1.5～2.0 ml/min)。世居高原藏族患者可按照平原地区标准进行快速复苏。高原战伤休克的伤员在彻底止血的情况下,可采用粗针头、静脉留置针、静脉切开、深静脉置管等进行快速补液,但一定要按照上述补液原则进行。

三、提高机体复苏液体输入量和液体利用率的综合措施

作者研究表明,采用下列措施有利于提供机体急需的液体量,又不至于出现严重并发症。①增加胶体液的比例可以有效地提高急进高原创伤失血性休克伤员和移居高原汉族创伤失血性休克伤员复苏液体耐受量和复苏液体利用率,从而提高复苏效果。②选择适当的输液速度、延长复苏时间可有效提高急进高原汉族和适应高原汉族患者的液体输入量和复苏效果;适应汉族的复苏速度应较世居藏族和低海拔地区汉族适当放慢,一般先快(每千克体重 1～1.5 ml/min)后慢(每千克体重 0.5～1.0 ml/min),或前 30 min 内输入 1 000～1 500 ml。③高渗复苏液体的应用:高渗盐液(7.5%氯化钠/6%右旋糖酐)具有用量小、作用早、速度快、血压维持平稳而时间长、并发症少等特点。作者应用其治疗高原创伤失血性休克伤员具有升高血压、减少血管外液体扣押、减少肺水肿与脑水肿等作用,将它应用于高原汉族创伤失血性休克早期急救无疑为解决复苏早期液体耐受和液体渗漏问题提供一条新途径。④高原创伤失血性休克急救中保护肺、脑组织对增加早期输液量,可能有一定效果。

四、高原战创伤休克的输血特点

由于高原战创伤休克对氧的需求量大,故救治中除长时间给予吸入较高浓度氧(40%～60%)外,还应尽早补足血液循环中的红细胞,使血液有足够的携氧能力,保证组织、器官对氧的需求。在没有进行晶体液、胶体液充分复苏的情况下,单纯依靠血红蛋白和血细胞比容来确定是否需要输血和输血量是不科学的;而当进行晶体液和胶体液充分复苏后再依靠血红蛋白和血细胞比容来确定浓缩红细胞的输注量对高原战创伤失血性休克伤员的复苏和恢复不利,而且不同人群能耐受的晶体液量各不相同。故高原战创伤失血性休克伤员不宜依靠血红蛋白和血细胞比容来确定是否需要输注浓缩红细胞和浓缩红细胞的需要量,而应根据伤员的估计失血量和不同人群尽早进行浓缩红细胞输注,无须等到晶体液、胶体液复苏完毕,尽量与晶体液复苏同时进行。对于高原中度战创伤失血性休克伤员早期复苏而言,急进高原汉族创伤失血性休克伤员浓缩红细胞输注量约是失血量的 1/2,移居汉族创伤失血性休克伤员的浓缩红细胞输注量约是失血量的 1/3,世居藏族创伤失血性休克伤员的浓缩红细胞输注量约是失血量的 1/4,甚至可以不输。

五、其 他 治 疗

(一)细胞膜保护治疗

细胞膜作为细胞的保护屏障,休克时受累最早,在高原地区损伤更是早而重,膜损伤在休克发生、发展中具有非常重要的作用。所以,近年来有学者提出了休克时细胞膜保护治疗的概念。研究发现糖皮质激素具有很好的细胞膜保护作用,另外,山莨菪碱、钙通道阻滞剂维拉帕米和尼莫地平等也有很好的细胞膜保护作用,在高原创伤失血性休克中应尽早足量使用。

(二)钙离子拮抗治疗

高原休克状态下,特别是休克中晚期或再灌注损伤时,细胞外钙离子大量进入细胞内,导致细胞内钙超载。超载的钙一方面使递质释放紊乱,导致心功能下降、血管痉挛、微循环障碍;另一方面,严

重影响线粒体的能量代谢。近来研究表明,地尔硫䓬、非洛地平等钙通道阻滞剂均有较好的抗休克作用。

(三)代谢性治疗

高原战创伤失血性休克时组织灌注不足,造成代谢紊乱,应及时给予代谢支持治疗。以前常用的有碳酸氢钠等纠酸药物,近来常用的有 ATP-MgCl$_2$ 和 GIK 联合疗法(葡萄糖、胰岛素和 KCl)。

总之,高原急进汉族、移居汉族、世居藏族战创伤失血性休克伤员早期对晶体液的耐受能力具有显著差异,移居汉族明显低于世居藏族和平原地区的汉族休克患者、急进汉族又显著低于移居汉族。控制液体量、提高晶胶液体比例、放慢输液速度、延长持续复苏时间、保护肺脑等组织细胞功能、应用高渗复苏液体等措施有利于高原战创伤失血性休克早期液体复苏,可减少肺水肿与脑水肿等并发症的发生。

(殷作明)

参考文献

[1]刘良明,卢儒权,林秀来,等.高原创伤失血性休克有效液体复苏量和限量的实验研究[J].中华创伤杂志,2000,16(7):428-429.

[2]殷作明,李素芝,雷明全,等.75 g/L 高渗盐水/60 g/L 右旋糖酐 40 溶液对高原创伤失血性休克急救的临床观察[J].中华创伤杂志,2004,20(11):696-697.

[3]殷作明,李素芝,雷明全.高原战创伤休克的特点及液体复苏新概念[J].高原医学杂志,1999,9(4):61-63.

[4]殷作明,李素芝,林秀来,等.高原藏、汉族创伤失血性休克患者对液体耐受能力的差异及对策[J].创伤外科杂志,2006,8(2):105-108.

[5]殷作明,李素芝,林秀来,等.高原不同人群创伤失血性休克的综合治疗[J].创伤外科杂志,2006,8(6):518-520.

[6]殷作明,李素芝,胡德耀,等.高原高寒战时环境肢体枪弹伤伤道组织血液灌注的变化特点[J].创伤外科杂志,2007,9(1):64-67.

[7]殷作明,李素芝,袁文,等.高原火器伤的特点及救治[J].西南国防医药,2007,17(5):22-25.

[8]殷作明,林秀来,李素芝,等.高原重度创伤失血性休克并发症的特点及预防[J].中华创伤杂志,2013,29(7):580-583.

第五章
高原战创伤感染的特点及防治

第一节　高原细菌分布及影响因素

西藏高原具有独特的自然地理环境,从喜马拉雅山脉海拔 1 000 多米至藏北高原海拔 5 000 多米,形成由森林—草原—荒漠构成的自然环境,其土壤则由黄棕壤土至高山草原土及石灰性荒漠土,性质差异大,土壤中的微生物也不尽相同。西藏高原军民多生活在海拔 2 400 ~ 4 500 m 的高原地区,其高原气候特点是温度低及昼夜温差大,空气干燥、稀薄、缺氧,紫外线强,居住人员少和农牧民的牛羊放养等对环境细菌繁殖和分布均有影响。

一、土壤细菌

高原土壤需氧菌大都在 2×10^3 ~ 3×10^7 个/g,厌氧菌为 4×10^2 ~ 2×10^4 个/g,随土壤深度和污染程度不同而变化,普遍未开垦土细菌数低。土壤中需氧菌以大肠埃希菌、铜绿假单胞菌(绿脓杆菌)、粪链球菌等肠杆菌和非发酵菌、肠球菌为主,需氧芽孢杆菌较多,葡萄球菌少见;厌氧菌以产气荚膜梭菌和海洋梭菌、坏名梭菌等为主,破伤风芽孢梭菌少见。海拔 2 400 ~ 4 500 m,土壤中细菌从数量和种类无多大变化,土壤中细菌只与人员和畜禽活动有关,与一定的海拔高度无关,其繁殖速度与土壤湿度和营养有关,与细菌本身无关。实验证明,细菌在 4 ℃左右同样能生长繁殖,只是繁殖速度减缓而已。

二、水源细菌

高原水源主要是地下水、山沟水、河水和污水,高原村镇居民普遍饮用的是山沟水。山沟水细菌数平均为 100 个/ml,大肠菌群数 3 ~ 14 个/L,依饮用水标准属于非常清洁和清洁。山沟水多为高山上雪水融化而成,长年流动且污染小;山沟水主要检出菌为大肠埃希菌和聚团肠杆菌等肠杆菌,铜绿假单胞菌和葡萄球菌少见。河水为山沟水汇集而成,污染相对较大,检出菌数量和种类较山沟水高,主要检出菌以大肠埃希菌、铜绿假单胞菌和肠球菌为主,葡萄球菌较少。污水和土壤是高原细菌数量最多、种类最全的细菌生长繁殖主要场所,高原污水细菌多在 2×10^2 ~ 3×10^6 个/ml,检出菌以大肠埃希菌、铜绿假单胞菌和粪链球菌等肠杆菌、非发酵菌和肠球菌为主,需氧芽孢杆菌也较多,葡萄球菌较少。污水中厌氧菌很少检出,海拔 2 400～4 500 m 的污水,细菌数量和种类与土壤一样无变化。说明一定的海拔高度对污水细菌影响不大,还是与人员和畜禽活动污染有关。

三、空气细菌

空气细菌来源一般是污水、污物、生物机体和土壤等,空气细菌也是现在医院内感染研究的重点,普遍认为平时与战时医院内感染的主要来源之一就是空气细菌。

(一)高原环境空气细菌

对拉萨 266 份环境空气检测结果表明,细菌总含量为 2 619 cfu/m³[菌落形成单位(colony forming unit,cfu/m³)],革兰氏阳性菌共 2 254 cfu/m³,占 86.1%,革兰氏阴性菌共 365 cfu/m³,占 13.9%。其中,金黄色葡萄球菌 310 cfu/m³,占 11.8%,凝固酶阴性葡萄球菌 286 cfu/m³,占 10.9%,肠球菌 544 cfu/m³,占 20.8%,微球菌 374 cfu/m³,占 14.3%,需氧芽孢杆菌 666 cfu/m³,占 25.4%。

(二)高原医院室内空气细菌

对拉萨医院 255 份室内空气的细菌检测结果显示,细菌总含量 476 cfu/m³,革兰氏阳性菌 460 cfu/m³,占 96.7%,革兰氏阴性菌 16 cfu/m³,占 3.3%。其中,金黄色葡萄球菌 117 cfu/m³,占 24.5%,凝固酶阴性葡萄球菌 116 cfu/m³,占 24.4%,肠球菌 52 cfu/m³,占 10.9%,微球菌 45 cfu/m³,占 9.4%,需氧芽孢杆菌 93 cfu/m³,占 19.6%。

根据室内外空气检测比较说明,葡萄球菌主要来自人体呼吸污染,肠球菌和微球菌主要来自土壤污染,同时革兰氏阳性菌抵抗力较革兰氏阴性菌强。

四、物体表面细菌

医院物体表面细菌主要来自空气和接触物,其检出菌与空气细菌有密切关系。对医院 172 份床头柜表面进行细菌检查显示,细菌总检出数 255 cfu/cm²,革兰氏阳性菌 249 cfu/cm²,占 97.6%,革兰氏阴性菌 6 cfu/cm²,占 2.4%。其中,金黄色葡萄球菌 75 cfu/cm²,占 29.4%,凝固酶阴性葡萄球菌为 51 cfu/cm²,占 20.0%,肠球菌 23 cfu/cm²,占 9.0%,微球菌 13 cfu/cm²,占 5.1%,需氧芽孢杆菌 65 cfu/cm²,占 25.5%。将物体表面细菌与室内空气细菌进行比较,大多差异无显著性。

五、人体皮肤菌

皮肤菌主要来自空气、衣物和自身污染,皮肤表面通常寄居大量的正常菌群。某些正常条件致病菌在宿主免疫力低下时可使宿主创面发生感染,特别是烧创伤感染,所以皮肤菌也是现在医院内感染研究的重点之一。对高原人体肘部皮肤 144 份进行细菌检测,细菌总检出为 109 cfu/cm²,革兰氏阳性菌占 99% 以上。其中,金黄色葡萄球菌 46.6 cfu/cm²,占 42.6%,凝固酶阴性葡萄球菌 38.6 cfu/cm²,占 35.3%,肠球菌 7.1 cfu/cm²,占 6.8%,微球菌 7.4 cfu/cm²,占 6.5%,需氧芽孢杆菌 7.2 cfu/cm²,占 6.6%。

六、高原细菌影响因素

影响细菌生长繁殖的因素较多,有细菌本身的因素,也有环境的影响因素。西藏高原环境有其特殊性,对高原土壤和水源细菌进行检测得知,海拔高度对细菌生长繁殖有一定的影响,但有一定的限度。如海拔很高而温度很低且人员活动少,其污染环境种类就少,再加上温度低使细菌生长繁殖条件受限而细菌数种变少,这也是较多文献普遍认为随海拔高度增加细菌种数减少的缘故。通过我们的调查认为,环境因素影响高原细菌生长繁殖,而不是细菌本身缺乏生长繁殖的能力。

空气和物表细菌受影响的条件较多,在拉萨(海拔 3 658 m)除人员活动和温度以外,最关键的就是紫外线强度和干燥程度的影响。我们对夏季和冬季共255份室内空气标本进行细菌检测结果对比,革兰氏阳性球菌分别为477 cfu/m³和206 cfu/m³,革兰氏阴性杆菌分别为29 cfu/m³和4 cfu/m³,需氧芽孢杆菌分别为100 cfu/m³和88 cfu/m³,除需氧芽孢杆菌差异无显著性外,另两类细菌都有非常显著差异。干燥程度实测结果显示,夏季平均温度18 ℃而相对湿度平均为62%,冬季平均温度6 ℃而相对湿度平均21%。紫外线强度检测结果变化不大的夏季和冬季共185份室外空气标本进行细菌检测结果比较,革兰氏阳性球菌分别为1 154 cfu/m³和280 cfu/m³,革兰氏阴性杆菌分别为294 cfu/m³和6 cfu/m³,需氧芽孢杆菌分别为371 cfu/m³和545 cfu/m³,3类菌都有非常显著性差异。干燥程度实测结果显示,夏季平均温度21 ℃相对湿度平均53%,冬季平均温度2 ℃相对湿度平均2%。从以上结果可看出干燥对各类细菌的影响程度。

作者对9时、13时和18时共81份室外空气标本进行细菌调查,结果9时、13时和18时革兰氏阳性球菌分别为1 824 cfu/m³、718 cfu/m³和968 cfu/m³,革兰氏阴性杆菌分别为446 cfu/m³、216 cfu/m³和235 cfu/m³,需氧芽孢杆菌分别为563 cfu/m³、246 cfu/m³和327 cfu/m³,各类菌9时与13时和18时比较都有非常显著性差异。实测9时平均温度14.5 ℃,相对湿度平均为53%和紫外线强度平均为0 μW/cm²,13时平均温度为26 ℃、相对湿度平均为25%和紫外线强度平均为11.3 μW/cm²,18时平均温度为19 ℃,相对湿度平均为38%和紫外线强度平均为6.1 μW/cm²。

干燥可以引起细菌脱水、蛋白质变性和盐类浓缩,从而妨碍细菌的代谢、生长繁殖,以致细菌死亡,紫外线能使细菌蛋白变性而死亡。从以上结果看出,干燥对革兰氏阳性球菌和革兰氏阴性杆菌影响较大,对需氧芽孢杆菌影响不明显,紫外线对所有细菌都有影响,而需氧芽孢杆菌紫外线对其有杀灭作用。

(殷作明)

第二节 高原常见感染病原菌

一、革兰氏阳性菌

(一)金黄色葡萄球菌

西藏高原金黄色葡萄球菌(staphylococcus aureus,SA)主要分布于空气、物体表面、皮肤表面和人体与外界相通的腔道中,是高原最常见的化脓性感染菌,也是高原战创伤感染的首位病原菌。高原医院烧伤感染菌定性检测分析金黄色葡萄球菌占感染菌的84%,在整个外科感染菌中占65%。金黄色葡萄球菌除引起局部毛囊炎、疖肿、蜂窝织炎等局部化脓性感染外,还可引起肺炎、心包炎、骨髓炎、肾盂肾炎、肾脓肿等多种系统的化脓性疾患,重症者可发展成化脓性脑膜炎、败血症和脓毒血症。金黄色葡萄球菌能产生多种毒素,如溶血素、血浆凝固酶和肠毒素等。随着抗生素的大量应用,金黄色葡萄球菌的耐药谱不断扩大,耐药率也不断提高,特别是耐甲氧西林金黄色葡萄球菌(methicillin-resistant staphylococcus aureus,MRSA)在医院流行感染成为被关注对象。MRSA是医院临床感染和院内感染流行主要菌之一,耐药性不只限于甲氧西林,而是对多种抗生素耐药,至今MRSA的含义实际上为多重耐药性金黄色葡萄球菌。

高原医院MRSA占医院临床感染检出金黄色葡萄球菌的66%,MRSA的分布与环境有密切关系,院内感染金黄色葡萄球菌者中MRSA占76%,非院内感染SA其MRSA占44%,医护人员皮肤SA中MRSA达68%,刚入院患者皮肤SA其MRSA占37%,医院外科环境SA中MRSA占71%,医院内科环境SA中MRSA占45%,医院病房空气SA中MRSA为68%,医院室外空气SA其MRSA占34%。其实际也是医院大量使用抗生素后产生的 MRSA 未严格消毒及采取隔离措施而播散于环境的结果。高原医院战创伤等外科感染中,金黄色葡萄球菌占绝对优势,也是医院感染的首位菌,对 MRSA 流行及敏感抗生素少的情况,应该引起医护人员的高度重视。

(二)凝固酶阴性葡萄球菌

凝固酶阴性葡萄球菌(coagulasenegative staphylococcus,CNS)在高原地区普遍分布于空气、物表、人体皮肤表面及机体与外界相通的腔道中,是医院交叉感染的重要病原菌。多年来曾以血浆凝固酶是否阳性来区别葡萄球菌的致病性,将凝固酶阴性葡萄球菌列为"非致病性葡萄球菌",近年来关于 CNS 致病及耐药性研究较多,引起了临床广大医务工作者的重视。高原医院战创伤感染病原菌,凝固酶阴性葡萄球菌感染已成为仅次于金黄色葡萄球菌而居第 2 位的感染菌,其耐药谱比较广,耐药率也较高,特别是耐甲氧西林凝固酶阴性葡萄球菌(methicillin-resistant coagulasenegative staphylococcus,MRCNS)更应引起重视。MRCNS 在高原分布较广,各标本中检出的 MRCNS 占检出 CNS 的百分比分别为:院内感染菌中占75%,非院内感染菌占48%,医护人员皮肤带菌中占到62%,刚入院患者皮肤带菌中占33%,医院外科环境中占64%,医院内科环境中占34%,医院病房空气中占54%,医院室外空气中占27%,所以 MRCNS 是高原地区医院内感染的主要菌,也是高原医院主要防范菌之一,对 MRCNS 感染者实行隔离治疗和手术很有必要。普遍是耐甲氧西林凝固酶阴性葡萄球菌对抗生素的敏感率低于甲氧西林敏感的凝固酶阴性葡萄球菌。

(三)肠球菌

肠球菌(enterococcus)广泛分布于自然界中,是土壤、水源、空气、人和动物粪便以及健康人皮肤和上呼吸道的常驻菌,人类肠球菌感染几乎都是由粪便肠球菌引起的,常见感染多发于泌尿生殖道、伤口及心内膜,肠球菌也是院内感染的常见病原菌之一。高原烧伤肠球菌感染占检出菌感染的3%,是烧伤感染排名的第 4 位。肠球菌在高原分布广且含量高,对战创伤伤口污染不可避免,所以早期清创处理是隔绝其适应定植和繁殖引起感染的有效措施。

(四)化脓性链球菌

链球菌(streptococcus)是主要的化脓性球菌之一,因抵抗力较弱,在高原环境中检出较少,在临床感染标本中检出亦不多,以链球菌引起战创伤感染在高原医院少见。链球菌毒性物质可损害白细胞、心肌,所含的透明质酸酶和纤维蛋白溶酶(plasmin)可使细菌易于扩散,所含的荚膜易于在伤部适应和定植。链球菌对抗生素普遍较敏感,治疗也较容易。

(五)蜡样芽孢杆菌

高原蜡样芽孢杆菌(bacillus cereus)在自然界广泛分布,常存在土壤、水源和空气中,人体皮肤检出也较多。本菌污染水、淀粉制品、乳及乳制品等食品,并在其中繁殖而引起食物中毒。关于蜡样芽孢杆菌的病原性从来未被重视,一般认为是非致病性杂菌,近年研究认为,本菌在特定条件下对人有致病性。高原某医院(海拔 3 658 m)烧伤涂抹后培养检出蜡样芽孢杆菌仅次于金黄色葡萄球菌和凝固酶阴性葡萄球菌,居第 3 位,其中属于该菌感染的约占 8%,也是第 3 位,所以应该对蜡样芽孢杆菌引起重视。

二、革兰氏阴性杆菌

(一)大肠埃希菌

高原大肠埃希菌(escherichia coli,通常称为大肠杆菌)主要存在于土壤、水源、人和动物肠道,因抵抗力较弱,在干燥的空气、物表和人的皮肤检出较少。从对肠道的作用来看可分为致病性和非致病性两大类,依据致病机制、临床症状、流行病学特征和血清型,致病性大肠埃希菌分为肠致病性大肠埃希菌、产肠毒素大肠埃希菌、肠侵袭性大肠埃希菌、肠出血性大肠埃希菌和肠聚集黏附性大肠埃希菌,它们共同特点都是引起腹泻。高原外科感染菌中大肠埃希菌感染占第 3 位。

（二）铜绿假单胞菌

高原铜绿假单胞菌（pseudomonas aeruginosa，也称绿脓杆菌）主要分布在土壤和水源中，因对干燥环境较敏感，所以在空气、物表和人体皮肤中较少检出，在人体肠道中是常驻菌的组成部分。高原铜绿假单胞菌血清型以Ⅱ型和Ⅵ型为主，此菌在腐败、潮湿的伤口繁殖迅速，产生大量内毒素和外毒素，使病情急剧恶化。高原医院外科感染中铜绿假单胞菌引起的感染较少，但引起血液感染有所上升。高原战创伤主要注意伤口被土壤和污水中铜绿假单胞菌污染定植后繁殖致病。

三、厌 氧 菌

厌氧菌（anaerobe）分布非常广泛，土壤、水源、食物以及人和动物体内都有它的存在，正常人的腔道包括肠道、口腔、阴道等处均有大量厌氧菌寄居，它们与需氧菌一起共同组成人体的正常菌群。当机体防御功能减弱时，寄居的正常菌群发生变化，厌氧菌离开寄居部位转移到组织内，导致内源性厌氧菌感染。大量研究资料证明，厌氧菌引起人类的感染，在所有感染性疾病中占有相当大的比重，有些部位的感染如脑脓肿、肺脓肿、牙周脓肿、盆腔脓肿、腹腔脓肿和阑尾脓肿等80%以上都能检出厌氧菌，其中有一部分是单独厌氧菌感染，绝大部分是与需氧菌混合感染。厌氧菌分为芽孢厌氧菌和无芽孢厌氧菌两大类，临床感染标本中检出无芽孢厌氧菌占绝大部分的比例。任何感染的发生都是微生物与机体两者相互较量的结果，厌氧菌感染也不例外，但感染厌氧菌大多数来自正常菌群，为条件致病菌，故机体的免疫状态更为重要，在厌氧菌感染中有许多是与需氧菌或兼性厌氧菌的混合感染，这种混合感染细菌之间的协同作用是一个值得临床医生注意的问题。厌氧菌感染可遍及临床各科，人体各部位、组织和器官均可引起厌氧菌感染。

确诊厌氧菌感染的实验室条件要求严格，培养结果需1周左右，因此根据厌氧菌感染的发病机制与病原菌的一些特点进行早期诊断治疗至关重要，可供临床医生参考诊断条件有：①感染的局部有气体产生；②发生在黏膜附近的感染；③深部外伤如枪弹伤感染；④分泌物有恶臭，或为暗血红色，并在紫外线光下发出红色荧光；⑤分泌物或脓汁中有硫黄颗粒；⑥分泌物涂片染色镜检发现有细菌而培养结果阴性者。

高原环境中厌氧菌只检出厌氧芽孢梭菌，因无芽孢厌氧菌不易在有氧条件下生存，且抵抗力弱，在高原环境中很难检出，所以无芽孢厌氧菌感染来源为人体本身，即内源性感染。高原（海拔3 658 m）对杂种犬枪击双后肢股部造成软组织贯通伤，立即取创伤口内分泌物进行厌氧菌培养，结果表明厌氧菌污染率为96.8%，其中产气荚膜芽孢梭菌的污染率为61.7%，两种以上厌氧菌污染率为91.7%，检出的厌氧菌芽孢梭菌属占91.7%，以产气荚膜芽孢梭菌为主，其次为产芽孢梭菌、谲诈芽孢梭菌和诺维芽孢梭菌，皮肤干净的犬伤道无厌氧菌，伤道被产气荚膜芽孢梭菌污染的犬1周内无1例发生气性坏疽。对20世纪60年代某次高原作战的战创伤感染统计显示，气性坏疽占0.3%，破伤风芽孢梭菌感染率只有0.06%，感染率较内地低。高原军队医院（海拔3 658 m）42年来，收治当地开放伤伤员1万余例，未发现过1例破伤芽孢梭菌感染，近8年来该医院收治开放伤1 300多例，伤前未注射破伤风类毒素，伤后也未注射破伤风抗毒素，亦未发生1例破伤风伤病员，几所驻军医院也是如此。对高原在2 800～4 500 m的环境土壤和污水进行厌氧菌培养调查，破伤风芽孢梭菌也很难检出。检出的31种厌氧芽孢梭菌以产气荚膜芽孢梭菌为主，其次为坏名芽孢梭菌，海洋芽孢梭菌和球孢芽梭菌。

四、真 菌

真菌（fungi）是微生物中的一大类群，与细菌有所不同，真菌为真核细胞型微生物，分化程度较高，有核膜、核仁和染色体，胞质内有完整的细胞器。真菌常为多细胞，有分枝或不分枝的丝状体，能进行有性和无性繁殖。真菌在自然界分布极广，种类繁多，人体的口腔、上呼吸道、肠道和阴道通常有真菌存在。真菌分为致病性真菌和非致病性真菌两大类，而致病性真菌又分为病原性真菌和机会致病性真菌两种。真菌感染按侵犯部位分为浅部真菌感染和深部真菌感染，浅部真菌感染主要侵犯皮肤角蛋白组织,深部真菌感染则可侵犯全身器官和组织。

真菌感染包括外源性感染和内源性感染,外源性真菌感染包括皮肤真菌感染、皮下真菌感染和全身真菌感染。内源性真菌感染或机会真菌感染,主要是机体的抵抗力和免疫功能低下有关,该类真菌引起的感染,多系由各种诱因使机体免疫功能显著低下时才能发生,如癌症、白血病以及全身消耗性疾病或严重创伤、烧伤时真菌乘机侵入体内引起内脏器官真菌病。由于皮质激素和免疫抑制剂的应用,使机体抗病能力降低,由条件致病性真菌所致的真菌感染已为常见。大量使用抗生素能抑制一些正常菌群生长,从而某些真菌有机会大量繁殖致病,形成菌群失调或菌群交替症。其中对一般抗生素均不敏感的念珠菌,过度增长的现象尤为突出,加上外科伤病员的休克、手术和细菌性感染等应激性损害,肠黏膜屏障的损害比较常见,念珠菌经肠道侵入并播散全身的概率很高。真菌对坏死组织有特殊嗜好,并有嗜血管性,很易侵蚀血管,导致急剧的进行性坏死,所以尽快清除坏死组织、引流和解除梗阻很有必要。深部念珠菌病多继发于细菌感染之后,或者与细菌感染混合存在,所以临床表现又不易区别,也是漏诊和误诊的重要原因。

能引起人类致病的真菌有十多种,在外科感染中念珠菌、曲真菌和毛真菌是重点,高原医院外科感染或菌群失调引起的真菌感染中念珠菌是最多的,对该菌应高度重视。

五、高原感染常见病原菌变迁

高原战创伤不同时间和不同的治疗方案引起的常见病原菌有明显的变化。战时火器伤伤口初期的细菌污染主要来自土壤和泥土玷污的衣服和皮肤,伤口往往能培养出多种需氧菌或厌氧菌,经过外科清创处理和大量抗生素的使用及一段时间的相互竞争,细菌谱逐渐趋于单一,感染常为占优势的某种需氧菌或厌氧菌引起,高原厌氧菌往往比较少,主要是几种需氧菌。伤员所处的环境对感染细菌谱的变化有很大影响,在前线和接近前线的野战救护所,伤口细菌谱反映了受伤时的自然污染特色,这段时间因高原条件所限,道路崎岖,伤员后送时间长和难度大,所以引起这些初期污染菌感染的概率较高,但往往这些初期污染感染菌对抗生素较敏感。到后方医院后,由于环境所特有的往往具有较强耐药性的细菌污染和定植,以及医院大量抗生素的治疗,创口细菌谱很快失去其原始的特点,除治愈外而与医院内感染菌趋势同一致,与平时医院除外科感染的细菌谱没有区别。

不同时代感染的常见病原菌有明显的变化,高原医院血液感染就是一个典型例子。20世纪70年代和80年代,感染大多是金黄色葡萄球菌和沙门菌,而90年代后期则是假单胞菌属感染上升很快。抗生素使用以前外科感染常见病原菌是链球菌,青霉素问世后则为耐药的金黄色葡萄球菌。随着新抗生素的大量应用,凝固酶阴性葡萄球菌和大肠埃希菌等机会菌引起的感染增加较快,所以现在对"致病菌"和"非致病菌"的认识界限也没有明显区别,往往"非致病菌"对抗生素的耐药谱更广和耐药率更高,这也是战创伤感染外科治疗应特别注意的问题。临床往往依赖大量抗生素治疗未见感染控制,只是菌种交替感染,在这种情况下及时正确的外科干预是很有必要的。

高原外科感染最常见的病原菌,20世纪60年代金黄色葡萄球菌占33%,链球菌占14%,凝固酶阴性葡萄球菌和大肠埃希菌各占12%。70年代金黄色葡萄球菌占49%,大肠埃希菌占18%,链球菌和凝固酶阴性葡萄球菌分别占6%和3%。80年代金黄色葡萄球菌占59%,大肠埃希菌占20%,链球菌和凝固酶阴性葡萄球菌分别占7%和3%。90年代金黄色葡萄球菌占61%,大肠埃希菌占7%,链球菌占5%,凝固酶阴性葡萄球菌占3.4%。最近对(海拔3 658 m)240余例感染研究结果显示,金黄色葡萄球菌占54%,凝固酶阴性葡萄球菌则占23%,其他13种革兰氏阴性杆菌占5%。所以高原烧(创)伤外科感染菌随着70年代后大量抗生素的应用,现在应主要注意金黄色葡萄球菌、大肠埃希菌和凝固酶阴性葡萄球菌的感染,这3种菌普遍占外科感染的80%左右。

在外科感染中,各部位随着人体正常菌群以及环境细菌的不同,其外科感染病原菌所占比例有所不同,所以临床医生预防性抗感染的抗生素使用应区别对待。

(殷作明)

第三节 影响高原战创伤感染的因素

一、病原微生物因素

(一)病原菌污染

战创伤早期细菌主要来源于环境和接触物等,如泥土、衣服、皮肤、毛发和破损的空腔内脏器官。病原菌可由子弹、弹片等带入,或随空气微粒进入,也可从受损的自身空腔内脏器官溢入,火器伤时,细菌还能被投射物特别是高速投射物在体内瞬间形成空腔的负压吸入。一般情况下刺伤、枪弹伤造成的污染较轻,爆炸伤污染较重。第三军医大学野战外科研究所邓光贵等对中越边境对越自卫还击战(也称对越自卫反击战)的调查中发现,伤后数小时的清创前伤口细菌种类繁多,可检出需氧菌29 种和厌氧菌 16 种,这些检出菌与作战区土壤中的许多细菌是相同的,但与最后感染的细菌检出结果相差较大。高原创伤前期污染需氧菌以铜绿假单胞菌和大肠埃希菌为主,克雷白菌、变形杆菌次之,金黄色葡萄球菌和链球菌也占一定比例。厌氧菌以产气荚膜梭菌为主,产芽孢梭菌、谲诈梭菌、诺维梭菌、败毒梭菌和类产气荚膜梭菌等次之,与当地泥土及动物皮毛检出菌种一致。

病原菌污染伴随伤后的全过程,特别是在医院环境下,由于消毒管理隔离措施不善或无菌操作不严格,伤口可能发生继发性污染以致造成交叉感染,也即院内感染,这也是高原战创伤感染菌以金黄色葡萄球菌为主的主要原因。从作者研究的结果看,后期污染引起的感染菌比战创伤前期污染菌耐药谱多和耐药率高,所以防止战创伤后期污染尤为重要。

(二)细菌适应、定植和繁殖速度

战创伤前期污染菌不一定是引起该伤部的感染菌,污染菌要有在战创伤部位先经历适应和定植然后再繁殖的过程。各种细菌在人体伤部的适应和定植能力取决于该菌的生物学特性和机体所提供的环境条件,污染和定植的不同之处是污染菌单纯地散落于伤部组织的表面,而污染菌通过其特殊结构与组织细胞发生联结而定植,通常情况下污染菌容易清洗,而定植菌较难清洗掉。污染菌赖以适应、定植和繁殖的部位是失活组织、血肿等,细菌在这里保持一定的活力,但又不至于大量繁殖而引起感染症状和体征。一般情况下,伤情较重和创面较大其细菌适应和定植就容易,机体防御能力降低,细菌发生大量繁殖引起机体局部甚至全身炎症也就容易。

细菌在伤部适应和定植后再大量繁殖前的过程就是感染的潜伏期。战创伤感染的潜伏期依照伤情程度,细菌的致病力和机体全身及局部的防御抵抗能力强弱可有不同,平原地区一般是 6 ~ 12 h,高原地区可延迟至 18 ~ 24 h。入侵的细菌在这个时间以后就会大量繁殖,便逐渐向伤部周围组织蔓延,因此伤部的清创手术应争取在这个时间内完成。

高原地区长期临床实践和实验研究结果证明,进行一期清创手术时间较平原地区可以延迟 12 h以上,我们认为由以下 3 个方面共同作用结果。

1. 高原环境特别是土壤和水源污染轻 细菌大都是革兰氏阴性杆菌,其抗性即抵抗力较弱,空气、物表和皮肤检出较少可证明这点,同时这些菌对多数抗生素较平原地区敏感率高。

2. 高原环境细菌含量 高原环境细菌含量普遍较平原环境要低,其污染伤部程度相对较轻,即伤部细菌基数少,对医院烧伤污染菌的实验检查结果也证实这点。因基数少,在相同时间条件下细菌的繁殖总量就要少些。

3. 干燥环境的影响 空气、衣物和皮肤等污染伤部细菌在干燥环境下有一定时间,其细菌脱水较盛,细菌在恢复脱水后恢复活力的过程有一段时间。我们将细菌混悬液浸入灭菌纸上,然后放入湿度平均为 21% 的环境下干燥,然后再进行粘贴培养基培养,结果比转种相同细菌晚 4 ~ 8 h 才能看见菌落形成,培养24 h普遍比转种细菌菌落小。所以我们认为干燥脱水而未死亡的细菌恢复活力的时间需4~8 h。

高原细菌恢复活性后的繁殖速度与平原地区细菌繁殖速度无差异,细菌是以二分裂方式进行繁殖的,只要营养条件和温度适中,细菌就能正常繁殖。在实验室对高原和平原相同菌在相同条件下进行培养,绝大多数菌落大小相同,说明它们的繁殖速度相同。

综上所述,高原细菌适应、定植和繁殖速度受环境因素影响较大,有自然环境造成对细菌的影响,也有机体环境对细菌的影响,共同作用使高原战创伤感染延迟。

(三)细菌数量对感染的影响

感染是污染菌定植后大量繁殖达到一定数量、感染部位出现红肿热痛的症状,细菌数量与感染有着相当密切的关系,战创伤中细菌数量的多少对感染的发生、发展和转归有重要影响。一般情况下,伤情重、创面大,引起感染的细菌量就要少些,否则就要多些。机体的免疫防御功能也起到重要作用,免疫防御功能强,引起感染的细菌量就要大,否则就要小些,当然伤情重创面大则防御功能要弱些。各学者研究结果也证实,各细菌种类不同,引起感染的菌量也不尽相同。

(四)细菌的致病性

不同种类的细菌有不同的致病性或毒力,毒力越大越容易引起感染,致病性包括侵袭力和产生的毒素。侵袭力包括细菌的表面结构,如荚膜和类荚膜、菌毛和黏附素。细菌产生的胞外酶也是构成侵袭力部分,如血浆凝固酶、透明质酸酶、链激酶、胶原酶和其他有害酶等。表面结构能抵抗细胞吞噬和体液中的杀菌物质,以及吸附在黏膜上皮细胞或黏附在机体组织细胞上,许多黏附素还可促使细菌黏附在吞噬细胞上,但这种情况一般是暂时性的。细菌产生的胞外酶本身无直接毒性作用,但其在感染过程中可协助病原菌吞噬或有利于细菌在机体内扩散,如血浆凝固酶可使血浆凝固以抵抗白细胞的吞噬。透明质酸酶可溶解机体结缔组织中的透明质酸,使结缔组织疏松,增加细菌对组织的渗透作用,使细菌不断向周围组织内扩散。胶原酶能分解机体的胶原蛋白,促使细菌在组织中扩散等。

毒素是细菌生长繁殖的代谢产物,根据其来源、性质和作用不同,可分为外毒素和内毒素两种。外毒素是一种蛋白质,具有良好的抗原性,多数不耐热。外毒素毒性极强,产生外毒素的细菌主要是革兰氏阳性菌,如破伤风芽孢梭菌、肉毒梭菌、白喉杆菌、产气荚膜梭菌、溶血性链球菌、金黄色葡萄球菌等,少数革兰氏阴性杆菌也产生外毒素。内毒素存在于菌体内与细胞紧密结合,细菌在生长繁殖状态时并不释放出来,只有当菌体自溶或裂解后才释放出来。各种细菌内毒素的毒性大致相同,可致机体产生发热、休克、弥漫性血管内凝血和免疫应答等生物效应。

致病菌的致病作用一般认为数量与毒力的大小呈负相关,如毒力较强的鼠疫杆菌只有极少数量即可致病,而毒力较弱的肠杆菌则需要大数量才能致病。致病菌须经过适当的途径才能致病,如伤寒沙门杆菌和痢疾杆菌须经口腔通过消化系统而发生感染;而破伤风芽孢梭菌食入也不会引起疾病,只有通过破损的皮肤进入深部组织在缺氧的状态下才能引起破伤风;也有的病原菌侵入途径是多样的,各侵入途径同样也可引起感染。

病原菌侵入机体而致病,这只是致病外因的一个方面,致病菌与机体之间的关系是一个复杂的生物学过程。病原菌之所以能致病,除了本身的毒素外,首先这些细菌应能在入侵的组织部位定植并繁殖和扩散,并抵抗宿主的非特异性防御功能,两者斗争的结果则决定是否能致病及致病程度,提示我们以外科手段改变局部环境,清除有利于病原菌定植、繁殖、增生条件的重要性。

高原临床实验结果证明,临床常见的致病菌其生物学特性与平原地区比较无差异,高原细菌的致病性与平原地区比较也无差异性。所以高原地区的感染取决于高原地区的地理环境、机体抵抗力、细菌数量及细菌种类即毒力。

二、机体的防御能力

机体全身与局部的防御能力是决定战创伤感染形成的两大因素之一。由于高原地区(海拔

3 000 m 以上)空气稀薄、氧分压低、紫外线强、空气干燥、气象多变、昼夜温差大等自然特点,机体的防御能力明显低于平原。最新研究表明,从内地急进高原和移居高原多年的汉族人机体免疫力均低于内地同龄组。在创伤后,机体的免疫力进一步下降,而且创伤越严重,造成的免疫抑制越严重,持续时间也越长。高原创伤后,创伤局部水肿重,加上高原缺氧、血液流速缓慢、黏度高等因素导致创伤局部微循环障碍,伤部缺血,组织失活早而多,降低了局部组织的抗感染能力,也影响吞噬细胞和体液因子进入伤口周围,使感染更容易发生。同时失活组织和积血是微生物良好的培养基,这就增加了感染的概率。所以,在高原更应该重视早期外科处理,及时清除伤口的失活组织、血凝块和异物,彻底止血,保持局部引流通畅,预防感染的发生。在实际工作中,由于高原紫外线强、伤口局部细菌污染轻、细菌繁殖速度慢等原因,平时火器伤和创伤的感染率较平原地区低,但也不能因此而忽视早期外科处理。

西藏地区战争统计资料表明,战时火器伤感染率明显高于平时,这种平时与战时感染差异可能与下列因素有关:①战时大部队急进高原缺氧、构筑工事体力消耗大、营养不良、失水、寒冷、紧张、焦虑等因素导致机体防御能力下降有关,即使是久居高原的部队战时体力消耗过大也容易发生高原适应不全症等疾病,导致机体防御能力下降;②与伤后全身反应重,休克发生快、程度重、补液并发症多等因素导致伤后机体防御能力进一步下降有关;③与西藏地区海拔落差大、环境恶劣、区域气候不同、昼夜温差大、治疗原则不一致等有关;④与当时没有适合高原高寒山地地区的卫勤保障体系,伤员后送又极其困难,在战术地域又得不到及时处理,后送时间长、耽误治疗时机有关;⑤与战时没有足够的卫勤力量和充足的时间清创,没有足量有效的抗生素使用有关。由于西藏空气稀薄,各类武器的飞行速度、变形速度均较平原地区快、飞行距离较平原地区远,弹道与平原地区明显不同,杀伤半径增大,造成机体的局部损伤和全身反应均较平原地区重。伤员常并发冷伤、休克、肺水肿等,感染率高、死亡率高。

三、环 境 因 素

高原环境因素对战创伤感染的影响主要是通过影响病原微生物和机体的防御能力来实现的。

四、其 他 因 素

(一)伤口包扎情况

伤口包扎的目的是保护伤口、减少污染、固定敷料和帮助止血。正确及时地做好伤口的包扎(特别是使用急救包进行无菌包扎),能够起到很好的减少二次污染的作用,从而减少或预防战创伤感染的发生。

(二)早期外科处理情况

由于战创伤具有污染重、挫伤重的特点,进行早期外科处理就成为预防高原战创伤感染最关键的措施。早期清创的目的是去除失活组织、严重污染组织、异物和血凝块,消灭无效腔(死腔),建立通畅的引流。在高原地区,由于伤口感染发生较平原晚,故清创时限可延长至 24 h 以内进行。

(三)制菌药物应用情况

伤口早期应用抗生素,可以不同程度地抑制伤口内细菌的生长,推迟感染发生的时间,使伤员获得有效清创的时机,能明显提高伤口愈合率和减少感染死亡率。尤其在高原地区作战,由于山高路远,地形复杂险要,交通不便,运输困难,卫生条件极端落后,战创伤往往得不到及时的外科处理,因而早期恰当地应用制菌药物就成为防止感染的重要措施。当然,在战创伤的治疗中,制菌药只能是一种辅助疗法,绝不能代替早期外科手术处理。

(四)伤口闭合时间和制动情况

根据火器伤的病理过程和现代战争中前方医疗后送机构在人力和装备上的特点,火器伤是难于一次处理完成的,这就使得大多数伤口需行延迟缝合或二期缝合。在最早可能的安全时期闭合伤口,可尽早消灭病原菌滋生的环境,可使开放性骨折在感染和骨髓炎形成之前转变为闭合性骨折,加速伤口愈合,减少瘢痕、畸形和功能障碍。一般说来,在手术处理后 4～6 d,如果伤口健康、清洁、创面没有坏死组织,水肿已消退,即可缝合,此为延迟缝合。若是因为各种原因,错过了延迟初期缝合的时机,可待感染控制后行二期缝合,其适宜时机是在手术处理后 8～14 d;当创面较大,对合边缘有困难时,则可考虑后期植皮。总的来说,在各种条件允许的情况下,尽早闭合伤口,对防止再次感染及减少感染并发症有重要意义。

有骨关节损伤时必须固定制动,以减轻疼痛、避免骨折片损伤血管和神经等,避免加重软组织损伤,从而减少或减轻战创伤感染的发生和发展。固定伤肢迫使伤部休息,必然有利于组织的修复。当伤口发生感染时,固定伤肢可减少淋巴回流,使感染易于局限而被控制。因此,在术后不仅是骨折,比较大范围的软组织伤也应予以制动。

(殷作明)

第四节　高原化脓性感染的特点及防治

一、高原化脓性感染的特点

高原战创伤化脓性感染的形成决定于三大因素:一是病原微生物因素,二是人体全身与局部防御功能,三是环境因素。三者共同作用决定着化脓性感染的发生和发展。

(一)高原战创伤感染病原微生物特点

1. 细菌种类　据陈义文等对某次高原作战中 42 例高原战伤感染病例进行了细菌培养分离,总共分离出 58 株细菌,其中以金黄色葡萄球菌最多,计有 19 株;其次为乙型溶血性链球菌,计有 7 株;而各种革兰氏阴性杆菌总计仅有 19 株。这与林月秋等在拉萨进行的高原火器伤感染的动物实验研究结果大致吻合。

2. 细菌在伤口内生长繁殖情况　据李恩平、雷鸣全等实验研究证明,高原火器伤伤道各时限细菌数量分别为:12 h 1.30×10⁴个菌,24 h 8.6×10⁵个菌,均较平原地区火器伤伤道相应时限细菌数量低。这可能与高原地区日照时间长、紫外线强度大、空气稀薄、寒冷、氧分压低及相对湿度低而抑制细菌的生长繁殖有关。

3. 细菌的致病性及数量对感染的影响　李恩平、雷鸣全等实验研究证明,高原地区引起感染的细菌临界数量标准为 3.8×10⁸个/g 组织。平均引起感染时限为(48.8±9.4)h;而平原地区细菌感染的临界数量为 10⁵个/g 组织。林月秋等通过动物实验也得出了大致相同的结果。

(二)人体全身及局部防御功能降低

机体的防御功能状态对战创伤感染的发生和发展起着十分重要的作用。在高原作战,紧张、焦虑、疲劳、恶劣自然条件对体力的消耗以及高原反应都会造成机体防御功能的减退。而创伤本身又进一步削弱机体免疫功能,创伤越重,造成的免疫抑制越严重,持续时间越长。机体免疫功能的抑制,是战创伤感染得以发生和发展的重要因素之一。另外,发生战创伤时,创伤局部的血凝块、失活组织、异物和无效腔等的存在,为细菌的生长繁殖提供了适宜的环境。而局部组织血供障碍,降低了组织的抗感染能力,使感染更易发生。

(三)高原环境因素

大量研究资料表明,高原地区因为空气干燥,紫外线强,细菌脱水,引起伤口感染的细菌数量比平原地区高,而且感染时限延长,所以在高原地区只要战创伤无明显分泌物,术中进行彻底清创,在 24 h 以内闭合伤口,对伤口愈合无影响。但是,由于高原地区高寒缺氧、气候恶劣、交通不便的自然条件,医务人员服务半径大,使得高原战创伤伤员往往不能得到及时、恰当的初期外科处理,从而导致其战创伤化脓性感染的发生率甚高。以 1962 年某次高原作战为例,据某军区抽样统计,其战创伤化脓性感染的发生率为 82.9%,远高于抗美援朝战争的 31%(为不完全统计)和苏联卫国战争 12.2% 的伤口感染率。

二、高原化脓性感染的特殊类型

(一)混合感染

现代战创伤的概念之一是一切火器伤都有细菌污染,而且早期的伤口一般都可检出 2 种以上的细菌,混合感染率高。据第三军医大学野战外研所在云南"两山"前线对 79 例战创伤伤员早期伤口细菌学调查表明:清创前,伤口检出细菌株数为 1~6 株、平均每个伤口检出 2.7 株;清创后每个伤口检出的细菌减少到 1~2 种。高原战创伤感染伤口同样具有这种特点。西藏军区总医院对 42 例某次高原作战战伤感染伤员所进行的细菌学调查表明,高原战创伤感染细菌种类繁杂,且多为混合感染。42 例伤员(以弹片伤为主,包括炮弹、炸弹、手榴弹、地雷等),共检出 16 种细菌,共 58 株,其中相当部分为混合感染。这与现代高原基础研究进行的动物实验结果基本一致。

(二)二重感染

二重感染也称菌群交替症,是发生于抗菌药物应用过程中的新感染。在高原战创伤的预防和治疗中,往往不能确定致病菌的种类,加之战创伤感染多为混合感染,故常常使用广谱抗生素抗感染。而长期应用广谱抗菌药物或各种药物合用后,寄生于人体口腔、呼吸道、肠道、生殖系统等部位的致病菌(或条件致病菌)菌群可因敏感菌受到抑制而发生平衡上的变化,耐药菌及原来非致病菌可乘机繁殖,外来致病菌也可乘虚侵入,从而引起新的感染,称为二重感染。故应用抗菌谱愈窄的抗菌药物时,发生二重感染的概率也愈低。这些机会菌论毒力并非特别大,但在防御功能削弱的情况下,可乘虚而入;或因其有"腐败菌"等特点,在存在腐败组织等条件下,可高度繁殖,并"以量取胜",后者应是战创伤外科应特加注意的问题。在很多情况下,由于腐败菌借以滋生繁殖的条件未彻底清除,单纯依赖药物治疗,结果临床所看到的只是菌种的交替,而未能看到感染的控制。据以往平原地区或高原地区战创伤感染病例治疗经验,均可以见到这种致病菌发生变迁的现象,也即二重感染。

(三)脓毒症

在临床上常可以见到这样一种现象,即病原菌可能因抗生素的作用等,已从血液中消遁,但全身感染症状持续存在,进而出现脓毒性休克。这主要是由于病原微生物或其产物介导单核巨噬细胞与补体等产生 TNF-α、IL-1、IL-6 等细胞因子,引起一系列全身感染的症候群,称为脓毒症(sepsis)。高原严重感染是战创伤后期伤员死亡的主要原因,在治疗过程中要不失时机地及早控制促使后续炎症介质产生和损害的因素,即尽早应用足量、有效、广谱抗生素抑制病原菌的生长、繁殖,减少或拮抗内毒素和各种炎症介质的产生和释放,从而有效地减少高原战创伤感染的死亡率和严重并发症。同时采取有效措施减轻各种炎症介质的损害。对人体及动物研究的最新成果表明,一旦阻断脓毒症患者体内的 TNF-α、IL-1、IL-6 等细胞因子的作用,脓毒症情况则较易得以控制。临床上单克隆抗体治疗技术的发展推动了对 TNF 单克隆抗体及 IL-1 受体拮抗蛋白的评价,但 IL-1 单克隆抗体目前只见于实验阶段。

(四)肠源性感染

严重战创伤后的肠源性感染已得到医界公认,高原严重战创伤后的肠源性感染更有其自身的特点。①高原战创伤后肠黏膜损害早而重。高原战创伤以后机体的应激反应较平原地区重,伤员常在伤后数小时内发生全消化道应激性溃疡,导致肠黏膜屏障损害,增加肠黏膜的通透性,肠道内的细菌及其产物发生移位,导致全身的感染,称为肠源性感染。这种感染属内源性的,较隐蔽,应引起临床医生的高度重视。②最新研究发现,高原战创伤后机体免疫功能下降较平原地区重,更易致高原肠源性感染的形成。多种抗生素和激素对免疫功能均有抑制作用,因此对机体免疫功能低下的重伤员应注意合理用药,加用免疫增强剂或调节剂(如黄芪多糖、人参皂苷、左旋咪唑、莨菪类药物等)有助于增强机体免疫力,促进伤员康复。③战创伤后胃肠道功能减退,唾液和胃液分泌减少,蠕动迟缓,增加了消化道内容物在体内停留的时间,更有利于细菌和毒素的移位。④高原战创伤失血性休克发生早、发展快、病情重,应尽早纠正休克,对预防感染有重要的意义,对一些难以用液体纠正的"顽固性休克"要考虑有合并肠源性细菌和内毒素移位浸入和损害的可能。⑤对于长期应用抗生素的患者,不仅容易造成二重感染,也容易导致肠道正常菌群失调,引起细菌和毒素移位。应用肠黏膜保护剂、改善胃肠道动力、及时纠正休克、合理应用抗生素、提高机体免疫力等对减少高原战创伤后肠源性感染可能有较好的疗效。

三、诊　断

战创伤化脓性感染一般有红、肿、热、痛和功能障碍等典型局部症状,感染较重的还常有发热、头痛、全身不适、乏力、食欲减退等全身症状。一般根据临床症状即可做出正确诊断。必要时,还可进行一些辅助检查,如化验、超声波检查、X射线检查及放射性核素检查等。对疑有全身性感染者应抽血进行血细菌培养检查,以明确诊断。

四、预　防

(一)急救包扎

负伤以后,立即给予妥善的包扎,即可减少外界环境对战创伤的刺激和二次污染;同时,急救包扎在一定程度上能起到止血的作用。据以往高原地区作战经验证实,在伤后最短时间内(不超过伤后30 min)将伤口妥善包扎,能有效地预防或减少伤口化脓性感染的发生。

(二)预防性使用有效抗菌药物

早期预防性应用有效抗菌药物可以延长手术处理的有效时期,此将对高原战创伤后化脓性感染的发生和发展起到积极的预防作用。高原地区作战多在高山、密林、峡谷等条件艰苦、交通不便、设备落后的地带进行。部队的运动性强,运输条件极其艰难,战时的手术处理时间势必被推迟。因此,预防性使用有效的抗菌药物在高原地区战创伤处理中显得更为突出。

(三)初期外科处理

战创伤的特点在于可能同时有各种类型的损伤,以及来自环境的各种污染。遭受战创伤至开始治疗这段时间,也是微生物由污染而生长繁殖的阶段。因此,及早地外科处理是战创伤的决定性治疗手段。初期外科处理是否成功,主要决定于下述3个因素。

1. 从负伤到初期外科处理的时间间隔长短　一般说来,平原地区伤后6~8 h为手术处理的最佳时机。由于高原地区伤口感染时限延长,手术处理时间可延至伤后18~24 h。

2. 初期外科处理的彻底性　初期外科处理包括切开、切除、清洗、止血、引流和制动等综合性措施。其关键在于及时处理伤口、彻底清创、彻底止血、清除异物、引流通畅等。由于战创伤肌肉损伤的程度与范围经常远远超过深筋膜的损伤,因此常常需要适当的切开皮肤和深筋膜,借以充分暴露伤道,并且完全消除深部组织的张力,保证局部血液循环通畅。手术时在伤道内发现有异物存在,尤其是非金属异物,应该予以摘除。但对位于主要伤道以外的小金属异物,在初期外科处理时不必勉强摘除。

3. 术后的全身与局部疗法是否恰当　术后正确运用有效抗生素及换药对预防伤口化脓性感染有着显而易见的作用,在此就不必赘诉。值得一提的是术后伤肢的制动问题,固定伤肢迫使伤部休息,必然有利于组织的修复。当伤口发生感染时,固定伤肢可减少淋巴回流,使感染易于局限而被控制。

因此在术后,不仅是骨折,比较大的软组织伤也应该予以制动。

(四)免疫预防

在某次高原作战中,对部分战创伤伤员预防性地使用破伤风类毒素,取得了较满意的效果。但至今尚未研究出一种能迅速起效,在血液中能达到较高抗体水平,并维持较长时间的理想免疫制剂。

五、治 疗

(一)外科处理

及时正确地外科处理同样是高原战创伤化脓性感染治疗的关键。所有感染的腔隙必须打开,注意彻底清除坏死组织和遗留的异物,以便充分引流。对经行清创术后发生感染的伤口,需要更换敷料等待肉芽生长和周围炎症消退,以获得二期愈合或再经植皮等手术后使其愈合。另外,对空腔内脏器官破裂的修复、切除或转流,烧伤感染痂皮的切除和创面覆盖,无疑都在治疗中起着决定性的作用。一般情况下,高原平时开放伤在 36 h 内只要伤口无脓性分泌物,挫伤区细菌数量在 10^7 个/g 组织以下,术中清创彻底,仍可行伤口一期缝合,对伤口愈合无明显影响。对皮肤缺损者,创面细菌数量在 10^6 cfu/cm^2 内可行植皮手术治疗。

(二)加强全身支持治疗

营养支持,维持水、电解质及酸碱平衡,纠正代谢紊乱,输血液制品以纠正贫血和低蛋白血症,以改善机体免疫功能等,都有着非常重要的意义。

(三)合理使用抗菌药物

1. 抗菌药物的选择 在处理战创伤时,由于条件有限,往往无法确定何种细菌将引起或已经引起感染,以及该细菌对抗菌药物敏感、耐药情况,因此预防性的使用有效的抗菌药物至关重要。

首先,应根据受伤的部位和感染的临床表现,针对最为可能的病原菌,选用有效的抗生素。据陈义文等对某次高原作战部分战创伤感染的分析,高原战创伤感染主要病原菌仍为金黄色葡萄球菌,其次为乙型溶血性链球菌。

其次,还应考虑到药物对创伤组织的渗透性。例如,颅脑开放性损伤,应选用能透过血-脑屏障或脑膜的药物,骨和关节损伤,最好选用能在骨骼组织和关节液中形成高浓度的药物。

同时,在前方(救护所、卫生队)用药和后方医院用药,选择应有所不同。高原地区战创伤的初期污染菌中,少有耐药菌株,加上前方的药品配备有限,宜选用一般的、供应充足的抗生素。在后方医院,由于大量存在对多种药物耐药的菌株,应根据该医院的常见细菌耐药菌谱,选择抗菌作用较强、细菌对其耐药较少的品种。

2. 设定合理的用药剂量和用药方案 用药剂量应能保证在血中和感染组织中达到有效杀菌或抑菌浓度而又不产生明显不良反应为佳。如果希望加大抗菌力度,应根据所用抗生素的作用特点采取不同的措施,如加大剂量、增加给药次数、选用合适的给药途径(口服、肌内注射、静脉滴注、静脉注射等)、联合用药等。根据高原战创伤感染的治疗经验,抗生素的使用要早,而且要有效足量,使其在短期内发生疗效;疗程要够,一般须在体温正常后 2~4 d 停药,以求彻底消灭有耐药菌的菌株;因战创伤感染多为混合感染,因此常常需要联合使用 2 种或 3 种不同的抗生素。

（殷作明）

第五节 高原特殊感染的特点及防治

一、气 性 坏 疽

气性坏疽(gas gangrene)是一种严重的急性特异性感染,根据病变范围不同,分为芽孢菌性肌坏死和芽孢菌性蜂窝织炎两类。前者一般为厌氧菌与需氧菌混合感染,发展迅速,全身中毒症状重,死亡率高(国内资料报道为 20%~50%);后者常为单独的厌氧菌感染,全身症状轻,不累及肌肉组织,发病缓慢,死亡率低。通常所指气性坏疽即系芽孢菌性肌坏死,高原地区气性坏疽并不少见,在平时与战时的严重创伤中时有发生。

(一)发病率

在 1962 年某次高原作战东段的克节朗和瓦弄战役中,作战伤员发生气性坏疽 5 名,感染率是0.3%;在西段,发生气性坏疽 5 名,有 4 名非常严重做了截肢术。在西藏高原不同海拔地区的平时创伤救治中也时常发生这样的严重并发症。胡湘林等报道,在平时的车祸创伤中,青海格尔木地区海拔2 800 m (1 例)、4 500 m(3 例)和 4 700 m(2 例)等不同高度均有气性坏疽发生。高广森报道新疆某医院 1990—1996 年收治 15 例气性坏疽患者,均为平时开放性外伤后严重并发症。

(二)病原菌

气性坏疽是由梭形芽孢杆菌所引起,梭形芽孢杆菌属革兰氏阳性杆菌,虽为厌氧性但能形成芽孢在自然界中长期存活,广泛存在于人的皮肤、衣物、泥土、人畜粪便和肠道中。在西藏拉萨、亚东和错那 59 份土壤标本厌氧菌抽样调查中分离培养出 27 种 100 株厌氧菌,排在前 6 位的依次是:产气荚膜杆菌、球胞杆菌、诺维杆菌、坏死梭菌、细薄梭菌、溶组织梭菌,已知产气荚膜杆菌、诺维杆菌和溶组织梭菌的 A 型可引起气性坏疽。王根春、李主一等在西藏拉萨(海拔 3 658 m,日平均气温 15.5 ℃)采用当地犬进行创伤弹道细菌学研究表明:124 份伤道出入口处标本均检出需氧菌,其中 120 份同时检出厌氧菌(混合感染率为 96.8%),伤道内有两种以上厌氧菌污染者占 91.7%。美制枪弹由于对组织损伤严重,污染也严重,伤道厌氧菌均为 2~4 种,说明组织损伤越重、越广泛,厌氧菌污染就越严重。在检出的 285 株厌氧菌中气性坏疽菌群共占 45.7%,当地泥土及动物皮毛检出菌种与创口内分离菌一致,提示伤道厌氧菌污染与泥土、皮毛、衣物有关。尽管伤道厌氧菌污染率很高,但观察被产气荚膜梭菌污染的 20 只犬,1 周内无 1 例发生气性坏疽。

(三)发病机制

在平时或战时伤口气性坏疽菌群污染率很高,但真正发生感染者甚少,这主要是因为气性坏疽的发生必须具备 3 个条件,即病原菌、开放性创伤和适于厌氧菌生长的环境及其他潜在的因素,三者缺一不致发病。高原地区大气压低,空气中氧含量低,因而更有利于厌氧菌生长和繁殖,在有需氧菌混合感染的情况下更有利于厌氧菌的生长。同时高原地区人烟稀少、交通不便、医疗条件差、清创不及时、伤口暴露时间长等也为厌氧菌的生长提供了条件。高原战创伤失血性休克后易导致微循环障碍、组织灌注不良,伴有下肢广泛的肌肉损伤、开放性骨折、长时间使用止血带、过紧的外固定和筋膜间隙综合征等情况下,易发生气性坏疽。

(四)临床表现及诊断

1.临床表现 潜伏期短,一般为 1~5 d。根据其感染程度可分为肌肉坏死和蜂窝织炎。前者典型表现为伤处剧烈疼痛,高度肿胀,皮肤张力升高,温度降低,早期皮肤颜色青灰或苍白,继而皮肤渐呈紫铜色或黑色,可触及捻发感、听到捻发音。伤口内肌肉坏死,流出暗红色液体,可闻到臭鸡蛋味。

患者毒血症状严重,可出现脓毒性休克,常在 24～48 h 内死亡。蜂窝织炎全身中毒症状不重,病变不累及肌肉组织,发病较缓,病情较轻,中毒症状不如肌坏死者严重,但处理不及时也可发展为筋膜下肌炎,全身中毒症状加剧。

2. 诊断 高原地区对气性坏疽应有足够的重视,早期诊断具有特别重要的意义。患者外伤后伤口或肢体出现剧烈疼痛、烦躁、高热、伤口周围高度肿胀,此时应考虑到气性坏疽或蜂窝织炎可能,要立即采取治疗措施。当然要进一步与鉴别诊断,尚需依赖于病史、症状及体征。伤口分泌物涂片染色可找到革兰氏阳性粗大杆菌,X 射线片可见组织及肌肉内积气。气相色谱法、荧光标记金黄色葡萄球蛋白 A(staphylocolccal protein A,SPA)、酶标组化等可产气荚膜杆菌进行快速诊断。

(五)治疗

气性坏疽是战创伤最为严重、发展最为迅速的并发症之一,全身中毒症状严重,如不及时诊治,常丧失肢体或危及生命,国内资料报道死亡率为 20%～50%。

1. 尽早手术治疗 术前应输注大剂量的抗生素,给予输血、输液、吸氧支持,尽快尽早手术,术中应在病变部位多处纵形切口,充分暴露,彻底切除坏死肌肉、筋膜和皮下组织,用大量过氧化氢(双氧水)或 1∶4 000 高锰酸钾溶液反复冲洗,开放引流。若肢体已经发生不可逆坏死,应果断进行截肢保命,残端开放不予缝合。

2. 抗生素治疗 足量、联合应用敏感抗生素,对高原地区气性坏疽具有特别重要的意义。药敏试验结果表明,西藏高原以产气荚膜杆菌为主的气性坏疽菌群对甲硝唑、青霉素、氯霉素、红霉素、四环素、万古霉素、大多数的头孢类和奎诺酮类药物敏感,而且对大多数抗生素的敏感性均高于平原。

3. 高压氧治疗 高原地区空气中氧分压低,相应组织中氧张力弥散力也较低,在气性坏疽的治疗中应特别强调高压氧治疗。由于厌氧菌繁殖过程中会产生对其自身有致死作用的过氧化氢,厌氧菌体内又没有过氧化氢酶,只有靠机体血液、组织中的超氧化物歧化酶清除过氧化氢使厌氧菌得以繁殖。高压氧可以提高机体组织氧分压、抑制感染组织中的超氧化物歧化酶,使厌氧菌无法抵抗过氧化氢,达到抑制杀灭厌氧菌,阻止厌氧菌感染继续扩散的目的。由于一次在高压氧舱内停留过久会产生氧中毒、潜在的肺损伤和骨坏死等并发症,一般采用压力为 0.3 MPa 的纯氧舱,每次 2 h,第 1 日 3 次,第 2、3 日各 2 次,以后每日 1 次直到痊愈。

4. 局部充氧治疗 胡湘林等报道在采用综合治疗的同时,局部采用过氧化氢持续灌注冲洗,10 滴/min,持续 3～5 d;皮下切开,病变区组织间置入导尿管 1 根,持续低流量充氧,疗效较好。在治疗的 6 例气性坏疽的患者中只有 1 例截肢,5 例保肢成功,说明对高原气性坏疽的肢体进行保肢治疗是可行的。

5. 支持治疗 气性坏疽往往全身中毒症状严重,应该积极进行全身支持治疗,防治并发症。应多次输血,纠正酸中毒和水、电解质紊乱,保护重要内脏器官功能等。

6. 其他 对厌氧菌性蜂窝织炎应该尽早切开减张、3% 过氧化氢溶液冲洗,充分引流,切除坏死组织,应用强有力的抗生素治疗,疗效较好。

(六)预防

对于易发生此类感染的创伤处理应特别注意以下几点。

1. 早期彻底清创 西藏某医院近几十年来收治的平时与战时火器伤和创伤伤员,偶有气性坏疽发生,大多是严重创伤在外院清创不彻底、肢体坏死后方转入本院。对平时与战时严重开放性创伤,尤其是伴有广泛软组织损伤者应尽早彻底清创,包括清除失活、缺血组织,尽量清除非金属异物,早期筋膜切开减张,充分敞开引流等。

2. 应用大剂量抗生素 20 世纪 60 年代,盛志勇、谢中光等认为青霉素能降低高原战创伤手术处理后气性坏疽的发生率和严重性。1962 年某次高原作战时,曾有注射气性坏疽抗毒血清来预防气性坏疽的报道,但其防治效果不佳,且有过敏反应,现已废弃不用。

3. 避免止血带使用时间过长、石膏太紧 战时除头、颈、胸壁、会阴部及手部伤口外应避免进行一期缝合。

二、破 伤 风

破伤风(tetanus)是由破伤风芽孢杆菌引起的严重厌氧菌感染,死亡率可达 20% ~ 50%。海拔 3 500 m 以下高原地区曾有报道,但在海拔 3 700 m 以上地区本病罕见。

(一)发生率

在青海某地(海拔 2 260 m),李永东等人 7 年间共收治了 16 例破伤风患者,均为外伤后感染,死亡 3 例,平均住院天数 20.8 d。在海拔 3 000 m 以上高原破伤风感染较少见,而且随着海拔高度增加,破伤风发病率有减少的趋势,在海拔 3 700 m 以上地区本病罕见。在 1962 年某次高原作战东段的克节朗和瓦弄战役中发生破伤风 1 例,感染率是 0.06%;西段未发生破伤风感染。在平时,西藏昌都地区(海拔 3 240 m)40 年来仅报道 25 例,占同期住院患者的 0.21%,低于低海拔地区的 0.55% 水平。西藏拉萨地区 1962 年以后未见有破伤风感染的报道,开放伤的伤前未注射过破伤风类毒素、伤后也从不注射破伤风抗毒素,至今未发生有破伤风感染。西藏昌都地区人民医院王志斌等连续 5 年无选择地收治各类开放伤 1 012 例,门诊清创 787 例(77.8%),手术室清创 225 例(22.2%),术后均未注射破伤风抗毒素,无一例发生破伤风。1987 年 Ball 等 3 名英国医生曾经多次到喜马拉雅山考察,发现当地 20 年仅 2 例成人发生破伤风,均系外地人。

(二)病原菌

病原菌是绝对厌氧、有芽孢的梭形革兰氏阳性杆菌,正常存在于人畜的肠道,随粪便排出体外,以芽孢形式广泛存在于自然界。王根春、李主一等在西藏拉萨(海拔 3 658 m,日平均气温 15.5 ℃)采用当地犬进行创伤弹道细菌学研究表明:124 份伤道出入口处标本中有 120 份同时检出厌氧菌 285 株 14 种,其中共检出破伤风梭菌 2 株(0.7%),主要与皮毛污染了粪便有关,但没有发生破伤风感染。西藏拉萨某部队医院曾对海拔 2 800 ~ 4 300 m 地区室外 59 份土壤标本的厌氧菌进行调查,并同时对 107 份水、土壤和空气标本进行厌氧菌检查,均未查出破伤风杆菌及芽孢。高瑞林等研究表明,在海拔 3 000 ~ 5 000 m 地区破伤风杆菌的分布与海拔高度之间无显著差异,但破伤风在室内、室外的分布密度有非常显著的差异,其中 92% 的菌株来自室内不见阳光处的粪便及粪土,这与西藏高原阳光紫外线强,对破伤风杆菌有杀灭作用有关。Tomas 发现海拔 4 000 m 高原上,300 nm 波长的紫外线照射量是平原地区的 2.5 倍;Buetter 认为,高原的日光和紫外线辐射经过雪地反射后更加强烈,反射量高达 90%。西藏地区多晴天,日照时数达 10 ~ 12 h,四周高山,常年积雪,紫外线强。研究表明破伤风杆菌经过紫外线连续照射 8 h 可被杀灭。

(三)发病机制

在组织缺氧时,破伤风杆菌的芽孢可发育为增殖体,迅速繁殖过程中,产生大量的外毒素,外毒素有痉挛毒素和溶血毒素,前者为神经毒性,后者为组织毒性,临床上通常以神经毒性为主。痉挛毒素能从伤处沿外周神经周围的组织间隙逆行而上,到达脊髓以至延髓,破坏中枢神经系统对反射的抑制性调节功能,引起骨骼肌痉挛强直,表现为牙关紧闭、苦笑和角弓反张等特征性症候群。

高原环境中机体缺氧前期可刺激抗利尿激素的分泌,引起水钠潴留,心、肺、脑水分增加,后期可引起肺动脉高压和毛细血管通透性增加,导致肺循环功能障碍;机体长期缺氧还可引起呼吸中枢对二氧化碳的敏感性降低,周边化学感受器对低氧的敏感性也减退,导致肺通气功能明显下降,血气交换障碍,引起动脉血氧饱和度下降。破伤风患者频繁的抽搐、痉挛进一步加重上述改变,加重机体缺氧。

(四)临床表现及诊断

高原破伤风临床表现与平原地区相仿,但缺氧症状更明显,症状更重,潜伏期一般为 4 ~ 17 d,短到 1 ~ 2 d,长到数月。患者伤口局部并不明显,有的创口已经愈合。主要表现为烦躁不安、呼吸困难、苦笑面容、角弓反张和阵发性强烈痉挛抽搐等全身症状。本病诊断主要依赖于外伤史、特有的症状及体征;凡有伤口,出现肌肉僵硬或痉挛者应考虑本病可能。本病应与脑膜炎、狂犬病、扁桃体周围炎和咽后脓肿相鉴别。

（五）治疗

1. **纠正缺氧** 高原重型破伤风的治疗与平原地区有着不同的特点。大多患者有不同程度的痉挛、抽搐及青紫、严重缺氧,如不及时纠正缺氧则影响治疗结果和预后,可采用早期面罩间断或持续给氧(2~4 L/min),迅速改善缺氧状态。给氧时间视病情而定,一般为5~7 d。对呼吸道痉挛梗阻、分泌物多不易咳出者应及时气管切开,保持呼吸道畅通,防止窒息发生。

2. **控制痉挛** 大剂量地西泮(安定)于20世纪80年代初应用到破伤风的治疗中,并要求达到地西泮标准化,即呼之能醒的浅昏迷状态,呼吸减慢至16次/min,但咳嗽反射存在,不影响雾化吸入和排痰,一般治疗护理刺激不引起抽搐或仅有短暂小发作。在应用时务需早期大量,达到标准化,持续1周,切忌早期减量、早期停药而使病情反复。一般采用首次静脉注射地西泮20~40 mg,以后按3~5 mg/(kg·d)分6~8次静脉注射或持续静脉滴注,最大用量可达320 mg/d,可有效改善机体缺氧状态,降低死亡率。痉挛特别强烈者可进行冬眠镇静,可采用冬眠一号1/2量每8 h肌内注射1次,2 d后视病情减至12 h一次,一般不超过5 d。这样既达到镇静目的又减少了组织细胞的氧耗量。痉挛仍不能控制者,可考虑应用硫喷妥钠和肌肉松弛剂,但可引起呼吸肌麻痹,应在麻醉医生配合下使用。

3. **创口局部处理** 早期清创,彻底切除失活组织和可疑失活组织,敞开创口,以1%普鲁卡因2~4 ml加破伤风抗毒素(tetanus antitoxin,TAT)1 500~3 000 U,依伤口情况环行封闭。创面以3%过氧化氢溶液冲洗后,用0.2%甲硝唑和3%过氧化氢纱布每2 h交替湿敷,3 d后单用0.2%甲硝唑纱布湿敷,直到创口愈合。

4. **抗毒素** 目的是中和游离毒素,所以只在早期有效,如毒素已和神经组织结合,则难收效。降低破伤风死亡率的不是TAT的用量与用法,而关键要注重解痉镇静,及时纠正缺氧。文献报道大剂量、连续应用TAT并不能降低死亡率,而且容易发生过敏反应和血清病,目前国内趋向用中小剂量,疗效较好。用药前应做皮内过敏试验,一般用法是1万~6万U的TAT加入5%葡萄糖注射液500 ml中早期缓慢静脉滴注。有条件时可采用人破伤风免疫球蛋白(tetanus immunoglobulin,TIG)5 000 U一次深部肌内注射,不但方便简单,而且疗效更好。

5. **抗生素** 盛志勇等在20世纪60年代认为青霉素和四环素可消灭高原破伤风杆菌。目前仍首选青霉素和甲硝唑或喹诺酮类药物。

6. **支持治疗** 重型破伤风患者常在7 d内不能进食,鼻饲又可加重抽搐,应用静脉营养对患者恢复有利。应尽早应用脱水药物以防脑水肿发生。此外,维持水、电解质平衡也不可忽视。

7. **加强护理,防治并发症** 本病的危险因素主要在于并发症,主要防治呼吸道并发症,如窒息、肺不张、肺部感染,还要专人护理防止发作时坠床、舌咬伤、骨折等。对气管切开患者要加强呼吸道管理,如气道雾化、湿化、冲洗、吸痰等。定时翻身、拍背、按摩预防褥疮。消毒隔离防止交叉感染,同时创造一个安静、幽暗、舒适的环境,尽量减少痉挛发作的诱发因素。

（六）预防

20世纪60年代某次高原作战中,7931部队救护所对通过的伤员有42.8%服用磺胺或注射青霉素;TAT的注射在7931部队占10.34%,8004部队占64.3%,收到了良好效果。西段的一些医疗队在初期外科处理后常规给伤员注射TAT和青霉素、链霉素。在高原破伤风高发区,作战前应常规注射破伤风类毒素加强免疫,伤后尽早注射TAT或TIG还是很有必要的。平时在海拔3 658 m以下地区的开放伤,伤后应常规注射破伤风抗毒素。海拔3 658 m以上地区的开放伤,伤道较浅较清洁时,清洗彻底,可以不注射破伤风抗毒素,但必须使用抗生素预防感染;如伤情复杂、伤道深、清创难以彻底,仍应注射破伤风抗毒素。但战时破伤风抗毒素常规预防注射仍然是不可忽视,因为西藏地区战时部队大多从内地紧急进藏,战创伤伤情重、污染重,而且伤员流动性大,西藏战区海拔落差大,在昌都、林芝等地时有破伤风发生。西藏高原对于平时开放伤只要做好清创术,可以不注射破伤风抗毒素。

(殷作明)

参考文献

［1］李素芝,何代平,王洪斌,等.高原拉萨环境日不同时间空气细菌学比较［J］.西藏科技,2000,93
（6）:1-3.

［2］雷明全,李恩平.高原火器伤感染特点及其防治的研究［J］.中华创伤杂志,1996,12（1）:57-58.

［3］殷作明,胡德耀,李素芝,等.高原高寒战时环境猪肢体枪弹伤伤道组织中炎症介质变化的特点
［J］.中华创伤杂志,2006,22（6）:463-465.

［4］何代平,李素芝,殷作明,等.高原和内地枪弹伤后细菌感染的对比研究［J］.中华医院感染学杂志,
2006,16（2）:177-179.

［5］何代平,李素芝,殷作明,等.高原枪弹伤组织金黄色葡萄球菌增殖情况分析［J］.解放军预防医学
杂志,2006,24（2）:117-118.

［6］殷作明,李素芝,胡德耀,等.高原寒区战时环境猪肢体枪弹伤伤道感染的特点［J］.西南国防医药,
2010,20（10）:1113-1116.

［7］林秀来,殷作明,王洪亚,等.高原山地炮弹群爆炸致伤特点的实验研究［J］.西南国防医药,2002,
12（1）:58-59.

［8］殷作明,胡德耀,李素芝,等.高原高寒战时环境猪肢体枪弹伤后 T-AOC、SOD、MDA 的特点变化及
意义［J］.第三军医大学学报,2005,27（9）:809-812.

［9］殷作明,李素芝,袁文,等.高原火器伤的特点及救治［J］.西南国防医药,2007,17（5）:22-25.

第六章
高原火器伤初期外科处理及阶梯救治

以前高原战争中一直沿用平原地区的战创伤救治原则,无法适应高原战时卫勤特点和伤员全身与局部损伤的特点,造成了许多并发症,增加死亡率和伤残率。我国高原战争统计资料表明:高原战时火器伤感染率明显高于高原平时和平原地区火器伤,造成这种感染差异的因素除与大部队急进高原缺氧、构筑工事体力消耗大、营养不良和寒冷等因素导致机体抵抗下降有关外,主要与伤员后送困难、得不到及时的初期外科处理有关。为适应高原战创伤救治的要求,殷作明等经过大量高原现场研究发现,高原战时火器伤局部与全身病理生理改变、高原作战的卫勤学要求与低海拔地区火器伤有着明显不同的特点,高原战时火器伤的清创时机、初期外科处理方案和阶梯救治(ladder treatment)方案与高原平时火器伤、低海拔地区火器伤有着显著差异。

第一节　高原火器伤的初期外科处理原则

一、高原平时火器伤的初期外科处理原则

地球表面接受太阳辐射量随海拔高度增加而增加。在高原地区因空气稀薄、水蒸气和尘埃较少以及日照时间长,所以较平原地区接受的辐射量多。如拉萨年总辐射量是同纬度平原地区的 1.68 倍。紫外线是太阳辐射的一部分,随着海拔高度的增加,紫外线强度愈大。海拔高度每增加 100 m,其强度比平原地区递增 3% ~ 4%。拉萨太阳紫外线照射量是我国东部平原(苏州)的 1.7 倍,这无疑增加了太阳的烧灼效应。高原强烈的太阳照射和紫外线辐射,对抑制环境中细菌的生存、繁殖起着重要作用,因此,火器伤后伤道污染较平原地区轻。同时,由于平时火器伤多为单发、有足够的时间和精力来彻底清创,有足够敏感的抗菌药物来抗感染治疗,因此高原平时火器伤在一定的条件下可行一期清创缝合,骨折可行简单一期内固定。我们的基础实验和临床研究均证实了这一点。

雷明全等用西藏本地犬进行实验研究,分别于致伤后 12 h、24 h、36 h 进行伤口一期缝合、骨折一期内固定,同时测定细菌数量,观察伤口感染情况,常规用抗生素 5 d。14 只犬的伤口均一期愈合,半月后拆线,2 个月后复查 X 射线片发现有中等量骨痂生长,无一例有骨髓炎征象。这表明在 12 ~ 36 h 内若污染不严重、严格无菌操作、彻底清创的前提下,可对四肢火器伤骨折行简单一期内固定。雷明全等对高原平时火器伤在伤后 24 h 内行伤口一期清创缝合,甲级愈合率达 97.2%。

1991 年以来,殷作明对火器伤骨折进行一期内固定,骨折对位对线好,骨痂生长较快,达到临床治

愈的目的。2002 年殷作明用小型猪进行动物实验表明,高原平时火器伤行一期清创缝合、骨折内固定
在伤后 6～36 h 最佳,伤口无明显红肿、感染,无多部位重要内脏器官损伤,无休克及多器官功能衰竭
等并发症。术中要注意彻底冲洗伤道,由于高原火器伤的挫伤区和震荡区均较内地宽,清创范围要稍
扩大,尽量彻底清创,但要尽量减少骨膜的损伤,尽可能保留残存骨组织,并进行简单内固定。术后全
身支持,应用足量有效抗生素。2007 年殷作明对 11 名平时爆炸伤伤员 47 个部位进行伤口一期清创
缝合,无一例感染,但有 3 个部位伤口因引流不畅而裂口,伤口甲级愈合率达 91.5%,平均住院日
18.6 d。值得注意的是,上述研究是在高原平时环境下完成,所得的治疗原则仅适用于高原平时火器
伤,而不能在战时推广使用。

二、高原战时火器伤的初期外科处理原则

(一)高原战时火器伤伤口与骨折的处理原则

由于高原平时火器伤治疗的特殊性,曾有人提出高原战时火器伤初期外科处理时也进行伤口一
期缝合和骨折内固定,以便缩短治疗周期。早在 1962 年的高原某次作战中就有人在初期外科处理时
进行单纯软组织伤一期缝合的尝试,共进行 33 例,其中浅层伤口 17 例,深层伤口 16 例,详见下
表 6-1。

表 6-1　高原某次作战中 33 例火器伤初期外科处理时一期缝合伤口的愈合情况

项目	例数	一期愈合		部分裂开		完全裂开		平均住院日
		例	%	例	%	例	%	d
深层伤	16	5	31.25	6	37.5	5	31.25	48.5
浅层伤	17	12	70.59	2	11.76	3	17.65	20.5
合计	33	17	51.52	8	24.24	8	24.24	34.5

从表 6-1 可以看出。在初期外科处理中进行伤口一期缝合的 17 例浅层伤中一期愈合 12 例,占
70.59%;16 例深层伤中一期愈合率只有 31.25%,可见在高原战时对深层火器伤进行一期缝合是不
行的。殷作明等在 3 700 m 高原现场用小型猪模拟高原战时环境的研究表明,高原战时火器伤不能进
行一期缝合(浅表的软组织伤除外)和不能进行骨折一期内固定。因此,除头、颈、胸壁、手部和会阴部
等表浅部位可根据情况进行一期缝合外,高原战伤仍应坚持延期缝合伤口、骨折仍应坚持二期固定的
原则。

(二)高原战时火器伤初期外科处理时机

作者研究表明,高原战时肢体枪弹伤的最佳初期外科处理时机是伤后 6～24 h。主要依据为:
①高原战时枪弹伤后全身应激反应严重而持久、机体耐受力差,不适合在伤后早期进行较大的清创
术;实验表明伤后 6 h 内进行清创,伤口局部和全身感染率高、动物死亡率高。②高原战时枪弹伤后伤
道组织肉眼分界时限在伤后 12～24 h,早期清创无法确定坏死组织与正常组织的界限。③从组织水
肿角度看,高原战时枪弹伤伤道组织在伤后 6～12 h 开始轻度肿胀,24 h 明显肿胀,36～48 h 肿胀达高
峰,72 h 肿胀开始消退。因此,初期外科处理应在伤道组织明显肿胀之前,即伤后 24 h 前进行较好。
④高原战时伤道组织感染时限延迟为伤后 24～36 h,在此时相点前进行清创是最低要求。⑤高原战
时枪弹伤伤道不同时间进行清创的细菌清除率和最终感染的结果表明 12～24 h 清创效果最佳。综合
考虑机体耐受力、局部组织肿胀、伤道感染、组织肉眼分界以及清创效果等因素,高原战时火器伤应在
伤后 6～24 h 完成初期外科处理。当然,这一结果是在拉萨海拔 3 700 m、-18～5 ℃环境下完成的。
西藏海拔落差较大、不同的季节气温差异较大,因此在处理具体火器伤时应综合考虑气温和海拔等因
素,气温高、海拔低的地区,初期外科处理时机应适当提前。

（三）高原战时火器伤初期外科处理的清创范围

作者研究表明：高原枪弹伤局部损伤范围大、伤道周围组织细胞损伤重、坏死组织多，初期外科处理时应该予以适当清除，为伤道组织修复创造条件。但在临床和实验过程中发现，高原战时火器伤伤道初期外科处理时不宜进行大范围的清创，主要原因有：①对于组织活力的分辨早期很困难，无法进行彻底清创。②枪弹伤伤出入口一般较小，而内部空腔很大，要切除伤道深部失活组织，会损伤大量的正常组织导致组织缺损，对伤道愈合及功能恢复极为不利；深部的清创操作有误伤重要神经、血管的危险；同时伤道内新鲜创面的出血也很难控制，造成机体失血过多。③从弹道病理学角度讲，高原火器伤损伤范围更大、波及的距离更远、健康组织与原始伤道互相交织，也无法做到彻底清创；在进行清创术时应最大限度地保存伤道周围组织细胞的功能，为伤道修复提供条件。④高原山地地区战时前方救治阶梯的人力、物力有限，补给也困难，没有足够的人力、物力和时间保证大批伤员的早期清创术。⑤伤道的传统清创术操作复杂、对救治机构的技术和设备要求高、手术时间长、对全身影响大、手术医生多，很难在师旅以下救治机构推广。⑥高原战时火器伤后全身应激反应重而持久，易导致全身的免疫抑制，此时进行较大的清创手术更加重这一病理生理过程，最终易导致局部伤道感染和全身脓毒血症。因此，高原战时火器伤局部伤道早期外科处理时只需进行简单的伤道清创处理，预防感染，为二期治疗提供条件，而没有必要进行传统的大范围清创术。

（四）高原战时火器伤的简单初期外科处理方案

由于高原战时火器伤局部伤道污染轻、感染延迟、炎性反应较轻，为局部伤道的简单初期外科处理提供有利条件。殷作明等研究表明，对于没有大血管损伤的伤员，简单清创术完全可以达到初期外科处理目的，降低早期感染率和死亡率，为后期外科处理提供有利条件和争取手术时间，其最终治疗效果优于传统的清创术。该方案名称为简单清创引流术，要点为：①扩创（dilate），在局部麻醉（或其他麻醉）下适当扩大伤道的出入口；②清创（debride），仅清除伤道表面明显污染和失活组织，对不易辨别是否坏死的组织予以保留，最大限度保存伤道周围组织细胞的功能，为伤道修复创造条件；③减压（decompression），沿肢体轴线方向切开伤道周围深筋膜，使肢体充分减压；④冲洗（douche），伤道内用过氧化氢、1∶5 000 苯扎氯铵（新洁尔灭）、生理盐水反复冲洗 3 次以清除组织碎块、异物和血肿等；⑤引流（drain），伤道内置一对较硬的粗引流管（管内直径 1 cm），引流管口对口贯通伤道引流渗出液和坏死组织（在战时，初期外科处理后 7 d 仍不能按时进行二期处理的伤员应逐日拔出引流管）。为便于记忆，殷作明将该方案简称为"5D方案"。

该方案具有如下特点：①实施简单、技术和设备要求低、麻醉要求低、操作时间短、对全身影响小，一位医生即可完成操作；②操作不受时间和空间的限制，可以在伤后任何时间、任何一级救治机构进行初期外科处理，大大降低感染率、伤残率，减少死亡率，提高伤员归队率；③兼顾了高原战时火器伤的全身、局部病理生理改变的特点和高原战时的卫勤学要求，为高原战时火器伤阶梯救治方案的制订提供有力的技术支持。

（五）延期缝合时机、骨折固定时机、骨折固定方式

作者研究表明，高原伤道简单清创后 7 d 组织肿胀显著消退、伤道肉芽组织生长较好、伤道周围组织血流量恢复到伤前 70% 的水平，在简单清创后 7 d 进行二期缝合伤口愈合率高、感染率低。因此，高原战时枪弹伤的延期缝合在清创后 7 d 进行较为合适。在延期缝合伤口时仍然强调引流的重要性，因为战创伤的延期处理时都是肉芽创面，组织脆性大、出血多，术后易形成血肿。血肿可使创缘分开形成无效腔，增加了感染的概率，影响伤口愈合。研究还表明：在延期缝合伤口时进行骨折内固定也应慎重，仍有一定的感染率。在下列情况下可在延期缝合伤口时进行骨折内固定：①伤员全身情况良好，能耐受手术，无手术禁忌证者；②伤口污染不重，软组织损伤较轻、无较大组织缺损，创面干净、无急性炎性反应；③骨折类型特殊，为不稳定性骨折，骨折端错位明显，经用其他方法不能达到复位而确需内固定者；④骨折部位特殊，为关节内骨折和关节附近骨折，手法复位困难，为使骨折端稳定有利于软组织修复、早期功能锻炼者。对骨折过于粉碎、周围软组织条件较差、有感染迹象者应在伤口完全愈合和炎症消退后 3～4 周再进行骨折复位内固定为最佳时期，因为此时手术显露方便、出血少、有利

于骨折愈合和功能恢复。

高原四肢火器伤后伤肢肿胀,影响肢体远端的血液循环,发生阻塞性充血及淋巴郁积,组织液渗出浸及关节,日久纤维素性蛋白变性,围绕于关节内外造成关节僵硬,限制了关节的正常活动。许多外科医生偏重于处理伤口、骨折等较重大的问题,忽略了预防关节僵硬,从而造成四肢火器伤死亡率低然而其残疾率却高得惊人。殷作明等研究表明,高原平时与战时火器性骨折的固定方式以简单可靠、能最大限度保留肢体功能为佳,外固定支架不仅可以固定四肢长骨骨折,还可以允许关节活动,推荐使用外固定支架固定平时与战时高原火器性长骨骨折。如在初期外科处理时没有条件进行骨折外固定架固定时,就只进行伤道的简单处理,待清创 7 d 后、延期缝合时进行骨折外固定架固定。如在初期外科处理时有条件进行骨折外固定架固定时应尽早固定,这对骨折部位软组织的修复具有积极意义。同时外固定架固定骨折无须固定关节、不影响关节的功能锻炼,可早期活动,对于肢体功能和全身功能的恢复具有重要意义。如骨折范围过于广泛或在关节部位,无法进行外固定架固定时,应选择其他固定方式将伤肢固定于功能位,并指导伤员进行积极的功能锻炼。由于关节内构造复杂,滑膜有反折部分,细菌及异物容易隐藏,高原关节火器伤的清创必须更加细致。清创时要摘除关节内完全游离的小骨块和软骨块,保留与软组织相连的骨折块,关节面要保持平整,关节囊和滑膜应间断缝合,缺损过大无法缝合时应用附近的筋膜或肌肉修补,切勿使关节软骨外露。关节囊内可置管冲洗引流,也可置管注入有效抗生素。预防关节炎、骨髓炎和骨不连在高原平时与战时火器性骨折的治疗中极为重要,应综合考虑骨折局部和全身情况选择骨折固定的手术时机和固定方式。

(六)高原战时神经、血管、肌腱火器伤

1. 高原火器性神经损伤处理应注意的问题　其一,高原火器伤清创术中如发现伤道周围较大的神经干鞘膜下出血、血肿,清创时应打开鞘膜,清除血肿减压。如发现神经部分损伤或断裂不应该进行一期缝合,应该把神经断端用黑色丝线固定在周围的软组织上,以防止神经断端回缩,同时详细记录其位置供以后手术参考。对手部与面部神经应争取一期吻合。

其二,对于火器性神经损伤,以往多数认为在伤口愈合后 3 个月进行修复。蒋孝复等在高原火器伤伤口愈合后 4 周对 28 例神经损伤伤员进行神经探查吻合术,仅发生 1 例感染,原因为切口过小、牵拉过多、止血不彻底,形成血肿而并发感染。所以在有抗生素控制下,高原火器伤神经吻合术可以提前到伤口愈合后 4 周进行。

其三,对于合并骨折的神经损伤应该先处理伤口,争取伤口早日愈合,伤口愈合后 2~4 周进行神经探查吻合术。因为神经吻合后,相应关节均需进行 4~6 周的石膏外固定,在这个时间内骨折当然也就得到相应的固定,待神经愈合后拆除石膏时,骨折也已有了部分的愈合。如若先处理骨折,固定 2~3 个月,待骨折完全愈合后再做神经吻合术。首先神经吻合时间就被推迟,恢复功能差。其次,由于治疗骨折而进行长时间固定造成的关节僵硬,往往给神经吻合术后为了保持吻合的松弛所需的肢体特殊位置带来困难。若欲等待僵硬的关节功能恢复后再施行手术,则势必更加推迟手术时间。第三,神经吻合术后还需固定 4~6 周,就难免因长期制动而致关节更加僵硬。因此,火器性骨折合并神经损伤时治疗的原则是先争取伤口愈合,继而修复神经,再求骨折愈合。

2. 高原野战条件下血管火器伤的处理原则　先救命,再保肢。首先是止血、抗休克,对危及生命的重要内脏器官损伤优先处理,再尽早修复损伤血管、保存肢体和肢体的功能。在处理时应注意以下几点:①血管火器伤修复时机,原则上在全身情况允许下尽早清创,恢复血运以降低感染的概率和防止肢体缺血坏死。②根据弹道方向、弹道周围的解剖特点以及肢体的血液循环情况,如估计有血管损伤可能,条件允许时,不论出血多少都应探查血管。③对影响肢体存活的重要动静脉损伤,清创后应争取做血管早期吻合术,缺损超过 4~5 cm 时可行自体健侧静脉移植术;一般不做人工血管移植,以降低感染概率,其他血管如条件和战况所限,可予以结扎。④血管修复前需判明血管内膜损伤范围,切除至肉眼认为有正常内膜为止,血管修复后用邻近的肌肉或软组织覆盖。⑤伴有骨折的血管损伤,也可做血管早期修复,术后患肢需做骨牵引,但牵引力不可过大,也可行石膏外固定或外固定架固定。⑥血管吻合成功率较平原地区低,血管危象发生率高,肝素、低分子右旋糖酐和双嘧达莫(潘生丁)等

药物应用时间应较平原地区适当延长。高原战时各方面条件差,应尽快、优先后送到有条件的单位,切忌两次或多次中转延误手术时机,千万不能勉强留治手术,更不能集中主力去吻合一条血管而延误成批伤员的救治,这是不符合野战外科原则的。

3. 高原火器伤清创时肌腱的处理　高原火器伤清创时对手、足表浅部位的主要肌腱损伤,如有足够的软组织覆盖应进行早期吻合术。对其他部位的肌腱损伤只需修剪其不整齐部分,对离断的肌腱不行初期缝合或移植。因为高原肌腱的血液循环极差,很易坏死感染,在清创后应利用肌肉等血供丰富的软组织包埋固定,以备后期进行重建。

(殷作明)

第二节　高原高寒山地地区战时火器伤阶梯救治

以往高原战争教训表明,平原地区的战创伤初期外科处理方案复杂,技术和设备条件要求高,无法在高原师旅以下救治机构推广;同时高原伤员后送困难,在低海拔地区初期外科处理原则规定时限前,大多数伤员无法送达指定的救治机构;同时伤员全身情况差,无法耐受较大、较长时间的手术。为解决这些矛盾,作者科学简化了初期外科处理方案,有机结合高原战创伤救治阶梯中时效(时间-效果)和空效(空间-效果)解决方案,使伤员在初期外科处理原则规定的时间范围内得到有效的初期外科处理,降低感染率和伤残率,为未来重点方向军事斗争做好卫勤学准备。

一、传统战创伤"空效解决方案"在高原战争中的局限性

由于传统的战创伤初期外科处理操作复杂、对救治机构的技术和设备要求高、手术时间长、对全身影响大、手术医生多,很难在师旅以下救治机构推广,因此,传统战创伤救治阶梯是按照战时部队建制结合战场前后方的空间划分设置的。它要求伤员在伤后规定的手术处置时间内到达相应的救治机构方能得到妥善处理(即空间-效果解决方案,简称空效解决方案)。但在高山深谷、密林地区作战,战区纵深大、远离后方、交通运输十分困难的条件下伤员后送极其困难,后送时间长,往往不能在规定时间内到达相应救治机构,从而延误手术时机。1962年某次高原作战中尽管多数部队很重视,但由于各种原因在12 h内到达团营的伤员共有46.3%,在24 h到达师救护所者只有18.6%,到达野战医院者多在3~4 d以后,到达西藏军区总医院的伤员多在3周以上,因而伤员手术晚,感染率高达76.2%。可见传统以"空间"划分来设置的战伤救治阶梯并不适应高原战争的需要,在战时决不能为了后送而延误治疗。

二、高原战时枪弹伤救治的"时效解决方案"

高原战伤的"时间-效果解决方案(简称时效解决方案)"要求高原战创伤在伤后一定的时间内必须达到相应的救治效果,而不管伤员在哪一级救治机构。要实现上述目标可以通过下列3个途径:①通过改变后送途径或方式,使伤员在规定时间到达相应救治机构进行初期外科处理,在高原地区平时少量伤员可以做到,但对战时的大批伤员很难做到;②通过救治机构向前延伸或加强前方救治机构的卫勤力量,使营团甚至连一级救治机构均可进行初期外科处理,但在实战中也只有个别方面能做到,大部分作战单位都无法做到人力、物力和时间的保证;③通过简化初期外科处理方案,使该方案在现有条件下能够在各级救治机构开展,从而保证伤员在伤后能够得到及时的初期外科处理,为以后的二期处理争取时间和条件。为此,作者通过在高原现场的动物研究,提出了高原战时火器伤局部伤道初期外科处理的简化方案——简单清创引流术。

该方案具有如下特点：①实施简单、技术和设备要求低、麻醉要求低、操作时间短、对全身影响小、一位医生即可完成操作；②操作不受时间和空间的限制，可以在伤后任何时间、任何救治机构进行初期外科处理；③兼顾了高原战时火器伤全身和局部的病理生理改变特点及高原战时的卫勤学特点，为高原火器伤阶梯救治方案的制订提供有力的技术支持。这一方案完全符合高原战伤救治时间–效果解决方案的要求，为高原战伤的时效解决方案的全面实施提供了可行性。

三、高原战时火器伤的医疗后送新体系

从高原历史上两次大规模作战情况看，当时内地部队急速进藏没有适应高原高寒山地地区的卫勤保障方案，都沿用原驻地的救治方案，导致高原火器伤的感染率高、伤残率高和死亡率高。高原环境中火器伤救治有其特殊的规律，研究制订高原高寒地区战时火器伤阶梯救治方案，统一各级救治机构的救治范围与任务有着极其重要的意义。高原未来战争中救治工作的重点应放在伤员的首次救护与战术地域的救治上。战前应加强对所有参战人员的战创伤救治训练，提高现场的自救互救能力。在救治力量的使用和技术运用上，要加强火线抢救力量，救治机构前伸配置，尽量减少救治阶梯。根据战况、后送情况和本级救治机构的力量适时扩大救治范围，以便尽早实施救治措施，使伤员在最短的时间内得到有效的救治。由于高原地理环境的特殊性、技术条件的限制性和高原战伤本身的病理变化特点，只有把大量的伤员从救治的时间和空间上进行分解，实行阶梯救治，才能使大量伤员得到及时的处理。作者结合现代战争和高原高寒山地地区卫勤保障的特点，采用高原战场"空间"分布与高原战伤外科处置的"时间"要求相结合的方法来设置高原战伤救治阶梯，创造性地提出全新的高原高寒山地地区战伤救治新模式，即两头大、中间小的"哑铃形"大跨越式战伤救治新概念。即加强战术地域各级救治阶梯的卫勤力量，采用高原战时火器伤伤道初期外科处理简化方案，扩大各级救治机构的救治范围。可移动的救治阶梯尽量前伸、靠前配置，缩短后送时间；组建若干野战医院加强在战术地域，使不能后送的伤病员在战术地域得到确定性治疗，提高救治成功率和归队率，减少死亡率、伤残率和后送率，也减轻了后送压力。同时提高空中后送能力，组建高效、多途径、跨越式立体后送体系，确需后送者采用跨越式后送到战略后方救治，争取了治疗时间。

由于高原地区战线长、战场纵深大、道路复杂、医疗力量薄弱，可利用的交通资源和卫生资源有限，应充分利用好各地区民航机场，组建两头大、中间小的"哑铃形"跨越式立体医疗后送新模式，即伤员在战术地域实行急救和简单初期外科处理，然后将不能在短期内治愈归队的伤病员从各地区民航机场直接后送到战略后方医院（低海拔地区）实行确定性治疗、后期治疗及康复治疗；条件不允许直接后送战略后方医院时，可先后送到高原战役后方医院进行治疗。在进行高原医疗后送时应注意如下事项：由于高原高寒山地地区后送道路条件差、时间长、温度低、紫外线强等因素，在整个后送过程中应遵循边送、边治、边吸氧的原则，转运过程中要特别注意伤员的保暖、防晒、防颠簸和防滑落；休克伤病员空运后送时应采取头低脚高位，起飞时伤病员头与飞机头方向相反，降落时伤病员头与飞机头方向一致；而有颅脑损伤或肺水肿与脑水肿伤病员空运时应采取半卧位或头高脚低位，起飞时伤病员头与飞机头方向一致，降落时伤病员头与飞机头方向相反。

四、高原战时火器伤的阶梯救治

高原地区因海拔高阳光辐射及紫外线强度大，相对湿度低，故对细菌生长繁殖不利，致使平时一般化脓性感染发生率较平原地区低。据西藏自治区人民医院外科 1 060 例病例统计分析：各种感染性疾病占 8.9%，远远低于平原地区的 22%；而且高原世居藏族又比高原移居者低，伤口愈合强。但从西藏历史上两次大规模作战的情况看，西藏高原战伤的感染率较高，1962 年某次高原作战中战伤感染率高达 76.2%。这种平时与战时感染差异可能与战时大部队急进高原缺氧、构筑工事体力消耗大、营养不良和寒冷等因素导致肌体免疫力下降有关；与伤员后送极其困难、在战术地域伤口又得不到及时处理，失去早期外科处理时机有关；与西藏地区海拔落差大、区域气候不同、治疗原则不一致等有关；

与炸伤多、污染重,抗菌药物的使用缺乏继承性有关;与内地部队急速进藏又没有适应高原高寒山地地区标准化卫勤保障方案,大都采用原驻地的救治方案有关。高原战伤感染面临的最大问题是战时机体免疫功能大大下降,伤后机体耗损比平原大,而消化系统功能比平原地区差,易造成肠道内细菌移位感染,给战伤感染的治疗带来困难。在战前应加强高原、山地行军作战适应性训练,高山病主要发生在新进藏部队,但原驻藏部队亦有发生,因此不论驻藏部队还是新进藏部队,适应性训练均十分必要,同时把体弱多病人员留守也是一个必须注意的工作。战前还应改善生活、增强体质,保证睡眠、恢复体力,给予黄芪多糖、人参皂苷等提高机体的免疫力。进行自救互救教育,确保人人过关,配备急救包和必要的口服抗生素随身携带。作者通过多年的研究,以高原战伤的"时间-效果解决方案"(简称时效解决方案)新理论为支撑,以军旅营新体制为依托,以伤道初期外科处理的简化方案——简单清创引流术的新技术为原则,以跨越式立体后送的新模式为保证,形成高原现代战伤三级阶梯救治体系(不含后期治疗及康复)。

(一)连营抢救组的"急救"

伤后立即包扎、固定(主要通过自救或互救实现),减少二次污染和再次损伤。同时在伤后立即服用抗生素预防战创伤感染和并发症,有条件者常规注射抗生素预防感染。在1962年某次高原作战中从营(有的从连)开始给伤员服用磺胺,取得良好效果。

(二)野战救护所(队),师、旅、团救治机构的"救治"

配置尽可能靠近部队展开,尽量缩短伤员到达早期救治机构的时间,进行简单清创术;除轻伤外,继续口服、肌内注射或静脉注射广谱抗生素,对未接受破伤风免疫注射的伤员进行补充注射。据统计1962年某次高原作战中,团救护所的清创手术率平均为12.25%,团使用抗菌药物者占通过伤员的77.6%,破伤风抗毒素也在团开始使用,注射率团占通过伤员数的37.3%。西藏主要以汽车为交通工具,自然条件复杂,道路险阻,作战范围大,后送线长,伤员后送极其困难。1962年某次高原作战中尽管某团救护所离部队较近,但伤后6h以内到达者只有50.5%,12h以内到达者为61.4%,24h内到达者为75.7%,多数伤员都在伤后较长时间到达,因此,应加强旅团救护所的卫勤力量,扩大旅团救护所救治范围,对大多数的伤员进行简单清创术,为伤道的后期治疗争取时间,短期留治不宜后送和无力后送的伤病员很有必要。据统计:1962年某次高原作战中师使用抗菌药物者占通过伤员的42.37%;破伤风抗毒素在师做了补充,师注射率占通过伤员数的10.34%;12h内到达师救护所者只有0.4%,24h内到达者占11.0%,大多数(74.7%)超过了48h,因此最佳简单清创地点应在旅、团救护所进行。

(三)基地医院的"确定性治疗"

进行二期彻底完善的清创术,进行确定性专科治疗手术,对骨髓炎等慢性感染进行专科治疗,继续全身抗感染,防治创伤后并发症;进行药敏试验,选择敏感抗生素;进行免疫治疗,提高机体抗感染能力。同时预防深部感染和全身感染不可忽视,大量研究表明,高原战时火器伤术后往往早期伤口愈合很好,但因清创不彻底,后期(2~3周后)易发生深部感染,要加强后期深部感染的预防。凡有反复低热的伤员,应注意查血常规、观察手术局部,高度疑诊时应进行深部穿刺,一旦确诊深部感染,应及时切开引流,必要时取出内植物,待感染控制后再处理骨折。对未接受破伤风免疫注射的伤员进行补充注射破伤风类毒素和抗毒素血清。

在伤后一开始就应有组织、有计划地预防用药,如应用抗生素或口服磺胺类药物(服用磺胺需大量饮水),对预防感染帮助很大。据不完全统计,在西藏某次平叛战役中的111名伤员中有81名自负伤至入院应用了抗生素和磺胺,占伤员总数的2/3,取得较好效果。但切记抗感染药物的应用决不能代替对伤口必要的初期外科处理。现代战争中救治工作的重点应放在伤员的首次救护与后送上,在救治力量的使用和技术运用上,要加强火线抢救力量,救治机构前伸配置,尽量减少救治阶梯,以便尽早实施救治措施,使伤员在最短的时间内得到有效的救治。

(殷作明)

参考文献

[1]殷作明,李素芝,雷明全.高原高寒山地地区战时卫勤保障新模式初探[J].解放军医学杂志,2002,27(3):250.

[2]林秀来,殷作明,王洪亚,等.高原山地炮弹群爆炸致伤特点的实验研究[J].西南国防医药,2002,12(1):58-59.

[3]殷作明,李素芝,袁文,等.高原火器伤的特点及救治[J].西南国防医药,2007,17(5):22-25.

[4]殷作明,李素芝,袁文,等.高原寒区战时环境猪肢体枪弹伤简化初期外科处理原则[J].西南国防医药,2010,20(12):1280-1286.

第七章
高原战创伤修复的特点及措施

高原组织修复（repair）与愈合依赖于组织细胞的再生和增殖，包括软组织的修复和骨折愈合。伤口愈合是指机体在通过结缔组织修复、创口收缩和上皮再生来恢复创口组织连续性的过程，分为一期愈合和二期愈合两种方式。高原战创伤伤口由于伤缘不能直接对合，而需经肉芽组织填补缺损，因而大多为二期愈合。伤道愈合是一个非常复杂的过程，而且较一般的伤口愈合更为复杂，包括生理的炎症过程、肉芽组织增生和胶原合成、新生组织重塑和瘢痕等一系列病理生理过程。除细胞增殖周期、凋亡等因素外，伤道组织炎性反应、细胞分化及迁移、胶原合成、组织血流量、组织缺氧、维生素或某些微量元素的缺乏等都可能影响伤道组织的修复。

第一节　高原战创伤修复的临床特点

一、高原战时火器伤软组织愈合与修复较平原地区慢

除受高原地区自然环境因素、伤口局部因素、机体全身因素和种族因素等的影响外，与高原地区战时没有及时进行初期外科处理有关。高原伤口一旦感染将比平原地区更难愈合，而且会造成严重后果。因为一旦伤口感染，各种伤口微生物分泌的毒素导致血小板的破坏，小血管收缩，局部组织缺血坏死加重，不利于感染的控制。由于局部缺血，感染灶周围的炎性反应较平原地区弱，感染更难局限，容易引起全身感染；同时局部组织坏死脱落晚，伤口肉芽组织生长缓慢，严重影响上皮再生的速度，阻碍伤口的修复进程。

二、高原地区骨折愈合慢，骨折不愈合和骨延迟愈合发生率高

拉萨地区海拔 3 658 m，大气压 65.2 kPa，仅为海平面的 64.4%，氧分压为 13.6 kPa，仅为海平面的 64.2%。在低气压、低氧环境下可造成机体的供氧不足，引起机体各系统功能紊乱，对创伤的修复和骨折的愈合过程带来不利的影响。高原地区骨折后，在低氧条件下造成机体低氧血症，血液黏度增加、毛细血管收缩、血流缓慢、局部血流量减少，骨折部位缺氧、血液循环差、血供下降，导致成骨细胞生成降低或不生成，是骨折不愈合或延迟愈合发生率高的原因。

三、血管吻合成功率较平原地区低

高原地区血管吻合术后易形成血栓,血管危象发生率高。除了平原地区的原因外,由于高原缺氧,断指(肢)内残存的血氧较平原地区少,指(肢)的无氧代谢较平原地区增加,乳酸代谢产物及慢反应物质大量堆积;同时断指(肢)复流后的再灌注损伤,产生大量的炎症介质等均可直接损害毛细血管内皮细胞形成血栓;另外,高原寒冷因素可使血管痉挛形成血栓,高原患者血液黏度较平原地区高、血液流速慢,有利于血小板的黏附及聚集形成血栓。由于上述因素使血管危象发生率高占再植指(肢)的42.8%,术后应有专人严密观察,一旦出现血管危象应早期积极处理。若经保守治疗仍不缓解,应立即行手术治疗。另外,部分再植血管危象发生较晚,肝素、低分子右旋糖酐等药物应用时间较平原地区适当延长。

四、周围神经损伤再生速度慢,恢复效果差

高原神经损伤后水肿范围较平原地区长,程度较平原地区严重,持续时间也较长;神经缺血缺氧生长较慢,穿过伤口的时间较平原地区明显延长;同时由于通过伤口的时间长,丢失的神经纤维就多,真正能通过伤口到达远侧段的神经纤维也较平原地区少,恢复的效果差。另外,术后外固定时间较内地适当延长,术后康复过程也较平原地区相应延迟。

五、世居藏族创口愈合较移居汉族好

如前所述,世居藏族伤口愈合较移居汉族好,这可能与高原世居藏族对缺氧的耐受能力较移居汉族强有关。

（殷作明）

第二节　高原火器伤伤道修复的病理生理特点

一、高原枪弹伤伤道清创后组织炎性反应的特点

无论战创伤轻重,伤后数小时局部即有炎性反应(inflammatory reaction),战创伤的炎症起源于组织断裂、胶原纤维暴露和细胞破坏,各种组织细胞被激活,可释放多种促炎症细胞因子,如IL-1β、TNF-α及干扰素-γ(interferon γ, IFN-γ)等,这些因子可趋化多种细胞包括中性粒细胞、巨噬细胞、成纤维细胞、内皮细胞等进入伤口组织周围,参与损伤后的炎性反应和修复愈合过程。适度的创伤性炎症对组织修复能起有利作用,有利于消灭细菌、清除坏死组织、促进组织修复及伤口的愈合。过度的创伤性炎症对机体以及局部的愈合又有不利影响,如炎性渗出过多、过度水肿、坏死加重、脓肿形成等。而过低的创伤性炎性反应会引起伤口或伤道的延迟愈合。

作者研究表明,在高原高寒战争应激条件下,高原战时环境枪弹伤伤前IL-1β、TNF-α及IFN-γ均较高原平时枪弹伤高,说明机体急进高原已经有一定病理生理改变。高原平时枪弹伤动物伤前稍高于平原,但没有统计学差异,说明动物已基本适应高原。平原平时枪弹伤伤道清创后IL-1β、TNF-α及IFN-γ均大幅度快速上升,12 h前后即达峰值并持续在较高水平,直到5~7 d后才逐渐降低。而高原两组清创后IL-1β、TNF-α及IFN-γ升高慢,幅度低,峰值时间较平原晚,而且总体数值较平原低。说

明高原枪弹伤伤道局部炎性反应轻于平原地区,从而导致伤口愈合较平原地区慢。由于脂类为细胞膜及炎症介质的基础,高原战时火器伤后炎性反应低下的患者应考虑给予含必需不饱和脂肪酸的乳剂以提高炎性反应,促进伤口愈合。综合作者近期的研究工作,认为高原伤道早期的炎性反应过低是高原伤口愈合较慢的主要机制之一。当然,过多的炎性反应也是其他伤口愈合延迟的一个重要的因素,而且只有在过度炎性反应得到控制后组织修复才能顺利进行。

二、高原枪弹伤伤道组织血液灌注的特点

伤道组织血液灌注与伤道修复密切相关,良好的局部血液循环,既保证所需要营养和氧,也有利于坏死物质吸收、运输,控制局部感染。Jonsson 等对 33 名术后患者检测发现,创面胶原含量和创面强度,与创面组织氧张力及组织灌注呈正相关。必须指出,局部给氧并不能影响创伤愈合,只有提高血氧分压才有利于伤口愈合。

(一)清创后伤道肉芽组织血流量的特点

本研究在高原现场用肢体生物学特性与人体相似的猪为对象,测定清创后伤道肉芽组织的血流量,研究平原平时、高原平时和高原战时 3 种不同环境猪肢体枪弹伤后伤道组织血液灌注的特点,为高原平时与战时枪弹伤后伤道修复的研究提供理论基础和实验依据。结果表明:伤前高原两组血流量稍低,伤后 3 h 伤道血流量降低为伤前的 30%~40%。这可能由于致伤时瞬时空腔的挤压效应,伤道周围组织被强烈挤压缺血,伤后血流重新建立,但由于 PGI_2/TXA_2 的失平衡、局部微血管收缩,缺血组织并未完全得到血液充分灌注,而是继续缺血,因而再灌注损伤实质上是缺血性损伤的延续和叠加,造成伤道周围组织微循环障碍。局部微循环障碍又加重局部组织的能量代谢障碍。清创以后伤道健康组织血管外露,血流量达到伤前的 70%~80%。清创后血流量逐渐下降,平原平时枪弹伤伤道清创后第 3 天伤道周围血流量降到最低点,清创后 5 d 创面被新生的肉芽组织充填,血流量急剧增加。高原两组的最低点出现在清创后第 5 天,在清创后 7 d 创面血流量才达到平原平时枪弹伤 5 d 的水平。说明高原组伤道局部肉芽组织生长慢,毛细血管生长和组织修复较慢。这些变化与伤道局部的大体观察结果相吻合。

(二)清创后伤道肉芽组织中新生毛细血管的特点

新生组织需要营养,而伤口愈合中的营养来源于血液,而血管是血液运输到伤口的基础,所以血管的新生是伤口愈合的营养来源及修复得以完成的基础,血管形成的快慢对伤口愈合会产生显著影响。创伤后形成的肉芽组织的主要成分就是成纤维细胞和毛细血管,新生的毛细血管是由邻近毛细血管内皮细胞分裂增生演变而来。正常情况下血管内皮细胞为静止型,创伤后 8 h 左右伤口边缘的内皮细胞即可从静止型转变为迁移型,其肌动蛋白微丝可出现十分明显的连续性变化,由最初的随机性排列逐渐变为平行排列,然后是垂直朝向伤口边缘,这与随后的细胞迁移有关,此过程受碱性成纤维细胞生长因子调控。血管内皮细胞功能与血管内皮生长因子(vascular endothelial growth factor,VEGF)密切相关,VEGF 是一种特异的、强烈的血管内皮细胞促分裂因子和血管生成因子,它主要通过影响血管内皮细胞的迁移、增殖和分化而发挥作用。缺血缺氧是 VEGF 表达的强烈诱导因素,且缺氧组织的内皮细胞对 VEGF 的反应比正常组织强烈。VEGF 表达后一方面通过与血管内皮细胞表面的特异性受体结合而具有明显的促进成纤维细胞、血管内皮细胞生长,合成和分泌胶原等细胞外基质,并能强烈促进新血管形成;另一方面,VEGF 是一种具有旁分泌机制的生长因子,能特异作用于血管内皮细胞,具有增强血管通透性的作用,引起血浆蛋白(特别是纤维蛋白原)渗出到血管间隙,外渗的纤维蛋白原凝固成纤维蛋白而沉积,支持新生血管的生长。

作者研究表明,平原平时枪弹伤伤道清创后 6 h,组织中 VEGF 水平较伤前升高了 80.95%,至 1 d 时达最低点,2 d 时开始回升,3~7 d 时均较伤前水平高。而高原平时枪弹伤伤前较平原平时枪弹伤动物显著增高,但清创后 6 h 只较伤前升高了 29.59%,此后急剧下降,均低于伤前水平,至清创后的 2~5 d 达最低点,7 d 开始回升。高原战时枪弹伤伤前又较高原平时枪弹伤非常显著的增高,清创后

6 h 较伤前仅升高了 20.88%，此后也急剧下降，均低于伤前水平，至清创后的 5 d 达最低点，7 d 开始回升，其绝对净值显著高于高原平时枪弹伤。从伤前情况看，高原战时组由于急进高原缺氧因素 VEGF 表达量非常高，而高原平时组经过适应以后就显著降低，但仍然高于平原平时组，这与崔建华等研究结果相一致。崔建华等研究发现，在初入高原时由于急性低氧刺激心肌细胞合成并释放 VEGF；随海拔高度的升高，缺氧加重，刺激局部心血管系统释放大量的 VEGF。高原居住半年后，机体逐步适应高原低氧环境，VEGF 含量较初入高原时降低非常显著，但仍明显高于平原对照。从清创后情况看，高原战时组较伤前仅升高了 20.88%，高原平时组较伤前升高了 29.59%，平原平时组较伤前升高了 80.95%，而且平原组清创后 3～7 d 时均较伤前水平高。由于高原两组伤前 VEGF 一直处于较高水平，血管内皮细胞表面的特异性受体可能处于一种耐受状态，清创后 VEGF 增加幅度显著低于平原组，而且清创后 12 h～7 d 均低于伤前水平，甚至在伤后的 3～5 d 时还低于平原水平，因此高原两组毛细血管生长速度均不如平原地区快。平原地区伤前处于低水平，清创后急剧升高并一直处于较高水平，VEGF 与血管内皮细胞表面的特异性受体结合率高，故平原地区毛细血管生长速度较快。

三、伤道清创后胶原合成的特点

创伤后形成的肉芽组织的主要成分是成纤维细胞（fibroblast）和毛细血管，成纤维细胞是合成和分泌胶原、纤维连接蛋白和透明质酸等细胞外基质的主要细胞；成纤维细胞也可通过分泌多种细胞因子来参与创伤愈合。创伤愈合最后的过程是组织改建，包括旧胶原的降解和新胶原的重排和沉积，这是由基质金属蛋白酶（matrix metalloproteinases，MMPs）及其组织抑制剂共同参与调控的，而成纤维细胞是基质金属蛋白酶和组织金属蛋白酶抑制剂（tissue inhibitor of metalloproteinase，TIMPs）的主要分泌细胞。因此，成纤维细胞是创伤愈合中非常重要的组织修复细胞。

维生素 C 在体内参与胶原的合成，维生素 C 缺乏时，伤口愈合不良，血管脆性增加。维生素 C 是中性粒细胞产生过氧化物杀灭细菌所必需的，亦有利于巨噬细胞吞噬和游走，同时它作为脯氨酸和赖氨酸羟化的辅助因子，可促进胶原合成和交联，提高伤口强度。本研究表明：伤前高原平时枪弹伤和高原战时枪弹伤伤道组织中维生素 C 浓度即显著低于平原平时枪弹伤，清创后下降幅度也较平原平时枪弹伤大，清创后 6 h～1 d 均处于较低水平，此后缓慢上升，至清创后 7 d 时维生素 C 浓度相当于平原平时枪弹伤 3 d 时含量。说明高原两组动物在伤前高原环境下维生素 C 消耗大量增加，伤后、清创后维生素 C 消耗增加，从而影响伤口愈合和肉芽生长。故在高原战创伤后应及时给予补充大量维生素 C 才能在组织修复中起促进作用。蒋琪霞等研究结果显示：中、重度营养不良者皮肤干燥、弹性差，创面肉芽生长不良且伴多重感染（≥2 种细菌），组织及毛细血管脆性大，轻触伤口即易出血，伤口愈合延迟在第一阶段即炎症期。加服维生素 C，0.5 g，每日 3 次后，1 周出现分泌物减少，局部水肿消退，肉芽生长且色泽红润。当然，也有 Alison 报道维生素 C 摄入少时伤口延迟愈合在第二阶段即纤维组织增生期，关于这一点尚需进一步研究。

某些氨基酸如羟脯氨酸、精氨酸等在伤口愈合过程中起促进作用。本研究选择测定肉芽组织中羟脯氨酸含量来研究氨基酸对伤口愈合的影响，结果显示：平原组清创后 6 h～2 d 时羟脯氨酸含量显著下降，最低点在清创后 12 h，此后逐渐上升，到清创后 5～7 d 时接近伤前水平。而高原两组伤前羟脯氨酸含量即显著低于平原组，清创后下降幅度较平原组大，清创后 6 h～3 d 均处于较低水平，此后缓慢上升，至清创后 7 d 时羟脯氨酸含量相当于平原组 2～3 d 时含量。说明高原两组动物伤前羟脯氨酸就有缺乏，战时组缺乏更为明显，伤后、清创后羟脯氨酸消耗增加，高原两组羟脯氨酸供应严重不足，影响伤口的愈合进程。因此，高原平时与战时枪弹伤后给予富含氨基酸食物，或直接给富含胶原的猪皮或猪蹄一类食物，是有很大裨益的。

胶原是细胞间基质的主要成分之一，是细胞得以生存的微环境及伤口修复的重要成分，也是修复细胞固定、迁移的基础。成纤维细胞大量合成 I、III 和 VIII 型胶原蛋白（collagen，Col）、弹性纤维（elastic fibers）和纤连蛋白（fibronectin），这些成分在创口内相互连接，为毛细血管的长入和基底细胞的迁移提供临时的桥梁，在伤口愈合中发挥重要作用。Ehrlich 研究表明，在创伤愈合过程中，胶原纤维合成的数量及其排列情况直接影响着愈合的速度和质量。因此,本研究选择测定肉芽组织中 Col-Ⅲ 含量来研究伤口胶原生成对伤口愈合的影响。本研究结果显示,平原组清创后 Col-Ⅲ 含量逐渐上升,到清创后 7 d 时达到伤前 55.5%;而高原两组清创后各时限点 Col-Ⅲ 含量显著低于平原组,至清创后 7 d 时 Col-Ⅲ 含量仅相当于平原组 3~5 d 时的含量。说明高原两组早期伤口内肉芽组织中Ⅲ型胶原的合成和分泌较少,影响肉芽组织的生成和向正常结缔组织的转变,从而影响伤口愈合速度。作者认为可能原因首先是成纤维细胞数量减少的结果,其次是成纤维细胞合成和分泌胶原的能力降低。

四、伤道闭合后愈合皮肤病理学特点

在缝合后第 3、7、10、14 天,取各组的伤口及其周围皮肤组织常规切片,苏木素-伊红染色(hematoxylin-eosin staining,HE),研究表明,清创缝合后 3 d 高原组炎症细胞浸润明显较平原组轻。清创缝合后 5 d 高原组创面新生毛细血管数量较平原组明显为少,肉芽组织纤维化程度低于平原组。清创缝合后 7 d,平原组伤口纤维增生,胶原沉积并开始改建,而高原组伤口纤维增生、胶原沉积的程度明显差于平原组。清创缝合后第 14 天,平原组中没有创面残留,创面均被结构完整的上皮覆盖;高原组中仍有创面上皮在爬行,纤维增生,可见创面残留。说明高原伤口愈合过程中炎性反应轻、新生毛细血管数量少、胶原沉积少、上皮爬行慢,高原愈合速度比平原地区慢。进一步证实了前面的机制研究结果。

五、高原伤道修复后组织生物力学的特点

所谓伤口张力或伤口撕裂张力,主要与伤口内胶原纤维的含量和排列有关,即体现了成纤维细胞的合成、分泌活动和组织改建的状况。一般缝合后 1~4 d 为黏着期,伤口皮肤断裂力无差别;5~28 d 为纤维愈合期,伤口皮肤断裂力急剧上升;28 d 以后为纤维改建期,伤口皮肤断裂力上升趋于平稳。本研究中伤道愈合后皮肤的生物力学测试的方法和结果直接地反映了伤口内胶原合成和分泌的状况,生物力学测试结果表明,平原 7 d 时强度与高原 14 d 相近,平原 14 d 时强度与高原 21 d 相近,平原 21 d 时强度与高原 28 d 的强度相近,说明高原枪弹伤局部伤道早期修复和后期伤口的愈合速度均较平原地区慢,本研究中小型猪后肢部位高原伤口愈合较平原地区慢近 7 d。高原两组伤口愈合速度相似,无显著差异。

(殷作明)

第三节 影响高原枪弹伤伤道愈合的因素

高原枪弹伤伤道愈合的整个过程中常常受到机体内部、外部有利或不利因素的影响而加速或减慢。

一、高原环境因素

高原战创伤创口污染较平原地区轻,感染延迟,有利于伤口的修复与愈合;但高原缺氧、环境温度低、局部微循环障碍导致伤道局部组织氧含量降低又不利于创口愈合,应提高房间温度或注意伤口局部保温,同时吸氧以改善全身和伤口局部组织氧供。

二、伤道局部因素

（一）伤道局部损伤重

高原枪弹伤损伤范围大，伤道内组织细胞损伤程度重，伤道局部肌肉组织能量代谢障碍出现早且重，严重影响伤道修复的进程。

（二）伤道未进行及时有效的初期外科处理

高原战时枪弹伤伤道组织坏死严重、坏死组织脱落晚，导致高原枪弹伤后组织修复较平原地区慢。如局部清创不及时，或创口内的血肿、异物和坏死组织清除不彻底，易导致感染影响伤口的愈合；早期清创对预防战创伤伤口感染、促进伤口修复具有重要意义，必须做到尽早有效清创。

（三）伤道局部炎性反应过低

作者研究表明，高原缺氧环境下枪弹伤伤口的炎性反应较平原地区枪弹伤创口的炎性反应明显减轻，伤前伤后应及时补充含必需不饱和脂肪酸的乳剂。

（四）伤道局部组织血流量明显低于平原地区

出现严重的 PGI_2/TXA_2 比例的失衡，伤道周围组织微血管血栓形成和血管栓塞重于平原地区，组织微循环障碍导致组织缺血缺氧。应注意即时纠正伤口局部的缺氧状态，氧是决定战伤伤口上皮化、胶原的成熟与合成、伤口挛缩的重要因素。

（五）局部固定不良

固定体位对于骨、神经、血管、肌腱的修复很重要，邻近关节的伤口过早活动容易加重炎症过程中的渗出反应，加剧局部肿胀，影响供血。而且新生肉芽组织非常脆弱，牵扯易致损伤出血，影响成纤维细胞分化和瘢痕组织形成。应注意及时有效的固定。

（六）局部伤口感染

伤口感染导致的异常，主要是胶原代谢紊乱。感染区中性白细胞吞噬细菌后，释放的蛋白酶和氧自由基可破坏组织，使胶原溶解超过沉积，引起伤口延迟愈合。感染存在时细菌和炎症细胞增加了氧和其他养料消耗，成纤维细胞代谢受损，而且感染后渗出物很多，加大了伤口局部张力，导致伤口哆开。在高原伤口一旦感染，各种伤口微生物分泌的毒素导致血小板的破坏，小血管收缩，局部组织缺血坏死加重，易导致全身感染甚至造成严重后果；同时局部肉芽组织生长缓慢，严重影响上皮再生的速度，阻碍伤口的修复进程，将比平原地区更难愈合。

（七）局部血肿形成

血肿可使创缘分开形成无效腔，增加了感染的概率，且血肿有一种毒性作用也会促进坏死，从而影响伤口愈合。

三、全身因素

全身因素主要是指蛋白质、各种维生素和微量元素等情况，其缺乏都不利于伤口的修复与愈合。高原环境作战，部队作战体力消耗大、补充不足，易出现维生素缺乏、低血钾和水肿等疾病影响伤口的愈合，在战时应引起高度重视。对高原移居者尤其是伤病员应补充血浆白蛋白、多种维生素和锌等微量元素以利于伤口愈合。作者在高原临床给伤口经久不愈达2个月以上的多名伤病员单纯补充葡萄糖酸锌口服液（10 ml，每日3次）和21金维他（1粒，每日2次），2周后伤口显著缩小，最终完全愈合。研究表明，高原严重创伤后机体免疫功能有明显下降，对创口愈合不利，可应用人参皂苷、黄芪多糖等免疫调节剂提高机体免疫力。

四、医 源 因 素

炎症(inflammation)是创伤愈合的先导,没有炎症就不会有纤维组织增生和血管形成。在高原战伤中伤部常常肿痛明显,部分临床医生在伤后或术后应用糖皮质激素(如地塞米松等)减轻局部水肿,会抑制损伤后炎性反应导致伤口愈合不良或者延迟伤口的愈合,应引起临床医生的高度重视。多数细胞毒性药物能抑制纤维母细胞生长、分化和胶原合成,从而延迟伤口愈合。放射治疗可直接干扰成纤维细胞的生长和分化,影响伤口愈合。在清创和平时手术过程中,有些医生为了减少出血,在局部麻醉药中加用收缩血管类药物,也会加重了局部组织缺血和继发伤口内出血。

五、种 族 因 素

世居藏族对创伤的反应轻、伤口愈合好,而移居汉族对创伤的反应重,愈合能力差,这可能与高原世居藏族对缺氧的耐受能力和抗病能力较移居汉族强有关。血红蛋白 F(hemoglobin,HbF)是胎儿时期的主要血红蛋白,具有携氧能力强的特点,人们发现高原世居藏族 HbF 较移居汉族增多,这可能是世居藏族在分子水平的一种环境适应。

(殷作明)

第四节　促进高原战创伤修复的措施

一、清 创 术

早期清创对预防战创伤伤口感染、促进伤口修复具有重要意义,必须做到彻底、细致清创。高原地区感染较平原地区延迟,只要伤口没有明显的感染迹象,千万不要放过一期清创并进行定位缝合。

二、纠正伤口局部的缺氧状态

氧是决定战创伤伤口上皮化、胶原的成熟与合成、伤口挛缩的重要因素,可采取持续低流量吸氧或高压氧每日 1 次提高伤口周围组织的氧浓度,纠正伤口局部的低氧状态,促进伤口愈合。在春秋冬季,气温较低,对伤口应进行保温,也可进行伤口局部的电磁治疗,以改善伤口局部的微循环,提高伤口局部组织的血流量,从而改善伤口局部的氧供和营养物质供应,达到促进伤口愈合的目的。

三、外 用 药 物

作者临床经验表明,中药"长皮膏"在高原平时二期愈合伤口中具有去腐生肌、促进伤口愈合的作用,对战伤伤口愈合的后期也可能有一定效果。

四、改善全身营养状态

对于伤口不愈合或愈合缓慢的患者应注意改善全身的营养状态。通常补充血浆白蛋白、补充多种维生素和锌等微量元素有助于伤口愈合。

五、中药"接骨灵胶囊"对骨折愈合和软组织修复的影响

高原创伤性骨不连和皮肤慢性溃疡发生率较高。作者根据中医理论和多年的临床实践研制成功组方"接骨灵胶囊",该药具有补肝益肾、活血化瘀、加速骨痂生长、促进软组织修复的作用。经过长期的临床应用表明"接骨灵胶囊"对高原创伤性骨不连、皮肤慢性溃疡的治疗具有特殊的功效。它能改善微循环、促进骨痂生长、促进软组织修复。

（殷作明）

参考文献

[1]殷作明,胡德耀,李素芝,等.高原高寒战时环境猪肢体枪弹伤后 T-AOC、SOD、MDA 的特点变化及意义[J].第三军医大学学报,2005,27(9):809-812.

[2]殷作明,胡德耀,李素芝,等.高原高寒战时环境猪肢体枪弹伤伤道组织中炎症介质变化的特点[J].中华创伤杂志,2006,22(6):463-465.

[3]殷作明,李素芝,胡德耀,等.高原枪弹伤对伤道肌肉组织酶活性和物质消耗的影响[J].创伤外科杂志,2006,8(4):293-296.

[4]殷作明,李素芝,胡德耀,等.高原高寒战时环境肢体枪弹伤伤道组织血液灌注的变化特点[J].创伤外科杂志,2007,9(1):64-67.

[5]殷作明,李素芝,袁文,等.高原火器伤的特点及救治[J].西南国防医药,2007,17(5):22-25.

[6]殷作明,李素芝,胡德耀,等.高原寒区战时环境猪肢体枪弹伤伤道感染的特点[J].西南国防医药,2010,20(10):1113-1116.

[7]殷作明,李素芝,袁文,等.高原寒区战时环境猪肢体枪弹伤简化初期外科处理原则[J].西南国防医药,2010,20(12):1280-1286.

[8]殷作明,李素芝,胡德耀,等.高原高寒战时环境猪肢体枪弹伤后血浆 $PGF_{1\alpha}$ 和 TXB_2 含量的变化特点[J].局解手术学杂志,2010,19(6):511-513.

[9]殷作明,李素芝,胡德耀,等.高原寒区战时枪弹伤对健康肌肉组织酶活性和物质消耗的影响[J].华南国防医学杂志,2010,24(6):435-438.

第八章

高原战创伤后重要内脏器官功能的变化及严重并发症

高原肢体枪弹伤后远达效应可以造成远隔部位内脏器官的直接损伤,同时强烈而持久的应激反应和全身性的炎性反应导致机体重要内脏器官出现功能异常,进而发生或诱发创伤失血性休克、应激性溃疡、急性呼吸窘迫综合征(acute respiratory distress syndrome,ARDS)、脂肪栓塞、肺栓塞、肺水肿与脑水肿、心肝肾功能障碍、多器官功能障碍综合征(multiple organ dysfunction syndrome,MODS)等多种严重并发症,其发生率较平原地区明显增高,死亡率也显著高于平原地区,在高原战时环境下尤为突出。故在高原平时与战时严重战创伤后应特别注意重要内脏器官功能的保护和各类并发症的防治。

第一节　高原严重战创伤后呼吸系统的变化及急性呼吸窘迫综合征

一、呼吸系统的变化

人体的呼吸节律和通气量大小是通过神经系统的呼吸中枢来调节的,高原火器伤后的远达效应、应激反应、疼痛刺激、失血等多种因素可引起代偿性呼吸增加。作者研究显示,小型猪大多在高原枪弹伤发生的数十秒后出现呼吸暂停,继之呼吸急促,以后逐渐平稳并慢慢转为深大呼吸,呼吸频率较正常明显减慢。这种呼吸变化可引起机体动脉血气改变和酸碱失衡,导致机体的进一步缺氧和内环境紊乱。平原平时火器伤后动物早期出现轻度的呼吸性碱中毒,这主要是过度通气造成的。高原平时火器伤伤前 $PaCO_2$ 和 HCO_3^- 代偿性降低,这主要是为了适应高原环境;伤后 30 min ~ 2 h pH 值稍有上升,$PaCO_2$ 和 HCO_3^- 较伤前轻度下降,表现为呼吸性碱中毒,24 h 即有显著恢复;至 24 h 时 pH 值降低,小于 7.35,表现为代谢性酸中毒为主合并呼吸性碱中毒。这可能是由于伤后早期以过度通气为主,故表现为呼吸性碱中毒;到 24 h 过度通气较伤后改善,同时机体酸中毒加剧,故表现出代谢性酸中毒合并碱中毒。高原战时机体由于急进高原缺氧和战时因素导致伤前动物就存在显著的呼吸性碱中毒和代谢性酸中毒,由于高原环境的低氧、低气压导致呼吸的效率降低,伤后早期呼吸频率较平原快,过度通气较为严重而持久,主要表现为呼吸性碱中毒,并出现失代偿。在酸碱紊乱的同时动物也存在显著的低氧血症,尤其是高原战时更为显著。

研究表明,高原平时和高原战时动物伤前的血氧分压为平原的 63% ~ 73%,这主要是因为高原因素造成。平原平时与高原平时火器伤后 30 min ~ 6 h PaO_2 均较伤前降低,此后逐渐恢复,说明平时火器伤机体的代偿能力较好。高原战时火器伤伤前 PaO_2 显著低于高原平时火器伤,伤后持续降低,至24 h 时仍显著低于高原平时组和伤前,出现显著的低氧血症。这可能与下列因素有关:①伤后早期呼吸频率过快,气道无效空腔增加;②伤后心率加快造成经肺泡毛细血管的血流速度加快,引起通气/灌流比例失调,部分血流不能进行充分氧合的功能分流,又引起反馈性的呼吸频率增加;③火器伤后肺部大量炎症介质损伤,导致肺泡气体弥散功能障碍;④高原环境的低氧、低气压导致呼吸的效率降低;⑤远达效应导致肺损伤也是可能的原因之一。

二、急性呼吸窘迫综合征

高原严重战创伤后可引起外周血管的强烈收缩、心肌顺应性降低和心功能下降,在救治过程中极易发生心力衰竭。同时机体发生严重的酸碱紊乱和低氧血症,加上远达效应造成的肺直接损伤、机体炎性反应造成肺的间接损伤,在救治过程中极易发生肺水肿(pulmonary edema)和急性呼吸窘迫综合征(acute respiratory distress syndrome,ARDS)。

(一)定义及诊断

急性呼吸窘迫综合征(ARDS)是因肺实质发生急性弥漫性损伤而导致的急性缺氧性呼吸衰竭,临床表现以进行性呼吸困难和顽固性低氧血症为特征。急性肺损伤(acute lung injury,ALI)和 ARDS 是这种综合征的两个发展阶段,早期表现为 ALI,而 ARDS 是最为严重阶段。

1999 年兰州专题研讨会上对高原地区 ARDS 诊断标准制定了试行草案。其诊断标准为:①急性发作性呼吸衰竭;②严重低氧血症,氧合指数(动脉血氧分压/吸入氧浓度,PaO_2/FiO_2)在 ALI ≤33.33 kPa(250 mmHg)、在 ARDS≤20 kPa(150 mmHg)[无论 $PaCO_2$ 是否正常或是否应用呼气末正压通气(positive end-expiratory pressure,PEEP)]。海拔高度不同,氧合指数的标准也有差异,表 8-1 列出 4 项血气参数,可作诊断时参考;③肺部 X 射线片显示有双肺弥漫性浸润;④肺动脉楔压(pulmonary wedge pressure,PAWP)<2.4 kPa(18 mmHg)或无心源性肺水肿的临床证据;⑤存在诱发 ARDS 的危险因素。除符合以上诊断标准外,以下现象中任何两项者可作为诊断的重要依据:①呼吸次数≥35 次/min,呼吸窘迫、发绀;②有明显肺水肿征兆,可听到干性和湿性啰音,咳大量泡沫状黏痰;③吸氧条件下 SaO_2≤85%。

表 8-1　不同海拔高度 ALI 或 ARDS 血气诊断标准

海拔高度 (m)	PaO_2(mmHg) ($FiO_2 = 0.21$)		PaO_2/FiO_2 (mmHg)		$P_{(A-a)}O_2$(mmHg) ($FiO_2 = 1$)		SaO_2(%) ($FiO_2 > 0.4$)	
	ALI	ARDS	ALI	ARDS	ALI	ARDS	ALI	ARDS
1 500 ~ 2 000	≤50	≤45	≤250	≤180	≥150	≥200	≤85	≤80
2 001 ~ 2 500	≤45	≤40	≤200	≤150	≥200	≥300	≤80	≤70
2 501 ~ 3 650	≤40	≤35	≤150	≤100	≥250	≥300	≤75	≤60

说明:$P_{(A-a)}O_2$ 为肺泡动脉氧分压差,其计算公式为 $P_{(A-a)}O_2 = (PiO_2 - PaCO_2 \times 1/R) - PaO_2$,其中 PiO_2 为吸入气氧分压 = FiO_2(吸入氧浓度)×(大气压-47)、呼吸商 R 等于0.8。临床意义:$P_{(A-a)}O_2$>正常者,吸空气时为弥散功能障碍;吸纯氧时为解剖分流增加,分流量每 0.01(10%)可产生 2.133 kPa(16 mmHg)的 $P_{(A-a)}O_2$

(二)发生及发展

高原严重战创伤后 ARDS 常发生于伤后的 1 ~ 3 d,ARDS 常常导致多器官功能障碍或衰竭,死于伤后 2 ~ 7 d,死亡率相当高,为 40% ~ 80%。诱发 ARDS 的病因可大致分为直接损伤和间接损伤两类:①直接原因包括各种战创伤、误吸综合征、溺水、吸入毒气或烟雾、肺挫伤、肺炎、机械通气和远达效应引起的肺损伤;②间接原因包括各类休克、急慢性高山反应、脓毒症(sepsis)、急性胰腺炎、大量输库存血、过敏反应、脂肪栓塞及体外循环。全身性感染、全身炎症反应综合征(SIRS)、脓毒症时,ARDS的发生率最高。在高原全身麻醉手术后尤其应注意诱发 ARDS 的问题。

由于高原严重战创伤中的各种诱发因素导致肺泡上皮细胞及毛细血管内皮细胞的损伤,使肺泡毛细血管膜的通透性增加,体液和血浆蛋白渗出血管外至肺间质和肺泡腔内,形成非心源性肺水肿是ARDS 特征性病理生理改变。肺表面活性物质的数量减少和活性降低是引起 ARDS 患者发生顽固性低氧血症和肺顺应性降低的重要原因。高原严重战创伤后全身性炎性反应(inflammatory reaction)、肺泡血液灌流不足、肺泡水肿及机械通气等,都可使肺表面活性物质减少和活性降低。结果使肺泡发生萎陷,肺功能残气量(FRC)降低及广泛性肺不张,导致肺通气/灌流比例失调和肺内分流量增加,引起顽固性低氧血症。

(三)主要临床表现

严重的呼吸困难、呼吸频率增快,呼吸做功增加和顽固性低氧血症(hypoxemia);气道阻力增加和肺顺应性降低;血流动力学表现为肺动脉楔压(PAWP)正常[<2.4 kPa(18 mmHg)],而肺血管阻力(pulmonary vascular resistance,PVR)和肺动脉压(pulmonary artery pressure,PAP)升高;X 射线显示双肺有弥漫性片状浸润和非心源性肺水肿。早期的肺顺应性变化不大,发病后 1 周内肺顺应性明显降低,无效腔通气也显著增加,并可出现进一步的肺损伤、继发感染和其他器官的功能障碍。一般在 2 周后开始逐渐恢复,2~4 周内的死亡率最高,致死原因多为难以控制的感染和多器官功能衰竭。

因间接原因引起的 ARDS,临床过程可大致分为 4 期。I 期:除原发病的临床表现和体征(如创伤、休克、感染等)外,出现自发性过度通气,呼吸频率稍增快,$PaCO_2$ 偏低。可能与疼痛或应激有关,加上组织氧合不足和循环障碍,可刺激化学感觉器而引起轻度通气增加。此期的胸片正常,动脉血气分析除了 $PaCO_2$ 偏低外,其他基本正常。II 期:发病后 24~48 h,表现为呼吸急促,浅而快,呼吸困难,肺听诊和 X 射线片仍显示正常。但到该期的晚期,肺部出现细小啰音,呼吸音粗糙。X 射线片显示两肺纹理增多及轻度肺间质水肿。动脉血气分析为轻度低氧血症和低碳酸血症。吸氧虽可使 PaO_2 有所改善,但肺泡-动脉氧分压差[$P_{(A-a)}O_2$]仍然很高。III 期:进行性呼吸困难,发绀明显,两肺有散在湿性及干性啰音。X 射线片显示两肺有弥漫性小斑点片状浸润,尤以周边为重。动脉血气分析为中度以上低氧血症,合并明显的呼吸性碱中毒,有的病例合并代谢性酸中毒(缺氧性)。IV 期:呼吸极度困难,因缺氧而引起脑功能障碍,表现为神志障碍或昏迷。肺部啰音明显增多,并可出现管状呼吸音。X 射线片显示两肺有小片状阴影,并融合形成大片状阴影。血气分析呈现重度低氧血症和高碳酸血症,呼吸性碱中毒和代谢性酸中毒同时存在。

(四)预防和治疗

1. 原发病的治疗 应重视相关原发疾病的控制和治疗,以预防 ALL/ARDS 的发生与发展,尤其是对全身感染的控制和纠正低血容量导致的组织灌注不足,对于预防和治疗 ARDS 是十分重要的。全身性感染可引起全身性炎症反应综合征,是导致 ARDS 的主要原因之一,因此必须积极有效地控制感染,清除坏死病灶及合理使用抗生素。组织灌注不足可引起全身性组织缺血缺氧,引起肺泡-毛细血管膜通透性增加。毛细血管渗漏发生在组织缺氧和氧债(oxygen debt)之后,是组织缺氧的结果而不是原因。在 ARDS 发生之前常常存在低血容量、组织灌注减少、氧供和氧耗不足。

2. 循环支持治疗 循环支持治疗的目的应为恢复和提高组织器官的氧供和氧耗,为达到此目的,首先应通过体液治疗以提高有效循环血容量;应用正性肌力药物来增加心排血量(cardiac output,CO;也称心输出量)和心脏指数(cardiac index,CI);为维持组织灌注所需要的灌注压,应适当使用血管活性药物以维持收缩压在 13.33 kPa(100 mmHg)以上;加强呼吸治疗,改善肺的通气和氧合功能。因此,在早期主张积极补充血容量,保证组织的灌流和氧供,促进受损组织的恢复。但在晚期应限制入水量并适当用利尿剂,以降低肺毛细血管内静水压,或许对减少血管外肺水和减轻肺间质水肿有利。

3. 呼吸支持治疗 机械通气是治疗通气功能障碍和呼吸衰竭的有效方法,也是 ARDS 重要的支持治疗措施。通过改善气体交换和纠正低氧血症,为原发病的治疗赢得时间。机械通气的目的是维持良好的气体交换和充分的组织氧合,并应避免或减轻因机械通气引起的心排血量降低、肺损伤和氧中毒等并发症。初期,患者呼吸加快而其他症状较轻时,可以面罩行持续气道正压通气(continuous positive airway pressure,CPAP),保持其呼气相压 0.5~1.0 kPa (5~10 cm H_2O),使肺泡复张,增加换气面积,并增加吸入气氧浓度(fraction of inspired oxygen,FiO_2)。ARDS 进展期,常出现严重的低氧血症,多需要气管内插管行机械通气,并选用呼气末正压通气(positive end-expiratory pressure,PEEP)通气。呼气末正压通气可使肺容量增加,防止肺不张;可使萎陷肺泡再膨胀,改善肺顺应性,从而减少肺内分流量,改善氧合功能。

4. 肺血管舒张剂的应用 高原严重的 ARDS 常伴有肺动脉高压,低氧血症主要因静脉掺杂和分流增加所致,如能应用血管舒张药降低肺动脉压和静脉掺杂有利于改善低氧血症。经呼吸道途径给予一氧化氮(NO)或前列腺素 E,可选择性地舒张有通气功能肺泡的血管,并有明显的抗炎作用,对降低肺动脉压、分流量和无效腔通气有一定效果。NO 还可降低中性粒细胞、黏附分子以及肺泡灌洗液中 IL-6、IL-8 的浓度;前列腺素 E 可抑制血小板的聚集、巨噬细胞的活性及氧自由基的释放,对 ARDS 的治疗有一定作用。

5. 体位治疗 由仰卧位改变为俯卧位,可使75%的 ARDS 患者氧合改善。可能与血流重新分布,部分萎陷肺泡再膨胀达到"开放肺"的效果有关。这样可改善肺通气/灌流比值,降低肺内分流。

6. 营养支持 高原 ARDS 患者都处在高代谢状态,营养支持应尽早开始,最好用肠道营养。能量的摄取既应满足代谢的需要,又应避免糖类(碳水化合物)的摄取过多。

7. 糖皮质激素的应用 有研究表明,糖皮质激素可抑制肺的炎性反应及肺纤维化,但临床研究仍未证明有这种作用。

8. 氧疗及高压氧治疗 氧疗及高压氧治疗可提高血液中溶解氧的浓度,纠正低氧血症,为原发病的治疗赢得时间,并能避免或减轻因机械通气引起的心排血量降低、肺损伤等并发症。

(殷作明)

第二节 高原肢体枪弹伤后凝血功能异常及相关并发症

前列环素(PGI_2)扩血管和使血小板解聚的作用很强,主要在血管内皮细胞中合成;血栓素 A_2(TXA_2)由血小板释放,不仅是很强的缩血管物质,而且是促血小板聚集因子。缺血缺氧时,一方面血管内皮细胞受损,PGI_2生成减少;另一方面又致血小板释放 TXA_2增多,导致 PGI_2/TXA_2之间的失衡,故发生强烈的血管收缩和血小板聚集,并进一步释放 TXA_2,从而促使血栓形成和血管栓塞,造成组织损伤。检测 PGI_2和 TXA_2的稳定代谢产物 6-keto-$PGF_{1\alpha}$和 TXB_2含量及其比值可以直接反映 PGI_2、TXA_2的变化。研究表明高原战时环境枪弹伤在伤前出现血浆 TXB_2上升,$PGF_{1\alpha}$与 $PGF_{1\alpha}$/TXB_2下降,说明伤前的战时因素对机体产生 $PGF_{1\alpha}$/TXB_2之间的失衡。平原平时枪弹伤、高原平时枪弹伤和高原战时枪弹伤后血浆 TXB_2显著升高,均在伤后 6 h 处形成一个高峰,这可能是动物伤后强烈应激导致全身组织器官的缺血再灌注损伤造成的。高原平时枪弹伤变化规律与平原平时枪弹伤基本一致,但上升幅度又高于平原平时,说明高原平时火器伤后全身处于高凝状态,容易发生血栓和弥散性血管内凝血(disseminated intravascular coagulation,DIC)等并发症,影响全身组织的灌注。全身的高凝状态可能与伤后 TNF-α 等致炎因子升高引起血管内皮细胞损伤有关。高原战时枪弹伤上升的幅度高于高原平时枪弹伤,至 7~10 d 时仍保持在较高水平,说明高原和战时双重因素对机体的打击较大,机体在伤后的长时间处于高凝状态,发生血栓和 DIC 的危险性更大,在救治高原战时火器伤时应高度重视,要处理好伤后止血与防止血栓和 DIC 的矛盾。余细勇等研究表明,口服大剂量维生素 C(每次 1.0 g)后,血浆 6-酮-$PGF_{1\alpha}$水平显著升高,TXB_2水平基本不变,因而 $PGF_{1\alpha}$/TXB_2比值上升;而口服小剂量维生素 C(安慰剂对照组)后无此变化,说明维生素 C 的体内浓度须达到一定的水平才能发挥效应。维生素 C

是血浆中最有效的水溶性抗氧化剂,是细胞外液抗氧化防御系统的第一道防线,对血浆中正在进行的脂质过氧化作用具有阻断作用。维生素 C 通过清除抑制 PGI_2 合成酶的自由基和脂质过氧化物,增加了 PGI_2 的合成;同时,维生素 C 亦能激发内皮细胞合成 PGI_2。值得注意的是,维生素 C 在抗氧化过程中既是自由基清除剂,又能产生自由基损害,即低浓度时促使氧自由基生成,高浓度时才发挥清除氧自由基的作用,故其效果与浓度有关。因此,在高原火器伤后应特别注意加强维生素 C 等维生素的全身支持治疗。

(殷作明)

第三节 高原严重战创伤后应激反应与急性胃肠功能障碍

急性胃肠功能障碍(acute gastrointestinal dysfunction,AGD)是继发于战创伤、烧伤、休克和其他全身性病变的一种胃肠道急性病理改变,以胃肠道黏膜损害以及运动和屏障功能障碍为主要特点。

高原严重战创伤引起机体发生强烈而持久的应激反应,引起胃肠黏膜缺血导致黏膜微循环障碍、能量不足、渗透性增加,抵抗 H^+ 的能力下降,同时,胃黏膜分泌碳酸氢根减少,如有胆汁反流将遭受进一步破坏。胃内的 H^+ 浓度相对增高,黏膜的损害使 H^+ 逆向弥散更容易且难于清除,造成黏膜糜烂、出血。黏膜缺血致细胞坏死、凋亡,尤其是肠绒毛对缺血、缺氧非常敏感,黏膜上皮的坏死、脱落,使胃肠道机械屏障功能受损,通透性增高。在缺血时肠蠕动减弱,胃肠道内存在的很多细菌可大量繁殖,导致细菌及内毒素移位。肠道壁内含有丰富的黄嘌呤脱氢酶,胃肠黏膜缺血-再灌注损伤使次黄嘌呤在黄嘌呤氧化酶作用下生成黄嘌呤,释放活性氧自由基,氧自由基与其他炎症介质的作用可进一步损伤肠管,影响黏膜的修复。

高原严重战创伤引起机体发生强烈而持久的应激反应,机体极易并发感染,然而很多战创伤后并发感染的患者并无明确的感染灶。Kubes 研究认为,肠道缺血和其后的缺血-再灌注损伤在其中发挥着重要作用,沈戈研究认为"肠道是应激反应的中心器官之一。"研究表明,高原严重战创伤后的应激反应可致胃肠黏膜屏障功能损害,引起胃肠应激性溃疡等急性胃肠功能障碍;同时肠黏膜通透性增高,可致肠道细菌易位,引发肠源性感染。因此,在处理高原高寒战时环境火器伤时应尽早给予足够的肠道内营养支持,恢复胃肠道功能,注意降低机体的应激反应对机体的损伤作用。同时,尽量避免在伤后 6 h 以内应激反应严重的时段进行较大的手术,以免进一步加重应激反应的程度和持续时间,引起机体免疫力的进一步下降,导致全身感染,甚至死亡。

一、临床表现与诊断

(一)临床表现

1.腹胀、腹痛 由于肠蠕动减弱或消失,致肠胀气、肠内容物积聚,肠麻痹使消化吸收功能障碍。持续腹胀使肠壁张力增加,加重肠道的微循环障碍;腹压增加影响呼吸,加重缺氧。危重患者出现腹胀常是病情恶化和不可逆转的征兆。

2.消化道出血 胃肠黏膜炎症坏死引起消化道出血,如病变侵入黏膜下,可出现溃疡出血。出血灶常呈弥漫性,可呕血或解柏油样大便,大量出血可导致出血性休克、贫血。胃镜检查可见散在出血点或溃疡。

3.腹膜炎 高原严重战创伤后胃肠缺血缺氧及持续腹胀,致肠腔内细菌穿过肠壁进入腹腔。如溃疡发展侵入胃肠道浆肌层,可发生溃疡穿孔,导致弥漫性腹膜炎,出现全腹肌紧张、压痛和反跳痛,应引起高度重视。

4.肠源性感染　因胃肠屏障功能减弱,细菌及毒素可移位于肠壁和肠外血液和淋巴中,甚至可成为全身感染的感染源,引起或加重全身感染。患者可有严重全身感染中毒的症状。

5.急性非结石性胆囊炎　是胃肠道功能障碍的常见表现之一,如发生,往往提示危重病患者预后凶险。

(二)诊断

了解原发疾病,多有严重战创伤、严重感染、缺血缺氧、休克或创伤、手术等急性危重病基础。

及时排除胃肠本身疾病和外科急腹症,如坏死性小肠结肠炎、机械性肠梗阻、肠穿孔、出血、腹水等;立位 X 射线片可了解有无肠胀气、液气平面或膈下游离气体等。

密切监测其他器官的功能状态,本病常是 MODS 的一部分,要注意全身状态和内环境监测,全面估计病情。当急性或危重患者有胃肠道吸收、蠕动障碍,或黏膜糜烂出血、屏障功能损害时,应诊断为本病。

二、预防和治疗

高原战时火器伤强烈的应激反应极易引起急性胃肠道功能障碍,在严重战伤后的早期就应该使用雷尼替丁等药物进行预防性治疗,出现应激性溃疡后还应该及时对症治疗。

(一)原发病的治疗

积极有效地处理原发病,加强对休克、战创伤、感染的早期处理,以消除产生 SIRS 的基础。

(二)保护和恢复胃肠黏膜的屏障功能

防治内源性感染,但不滥用抗生素,以维持菌群生态平衡。缩短肠外营养时间,尽量恢复肠内营养,并补充谷氨酰胺。选用保护肠黏膜的药物,免受细菌及毒素的损害,以增强肠黏膜屏障功能。

(三)降低胃酸及保护胃黏膜

可使用硫糖铝、铝碳酸镁等,质子泵抑制剂如奥美拉唑,或受体拮抗剂如雷尼替丁。胃肠减压抽出胃液可吸除损害黏膜的 H^+ 及胆汁,减低胃肠道张力以改善胃肠壁血运。严重出血患者可采取以下措施:①经较粗鼻胃管以冷冻盐水洗胃,目的是洗去血凝块、吸出反流到胃内的胆汁及胰液,避免胃扩张;②通过内镜做电凝或激光止血治疗;③选择性腹腔动脉(胃左动脉)插管注入垂体后叶加压素或其他血管收缩药物;④静脉滴注生长抑素能减少胃肠血流、抑制胃酸分泌,使用前列腺素能抑制胃酸的分泌,保护胃黏膜;⑤静脉滴注雷尼替丁或奥美拉唑抑制胃酸分泌,当胃内维持 pH 值>4,可防止溃疡再出血。

(四)手术治疗

对急性消化道穿孔、弥漫性腹膜炎者宜及时行手术治疗。手术治疗应处理合并病变并行腹腔引流。对非手术治疗无效的持续出血,也需考虑手术止血。

(殷作明)

第四节　高原肢体枪弹伤后心、肝、肾功能变化

一、心功能变化

作者研究观察到,平原枪弹伤后动物早期出现全身皮肤稍苍白,此后又全身充血变为红色。高原

枪弹伤后动物全身强烈痉挛,全身皮肤完全呈苍白色,程度较平原严重,持续时间较平原地区久,此后转变为红色并逐渐转为暗红色。在伤道周围腹侧皮肤大多出现斑片状皮丘。以上说明严重战创伤后引起神经内分泌系统明显应激反应,心肌收缩力增强、心率增快和心排血量增加,同时外周血管收缩,以保证心、脑等重要内脏器官的血液灌注。

作者研究表明,高原火器伤后早期心率增快、心肌收缩力显著增强,但是心肌的顺应性降低,影响心脏的工作效率,心脏每搏量和每分输出量均较伤前降低,1 h 时显著低于伤前水平。说明高原火器伤后,尽管机体与平原地区一样进行代偿,但其代偿结果并不能保证机体重要内脏器官的血液供应,容易发生功能障碍。导致这一结果的可能原因如下:①火器伤的远达效应导致心脏发生非特异性变性损伤,影响心脏的生理功能,研究表明高原肢体枪弹伤后心脏远达效应的发生率为 19.23%;②高原枪弹伤可引起机体发生严重而持久的应激反应,使全身皮肤血管和腹腔内脏器官、肾的小血管强烈收缩,血管外周总阻力增加,血液出现重新分布,心脑等重要器官血流灌注增多;③高原火器伤后可以出现严重的低钙血症,影响心肌收缩力和心脏传导,机体出现心肌收缩力下降,骨骼肌张力增加;④高原枪弹伤后动物体内乳酸产生增加,代谢性酸中毒发展快,也会导致心排血量下降。

二、肾功能障碍

肾具有通过泌尿排出代谢性废物,分泌肾素并维持水、电解质和酸碱平衡,保持机体内环境稳定等功能。肾功能严重障碍将引起机体代谢和内环境的紊乱。高原战时环境火器伤后常存在严重创伤和机体脱水的因素,火器伤和严重脱水等因素可造成肾的灌注不足,出现急性肾功能不全。

研究表明,平原枪弹伤后动物早期肾功能有轻度改变,2 d 基本恢复。高原平时枪弹伤后肾功能改变与平原基本一致,但改变的程度稍重。高原战时枪弹伤后肾功能改变显著重于高原平时,而且出现的时间早、恢复时间晚,究其原因可能有以下几方面:①子弹能量通过大血管间接传播到肾导致机械损伤、机体的炎性反应导致肾的炎性损害。②火器伤时引起强烈的应激反应,交感-肾上腺髓质兴奋性增高使儿茶酚胺类物质分泌增多,导致肾动脉强烈的收缩使肾血流量减少;火器伤后失血、心排血量降低使肾入球动脉收缩和血流量分配,同样引起肾血流减少;当肾血流灌注压降低到一定程度时伴有肾血管调节的失衡,使肾小球滤过率(glomerular filtration rate,GFR)降低和引起组织细胞内的缺氧缺血改变。③战时环境空气干燥、皮肤出汗和呼吸道水分蒸发导致机体脱水和高原环境的缺氧更加重了这一损害程度。④高原环境机体代谢率升高,代谢产物堆积,无疑又增加了肾的代谢负荷。⑤高原战时枪弹伤后的呼吸性碱中毒、代谢性酸中毒和电解质的变化直接影响肾小管的酸碱平衡调节。

总之,高原高寒地区平时与战时肢体枪弹伤对肝和肾功能的影响具有相似之处,均与子弹能量的远达效应、机体的应激反应和炎性反应、内脏器官的缺血缺氧有密切关系。从损害发生的时间、损害程度和持续时间上看,依次为高原战时枪弹伤>高原平时枪弹伤>平原平时枪弹伤。我们在高原平时与战时火器伤的救治中应考虑到肾功能的改变。

三、肝功能异常

肝是体内物质代谢的中心器官,血流量相当丰富,约为心排血量的 1/4,同时对缺血缺氧也较为敏感,在战创伤后早期即可发生功能和酶学的显著改变。高原缺氧、战时环境和严重的火器伤条件下更易造成机体有效血流量的减少和肝细胞的缺血缺氧,影响肝物质代谢、解毒和凝血功能等。

研究表明,平原平时枪弹伤在伤后早期 ALT、γ-GT、LDH 均有一个轻度升高,高原平时枪弹伤后 ALT、γ-GT、LDH 变化与平原平时枪弹伤基本一致,但变化的程度较重;而高原战时枪弹伤伤前肝酶谱有轻度改变,伤后改变的程度较高原平时枪弹伤显著,而且持续的时间较长。在高原高寒战时环境,机体代谢增加使糖原很快消耗,机体所需的能量物质急需通过肝糖异生转化;同时体内大量代谢产物分解、排出也加重了肝的负担。在此基础上发生火器伤,子弹能量通过大血管间接传播到肝导致机械损伤;机体强烈应激和血流再分配等因素使肝灌流降低,出现缺血损伤;机体炎性反应使肝进一步损害,从而影响肝物质代谢、解毒和凝血功能等。高原战时环境枪弹伤后肝酶谱异常出现早、程度重、持续时间长。

（殷作明）

第五节　高原肢体枪弹伤后多器官功能障碍综合征

多器官功能障碍综合征(multiple organ dysfunction syndrome,MODS)是指急性疾病过程中两个或两个以上的器官或系统同时或序贯发生功能障碍,过去称为多器官功能衰竭(multiple organ failure,MOF)或多系统器官功能衰竭(multiple system organ failure,MSOF),认为是严重感染的后果。随着对发病机制的研究进展,现在已经认识到,MODS 的发病基础是全身炎症反应综合征(systemic inflammatory response syndrome,SIRS),也可由高原严重战创伤等非感染性疾病诱发,如果得到及时合理的治疗,仍有逆转的可能。高原严重战创伤后机体处于强烈而持久的应激状态,继而发生全身性炎性反应,甚至继发全身感染,导致心、肺、肝、肾、胃肠及凝血系统功能障碍,机体很容易发生 MODS。因此,在高原严重战创伤的救治过程中 MODS 应受到高度重视。

一、临床表现与诊断

临床上 MODS 有两种类型:①速发型,是指原发急症在发病24 h 后有两个或更多的器官系统同时发生功能障碍,如 ARDS+急性肾功能衰竭(acute renal failure,ARF),ARDS+ARF+急性肝衰竭(acute hepatic failure,AHF/acute liver failure,ALF),弥漫性血管内凝血(DIC) +ARDS+ ARF。此型发生多由于原发病为急症且甚为严重。对于发病24 h 内因器官衰竭死亡者,一般只归于复苏失败,而不作为 MODS。②迟发型,是先发生一个重要器官或系统的功能障碍,如心血管、肺或肾的功能障碍,经过一段较稳定的维持时间,继而发生更多的器官、系统功能障碍。此型多见于继发感染或存在持续的毒素或抗原。

各器官或系统功能障碍的临床表现可因为障碍程度、对机体的影响、是否容易发现等而有较大差异。如肺、肾等器官和呼吸、循环系统的功能障碍临床表现较明显,故较易诊断,而肝、胃肠道和血液凝血功能障碍在较重时临床表现才明显,不易早期诊断。采用实验室检查、心电图、影像学和介入性监测等检查方法,有助于早期诊断器官功能障碍。如动脉血气分析可以反映肺换气功能;检查尿比重和血尿素氮、血肌酐可以了解肾功能;心电图和中心静脉压、平均动脉压监测、经 Swan-Ganz 导管的监测可以反映心血管功能等。因此,MODS 的诊断需要病史、临床表现、实验室和其他辅助检查结果的综合分析,力争做到早期、及时诊断。

目前 MODS 的诊断指标尚未统一,常用的初步诊断标准见表8-2。

表8-2　MODS 初步诊断标准

器官	病症	临床表现	检验或监测
心	急性心力衰竭	心动过速,心律失常	心电图异常
外周循环	休克	无血容量不足的情况下血压降低,肢端发凉,尿少	平均动脉压降低,微循环障碍
肺	ARDS	呼吸加快、窘迫、发绀,需吸氧和辅助呼吸	血气分析有血氧降低等,监测呼吸功能失常
肾	ARF	无血容量不足的情况下尿少	尿比重持续在 1.010 左右,尿钠、血肌酐增多

续表8-2

器官	病症	临床表现	检验或监测
胃肠	应激性溃疡、肠麻痹	进展时呕血、便血、腹胀,肠鸣音弱	胃镜检查可见病变
肝	急性肝衰竭	进展时呈黄疸,神志异常	肝功能异常,血胆红素增高
脑	急性中枢神经功能衰竭	意识障碍,对语言、疼痛刺激等反应减退	
凝血功能	DIC	进展时有皮下出血瘀斑、呕血、咯血等	血小板减少,凝血酶原时间和部分凝血活酶时间延长,其他凝血功能试验也可异常

二、预防和治疗

由于对 MODS 的病理过程缺乏有效的遏制手段,该病有相当高的死亡率。因此,如何有效预防其发生是提高危重患者救治成功率的重要措施。

(一)积极治疗原发病

无论是否发生 MODS,为抢救患者的生命,原发病应予积极治疗。只有控制原发病,才能有效防止和治疗 MODS,否则,必然使病情加重、恶化。如严重战创伤后即时清创、及时补充体液、防止感染,就容易防止和发现可能出现的肾功能障碍。

(二)重点监测患者的生命体征

生命体征是最容易反映患者器官或系统变化的征象,如果患者呼吸快、心率快,应警惕发生心、肺功能障碍;血压下降肯定要考虑周围循环衰竭。对可能发生 MODS 的高危患者,应进一步扩大监测的范围,如中心静脉压、尿量及比重、肺动脉楔压、心电图改变等,可早期发现 MODS。

(三)防治感染

鉴于外科感染是引起 MODS 的重要病因,防治感染对预防 MODS 有非常重要的作用。对可能感染或者已有感染的患者,在未查出明确感染微生物以前,必须合理使用广谱抗生素或联合应用抗菌药物。对明确的感染病灶,应采取各种措施使其局限化,只要可能,应及时作充分的外科引流,以减轻脓毒症。当发热、白细胞明显升高,但没有发现明确感染灶时,应进行反复细致地全身检查、反复做血培养、采用能利用的各种辅助检查寻找隐藏病灶。维持各种导管的通畅,加强对静脉导管的护理,有助于防止感染的发生。

(四)改善全身情况和免疫调理治疗

高原急症患者容易出现水、电解质解质紊乱和酸碱平衡失调,外科患者常见是等渗性缺水、低渗性缺水和代谢性酸中毒,必须予以纠正。战创伤、感染导致的低蛋白血症、营养不良也需要耐心纠正。除了补充血浆白蛋白以外,适时的肠外营养并逐渐视病情过渡到肠内营养以补充体内的消耗,并酌情使用生长激素以增加蛋白合成。对难以控制的 SIRS,增强免疫功能可能有利于防止 SIRS 的加剧,如应用胸腺肽(thymopeptide)、人体免疫球蛋白(immunoglobulin,Ig)等。此外,采用血液净化可清除炎症介质和细胞因子,减轻炎性反应。

(五)保护肠黏膜的屏障作用

有效纠正休克、改善肠黏膜的灌注,能维护肠黏膜的屏障功能。尽可能采用肠内营养,可防止肠道细菌的移位。合并应用谷胺酰胺和生长激素,包含有精氨酸、核苷酸和 ω-3 多不饱和脂肪酸(ω-3 polyunsaturated fatty acids,ω-3PUFA)的肠内营养剂等,可增强免疫功能、减少感染性并发症的发生。

(六)及早治疗首先发生功能障碍的器官

MODS 多从一个器官功能障碍开始,连锁反应导致更多器官的功能障碍。治疗单个器官功能障

碍的效果胜过治疗 MODS。只有早期诊断器官功能障碍,才能及早进行治疗干预,阻断 MODS 的
发展。

（殷作明）

参考文献

[1]殷作明,胡德耀,李素芝,等.高原高寒战时环境猪肢体枪弹伤后 T-AOC、SOD、MDA 的特点变化及
意义[J].第三军医大学学报,2005,27(9):809-812.

[2]殷作明,胡德耀,李素芝,等.高原高寒战时环境猪肢体枪弹伤伤道组织中炎症介质变化的特点
[J].中华创伤杂志,2006,22(6):463-465.

[3]殷作明,李素芝,胡德耀,等.高原高寒战时环境肢体枪弹伤伤道组织血液灌注的变化特点[J].创
伤外科杂志,2007,9(1):64-67.

[4]殷作明,李素芝,袁文,等.高原火器伤的特点及救治[J].西南国防医药,2007,17(5):22-25.

[5]李素芝,殷作明,胡德耀,等.高原肢体枪弹伤对循环呼吸系统的影响[J].西南国防医药,2010,20
(10):1109-1112.

[6]李素芝,殷作明,胡德耀,等.高原寒区战时肢体枪弹伤对机体肝酶谱和肾功能的影响[J].西南国
防医药,2010,20(11):1173-1176.

[7]殷作明,李素芝,胡德耀,等.高原寒区战时环境肢体枪弹伤对机体糖、蛋白质和脂肪代谢的影响
[J].西南国防医药,2010,20(11):1177-1180.

[8]殷作明,李素芝,胡德耀,等.高原高寒战时环境猪肢体枪弹伤后血浆 $PGF_{1\alpha}$ 和 TXB_2 含量的变化特
点[J].局解手术学杂志,2010,19(6):511-513.

[9]殷作明,李素芝,胡德耀,等.高原高寒战时环境猪肢体枪弹伤后全身炎症反应的特点[J].创伤外
科杂志,2011,13(1):59-63.

[10]殷作明,李素芝,胡德耀,等.高原高寒战时环境肢体枪弹伤后电解质代谢的动物实验研究[J].创
伤外科杂志,2011,13(2):155-158.

第九章

高原战创伤对全身代谢的影响

作者研究表明,高原缺氧本身可影响机体的物质代谢,导致糖、蛋白质、脂肪分解增加,蛋白质合成减弱,水、钠、钾代谢紊乱等。在此基础上,发生高原战创伤后全身应激反应较平原地区强烈而持久,导致下丘脑-垂体-肾上腺轴、交感神经系统发生一系列神经内分泌反应,使皮质激素、儿茶酚胺、胰高血糖素、TNF、IL-1、IL-6 及脂类介质分泌增加,引起能量消耗增加、代谢率升高、蛋白质消耗、脂肪分解,持续时间较平原地区长。同时高原战创伤修复需要大量的营养物质,正确的代谢营养支持及调理是维护器官功能、增强免疫力、防控感染和促进伤道修复的保证。

第一节　高原战创伤后机体肌肉组织能量代谢的特点

平原平时枪弹伤后机体健康肌肉组织中乳酸脱氢酶(lactate dehydrogenase,LDH)伤后 2 h 是伤前值的 3.73 倍,而高原平时枪弹伤和高原战时枪弹伤分别是伤前的 2.76 倍和 2.75 倍,说明高原动物的酶功能储备较低,仅为平原的 74%。高原平时枪弹伤伤前显著低于平原平时枪弹伤,可能因为高原长期缺氧导致酶的功能抑制。平原平时枪弹伤后呈逐渐降低趋势,而高原战时枪弹伤和高原平时枪弹伤后 LDH 持续增高,且高原战时枪弹伤高于高原平时枪弹伤,可见高原枪弹伤后持续保持高能耗状态时间较平原地区长,高原战时枪弹伤重于高原平时枪弹伤。

高原平时枪弹伤后健康肌肉组织中肌酸激酶(creatine kinase,CK)升高的幅度低于平原平时枪弹伤,说明其储备能力也低于平原,但其在高水平持续的时间较平原枪弹伤长,说明其高能耗代谢持续的时间长。高原战时枪弹伤伤前降低主要由于急进高原缺氧等战时因素一方面导致酶本身活性降低,另一方面导致细胞膜通透性增加,细胞内 CK 外流增加导致血浆中 CK 增加,但又引起细胞内的减少;伤后其增高的幅度还低于高原平时枪弹伤,说明其酶的储备功能更低,长时如此将不能保证细胞的能量供应,导致细胞功能的衰竭。

高原战时枪弹伤健康肌肉组织酶活性低于高原平时枪弹伤和平原平时枪弹伤,可能是由于急性缺氧等因素造成酶活性受损,伤后升高幅度不如高原平时枪弹伤大,说明战时机体在各种因素的作用下已发生一系列病理生理改变,细胞 ATP 酶活性的储备功能已显著下降,在接受枪弹伤时升高的幅度不高,很难保证机体的能量供应。高原战时环境枪弹伤后机体健康肌肉组织酶的功能下降导致细胞膜的钠钾泵功能下降,如此时进行液体复苏容易发生细胞水肿,应特别注意。经过 2 周适应的动物,健康肌肉组织中 ATP 酶活性代偿到平原正常水平,但伤后其升高的幅度仍没有平原平时枪弹伤大,说明经过适应以后酶的储备能力仍然低于平原。高原战时枪弹伤动物由于急进高原和战时两大因素使酶活性降低更加显著,伤后 3~5 d 时几乎低于正常水平,出现代偿失调,发生能量代谢障碍,因此在战时应特别注意伤前、伤后能量的补充。

研究表明,在高原战时动物枪弹伤伤前游离无机 Pi 含量较平原平时枪弹伤和高原平时动物枪弹伤伤前低,这主要是因为战时因素导致的能量消耗增多造成的。伤前肌糖原减少、乳酸增高,主要是因为急进高原缺氧导致的糖酵解作用增强。从 3 组伤后的糖原和游离无机 Pi 消耗情况看,高原战时枪弹伤>高原平时枪弹伤>平原平时枪弹伤,说明高原战时能量消耗大于高原平时,高原平时又大于平原平时。由于机体缺氧和能量消耗的增加等两方面因素造成高原战时机体糖酵解作用的加强,导致伤后早期糖原的减少、乳酸的聚集。研究结果表明伤后 2 h 肌糖原下降最显著,说明伤后的高能耗主要在伤后早期。平原枪弹伤后肌糖原很快恢复,但高原平时枪弹伤和高原战时枪弹伤后糖原长时间显著低于平原,说明高原火器伤后高能耗时间长。从乳酸聚集和糖原减少的程度来看,乳酸变化趋势与肌糖原和 LDH 相反,这主要是由于战伤后糖类(碳水化合物)分解和能量形成的主要通路——三羧酸循环活动受到抑制,葡萄糖-乳酸循环(Cori 循环)活动增强,糖酵解作用增强以提供肌肉组织所需能量,导致外周组织中葡萄糖代谢生成的乳酸增多。乳酸积聚的同时糖原减少,表明糖酵解增强以提供肌组织所需的能量;相反乳酸减少、肌糖原增加则糖酵解作用减弱。

(殷作明)

第二节　高原战创伤对机体糖、蛋白质和脂肪代谢的影响

枪弹伤引起机体强烈的应激反应,肾上腺素显著升高,通过刺激靶细胞膜中的腺苷酸环化酶促进环磷酸腺苷(cyclic adenosine monophosprate,cAMP)合成而广泛影响代谢过程,包括糖类、脂肪、蛋白质和全身其他代谢。应激反应可使皮肤血管收缩,骨骼肌及心脑血管扩张,降低外周阻力、增加心率,血糖及游离脂肪酸上升,氧耗量上升。同时全身炎症反应综合征也引起全身的高分解代谢、低合成代谢,表现为高能耗、高血糖、蛋白分解增加和高乳酸血症。

一、糖代谢表现为高分解高酵解

研究表明,平原平时枪弹伤、高原平时枪弹伤、高原战时枪弹伤后 30 min 动物的血糖分别为伤前的 142%、156% 和 179%,平原平时枪弹伤于伤后 1 d 与伤前无显著差异,高原平时枪弹伤于伤后 3 d 与伤前无显著差异,而高原战时枪弹伤直到伤后 14 d 仍显著高于伤前水平。此可能是由于肝糖原和肌糖原的分解增加、伤后糖异生增加、周围组织对糖的利用下降造成的。各组伤后早期都处于糖原高分解期,其中高原战时枪弹伤后血糖升高幅度最大,持续时间最长,高原平时枪弹伤次之。我们在高原骨科临床也常见到非糖尿病患者严重创伤后出现类似现象,一般在伤后 7~10 d 恢复正常。

平原平时枪弹伤、高原平时枪弹伤、高原战时枪弹伤后 30 min 动物的血乳酸分别为伤前的 203%、204% 和 233%,3 组分别于伤后 1 d、2 d 和 3 d 时与伤前无显著差异,表明伤后早期机体糖酵解处于高水平。伤后体内儿茶酚胺、胰高血糖素增高,通过肝细胞膜和肌细胞膜上的腺苷酸环化酶相作用,使其活性增高促进 cAMP 的生成,对细胞内磷酸化酶的结构加以调节使之活化,促进肝糖原和肌糖原分解为葡萄糖释放入血,出现高血糖症。伤后早期出现的高血糖症和一过性尿糖,与创伤的严重程度成正比。战时环境和高原缺氧两大因素叠加导致的组织缺氧更加严重,使组织内糖代谢乏氧酵解增强,大量产生乳酸和丙酮酸,出现酸血症,特别是休克伤员,乳酸和丙酮酸比值增高可视为休克的严重表现,乳酸和丙酮酸越高预后越差。SIRS 患者发生应激性血糖升高提示患者病情重,预后差,病死率高。出现应激性血糖升高的患者,应及时治疗高血糖,有助于降低危重患者病死率。

二、脂肪代谢表现为高分解高消耗

正常时血清游离脂肪酸量极微,饥饿、运动及情绪激动可以升高,应激后升高。低海拔地区研究表明,平原枪弹伤后 5 min 达伤前值的 150%,15 min 下降至伤前值以下,6 h 时仅为伤前值的 50%。本研究表明,伤后早期有相似变化,伤后 2~6 h 达最低点,平原平时枪弹伤为伤前值的 71.3%,高原平时枪弹伤最低点约为伤前值的 33.9%,高原战时枪弹伤为伤前值的 51.9%(高原战时枪弹伤在伤前有显著升高),平原平时枪弹伤后 12 h~1 d 与伤前无统计学差异,高原平时枪弹伤后 2 d 恢复至伤前值组,而高原战时枪弹伤后 5 d 才与伤前无差异。火器伤后游离脂肪酸急剧减少的原因可能是:①火器伤后机体交感神经兴奋、胰岛素抵抗和炎性反应,使脂肪取代葡萄糖成为主要能源物质,机体热能消耗的 80% 来源于游离脂肪酸,大量游离脂肪酸分解以提供能量;②创伤后应激,儿茶酚胺升高,使皮下组织的供血急剧减少,脂肪分解减少;③表面活性物质合成障碍,致使部分游离脂肪酸蓄积在肺内;④创伤后机体消化吸收障碍、肝摄取减少也是游离脂肪酸降低的原因。应激反应过后,皮下组织供血恢复,脂肪分解增加,因此血中游离脂肪酸浓度恢复到伤前水平,由于分解代谢较强,故血中游离脂肪酸明显增高。研究结果可以看出,高原平时枪弹伤早期降低的幅度大于平原平时枪弹伤,后期增高的幅度高于平原平时枪弹伤,说明高原火器伤后机体的分解代谢和消耗均显著高于平原地区,补充葡萄糖可以抑制脂肪氧化但不能抑制脂肪水解和再酯化,补充长链脂肪乳能预防必需脂肪酸缺乏,补充胆固醇能促进脂肪乳吸收和利用。通过干预脂肪代谢有望改善高原严重战创伤的预后。

高原严重战创伤后机体发生严重的脂肪代谢紊乱,同时高原缺氧,血液黏滞,血流缓慢,伤后容易发生脂肪栓塞,常发生于伤后 2~5 d。凡无颅脑损伤的骨折患者出现意识障碍、呼吸困难、高热、血压下降、肺部片状阴影等表现时应考虑脂肪栓塞。早期血气分析、皮肤出血点有助于诊断,尿中查见脂肪滴可以确诊,该病早期发现、早期治疗极为重要。预防措施:搬运途中伤肢应有良好的固定,防止颠簸挤压;同时应及时治疗创伤失血性休克等严重并发症。治疗措施:保护重要内脏器官,纠正缺氧和酸中毒,防止各种并发症。①呼吸支持;②保护脑部;③药物:乙醇、肝素、低分子右旋糖酐、激素、抑肽酶、蛇根碱(利舍平)、利尿剂、抗生素。

三、蛋白质代谢表现为高分解低合成

血浆总氨基酸的变化反映伤后机体蛋白质代谢的情况。研究表明,高原平时枪弹伤和高原战时枪弹伤后早期氨基酸升高的幅度均较平原平时枪弹伤大,说明高原枪弹伤后蛋白质分解代谢较平原强。平原平时枪弹伤后 12 h、高原平时枪弹伤后 7 d 与伤前无统计学差异,而高原战时枪弹伤在伤后的 14 d 仍高于高原平时枪弹伤,说明高原枪弹伤后蛋白质的高分解代谢持续时间较长,尤其是高原战时枪弹伤后。高原战时枪弹伤动物在伤前就有显著升高,说明急进高原动物在战时环境下氨基酸代谢较平原和高原平时要高,这可能因为急性缺氧和战时应激造成的。从伤后体内氨基酸动态平衡的研究发现,伤后早期由于应激激素介导的氨基酸重新分布和肌肉摄取氨基酸作用受抑制,同时分解释放增加,血浆氨基酸水平升高。伤后晚期,由于外周组织分解率下降,氨基酸释放减少,而肝仍在继续代谢氨基酸,因此,氨基酸水平下降。由于高原战时枪弹伤的应激反应重而持久,所以高原战时枪弹伤后血浆总氨基酸较其他两组高,增高持续的时间长。

四、动物体重变化的特点

从伤后猪每周每千克体重增加的重量情况看,平原平时枪弹伤大于高原平时枪弹伤,高原平时枪弹伤又大于高原战时枪弹伤,这可能与下列因素有关:①高原战时和平时两组动物伤后进食较少,营养差;②高原动物伤后低合成代谢;③高原伤后高分解代谢。高原战时枪弹伤后这种变化更为突出。作者临床研究证明,高原创伤后高分解代谢和低合成代谢状态一般持续 4 周以上,伤员处于严重的

"负氮平衡"状态,肌肉萎缩、体重下降。如创面合并感染,渗液增加,更加重氮的丢失。高原战时这种变化更为突出。因此我们在高原战创伤的治疗过程中应重视伤后营养的支持和代谢平衡。

(殷作明)

第三节　高原战创伤对机体电解质代谢的影响

作者在高原高寒环境现场,模拟战时因素,以猪肢体枪弹伤为实验模型,动态观察高原高寒地区平时、战时环境枪弹伤后血浆钾、钠、氯和钙、镁、磷的含量变化,了解高原高寒环境火器伤后血浆电解质的代谢特点及其变化规律。研究有以下发现。

一、低钙血症

高原战时枪弹伤后3~5 d时机体有严重的低钙血症。平原平时枪弹伤和高原平时枪弹伤后动物血钙有明显的下降趋势,高原平时枪弹伤后整体血钙水平均较平原平时枪弹伤低,但血清钙都不低于2.25 mmol/L。而高原战时枪弹伤后3~5 d有较严重的低血钙,血清Ca^{2+}低于2.25 mmol/L。这可能由于骨骼肌Na^+-K^+-ATP酶活性抑制,激活Na^+-Ca^{2+}交换系统,大量钙内流到细胞内,导致血浆内钙降低,同时也导致细胞内钙超载,引起骨骼肌细胞的继发损伤。低钙血症可影响心肌收缩力和心脏传导,出现心肌收缩力下降和骨骼肌张力增加,面部和肢端出现麻木和针刺感。静脉输入氯化钙或葡萄糖酸钙可以纠正低钙血症。

二、低镁血症

高原战时枪弹伤后6 h~1 d和3 d机体有严重的低镁血症。研究表明,高原战时枪弹伤后出现严重的低镁血症(血清Mg^{2+}低于0.7 mmol/L),严重程度分别为高原战时枪弹伤>高原平时枪弹伤>平原平时枪弹伤。高原战时枪弹伤后2 h血清Mg^{2+}即有显著降低,到伤后12 h测不出,一直到伤后3 d持续在低水平。有学者报道,严重颅脑损伤后也出现血浆镁含量降低。Mg^{2+}是人体内必不可少的元素之一,镁是以结合和游离两种方式存在的,其含量占体内阳离子的第4位,居细胞内阳离子的第2位。它是许多酶的辅基,能激活体内300多种酶,参与能量产生与消耗的过程。造成火器伤后血浆Mg^{2+}含量降低的机制目前尚不完全清楚,可能与磷脂酶C关系密切。伤后10 min之内磷脂酶C即被激活引起膜结构的破坏,导致游离镁与膜成分结合,从而使游离镁含量下降。随着膜结构破坏的加剧,结合有Mg^{2+}的膜碎片被"清洗"掉,从而也使镁含量下降。

近年来的研究表明,镁含量的变化影响着神经细胞生理、生化状态,调节多种神经递质的释放,对继发性脑损害的发生发展过程发挥了重要的作用,因此在高原作战更易出现精神失常等问题,应引起高度重视。低镁状态可能加重火器伤,使死亡率增加。可能原因有:①对代谢的影响,从生物能量学观点来看Mg^{2+}是所有转磷酸酶反应所必需的,火器伤后镁离子的丢失,使多种酶失活,能量产生减少。②对离子平衡的影响,镁离子主要通过两方面影响细胞内外的离子平衡。一方面,生理浓度的镁离子可维持细胞膜上Na^+-K^+-ATP酶的活性,保持正常的钠-钾交换,防止细胞水肿;同时,细胞外的镁离子被认为是"天然的生理性钙拮抗剂",它通过与钙离子竞争结合位点而抑制钙内流。此外,它还通过Mg^{2+}-Ga^{2+}交换,防止细胞内钙超载。另一方面,细胞内镁离子被认为是一种内源性的N-甲基-D-天冬氨酸(N-methyl-D-aspartate,NMDA)受体拮抗剂,它以电压依赖方式通过阻断NMDA受体偶联的离子通道,防止钠、钙离子内流,钾离子外流。火器伤后,Mg^{2+}浓度的降低通过影响上述环节,导致细胞内Ca^{2+}超载、细胞水肿,这可能也是高原战创伤后机体对复苏液体耐受力差的原因之一,因此,我们在处理高原战时火器伤时要充分考虑全身因素,适当地补充镁离子,可以对战伤后颅脑并发症发挥预防和治疗作用。

三、K⁺、Na⁺、Cl⁻和 Pi³⁺ 降低

高原战时枪弹伤后12 h机体即开始出现 K^+、Na^+、Cl^-和Pi^{3+} 的逐渐降低。平原平时枪弹伤、高原平时枪弹伤和高原战伤枪弹伤后6 h血钠有一个显著的升高,这可能由于伤后强而持久的应激反应导致体内抗利尿激素和醛固酮过度分泌,尿量明显减少,反映肾血流量减少,肾小球滤过率下降,肾小管重吸收减少,以保留体液及电解质,维持有效血液循环量。伤后12 h三组血钠逐渐降低,至伤后7 d时高原战时枪弹伤动物出现轻度低钠血症(<135 mmol/L),其余各组、各时项点均未达到诊断标准。这可能与高原战时枪弹伤动物进食水不足、机体脱水等因素有关。因此,高原战时应注意水盐的补充。三组 K^+、Cl^-和Pi^{3+} 均在伤后12 h开始逐渐降低,严重程度依次为高原战时枪弹伤>高原平时枪弹伤>平原平时枪弹伤,但均未低于正常值的低限。

研究可见高原战时火器伤后早期伴有严重的低钙血症和低镁血症,后期伴有轻度的低钠血症,伤后12 h开始伴有磷、钾和氯的逐渐降低。我们在救治高原战时火器伤伤员时应引起足够的重视,应注意即时补充钙、镁、钠等电解质。

(殷作明)

参考文献

[1]殷作明,李素芝,胡德耀,等.高原枪弹伤对伤道肌肉组织酶活性和物质消耗的影响[J].创伤外科杂志,2006,8(4):293-296.
[2]殷作明,李素芝,胡德耀,等.高原寒区战时环境肢体枪弹伤对机体糖、蛋白质和脂肪代谢的影响[J].西南国防医药,2010,20(11):1178-1180.
[3]殷作明,李素芝,胡德耀,等.高原寒区战时枪弹伤对健康肌肉组织酶活性和物质消耗的影响[J].华南国防医学杂志,2010,24(6):435-438.
[4]殷作明,李素芝,胡德耀,等.高原高寒战时环境肢体枪弹伤后电解质代谢的动物实验研究[J].创伤外科杂志,2011,13(2):155-158.

第十章

高原战创伤的营养支持

第一节　高原平时与战时的营养饮食特点

一、饮水要求

由于高原气候干燥,人体丢失水分远远高于平原地区,对水的需求量很大,一般成人每天饮水3 000~4 000 ml,成人藏族可达6 000~8 000 ml。西藏地区多河流、湖泊。常年山峰积雪,贮水量丰富。饮用水源主要是河溪水、井水及泉水,水的质量一般较高,但普遍的放牧使水源多被牲畜污染,有的地区污染十分严重,容易导致疾病,应予以重视。

二、饮食要求

高原缺氧和寒冷,人体热量需要高于平原人,食物中维生素 A、维生素 C 及 B 族维生素的含量要求高于平原。食物应以高糖、低脂肪、适量蛋白质、多种维生素膳食为宜,蛋白质、脂肪、糖的热量计算比例为1∶0.8∶4。高原地区人烟稀少,大多落后贫穷,可补给的食物少,蔬菜水果更少,部队出发前应做好这方面的充分准备。

三、饮食卫生

由于高原的低气压,在3 658 m海拔地区水的沸点仅为88 ℃,食物无法用普通锅煮熟,在高原行军作战时必须携带高压锅,万不得已时可采取火烤或锅炒的办法做熟食物,也可在水上加食用油提高沸点煮熟食物。应避免吃生肉、风干肉、牛肉酱等食品,以免传播结核病、包囊虫病、绦虫病、旋毛虫病等疾病。在酥油的制作过程中没有灭菌的处理工序,喝酥油茶易传播结核病等疾病。

（殷作明）

第二节 高原严重战创伤伤员的营养支持

高原严重战创伤后机体出现严重的肠黏膜屏障功能障碍，机体免疫防御功能受损和代谢紊乱，使高原战创伤的处理更加复杂和棘手。免疫增强性肠内膳食支持较肠外营养更符合生理需求，可为机体提供必需的营养物质，同时可以改善肠黏膜的膜屏障功能，调节机体的免疫紊乱。近年来，有人用于创伤后早期支持治疗，可以减少多器官功能障碍综合征（multiple organ dysfunction syndrome，MODS）的发生，降低重症患者的死亡率和感染率。

一、免疫增强性肠内膳食

所谓免疫增强性肠内膳食就是在肠内营养中添加免疫调节营养素，如谷氨酰胺（glutamine，Gln）、精氨酸（arginine，Arg）、ω-3 多不饱和脂肪酸（ω-3 polyunsaturated fatty acids，ω-3PUFA）和膳食性核酸，可以加速伤后正常组织功能的恢复，并可预防全身炎症反应综合征（systemic inflammatory response syndrome，SIRS）的发生。免疫增强性肠内膳食营养中的各种成分通过不同的途径调节免疫功能。精氨酸可以刺激多种激素调节机体的 T 细胞增殖和其他细胞免疫。同时，精氨酸在体内精氨基被分解代谢成一氧化氮和尿素，补充精氨酸可进一步增加 NO 水平，NO 可提高巨噬细胞的肿瘤细胞毒活性，直接增加 T 细胞增殖、自然杀伤细胞的细胞毒活性及淋巴细胞激活的杀伤细胞的产生。因而，精氨酸有直接的细胞作用和体液作用。Reynolds 报道，精氨酸可增加 IL-2 的产生，并上调 IL-2 受体的活性。膳食性核酸是淋巴细胞成熟所必需的。接受 6 周无嘌呤饮食的实验动物可发生免疫抑制，使心脏移植物的成活率增加，但对细菌攻击的耐受性下降。饮食中的 ω-3 脂肪酸的主要生理作用是改变细胞膜成分和受体酶功能。增加 ω-3 脂肪酸摄入可减少前列腺素 E_2 的合成，抑制细胞刺激后 IL-1β 和 TNF 的产生，减轻过度的炎性反应。前列腺素 E_2 可能与巨噬细胞的吞噬作用、IL-1 的产生及超氧化物的产生等细胞功能改变有关。目前这些特殊营养物质如谷氨酰胺、精氨酸、ω-3 脂肪酸等受到越来越多的重视，部分已开始运用于临床。研究发现，这些物质能刺激免疫应答，维持正常、适度的免性反应，调控细胞因子的产生和释放，减轻有害的或过度的炎症反应，维持肠屏障功能等，这一概念最初被称之为营养药理学。现在更多的学者称之为免疫营养，以明确其治疗目的。近来，Bengmark 又提出"生态免疫营养"的概念，即在免疫营养支持治疗的基础上，增加以益生菌为主的生态制剂来增强营养支持的效果，利用肠道内有益菌群的生物拮抗作用，减少致病菌的过度生长，同时提高肠道细菌的酵解能力，以改善肠道内环境，最终达到维护肠道微生态及肠道屏障功能的目的。但治疗效果尚未肯定。

二、免疫增强性肠内膳食与高原严重战创伤后肠道屏障功能损害

（一）正常的肠道屏障功能

正常肠道黏膜屏障功能主要包括特异性免疫屏障和非特异性免疫屏障两种。

1. 特异性免疫屏障

（1）分泌型免疫球蛋白　由肠黏膜固有层浆细胞产生分泌型免疫球蛋白 A（secretory immunoglobulin A，SIgA），SIgA 不仅可与相应病原微生物结合，阻抑其吸附到黏膜上，而且可中和毒素，形成机体抵御肠道致病微生物的第一道防线。值得一提的是，SIgA 在穿胞过程中对于已潜入细胞内的病毒同样具有中和作用。

（2）肠道黏膜免疫　当肠道防御功能减弱，细菌侵入至肠黏膜内时，防御功能主要靠肠道相关淋

巴组织发挥杀菌作用,为肠道屏障的细胞免疫。肠道相关淋巴组织包括肠黏膜间的 T 细胞、B 细胞、浆细胞及肥大细胞等。

2. 非特异性免疫屏障

(1) 黏液屏障　生理状态下肠黏液形成黏弹性胶层,构成肠道非特异性免疫屏障中的化学屏障。其主要功能为滑润肠黏膜,保护肠黏膜免受机械和化学损伤;通过非特异性的黏性或黏蛋白上的寡糖与细菌特异性结合以阻挡条件致病菌的定植。

(2) 生物屏障　肠道细菌在肠腔内形成一个多层次的生物层,成为肠道非特异性免疫的生物屏障。深层细菌紧贴肠腔黏膜称为膜菌群,菌种主要是厌氧的双歧杆菌,表层菌在肠腔中称为腔菌群,相互之间构成复杂的生态平衡。这层菌膜栖息在肠黏膜中可抵抗有氧菌的植入。

(3) 黏膜屏障　完整的肠黏膜上皮细胞及细胞间紧密连接是肠道非特异性免疫机械屏障。在这些屏障中最关键的是肠黏膜屏障和免疫屏障。肠道黏膜是机体中增生最快的组织之一,其上皮不断更新成为保持黏膜屏障完整性的重要机制。生理条件下黏膜上皮细胞的增生、迁移、覆盖是一种动态平衡,当黏膜受损时,细胞增生与迁移速度加快,以保证黏膜完整性。

(二)高原严重战创伤后肠道屏障功能损害

高原严重战创伤后机体发生强烈而持久的应激反应,产生大量的儿茶酚胺类物质,使血液从胃肠、肝、脾、肾甚至皮肤等"次要"的器官重新分布到心、脑、肺等"重要"的内脏器官,以有利于保证重要内脏器官的功能。在发生应激反应时,一方面胃肠血管收缩非常强烈,导致血管痉挛血供下降,另一方面是组织过度兴奋而氧需求增加,产生无氧酵解。因此,应激的神经内分泌反应造成了高代谢、高动力循环及高消耗状态,也造成了全身血流动力学紊乱和内脏器官应激反应性缺血、缺氧。持续的缺氧、长时间高浓度儿茶酚胺的刺激、内源性阿片肽对肾上腺素能受体的抑制等多种原因,使全身肾上腺素能受体敏感性逐步降低,出现失敏状态。此时内脏器官血管重新开放,造成内皮细胞和内脏器官组织细胞的缺血再灌注,引起微循环血流瘀滞、血小板黏附、释放细胞介质等使内脏器官进入瘀血缺氧期。由于小肠绒毛的营养血管呈发夹状,顶部营养较差,小血管从母支呈直角分出而血流呈"跳跃现象",使氧容量下降。肠黏膜及绒毛的血流分别占全胃肠道的 80% 和 60%,如全身血容量下降10%,可致全胃肠道的血流量下降40%,在应激反应情况下肠黏膜、绒毛细胞更易受损。研究表明,危重患者的胃与直肠黏膜的氧分压下降、乳酸明显升高。在烧伤机体的应激状态下,小肠对低灌注、再灌注特别敏感,易产生内毒素扩散和细胞介质释放。小肠组织缺血时 ATP 分解为次黄嘌呤,次黄嘌呤脱氢酶迅速转变为黄嘌呤脱氢酶,由再灌注而获得氧形成氧自由基,在肝肠组织中次黄嘌呤脱氢酶浓度最高,无灌注时转化为黄嘌呤氧化酶也最迅速,故临床观察到小肠黏膜对缺血灌注极为敏感,导致肠黏膜屏障功能障碍,产生细菌和毒素移位,同时介质释放。黎沾良等研究表明,火器多发伤后出现肠道通透性升高、肠上皮结构和完整性受损,并在 72 h 内逐渐加重,发生内毒素血症。多发伤引起的肠道屏障功能损害比单发伤更为严重。严重战创伤后肠道微循环缺血再灌注后,可释放内皮素、肿瘤坏死因子等数十种有害及有强烈血管活性作用的介质,引起"瀑布样"的全身炎症反应综合征。同时严重战创伤肠黏膜应激性缺血缺氧和再灌注损伤导致肠道黏膜凋亡增加、黏膜上皮坏死,黏膜修复能力降低,肠黏膜屏障功能障碍可导致肠内的细菌和毒素移位,又加重全身性的炎性反应,对机体产生"二次打击"。有学者认为巨噬细胞在肠壁黏膜下的吞噬转运是细菌移位的一个关键步骤,细菌和内毒素被携带至肠系膜淋巴结后,在免疫功能低下时扩散至全身,可以认为移位不是一个简单的通过过程,移位的细菌和内毒素在肠壁可诱发局部免疫和炎性反应,引起细胞因子和其他炎症介质的生成和释放,促进了 SIRS 的发生,通过一系列级联反应可最终导致 MODS 的发生。

(三)免疫增强性肠内膳食对高原严重战创伤机体肠屏障功能的改善作用

研究发现,肠内营养具有维护肠道结构和功能的作用。近年来的研究证实,在普通肠内营养中添加一些特殊的营养物质如谷氨酰胺、精氨酸、ω-3 多不饱和脂肪酸和核苷酸等,可改变创伤、感染后机体的代谢反应,改善免疫功能和氮平衡,促进创口愈合,降低感染发生率,增强肠道屏障功能。Matheson 和 Rhoden 的研究都表明:血流分配依赖营养素的组成,长期的免疫增强性肠内膳食可优先增加和维持回肠的血流量,改变空肠末端和回肠部位肠相关淋巴样组织组织致炎因子的表达。其作用机制可能与免疫增强性肠内营养养分吸收期间回肠末端与邻近部位的选择性灌注有关。Rayes 认为 T 淋巴细胞亚群对于维护肠黏膜的免疫屏障起着重要的作用。补充膳食纤维可减少肠道细菌移位发生,并增强免疫细胞功能。赵晓雷等选用 SIRS 大鼠肠屏障损伤模型,观察了免疫增强性营养剂对SIRS 大鼠小肠黏膜形态结构及免疫细胞的影响,发现免疫增强性膳食组小肠肠壁较对照明显增厚、肠腺数量增多、肠绒毛高而密集。相关形态学参数测值显示,免疫增强性膳食组小肠的黏膜厚度、肠腺隐窝深度、绒毛高度和表面积等均显著大于对照组($P<0.01$)。免疫组化结果显示,免疫增强性膳食组 $CD4^+$ 细胞明显高于对照组。说明应用免疫增强性肠内营养能有效地保护 SIRS 大鼠肠黏膜机械屏障和免疫屏障功能。Hooper 研究显示,应用双歧杆菌、乳酸杆菌等益生菌制剂来恢复机体肠道的生物屏障,结果表明可有效增强机体免疫功能,防治某些胃肠道感染性疾病。

三、免疫增强性肠内膳食与高原严重战创伤后的免疫紊乱

(一)高原严重战创伤后机体的免疫紊乱

高原严重战创伤后机体免疫功能表现为双向性改变。一方面表现为以吞噬功能和白细胞介素-2等产生降低为代表的免疫受抑状态;另一方面表现出以全身炎症反应综合征为特征的过度炎性反应。正是这两方面共同作用构成了创伤后机体免疫功能紊乱,诱发 MODS。SIRS 指的是由战创伤、感染、休克、手术、胰腺炎以及缺血-再灌注等多种因素引起的一种全身性炎性反应。内毒素是全身性炎性反应的触发剂,其后有多种细胞因子参与 SIRS 的最初启动,其中 TNF-α、IL-1 最有影响,既为原发性前炎症介质,又是激发继发性炎症介质的趋化因子。适度的 SIRS 有益于宿主,改善损伤、感染或炎症的最终结果,但过度的炎性反应则对机体有害,持续高水平的细胞因子可进一步发展为 MODS。

抗炎性反应可能与促炎性反应一样强烈,甚至更强烈。在战创伤后炎症因子的释放过程中,机体立即产生 IL-4、IL-10、IL-13、转化生长因子 β 等抗炎因子来对抗原发的促炎性反应,下调促炎症因子的合成,调节它们的效应,从而恢复体内的自稳态。Bone 等学者研究认为,促炎与抗炎性反应在经历相持和交替失衡以后,抗炎机制往往获得优势,或者两者均处于亢进。前者造成免疫麻痹,而被称为"代偿性抗炎性反应综合征"(compensatory anti-inflammatory response syndrome,CARS);后者使免疫状态陷入更严重紊乱,而被称为"混合性抗炎反应综合征"(mixed anti-inflammatory response syndrome,MARS)。显然,CARS 和 MARS 概念强调了机体促炎/抗炎机制平衡的重要性,纠正了此前只重视促炎因子致病作用的狭隘认识。SIRS/CARS 失衡的后果是炎性反应失控,使其由保护性作用转变为自身破坏性作用,不但损伤局部组织,同时打击远隔器官,而炎性反应失控最终引起多器官功能障碍,这是导致多器官功能障碍的根本原因。

严重战创伤后的免疫抑制反应也被认为是一种防御性自我保护机制,但过强的应激往往引起严重的免疫抑制,使机体的抗病能力减弱,容易诱发感染、脓毒症和 MODS 等。战创伤后的免疫抑制程度与战创伤严重程度、急性炎性反应强度成正比。当 SIRS 发展到 CARS 期时,其主要特征为免疫功能广泛抑制,这种免疫抑制被称为"免疫麻痹",此时机体对感染高度敏感。在对高原战时环境枪弹伤后死亡动物进行解剖时发现肺部有广泛的脓点,说明这些动物可能发生"免疫麻痹",出现脓毒血症。这种的免疫抑制可表现为:①单核细胞数目增加,但有功能障碍。②人类白细胞抗原(human leucocyte antigen,HLA)-DR 持续减少,出现 HLA-DQ 抗原表达,因此活性氧和促炎的细胞因子形成能力降低。③通过主要 MHC 类抗原表达抑制,IL-10 和转化生长因子抑制了抗原特异性 T 淋巴细胞的增生,转化生长因子减少细胞因子介导的巨噬细胞激活。④T 淋巴细胞、B 淋巴细胞活性进一步改变,这是由于应激引起的糖皮质激素和儿茶酚胺的释放,也可能与血管加压素、外源性儿茶酚胺的应用有关。有研究证实,CARS 表现为血中 T 细胞减少的免疫抑制状态,认为 T 细胞减少是细菌抗原诱导细胞死亡(antigen induced cell death,AICD)的结果,即 T 细胞凋亡。感染、创伤时辅助性 T(淋巴)细胞 1(helper T cell,Th1)向辅助性 T(淋巴)细胞 2(Th2)漂移,说明机体普遍存在着细胞免疫功能低下,提示 CARS

占优势。⑤在严重烧伤、出血等情况下出现抑制 T 淋巴细胞增殖和嗜中性粒细胞趋化的血清因子。在 CARS 过程中免疫抑制有自我限制的作用,如 IL-10 可抑制自我分泌,创伤后的免疫抑制又可引起骨髓中粒系改变,使能产生促炎症因子 TNF-α、IL-1、IL-6 等的特殊类型单核细胞增加。因此持续的免疫抑制又可激发代偿性促炎反应。

CARS 的发生主要与抗炎症介质合成、抗炎性内分泌激素释放及炎症细胞凋亡等因素有关。①多种内源性抗炎症介质(如 PGE_2)持续释放是导致 CARS 的主要原因。PGE_2 具有多种抑制效应:抑制辅助性 T(淋巴)细胞(helper T cell,Th)向 Th2 细胞分化,从而抑制 IL-2 和 IFN-γ 释放和 IL-2 受体表达,抑制细胞免疫功能;诱导 Th2 细胞及单核巨噬细胞释放 IL-4、IL-10、IL-13 等抗炎症介质;强烈抑制 TNF-α、IL-1β 等炎症介质释放。由此可见,PGE_2 强烈抑制机体免疫功能,对抗 SIRS。IL-4 和 IL-10 对炎症介质释放具有明显抑制作用,也是引起 CARS 的抗炎症介质。②糖皮质激素和儿茶酚胺参与 CARS 的发生。糖皮质激素具有非特异性强烈抑制 TNF-α、IL-1β 等释放的作用,是导致 CARS 的重要原因。内源性儿茶酚胺物质对内毒素(endotoxin)脂多糖(lipopolysaccharide,LPS)诱导的炎症介质释放亦具有明显抑制作用。③炎症细胞凋亡也是 CARS 的重要因素,粒细胞是重要的炎症细胞,其存活时间长短直接影响炎性反应的程序。LPS 及 IL-1、IL-8 等与粒细胞结合,均使粒细胞凋亡延迟。而 *Fas*、*p*55 基因表达时,粒细胞凋亡则加速,使炎症趋于局限。可见,粒细胞凋亡加速也是 CARS 的重要机制。④细胞因子和其他应激源也能产生单核细胞水平的系统性免疫抑制。⑤其他的神经肽如在应激状态下释放的 α-黑素细胞刺激素和 β-内啡肽也能抑制免疫细胞的效应。苏枭等测定 33 例创伤患者血浆 IL-4、IL-10、IL-12、IL-13 的水平结果表明,创伤后多器官功能障碍综合征抗炎性反应占主导,免疫抑制的患者预后不良。

(二)免疫增强性肠内膳食提高机体的免疫力

严重创伤后机体发生一系列免疫改变,积极的营养支持可改善氮平衡,防止免疫抑制。在创伤或脓毒症后早期肠内营养可保持胃肠道完整性,减轻炎性反应。出血性休克后肠内营养在保护胃肠黏膜结构、释放细胞因子及减少细菌移位方面较肠外营养更优越。Murch 等指出,由巨噬细胞产生的 TNF-α、IL-1 和 IL-6 可能是将炎性反应与内稳态的失调联系起来的主要分子。肠内营养可降低多种炎症前细胞因子水平直至正常,并促进黏膜愈合。在急性胰腺炎早期,实施空肠内肠内营养不仅耐受良好,而且可保持免疫反应性和胃肠道的完整性,减少细菌和(或)内毒素的移位。补充纤维素可减少细菌移位发生,并增强免疫细胞功能。

在 SIRS 状态下肠屏障功能和免疫功能严重受损,应用免疫增强性营养在改善免疫功能方面有独到之处。研究表明,一些营养物质如精氨酸、鱼油、脂肪酸及核苷酸可改善实验动物及临床患者的免疫功能。Chuntrasakul 等在严重创伤、烧伤和癌症患者中,将免疫增强营养液以 30 ml/h 的速度开始持续滴注,在 4 d 内逐渐增加至最大量,发现其总淋巴细胞数、$CD4^+$、$CD8^+$、补体 C3、IgG、IgA 及 C 反应蛋白明显减少,结果表明患者对免疫增强性膳食耐受良好,明显改善营养和免疫指标。Gianotti 等研究表明,应用免疫增强性肠内营养制剂进行围手术期营养支持,可诱导细胞因子产生,调节细胞免疫并能促进内脏器官蛋白的合成。他在恶性肿瘤患者术后营养支持的研究发现,术后第 8 天免疫增强膳食组的免疫指标恢复较对照组更明显,感染率也明显降低。围手术期给予免疫增强的肠内营养还可调节细胞因子的产生,增高血浆 IL-2 受体 α 浓度,而 IL-6 和 IL-1 可溶性受体浓度较对照组低。Wu 等研究表明,术后早期的肠道膳食对胃肠癌术后患者是安全的,补充含有谷氨酰胺、精氨酸、ω-3 脂肪酸等肠内膳食可以调节胃肠癌术后患者的免疫抑制和炎性反应。Jiang 等研究也表明,腹部手术后患者早期给予免疫增强性肠内营养可以调节术后的免疫抑制和炎性反应。围手术期给予免疫增强性膳食可增强细胞免疫及短半衰期蛋白质的合成,比单纯术后肠内营养更有益。张利华等研究表明,双侧股骨骨折后大鼠体重及血浆白蛋白均下降,接受免疫增强性肠内营养的大鼠免疫功能指标较接受普通肠内营养大鼠有明显增强。以上实验都说明含有免疫促进作用营养物质的肠内营养制剂,可改善创伤后机体受抑制状态的免疫功能。Ruiz-Santana 等研究表明,肠内营养可以阻止肠内上皮细胞和表层淋巴结中的淋巴细胞由于地塞米松引起的脱噬作用,这一结论支持在对危重患者使用皮质激素治疗早期使用肠内营养治疗。

当然免疫增强性肠内膳食并非可以随意应用,严重 SIRS 的住院患者在选用免疫增强性肠内膳食治疗时应该非常谨慎,以免全身炎症的加重。Alan 研究也认为,对临床上进行肠内营养支持的患者,没必要一律使用免疫增强性制剂。因此,医生应该熟知免疫增强性营养物质的作用,再谨慎应用于患者。

四、免疫增强性肠内膳食与高原严重战创伤后的代谢紊乱

(一)高原严重战创伤后的代谢紊乱

高原严重战创伤后可损害机体的营养状态和宿主防御机制,引起代谢紊乱,营养缺乏进一步损害免疫反应。全身分解代谢包括负氮平衡、高血糖、糖原异生和脂肪分解代谢增加、机体瘦肉组织群氧消耗需要增加、心排血量增加以及持续的炎症和发热等,这些改变的程度取决于创伤的严重程度、患者既往的健康状况和治疗过程。如不进行大胆地对因治疗、恢复血液循环以及营养支持,持续的高分解代谢、低合成代谢会导致蛋白质的消耗和营养不良,最终发展成多器官功能衰竭和死亡。早期营养支持是作为对战创伤后代谢改变的结果进行调节及其对炎性反应和免疫功能产生作用而出现的,其目的主要是满足机体代谢过程中能量和蛋白质需求增加的需要;维持或增强宿主对抗感染的防御机制以及促进损伤后组织的修复。Barton 等研究表明,25%～50% 的严重创伤患者在入院时即有营养不良,有 25%～30% 的患者在住院期间发生营养不良,住院患者并发感染中的 25%、死亡中的 5% 与营养不良有关。任成山等研究结果提示重度创伤后常合并有休克,继而发生感染、免疫功能失调、代谢功能紊乱,特别突出的是持续性高代谢,由于蛋白大量被消耗,机体可在短期内迅速陷入营养不良状态,器官结构和功能与各种依赖酶的反应均受损。有临床观察表明,持续性高代谢患者将有 90% 以上者发展为 MODS,因此,有学者称 MODS 代谢为"自噬代谢"(auto-cannibalism)。赵东升等研究表明,高温高湿环境肢体火器伤后肌肉组织能量储备匮乏且随时间延长显著下降。

(二)免疫增强性肠内膳食改善高原战创伤后的代谢紊乱

高原严重战创伤可导致代谢紊乱,营养支持为机体提供必需的营养物质,不仅可预防营养不良的发生,而且可治疗已经存在的营养不良,使患者预后大大改善。肠内营养作为营养支持的方法之一可用于肠功能较完善的机体,但标准的肠内营养制剂尚不能达到促进机体免疫功能的作用,可采用免疫增强性肠内膳食进行更有效的支持治疗。高原严重战创伤常常导致广泛的蛋白质分解代谢以及快速和严重的氮耗竭,精氨酸刺激生长激素、胰岛素和催乳素的分泌,这些激素对战创伤后代谢有调节作用。因此,增加膳食中氨基酸有利于恢复负氮平衡、合成蛋白质,这对生命器官功能的维持极为重要。精氨酸和谷氨酰胺已成为危重患者的营养支持中非常重要的氨基酸。膳食核苷酸为代谢活跃细胞的最适生长和功能所必需。膳食中的脂类是必需脂肪酸和热量的来源,是脂溶性维生素 A、维生素 D、维生素 E 和维生素 K 的转运载体。膳食中脂肪酸的类型与浓度可以调节花生四烯酸及其产物二十烷类的合成。越来越多的研究表明,含特殊营养物质的免疫增强性肠内营养支持可改变外科危重患者应激状态时机体的代谢反应,增强患者的免疫功能,降低各种并发症的发生率,改善预后。

高原严重战创伤可引起机体免疫功能紊乱、代谢障碍、肠黏膜应激性缺血-再灌损伤导致的膜屏障功能障碍。纠正机体的营养状态、提高机体的免疫功能、改善肠黏膜屏障功能并有效阻止创伤早期 SIRS 的形成是防止脓毒症和 MODS 发生的重要方面。免疫增强性肠内膳食有助于改善肠黏膜的结构和功能,调节机体的免疫功能,纠正机体的营养状态。进行高原战创伤后早期免疫增强性肠内膳食支持对高原战创伤的全身治疗具有重要作用,但关于免疫增强性肠内膳食最佳营养方案的确定,应根据使用时的不同地区、不同环境、不同时机进行调整。

(殷作明)

参考文献

［1］雷明全,李恩平.高原火器伤感染特点及其防治的研究［J］.中华创伤杂志,1996,12(1):57-58.

［2］殷作明,胡德耀,李素芝,等.高原高寒战时环境猪肢体枪弹伤后 T-AOC、SOD、MDA 的特点变化及意义［J］.第三军医大学学报,2005,27(9):809-812.

［3］殷作明,胡德耀.免疫增强性肠内膳食在创伤治疗中的作用研究［J］.创伤外科杂志,2006,8(1):21.

［4］殷作明,胡德耀,李素芝,等.高原高寒战时环境猪肢体枪弹伤伤道组织中炎症介质变化的特点［J］.中华创伤杂志,2006,22(6):463-465.

［5］殷作明,李素芝,胡德耀,等.高原枪弹伤对伤道肌肉组织酶活性和物质消耗的影响［J］.创伤外科杂志,2006,8(4):293-296.

［6］殷作明,李素芝,胡德耀,等.免疫增强性肠内膳食在严重战创伤治疗中的意义［J］.西南国防医药,2007,17(1):106-109.

［7］李素芝,殷作明,胡德耀,等.高原寒区战时肢体枪弹伤对机体肝酶谱和肾功能的影响［J］.西南国防医药,2010,20(11):1173-1176.

［8］殷作明,李素芝,胡德耀,等.高原高寒战时环境肢体枪弹伤对机体糖、蛋白质和脂肪代谢的影响［J］.西南国防医药,2010,20(11):1177-1180.

［9］殷作明,李素芝,胡德耀,等.高原高寒战时环境猪肢体枪弹伤后血浆 $PGF_{1\alpha}$ 和 TXB_2 含量的变化特点［J］.局解手术学杂志,2010,19(6):511-513.

［10］殷作明,李素芝,胡德耀,等.高原寒区战时枪弹伤对健康肌肉组织酶活性和物质消耗的影响［J］.华南国防医学杂志,2010,24(6):435-438.

［11］殷作明,李素芝,胡德耀,等.高原高寒战时环境猪肢体枪弹伤后全身炎症反应的特点［J］.创伤外科杂志,2011,13(1):59-63.

第十一章
高原战创伤护理的特点

高原战创伤的护理与平原相似,但由于高原特殊气候环境的影响,护理措施有其特殊性。

第一节 现 场 救 护

一、准 备 工 作

高原地区地广人稀、道路险峻、路况复杂、交通不便,而战创伤事发地点往往距医院路途遥远。当大批伤员发生,传统的后送工具和方式远不能满足高原战时医疗后送的需要,使伤员很难达到及时救治、快速后送的要求。因此,高原地区作战时,作战现场的急救物品配备应做到品种全、数量大,以应对抢救的需求。另外,高原地区空气稀薄、气压低,而战时抢救工作任务重,抢救人员身体负荷大,因此,参与抢救工作的医务人员既应有良好的身体素质,还应有较好的高原环境习服能力,以减少医务人员的高原反应发生率,确保现场救治工作的顺利开展。

二、现 场 急 救

(一)心理调适

野战救护人员应重视早期对伤员的救治,做到快抢、快救和快送,尤其要重视伤后 1 h 的急救“黄金时间”,使伤员在尽可能短的时间内获得最有效的救治,以减缓伤员高应激状态下对心身的负性刺激。同时,野战救护人员要沉着、冷静、有序地进行抢救和护理,增加伤员安全感和信任感,并给予一些安慰、支持、暗示性的话语,以减轻和消除伤员紧张、恐惧和焦虑心理。

(二)立即纠正缺氧

由于高原地区氧分压低,机体的血氧饱和度和氧分压都偏低,急进高原人员的机体处于缺氧状态;创伤使机体对氧的需求增加;创伤造成气道或胸部损伤,影响气道通畅和呼吸运动,使缺氧进一步加重,严重缺氧除造成窒息死亡外,还影响伤情的发展与转归。因此,立即纠正缺氧是现场救护的第一措施。

在现场检伤分类时,注意观察伤员呼吸节律、胸廓活动度、发绀情况,有异常应首先处理。纠正缺氧具体措施如下：①开通气道，清除异物；②解除呼吸道梗阻，必要时行环甲膜切开或气管切开术，以增加通气量；③处理胸部伤情，维持正常呼吸运动；④在气道通畅、呼吸运动正常的前提下予氧气吸入，以提高血氧分压。

（三）包扎、止血

高原气压低，伤口较平原更易出血，加上低氧环境，机体对失血的耐受能力降低，易发生失血性休克。有报道显示，高原出血 500 ml 就可出现休克，相同的出血量，高原休克程度较平原严重，因此，高原创伤的包扎、止血是现场救护中不容忽视的措施。出现肢体大血管损伤时可采取钳夹止血，还可使用止血带止血。上止血带后务必标注时间，梅芳瑞等报道高原地区使用止血带 1 h 内是安全的，3 h 松开止血带后发现骨骼肌病理改变，同时出现缺血-再灌注损伤，所以 1 h 必须松开止血带。此外，高原气候干燥，创伤组织长时间暴露，可造成组织坏死，对肠脱出、脑膨出者，必须进行保护性包扎。颌面部损伤，尤其是影响通气时，务必进行复位包扎。

（鞠钟鸣）

第二节 院内救护

一、护理评估

1. **健康史** 了解伤员受伤原因、部位，以及伤后表现、有无危及生命的损伤、现场救治及转运途中伤情变化等。了解伤员有无药物过敏史等。

2. **身体状况** 了解受伤部位，检查受伤处有无伤口、出血；有无血肿、异物、青紫、瘀斑、肿胀、病痛及功能障碍；有无合并伤及其他内脏器官损伤等。观察伤员意识、生命体征、尿量等变化，有无休克及其他并发症发生。了解各项辅助检查有无异常。

3. **心理-社会状况** 评估伤员对突受创伤打击的心理承受程度及心理变化，有无紧张、恐惧或焦虑等。同时了解伤员对创伤的认知程度及对治疗的信心。

二、常见护理诊断

1. **体液不足** 与伤后失血、失液有关。
2. **疼痛** 与创伤、局部炎性反应或伤口感染有关。
3. **组织完整性受损** 与组织器官受损伤、结构破坏有关。
4. **潜在并发症** 休克、感染、肺水肿、脑水肿、挤压综合征等。

三、护理目标

护理目标包括：①伤员有效循环血量恢复，生命体征平稳；②伤员自述疼痛逐渐减轻；③伤员的伤口得到妥善处理，受损组织逐渐修复；④伤员无并发症发生或并发症能被及时发现和处理。

四、护理措施

（一）给氧

高原环境下的战创伤机体受创伤失血，同时也受大气中低氧分压的影响，创伤后机体的低氧血症较平原更为严重;创伤组织的修复与血氧状态相关;高原缺氧是造成高原疾病的重要因素。因此,氧疗是高原战创伤伤员必不可少的救治措施。

在高原地区的医院里,创伤伤员入院后,均给予持续吸氧,但采取何种方式、给予多少的氧流量或氧浓度,目前尚无定论。

1. 氧浓度的选择 有的文献报道应给予低流量吸氧,即氧流量 1~2 L/min;有的则认为氧流量 6~8 L/min 较好;个别报道认为应吸入纯氧。

有报道设计 30%、50%、80% 给氧浓度进行动物实验研究。研究显示,给氧浓度 80% 加补液的治疗效果最佳。说明根据不同的海拔高度,在安全的氧浓度范围内,如在海拔 3 500 m 的高原地区氧浓度 80% 时,氧分压为 0.47 个大气压,是氧气治疗理论上的安全浓度,则给氧浓度越高,疗效越显著。

2. 给氧方式的选择 在地处海拔 3 658 m 的医院,研究者对颅脑创伤伤员提供相同给氧流量 2 L/min,鼻导管和面罩给氧方式,对照动脉血气结果显示:面罩给氧动脉血氧分压提高较鼻导管给氧明显,给氧效果好。在对面罩与鼻导管使用舒适度调查发现,鼻导管使鼻部感到不适和干燥,流量大伤员难以接受,面罩给氧则基本无不适感。因此,在高原地区对于创伤伤员应采用面罩给氧方式。

3. 应对创伤失血性休克 ①早期采取高浓度(80%)、大流量(6~8 L/min)、持续面罩给氧;②必要时气管插管或气管切开,呼吸机支持(ventilator suppor),如呼气末正压通气(positive end-expiratory pressure,PEEP),以维持正常的氧分压及血氧饱和度;③氧合液、氧合血既能补充血容量,解除血流动力学障碍,又可以快速缓解组织缺氧状态,效果更好;④病情好转后改为持续低流量吸氧,改氧流量为 2~4 L/min。

(二)再次止血

对于现场止血处理不彻底者重新给予止血处理。对于内脏器官出血,应立即手术止血。

(三)输液护理

由于高原缺氧,伤员对液体的耐受量较平原小,因此,高原输液护理有其特殊性。

1. 控制液体入量 机体对液体的承受能力有一定的个体差异,但总体来说较平原差,尤其是必须要补充液体的机体对补液的承受力更差。如失血性休克在低海拔地区需快速大量补入失血量 3~4 倍的液体,对于心、肺功能健全者是安全的,而高原失血性休克的伤员由于高原气候导致的病理生理改变,加上失血的作用,即肺动脉高压、氧自由基和递质增加等因素,致使在补液过程中尚未达到平原地区补液量,血容量尚未补足,就出现肺水肿、脑水肿或发生急性右心功能衰竭。因此,应掌握高原伤员液体的入量。一般来说以完成治疗为准,不再追加液体量。在血容量正常的情况下,机体水分补充最好选择口服。目前认为高原伤员补液量是失血量的 1.5~2 倍较为适宜,以 7.5% 的氯化钠和 6% 的右旋糖酐溶液为首选,用量小,血压恢复快,不易发生肺水肿、脑水肿。

2. 控制输液速度 高原伤员输液速度一般控制在 60 滴/min 以内,心肺功能不全者输液速度控制在 20~40 滴/min。体液不足的休克者补液分阶段进行,第一阶段可按平原的快速补液原则,建立 2~3 个静脉通道,快速补充液体;第二阶段可在监测下补液,观察呼吸、血气、意识、瞳孔等,如无液体负荷过重,可继续快速补液,若有超负荷趋向,应减慢补液速度,并进行相应处理;第三阶段为血压接近正常、生命体征稳定、尿量正常阶段,宜放慢输液速度,滴数应控制在 60 滴/min 以内,并采取防治肺水肿、脑水肿的措施。

3. 控制输血 高原环境引起机体红细胞增加,血浆量相对减少,血液黏度增加,一般认为高原失血量在 1 200 ml 以下,只要补足平衡盐液和其他胶体,吸氧充足,补充营养及时,可不输血。减少输血可使血液稀释,黏度降低,静脉回流增加,外周阻力降低,改善微循环。血细胞比容(hematocrit,Hct)是判断是否输血的重要指标,若血细胞比容<30%,应及时输血并使血细胞比容维持在 30% 以上。

(四)严密观察病情变化

高原环境下机体对致伤因素打击的耐受性减弱,尤其急进高原人员对创伤的耐受性更差,因此高原伤员伤情重、发展快。在治疗过程中,由于高原环境因素的影响,伤员对肺水肿的易感性增强,易造成肺水肿、脑水肿等治疗性负面损伤。所以,应加强对伤员心、脑、肺、肾功能的监测,把握伤情变化,及时处理。还须加强对伤口的观察,及早发现和处置伤口继发性大出血和感染。

(五)应用抗厌氧菌的清创液

高原低氧环境,厌氧菌感染较为多见,发生较多的为气性坏疽等厌氧菌感染随海拔高度的升高而更加明显。应采用多种冲洗液进行伤口冲洗,常用的有过氧化氢溶液、生理盐水、甲硝唑溶液和0.1%苯扎溴铵液。具体冲洗方法为过氧化氢溶液冲洗后用生理盐水冲洗,反复3次,再用甲硝唑溶液冲洗,最后用0.1%苯扎溴铵液冲洗,伤口污染严重时,可增加冲洗次数,做到冲洗彻底。

(六)加压包扎伤口

伤口清创缝合后须加压包扎,防止皮下出血。

(七)延长拆线时间

高原缺氧,伤口愈合时间长,拆线时间一般为:四肢12～15 d,腹部7～9 d,头部5 d。强调间断拆线,延长拆线时间,保证伤口愈合。

(八)加强对冷伤的处理

高原年平均气温低,冬季更为寒冷,随海拔高度的上升,战创伤合并冷伤(冻伤)的发生率增高。对于冷伤者立即用40～42 ℃的温水复温,直到皮肤颜色潮红。冷伤程度严重、肿胀明显者,宜尽早切开减压引流,改善循环,避免组织坏死,减少伤残。

(九)饮食护理

高原低氧对能量代谢影响大,一般而言,初入高原者的基础代谢增强,能量消耗增加,糖、蛋白质、脂类的分解代谢均增强,机体对维生素的利用也增加,尿量增多。高原缺氧还可造成胃肠功能的减退,影响食物的消化吸收,使营养物质的摄入和需求形成了一对矛盾。因此,高原地区伤员的饮食护理方面要强调以下几个方面:①摄入营养物质的质量,即高糖、高蛋白质、低脂肪食物为主,加上新鲜的蔬菜,缺乏新鲜蔬菜和水果的地区,每日补充适量的多种维生素;②摄入易消化的食物,否则会因食物的消化不良,造成胃肠胀气等不适感,而加重高原反应;③刺激食欲,经常改变食物的花样品种,注意色、香、味,必要时口服健胃药物;④补充足够的水分,应督促初入高原者大量饮水,并经常观察皮肤弹性,防止脱水。

(十)心理护理

创伤后伤员可出现恐惧、焦虑等,甚至可发生创伤后应激障碍(post-traumatic stress disorder,PTSD),主要症状包括噩梦、性格大变、情感解离、麻木感、失眠、逃避会引发创伤回忆的事物、易怒、过度警觉、失忆和易受惊吓等,因此需注意对伤员的心理支持。

1.**科学评估伤员的心理状态** 在建立良好的护患关系、取得伤员信赖的基础上,可以采用心理问卷测量,全面了解伤员的心理状态,从而评估伤员当前存在的心理问题。

2.**提供有效的支持系统** 社会支持系统由全国民众、部队集体、战友、亲人等共同组成,这个广泛的社会支持系统,能为伤员及时提供物质援助和精神支持,帮助伤员恢复自信。鼓励伤员多与亲人、朋友、同事交流自己的看法和感受。帮助其正确地与他人交往,在不伤害他人利益的情况下,适当地表达自己的要求、情感和权利。同时注意在提供支持时,要避免使伤员产生依赖心理,失去自我主见。

3.**纠正认知偏差** 采取温和的、易接受的方式,通过教育使伤员认识到自身的个性缺陷,帮助其正确对待应激事件,尽力减少或消除应激对伤身心的不良影响。帮助伤员调整自身期望水平,使期望值与客观条件相符合。帮助其宣泄和解脱,养成良好的生活习惯,多参加娱乐活动,提高对外界环境的抗干扰能力,不断增强心理承受能力,增进身心健康。

4.**情绪自我调节训练** 学会情绪的自我调节,从而学会对付应激、避免精神过度紧张。

五、护 理 评 价

通过治疗与护理,伤员是否达到以下治疗目标:生命体征平稳;疼痛得到有效控制;伤口愈合;并发症得以预防,或被及时发现和处理。

(鞠钟鸣)

参考文献

[1]李乐之,路潜.外科护理学[M].5版.北京:人民卫生出版社,2013:134-137.
[2]王仙园,田晓丽,李亚洁.现代战创伤护理[M].北京:人民军医出版社,2005:294-304.
[3]王仙园.野战护理学[M].北京:人民卫生出版社,2009:191-199.
[4]田凤菊.循证护理在高原地区创伤失血性休克手术救治中的应用[J].高原医学杂志,2012,22(2):62-63.
[5]赵青,田甜.高原创伤性休克70例急救护理体会[J].西南军医,2009,11(6):1203-1204.

第 二 篇

寒带地区战创伤

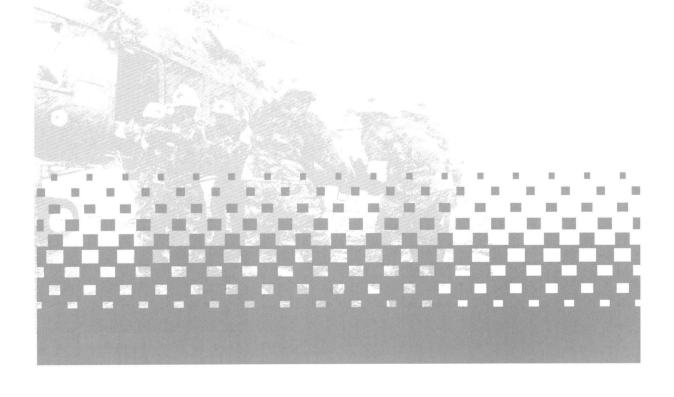

第十二章
寒带地区战创伤流行病学

第一节　寒带地区战创伤的概念与简史回顾

一、寒带地区战创伤的概念

我国寒带地区(cold region)是指我国北半部的三北地区,包括东北、华北和西北部分地区。战伤是指在战斗环境中,由武器直接或者间接造成的损伤,以及由战场环境因素直接造成的损伤。创伤是指各种物理、化学和生物的外源性致伤因素作用于机体,导致皮肤黏膜和(或)组织器官结构完整性的损害,以及同时或相继出现的一系列功能和精神障碍。传统观念上的创伤主要指机械能或者动能造成的损伤,最常见的是机械能量转移造成的损伤,此外还可因机械能以额外能量转移造成损伤,例如,热损伤、冷损伤、化学损伤甚至核损伤。此外,创伤又可分为钝器伤、穿透伤。

依据以上总体概念,我们总结:寒带地区战创伤(war trauma in cold region,WTCR)顾名思义是指发生在寒带地区的在战斗环境中由武器直接或者间接造成的损伤,以及因寒带地区特殊环境因素直接造成的损伤。因此,寒带地区战创伤分为两大类,即发生在寒带地区的普通战创伤以及寒带地区特殊环境造成的战创伤。

由于我国幅员辽阔,地域广大,因此我国同期/同时可能存在不同地理环境与气象特点,相应不同的环境可导致战创伤后出现不同的伤情特点、机体反应与转归;另外,未来战争的主要特点是在高技术条件下的局部战争,任一地域空间都有可能成为未来军事斗争的主战场,因此不能以单一的陆地常温环境下的战创伤处理原则来作为所有战创伤处理的准则与标准,应积极开展特殊环境条件下不同战创伤救治的相关基础与救治技术这一针对性研究,以探寻出不同的战创伤处理对策。本篇即就寒带地区战创伤的救治相关问题进行阐述。

二、寒带地区战创伤简史回顾

(一)外军寒带地区战创伤的经典战例

1708年查理十二世入侵俄国,一路攻打到莫斯科。彼得大帝应用了一种令瑞典人大感意外的战术:撤退途中在自己的土地上纵火,烧掉了所有的房屋、庄稼以及各种用具。瑞典军队没有住房而寒冬又至,瑞典人对严寒并不生疏,但即使最意气风发的士兵也无法长期抗衡恶劣的自然条件,蜷缩在没有被俄国人烧掉的几个窝棚里作战。仅在一次行军途中,就有 2 000 名士兵因为疲乏和霜冻而倒下。活下来的也苦不堪言,手冻得不听使唤,一直冻到手掌。由于过快复温导致血液忽然流进收缩得很厉害的静脉血管,导致有些人在火堆边坐下烤火时忽然死亡,曾经多达 4.1 万人的瑞典军队到了春天只剩下 2 万人。即便在幸存的 2 万人中,还有 1/3 的人饱受伤病折磨。除了查理和 1 500 名亲信,瑞典几乎全军覆灭。

1812 年 5 月 9 日,在欧洲大陆上取得了一系列辉煌战绩的拿破仑离开巴黎,率领 60 万大军浩浩荡荡地远征俄罗斯。法军凭借先进的战法、猛烈的炮火长驱直入,在短短的几个月内直捣莫斯科城。几周后,寒冷的空气给拿破仑大军设下了致命的诅咒。饥寒交迫下,1812 年冬天拿破仑大军被迫从莫斯科撤退,沿途数十万士兵被活活冻死,到 12 月初,60 万拿破仑大军只剩下了不到 1 万人。2001 年的一项调查结果显示:拿破仑大军的覆灭,一方面归咎于俄国寒冷的冬天;但另一方面,罪魁祸首是由虱子传播的斑疹伤寒,这是现代医学用抗生素就能轻松治疗的疾病,然而,除了放血、用草药,以及将葡萄酒、水和少许柠檬汁混合起来当药水外,拿破仑时期的医生别无他法。事实上,对士兵集体死亡,拿破仑的主治医生多米尼克·让·劳瑞也想搞清楚其中原因,但他最终的结论无非是连日下雨、身体疲劳和杜松子酒变质,但是却就此开创了寒带地区战创伤研究的先河。

美国独立战争期间,华盛顿部队前后砍伐了约 6 000 英亩 [1 英亩(ac) = 0.004 047 平方千米(km^2),1 平方千米=247.105 英亩]的树林用于修建营房,营房由华盛顿亲自设计,长 14 英尺 [1 英尺(ft) = 0.304 8 m,1 m=3.280 83 英尺],宽 15 英尺,局促窄小的空间里要容纳 12 名兵士。锯齿圆木的边缘均用大量的泥浆封死,以抵御寒风。尽管部队物资缺乏,时间紧迫,华盛顿还是力所能及地让部队做好了过冬的基本准备,这也说明了寒带地区作战后勤保障的重要性。

1944 年希特勒重蹈拿破仑覆辙,9 月 30 日,德军对莫斯科发动了代号为"台风"的大规模攻势,妄图在 10 d 之内攻占莫斯科,但是,形势远远没有预想的乐观。12 月初,莫斯科的气温已下降到 -20 ~ -30 ℃,德军没有棉衣,飞机和坦克的马达无法发动,坦克上的光学窥镜失去作用。而苏军习惯寒带生活,并穿上了棉衣、皮靴和戴上了护耳冬帽。12 月 6 日,苏军从莫斯科南面和北面展开大反攻。1942 年初,苏军击溃了进攻莫斯科的德军,伤敌 16.8 万人,把德军赶离莫斯科 100 ~ 250 km,取得了莫斯科保卫战的胜利。德军在莫斯科战役中的失败,标志着希特勒闪电战的彻底破产。这是德军在第二次世界大战中的第一次大失败。苏军的胜利,极大地鼓舞了苏联人民和全世界人民反法西斯战争的胜利信心,而这离不开寒冬的功劳。俄罗斯的冬天是相当寒冷的,夜间能达到 -50 ℃,据考证第二次世界大战时候的苏联采用了人工降雪,加大了敌军作战难度。希特勒和拿破仑犯了同样的错误,进攻俄罗斯没有带棉衣,还有就是战线越拉越长,后勤供给供应不上(这和俄罗斯的地形特点有关系)。希特勒和拿破仑都认为在冬季来临之前能结束战争,可是在进攻俄罗斯的时候失败了,恶劣的寒带气候以及拿破仑带领的法军和希特勒带领的德军对寒带地区作战准备不足导致了最终的失败。

无独有偶,在 1944 年阿登战役(也称凸出部战役或突出部战役)中,双方投入近 60 个师,德军伤亡 81 834 人,损失坦克和重炮约 700 辆(其中损失了 324 辆坦克)、飞机 1 600 架(另一说 320 架)。盟军损失约 8 万余人(包括 1 万人阵亡,4.7 万人受伤,2.3 万人失踪),其中 7.7 万人是美国军人(死亡和失踪 29 751 人,受伤 47 129 人),损失坦克 733 辆,飞机 592 架。1944 年的冬天寒冷而潮湿,厚厚的积雪覆盖着大地,寒风凛冽刺骨,气温常常降至零下十几摄氏度。由于部队连日在这种极艰苦的环境中战斗,流感和"堑壕足"造成了大量减员。恶劣的天气还给空军、运输部队和装甲部队的行动造成巨大不便。但由于巴顿对战役做了周密的部署,部队的进展一直比较顺利,在战役开始 4 d 之后,最危险的阶段已经过去了。1944 年 12 月 26 日,美军彻底击溃了围攻巴斯托涅的德军,这不仅大大鼓舞了盟军的士气,而且成为此次战役的转折点,巴顿开始筹划更大规模的攻势。阿登战役之后,希特勒再无后备力量可以补充,而盟军迅速得到补充。此后,德军在西线再也无力阻挡盟军的前进了。所以阿登战役当之无愧地被后人称为历史的转折。

（二）我军寒带地区战创伤的经典战例

红军长征在翻越夹金山时，当时部队医务人员就向战士们介绍了高山冰雪严寒对健康的危害，要求用布条遮挡眼睛防止雪盲，稳步前进，不要在高处停留，要求出发前吃饱吃好，穿上厚衣服，同时准备姜辣椒汤途中饮用保暖。

淮海战役及辽沈战役所在淮海地区及东北地区气候略带大陆性，冬季气温低，如遇西伯利亚寒流天气，会连降雨雪，因此我军指战员采取烧热的土砖塞在担架伤病员被褥下保温等措施，挽救了大量伤病员的生命。

我志愿军在抗美援朝战争期间，由于后勤滞后，各种准备不充分，缺衣少粮，冻死伤、饿死伤很多，部队战斗力受到极大影响。我志愿军入朝时御寒服装来不及发放，加之对战区气候知之甚少，部队又是长期在中国华北驻扎和作战，缺乏高寒地区生活和作战的经验，防寒准备严重不足，人员衣着单薄。同时山路险峻，美军飞机猖獗，大量汽车被毁，粮食、被服、弹药补给运不上去，战区内人烟稀少，就地筹粮十分困难。部队进入战区后，没有住房，缺少粮食，只能在雪地宿营，在当年11月下旬是极端困难的。

抗美援朝战争中第二次战役东线战场，战区连降大雪，气温平均在-27 ℃左右，最低达-30 ℃，雪积数尺，江河道路冰冻。我志愿军第9兵团还穿着单衣胶鞋，甚至很多士兵没鞋穿，粮弹缺乏，忍饥受冻。另外，由于后勤补给困难，有的部队一两天只能吃上一顿结冰的高粱米，官兵体质严重下降，前线伤员也得不到及时救治，更增加了伤亡，出现了我军历史上最严重的冷伤减员现象。当时志愿军打仗有三怕：一怕没子弹打，二怕没饭吃，三怕受了伤抬不下来。美军则不同，他们有极其完备的后勤保障，不但不缺吃穿，不缺弹药，甚至还有热咖啡供应。我志愿军基本对美军后勤供应构不成任何威胁，使之可以有条不紊地进行食物、弹药及伤员的运送。由于本身装备就好，再加上救治及时，美军一贯都是阵亡人数不多，但战伤人员相对却很多。其冷伤发生率在第一阶段东线部队（20军、26军、27军）为22.23%，西线部队（38军、39军、40军、42军、50军、66军）为9.98%；第二阶段第一线部队（12军、15军、26军、39军、42军、63军、64军、65军）为2.46%，第二线部队（20军、27军、38军、40军、47军、50军、60军、67军、68军）为2.37%，第三阶段中驻地未动部队（1军、40军、46军、47军、50军、60军、63军、64军、65军、67军、68军）为1%，驻地移动部队（12军、15军、16军、23军、24军、38军、39军）为2.28%，总体呈递减状态。抗美援朝战争期间冷伤主要发生在第一阶段，其主要原因在于部队仓促入朝作战，战前准备不足，对朝鲜冬季的严寒估计不足，尤其是第二阶段入朝的中国人民志愿军第9军团，从气候温热的华东地区一下子到达冰天雪地的朝鲜战场（图12-1），加上未装备足够的冬装，冷伤极其严重，整个兵团一个冬季冷伤30 732人次，冷伤率达到22.23%，冻死4 000余人，遭受极大损失，是一个极大的教训。而该时期西线早已入朝的原第四野战军部队，冷伤人数达到20 796人，严寒让英勇的中国军队损失惨重。

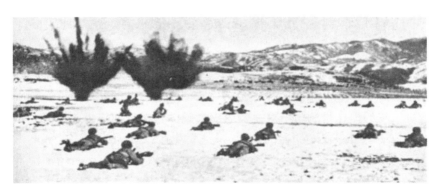

图12-1　抗美援朝战争第二次战役中的东线战场

珍宝岛保卫战期间，我军潜伏珍宝岛-40 ℃的冰雪中，却无一冷伤，这不能不说是奇迹。其诀窍在于潜伏之初，将老百姓日常吃饭用的猪油（凝固好的）收集起来，然后将内衣内裤（就是当时流行的绒衣、绒裤)、棉靴、棉袜等贴身之处,里面全部灌满,再在大衣内部,也用同样的办法进行处理,这样,就起到了隔绝寒冷的作用。驻防部队还介绍了当地冬季作战的特点,以及防冻准备,这就是著名的顺口溜——"耳戴套,脸戴帽,裤带扎棉袄,手往怀里抄,夜里值勤别偷懒,困了喝酒别睡觉。"其他几句容易理解:"裤带扎棉袄"一句,是防止匍匐时雪进入外衣内。此外,还要求潜伏分队战士出发前吃一两片止咳药,防止咳嗽暴露目标。从现在的角度看.当时我们部队的防冻技巧还停留在经验指导行动的阶段,没有完善的理论,有些地方甚至是违反科学的,比如喝酒,表面上会让人一时有温暖的感觉,但其实在严寒条件下,烈性酒会使人血管舒张,导致更快的丧失体内热量,造成冷伤。但这些土经验,还是提高了部队潜伏的耐久力。

(王 飞 候志宏)

第二节 寒带地区战创伤的流行病学特征

一、寒带地区地理环境及气候特征

我国北方地区主要是温带大陆性气候,局部地区是高原气候。温带大陆性气候主要是离海洋远,海洋上的湿润气流难以到达,终年受大陆气团控制。

温带大陆性气候的基本特征:①冬季寒冷,夏季温热。气温年较差大,气温日较差亦大。最冷月出现在1月份,最热月在7月份,春温高于秋温。②降水量少,而且季节分布不均,集中在夏季。降水的年际变化大。我国西北地区就属于温带大陆性气候。

寒温带是积温小于1 600 ℃的地区。表现为年平均气温低于0 ℃,同时最热月的平均气温高于10 ℃的地区。与寒带的区分在于寒带最热月的平均气温低于10 ℃,即温带中的寒带之意,又称为"亚寒带"。西伯利亚的大多数地区和中国黑龙江省的北部属于寒温带。1月平均气温-31 ~ -15 ℃,极端最低气温达-52.3 ℃(漠河1969年2月13日)。7月为18 ~ 23 ℃,无霜期仅3 ~ 4个月,年平均降水量300 ~ 700 mm。我国著名的寒温带地区主要在黑龙江北部和内蒙古东北部角上一小块地方,其代表城市为黑龙江漠河。

二、寒带地区战创伤的特点

(一)伤情危重、复杂

寒带地区部队战创伤的伤情伤势除了与致伤武器有关外,还与地区寒冷环境相辅相成。人体在低温环境中的暴露过程或突然遇强寒流侵袭时,热量散失过多,体温下降过快,即使是训练有素的士兵,也难以抵御冷伤的发生。当人体皮肤表面温度迅速下降至一定程度,则可导致全身冷伤或冻僵。目前认为,冷伤后对组织的损伤机制包括对血管内皮细胞的直接和间接损伤,同时伴有不同程度的凝血系统变化,均可导致伤后组织缺氧缺血的变化,最终发生组织坏死或丢失。如此可见,在其他战创伤基础上因寒冷环境而导致的各种复合伤,如烧冻伤等,均导致伤情复杂,且增加了救治难度。

(二)激发冷伤多见

伤者发生低体温,对局部的、钝性伤引起的中度到重度脑损伤而言,死亡率可增加3倍,甚至在到达医院时间很短的情况下也会发生。我国寒带地区冬季,冷伤是部队主要伤情。其主要原因有:①人体在寒冷的环境中,局部特别是肢体,末梢温度逐渐下降,当局部温度降至组织所能耐受的最低温度以下时,就会发生冷伤;②战创伤伤员由于血液、体液等的渗出,汗液过多以及涉水作战后受伤等原因,继而发生冷伤;③在伤员后送过程中,如遇寒流、风雪时,可能会因防护不当,继发冷伤;④伤肢接触冷物、扎止血带或保温措施不当,均可增加冷伤的风险。据不完全统计,两次世界大战中,发生冷伤的人数超过 100 万。抗美援朝战争初期,由于成批冷伤伤员出现,造成了大量非战斗减员。因此,寒带地区战创伤激发冷伤是军事医学中战创伤研究的一个重要课题。

(三)四肢伤进展迅速

在常规武器战争中,四肢战伤最为多见,占伤员总数的 40%～70%,其他受伤部位分布情况大致相同。冷伤发生部位以局部损伤多见,且以四肢冷伤多发。在四肢部位的常规武器伤基础上,叠加冷伤势必会加速伤情恶化与进展。究其原因考虑与以下方面有关:①四肢末端脂肪组织少,局部自身保暖效果差;②下肢有静脉瓣,远端血管细,当受伤遇寒冷刺激时,极易发生血管痉挛;③身体其他部位受伤后,可产生应激性全身代偿反应,包括周围循环血管收缩,以补充机体重要器官血液供应,进而加重肢体远端供血不足;④作战时四肢暴露在寒冷环境中,受冻的概率高;⑤四肢受伤后,常因一线救护不当,如包扎过紧,止血带应用时间过久或发生冷伤后复温方法不当、救治不及时,均可导致截肢或伤残的情况发生。

三、冷伤的流行病学特征

冷伤(cold injury)或称冻伤(frostbite)是软组织受冻并且局部血供减少时所形成的损伤。冷伤的发生除了与寒冷的强度、风速、湿度、受冻时间有关,还与潮湿、局部血液循环不良和抗寒能力下降有关。在极端寒冷,特别在高原地区可发生肢体的冷伤,若核心体温低于正常,即使体温过低尚未出现,亦可加重冷伤。当皮肤温度降到 -2 ℃时冷伤就可能发生,气温在 -25 ～ -30 ℃时冷伤发生率最高。

冷伤一般表现为耳郭、手、足等处发红或发紫、肿胀,严重时会出现肢体坏死,甚至死亡。浅表冷伤最常见,占病例总数的 74%,多发生于末梢血液循环较差的部位和暴露部位,如手足、鼻、耳郭、面颊等处。患部皮肤苍白、冰冷、疼痛和麻木,复温后局部表现和烧伤相似。

(一)冷伤的分类

冷伤有两类:一类称为非冻结性冷伤(non-freezing cold injury),由 10 ℃以下至冰点以上的低温加以潮湿环境所造成的损伤,如冻疮、战壕足、浸渍足等。另一类称为冻结性冷伤(freezing cold injury),是由冰点以下的低温所造成组织细胞冷冻所致的损伤,又分局部性冷伤或全身性冷伤(图 12-2)。

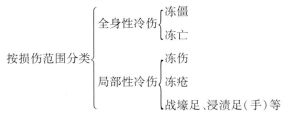

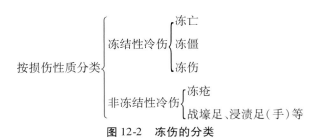

图 12-2 冻伤的分类

(二)发生冷伤的环境因素

1. **风速** 风是导致冷伤的重要因素。风能加速热的对流和热的丧失,促进环境温度的降低。风速越大,人体热量消耗也越多,越易造成冷伤。同样低的气温,如无风不一定引起冷伤,如风大可导致冷伤。风速大小不同,致冷伤程度也不相同。

2. 潮湿 潮湿是加重冷伤的又一重要因素。干燥时空气是热的不良导体,因此,如果受冻局部干燥,则散热慢,消耗热量减少。衣服和鞋袜干燥就不易发生冷伤;反之,如局部潮湿,导热良好,则加速了热量的消耗,因为水是热的良好导体,则易致冷伤。

3. 暴风雪 暴风雪是风、雪、湿、冷的综合环境因素的作用,气温可极度下降,在野外的行军和作业极易发生冷伤。

(三)发生冷伤的个体因素

1. 高山、雪地、严寒环境下作业 如在高山、雪地、寒冷环境下,作战、执勤、宿营等人员,于寒冷环境中逗留和作业时间过久,而其保暖御寒措施不足,或(和)由于饥饿、疲劳、醉酒、衣着单薄或穿着过紧或潮湿的衣服和鞋靴,以及身体虚弱、肢体活动少,或局部受压迫固定不动,或躺卧在寒冷的物体表面等情况下均可发生冷伤。在低温环境下,机体反射性地出现皮肤血管和肢体远端血管收缩,四肢血流量相应减少,产热量也减少,会发生冷伤。此外,局部组织受压迫,造成血液循环不良,在低温环境下也是容易发生冷伤的因素,如鞋袜不合适,过小、过紧均可阻碍或影响正常的血液流通,导致冷伤发生。在寒冷环境下,机体的新陈代谢和产热活动都旺盛,要求有足够的营养物资供给,如脂肪和糖的需要量较高,这样才能抵御寒冷,保持正常的劳动作业能力。若发生饥饿和疲劳,机体就会少产热,降低御寒能力,易导致冷伤的发生。

2. 意外事故 如在寒冷季节里遭遇雪崩或暴风雪袭击(如侦察员或勘探队员等人员)、海上或高空失事、沉船落水(如遇险的飞行员、水兵、渔民等),或在寒带地区野外迷路、野外遇暴风雪,陷入冰雪、冰水中或在高寒地区登山等,或因房屋倒塌、翻车,人被压在下面,人体不能活动,均可能造成严重冷伤(冻僵)。工作时缺乏防护措施不慎短时间接触深低温致冷剂[如固体 CO_2(−78 ℃)、液氮(−196 ℃)、液氦(−269 ℃)等]会造成冷伤。此外,在寒冷条件下,接触柴油和汽油等液体,亦可导致重度冷伤。在严寒条件下,皮肤如接触低温的金属(金属导热性很强),可使皮肤温度迅速下降而致冷伤。

在同样的条件(气温、受冻时间等),冻僵较易发生于低温水中,这是由于水的导热性比空气大得多,人体浸泡在 0 ℃ 以下的低温水中,因机体散热量远远超过了产热量,短时间内体温即可迅速降低而冻僵。

(四)冷伤的发生概况

1. 战时冷伤 冷伤是在寒冷地区常见病,在寒冷地区不论平时战时均可发生冷伤,尤其在战时,野外作业、饥饿、疲劳或军事活动经常出现,战斗持续时间较久,以及夜间长途行军,御寒设备不足或鞋袜不适,冷伤急剧增多,甚至成批发生。严重冷伤可造成非战斗减员,对部队战斗力影响很大。

(1)外军战时冷伤的发生概况 据不完全统计,第一次世界大战期间(1914—1918 年)法军冷伤约 12 万人,英军冷伤 8.4 万人,意军冷伤近 30 万人,德军冷伤 1.3 万人。第二次世界大战期间,德军冷伤 11.2 万人,美军冷伤 9 万人。历次发生在寒带地区的战争中,因冷伤使部队减员、影响战斗的事例屡见不鲜。莫斯科战役,德军冻死 8 万人,冷伤 15 万人,主要原因是不适应严寒的恶劣天气,其次是德军统帅部轻敌,认为冬天之前能拿下莫斯科,没有准备冬装。西欧的军队不能适应那种天气,即使再强大的军队和再厉害的指挥官,都不可避免遇到挫折。苏军也有冻死和冷伤的,很多都是从中亚地区调到东欧平原的部队。据 Mills 统计,两次世界大战中,仅冷伤伤员总数达 100 万人。即使在现代条件下,冬季作战还是难以避免发生冷伤。1982 年英阿在马岛战争中,装备精良的英国军队仍然发生了冷伤(占伤员总数的 9 成),而且多数是被认为早已不会发生的战壕足。朝鲜战争中,美军后送的 5 万名伤员中约一半是冷伤。美陆战 1 师在拥有远比我志愿军完备的御寒装备的情况下,22 215 人中仍然有 7 300 人发生冷伤。

(2)我军战时冷伤的发生概况 我军局部性损伤多发生于身体暴露部位,如足、手、耳和颜面等,其中以足部尤为多见,据统计约占冷伤总数的半数以上。例如抗美援朝战争期间我志愿军某部统计的后送冷伤伤员中,下肢冷伤占 97.3%,上肢占 2.7%。冷伤发生平时与战时也略有不同,据某寒带地区部队近年冷伤的统计,足冷伤占52.8%,手冷伤占36.5%,颜面冷伤占11.7%(耳、鼻)。

据我志愿军在抗美援朝战争期间的统计资料:1951年冷伤伤员占全部收容数的15.2%(其中下肢冷伤占90.8%,上肢占9.2%),根据在入朝参战的第二次战役中(1950年11月25日~12月24日),3个军发生的4.4万余名伤员中,冷伤占近3万名(68%)。第9兵团一个冬季发生冷伤30 732人次,冻死4 000余人。

2. 平时冷伤的发生概况

(1)我国冷伤的发生概况　我国长江以北地区,每年均有大量轻度冷伤和冻疮伤员发生。平时寒冷地区发生的冻结性冷伤收住院治疗的冷伤伤员发生死亡者很少报道(我国几次大暴风雪发送冷伤5 000多人,但冻亡仅7人),极个别冻亡者可能到医院前就已经死亡。在寒冷和高原地区,防治冷伤必须受到高度重视。

1)西藏地区:据某医院报道,26例冷伤,其中男性24例,女性2例,年龄19~28岁,平均23岁。藏族17例,汉族9例。发生冷伤的海拔高度为7 350~8 600 m,平均7 900 m。伤后来院就诊时间为2~20 d,平均14 d。三度冷伤12例,四度冷伤13例。截指(趾)13例。

2)东北地区:据调查东北战区7所部队医院近30年收治的443例冷伤指战员病例资料。结果:①冷伤程度,一度2.3%,二度19.4%,三度56.9%,四度21.4%;②冷伤部位,以面部、头部居多,四肢冷伤以肢体远端为多;③后遗症,伤残占1.7%。

据辽宁某医院报道,参加冬训的士兵1 147人,共发生冷伤87例,占7.6%。其中新兵冷伤发生率9.6%,显著高于老兵的4.8%($P<0.01$);南方籍士兵冷伤发生率非常显著高于北方籍士兵的4.2%($P<0.01$)。

据吉林省某医院报道,1998年以来,共收350例冷伤伤员,其中男278例,女72例,年龄最小6岁,最大76岁。均为一度、二度冷伤伤员。治愈314例,好转36例,总有效率100%。

3)西北地区:2005年底至2006年初,持续多日的大雪降温天气造成新疆阿勒泰等地大雪成灾,发生冷伤人数达5 672人。

据新疆某医院报道,收治89例冷伤伤员,其中男性73例,女性16例,年龄最大64岁,最小8岁。其中53例伤员为三度冷伤,病情较重占60%。30例伤员为四度冷伤,行截肢(指、趾)手术,伤残率占中重度冷伤的59.8%。

4)华北地区:据北京某医院报道,1992年1月~2007年3月,共收治冷伤伤员59例,其中男55例,女4例,年龄13~85(32±14)岁。冷伤面积在1%~20%[(3.1±3.5)%]TBSA,浅二度和深二度冷伤12例,三度和四度冷伤47例,共40例截肢或截指。截肢率:手部占70%,足部占81.82%。

(2)国外冷伤的发生概况　2001冬天,莫斯科共冻死300多人,有将近780人到医院就医,其中包括15名未成年人。2012年12月俄罗斯大部分地区遭遇1938年以来最强寒流,气温低至-50 ℃。俄罗斯一昼夜内有227人发生冷伤,其中103人被送往医院治疗,6人因寒冷死亡。俄罗斯在近10 d中共有至少88人被冻死,1 200多人发生冷伤,近半数冻者被送往医院接受治疗。

2012年欧洲遭遇严寒,当地最低气温降至-38.1 ℃,夺走近300条人命。乌克兰有151人导致死亡。近500人因冷伤和体温过低到医院接受治疗,其中404人因严重冷伤住院治疗。

(王　飞　侯志宏)

参考文献

[1]杨志焕,蒋耀光.实用战伤救治[M].北京:人民军医出版社,2008.

[2]郭庆山,黄显凯,任家顺.实用战创伤临床治疗学[M].郑州:郑州大学出版社,2012.

[3]孙景海.军队寒区卫生学[M].北京:人民军医出版社,2012.

[4]裴国献,张洪涛.重视特殊环境条件下肢体战创伤的救治研究[J].中华创伤骨科杂志,2003,5(4):281-283.

［5］李涛,郝岱峰,柴家科.冻伤防治研究进展［J］.人民军医,2009,52(7):467-468.

［6］朱佩芳.红十字会创伤分类［J］.中华创伤杂志,2001,17(9):517-518.

［7］ALLEN P B,SALYER S W,DUBICK M A,et al. Preventing hypothermia:comparison of current devices used by the US Army in an in vitro warmed fluid model［J］. J Trauma,2010,69(1):154-161.

［8］NESBITT M,ALLEN P,BEEKLEY A,et al. Current practice of thermoregulation during the transport of combat wounded［J］. J Trauma,2010,69(Suppl 1):S162-S167.

第十三章

寒带地区战创伤的病理生理学特点

第一节　寒冷环境对机体的影响

一、对体温和机体代谢的影响

一般认为,人体正常体温范围为 36.4~37.3 ℃,非创伤性低体温定义是核心体温为 32~35 ℃,创伤性低体温的定义是核心体温<35 ℃。低温时,皮肤温度随着受冷时间的延长和冷强度的加大逐渐降低,并出现潮红、冷、胀、麻、痛等症状,感觉也逐渐减弱。持续暴露于低温环境时,除皮肤温度下降外,体温也下降,但体温的变化不如皮肤温度变化那样敏感,主要表现为直肠温度下降,当体温降至 35 ℃ 以下时,会造成低体温或全身性的冷伤。冷环境可使交感神经系统兴奋,血儿茶酚胺浓度升高,引起肢端末梢血管和皮肤血管收缩,心率加快,心排血量增加,可反射性地引起人体内物质代谢过程加强,增加氧耗,同时伴有中度的脂肪氧化作用。低温可使代谢率增加 2 倍,引起贮备耗竭,如体温进一步降低,则可出现肌肉颤抖。肌肉颤抖时代谢率比安静时高 6 倍,机体耗能更加明显。随着体温的继续降低,血流量减少,可出现水、电解质和酸碱平衡紊乱,最终引起低氧性肝损害。

在冷暴露初期,寒战产热增加,使体温不至于继续下降到危及生命的程度。当皮肤和直肠温度均下降时,体内脂质动员增加,血清游离脂肪酸增加,增强产热,体脂消耗,体重也随之下降。然而在持续冷暴露过程中,机体通过神经、内分泌激素的调节,增强非寒战产热,可能逐渐代替骨骼肌的寒战产热,使体温逐渐回升到冷暴露前正常水平,体重也随之恢复正增长趋势。Klenerova 等认为,人体对寒冷的适应能力较对高温的适应能力差,寒冷既可引起冷伤,又可对心脑血管系统、呼吸系统、泌尿系统、免疫系统以及骨关节运动系统等产生严重损害,甚至威胁生命。

二、对骨骼肌功能的影响

多项冷环境对运动员身体功能影响的研究发现:寒冷环境对骨骼肌功能的影响主要表现在以下两个方面。

其一,冷环境可促使骨骼肌代谢加强。McConnell 报道:冷环境下(10 ℃),动物快肌纤维和慢肌纤维线粒体中,琥珀酸脱氢酶、辅酶Ⅰ和细胞色素氧化酶 aa3 的活性明显升高,这表明冷环境引起骨骼肌有氧氧化和能量代谢加快,以增加热量的产生,维持体温。

其二,冷环境可影响外周神经系统,造成皮肤和肢端感觉下降,骨骼肌的协调能力减弱,关节的灵活性也减弱,容易发生肌肉和肌腱撕裂、抽筋等运动性损伤。低体温可使肌肉僵硬、黏滞性提高,还使骨骼肌的兴奋性降低以及某些酶的活性下降。

三、对神经系统的影响

短时间的寒冷刺激能够提高交感神经紧张度,增加代谢活动;长时间处于寒冷环境中,机体运动神经和感觉神经的功能都会受到抑制,并可发生冻僵反应及不可逆损害。另外机体在受到寒冷损伤时,神经传导速度减慢,并可由氧化损伤而间接导致冷伤的进一步发展——诱导脑水肿、继发性损伤及细胞凋亡。受冷损伤后血-脑屏障(blood-brain barrier, BBB)渗透性立即增加,然后在冷伤后 24 h 恢复到正常水平,同时其水含量也在冷伤后 24 h 达到最大,然而其继发性损伤是在冷伤后 72 h 内逐渐发展起来的。体温每下降 1 ℃,脑血流量下降 6%~7%,即可能危及创伤性脑损伤伤病员的生命。

冷应激可以导致脑组织迅速产生可逆性的磷酸化 Tau 蛋白,且其在大脑的分布随时间而发生动态变化。冷应激后 20 min 和 40 min,在小鼠海马和大脑半球这一反应尤为显著,可能引起一些神经变性性疾病,如老年性痴呆。

体温在 34 ℃时可出现健忘症,低于 32 ℃时触觉、痛觉丧失,而后意识丧失,瞳孔扩大或缩小。

四、对循环和血液系统的影响

长期处于寒冷环境时机体的循环系统会发生明显变化。低体温早期对心血管系统的影响是增加心率、每分输出量及平均动脉压,但随着体温继续降低,开始出现心率减慢、心肌收缩力减弱、心排血量减少及血压降低等。体温低于 33 ℃,冠状动脉血流量开始减少,心肌缺氧;体温低于 30 ℃时出现心房颤动;体温低于 25 ℃时冠状动脉血流量显著减少,心排血量减少,心率减慢,出现传导阻滞,甚至心室颤动;体温低于 24 ℃则可能出现心搏骤停。研究报道,大鼠暴露于寒冷(6 ℃)环境 4 周,其收缩压、舒张压、平均动脉压、心率均升高,并伴随有代谢性酸中毒、有效血容量减少等循环障碍表现。国内实验也显示,冷应激可导致大鼠高血压和血管功能异常,引起内皮损伤和内皮依赖的舒张反应下降。另外,低体温还可引起心肌细胞凋亡率显著增加。

寒冷环境对血液系统的影响在于外伤后血液丢失会导致凝血系统激活,从而促进凝血块生成,阻止进一步出血。体温下降后,血液内的水分由血管内移至组织间隙,血液浓缩,黏度增加,20 ℃时半数以上的外围小血管血流停止,肺循环及外周围阻力加大。低温会影响凝血系统连锁反应,损害血小板功能,体温降到 32.8 ℃时,凝血因子Ⅳ活性可降低 33%。机体局部组织冷冻可引起红细胞、血红蛋白显著升高,红细胞可变性降低,毛细血管阻力增加,血小板高度聚集,白细胞黏附、活化,血液黏滞及血栓形成。上述改变易形成恶性循环,造成受冻机体组织微循环障碍,最终导致机体损伤,这些改变是最终导致机体冷伤的主要原因。

五、对呼吸系统的影响

寒冷低温对呼吸系统的影响包括减少呼吸道纤毛运动,增加呼吸道分泌物和黏滞度。呼吸中枢受抑制,呼吸变浅、变慢,体温 29 ℃时呼吸比正常次数减少 50%,呼吸抑制后进一步加重缺氧、酸中毒及循环衰竭。体温低于 25 ℃时可出现肺水肿,氧解离曲线的变化起初表现为左移,之后由于代谢产物的积聚、酸中毒形成使氧解离曲线右移。呼吸反射性刺激在低温早期常加快,之后呼吸频率及潮气量下降,严重时可抑制延髓呼吸中枢,使气管及支气管纤毛运动减弱,造成呼吸道损伤。

六、对泌尿和生殖系统的影响

体温下降早期有利尿作用,可能与周围血管收缩、抗利尿激素被抑制及中心血容量增加有关。但随着体温继续降低,由于肾血管痉挛,肾血流量减少和肾小球滤过率下降,体温27 ℃时,肾血流量减少一半以上,肾小球滤过率减少33%。如果持续时间过久,导致代谢性酸中毒、氮质血症及急性肾功能衰竭。

慢性冷应激时,卵巢内神经营养因子介导的交感神经激活,导致卵泡发育变化而引起生殖功能损伤。同时实验证实,低温对精子发生和精子活力有迅速干扰作用,大鼠致冷后睾丸内氧的活力显著降低,睾丸组织缺氧,对蛋白质和酶的合成与活性均有影响,从而影响精子的形成和成熟,增强了生殖细胞膜脂质的过氧化反应,损害生殖细胞并导致其凋亡增加。

(徐　爽　侯志宏)

第二节　寒带地区环境对伤情的影响

一、加重受伤组织坏死与伤残

伤者发生低体温,对局部的、钝性伤引起的中度到重度脑损伤而言,死亡率可增加3倍,甚至在到达医院时间很短的情况下也会发生。寒冷环境是附加在各种战创伤伤情上的一种十分严重的刺激因素。伤员受伤后,局部正常细胞组织结构受到破坏,皮肤黏膜保护屏障作用减弱或消失,因此,当伤员遇到低温刺激后,会使已经致伤的局部组织发生一系列病理生理反应,最终导致坏死或致残,从而严重影响部队作战能力。

低体温是院前预测整体死亡率的独立生理标志因素。该研究回顾性分析了因战创伤在医院治疗1年以上的2 848例伤病员的资料,其中18%为低体温伤病员,结果显示低体温与格拉斯哥昏迷评分(Glasgow coma score,GCS)、心动过速、低血压、低比容和酸中毒明显相关。如伤者暴露于寒冷环境,可发生寒战,并可通过传导、对流及辐射使体内热量丢失,失去调整核心体温的能力。如体温低于32 ℃,死亡率可达21%。如因战创伤所致,加之伤员出血等因素,在同样体温下,死亡率可达100%。2002年8月~2003年3月,美国陆军第102前沿外科手术队被部署到阿富汗坎大哈机场执行救治任务,其间共为90名伤员施行手术112例次,包括枪弹伤(34%)、爆炸伤(8%)、机动车事故(14%)、刺伤(5%)和其他外伤(7%)。对这些伤病员的观察发现,如果转运前伤员暴露在寒冷环境下,可因低体温加重伤情。在Bukur等的研究中,研究人员将伤者按严重程度分组,在各种程度的创伤分组中,再按照体温分组,评估伤者病情,发现低温组与非低温组的死亡率存在显著差异,从而间接地否定了高死亡率是因为病情严重而不是因为低体温的观点,进一步证明低体温是创伤死亡的独立危险因素。

无论是现代高科技武器伤,还是常规武器伤,其伤势越重,对低温刺激的反应越强烈,冷伤伤情越重。相反,寒冷环境越恶劣,武器伤伤势则越难恢复。冷伤组织坏死的病理过程错综复杂,其原因亦众说不一,目前倾向于直接损伤、血液循环障碍、组织缺氧及炎性反应的血管活性物质和毒性物质作用的综合损伤学说。

1. 冻融直接损伤细胞学说　系指受伤组织遇冷发生冻结时,细胞内电解质浓度增加,细胞和细胞器膜受损,膜上磷脂被破坏而细胞功能发生改变,导致细胞内脱水而使其活性物质变性,加之细胞皱缩引起细胞破裂等因素导致细胞损伤。

2. 血管内皮损伤 目前认为,由于冷伤时血管损伤,特别是对血管内皮细胞的直接和间接损伤,导致血管通透性增加,血液浓缩。另外,由于血管内皮细胞受损,暴露出基底膜,引起血小板黏附和凝集,诱导凝血机制启动,在原有战伤基础上,因冷伤继发冷冻区局部血管栓塞,血液循环障碍,进而加重了伤后组织缺血缺氧,使本已受伤的组织细胞死亡。

3. 凝血机制的改变和血栓的形成 冷刺激强度决定着不同程度的冷伤所致凝血机制障碍的程度。中度冷刺激可以激活抗凝机制,重度冷刺激可以抑制抗凝机制。实验表明,重度冷伤后,出凝血时间缩短、血小板计数减少及血小板聚集,凝血因子 I 及钙离子浓度均明显增多,血液凝固性增加,使血液处于高凝状态,血栓形成,组织缺血缺氧而导致组织坏死。有人认为,冻区血管内皮系统损伤及其功能改变,是引起血液循环障碍的主要原因,而血凝系统的改变,则起条件性促进作用。

4. 组织缺氧、炎症介质及毒性物质作用 冷伤后组织出现的进行性血管栓塞、组织缺血缺氧、炎性反应及酶系统的改变、炎症介质的释放、血管通透性增加等过程均可使冷伤组织细胞磷脂分解花生四烯酸,继而生成前列环素(prostacyclin,PGI_2)和血栓素 A_2(thromboxane A_2,TXA_2)和白细胞三烯(leukotriene,LT)类物质。这些分解产物增加无疑将导致机体组织血凝增强、血管收缩及血栓形成。

综上所述,寒冷刺激导致局部组织缺血、缺氧和坏死是冷伤发生后的严重后果。未来战争中的战创伤特点是冲击伤、复合伤、多发伤及烧伤增多,加之寒冷刺激势必加重伤情和伤势。

二、加重休克

休克是战创伤常见的严重并发症。严重的创伤和休克也常与伤病员的体温异常相关。一项大样本研究对美国国家创伤资料库(National Trauma Data Bank,NTDB)2004 年包含的 400 多个创伤中心的 1.1 亿例伤病员资料进行了分析,并探讨了体温与死亡率、损伤严重度评分(injury severity score,ISS)、GCS 及医院治疗效果的关系。其中 11 026 例伤病员体温<35 ℃,802 例<32 ℃。对核心体温与死亡率的关系进行分析,结果显示,低于 35 ℃时死亡率为 25.5%,32 ℃时死亡率达 39.0%,即体温越低,死亡率越高。但是,有 477 名(59.5%)伤病员在体温 32 ℃以下幸存下来,死亡率保持不变。据此认为低体温与高死亡率密切相关,低温可使创伤程度、酸中毒加重,重症监护病房(intensive care unit,ICU)时间、呼吸机辅助时间延长。尽管在体温 32 ℃以下,死亡率仍较高且保持不变,但伤病员却幸存下来,提示机体对体温生理调节有一定阈值,达到阈值后,机体很难再调节体温,而与创伤严重程度无关。

一般而言,休克是指由于各种严重创伤、失血、感染、心脏疾病及过敏等导致神经-体液因子失调、心排血量及有效循环血量不足、微循环灌流量明显下降,无法维持重要生命内脏器官的灌流,以致其缺血、缺氧、代谢紊乱,而引起的一系列病理生理改变的综合征。当机体由于意外等原因,在寒冷气候条件下暴露过久,而产生了一种急性重度低体温反应,称为冷休克反应(cold-shock response),此反应发生较迅速,表现较强烈,是一种致命的病理性应激反应,其主要原因是由于机体在寒冷条件下,小动脉等外周血管发生强烈收缩,使心排血量急剧下降。在战创伤基础上出现冷休克,发生有效血容量锐减,而导致微循环灌注严重不足和微血管栓塞,或者在已出现战伤创伤休克的基础上,再出现冷休克,进一步减少心排血量,加重休克。临床上冷休克表现为四肢厥冷、末梢青紫、脉搏细微、神智障碍、少尿或无尿、血液很低甚至测不出、呼吸困难,呼吸次数多在 35 次/min 以上,并可闻及啰音,可发生血尿、呕血或便血,还可见皮肤和黏膜瘀斑、瘀点。

有研究表明,寒冷状态下发生冷休克反应的主要机制是冷刺激对细胞膜结构及功能的损害结果。低温通过改变膜脂质分子的流动性、膜蛋白的代谢等改变阳离子、阴离子、氨基酸、葡萄糖、脂质酸等大分子物质的跨膜转运和细胞兴奋性,使各种处于“潜状态”的分解酶激活,启动了细胞的自我损伤机制,加速了寒冷损伤的形成。这种由于寒冷刺激而导致的战伤后冷休克反应,是一种难治性休克。

造成冷休克反应的因素,除外界环境因素外,伤者个体因素也不容忽视,如冬季落入冷水,外伤后自救互救不及时,冷适应和冷习服差以及暴露低温环境过久等。因此,在研究寒冷环境加重战伤休克机制的同时,研究寒冷状态下战伤救护与伤员运送策略是非常重要的。

三、烧冻复合伤

现代战争中,由于使用热能武器所造成大批伤员烧伤,或在平时作业时可能因意外因素造成烧伤,遇寒冷环境后,在烧伤基础上再发生冷伤而形成的损伤称为烧冻复合伤。烧冻复合伤对人体打击很大,严重者可危及生命。一项对 12 年来纽约烧伤伤病员资料的回顾性分析显示,大面积烧伤伤病员中低体温更为常见,死亡率也较高。

(一)局部损伤效应

烧冻复合伤的伤势和伤情取决于烧伤和冷伤的程度。其临床表现首先为烧伤特征,以后随组织暴露的温度不同,表现出不同的病理生理改变。通过建立家兔烧冻复合伤模型的研究表明,烧冻复合伤与单纯冷伤创面相比较,烧冻复合伤临床表现既有烧伤特点,也有冷伤特点。创面周围可见皮肤由红到深,或呈红白相间并逐渐呈紫色,在超出创面数倍面积的周围组织形成硬的冻结块,并肿胀明显,随时间延长,冷伤范围逐渐扩大,严重时导致损伤部位致残。

(二)全身损伤效应

烧冻复合伤是一种严重的复合伤,如救治不及时,不仅引起局部组织损伤,同时还可以导致机体其他内脏器官的损伤,如心、脑、肺、肾、睾丸等,进而发生一系列并发症。动物实验结果表明,烧冻复合伤肺损害出现的最早,程度最为严重而且极易并发多器官功能障碍综合征(multiple organ dysfunction syndrome,MODS)。伤后血气分析 1～2 d 就可出现酸碱平衡失调和电解质改变,随着肺部病变加重,严重影响肺功能,导致肺通气换气不足。肾损害主要表现为肾血流量减少,尿量减少,更加重酸碱平衡失调。另外,由于烧伤时的高温和冷伤时的冰晶体作用,造成组织细胞变性坏死以及对血管内皮细胞的损伤,导致血栓形成和血液循环障碍,产生远达效应,使机体重要内脏器官产生显著损伤。

(徐　爽　侯志宏)

参考文献

[1]王辉山,韩劲松.寒区战创伤救治研究进展[J].解放军医学杂志,2014,39(5):369-373.

[2]马海,隆孝才,李杨,等.寒区自然条件下实验家兔烧冻复合伤模型的研究[J].临床军医杂志,2003,31(2):8-10.

[3]张锴,李积胜.寒冷环境对机体的影响及其机制[J].国外医学(卫生学分册),2006,33(4):212-215.

[4]SINGER A J,TAIRA B R,HCT J R,et al. The association between hypothermia,prehospital cooling,and mortality in burn victims[J]. Acad Emerg Med,2010,17(4):456-459.

[5]ARTHURS Z,CUADRADO D,BEEKLEY A,et al. The impact of hypothermia on trauma care at the 31st combat support hospital[J]. Am J Surg,2006,191(5):610-614.

[6]BEEKLEY A C,WATTS D M. Combat trauma experience with the United States Army 102nd Forward Surgical Team in Afghanistan[J]. Am J Surg,2004,187(5):652-654.

[7]BUKUR M,KURTOVIC S,BERRY C,et al. Pre-hospital hypothermia is not associated with increased survival after traumatic brain injury[J]. J Surg Res,2011,175(1):24-29.

[8]MARTIN R S,KILGO P R,MILLER P D,et al. Injury-associated hypothermia:an analysis of the 2004 National Trauma Data Bank[J]. Shock,2005,24(2):114-118.

[9]KLENEROVA V,JURCOVICOVA J,KAMINSKY O,et al. Combined restraint and cold stress in rats:effects on memory processing in passive avoidance task and on plasma levels of ACTH and corticosterone

［J］. Behav Brain Res,2003,142(1-2):143-149.

［10］MCCONNELL A K. In favour of respiratory muscle training ［J］. Chron Respir Dis,2005,2(4): 219-221.

［11］NAZARIAN N , KLEISSL J, CHEN X, et al. A novel mechanism prevents the development of hypertension during chronic cold stress［J］. Auton Autacoid Pharmacol,2005,25(4):171-177.

［12］NAZARIAN N,KLEISSL J. Effect of chronic cold stress on intestinal epithelial cell proliferation and in-flammation in rats ［J］. Stress,2005,8(3):191-197.

［13］PEDLEY D K,PATERSON B,MORRISON W. Hypothermia in elderly patients presenting to accident & emergency during the onset of winter［J］. Scott Med J,2002,47(1):10-11.

［14］TAN Y,GAN Q,KNUEPFER M M. Central alpha-adrenergic receptors and corticotropin releasing factor mediate hemodynamic responses to acute cold stress［J］. Brain Res,2003,968(1):122-129.

第十四章

寒带地区冷伤的病理生理与发生机制

第一节　冷伤的病理生理

冷伤(cold injury)亦称冻伤(frostbite),由寒冷作用于人体引起组织细胞冷冻所致的组织损伤,组织细胞内或细胞间形成冰晶;红细胞和血小板凝集阻塞毛细血管,引起缺血性损害。低温引起的炎症,不单单是引起局部损伤,往往会发生全身的损伤。损伤程度与寒冷的强度、风速、湿度、受冻时间以及人体局部和全身的状态有直接关系。

人体局部接触冰点以下的低温时,皮肤血管受交感神经调节而发生强烈收缩,减少皮肤血流量,严重寒冷时,甚至可闭塞末端血管,停止末端血流,以减少皮肤散热,保持体温。如果接触时间较久或局部体温下降至 0 ℃以下时,在细胞外液和细胞内液产生冰结晶,组织内的冰结晶可使细胞外液渗透压增高,细胞间隙充满液体。冷冻持续存在时,可使蛋白变性、酶破坏、细胞膜改变。冰结晶形成较快时可直接损伤组织细胞结构。重度冷伤随着时间延长,其组织病理改变明显加重。伤后 12~24 h,皮肤、肌肉明显水肿,血管扩张充血,有大量白细胞浸润,部分肌浆凝固。至伤后 48~72 h,肌肉发生物理化学变化,营养不良,出现神经功能障碍,皮肤和肌纤维受到严重损伤,表皮及附属器结构模糊,横纹肌变性坏死或横纹消失,肌浆凝固。

冷伤损害主要发生在冻融(复温)后(再灌注损伤),血管内皮细胞受损伤,局部血管扩张、充血、渗出,细胞肿胀,氧自由基产生,形成花生四烯酸链,导致小静脉和小动脉血栓形成,造成肢体的缺血、坏死或坏疽。组织内冰晶及其融化过程造成的组织破坏和细胞坏死,促使炎症介质和细胞因子释放,引起炎性反应,加以组织缺血-再灌注造成细胞凋亡,构成了冷伤的病变。全身受低温侵袭时,除了周围血管强烈收缩和寒战(肌收缩)反应,体温降低由表及里,中心体温降低使体内重要器官组织功能降低,使心、脑和其他器官均受损害,如不及时抢救,可直接致死。如果能急救复苏,由于血液循环曾经接近或完全停滞,组织、细胞继发坏死和凋亡,可导致多器官功能障碍。此外还可能有局部冷伤的病变。

当温暖时,受累区由组织凉、硬、白,无感觉,转为斑状发红、肿胀、疼痛,在 4~6 h 内形成水疱。水疱充满清亮的血清且位于远区的手指,表现为表浅损害,水疱内充满血液并且位于近端,表明深部损害并且有组织坏死。表浅损害愈合后不残留组织丧失,深部组织冷冻可引起干性坏疽。灰色水肿、软性的湿性坏疽发生较少见。组织坏死的深度取决于冷冻的时间和深度。冷伤的程度和范围需经数天观察后方可做出准确的判断。各种程度的冷伤局部可存在长期症状:对寒冷过敏、出汗过多、断层指甲生长和麻木。

不同组织对寒冷的耐受性不同,一般神经、血管和肌肉最敏感,皮肤、肌膜、结缔组织次之,骨骼和肌腱耐寒能力最强。

当核心体温下降至 32 ℃以下,则心、脑、肾、血管等器官功能均受损;降至 28 ℃以下,则危险加大,如不及时抢救,可直接致死。

一、生理调节阶段

冷伤之初,人体为了调节产热与散热的动态平衡,表现为产热增加和散热减少。散热减少的主要表现为皮肤血管收缩,使血流减少,皮肤温度降低,以减少散热。产热增加表现为肌肉紧张度增强,出现寒战,使代谢增高。若寒冷继续,肝代谢活动也增强,如果寒冷持续时间较长,皮肤血管往往出现短暂的扩张,使局部血流增快,皮温回升,循环暂时得以改善。但人体为了避免热量散失,血管又随之收缩。血管的收缩与扩张,为人体抵御寒冷反应,最后人体为了保持中心体温,皮肤和肢端血管持续收缩。在受冻之初,各项生理功能均趋亢进,如代谢增加,心跳加快,血管的舒缩交替等。如寒冷持续过久,势必出现抑制,从而代谢降低,心跳减慢,导致中心体温降低。当皮肤及肢端血管出现持续性收缩,皮肤和肢体末端组织就可能发生冻结。

二、组织冻结阶段

当组织温度降至冰点(皮肤冻结温度为 -5 ℃)以下时,就会开始发生冻结。冻结分为速冻与缓冻。

(一)速冻

如接触温度很低的金属(如寒带地区置于户外的武器、工具、农具及体育器材等金属部分)或液体(如液氮)等,可以立即造成接触部位的皮肤冻结。如未能及时脱离接触,冻结组织可以迅速加深,严重者可将皮肤冻结在寒冷的固体上,强行脱离,可造成撕脱伤。

(二)缓冻

常见的冷伤发病过程均属于缓冻,首先使细胞外液的水分形成晶体(冰核),随着时间的延长,冰晶体逐渐增大(速冻时不仅细胞外液冻结,同时细胞内液也冻结,但形成的冰晶体一般较缓冻时为小)。缓冻对组织损伤过程主要与细胞外的渗透压改变有关。当外界温度低于组织冰点时,细胞外液中的水分形成冰晶体,电解质浓度(主要是钠离子)和渗透压升高,细胞内水分向细胞外大量渗出,使组织脱水,蛋白质变性,酶活性降低,细胞发生皱缩,造成细胞内能量代谢物质的丢失和耗竭,从而使细胞线粒体的呼吸率下降,造成大量中间产物的堆积。这是受冻组织死亡的主要原因。

此外,由于细胞外液冰晶体的不断增大,对组织细胞产生机械作用,使细胞间桥断裂或细胞膜破裂,细胞内容物外溢,也是造成细胞死亡的重要原因。由于损伤系在组织冻结时造成,通常称为原发性的损伤。

三、复温融化阶段

在复温后,表浅的皮肤冻结,局部只呈现一般炎性反应,而无严重组织坏死,一般在 1~2 周后痊愈。深部组织发生冻结,不仅出现电解质紊乱和代谢障碍,而且发生局部微循环障碍,由于复温后冻区的血流暂时恢复,血管扩张,而冻结阶段血管壁已被损伤,甚至破裂,故毛细血管通透性和渗出增加,局部出现水肿和水疱,继而出现血流减慢和血液瘀滞,血液有形成分堆积,以至血栓形成。此种复温后的改变称为冻溶性损伤或继发性损伤。根据实验观察,组织复温融化后 10 min,就可出现微循环的闭塞现象。24 h 在小动脉、小静脉内有明显的血栓,3~4 d 发展成弥散性血栓形成,导致组织坏死。

故有人认为,在一定条件下,冷伤组织40%是原发性损伤,60%是由于循环恢复后继发性损伤,因此复温的方法对减少组织损伤有重要关系。

轻度冷伤(一~二度)后12~24 h,表皮和肌肉组织结构基本正常,有轻度水肿;至48~72 h,水肿略有加重,有白细胞浸润,偶见有灶性出血。重度冷伤(三~四度)后12~24 h,表皮和肌肉水肿明显,血管扩张出血,毛囊皱缩,有较多白细胞浸润;至48~72 h,表皮和肌肉损伤严重,表皮及附属器结构模糊,血管壁有坏死改变,横纹肌横纹消失,肌浆凝固,肌间细胞呈条带状增生,有大量炎症细胞浸润。结论:随着冷伤程度加重和冷伤后时间延长,其组织病理结构破坏越严重。

融化过程对组织细胞的损伤是肯定的。同冻结一样,由于融化速度不同造成损伤程度亦不同。冻结肢体的自然融化复温(慢速融化)由冻结温度缓慢上升到0 ℃左右时血流不通,温度上升是由于外界环境温度的热交换,当组织血流逐渐恢复,温度缓慢上升;当多数血管通畅时,组织温度迅速回升。慢速融化过程中,重新形成冰晶体且相互凝聚扩大,加重了对细胞的损伤。细胞外冰晶体融化,水分重新分布,过量的水进入细胞内,导致细胞肿胀、破裂,加重细胞损伤。冷伤组织融化后,被冻区局部呈现红、肿、热、痛等炎性反应症状,出现大小不一的水疱及大量渗出,重度冷伤最终出现组织坏死。这阶段的主要病理变化是血液循环衰竭,炎性反应及组织代谢紊乱。

(一)血液循环障碍

融化后初期,血流恢复,后来血管扩张,血流缓慢,随着血管壁通透性增加,血管壁损伤,血浆漏出,血液浓缩,血黏度增加,血栓形成等使血流减慢乃至停滞。冻区血管高度扩张,血管内膜肿胀,内皮细胞剥脱、内弹力板有不规则的断裂片,肌细胞呈核卷曲或扭曲状。血流减慢,红细胞淤积,血小板聚集,血栓形成等均可导致血液循环障碍。炎症介质的释放增加了凝血倾向,近年来的研究还证明,复温重灌流过程中尚可产生一些介质,如氧自由基可加重内皮细胞损伤,使血管渗出增多,局部水肿增剧;如前列腺素 $F_{2\alpha}$(prostaglandin $F_{2\alpha}$,$PGF_{2\alpha}$)等可使血管收缩,又均可使血小板、白细胞凝集,导致血栓形成,甚至微循环障碍。

第一阶段是冷暴露引起的组织冻结细胞内冰晶形成导致机械性损伤。第二阶段出现进行性微循环障碍与炎症介质释放,血栓形成导致微血管闭塞、组织缺血坏死。

(二)炎性反应

组织内冰晶及其融化过程造成的组织破坏和细胞坏死,促使炎症介质和细胞因子释放,引起炎性反应,加以组织缺血-再灌注造成细胞凋亡,构成了冷伤的病变。被冻区融化后红、肿、热、痛反应症状明显,并出现功能障碍。冻后局部炎性反应的程度与组织存活力有密切关系,冻结状态下温水快速融化复温的冷伤组织,炎性反应较剧烈,而当冷伤程度非常严重时,炎性反应反而较弱。上述这些改变的程度均与冷伤程度有密切关系,较轻的冷伤,是可逆性的改变,随着冷伤程度的加重,这些改变亦向不可逆性发展。研究结果表明,冻结性冷伤是一种免疫复合物相关性疾病。

(三)修复或坏死期

冷伤组织在炎性反应期后,视冷伤程度不同而有不同的转归。较轻的冷伤组织,随着血液循环障碍及代谢紊乱等的逐渐改善而得以修复,重度冷伤则将转入坏死形成期。皮肤由红肿变为苍白,开始大量渗出,水肿消退,尔后逐渐干燥,形成黑褐色痂皮,最后冷伤组织坏死,并与未坏死的组织之间形成明显的分界线,最终脱落。不合理的复温可因胞内冰晶凝集,胞外水分重新进入细胞内,进一步造成损伤。

冷伤引起组织坏死的病理机制是一个极其复杂的病理变化过程。一方面是寒冷低温对组织细胞的直接损伤和细胞代谢的改变,另一方面是寒冷低温对血管损伤引起的循环障碍造成的结果。

冷伤的3个发展阶段,往往重叠交错发生,难以截然分开,这里只是为了叙述方便加以划分。

总之,冻结和融化损伤是造成组织损伤的基础,其中最重要的是低温程度、致冷速度、受冻时间及融化复温速度,在这些因素的协同作用和相互影响下,造成组织细胞不同程度的损伤。

(郑　伟　侯志宏)

第二节 寒带地区冷伤的发生机制

一、寒冷引起细胞的损伤

当机体局部接触冰点以下低温时,发生强烈的血管收缩,如果接触时间较长或温度很低,则细胞外液甚至细胞内液都形成冰晶。组织内冰晶可使细胞外液渗透压增高,直接破坏组织细胞结构,使血管内皮损伤,组织细胞坏死,血栓形成,炎症介质释放引起炎性反应。同时,人体受低温侵袭时,局部血液循环不畅,致使组织缺血缺氧也会造成细胞深度的损伤。

寒冷损伤首先从细胞膜开始,导致生物膜的物理和化学损伤,包括膜结构和形态异常、膜的生理功能紊乱等。形态学观察发现,低温时细胞膜脂质双层可出现孔道或龟裂。另外低温还可直接改变膜蛋白分子结构和活动程度,如疏水键减弱、冰晶形成、膜蛋白周围脂质的裂解和有序性增强、表面张力增加等因素间接作用于膜蛋白,改变膜蛋白的正常位置,降低膜蛋白的跨膜移动和侧向运动,并导致膜表面蛋白的脱落。在细胞膜骨架的装配过程中,低温时解聚反应明显快于聚合反应,导致细胞形态异常,表现为膜棘突形成肿胀或萎缩线粒体嵴排列紊乱等。低温还可以通过影响膜泵活性、离子通道活性、膜蛋白的代谢等改变阳离子、阴离子、氨基酸、葡萄糖、脂肪酸等大分子物质的跨膜转运和细胞的兴奋性。同时,低温还可以激活各种处于"潜伏态"的分解酶,启动细胞的自我损伤机制,加速寒冷损伤的形成。此外,冷应激可以改变胞膜的脂质成分,并能抑制蛋白质合成与细胞增殖。

二、寒冷诱导的细胞凋亡

冷伤可诱导细胞凋亡,凋亡细胞普遍存在于整个损伤过程。在寒冷造成的脑损伤中脂质过氧化和胞内 Ca^{2+} 超载可能是加速神经元凋亡的重要因素。在细胞凋亡的基因调控中,*bcl-2* 基因家族、*p53*、*ICE* 基因家族和即早基因等起重要作用。即早基因是一类对外界刺激信号传入数分钟后即刻做出反应进行表达的基因,目前研究主要以 *c-fos* 和 *c-jun* 基因为主,且即早基因 *c-fos* 产生的蛋白质,可以作为大脑损伤的标志物。有试验证实,大鼠在冷应激后 2~6 h 可使下丘脑室旁核、孤束核和脑干蓝斑出现明显的 *fos* 表达,同时,在被认为是大脑体温调节中枢的视前区内侧核也出现强烈的 *fos* 表达,提示 *c-fos* 与细胞凋亡关系密切。尤其是在冷冻后的复温过程中,可诱导明显的 *fos* 表达,说明冷冻复温过程存在缺血-再灌注现象。低温致使细胞外 Ca^{2+} 内流,从而使细胞内 Ca^{2+} 超载,除了抑制线粒体功能和加速膜磷脂降解外,还能造成钙离子激活的中性蛋白酶(calcium-activated neutral proteinase,CANP)活性病理性增加,造成神经元骨架破坏,最终导致神经元死亡。

此外冷应激还可引起心肌细胞凋亡率显著增加,其增加程度与冷应激强度呈正相关。细胞内活性氧(reactive oxygen species,ROS/active oxygen)升高是冷应激导致细胞凋亡的重要细胞学现象。ROS具有很高的生物活性,很容易与细胞内大分子反应,如对核物质的作用可以导致碱基修饰、碱基丢失、单链和双链脱氧核糖核酸(deoxyribonucleic acid,DNA)的断裂、DNA交联、癌基因的激活或失活等,特别是染色质位于核小体之间的组蛋白成分是ROS攻击的主要目标,从而导致DNA降解、细胞凋亡。冷应激后心肌细胞内ROS含量明显增加且随着应激强度的增强而增加,这可能是导致心肌细胞凋亡的重要机制。

三、寒冷诱导的脂质过氧化作用

寒冷环境作用于机体引起应激反应,在冷应激反应中脂质过氧化反应明显增强。研究表明,冷暴露后大鼠肝、骨骼肌和血清中丙二醛（malondialdehyde，MDA）含量均呈升高趋势，至第 2 周血清 MDA 显著升高。由于脑组织富含脂质，自由基大量产生攻击膜性结构上的多价不饱和脂肪酸，引起脂质过氧化反应，生成有细胞毒性的脂质过氧自由基（lipid peroxide radicals）和脂质过氧化物，破坏生物膜的完整性。氧自由基还可使蛋白质及酶变性，使酶丧失活性。超氧化物歧化酶（superoxide dismutase，SOD）是体内最重要的超氧阴离子自由基清除剂。大鼠在受冷初期，脂质过氧化活动增强，自由基诱发了抗氧化酶的表达；皮质酮升高，Cu、Zn-SOD 活性也随之升高，这是机体的代偿保护作用，但持续受冷后，SOD 活性下降。同时蛋白质羰基、共轭二烯和丙二酰硫脲反应活性升高，冷应激可以破坏氧化/抗氧化之间的平衡，改变酶和非酶的抗氧化状态、蛋白质氧化和脂质过氧化作用，间接导致冷伤发展。

四、寒冷对一氧化氮表达的影响

一氧化氮（nitric oxide，NO）是具有广泛生物活性的介质，由一氧化氮合酶（nitric oxide synthase，NOS）催化 L-精氨酸（L- arginine，L-Arg）氧化生成。在神经系统中，不同来源的 NO 发挥不同的作用。一方面 NO 作为神经介质在传递信息中起作用，另一方面参与神经毒性作用，可加重神经元的损伤。NO 还可与超氧阴离子反应生成过氧亚硝基阴离子（peroxynitrite anion，$ONOO^-$），后者是一种强氧化剂，可导致机体脂质过氧化。许多生理和病理因素都可能在基因表达、酶蛋白活性位点激活等水平上影响 NOS 的活性。研究发现：分离 Wistar 大鼠主动脉，并在 PBS 培育液中培养 1 h，然后使其暴露于 −20 ℃ 环境，发现轻度冷伤时，NO 水平降低、NOS 活性明显升高，可能是机体受到寒冷刺激时的应激保护性反应，以减缓冷伤的发生；而当冷冻程度进一步加重，应激保护失效，NOS 活性显著降低，NO 表达升高，并导致血管损伤。冷库作业工人血浆中 NO 和 NOS 表达均增加，可能由于超氧自由基大量堆积，后者激活 NOS 促进 NO 合成，结果 $ONOO^-$ 产生增多，而 $ONOO^-$ 是比超氧自由基更具破坏性的活性氧，进一步加重了脂质过氧化的程度。有报道显示，小鼠在寒冷应激（−10 ℃，10 h）后，其脑内 NO 生成量已显著减少，NOS 活性显著升高，NO 与 NOS 呈显著性负相关，提示神经递质 NO 可能主要起保护脑神经细胞作用。由此推测寒冷刺激对 NO 表达的影响与应激的强度、时间都有关系，但还有待进一步研究。

（郑　伟　侯志宏）

参考文献

[1]刘嘉瀛,汪海.寒冷损伤防治手册[M].北京:军事医学科学出版社,2009.

[2]孙景海.军队寒区卫生学[M].北京:人民军医出版社,2012.

[3]刘艳红,陈向军,周玉海,等. 寒区官兵冻伤的发生特点及临床治疗[J]. 华北国防医药,2010,22(S1):139.

[4]张明,陈志英,孟和宝力高,等. 寒区基层部队冻伤分析与防治体会[J]. 人民军医,2012,55(3):223-224.

第十五章

寒带地区战创伤的评估

在战创伤的现场急救及后续治疗过程中,准确的评估重伤员尤其是多发伤伤病员的生理紊乱及损害程度,对于准确的确定治疗方案、进行预后评估以及临床经验总结等科学研究都有重要的指导作用。创伤评分法就是在战创伤救治中进行定量诊断,以科学的量化标准评估伤病员损伤程度的方法。创伤评分法创立于 20 世纪 60 年代,现成为临床工作以及医疗论文写作的常规指标,美国外科医师协会(American College of Surgeons)以此评价全国创伤医疗质量。

第一节 创伤评分法的种类

我们对寒带地区战创伤的伤病员进行创伤评分,有助于快速判断伤情,正确的分类后送和早期治疗,并为后续专科治疗提供指导。

一、按适用场所分类

(一)院前评分

院前评分包括创伤指数(trauma index,TI)、创伤积分(trauma score,TS)、修订创伤评分(revised trauma score,RTS)、CRAMS 法[该方法评定的范围包括循环(C:circulation)、呼吸(R:respiration)、腹部(A:abdomen)、活动(M:motor)和语言(S:speech)5 个方面]、院前指数(prehospital index,PHI)等。其特点在于:主要采用生理参数(血压、呼吸、意识等)进行分级,计算积分,通常是伤病越重积分越低,从而提出创伤程度的区分标准;参数采集方便,计算简单,可以迅速做出判断;要求在救治过程中反复观察各项指标,依据变化进行动态评分。

(二)院内评分

院内评分包括简明损伤定级(abbreviated injury scale,AIS)、损伤严重度评分(injury severity score,ISS)、解剖要点评分(anatomic profile score,AP)等。修订创伤评分(revised trauma score,RTS)有时也用于院内评分。其特点在于:根据创伤的解剖指标进行分级,只有明确创伤后进行病例解剖才能做出全面准确的院内评分。

(三)ICU 评分

ICU 评分是指急性解剖生理和慢性健康状态评估法(acute anatomical physiology and chronic health evaluation method，APACHE），目前国际上推荐使用 APACHe-Ⅲ。其特点在于包含伤后生理和解剖指标改变及伤前疾病或健康状态，采用大量的解剖、生理参数等综合性指标，需要在具备 ICU 条件下进行动态评估和数字化管理。

二、按数据来源分类

（一）生理评分

生理评分包括创伤指数、院前指数、创伤积分、修订创伤评分、CRAMS 法等，适用于战现场急救、紧急救治时进行检伤分类。

（二）解剖评分

解剖评分包括损伤严重度评分、解剖要点评分，两者都是以 AIS 为基础，经不同运算求得。主要用于医院内评价伤情，指导师救护所的早期治疗及后续专科治疗。

（三）综合评分

综合评分指生存概率（probability of survival，Ps）法，是由年龄、生理、解剖等评分参数通过加权法而综合得出，包括创伤与损伤严重度评分（trauma and injury severity score，TRISS）、创伤严重程度特征评估（a severity characterization of trauma，ASCOT）、半数致死量（median lethal dose，LD50）法等，用于伤病员预后评估并可指导专科治疗和康复治疗。

（王　飞）

第二节　院前评分

依据战创伤救治规则分工，院前评分用于战现场急救和紧急救治过程，其中战现场急救由卫生兵和营、连抢救组人员完成，紧急救治由卫生士官和团以下单位军医在战现场或团救护所及相当救治机构完成，主要评分工作由后者完成，依据评分进行检伤分类，决定转移后送。因为战现场救治条件有限，人员救治水平不高，要求院前评分简单易行，同时有一定敏感性，即能准确地评估创伤的严重程度，不遗漏应该后送的伤病员，也要求一定特异性，即把轻伤员筛选出来。一般来说，伤情越重评分越低。通常把 RTS≤12 或 CRAMS≤8 或者 10% 死亡概率（PS<0.9）作为重伤后送标准，因我军在创伤和战场救治的反应时间较外军长，特别是寒带地区山高林密，不便于伤员运输，伤病员院前评分分值因为到达医院时间过长而偏低，故在实际应用中应灵活估计。

一、急救判定法

急救判定法即紧急医疗技术员判断系统（emergency medical technician judgment system，EMT 系统）。我军与之相对应的是简易战创伤计分系统，在此不做赘述。此系统分为 4 级：①轻伤；②不威胁生命和肢体的急症；③威胁生命和肢体的急症；④需心肺复苏（cardiopulmonary resuscitation，CPR）。此法可由卫生兵和营、连抢救组人员及卫生士官和团以下单位军医完成。

二、院前指数

院前指数（PHI）是由 Koehler 于 1986 年经过前瞻性研究提出，把循环、呼吸和意识状态作为评分参数，同时结合伤类构成。分值共有 0～20 分，0～3 分为轻伤，4～20 为重伤，伴胸腹贯通伤加 4 分，使总分达到 0 ~ 24 分。国外研究表明,其敏感性为 94.4% ,特异性 94.6% ,优于其他院前评分(表 15-1)。

表 15-1 院前指数(PHI)的评定

指标\分值	1	2	3	4	5
SBP /kPa(mmHg)	>13.33(100)	11.47 ~ 13.33 (86 ~ 100)	10 ~ 11.33 (75 ~ 85)		0 ~ 9.87 (0 ~ 74)
脉搏/次·min⁻¹	51 ~ 119			≥120	≤50
呼吸/次·min⁻¹	正常		浅或费力		<10 次/min 或需要插管
意识状态	正常		模糊或烦躁		言语不能理解
合并贯通伤				合并	

SBP(systolic blood pressure):收缩压

三、创 伤 指 数

创伤指数(TI)由 Kirkpatrick 等 1971 年提出,取受伤部位、损伤类型、循环、呼吸、意识 5 个参数,依据异常程度评分:1 分、3 分、5 分、6 分,如表 15-2,相加求和。总分 0 ~ 24 分,0 ~ 7 分为轻伤,8 ~ 17 分为中重伤,≥17 分为极重伤,死亡率达 50% ,后送标准≥10 分。但是现在很少用该指标。

表 15-2 创伤指数(TI)的评定

指标\分值	1	3	5	6
受伤部位	四肢	背部	胸部	头颈腹
损伤类型	撕裂伤	挫伤	刺伤	钝器伤、子弹伤
循环状态	外出血	血压 8 ~ 13.33 kPa (60 ~ 100 mmHg) 脉搏 100 ~ 140 次/min	血压 8 ~ 13.33 kPa (60 ~ 100 mmHg) 脉搏 100 ~ 140 次/min	血压测不到 脉搏<50 次/min
呼吸状态	胸痛	呼吸困难	发绀	无呼吸
意识状态	嗜睡	恍惚	半昏迷	深昏迷

四、病伤严重程度指数

病伤严重度指数(illness-injury severity index,IISI)共包括 8 项测定指标。每项积分相加得总分,年龄小于 2 岁或者大于 60 岁,总分加 1 分,可用于伤员评分及非创伤急症患者紧急评估。分值越高,伤情越重。0 ~ 6 分为轻伤,7 ~ 13 分为重伤,14 ~ 24 分为危重,25 分以上可能死亡(表 15-3)。

表 15-3 病伤严重程度指数

指标\分值	0	1	2	3	4
脉搏 /次·min^{-1}	60~100	100~140或<60	>140或不规则	无	–
血压 /kPa(mmHg)	13.33~20/8~12 （100~150/60~90）	11~12/12~16 （82.5~90/90~120） 20~27/12~16 （150~202.5/90~120）	<11/>16 （82.5/120） >27/<16 （202.5/120）	无	–
肤色	正常	淡红	苍白(潮湿)	发绀	–
呼吸 /次·min^{-1}	12~19	≥20	<12 胸痛,费力	无自主呼吸	–
意识	能定向回答问题	语无伦次,反应迟钝	嗜睡	丧失	–
出血	(－)	出血能止住	止血困难	出血止不住	–
受伤部位	–	四肢	背部	胸部	头颈腹
受伤类型	–	撕裂挫伤	骨折	刺伤	钝伤、投射物伤

五、CRAMS 评分法

　　CRAMS 评分法由循环(circulation)、呼吸(respiration)、胸、腹部(abdomen)、运动(motion)及言语(speech)组成,每项指标分2、1、0三个等级,5项分值相加即为总分。9~10分为轻伤,7~8分为重伤,6分为极重伤。文献报道 CRAMS 灵敏度83%~91.7%,特异性49.9%~89.9%。≤8分为后送标准(表15-4)。

表 15-4 CRAMS 评分法的评定

指标\分值	2	1	0
循环 SBP/kPa(mmHg)	毛细血管充盈正常 ≥13.33(100)	毛细血管充盈迟缓 11.5~13.3 （86.25~99.75）	无毛细血管充盈 <11.5（86.25）
呼吸	正常	费力浅或次数>35次/min	无自主呼吸
胸、腹部	均无触痛	胸或腹有压痛	连枷胸、板状腹或深部贯通伤
运动	正常	只对疼痛刺激有反应	无反应
言语	正常	言语错乱,语无伦次	发音听不懂或不能发音

　　SBP(systolic blood pressure):收缩压

（王　飞）

第三节 院 内 评 分

一、简明损伤定级法

　　1969 年由美国医学会（American Medical Association，AMA）和机动车医学发展协会（American Association for Automotive Medicine Development，AAAM）共同制定了简明损伤定级（AIS）法，此后又有 1985 年、1990 年、1998 年、2005 年 4 个版本。AIS 将人体划分为头、面、颈、胸、腹和盆腔、颈椎、胸椎、腰椎、上肢、下肢、体表等 11 部位及 9 个分区。按组织器官解剖损伤程度，规定了每处损伤 1～6 分的标准，将 AIS 值逐一记录。AIS≥3 分为重度损伤，6 分属于致死性损伤。当损伤累计多个部位及系统器官时，由于伤员 AIS 分值总和与各个系统器官的 AIS 分值之间非线性关系，不能简单相加或者求得平均数，因此 AIS 法对多发伤的总伤势无法做出评估，但它是一切解剖评分法的基础。

二、损伤严重度评分法

　　1971 年 Baker 发现损伤的严重度和死亡率与损伤严重度评分（ISS）法的平方和相关，且此规律适用于多发伤，因此提出以 AIS 平方和计算 ISS 估计总体伤情，即身体 3 个最严重损伤区域的最高 AIS 分值平方和。本评分将全身分为 6 个区域：头或颈、面部、胸部、腹部或盆腔、四肢或骨盆、体表。头、颈损伤包括脑或脊髓损伤、颅骨或颈椎骨折。面部损伤包括五官和颌面部骨折。胸腹部和盆腔损伤包括其内的所有内脏器官伤。胸部伤包括膈肌、肋骨、胸椎损伤；腰椎损伤归入腹腔盆腔损伤。四肢、骨盆或肩胛带损伤包括扭伤、骨折、脱位和断肢，但是除外脊柱、颅骨、肋骨损伤。体表损伤包括撕裂伤、挫伤、擦伤和烧伤。

　　分值范围：1～75。ISS=75 只见于以下 2 种情况：①有 3 个区域都含有 AIS5 的损害，根据定义：$5^2+5^2+5^2=75$；②只要全身任何一个损伤达到 AIS6，ISS 自动升值为 75。

　　ISS 法侧重于对于多发伤的综合评定，评定总的解剖损害，是迄今为止应用最广的院内创伤评分法。

（王　飞）

参考文献

［1］王正国.临床诊疗指南：创伤学分册［M］.北京：人民卫生出版社，2007.

［2］王正国.野战外科学［M］.北京：人民卫生出版社，2010.

［3］张连阳，姚元章.简明创伤救治学［M］.重庆：重庆出版社，2008.

［4］郭庆山，黄显凯，任家顺.实用战创伤临床治疗学［M］.郑州：郑州大学出版社，2012.

［5］韩旭，李树峰，徐峰，等.常用创伤评分在急诊创伤评估中的应用［J］.中国急救复苏与灾害医学杂志，2013，8（5）：461-463.

第十六章

寒带地区战创伤的分级救治

第一节　寒带地区战创伤的分级救治程序

一、概　述

无论在平时或战时,对创伤的现场急救是减少致死率和致残率的关键,也是院前救治、院内救治的首要环节。寒带地区战创伤战现场急救,具有创伤分级救治的共同特点,同时也具有其各专科特点的伤情分类、分级救治体系、急救程序与注意事项、战现场常用急救方法和急救器材。救治中只有遵循其伤情特点和救治规律,方可在战现场急救中迅速做出全面、详细而准确的判断与评估,实施及时、专业、高效的专科救治。

战创伤救治体系的建立是战创伤救治的保证。无论平时还是战时,创伤已成为危及人类的重大公害,而战创伤急救体系的建立与完善直接关系到救治水平与救治效果,特别是对于群体性伤员,无组织、无计划的救治不但导致救治效率低下,甚至可能出现死亡及致残的不良后果。因此,无论在平时或战时,建立和健全立体化、层次分明、专业性强的救治体系是创伤救治工作的前提与保障。

战创伤急救是否成功和创伤救治的最终结局除了与创伤的严重程度、救治时间的早晚有关外,也与医生所掌握的创伤急救技术密切相关。战现场急救是创伤救治非常重要的环节,要特别注意把握急救的"黄金时间",其处理是否及时、有效在很大程度上决定伤员的预后。

由于战场上的伤员往往是突然、大批、集中的发生,伤员负伤的战现场环境复杂、救治场所不稳定、卫生资源有限、医疗设施不完备,不可能在战场上对所有伤员进行完善和及时的处理,这就要求必须将伤员进行分类救治,逐步转移到后方比较稳定的救治地域,因此产生了分级救治(echelon treatment)。分级救治又称阶梯救治(ladder treatment;或阶梯治疗,ladder cure),是在战场的特殊环境条件下,军队各级救治机构分工救治伤病员的基本组织形式和工作制度及方法。按照军队体制和战伤救治规律对各级救治机构规定了具体的救治任务和实施的救治范围,以保证战时大批伤病员救治工作的继承性和连续性。主要包括建立合理的医疗后送体制,编设相应的各级救治机构;规定各级救治范围并认真执行;建立使用统一的医疗文件,保障救治工作的连续性和继承性。

战创伤需要多层次救治,从现场和院前救助,再到院内急救和专科处置,对时限性与专业性方面都有很高的要求,包括救治的及时性、专业性和高效性。时效救治(aging treatment)是按照最佳救治时间采取相应救治措施,以达到最佳救治效果的卫勤保障原则。战创伤伤员在没有救护的情况下,其自然死亡时间是有限的,在有限时间内采取急救措施可以延长生命,其延长生命的时间也是有限的,只有得到确定性治疗后,伤员生命才能得到挽救。如颅脑非贯通伤(盲管伤)50%的伤员自然死亡时间为6 min;重伤员在负伤后1 h得到医疗救治的平均死亡率为10%,4 h得到救治的平均死亡率为33%,8 h得到救治的平均死亡率为75%。大出血伤员在给予失血量的生理盐水和1倍量胶体溶液的情况下,至少可以延长生命6~8 h。按照救治需求规律,战现场急救措施一般应当在6 h以内实施,确定性专科治疗一般不超过8~10 h。在战时伤病员救治的组织与实施都应当遵循这一规律,战术地域卫勤力量的配置和救治范围的划分应当按照时效救治标准的要求,根据作战样式、作战环境条件和作战进程进行灵活部署与调度,努力实现救治时机、救治质量与效果的统一。

现代战争由于武器杀伤效能的增大,急危重伤员明显增多;同时,由于部队机动地幅的扩大,使得伤员与救治机构的距离大幅度增加。以上情况要求必须向前沿提供更高层次的医疗保障。对于战创伤伤员来说,最危险的阶段莫过于创伤发生后的10 min和1 h内,分别是救治的"白金时间"和"黄金时间"。如果伤员的伤情能在这段时间内稳定,那么,40%以上都能够获救。据统计,战场上90%的死亡者是因其伤情不能很快地稳定而造成的。未来信息化战争,快速精确锁定伤员位置,是把握战创伤救治"黄金时间"的关键。复杂战场环境中,无法对伤员实施精确定位,一直以来是制约战场搜救效率的瓶颈。因此,为了减少战场死亡率,需要在战现场对危重伤员实施及时有效地救治。这就要求卫勤工作者必须树立分级救治和时效救治的现代战创伤救治理念。包括:①时效观念,在高技术局部战争中的卫勤保障必须突出强调伤病员医疗后送的效果与效率,必须正确处理救治与后送、时机与效果的关系;②群体意识,正确处理批量伤病员的分类处置和个体伤病员手术的时间关系;③以人为本,以救治效果为目的,不受限于阶梯概念,努力在最佳救治时间内对不同伤病员实施不同的救治与后送措施,在连续的医疗后送过程中达到最佳的救治效果。美军则提出"医疗与士兵同在"(medical present with a soldier)。

在未来战争中,我军战伤的救治基本按"三区七级"进行,即:①战术后方,以作战部队本身的卫勤力量为主,由连抢救组和营、团、师(旅)救护所四级阶梯组成,分别实施急救、紧急救治和早期治疗;②战役后方,以集团军和战区基地医院二级阶梯网实施区域性救治,完善早期治疗和开展部分专科治疗;③战略后方,由后方区域内的总部、军种、军区所属医院及指定的地方医院组成,负责专科治疗和最终治疗(图16-1)。

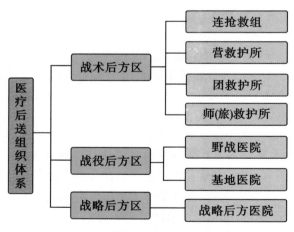

图16-1 战创伤分级救治的组织体系

由此可见,建立专业急救医疗体系尤为重要,其内容包括:①完善的通信指挥系统和反应迅速的院前急救体系;②具备救治与监护的快速运输工具;③高水平的院内急救与护理系统;④急救网络系统和科研情报机构。

二、战创伤救治总则

战创伤救治总则:①战创伤救治工作应在部队后勤部门领导下,有统一组织、统一指挥、统一规定和统一行动,以减少伤员致残和死亡,提高治愈率。②战创伤救治人员要树立全心全意为伤员服务的思想,听从上级指挥,遵守各项规章制度。工作中要发扬勇敢机智和艰苦奋斗的作风,千方百计救治伤员。③为使大批伤员都能得到有效的救治,采取分组救治[阶梯治疗,即根据战时的情况,伤员分别由战术后方(作战区)、战役后方(兵站区)和战略后方的各级医疗组织负责救治]的办法。从前线到后方,设立各级救治组织,前接后送、密切配合,共同完成战创伤救治任务。为了充分发挥分组救治的作用,必须做好伤员分类工作。④对伤员要做到快抢、快救和快送。要特别重视火线抢救,因为这是救治工作的第一步,不但直接关系到伤员生命,而且能为后续各级治疗奠定基础。要优先救治危重伤员,及时防治休克、急性呼吸衰竭等并发症。后送伤员要做到迅速和确保安全,还要尽可能使专科治疗单位接近前线。⑤普及战创伤急救的知识和技能,以便战时开展现场的自救互救和军民结合的战创伤救治工作。

三、战创伤分级救治组织体系

高效是对伤员救治的基本要求,也就是说适时、适地、适量地在最短时间内取得最佳救治效果,同时,关注战创伤救治的程序和方法,提高各救治环节的救治科学性,从战现场开始,实施分级救治,确保救治的顺利进行。分级救治是各级救治机构对伤员进行分工救治的总称。在突发性事件或战争状态下,由于环境条件的限制,伤员救治不可能像平时那样,自始至终由一个救治机构完成,而必须把伤员的救治过程,按分级救治原则,从时间、距离上分开,由从前到后配置的不同救治机构分级救治,共同完成。在伤员数量大、伤类多且伤情复杂的情况下,伤员的整个救治过程,将由纵深梯次配置各级救治机构,各级救治机构按照各自的救治范围分工完成救治任务。

(一)战创伤分级救治的基本原则

战创伤分级救治的基本原则是抢、救、运。总后勤部卫生部于 2006 年重新修订了《战伤救治规则》,对现代战争战创伤的救治任务、救治范围和各类战创伤的救治技术进行了规范。在分级救治的组织方面,《战伤救治规则》主要强调遵循以下原则:①定点保障与机动保障结合,立足于机动保障;②分级救治,治送结合,以现场急救与紧急医疗救治为重点;③救治与医学防护和安全防卫结合,优先预防;④军民结合,协同救治。

在分级救治的技术方面,遵循以下原则:①先抢后救;②全面检伤,科学分类;③连续监护与医疗后送相结合;④早期清创,延期缝合;⑤先重后轻,防治结合;⑥局部处理与整体功能调整相结合。

(二)战创伤分级救治的种类

救治种类是根据救治技术措施的性质及复杂程度,对伤员救治工作所作的类别划分。按医疗后送体系中各级救治的地位划分相应的救治类别,是保证各级救治顺利完成的措施。我军战时伤病员救治种类划分为:急救、紧急救治、早期救治、专科救治 4 种。

1.急救　在伤员负伤地点或其附近,进行最初的救治,包括临时止血、包扎、固定、搬运、防止或缓解窒息、简易防治休克、解毒和其他对症急救处置措施。如环甲膜切开或气管造口术、胸腔穿刺排气等,通常由连营卫生人员和广大官兵共同完成。

2.紧急救治　在救护所实施的挽救生命或防止伤情恶化的进一步急救,旨在保证后送安全而采取的输血、气管切开、结扎或钳夹止血、血气胸的闭式引流、深筋膜切开减压术、尿潴留耻骨上膀胱穿刺等紧急措施,还包括对急救措施的补充和纠正。通常由旅、团救护所或相当等级的救治机构进行。

3.早期救治　或称早期治疗,即对伤员在明确诊断的基础上实施的救治措施,主要包括对伤员施行各种紧急手术(如气胸缝合、大血管的修补、吻合和结扎、开颅减压、清除脓肿、剖腹探查等),以及较完善的清创手术、彻底纠正休克等。通常由师救护所野战医院或相当等级的救治机构实施。

4.专科救治　根据伤病种类,由相应的专科医生利用专科设备及药品、器材对伤病员进行的确定性治疗称为专科救治(或称专科治疗)。通常由设置在战役后方和战略后方的专科医院,分科较细的综合医院或得到上级专科医疗队加强的野战医院负责实施。

未来战争中分级救治的组织形式不会有根本变化,但随着军事医学技术、卫生装备和医疗后送手段的发展,分级救治的理论需要创新,以减少救治阶梯,缩短后送过程,使伤病员迅速到达应去的救治机构,提高救治的时效性。尽快得到确定性治疗,是分级救治体系的发展方向。

(三)分级救治组织体系的特点

1.适应大量伤员救治的需要 伤员数量大,突然发生,伤情严重复杂,前方、后方都可能发生伤员,为了适应这种情况,既要坚持分级治疗,又要避免分级过多,使伤员得到及时救治。对无其他合并重伤的伤员,在战争条件和运输工具允许的情况下,可打破分级治疗的界限,越级后送到有外科专科医疗队加强的二线医院,以争取早期最好的治疗时机。

2.适应战时的条件 野战工作中的地形、季节、时间、气候等条件,都与平时有明显不同。如大型医疗设备的携带和使用受到限制,水、电、暖设备不如平时方便,物资器材药品不充分,甚至中断,并且救治工作要服从军事行动等,决定了伤员的救治工作不可能像平时由一个救治机构救治来完成,必须把一个伤员的全部救治过程,从时间、距离上分开,由前到后配置许多机构分工实施,共同完成。

3.各级机构各司其职 为了保证分级救治的质量,必须设立各级救治机构和规定其任务,明确分工,前后互相配合,保证救治工作的完整性。平时要加强军事医学训练,统一战创伤救治原则,统一认识,保证工作上步调一致,根据各级的救治任务和范围,认真遵守执行。本级应该救治的,不要推到后一级,不是本级的治疗范围,而又无力进行的,不要勉强去进行。

根据以上特点,决定了战创伤分级救治中需有突击性、连续性,救治机构要便于机动,装备要一物多用。要求军医要克服困难,因陋就简,善于就地取材,学会在不利条件下进行工作,坚持医疗原则,保证救治质量。

(四)战创伤医疗分级救治及后送组织体系

我军的医疗分级救治及后送的组织体系是从前方到后方,分区分级,采取建制性与区域性保障相结合的原则,呈梯次配置。医疗后送分"三区七级",即战术后方,由连、营、团、师(旅)救护所组成,开设4级阶梯;战役后方,由集团军野战医院(一线医院)、战区基地医院(二线医院)组成,开设2级阶梯;战略后方,由总部、军种军区所属医院及指定地方医院组成。各级救治单位按统一规定的救治范围,对伤病员实施分级救治及后送(图16-2)。

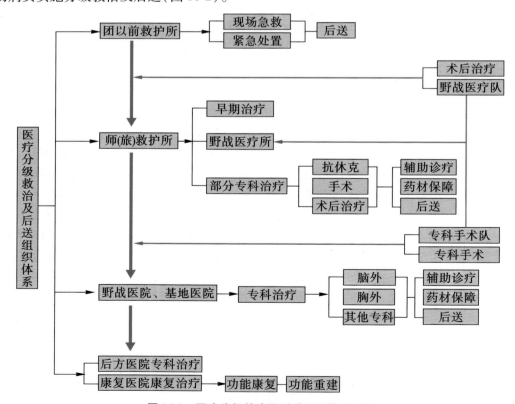

图16-2 医疗分级救治及后送组织体系(1)

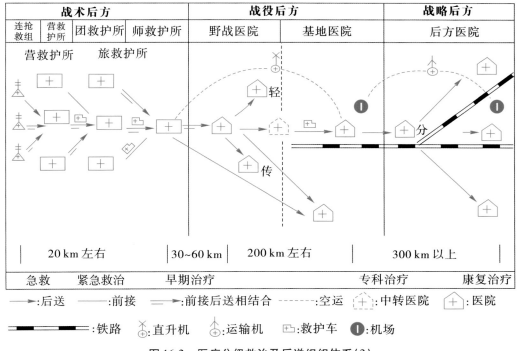

图 16-2　医疗分级救治及后送组织体系(2)

1.战术后方区(作战区)　以作战部队卫勤分队为主,按连、营、团、师(旅)建制系统实行分级治疗,主要任务是进行复苏和抢救,早期处理,分类后送。

(1)连抢救组　由卫生员和卫生兵组成,负责实施火线伤员抢救,主要是把伤员抢救下来,实行最基本的救治工作,并负责这个地区群众性的自救互救。

(2)营救护所　由营卫生所人员、担架员组成,负责组织火线抢救,搜集各连阵地伤员,对伤员进行分类和急救处理,进行补充急救和后送。

(3)团救护所　由团卫生队人员组成,在团后方地域展开,负责收容各营、连的伤员,实施一般紧急救治,填写伤票。医疗后送,留治 1 周内可以治愈归队的轻伤员,参加原子、化学武器杀伤区的抢救。

(4)师(旅)救护所　由师(旅)医院的人员组成,在师(旅)后方地域展开。收容各团的伤员,进行早期治疗,可进行专科检查并进行简单的固定,隔离治疗传染性伤员,留治 1~2 周内可治愈归队的轻伤员,参加原子、化学武器杀伤区抢救和早期治疗。所有通过师(旅)救护所的伤员,都应尽可能得到正确的外科处理。

2.战役后方区　以军区所属的各类医院为骨干,组成战役后方医院基地,实施分级治疗,主要任务是进行早期专科处理。按后勤划区供应的原则分成 1~2 个梯队,负责收容由后方转送来的各军兵种伤员和参战民兵、民工伤病员,实施较完善的治疗和专科治疗。

(1)一线医院　一线医院是一种移动性的救治机构,配置在战役后方和运输线前沿。通常由野战医院或野战医疗所组成,进行早期治疗。如配有专科力量,对颌面颈部伤员要进行救护和初步治疗。在中越边境自卫还击战时抗休克组多配备于一线医院,多由内科医生组成。抗休克组可由一线医院原有的军医组成,也可由后方医院派出专门的抗休克组。一线医院可留治 1 个月内能治愈归队的轻伤员。

(2)二线医院　二线医院配置在战役后方基地内,通常由床位较多、分科较全的驻军医院担任。在缺乏固定建制医院时,常以野战医院为基础,由各种专科医疗队加强,组成各种类型的医院及组成为一个二线基地医院群。如以头颈战创伤为主的医院,除颌面外科军医外,应配有口腔内科、口腔矫形科军医和技术员,设立技工室。这类医院主要任务是:收容一线医院和附近后方部队的伤员,进行早期专科治疗和后续治疗,留治2个月内可以治愈归队的伤员。我军在中越边境对越自卫还击战时,后方医院曾派出颌面专科军医到二线医院。

(3)中转医院 中转医院不是一级固定的救治阶梯,也是由野战医院担任,主要任务是负责后伤员的急救和食宿。发现有传染性的伤员及时组织隔离治疗,根据运输条件和二线医院的布局和分工,进行指定后送,如指定颌面伤员接送至有颌面专科的医院,组织伤员到有关的二线医院和后方医院。

3. 战略后方区 由位于战略后方区域内军队医院组成战略后方医院,收容战役后方医院送来的伤员,主要任务是恢复功能和专科治疗。在后方区根据专科伤员的多少,可组织外科专科医院。在后方区负责收容战役后方医院送来的伤员,其中多是重伤员。战略后方医院设备条件和技术条件较好,环境相对稳定,有条件进行确定性治疗,其中不仅包括外科性治疗,也包括赝复治疗。在分级治疗中既要坚持分级治疗,又要避免分级过多使伤员得不到及时救治。特别是重伤员,在战争条件和运输工具允许的情况下,可打破分级治疗的界限,越级后送到有专科医疗组加强的二线医院,以争取最好的救治时机。分级治疗的体制随着时代的发展,战争规模、使用武器和方法的变化,在各次战争中也都是在发展的。在同一次战争中,后期的分级治疗要比早期进步。不同国家军队的分级治疗体系也并不完全相同,而是根据多方面的情况和各种条件,参考以往战争中的经验来具体确定。

疗养院担负康复治疗与疗养任务,具体工作有以下几项:已完成确定性治疗的伤病员救治;实施一般性功能恢复性治疗和伤病延续性矫治,以及康复训练、心理治疗和康复期疗养;协助装配义具等。

(五)未来战创伤分级救治体系发展趋势

我军的"三区七级"分级救治体制是建立在20世纪既往战争卫勤保障经验的基础上,结合我军当时编制、卫生后送能力和野战卫生装备水平而确立的,从目前来看存在以下不足:①师以前救治分级过多,影响救治效率;②团以前救治任务分工过细,不利于技术效能的发挥;③逐级后送限制过死,不利于提高后送速度,许多伤员特别是重伤员到达团、师救护所接受治疗的时间已经大大超过了最佳救治时机(图16-3)。

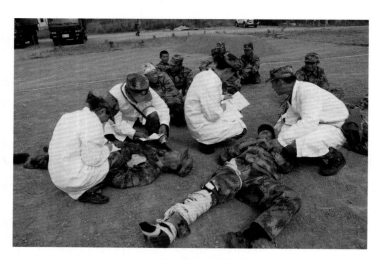

图16-3 战场救护演练

战时"三区七级"救治体系已经不能适应未来战争的需要,我军在未来高技术局部战争中,采用何种分级救治体系正成为我军卫勤部门研究的热点。事实上,医疗后送体制不是一成不变的,应根据不同的作战类型、作战样式和作战地理环境条件,因地制宜,灵活设置。其总的发展趋势是向着优化医疗后送流程,加快后送速度,提高救治和康复质量方向发展。

1. 优化伤病员救治组织流程 师以前救治阶梯可实施越级后送,师以后阶梯实行指定性后送,确保对危重伤病员给予早期专科治疗,提高专科治疗效果,加快伤病员的治愈归队。

2. 发展高新技术后送装备 快速的后送运输工具用于伤病员后送,可为缩短救治阶梯提供物质保障,提高伤病员的救治时效。

3.提高医疗救护人员的素质　掌握高新救治技术的高素质医疗救护人员是优化阶梯、提高救治质量的关键。

4.合理配置与使用救治机构人员编组、装备、物资　建立有效的医疗后送工作信息流程,增强医疗后送机构的自我适应能力,提高伤病员医疗后送保障的效益。

阿富汗、伊拉克战争中,美军快速、机动、高效的卫勤保障机制发挥了重要作用,使伤死率首次降至10%,为其他各国军队提供了借鉴。美军根据以往战争经验提出,建立快速机动的救护单元——前伸外科手术队(forword surgical team,FST),将其作为二级救治机构超前配置,以进一步接近火线,紧随一线作战部队进行医疗救援,从而使之更加精干及富有机动性。在阿富汗、伊拉克战争中,美军救治阶梯分为5级。伤员经卫生兵或营救护站(一级)急救并迅速后送。FST采取"损伤控制"的野战外科策略,实施救命手术处理,目的是止血、控制污染、保持伤员体温,一般将手术限制在2 h以内,然后将伤员送至三级救治机构,即战区支持医院。战区支持医院留观期限为3 d,若超过此期限伤员将后送至四级救治机构进行确定性治疗。若治疗时间超过30 d,伤员将被送回美国本土的五级救治机构,即美军医疗中心进行治疗。

四、战创伤伤病员分类

既往战争的实践证明,当成批伤病员到达救治机构之后,若不首先对他们进行分类,则无法实施有效的救治。通过分类,可使有限的卫勤力量优先投入到最需要救治的伤病员身上。伤病员分类是医疗后送工作管理的一项重要措施,组织好伤病员的分类可避免医疗后送工作的混乱现象,建立正常的工作秩序。

伤病员分类是根据伤情和病情的需要及医疗后送条件的可能,将伤病员区分为不同处置类型的活动,是战时伤病员医疗后送工作的程序之一,是做好伤病员收容、治疗和后送工作的前提。战时伤病员数量大,伤病种类复杂,伤病员情况轻重不同,同时救治力量有限,救治时间紧迫,因此,就产生了救治需要与可能之间的矛盾。为了解决以上矛盾就必须对伤病员进行分类,通过分类,即区分伤病的轻重缓急,确定救治和后送的先后次序,以保证危重伤病员优先得到救治;传染性伤病员得到及时隔离治疗;轻伤伤病员得到留治,一般伤病员得到相应的救治;有放射性沾染、化学染毒和生物战剂污染的伤病员得到洗消;需要后送的伤病员得以安全及时的后送。总之,分类的目的在于保证每个伤病员在各级救治机构得到及时合理的救治和后送,使救治机构的工作能够有条不紊地进行,充分发挥卫勤人力物力作用,提高工作效率。伤病员分类工作是在野战环境下进行的,战时在伤病员数量多、救治力量有限、时间紧张、救治供需矛盾突出的情况下,对伤病员进行分类救治,即按伤情的轻重和需要的缓急救治是保证危重伤病员优先救治、其他伤病员及时救治、各阶梯救治工作有条不紊的关键措施。它与平时医疗接诊工作完全不同,伤病员分类错误,不仅会造成救治的紊乱,失去了分类意义,反而会因重复分类而延误救治时间。

(一)分类的基本形式

每个救治机构都要对伤员进行分类。根据分类目的和实施方法,可分为急救分类、收容分类、救治分类和后送分类4种基本形式。通常伤病员到达救治机构首先进行收容分类,然后进行救治分类和后送分类。分类的基本形式与方法必须与救治机构的组织与工作相适应。我军要求从连抢救组和营救护所,应对伤病员伤病情的轻重程度做一简单区分,并确定救治的先后,团及以后各级救治机构编设专门的分类组织和人员,战役后方根据情况可需开设专门的分类机构。

1.急救分类　我军要求连抢救组和营救护所应对伤病员伤势的轻重和伤病情的紧急程度做出分类,确定救治的先后顺序。团级与以后各级救治机构编组专门的分类组织和人员,战役后方根据情况还可开设专门的分类医院等。伤病员的分类工作是在医疗救治与后送线上多次进行的,在批量伤病员急救、紧急救治、早期治疗、专科治疗时均要进行,在每个救治机构收容、后送都要实施。

2.收容分类　通常由救治机构的分类组或专门的分类机构在分类场地组织实施,也可直接在后

送运输工具上进行收容分类,即明确伤员应由救治机构的哪一个职能组(室)接收和对伤病员处置的先后顺序。当大批伤病员短时间内到达救治机构时,时间要求紧迫,收容分类及时正确与否,直接关系到伤病员救治效率,必要时可采取前接途中、车上分类,以缩短伤病员在分类场的停留时间。收容分类的方法一般不打开绷带,只是通过简单地询问伤病员本人或护送人员,了解负伤情况,观察伤病员的表情、姿势和受伤部位状况,触摸伤病员皮肤、脉搏、伤部;探测伤病员服装体表有无放射性沾染及沾染程度等,查看伤票、伤标、读取IC卡(图16-4)及野战病历等,按照救治机构的编组和分科情况,把收容的伤病员作必要区分,使之及时进入不同的组室。一般可把伤病员、普通伤病员及传染性伤病员、受染并需要洗消的伤病员分开。为贯彻优先抢救重伤员的原则,收容分类时尽最大可能把需要紧急抢救的危重伤病员和休克伤病员直接分出来,使其快速进入病室,以便组织抢救。收容分类要力争迅速准确。

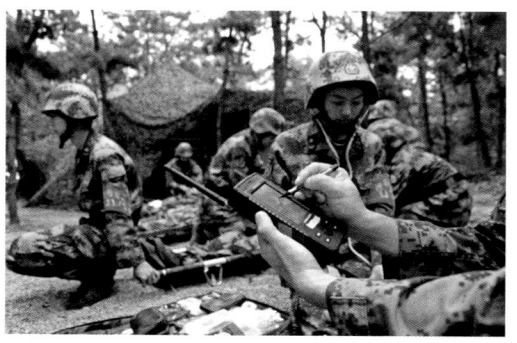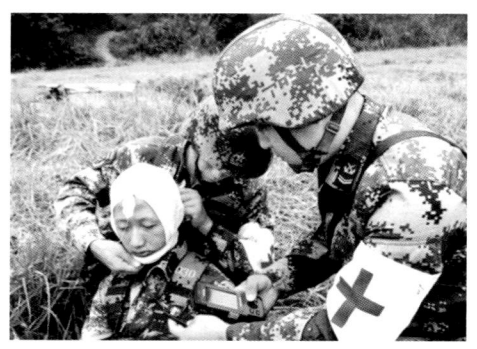

我军第二代电子伤票大幅提高战场救护效率,医护人员在伤员信息手持机上录入伤情(王甲伟摄)

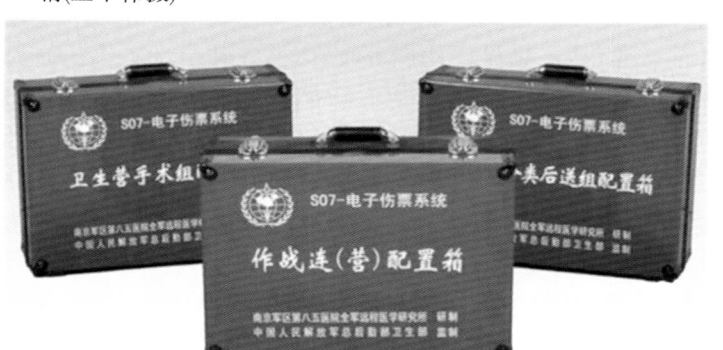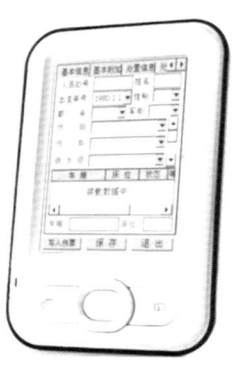

电子伤票系统　　　　　　　　　　　信息手持机

图 16-4　电子伤票

3. **救治分类**　救治分类是收容分类的继续和补充,救治分类即明确应为伤病员补充何种救治措施及实施顺序,通常由救治机构内部各组负责实施。救治分类正确与否,直接关系到伤病员的救治质量和预后。使用组、室的器材装备和各种检查手段,对伤病员进行详细全面的检查,明确伤病情诊断,并根据救治范围,确定救治处理措施,区分轻重缓急,安排救治先后次序,对不恰当的收容安置可做组、室之间的调整。救治分类在救治过程中是循环往复进行的,上一次的分类经过处置后,根据处置效果再次进行分类,确定下一次处置项目,直到救治活动结束(图16-5)。

4. **后送分类**　后送分类主要在救治组或室进行,后送分类主要根据伤病员的诊断、预后的判断和下一步救治的需要,确定伤病员后送的先后顺序、地点;根据伤病员情况和可能的条件,决定采用何种后送工具和伤病员后送姿势,并根据需要派出护送人员。后送分类人员应掌握本级和后一级救治机构的救治范围,了解后一级救治机构的部署位置和战场战况动态,预测后送的安全性,特别是在实行指定性后送更为重要。

急救分类是在伤病员发生的战现场进行的,后3种分类是在救治机构组织实施的。分类在战时

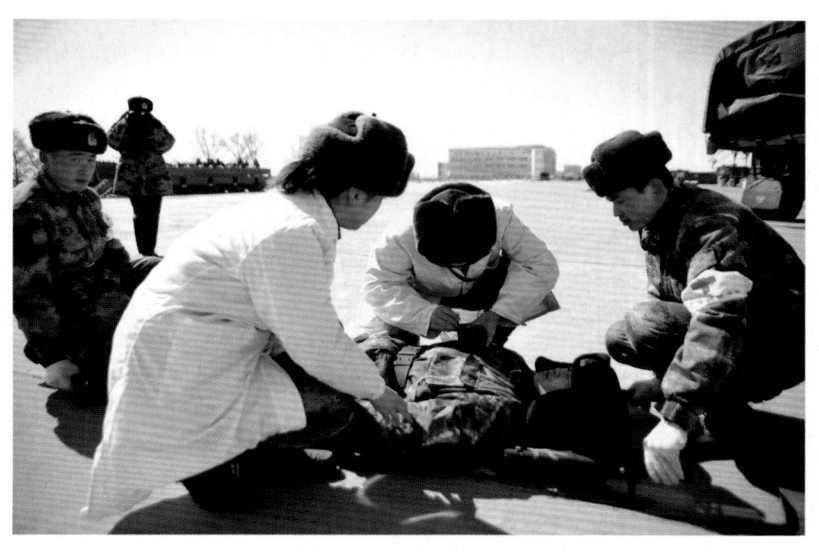

图 16-5　分类组军医正在对伤员进行检伤分类并完善电子伤票

医疗与后送过程中是紧密联系、互相渗透的,有时需要合并进行。伤员由前线到后方,分类也是从简单到复杂。如收容分类有时可分出直接后送者和需要立即进行急救处理者,救治分类包含纠正收容分类的错误或确定可以后送的伤病员。总之,伤病员分类工作贯穿医疗与后送工作全过程,是伤病员在医疗后送线上经常进行的,具有多阶梯性、连续性并反复进行的工作,贯穿于伤员进入各个职能室组直至离开救治机构的整个过程中(图 16-6)。

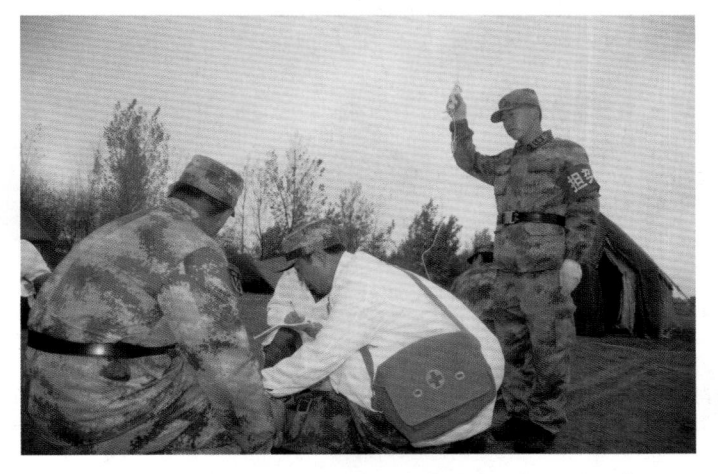

图 16-6　寒带地区战创伤检伤分类要求更加及时准确

(二)分类标识

分类标识(classification and identification)是显示伤病员分类结果的标识物,用于传递分类信息,避免分类本身及救治、后送各项工作环节中的重复和遗漏。在近代战争中已广为各国军队所采用。各种分类标志之间主要靠颜色或形状的不同而相互区别,每种分类标志,分别表示一种分类结果。我军现行的分类标志包括伤标及分类牌两类,分类标识分为通用标识的伤标和救治机构内部使用的分类牌两种。

1. 伤标　伤标(injury markers)是表示几种特殊伤病分类情况的标识,用于传递特殊伤病分类信息,是全军通用的分类标志。使用伤标目的是引起各级救治机构卫生人员和后送人员的注意,给予这些伤病员以相应优先的救治、护理和后送,或采取相应的防护措施。我军现行的伤标有 5 种颜色:红色表示出血(伤员扎有止血带时,在伤标上应注明扎止血带时间);白色表示骨折;黑色表示传染病;蓝

色表示放射性损伤;黄色表示毒剂损伤。伤标上注有文字,以标明伤类和伤情。全军统一规定伤标采用上述颜色的布条或塑料条制作,大小为 15 cm×35 cm。伤标从连级抢救组开始使用,挂在伤病员上衣左胸位置,随伤病员后送直至最终救治机构。其间,各级救治机构根据伤病情况变化,可对伤标进行调整、补挂或取消,但不得无故去掉(图 16-7)。

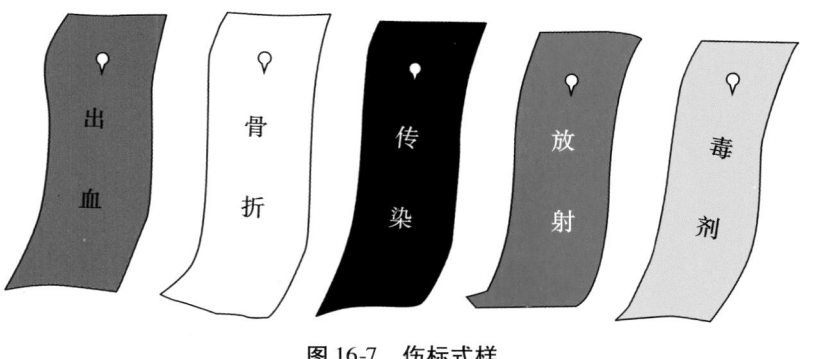

图 16-7 伤标式样

2. 分类牌 分类牌(category card)是战时在救治机构内部使用的、表示伤病员分类结果的标志物。其种类、样式由救治机构根据本级救治范围,内部科、组、室的编设和实际需要自行制作。分类牌要求醒目适用,容易辨认,能在夜色中触知和佩挂方便。通常依不同颜色、形状、孔洞和文字注记,表示伤员收容的去向、救治措施、后送次序和处置的急缓等。一般在分类场,根据收容分类的结果,将分类牌挂置在伤病员胸前,待各科、室、组完成分类牌指示的处置后,取下或根据需要另换分类牌,伤病员离开救治机构及时回收,以免给后续救治机构造成工作混乱。使用分类牌可避免分类重复和遗漏,减少不必要的询问,便于工作人员迅速识别和及时处置各类伤病员,避免工作秩序混乱,提高救治效率(图 16-8、图 16-9)。

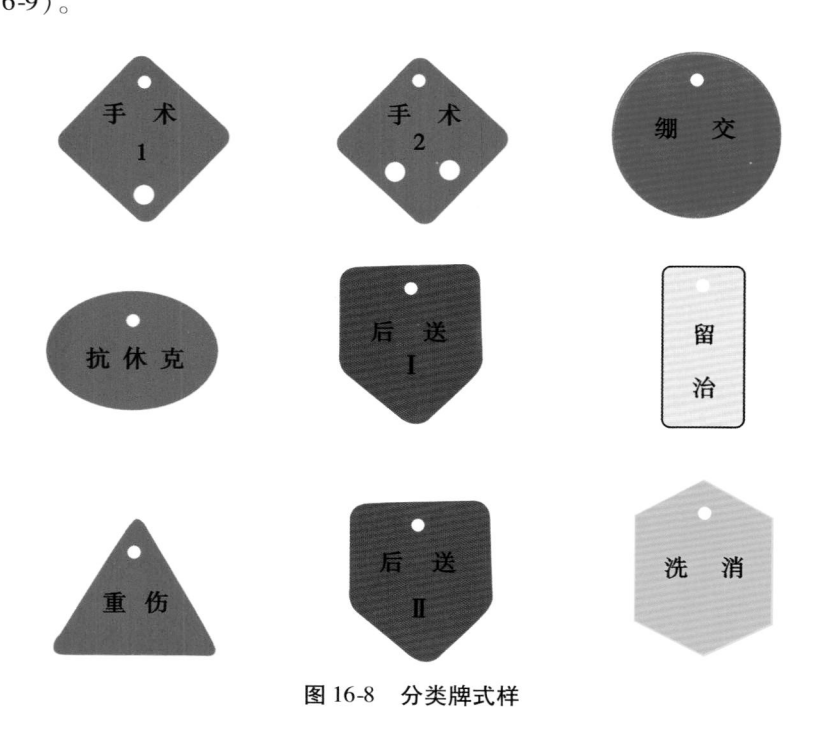

图 16-8 分类牌式样

由于致伤因素众多,在不同条件下致伤因素作用于人体不同部位,所产生的战创伤类型是繁多而复杂的。为了及时明确诊断,做好对伤员的分级救护,为了研究战创伤的致伤机制,总结、提高和发展战创伤外科学,对战创伤进行科学的分类是必要的。从不同的角度战创伤可以有不同的分类方法。按照我国军标《战伤分类及判断准则》(GJB6032–2007),现代战伤分类突出科学、简明和实用原则,分

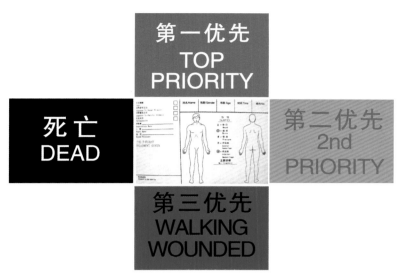

图16-9　分类标签式样

别依据受伤部位(伤部)、致伤原因(伤因)、伤型和伤势等4个方面分类。该分类法基本能够对伤部、损伤性质、特点和程度进行较为全面的描述,医护人员在伤员"伤势+伤部+伤因+伤型"基本框架的基础上,稍加具体描述即可形成较为完整的战创伤临床诊断,能够满足战创伤早期快速诊断和救治的需要。

(三)战创伤分类及判断准则

1.**伤部分类**　伤部分类将战创伤分为头部、面部、颈部、胸(背)部、腹(腰)部、骨盆(会阴)、脊柱脊髓、上肢、下肢、其他等10个部位,以及多发伤。其中头部伤包括颅脑损伤,面部伤包括颌部损伤,脊柱脊髓伤包括颈椎、胸椎、腰椎及相应的脊神经损伤,颈、胸(背)、腹(腰)部伤则不包括相应部位的脊柱和脊髓、神经的损伤,其他伤主要包括电击伤、体温过低、电离辐射伤、微波损伤等难以判定具体伤部的损伤。多发伤是指在同一致伤因素作用下,机体同时或相继发生两个或两个以上解剖部位的损伤。

2.**伤因分类**　根据致伤因素的不同进行分类,是战创伤分类中具有特色的部分。过去的伤因分类主要是依据致伤武器的种类而定,但是,由于现代武器发展非常迅速,种类不断增加,要详尽致伤武器的种类几乎是不可能的。因此,新的伤因分类方法是选用武器的致伤因素作为分类基础,将其分为常规武器伤、特殊武器伤(通常指核、化学和生物武器伤)、新概念武器伤(如激光武器、微波武器、粒子束武器、次声武器)等。按传统武器具体类别也可分为冷(兵)器伤、火器伤、其他武器伤。如爆炸伤(弹片伤、地雷伤)、枪弹伤、刃器伤、挤压伤、冲击伤、撞击伤、烧伤、冷伤(冻伤)、毒剂伤、电离辐射损伤、生物武器伤、激光损伤、微波损伤、复合伤和其他伤等。

(1)**爆炸伤**　爆炸伤(explosive injury)是指火药燃烧、炸药爆炸时,化学能迅速转变为机械能过程中,将弹片、弹珠等物体向外高速抛射,击中机体所造成的损伤。引起炸伤的武器较多,包括地雷、炮弹、航弹、炸弹等爆炸性武器,这些武器在爆炸瞬间产生大量高压气体、热、冲击以及飞散的破片,形成多种致伤因素,如形成破片伤、冲击伤、烧伤等。其致伤特点为多部位、多器官、多种组织损伤。对近年来的局部战争包括伊拉克战争、阿富汗战争、海湾战争、波黑战争、南斯拉夫战争以及车臣战争的伤情调查结果表明,炸伤仍然是现代战争中最常见的伤类。

(2)**枪弹伤**　枪弹伤(gunshot wound/bullet wound;或称枪伤)是指各种枪弹、弹珠等投射物所致的损伤。枪弹表面光滑、行速快,易于穿过身体形成贯通伤。枪弹造成的伤口大多为小圆形,中等距离以远的射入,出口常较入口为大。轻武器发射的高速枪弹击中人体时,因其速度大、质量轻、易发生破裂,大量能量迅速传递给人体组织,故常造成严重损伤。现代战争中,飞机机枪及其他机枪等连发、速射的枪弹由于口径、体积大,并且有穿甲燃烧或者爆炸能力,击中人体后,致死率很高。高速小弹珠的速度随着距离增加而迅速衰减,但在近距离范围内,却有很大的杀伤力。此外,小弹珠常呈"面杀伤",即一定范围内含有许多弹珠散布,同一人可同时被许多弹珠击中,从而造成多处受伤。在伊拉克和阿富汗的战争中,火器枪弹伤占到美军伤员人数的18%。损伤的程度主要取决于弹头的质量、截面密度及命中时的速度。枪弹伤由直接组织创伤、空腔作用(导致血管损伤和组织失活)和继发的污染引起。

(3)刃器伤 刃器伤(blade injury)是指刀、剑、戟等武器以其利刃或者锐利尖端所致的损伤。现代战争条件下,刃器伤较为少见。

(4)挤压伤 挤压伤(crush injury)是由挤压造成的直接损伤,主要表现为挤压综合征。挤压综合征是由于压力或者打击等原因造成的肌肉细胞损害的系统性表现,其最严重的并发症是急性肾功能衰竭。

(5)冲击伤 冲击伤(blast injury)是指在冲击波作用下人体所发生的损伤。冲击波超压常常引起鼓膜破裂、肺出血、肺水肿和其他内脏器官出血,严重时可以引起肺组织和小血管撕裂,导致空气入血,形成气栓,引起伤员死亡。冲击波动压能造成不同程度的软组织损伤、内脏器官破裂和骨折,类似于一般的机械性创伤。除空气冲击波致伤外,水下冲击波和固体冲击波(经固体传导)也可以造成各种损伤。此外,冲击波还可以使建筑物倒塌或者碎片飞散而产生继发性损伤。现代战争中,由于高能高爆武器的大量使用,冲击伤非常多见。

(6)撞击伤 撞击伤(impact injury)是指物体以一定的速度撞击人体所造成的损伤,以钝性损伤多见,也可以造成严重的内脏器官损伤。在平时,以道路交通事故中最为常见。

(7)烧伤 烧伤(burns)是指因热力作用而引起的损伤。现代战争中,各种纵火武器如凝固汽油弹、燃烧弹、磷弹、铝热弹、镁弹、火焰喷射器等大量使用,火焰烧伤的发生率急剧增高。在核战争条件下,原子弹或者氢弹爆炸时,热辐射可以引起烧伤,灰尘中的 β 射线可以造成放射性烧伤。

(8)冷伤 冷伤(cold injury)也称冻伤(frostbite),是指因寒冷环境而造成的全身性或者局部性损伤,可以分为冻结性损伤和非冻结性损伤两类。冻结性损伤包括局部冷伤和冻亡,非冻结性损伤包括一般的冻疮、战壕足、浸泡足和全身冻僵。在寒冷的地区和季节,如果保温措施不力,均有可能发生大量冷伤。

(9)毒剂伤 毒剂伤(toxic injury)是指使用化学武器时,人员因受化学战剂染毒而发生损伤。例如,糜烂性毒剂芥子气(mustard gas)和路易剂(lewisite)可以使皮肤产生糜烂和水泡,刺激性毒剂西埃斯(CS)和亚当剂(adamsite)对眼和上呼吸道黏膜有强烈刺激作用,窒息性毒剂光气(phosgene)和双光气(diphosgene)作用于呼吸道可以引起中毒性肺水肿。

(10)电离辐射损伤 核武器爆炸生成的放射性元素能够产生电离辐射损伤(ionizing radiation damage),主要表现为急性放射病、细胞基因突变、细胞损伤、诱发白内障。

(11)生物武器伤 生物武器伤(biological weapons injury)是指由生物战剂造成的人员损伤,生物战剂主要包括致病微生物以及由此类微生物产生的传染性物质。

(12)激光损伤 激光损伤(laser damage)是指激光束对生物体的损伤,其作用主要有热、光、机械压力和电磁场4种效应。激光的热、光和电磁场效应会不同程度地损伤人眼,其中热效应是主要致伤因素。激光造成的眼损伤包括眩晕、闪光盲、视力下降、暂时性失明甚至永久性失明。在未来高技术战争中,随着激光武器的广泛应用,激光眼损伤将成为眼战创伤救治的重点。功率和能量大的激光照射人体时,可能会引起眼睛以外的其他部位的损伤。

(13)微波损伤 微波损伤(microwave damage)主要有热效应和非热效应。热效应是指在高频率微波照射下,机体局部或者全身温度升高,导致皮肤灼热、皮肤内部组织严重烧伤、眼白内障,甚至体温过高致死。非热效应是指当微波照射强度较低时,引起生理功能紊乱和心理状态混乱,其中神经系统的功能障碍和损伤最为突出,出现早而重。

(14)复合伤 复合伤(combined injury)是指人员同时或相继受到两种或两种以上不同性质致伤因素的作用而发生的损伤,在战创伤分类和救治过程中有着特殊地位。

3.伤型分类 伤型是指武器或杀伤因素作用于机体的类型,是战创伤诊断的一个重要部分。根据伤部组织损伤特点进行分类,能够比较明确地反映组织局部损伤的性质与特点,有助于伤势的判断和救治措施的选择。伤型分类通过对分类标准的归纳和综合,既能反映战创伤组织损伤特点,同时又尽可能减少不同伤型之间的交叉重叠。在我国伤票中提出战创伤伤型分为以下类型(图 16-10):贯通伤、非贯通伤(盲管伤)、切线伤、闭合伤、皮肤及软组织伤(擦伤、挫伤、撕裂伤、撕脱伤)、骨折、断肢和断指(趾)及其他。还有其他分类方法,如单发伤、多发伤、多处伤、复合伤等。由于绝大部分战创伤属于机械性损伤,贯通伤、非贯通伤和切线伤是依据投射物在机体产生伤道的特点进行分类的,基本上反映了局部组织学损伤特点。皮肤及软组织伤伤型基本反映了皮肤软组织损伤的类型与特点,骨折、断肢和断指(趾)则反映骨与肢体损伤的伤型特点,对于其他少见的非机械性损伤(电离辐射损伤等)及无法归类者,则归于其他伤型中。

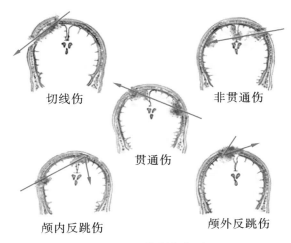

图 16-10　战创伤伤型

(1)贯通伤　贯通伤(penetrating injury)是指既有入口又有出口的伤道,包括 3 种情况:①入口大于出口,常见于近距离射击致伤,或者高速小质量破片致伤,而且速度越快,入口越大,三角形和方形破片致伤时尤为明显;②入口等于出口,常见于弹头正位击穿较薄的部位;③出口大于入口,伤道较长时,容易形成这种情况。

(2)穿透伤　穿透伤(perforating wound)是指致伤物穿透体腔(脑膜腔、脊髓膜腔、胸膜腔、腹膜腔、关节腔等)而造成体腔与外界相通的损伤。

(3)非贯通伤　非贯通伤(non-penetrating injury)是指有入口而无出口的伤道,多见于破片伤和距离较远的枪弹伤。在相同条件下,非贯通伤的伤情比贯通伤的伤情严重。

(4)切线伤　切线伤(tangential wound)是指投射物沿体表切线方向穿过,形成槽沟状伤道。切线伤的伤情取决于投射物传递给组织的能量多少,传递能量多则损伤重,传递能量少则损伤轻。近距离射击时,枪弹传递能量较多,容易造成深部组织和器官的严重损伤。

(5)闭合伤　闭合伤(closed injury)是指体表无开放性伤口的创伤。

(6)皮肤及软组织伤

1)擦伤:擦伤(abrasion)是指皮肤与物体摩擦后产生的浅表损伤,通常仅有表皮剥脱、少量渗血或者出血。

2)挫伤:挫伤(contusion)是指钝性暴力或者重物打击所引起的皮下软组织或者内脏器官损伤。

3)撕裂伤:撕裂伤(lacerated wound)是指钝性暴力作用于体表,造成皮肤和皮下组织撕开和断裂。

4)撕脱伤:撕脱伤(avulsion)是指外力作用致皮肤和皮下组织从深筋膜浅面或者深面强行剥脱,常合并有血管、神经、肌肉、肌腱、骨和关节等深部组织损伤。

(7)骨折、断肢和断指(趾)

1)骨折:骨的完整性或连续性遭到破坏,即称骨折。如火器伤所致的胫腓骨开放性粉碎性骨折。

2)断肢和断指(趾):①完全性断肢和断指(趾),外伤所致肢体和指(趾)断离,没有任何组织相连或虽有残存的损伤组织相连,但在做清创时必须切除的,称为完全性断肢和断指(趾)。②不完全性断肢和断指(趾),肢体和指(趾)骨折或脱位伴 2/3 以上软组织断离、主要血管断裂,不修复血管、远端肢体和指(趾)将发生坏死的称为不完全性断肢和断指(趾)。

(8)其他 如单发伤、多发伤、多处伤、复合伤等。

4. 伤势分类 伤势分类立足于准确反映损伤对人体组织器官损伤程度、生命危险程度和预后影响的严重程度,以伤员组织器官损伤的病理解剖损害程度、损伤对生命的危险程度以及预后对人体健康影响程度为基础进行判断。伤势是根据所需治疗时间和愈合后能否归队区分的战创伤轻重程度。通常根据机体组织损伤状况;对伤者生命及战斗、生活能力受影响程度;治疗后有无残疾及其程度综合判定。伤势分类分为3类,即轻伤、中度伤、重伤及危重伤。对伤员的危险程度可通过伤员的生命体征进行判断,有利于及时准确分类和确定急救措施。

(1)轻伤 轻伤指伤情较轻,能行走,或仅有一处关节脱位或一处肢体、肋骨骨折,或局部软组织挫伤(如皮肤割裂伤、擦挫伤);20%以下的二度烧伤,5%以下的三度烧伤;1~2 Gy 辐射剂量的放射性损伤等。轻伤伤员暂时失去作战能力,或仍能坚持战斗,无生命危险,一般在30 d 内可治愈归队。

(2)中度伤 中度伤指广泛软组织伤、上肢开放性骨折、机械性呼吸道阻塞、肢体挤压伤、创伤性截肢、一般的腹腔内脏器官伤等。因伤丧失作战能力和生活能力,一般无生命危险,但治愈时间较长(2个月内);预后可能留有功能障碍,影响归队服役。

(3)重伤及危重伤 重伤及危重伤指有生命危险或严重并发症;治愈时间需要2个月以上;治愈后可能有严重残疾不能归队者。此类损伤需立即急救,并在专人护送、严密观察其病情变化下,迅速送往医院救治。其伤情范围包括:窒息、昏迷、休克、大出血、头、颈、胸、腹的严重损伤,内脏器官伤及大面积烧伤、溺水、触电、中毒等。

根据既往作战统计分析,常规武器条件下作战,轻伤占伤员总数的30%~40%,中度伤占30%~35%,重伤占20%~25%。救治时区分伤员伤势,可为掌握救治重点,决定是否留治,安排后送次序、体位和选择后送工具提供直接依据。战后统计分析伤势规律,可用于卫勤预测。未来高技术战争,由于武器命中精度和杀伤威力提高,重伤比例将会增加。

(王 飞 徐 爽)

第二节 寒带地区战创伤的救治方法

一、救治的技术原则

寒带地区战创伤救治采用现代战创伤救治的技术原则。

(一)先抢后救的原则

应将伤员脱离火线或者危险地域,再进行抢救。以免伤员再次受到伤害。

(二)全面验伤、科学分类与分级救治的原则

首先进行检伤、分类,判明伤情,力求准确把握伤类、伤部、伤因、伤势、伤情,及时采取有效地救护措施,减少漏诊、误诊,提高救治效率。同时遵循分级救治与后送相结合的原则,救治机构向火线延伸配置,尽量减少救治环节,使伤员在最短时间内尽早得到有效的救护。

(三)连续性监护与医疗后送的原则

后送途中因伤员病情变化快需严密观察监测,不间断施救,各救护环节紧密衔接,防止遗漏或者重复。

(四)早期清创与延期缝合的原则

战创伤伤口一般都有不同程度的污染和组织坏死,为防止伤情发展和感染性休克,必须及早实施清创手术,但是初次清创后不宜立即缝合。

（五）先重后轻与防治结合的原则

按评分确定轻、中、重 3 类伤员,优先对重伤员进行抢救,同时重视中、轻度伤员的早期有效救治,积极防治并发症。

（六）整体治疗的原则

局部处理与整体功能协调、外科处置和内科治疗、生理修复和心理康复相结合,从整体出发,采用综合治疗措施,促进伤病员康复。

二、救治中的损伤控制

在战创伤救治领域,损伤控制(damage control,DC)是严重创伤救治中极具实用价值的外科处理原则,实施得当可以有效地降低严重战创伤伤病员的死亡率。尤其对于寒带地区严重战创伤,因气候及环境因素对病情有加重趋势,在紧急救治、早期治疗过程中实施 DC,可以控制损伤进展,减少死亡率及伤残率。

（一）严重战创伤损伤控制定义

DC 是针对严重创伤伤病员进行阶段性修复的外科策略,可以大幅减少生理紊乱对伤病员的损害,避免由于体温下降、凝血障碍、酸中毒致命"三联征"。DC 可以开始于战现场、救护所或者后方医院急诊科或手术室,越早采取 DC,效果越好,要避免手术中生命体征无法稳定后才实施。DC 通常包括 3 个不同阶段:①第一次手术,包括判断损伤程度、控制出血和污染;②转送 ICU 进行复苏、升温、纠正酸中毒和凝血障碍;③计划性再次手术,通常在 24~48 h 内回到手术室,给予损伤器官确定性修复处置。

（二）严重创伤损伤控制适应证

多数严重创伤伤病员并不需要采取损伤控制及计划再手术模式处理。DC 主要适用于高能量躯干钝性创伤或者多发躯干穿透伤。其适应证具体包括:①严重内脏器官损伤伴大血管损伤,如胸部心脏血管伤、严重肝及肝周血管伤、骨盆血肿破裂和开放性骨盆骨折;②严重内脏器官损伤,如严重胰、十二指肠伤等;③严重多发伤,损伤严重度计分(ISS)≥25;④严重失血,估计失血量>4 L,收缩压<9.33 kPa(70 mmHg)等血流动力学不稳定,或输血量>10 U,或手术室内血液置换>4 L,或所有手术室内液体置换大于 10 L;⑤出现致命性三联征,体温<35 ℃,pH 值<7.30,BE>14,凝血功能障碍;⑥估计手术时间>90 min。

（三）多发战创伤救治过程中的损伤控制

《战伤救治规则》提出分级救治环节,包括战现场急救、紧急救治、早期治疗、专科治疗、康复治疗 5 个环节。对于严重多发战创伤应该在战现场急救、紧急救治、早期治疗阶段贯彻损伤控制措施,紧急处理创伤带来的致命威胁,同时避免各种救治措施带来的损害或影响,如批量伤员检伤分类不当、转运后送途中生命体征监护不当或者输液可能带来现场滞留等。

1. 战现场急救损伤控制原则　战现场急救的主要工作在于战现场伤情评估、有限的生命拯救、快速安全的后送。主要原则是:①伤病员转移至安全区域;②给予基本生命支持,包括通气、止血、包扎、固定、吸氧甚至徒手心肺复苏等救治技术,保障气道通畅、呼吸循环功能;③呼叫后方医疗所;④快速搬运后送;在此过程中要体现时效性,做到快速安全。实践证明,现场的高级生命支持,如气管插管、静脉输液、药物应用、胸腔穿刺引流等侵入性操作,可能延迟伤病员到达救护所的时间。特别是寒带地区环境恶劣,多数战场可能位于山区林地,应进一步缩短伤病员现场滞留时间,甚至必要时可以采取"抢了就跑"的措施。

2. 紧急救治阶段损伤控制原则　紧急救治阶段的主要工作在于检伤分类、昏迷气胸伤病员紧急救治、防治休克及感染等。对于寒带地区战创伤伤病员应进行保温处理,因环境寒冷尽量避免实施创面冲洗。采取措施包括以下几项:①控制外出血,以压迫止血为主,寒冷气候下血管收缩,一般压迫止血、抬高患肢即可有效止血。②建立静脉内通道,严重低血压可在时间允许的条件下建立 2 条静脉通道(14 G 或者 16 G),输液最好选用保温输液系统,若血管收缩穿刺 2 次不能成功不必继续浪费时间,继续积极后送,后送过程注意保暖。③限制性液体复苏,将血压维持在重要器官缺血阈值之上,可以最大限度地发挥机体自主止血功能,并可增加存活率。液体选择等张晶体液,高级创伤生命支持指南推荐生理盐水加林格液,以避免高氯酸中毒,寒带地区冬季输液应采用保温系统。④多次动态全面检伤分类,至少有 3 次全面检查,防止漏诊误诊。

3. 早期治疗阶段损伤控制原则

(1)缩短术前时间 速度是多发伤救治的关键,"黄金时间"的概念要求缩短术前准备时间,寒带地区的气候对此要求更高。专业化的医疗队伍有助于提高效率,要做到汇报及时准确、衔接完美无瑕,各项检诊不能影响复苏。

(2)缩短术中时间 实施简易手术,处理危及生命的主要问题,如腹腔内脏器官损伤可以实施填塞、血管结扎,骨折可临时或确定性外固定,或等待二期处理,早期救治控制在 90 min 以内。

(3)缩短复苏时间 尽快逆转低血容量,纠正低体温,防止凝血功能障碍,纠正酸中毒等,最好在数小时内完成。

三、休克的救治

(一)一般原则及措施

对于战创伤休克,其救治的主要原则为:①迅速查明和纠正导致休克发生的原因;②正确和早期判断血流动力学状态,尽快采取相应措施纠正血流动力学及代谢功能紊乱;③有效维持和稳定重要内脏器官的生理功能,防止器官功能障碍;④综合治疗原则;⑤及时有效的治疗是关键,伤后 1 h 是战创伤休克的"黄金"抢救时机,伤后 10 min 被称为抢救的"白金十分钟"。

(二)寒带地区战创伤休克救治

寒带地区战创伤休克的治疗措施同普通战创伤休克救治一样,包括:一般治疗、病因治疗、液体复苏、血管活性药物的使用、防止内脏器官功能衰竭,在此不重复叙述。寒带地区战创伤休克有不同病理生理特点,可实施如下的治疗措施。

1. 保暖纠正低体温 对休克伤病员均应保暖,但对于寒带地区战创伤伤病员尤为重要。具体措施如下。

(1)减少体热丢失 室温保持在 28 ℃以上是升高体温的重要方法,遮盖或者保护伤病员,减少对流、传导和辐射导致的热量丢失,及时移除湿的床单和衣物,保持伤病员干燥,较少蒸发散热(图 16-11)。

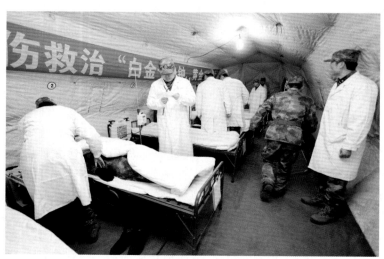

图 16-11 伤员救护所需要较高水平的保温措施

（2）主动加热　采用空气加热装置、电热毯或者加热器等装置；使用预先加温的液体进行胃灌洗、膀胱灌洗、腹腔和胸腔灌洗等内源性复温措施。

（3）避免输入冷的液体　必要时应用我军研制的保温输液系统。

2. 纠正凝血障碍　低温可能导致休克加重，特别是易导致凝血功能障碍，因此救护时除了纠正低体温、维持有效的循环血量和组织氧合外，还要及时输注新鲜冰冻血浆、血小板或者凝血因子；后期休克纠正后可及早给予抗凝治疗，如肝素 0.5 ~ 1.0 mg/kg（首次应用 1.0 mg），4 ~ 6 h 静脉滴注 1 次，或者利伐沙班片 10 mg 口服 1 次/d，防止深静脉血栓形成。

3. 液体复苏

（1）液体选择　以平衡盐液作为首选，生理盐水因渗透压与血浆不一致，因此不宜大量使用。美国国家卫生护理研究院（National Institute for Health and Care Excellence，NICE）推荐液体复苏过程中使用含钠浓度为 130 ~ 154 mmol/L 的晶体液，不推荐使用羟乙基淀粉 130/0.4。

（2）高渗氯化钠溶液　可以应用于寒带地区战创伤休克液体复苏。一般用法：7.5% 氯化钠溶液 50 ml，3 ~ 4 min 内静脉滴注，15 min 后重复 1 次，30 min 后再重复 1 次，4 h 内不超过 400 ml，其作用机制在于：高渗液可以吸出组织间隙和肿胀细胞内的水分起到扩容的效果；对心肌的收缩功能具有一定刺激作用；还可以增加碱储备和纠正酸中毒，升压作用好于高渗糖。

（3）血浆　可以用于纠正凝血因子缺乏，维持机体正常的凝血功能，而不能用来扩容，使用方法：10 ~ 15 ml/kg，可将血浆凝血因子水平提高到正常的 40%。

（4）掌握液体复苏量　休克时液体复苏强调及时和及早，主张"需多少，补多少""量需而入"，充分扩容。一般情况下，首先快速输入平衡盐液或等渗盐水，同时抽血做血型交叉试验。重度休克在 30 min 内输入 1 500 ~ 2 000 ml 液体以扩容，然后根据需要输入血浆或全血。

（5）液体复苏的速度　持续输入液体并非就是液体复苏，早期扩容后应严密监测伤病员反应，防止出现肺水肿，对于血容量不足的伤病员可以快速补液：30 min 内注入晶体液 500 ~ 1 000 ml，判断伤病员对液体复苏的反应及耐受性，注意是否出现咳嗽、血性泡沫痰，警惕出现肺水肿及心力衰竭。

（6）液体复苏终点判断　常用复苏终点指标有：伤病员神志完全清醒；末梢循环转好，四肢温暖，唇甲转红；尿量 >30 ml/h；中心静脉压达到 0.98 kPa（10 cmH$_2$O）；血压、脉搏正常，脉压 ≥4 kPa（30 mmHg）。

4. 抗感染治疗　对于顽固性休克伴有低氧血症可以选用乌司他丁，能减轻各种炎性反应和靶器官损伤，使用方法：10 万 ~ 20 万 U 静脉注射，每 6 ~ 8 h 注射 1 次，7 ~ 10 d 为 1 个疗程。

5. 能量合剂治疗　ATP 减少是休克时导致线粒体功能降低和免疫功能抑制的主要原因，通常外源给予 ATP 难以通过细胞膜，但是休克时细胞膜通透性增强，给予 ATP 和 MgCl$_2$ 后可被摄入干细胞内，使休克伤员存活率提高。使用方法：将 ATP 20 mg、辅酶 A 100 U 和细胞色素 C 15 ~ 30 mg，加入 500 ml 5% ~ 10% 葡萄糖注射液中进行静脉滴注。

四、软组织战创伤的救治

近代战争的数据统计表明，四肢伤占全部战创伤的比例在 60% 左右，而四肢伤包括软组织伤、骨和关节伤。在高科技局部战争条件中，双方采用各种单兵防护装具，并在交战过程中使用大量致伤非致命性武器，使非关键部位伤（未伤及头颈胸腹部）的伤病员在短期内大量增加。1979 年中越边境对越自卫还击战过程中四肢伤发生率为 63.59%，其中四肢软组织伤占 70.5%，而在 2001 年 10 月 7 日至 2012 年 5 月 2 日发生的阿富汗战争中四肢伤达到 93%。在四肢伤的伤员中近半数是软组织伤为主，并多数是单纯软组织伤，并不伴有明显的大血管、骨质和神经损伤。

早期处置软组织伤的主要任务在于及时清创和合理使用抗生素。软组织战创伤初期外科治疗的经典原则是早期清创、延期缝合，即便是现代战争火器伤的处置过程中，我们仍应该遵循此原则。

寒带地区作战中软组织战创伤也会占到很大的比例，特殊寒冷的环境因素以及山高林密转运迟缓，及时有效地处置短期内批量软组织伤伤员是我军寒带地区野战医疗工作的重点。早期清创及时后送是寒带地区软组织战伤的处置原则。

(一)软组织伤致伤原因及机制

软组织火器伤为其主要致病原因,其特点在于投射物在击中机体短时间内释放较高能量,并在进入组织后发生偏转、翻滚或者破碎造成伤道严重的组织损伤;被击中的组织碎片如碎骨块等又可能成为继发性投射物,向伤道内各个方向投射,造成继发性损伤;高速投射物击中机体后引起瞬间空腔效应,使伤道出入口处的污物吸入伤道内,因此所有火器伤伤道均为污染性创口。火器伤造成的损伤广泛且多发,伤道复杂污染较重,虽然寒带地区作战时较为寒冷的气候较少造成重度感染,但是持续低温可能导致抵抗力下降,所以针对寒带地区软组织战创伤应该采取及时应对措施。

(二)火器伤分类法

火器伤分类可采用国际红十字会火器伤伤口分类法,对各种武器伤进行描述和记录,以避免重复打开敷料进行检查,并以此评估治疗结果。红十字会创伤分类系统是依据创伤的以下特征来记分:皮肤伤口(包括出口和入口)的大小,有无空腔、骨折、生命器官的损伤及异物等,上述各项记1个分值,而后根据严重程度和器官损伤情况对记分加以分级。这一系统被认为是野战条件下又快又容易的评分系统。

国际红十字会于1992年提出战伤分类,即E、X、C、F、V、M评分系统。E表示入口,X表示出口,C表示空腔,F表示骨折,V表示重要结构,M表示金属异物,评分如表16-1。

表16-1 国际红十字会战伤分类

类别	指标
E(入口)	测量入口的最大直径
X(出口)	测量出口的最大直径
C(空腔)	在手术前,手指插入伤口,可插入两指者为有空腔 C=0无空腔,C=1有空腔
F(骨折)	F=0无骨折 F=1有骨折,临床无粉碎 F=2有骨折,临床明显粉碎
V(重要结构)	指内脏器官,中枢神经或大血管损伤,包括腘血管和臂部血管及其近侧血管 V=0无重要结构损伤,V=1有上述损伤
M(金属异物)	行放射学检查体内有无子弹或其碎片 M=0无,M=1有1个,M=2多于1个
分级	
1级	E+X<10,C=0,F=0或1(低能伤)
2级	E+X<10,C=1或F=2(高能伤)
3级	E+X≥10,C=1或F=2(大伤口高能伤)
分型	
ST型	伤口+F=0,V=0(软组织伤)
F型	伤口+F=1或2,V=0(骨折型)
V型	伤口+F=0,V=1(重要结构型)
VF型	伤口+F=1或2,V=1(骨折重要结构型)

（三）寒带地区软组织战创伤的救治

1. 战现场急救

（1）止血　一般出血用野战急救包加压包扎即可止血，寒冷气温下血液黏稠度增加，止血一般没有问题，但是此后凝血功能障碍甚至可能高凝状态，需要重视抗凝治疗。

（2）包扎固定　我们采用可塑夹板对四肢骨折进行固定，以减轻疼痛并防止骨折端继续损伤周围软组织，此间注意敷料加厚并注意保暖。

（3）止痛治疗　注射止痛药哌替啶可能导致晕倒、心脏停搏，甚至呼吸抑制，因此我们采用口服止痛药进行止痛，必要时也使用哌替啶止痛，可以缓解伤病员甚至周围指战员的紧张情绪。

（4）及时保温后送　经现场抢救，病情比较稳定后，需及时转送医院进行专科治疗。转送时注意以下几方面：①受伤地距离医院较近可直接送往医院；②如距离医院较远可经现场急救，休克平稳后再尽快转送医院；③转送途中应特别注意防寒、保暖，防止受冻；④转送前注意保护创面，避免再受损伤和污染，有条件可采取包扎后再转送。

2. 早期及专科治疗　清创术即为最主要的处置措施，早期积极的伤口处置可以预防感染、保存肢体、抢救生命。

（1）术前处置　包括及时应用抗生素，肌内注射破伤风抗毒素，去除衣物全面暴露患处，再次检查伤口周围组织，排除其他结构损伤，拍摄 X 射线片并行彩超等相关检查。

（2）清创时机的选择　一般公认的清创"黄金时间"在伤后 6～8 h，环境气温较低并使用抗生素的情况下，如果 12～24 h 没有发生明显感染，仍可行清创术，寒带地区气温低清创时间适当放宽，标准以创面是否感染为依据，明显感染的创口即便仍在清创时限内也不宜进行清创术。

（3）清创的适应证　原则上所有软组织火器伤均应进行清创术，但是如果无明显污染的全身多处点状表浅弹片伤、无重要组织器官损害的简单贯通伤可以不用清创，进行伤口表面清洁、消毒包扎即可，扩大的清创术对此类创口可能适得其反。

（4）清创的原则　清创的定义为：将创口表面坏死后含有大量细菌和碎屑的损伤组织彻底切除，形成一个有良好血供的、可对抗表面感染的伤口。现代软组织战伤处理强调完善的减压引流而非过去强调的"彻底"切除清创术，非高能量损伤创口初期处理可仅进行消毒、冲洗创口及伤道、清除可见异物及毁损组织，新深筋膜切开减压，保持引流通畅，必要时留置负压引流装置，延期或者二次闭合创口。

（5）软组织伤口清创术

1）皮肤皮下组织：尽量保存皮肤，去除明显毁损的皮肤，切除不超过 1～2 mm，无法明确的皮肤损伤可等待再次清创时处置，必要时扩大切口清创。扩创口应与肢体纵轴平行，并避开关节及骨表面，关节表面可行"S"形切口，避免横贯关节的直切口。皮下组织血供差，易被严重污染，可以放宽切除指征。

2）筋膜切开术：切除筋膜碎片、撕裂部分，沿皮肤切口全长切开深筋膜，必要时呈"T"形或者"工"形切开，充分减压，改善组织的血液循环。深部筋膜间隔也可以通过手指钝性分离，使深部筋膜间室充分减压，防止肢体筋膜间室综合征。切开的深筋膜不要缝合。

3）肌组织处理：初期判断肌活力，采用"4C"标准。

肌颜色（colour）：并不可靠，肌膜下挫伤、局部血管痉挛、污水浸泡等均可导致肌变色，寒冷气候下一些坏死的肌组织甚至仍可能保持红润颜色。

收缩力（contractibility）：较为准确，血管钳轻夹肌观察肌收缩性。

肌韧性（consistency）：最佳预测肌活性的指标，有活力的肌组织被钳夹后能迅速恢复原形，肌上保持钳夹痕迹说明活力有问题，但是寒带地区战伤中可能有部分肌组织冻僵，经保温复苏活力仍有可能恢复，在实际操作中应当注意。

肌血供（circulation）：寒冷、休克等因素导致血管痉挛可能会影响肌活力判断。

总之，寒带地区软组织战创伤清创过程中对肌组织可以适当保留，减少切除范围，对后期修复有一定帮助作用。

4）异物：多发表浅异物或者单发贯通伤一般不需异物取出术，消毒包扎即可，尽量去除伤口表面污物，反复冲洗取出残留异物或者血凝块，手指探查去除伤口内衣服碎片、沙石、植物，寒带地区早期处置避免在取出异物过程中浪费太多时间，增加肢体寒冷气候暴露时间。

5）冲洗止血：清创术结束后应使用大量等渗盐水、过氧化氢及 0.1% 医用碘伏（也称碘附或强力碘）进行术中冲洗伤口，可以减少伤口内细菌数量，去除异物，预防感染。小的出血点压迫止血；较大出血点结扎或者电刀电凝止血。

6）包扎：软组织敷料要求是大块、干燥、不收缩、非封闭性，周围纱布绷带疏松包扎，以使伤口炎性渗液引流或者吸附进入敷料。避免局部过紧压迫，预留肢体肿胀空间，避免厌氧菌感染，避免使用凡士林纱布，避免过紧的填塞阻碍引流，必要时留置负压引流装置。除非污染或者感染，不必换药直至手术室行延期缝合。

五、冷伤的分级救治与后送

冷伤的战现场急救与后送是否及时和正确，关系到伤员的预后有无伤残及并发症，甚至涉及伤员的生命。

（一）连营救护所的急救

连营救护所的急救措施：①迅速将伤员移入温暖环境，脱掉（或剪掉）潮湿冻结的衣服鞋袜（如衣服鞋袜冻结在皮肤上，不宜强行脱去，可在复温过程中缓慢移除）；②有条件时尽快用 40～42 ℃ 的温水实施快速融化复温，至组织软化，皮肤、甲床转红为止，外敷冻伤膏进行无菌包扎，禁用冷水浸泡、雪搓、火烤；③伤部疼痛可口服或注射止痛剂；④在保暖的条件下迅速后送。

（二）团救护所的救护

团救护所的救护措施：①对未进行复温的伤员进行快速复温（已复温者不要再复温）；②复温后外敷冻伤膏，每日 1～2 次，无菌包扎；③有条件时静脉滴注低分子右旋醣酐，每次 500 ml，每日 1～2 次，持续 1 周；④重度冷伤应预防感染，应用抗生素（广谱）药物。

（三）师救护所或第一线野战医院

师救护所或第一线野战医院救治措施：①对全身冷伤（冻僵）或重度（深部）冷伤，实施补充治疗，如未复温者仍应抓紧复温；②抗休克，抗感染，预防并发症等；③于 24～48 h 内后送；④对轻度冷伤生活能自理者可酌情留治；⑤对一时不能后送的重度伤员，应严格按照早期处理各项措施进行救治。

（四）专科医院或后方医院

专科医院或后方医院完成冷伤伤员的最终治疗，积极处理创面，适时清除坏死组织，及早植皮消灭创面，力争减轻或避免残疾。

（五）后送

伤员经现场抢救，快速复温，抗休克治疗，病情比较稳定后，在充分保暖的条件下后送，及时转送医院进行专科治疗。如无快速复温条件，应尽早后送，后送途中应注意保暖，防止外伤。可尽早与要转送的医院取得联系，简要介绍伤情，以便做好急救准备。到达医疗单位后应立即进行温水快速复温。

后送时注意以下几方面：①受伤地距离医院较近可直接送往医院；②如距离医院较远可经现场急救，快速复温，休克平稳后再尽快转送医院（图 16-12）；③转送途中应特别注意防寒、保暖，防止再次受冻；④转送前注意保护创面，避免再受损伤和污染，有条件可采取包扎后再转送。

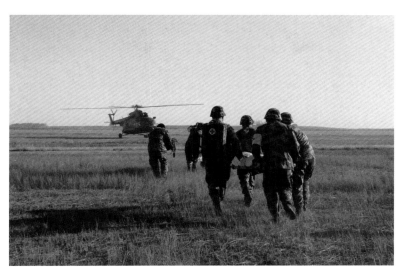

图 16-12　现代化交通工具使伤员后送更加及时

（王　飞　徐　爽）

参考文献

［1］王正国. 外科学与野战外科学［M］. 北京：人民军医出版社,2007.

［2］张树华. 战时卫生勤务［M］. 北京：解放军出版社,2006.

［3］郭庆山,黄显凯,任家顺. 实用战创伤临床治疗学［M］. 郑州：郑州大学出版社,2012.

［4］朱佩芳. 红十字会创伤分类［J］. 中华创伤杂志,2001,17（9）:517-518.

［5］KELLEHER M C,BUGGY D J. Pendulum swings again:crystalloid or colloid fluid therapy［J］. Br J Anaesth,2014,113（3）:335-337.

第十七章
寒带地区冷伤的防治

第一节　概　述

　　寒冷引起的局部组织或全身损伤称为冷伤(cold injury)或称冻伤(frostbite)。部队在寒冷地区的寒冷气候环境中不论平时或战时在执行作训、执勤等任务时,均易发生冷伤。尤其在战时,野外作业、饥饿、疲劳或军事活动频繁,战斗持续时间较久,以及夜间长途行军,御寒设备不足或鞋袜不适,冷伤往往急剧增多,甚至成批发生,从而造成非战斗减员,对部队战斗力影响很大。如我志愿军在抗美援朝战争期间,由于各种准备不充分,入朝时寒区服装来不及发放,加之对战区气候知之甚少,部队又是长期在中国华北驻扎和作战,缺乏高寒地区生活和作战的经验,防寒准备严重不足,人员衣着单薄。同时山路险峻,美军飞机猖獗,大量汽车被毁,粮食、被服、弹药补给运不上去,战区内人烟稀少,就地筹粮十分困难。部队进入战区后,没有住房,缺少粮食,只能在雪地宿营,是在极端困难的条件下进行作战。在战役进行期间,战区连降大雪,气温平均在-27 ℃左右,最低达-30 ℃,雪积数尺,江河道路冰冻。官兵们衣着单薄,粮弹缺乏,忍饥受冻,加上后勤补给困难,官兵体质严重下降,冷伤减员严重,而穿着华东地区棉衣进入-27 ℃的长津湖地区的第9兵团则情况更严重,冷伤近3万名,冻死4 000余人。战役结束后公认,此战是我军历史上最严重的冷伤减员现象。在平时,我国长江以北地区,每年均有大量轻度冷伤伤员发生。因此,在寒区冷伤的防治,无论是平时还是战时,都是一个值得重视的问题。

　　冷伤是因寒冷作用于人体引起组织损伤,是低温引起的炎症,不单单是引起局部损伤,往往会发生全身的损伤。损伤程度与寒冷的强度、风速、湿度、受冻时间,以及人体局部血液循环和全身的状态、抗寒能力有直接关系。在实际遇到的伤员中,以局部冷伤最为常见,临床上通常所说的冷伤,即指此类损伤。有时轻微的局部冷伤与冻疮往往不易区别。在极端寒冷,特别在高原地区可发生肢体的冷伤,若核心体温低于正常,即使体温过低尚未出现,亦可加重冷伤。当皮肤温度降到-2 ℃时冷伤就可能发生,气温在-25～-30 ℃时冷伤发生率最高。

　　浅表冷伤最常见,占病例总数的74%,多发生于末梢血液循环较差的部位和暴露部位,如手、足、鼻、耳郭、面颊等处。患部皮肤发红、发紫或苍白、肿胀、冰冷、疼痛和麻木,复温后局部表现和烧伤相似。严重时会出现冷伤组织、肢体坏死,全身性的严重冷伤可以造成昏迷甚至死亡。

　　研究表明,在战创伤治疗早期,采取有效措施恢复体温是非常必要的,有助于改善战创伤的预后。Moran 等研究了伊拉克防御部队官兵在1994—2001 年寒冷天气条件下的冷伤或冻疮等情况,共入选

136 名官兵，其中 51% 为中度低温下受伤，49% 为周围血管冷伤（冻疮不足 5%）。75% 伤员受伤发生在寒冷月份，10% 发生在春季，13% 在秋季，2% 发生在夏季。大多数病例（51%）在日常训练中受伤，15% 在日常执勤中发生，34% 发生在战斗行动如埋伏和视察敌情时。伊拉克防御部队的经验提示，通过命令和对战士及执行长官进行正确的教育，冷伤在大多数情况下是可以预防的。一项大样本研究囊括了 1994—2002 年全国创伤数据库中的所有伤病员，年龄 18~55 岁，包括低温组（3 267 例）和正常体温组（35 283 例），分层分析提示体温过低伤病员死亡率高于同样病情的体温正常伤病员，在控制了损伤程度和其他潜在的混杂因素后，低温仍是独立的死亡危险因素（$OR = 1.19$，95% CI 1.05~1.35），以上数据证明低温对创伤伤员没有明显的保护作用，且低温本身会导致创伤伤员死亡率增加。因此，对创伤伤员应采取积极措施防治体温过低。

　　新中国成立以来，冷伤的治疗和预防无论在基础研究还是临床研究方面均取得了很大的成绩，对冷伤的认识越来越深入，治疗和预防水平都有了很大的提高。随着从上到下对冷伤的普遍重视，经过健全相关规章制度和广泛进行宣传教育，以及国家经济的发展，人民生活水平不断提高，冷伤发病率明显降低。科学技术的进步，冷伤综合治疗方案不断完善，预后质量上升到新的高度，表现为治愈率高，致残率明显降低。目前冷伤治疗，特别是重度冷伤治疗主要是由烧伤科负责，一些医院的骨科、普外科也收治少部分冷伤伤员。冻疮大部分在皮肤科治疗，较重的冷伤伤员，多在烧伤科住院治疗，从中借鉴了很多烧伤的治疗经验，包括防治休克、防治感染、防治多器官功能障碍综合征（multiple organ dysfunction syndrome，MODS）等各种并发症的治疗经验；同时也借鉴了骨科、创伤科、整形美容科和各内科的相关知识和治疗经验。在创面修复方面打破常规，尽早清除坏死组织，开展切、削痂操作，进行各种植皮手术。开展各种皮瓣移植手术，明显提高了治愈率和治疗质量，减少了伤残，尽早修复创面，明显减少了并发症的发生，大大缩短了治愈时间。今后尚需更加重视冷伤防治工作，贯彻预防为主方针，继续深入开展冷伤的基础与临床实践研究工作，使冷伤的防治水平再上一个新台阶。

一、冷伤发生的原因及影响因素

　　冷伤损害是由于血流减少和组织中冰晶形成共同作用引起的。发生冷伤的直接原因是冰点以下的低温，由于低温作用可使局部组织冻结，发生局部冷伤，当整个机体的温度过低，可致冻僵。低温和在低温条件下停留的时间是发生冷伤的关键因素，其他易感因素尚有环境因素（如潮湿、强风、高纬度和导热物质接触等）及宿主因素（如老年或幼年、酗酒或吸毒、饥饿、紧张、营养不良、创伤、周围血管病、系统性疾病等）。局部冷伤和全身冷伤（冻僵）大多发生于意外事故或战时，人体接触冰点以下的低温，例如在野外遇到暴风雪、陷入冰雪中或工作时不慎受致冷剂（液氮、固体 CO_2 等）损伤等。

　　一般组织的冰点为 −2.2~−5 ℃，组织的冰点依组织的种类与部位而异，但组织能否致冻，取决于低温的强度和组织暴露低温条件下持续的时间长短及其他因素，温度越低，时间越长，受冻程度越严重。−10~0 ℃低温，肢体暴露时间短，可以不引起冷伤，暴露时间较久可导致严重冷伤。当低温的强度和持续时间相同，冷伤轻重和能否致冻有所差别。

（一）气候环境原因及影响因素

　　寒冷气候（cold climate）环境常伴有风、雨、雪、冰和潮湿，这些都会加剧寒冷的影响，加重对人体健康和工作能力的损害。在寒冷的气候环境中，空气的湿度、流速及天气骤变、潮湿和风速等因素都会加速人体的散热，从而促进寒冷对机体的损伤，如果防护不当就会导致局部或全身温度降低、人体功能下降，而易发生冷伤。历史上在俄罗斯、乌克兰和欧洲发生大的寒流和暴风雪曾造成冷伤几千人，冻亡几百人。我国发生的几次大暴风雪也曾造成冷伤 5 000 多人。

　　1.气温　严寒季节气温低，寒潮侵袭时，气温可骤降 10 ℃之多，易发生冷伤。处于 0~10 ℃气温的潮湿地区或环境中，可患冻疮和战壕足，气温长时间低于 0 ℃可引起冷伤，长时间处于严寒环境下可引起全身冷伤。

　　2.风速　在有风的寒冷环境中，注意风的影响。风破坏身体表面相对静止的空气保温层，加快体热散失,使皮肤温度快速降低。评价寒冷环境引发冷伤的危险时,不仅要考虑环境气温,还要考虑风速。风速越大人体散热越快、越多,越容易发生冷伤。如气温在−15 ℃、风速6 m/s的环境,相当于无风时−30 ℃气温下的寒冷程度。风速在1~8 m/s时对人体散热影响最大。如−30 ℃的无风环境发生冷伤的危险较小,但在气温−30 ℃、风速10 m/s的环境下,暴露的皮肤在30 s内即可发生冷伤。敞篷车船在行进中会产生风,步行时可产生1.4 m/s的风,跑步时可产生约2.8 m/s的风。这种风在寒冷环境中,也能发生冷伤或加重冷伤。

3.湿度 服装鞋袜因雨、雪、出汗、涉水等原因变潮湿可增加散热,是寒冷损伤的重要原因。

4.海拔高度 如果环境温度由低海拔气象台测得,评估高山作业的天气条件时,需充分考虑海拔高度的影响。海拔每上升100 m气温降低约0.6 ℃,因此高海拔地区气温常年较低,加上乏氧更易发生寒冷损伤。

5.其他 ①在严寒环境中,赤手触摸金属物体或液体燃料有冷伤的危险。极冷的金属可快速吸收皮肤的热量,引起冷伤。湿手直接接触冷金属时,皮肤可与金属冻结在一起,强力挣脱可致皮肉撕裂。②严寒环境中的汽油、柴油、乙醇等为超冷物品,人体直接接触时可立即引起冷伤。在严寒环境中处理油料应极其小心,裸露的皮肤不能与油料或油料分发系统的金属嘴、闸门直接接触。

(二)人体自身原因及影响因素

在寒冷地区或寒冷的环境下,人体反复暴露于冰点以上的低温环境散热增加,当身体较长时间处于低温和潮湿刺激时,会使体表的血管发生痉挛,血液流量减少,造成组织缺血缺氧,细胞受到损伤,尤其是肢体远端血液循环较差的部位(如脚趾)。如鞋袜过紧、长时间站立不动及长时间浸在水中均可使局部血液循环发生障碍,热量减少,导致冷伤。

人体自身原因及影响因素包括以下几方面。①如有患慢性病、营养不良、疲劳、虚弱、紧张、饮食热量摄入不够、饥饿、失血及创伤等情况,均可减弱人体对外界温度变化调节和适应能力,使局部热量减少导致冷伤的发生。②既往有寒冷损伤史者,发生寒冷损伤的危险性增大。③一般低温环境下局部热量丢失增多,体温降低。若保暖防寒措施不够,服装不适,衣袖、裤管绑扎过紧,鞋袜狭小,负荷物压迫局部均可造成局部血液循环不良,促进冷伤发生。④思想麻痹大意,未及时采取防寒措施,极易导致冷伤发生。⑤饮酒可使皮肤血管扩张加速散热、尿量增加导致失水,而且饮酒使感觉迟钝、损害判断力,更容易出现冷伤。⑥香烟中的尼古丁减少皮肤血流,增加冷伤易感性。⑦皮下脂肪有很好的隔热作用,身体消瘦者发生寒冷损伤的危险性增大。⑧幼儿对外界温度变化调节和适应能力差,易发生冷伤,老人随着年龄增大,身体抵抗力和适应能力降低,发生寒冷损伤可能性随之增大。⑨在寒冷环境中长期静止不动,易发生冷伤。⑩平时缺少耐寒训练,进入寒冷地区作业易发生冷伤。

(三)工作与生活原因及影响因素

在寒冷地区或寒冷的环境下,作业时逗留时间过久或活动受限,使寒冷损伤的危险性增加,如作战、训练、执勤、施工等作业,乘坐无篷车、船等行进时,在车辆内运动受限或驾车时间过长,若保暖防寒措施不够,如防寒服装损坏、保暖性差等均易发生寒冷损伤。在野外迷失方向,意外事故时落入水中、陷入冰雪或浸在冰水中,或遇到雪崩、暴风雪等造成冷伤。

在平时日常生活或职业性接触低于0 ℃的环境或介质(如制冷剂、液态气体、冷水等)时,均有发生冷伤的可能。这些职业包括在寒冷季节从事室外或室内无采暖或有冷源设备的低温条件下作业,如林业、渔业、农业、矿业、建筑业、制造业(室外)及护路、通信、运输、冷库、环卫、警务、投递等,平时冷伤多为散发性。冬季在条件艰苦的室外进行集体作业时,遇意外情况,若防护不当可能在短时间内暴发大量病例,这种情况亦见于灾难事故及战时,在战时尤为严重。

二、冷伤的分类

冷伤按部位分为全身性冷伤和局部性冷伤;按组织冻结性病变分类,分为冻结性冷伤和非冻结性冷伤。

（一）冻结性冷伤

冻结性冷伤（freezing cold injury）是指由于身体的局部或全部短时间暴露于极低气温，或长时间暴露于0℃以下而引起组织细胞冻结性病理改变，一般称为冻伤（frostbite），又分局部冻伤或全身冻伤。整个机体的中心温度（直肠温度）过低者称为冻僵。持续低体温，进一步引起新陈代谢降低和功能受到抑制，最终可导致死亡。

（二）非冻结性冷伤

非冻结性冷伤（non-freezing cold injury）是指身体的局部或全部长时间处于0~10℃的低温潮湿环境下造成的冷伤，组织不发生冻结性病理改变。如冻疮、战壕足、浸渍足（手）等。其中，冻疮是湿冷因素引起，往往反复发病；战壕足是长时间湿冷作用于足部所致，而浸泡足（手）是足（手）部长时间浸于0℃以上的冷水中引起。

冻结性与非冻结性冷伤的区别，主要在于受损伤时环境的温度是否达到组织冰点以下和局部组织有无冻结史而定。在实际遇到的伤员中，以局部冷伤最为常见，临床上通常所说的冷伤，即指此类损伤。有时轻微的局部冷伤与冻疮往往不易区别。此外，也有以损伤范围进行分类的，即分为全身性冷伤（包括冻僵与冻亡）和局部性冷伤［包括冷伤、冻疮、战壕足、浸泡足（手）等］。

三、冷伤面积计算

一般多参照烧伤面积计算方法来计算冷伤面积（体表面积，total body surface area，TBSA）。包括新九分法、手掌法及儿童面积计算。

1. **中国新九分法**　成人面积计算：头（发际部）、面部、颈部各占3%；双手5%，双前臂6%，双上肢7%；前、后躯干各13%，会阴部1%；臀部5%，双足7%，双小腿13%，双大腿21%。

2. **手掌法**　并指，本人的手掌，占1%，测散在冷伤或散在没发生冷伤的面积。

（杨宗兴　侯志宏）

第二节　冷伤的临床表现与诊断

冷伤是由于组织细胞冷冻所致的损伤，组织细胞内或细胞间形成冰晶；红细胞和血小板凝集阻塞毛细血管，引起缺血性损害。血管收缩以减少皮肤及周围组织的散热。很多损害发生于复温时（再灌注损伤）。受累区组织凉、硬、白、无感觉。当温暖时，转为斑状发红、肿胀、疼痛，在4~6h内形成水疱；水疱充满清亮的血清且位于远区的手指，表现为表浅损害，水疱内充满血液并且位于近端，表明深部损害并且有组织坏死。表浅损害愈合后不残留组织丧失，深部组织冷冻可引起干性坏疽；灰色水肿，软性的湿性坏疽发生较少见。组织坏死的深度取决于冷冻的时间和深度。各种程度的冷伤局部可存在长期症状：对寒冷过敏、出汗过多、断层指甲生长和麻木。

局部皮肤受环境刺激后，血管强烈收缩导致组织缺血。温度继续降低，组织冻结，快速冻结形成细胞内冰晶，缓慢冻结形成细胞间隙冰晶。由于冰晶形成，使细胞内外微环境改变，细胞脱水，细胞内电解质酶、糖等浓度升高。脱离冷冻，在复温过程中，血管扩张，血液进入扩张的微血管后很快瘀积，渗出液增加，形成水肿。血浆外渗，血液浓缩，可致血栓形成和微循环障碍，使组织更加缺血，甚至导致组织坏死。同时，组织代谢增高，需氧量增加，引起组织细胞的变性、坏死。冷伤的程度和范围需经数天观察后方可做出准确的判断。不同组织对寒冷的耐受性不同，一般神经、血管和肌肉最敏感，皮肤、肌膜、结缔组织次之，骨骼和肌腱耐寒能力最强。

冷伤部位可发生在任何皮肤表层上，多出现在暴露部位，如面部、手指等处。全身冷伤当直肠温度降至 30 ℃时,陷入麻痹期,继而出现反应迟钝,血压下降,循环、呼吸抑制等一系列临床表现。局部冷伤表现为先有寒冷感和针刺样疼痛,皮肤苍白,继之出现麻木或知觉丧失,其突出的临床表现要在复温之后出现。

一、全身性冷伤

全身性冷伤(systemic cold injury)亦称冻僵(frozen stiff),又称意外低温(accidental hypothermia),属冻结性冷伤,是身体长时间暴露于寒冷环境中引起体温过低(机体中心体温<35 ℃)所致全身新陈代谢功能降低,热量大量丧失,体温无法维持,以神经系统和心血管损伤为主的严重的全身性疾病。当外界温度过低时,人的体温调节中枢可进行自我调节,一方面使体表毛细血管收缩,使散失热量减少;另一方面分泌激素刺激细胞代谢,动员肝糖原使体内热量的产生增加,以维持人的恒定体温。但如果身体长时间暴露于低温寒冷环境中,可引起体内热量大量丧失,全身新陈代谢功能降低,如再加上饥饿、疲劳,能量来源受限而消耗增加,正常中心体温无法维持,就会使体温不断下降,全身新陈代谢功能受到抑制而发生全身性冷伤。若不及时抢救,终将导致死亡。

人体受寒之初,一方面用增强代谢产生热量,故肌肉收缩,心跳加快,血压上升,呼吸次数增加;另一方面外周血管收缩,减少散热。如继续受冻,散热超过产热,体温即开始下降,至 32 ℃以下,寒战不再发生,代谢逐渐降低,血压降低,脉搏减慢,呼吸次数也开始减少;至 30 ℃以下,进入昏迷状态全身木僵。若不及时抢救,终将导致死亡。

当人体在极低温度环境下过度停留,可导致全身冷伤。严重的全身性冷伤平时不多见,是重大的但可以避免的疾病,大多发生于意外事故或战时。气温突然降低,人体接触冰点以下的低温或在严寒地带长期从事野外作业或活动者易发生全身性冷伤。如在寒冷季节里野外迷路、野外遭遇暴风雪及雪崩袭击,陷入冰雪、冰水中或在高寒地区登山滑雪、高山探险者;或在高山雪地作业的勘探队员或侦察员;于寒区遇险的飞行员,在海洋中遭受暴风雪意外袭击沉船落水的水兵、船员、渔民等;或工作时不慎受致冷剂[如固体 CO_2(-78 ℃)、液氮(-196 ℃)、液氦(-269 ℃)等]短时间接触都会造成冷伤。

(一)临床表现

临床表现与致冷温度、致冷原因、持续时间及个体差异有关。

受寒冷初期,伤员有头痛、不安,伴有寒战,冷伤局部有寒冷感和针刺样疼痛,皮肤苍白、冰凉、发绀,继之出现麻木或知觉丧失,疲乏无力、打哈欠、四肢肌肉和关节僵硬、心跳和呼吸加快、血压增高,脉搏加快但细弱、感觉和反应迟钝,有时面部和周围组织有水肿等表现。

随着中心体温的不断降低,逐渐进入全身僵直状态,肌肉强直,肌电图和心电图可见细微震颤,神志模糊、幻觉、反应迟钝,重者意识丧失或昏迷,瞳孔对光反射迟钝或消失,发生冻僵;血液极度浓缩,肾血流量减少,肾功能衰竭;心动过缓、心律不齐、血压下降或测不到,可出现心房和心室颤动;呼吸慢而浅,严重者呼吸微弱,每分呼吸仅数次,甚至呼吸、心跳停止。若不及时救治就可危及生命,重者冻亡。

当体温降至 35 ℃以下时,各种生理功能由兴奋转为抑制。当体温降至 33 ℃时以下时,伤员有表情淡漠、嗜睡、记忆丧失,继而出现幻觉或意识模糊甚至昏迷、心律失常、心跳和呼吸减慢、肌肉强直。当体温降至 30 ℃以下时(直肠温度 30 ℃时)陷入麻痹期,可以引起脑血流及氧需求显著降低、心排血量减少、动脉压下降,出现反应迟钝甚至昏迷,循环、呼吸抑制等,由于脑功能明显受抑,低温伤员可出现类似临床死亡的表现。当体温降至 26 ℃以下时,出现昏迷,皮肤苍白、水肿,呼吸、心跳微弱缓慢,心排血量减少、血压下降,肝细胞缺氧,影响葡萄糖代谢使血糖降低和血钾增高。寒冷影响肾小管水和钠的再吸收,使尿量增多,血容量减少,外表看来像已死亡,可发生心律失常甚至心室颤动,最后心跳、呼吸停止。当体温降至 20 ℃时,心跳停止。心搏骤停时,低温可对脑和其他器官发挥保护效应。如果伤员在不出现低氧血症的情况下快速降温,氧耗和代谢降低就发生在心搏骤停和器官缺血之前。

尽管这种情况非常罕见,但在低温性心搏骤停发生后获得完整神经系统恢复的复苏是有可能的。尽管只根据临床表现很难监测伤员的脉搏和呼吸强度,但也不排除可以根据临床表现进行救命性治疗。一旦可能,就尽快转送伤员到可监测复温程度的医疗中心。当体温降至 24~30 ℃时,复温后面部有水肿、寒战。

冻僵伤员体温越低,病死率越高。一般来说,直肠温度在 28 ℃以上,多可复苏。通常中心体温低于 27 ℃时难于复苏成功,25 ℃左右即有死亡的危险。临床有肛温仅 22 ℃,甚至中心体温 18 ℃的伤员复苏成功的个案报道。在冰水内浸泡 1 h 或更长时间的伤员,有可能复温成功而不留永久性脑损害,甚至核心体温到达 26 ℃的伤员也可获得恢复。因此在复温前,不要过早地宣布伤员已经死亡。儿童的恢复较常见,而成人则较少见。在复温过程中,要特别注意血 pH 值、钾和钠可迅速发生变化。

全身性冷伤常合并局部性冷伤,故不可忽视创面处理。局部性冷伤症状:冰凉、苍白、坚硬、麻木;红肿、刺痛、灼痛、水疱;皮肤由青紫色、灰白色转为黑色,咖啡色。其突出的临床表现要在复温之后才显露出来。局部性冷伤侵害的位置:面部、鼻、耳郭、肘部、前臂、腕部、手指、脚趾、踝。暴露处陷于积雪可伤及臀、腹壁、外生殖器。

(二)并发症

严重冷伤可伤及肌肉、骨骼与内脏器官。冷伤可引起心室颤动,心室颤动的频率可达 250 次/min以上,一般如此跳动几分钟人就会死亡。恢复期,可有血栓形成和组织缺血坏死。核心体温降低可导致冷漠嗜睡,手脚笨拙,精神错乱,意识障碍,易激动,虚幻,心跳减慢、心跳减弱、心律失常、呼吸抑制,最后心搏呼吸骤停。如能得到及时救治,其心跳呼吸虽可恢复,但伤员复温复苏后常出现心室颤动、低血压、休克及感染、创面脓毒症等严重并发症。低体温持续时间较长时,常发生非心源性肺水肿、应激性溃疡、胰腺坏死、心肌梗死、脑血管意外和深部静脉血栓形成等并发症。冻僵伤员由于保护性咳嗽反射能力丧失,常会发生肺不张、吸入性肺炎和复温后肺水肿、脑水肿,尿量少或发生急性肾功能衰竭,其他器官也可发生功能障碍。出现上述并发症应进行紧急处理,避免发生多器官功能障碍综合征(multiple organ dysfunction syndrome,MODS)。

(三)诊断

冻僵的临床表现在临床上根据中心温度(直肠温度)划分轻、中、重 3 度,即轻度冻僵、中度冻僵和重度冻僵 3 种,不同时期出现的病症并不同,同时采取的治疗方法也是不同的。

1. **轻度冻僵** 伤员的直肠温度为 34~36 ℃;表现疲乏、健忘和多尿,肌肉震颤,血压升高、心率和呼吸加快,逐渐出现不完全性肠梗阻。

2. **中度冻僵** 伤员的直肠温度为 30.1~33.9 ℃;表情淡漠、精神错乱、语言障碍、行为异常、运动失调或昏睡。心电图示心房扑动或颤动、室性期前收缩和出现特征性的 J 波(位于 QRS 综合波与 ST 段连接处,又称 Osborn 波)。体温在 30 ℃时,寒战停止、神志丧失、瞳孔扩大和心动过缓。心电图显示PR 间期、QRS 综合波和 QT 间期延长。

3. **严重冻僵** 伤员的直肠温度低于 30 ℃。通常致死的直肠温度为 25 ℃左右,低于 27 ℃往往难以复苏。出现少尿、瞳孔对光反射消失、呼吸减慢和心室颤动;体温降至 24 ℃时,出现僵死样面容;体温≤20 ℃时,皮肤苍白或青紫,心搏和呼吸停止,瞳孔固定散大,四肢肌肉和关节僵硬,心电图或脑电图示等电位线。

临床诊断时不必做过多的化验检查。如伤员有受冻史,结合临床表现,只要测量肛门温度和做心电图,便可确定诊断。由于医用体温计不能测到 35 ℃以下温度,可用水温计,插入肛门 5~10 cm,以测定中心体温。除确定诊断外并可了解其受冻程度。在医院应立即采血分析血气和电解质,动脉血pH 值、PO$_2$和电解质应恢复到正常。

二、局部性冷伤

（一）局部冻结性冷伤

冻结性冷伤(freezing cold injury)是由冰点以下低温所造成,局部冻结性冷伤在细胞水平上有冰晶形成,且有细胞脱水及微血管闭塞等改变。气候、海拔、衣着保暖、暴露时间以及组织湿化程度对冷伤的发展均有影响。冻结性冷伤是人长期在 0 ℃以下环境中工作,或者是局部接触冰点以下的低温,对人体造成的损伤,比如在暴风雪的环境下,或者在接触固体的 CO_2 或者是液氮,短时间、瞬间接触都可以对人体造成永久性的冻结性冷伤。人的正常体温在 36 ~ 37 ℃,在这个环境下,人身体的酶,还有机体的心血管系统运转比较正常,但是如果长时间在一个比这个温度低的环境里面,人的机体就会发生一些功能障碍。常说的低温就是说 0 ℃以下,就称为低温,在这个温度下特别容易引起人冻结性冷伤。在 0 ℃以下,或者长时间在 10 ℃以下工作,都称为低温作业。低温作业对于人体的影响主要是局部或者全身冷伤。冻结性冷伤大多发生于人体接触冰点以下的低温,如在野外遇到暴风雪、陷入冰雪中或工作时不慎受致冷剂的损伤等。

1. 临床表现　局部冻结性冷伤易发生于暴露部位和肢端,如手指、足趾、外耳和鼻尖,亦可发生在腕、前臂、足、面、肘、踝等部位,在陷埋于雪中时冷伤还可发生在臀部、腹壁和外生殖器。冷伤是局部温度过低,致使局部血管先收缩、后扩张,毛细血管壁通透性增加,血浆渗出,组织水肿,血管内血液浓缩和血管壁损害,形成血栓以致引起组织坏死。病变损伤皮肤或累及深部组织,包括肌肉和骨骼。

在冻融以前,局部冷伤后伤处皮肤苍白、温度低、刺痛、麻木或丧失知觉,不易区分其深度。复温后不同深度的创面表现有所不同,根据损伤深度和表现可分 4 度。

（1）一度冷伤（红斑性冷伤）　损伤仅及表皮层,可自行消退,愈后不留痕迹。受冻早期皮肤苍白,皮肤呈紫红色花斑,发痒,麻木感。复温后,局部伤面出现明显红肿、压之变白、刺痛、痒感和灼热感等症状,不出现水疱,近似轻度冻疮,症状数日后消退。1 周内表皮脱落而愈,皮损可以完全恢复,仅伴有轻度脱屑。有时在数周或数月冷伤部位可遗留出汗过多或冷感等症状,并可持续数周或数月。一度冷伤近似轻度冻疮,但损伤机制有所不同,冷伤发病经过较明确,临床表现和治疗基本相同（图 17-1）。

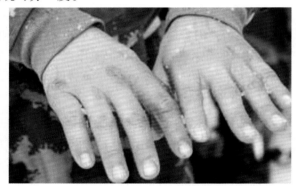

图 17-1　一度冷伤（红斑性冷伤）

（2）二度冷伤（水疱性冷伤）　损伤达真皮层,愈后不留瘢痕。有水疱形成,局部疼痛较剧烈,感觉迟钝,红肿明显;有水疱形成,水疱液清,属浆液性或稍带血性,水疱底淡红或鲜红。若无感染,局部可结痂。偏浅的创面,损伤达真皮浅层,疱液多为橙黄色、透明,疱底呈均匀一致潮红色,局部疼痛较剧,如无并发感染,2 周左右可脱痂愈合,不留瘢痕,可有色素沉着;偏深的创面,损伤达真皮深层,基底红白相间或鲜红,感觉迟钝,如无并发感染,需 3 ~ 4 周脱痂愈合,愈后常有瘢痕增生及功能障碍,局部常可有异常感觉（图 17-2）。

（3）三度冷伤（焦痂性冷伤）　损伤皮肤全层或深达皮下组织,皮肤全层坏死,愈后留有瘢痕,影响功能。开始复温后,可以表现为二度冷伤,伤面皮肤发绀,逐渐变褐、变黑,明显坏死;表面感觉消失、疼痛剧烈,冻区周围出现水肿和血性水疱,水疱底呈暗红色;若无感染,局部坏死组织干燥可结痂（痂下可显树枝状栓塞的血管）,其周围有红肿、疼痛。坏死痂皮脱落后,露出肉芽组织创面,不易愈合。因皮肤及其附件已全部坏死,无上皮再生的来源,必须靠植皮而愈合。只有很局限的小面积散在的三度冷伤,才有可能靠周围健康皮肤的上皮爬行而收缩愈合,愈合甚慢。常需手术切除坏死组织植皮治疗（图 17-3）。

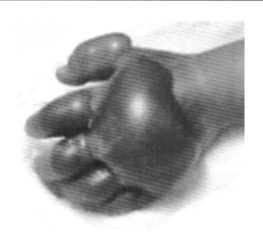
图 17-2 二度冷伤(水疱性冷伤)

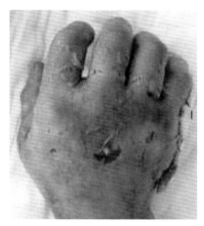
图 17-3 三度冷伤(焦痂性冷伤)

(4)四度冷伤(坏疽性冷伤) 一般由前三度进行性加重而致(图 17-4)。损伤达机体全层,包括皮肤、皮下组织、肌肉、肌腱、血管、神经甚至骨骼与内脏器官均可能发生冷伤,肌肉和骨组织坏死。局部外观表现类似三度冷伤,皮肤为青紫色、灰白色、苍白色甚至紫黑色,指(趾)甲床呈灰黑色,表面感觉消失、疼痛难忍,冷伤区与健康组织交界处早期出现严重水肿和大水疱,疱液多属血性或咖啡色,疱底呈灰白色或污秽色。伤处相继皮肤由苍白变为蓝色或黑色而发生局部坏死,紧缩感或凹陷,其周围有炎性反应,坏死组织常与骨突出部紧密粘连,还可因血管病变、内皮损伤、血栓形成等而使坏死扩展加重,常需在处理中确定其深度。如

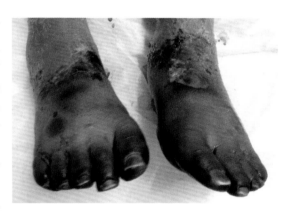
图 17-4 四度冷伤(坏疽性冷伤)

无感染,2 周左右局部变干、缩小,出现干性坏疽,在健康组织上盖有黑色硬壳;干性坏死出现分界线的时间,一般需要 1～2 个月。从坏死组织的完全脱落,健康肉芽的出现和上皮形成,往往需要 2～3 个月以上的时间。若并发感染,可发生灰色水肿,则坏死组织产生恶臭分泌物,呈湿性坏疽。创周肿胀,知觉完全丧失,常伴有畏冷发热等全身症状。2 周后坏死组织分界线形成,坏死组织脱落形成肉芽创面不易自行愈合,常需手术植皮。伤及肌肉、肌腱、血管、神经甚至骨骼与内脏器官,常需各种皮瓣移植或截肢手术治疗。治愈后多留有功能障碍或致残。

2.冷伤临床表现轻重鉴别 见表 17-1。

3.并发症

(1)继发感染 最常见的为局部创面坏死组织的继发感染,如急性淋巴管炎和淋巴结炎、急性蜂窝织炎、丹毒等。较严重的则有破伤风、气性坏疽和败血症。少数可并发肺炎、心包炎等感染。

(2)血栓形成 冷伤使局部温度过低致使局部血管先收缩、后扩张,毛细血管壁通透性增加,血浆渗出,组织水肿,血管内血液浓缩和血管壁损害形成血栓以致引起组织坏死。

(3)内脏器官功能障碍 四度冷伤是局部冷伤中最严重的,会导致某些内脏器官功能障碍,主要是指是心血管系统,还有脑组织、肺、肝、肾都会有不同程度的损伤。尤其对于四度损伤,全身长时间接触 0 ℃以下的温度,整个中心体温都降到正常以下。还有心律失常、呼吸抑制、肺水肿,尿量少,发生急性肾功能衰竭,其他器官也会发生功能障碍,最后发生了心搏呼吸骤停。伤员如果能够及时得到抢救,心跳呼吸虽然可以恢复,但是会出现心室颤动、低血压、休克等,往往很难纠正,会导致伤员死亡。

表 17-1 冷伤临床表现轻重鉴别

表现	轻度		重度	
轻重 分度	一度	二度	三度	四度
皮肤颜色	红	红或暗红	青紫	紫或青灰
水疱	无	有(大)		无或有
水疱液		橙黄或血色	红或暗红	咖啡色或紫黑色
疱底		浅红或鲜红	暗红	污黑色
感觉	痛、痒	剧痛或钝痛	痛觉消失	肢体痛
皮肤温度	正常或微增	增高	降低	低
冷伤局部水肿程度	轻	明显	明显	轻微
损伤深度	表皮	真皮	皮肤全层及皮下组织	深达肌肉、骨骼
愈合时间	5~7 d	2~4 周	一般 1~2 个月或需植皮	3~4 个月需手术

(4)其他 有少数伤员可并发肝炎、肾盂肾炎和关节炎等。冷伤由于机体应激性改变,亦可因神经化学因素或免疫失调而导致散发型、泛发型白癜风病。复温后肢体有红、肿、痛,神经和肌肉的功能需要数周或数月后才能恢复,理疗可缩短恢复期。

4.诊断 临床诊断主要是根据病史、临床表现和实验室检查。冷伤深度的判定,要在冷伤冻溶以后,判断其深度和预后。

对冷伤组织损伤程度和范围预测可采用放射性核素显影技术,如用 ^{32}P 标记红细胞给动物做静脉内注射,比较正常肢体和冷伤肢体的放射活性,根据其差别的大小来预测可能发生坏死的范围。冷伤早期做穿刺活检,在电子显微镜下观察动物冻区肌组织的毛细血管超微结构的损伤(内皮完整性破坏和管腔堵塞),以预测冻区组织的丧失,测线粒体的功能,测神经电位等。回暖后,微波测温、激光多普勒血流量测定、血管造影或磁共振成像(magnetic resonance imaging, MRI)可用于检查周围循环,以指导治疗,改善预后。

放射学检查对临床早期精确判断冷伤程度非常必要。动脉造影、放射性核素扫描、MRI 等检查能够早期确定血管阻塞、软组织缺血界线;X 射线片可以显示软组织肿胀、骨质疏松、骨膜炎等。早期动脉造影可发现大的分支血流异常缓慢,复温后动脉血流改善但残留支阻塞。用血管扩张剂能够提高动脉血流图效果。激光多普勒血流图也能精确描述血管舒缩状态。冷伤后最初几天,可采用静脉放射性核素(^{131}I, ^{133}Xe, ^{99m}Tc)扫描,目的在于尽早确定软组织损伤范围,以便早期清创覆盖缺血的骨组织,尤其是伤后 2~8 d 的 ^{99m}Tc 骨扫描非常有价值。MRI 或血管增强 MRI 技术能够早期直接确定血管阻塞、周围软组织缺血界线,从而能够早期进行手术清创覆盖。冷伤部位 X 射线平片可见碎片状破坏,骨骺中心消失及骨骺提前融合,还可见骨与关节软骨损伤所致关节异常,感染性骨关节炎及裸露的末端指(趾)骨被吸收。

(二)局部非冻结性冷伤

局部非冻结性冷伤(non-freezing cold injury)是在寒冷潮湿的环境下发生的局部组织损伤,包括冻疮、战壕足、防空壕足和浸渍足(手)等,其共同特点是长时间处于 1~10 ℃ 的潮湿环境下所致的损伤。局部非冻结性冷伤多发生于肢体末端、耳、鼻等处,在我国一般发生于冬季和早春,在长江流域比北方多见。战壕足、浸渍足(手)与海船足及防空壕足均系足(手)长时间(一般在 12 h 以上)浸泡在寒冷(1~10 ℃)、潮湿条件所致,多发生于战时,平时在某种施工、水田劳作或部队执勤、操练等情况下也会发生。

非冻结性冷伤常有个体易发因素,故并非在相同条件下的人都发病。冻疮易复发,可能与患病后局部皮肤抵抗力降低有关。有的战壕足、浸渍足治愈后,再遇低温时患足可有疼痛、发麻、苍白等反应,甚至可诱发闭塞性血管病。冻疮是局部皮肤的轻度冷伤,是由于寒冷引起的局限性炎症损害。

非冻结性冷伤发生的关键机制是组织的能量需求平衡被破坏,供给不足而消耗过多所导致的。常发生于手背、指背、脚跟、脚趾、耳郭、面颊和鼻尖等暴露部位,并且容易在同一部位年年复发。轻者局部红肿,稍遇暖和,就又痒又痛;重者患处可发生破溃甚至感染。

1. 临床表现

（1）冻疮（chilblain） 冻疮是长时间或间断性地在 0～10 ℃的低温、潮湿的条件下而引起的局部皮肤组织的轻度冷伤。多见于冬季气温低且较为潮湿的地区,是一种发生于寒冷季节的末梢部位皮肤局限性瘀血性红斑性疾病（图 17-5）。

寒冷是冻疮发病的主要原因。其发病原因是伤员的皮肤在遇到寒冷（0～10 ℃）、潮湿或冷暖急变时,局部小动脉发生痉挛收缩,久之动脉血管麻痹而扩张,静脉瘀血,局部血液循环不良使组织缺氧,导致组织细胞受到损害而发病。主要与病损部位反复暴露于冰点以上的低温环境,且局部保暖不良有关。长期在户外低温下工作,暴露于寒冷、潮湿的空气

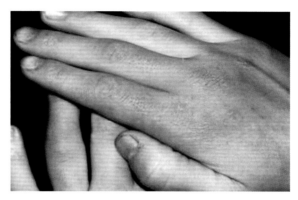

图 17-5　手冻疮

中,以及伤员末梢循环障碍是发病的主要因素。缺乏运动、过度疲劳、睡眠不足、饥饿、手足多汗、鞋袜过紧及潮湿也是本病发生的诱因。此外,伤员自身末梢微血管畸形、自主神经功能紊乱、营养不良、贫血、内分泌障碍、心血管疾病或糖尿病等因素也与本病的发生也有一定关系。

冻疮在我国一般发生于冬季和早春,在长江流域比北方多见。因为长江流域冬季虽然气温高于北方,但比较潮湿,且防寒措施不如北方地区。潮湿的冷空气较干燥的寒冷空气易发生冻疮。以儿童、妇女及老年人和末梢血液循环不良者多见,且常伴有肢体末端皮肤发凉、肢端发绀、多汗等表现。

冻疮往往在不自觉中发生,出现症状才察觉。皮损好发于手背、指背、足趾、足缘、足跟、耳郭、面颊和鼻尖等暴露部位（这些部位除了经常暴露在外而易受冻外,还由于局部组织血管细和血流速度慢,以及皮下脂肪少有关）,常两侧分布。常见损害为局限性瘀血性暗紫红色隆起的水肿性红斑,境界不清,边缘呈鲜红色,表面紧张有光泽,质柔软。局部按压可褪色,去压后红色逐渐恢复。局部痒感明显,遇热后加剧,溃烂后疼痛。严重者可发生水疱,去除表皮后创面有渗液,水疱破裂或合并感染后形成糜烂或溃疡,愈后存留色素沉着或萎缩性瘢痕。

还有一种特殊类型的冻疮多见于女性的股部。临床上有特征性呈蓝红色浸润性的斑,对称分布在过度肥胖的股外侧面,偶可有继发性溃疡和常合并毛囊性角栓。这些损害完全与冷暴露有关,且在温暖环境中消退。

（2）战壕足（trench foot） 又称堑壕足,是由于双下肢长期静止暴露于寒冷、潮湿环境中,局部血液循环障碍引起的一种非冻结性组织损伤。战壕足多发生于战时,是战时长时间穿着湿冷的袜子和鞋子站立于潮湿寒冷（1～10 ℃）的战壕内引起的一种足部损伤。战壕中的指战员遇雨雪天气,若下肢浸泡在水潭之中,即使在 0 ℃以上的气温,也能造成较严重的冷伤（图 17-6）。

（3）浸渍足（immersion foot）（手）与海船足（sea boat foot） 本病是足（手）长时间浸渍于寒冷（1～10 ℃）的水中所引起的局部非冻结性损伤。较多见于长期漂浮于木排、小船上的船工、渔民,以及遭遇海难的水手,也可在某种生产劳动,如水田劳作及施工人员,或在部队执勤、操练等过程中造成（图 17-7）。

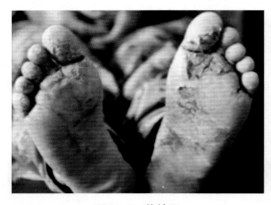

图 17-6　战壕足

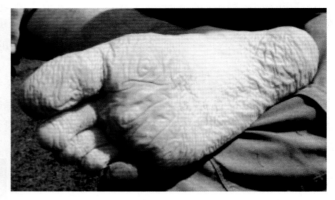

图 17-7　浸渍足

（4）防空壕足（dugout foot）　本病是第二次世界大战期间,许多年老体弱的人,低温情况下在防空壕（洞）内蹲坐或蜷曲时间过久,影响下肢血液循环,局部血液瘀积所发生的足部损伤。

战壕足、浸渍足（手）与海船足及防空壕足的病理生理变化,有许多共同点。受冻温度都在组织冰点以上,受伤部位广泛,除有皮肤损伤和血管变化外,尚有广泛的炎性反应,特别是肌肉和神经的损伤和变性。本病的病理生理机制不十分明了,但推测是由于寒冷引起血管收缩,潮湿促使失热,由此导致局部组织缺血缺氧,造成血管内皮细胞损伤,通透性增加,蛋白大量丢失,细胞比容增高,血流瘀滞,进一步加重组织的缺血性坏死。如果神经受损伤,临床可出现疼痛、冷觉敏感和多汗等表现。长期站立于水中静止不动、绷带较紧、鞋靴较小并且潮湿均可引起机械性血液循环障碍,全身情况不良促使本病的发生和加重,冷风、吸烟和周围血管疾病也与发病有关。对以上3种损伤,早期治疗可防止感染及减轻局部组织损伤,治疗方法与冻疮局部疗法相仿,可参照进行。

2. 临床分期　战壕足和浸渍足（手）的病变一般比冻疮重,可见斑点状发绀、皮肤苍白、水肿、黏腻和创面麻木、感觉异常、过敏,继而红肿、疼痛、起水疱、渗出,可并发感染,治愈较慢。出汗增多、疼痛和局部对温度的变化过敏可持续多年。但冻疮及战壕足、浸渍足（手）与海船足及防空壕足临床表现也有许多共同之处,一般可分为以下3期。

（1）充血前期（反应前期）　暴露于湿冷环境后不久即可产生,可持续数小时至数天。起初仅有感觉足部发凉、沉重不适,随着暴露时间延长则逐渐出现感觉迟钝、肢体变冷、潮红转为苍白、麻木疼痛、轻度肿胀,尤以足弓部及足底部较著。由于血管收缩和痉挛,周围血管的搏动减弱或消失。

（2）充血期（反应期）　伤员脱离湿冷环境后数小时即进入充血期,可持续数日或6~10周,受累肢体症状更明显,由于血管的极度扩张而充血和水肿,局部发热、无汗和明显肿胀,周围脉搏搏动明显,出现弥漫性灼痛并不断加剧,于10 d左右由于感觉神经紊乱,足部肿胀、疼痛,呈发作性刺痛,受热、活动或下垂位置时加剧,遇冷缓解,并可由多种刺激诱发。可有轻度心动过缓、心悸、低热,偶尔有暂时性蛋白尿等全身症状。严重病例患肢可出现水疱、血疱、皮内或皮下出血、表皮剥脱或浅表坏疽、毛发和甲板脱落,还可伴有淋巴管炎、蜂窝织炎和血栓性静脉炎。轻症和早期得到治疗的伤员,可在充血期后恢复。

（3）充血后期（反应后期或血管痉挛期）　受累肢体局部水肿消退,但温度降低,有冰凉感,对寒冷非常敏感,常见有典型的雷诺（Raynaud）现象,感觉过敏、疼痛、多汗、关节僵硬、大疱、皮肤及附件萎缩、复发性水肿（活动时水肿又可出现,且疼痛,影响持久站立）等现象,可持续数月或数年。严重者有时可遗留足部肌肉萎缩、骨质疏松。

3. 并发症　冻疮好转后皮肤消肿脱屑,可能有色素沉着。治愈后遇相同的寒冷环境,容易在同一部位年年复发。轻者局部红肿,稍遇暖和,就又痒又痛;重者患处可发生破溃甚至感染。这种轻度损伤产生长期持续性症状（如温度变化的过敏性）的机制不清楚,一般认为与患病后局部皮肤的慢性血管炎及皮肤抵抗力降低有关,上述症状被认为系自主神经系统功能障碍之故,尚无有效的疗法。

战壕足、浸渍足(手)等治愈后可能对寒冷敏感,再遇低温时患足可有疼痛、发麻、苍白等反应,甚至可诱发闭塞性血管病。

4.诊断　根据寒冷季节发病,皮损的特征性分布及皮疹特点,不难诊断,无须其他辅助检查。

(1)发病季节与环境　本病常发生于初冬、早春季节,多见于冬季气温低且较为潮湿的环境地区。

(2)诊断要点　①无接触严寒,无局部冻结史,多有冻疮病史,伤员经常接触寒冷和潮湿。发病后数周乃至数月不愈。一般发病规律是深秋开始发病,病程迁延,少数伤员待外界气温达到15 ℃以上时,局部缓解或自愈。②冻疮好发于手足背、足跟、指趾、耳郭及鼻尖等处,特别是手背外侧、小指(趾)背外侧更易发生。③损伤的特点是一种非冻结性冷损伤。损害大小不一,初起患处皮肤为红或紫红色的瘀血性红斑,压之褪色,去压后红色会缓慢恢复。严重者局部可有水疱,破后形成溃疡及糜烂。自觉局部肿胀、冰凉,暖热后有瘙痒、灼热或疼痛感。④迁延不愈的冻疮局部呈紫色,有散在硬结,但不出现组织坏死。⑤愈后常遗留患处皮肤对冷过敏,严重冻疮可遗留瘢痕,容易复发。

战壕足、浸渍足(手)与海船足及防空壕足有暴露于湿冷环境史,表现为双足变冷、感觉迟钝、苍白肿胀,脱离湿冷环境后,受累肢体红、肿、热、痛并不断加剧,伴有周围脉搏跳动明显,数天后为发作性刺痛,受热加剧,遇冷缓解,受累肢体局部温度降低有冰凉感,常见雷诺现象、感觉过敏、多汗、大疱、皮肤及附件萎缩等临床表现。有时需和冻疮、冷伤鉴别。冻疮和冷伤任何人均可发病,皮疹不仅局限于足部,暴露部位均可发病。

(3)鉴别诊断　冻疮和轻度冷伤在诊断方面极易混淆,造成误诊。除此之外,也易与某些末梢血管疾病相混淆。如多形性红斑、红斑狼疮、雷诺病、血管闭塞性脉管炎、血栓性静脉炎等疾病,因此要注意鉴别。这里主要介绍如何与Ⅰ、Ⅱ度冷伤相鉴别。冻疮与轻度冷伤鉴别的根本点是:有无暴露严寒的经历和局部被冻结史(表 17-2)。

表 17-2　冻疮与轻度冷伤鉴别诊断

鉴别要点	冻疮	轻度冷伤
发病因素	长时间反复在 1~10 ℃冷而湿的环境中停留	0 ℃以下气温
冻结状态	无	有
损伤程度	表皮至真皮	一度为表皮、二度至真皮、三度至皮下、四度至肌肉、骨骼
易冻部位	手背和足背,指(趾)背侧,耳壳等部位	肢体远端,末梢部位,手足、指(趾),全耳等部分
体征	皮肤紫红色肿胀,有溃疡、糜烂和硬结	一度红、肿,二度红、肿,浆液性水疱,三度全皮层皮下坏死,血疱四度皮肤至肌肉、骨骼坏死先麻木,后疼痛
自觉症状	局部发凉和痒感	
结局	轻度者愈后对冷过敏。重者愈后遗留瘢痕。易复发,不摆脱冷湿环境,久治不愈。不出现坏死,不致残	一、二度愈后无组织脱失,较深二度可留有瘢痕,一般不复发,三度愈后留有瘢痕和功能障碍,四度冷伤分界线形成后,组织坏死脱失,可致残

(杨宗兴　侯志宏)

第三节 冷伤治疗与进展

一、冷伤治疗原则

冷伤的早期发现、早期诊断及有效的现场急救是降低致残、致死率及最大限度减少肢体功能丧失的关键。重度冷伤的急救处置是否及时和正确,关系到伤员的预后,有无伤残,是否发生并发症,甚至关系到伤员的生命。冷伤的治疗强调"早"和"合理性",伤员就诊过晚,错过了早期融化复温,只能给予一般外科处理,预后常不理想。如果不清楚冷伤治疗的特殊性,只按一般外科处理,治疗亦不得当。治疗原则包括以下几个方面。

1. **尽快脱离寒冷环境及快速复温** 尽快脱离寒冷环境及快速有效复温是急救的关键。急救时,首先尽快使伤员脱离低温环境和致冷因素,并采取保暖措施,以防止继续受冻;其次是尽早用温浴等措施快速复温。

2. **保护内脏器官功能** 通过个体化综合治疗,防治多器官功能衰竭综合征(multiple organ dysfunction syndrome,MODS)的发生,对全身性冻僵伤员,及时有效地复苏是抢救的基础,扶持心、肺、肾功能和抗休克治疗,防治感染,防治并发症。

3. **防止或减少伤残** 最大限度地保护受伤部位,保留有活力的组织或患肢功能。用非手术和手术的方法促使创面早日愈合,减轻伤残。

4. **补给热量** 多方面补给热量,包括给以热饮料,高热量的流质或半流质饮食与少量酒(伤病员没有脱离冷环境时,不宜饮酒),以及静脉输入加温(不超过 37 ℃)的葡萄糖溶液、能量合剂等。

5. **保护血管** 防治血栓,改善血液循环。

6. **保持内环境的稳定** 调整水、电解质和酸碱平衡,纠正心律失常,加强营养支持和营养调理,保证营养供给,保持内环境稳定。

二、冷伤的战现场急救及早期治疗

(一)战现场急救

早期发现冷伤并实施有效的现场急救,是降低致残率和致死率及最大限度减少肢体功能丧失的关键。在战时,按本篇第十六章第二节相关措施的程序处理。

1. **尽快脱离寒冷环境** 一旦发现出现冷伤症状的伤员后必须迅速处理,应迅速使伤员脱离低温环境和致冷因素,以防止再次受冻。在一时不能尽快脱离现场时,将伤员转移到相对温暖的环境,可就近寻找安全平坦地支帐篷,如无帐篷等设施,要迅速将伤员转移至附近的雪坑、雪沟、雪堆等避风、向阳处,清理地面积雪,铺好隔凉、隔湿物品(如铺气垫),把伤员放在上面。利用通信工具向后方请求救援,要原地等待救援,而不应继续跋涉,以致加重伤情。

2. **保暖** 发现冷伤伤员后,抓紧时机,迅速用棉被、鸭绒睡袋、野战复温袋、毛毯或皮大衣等保护受冻部位,抬高受损的肢体(图 17-8)。有条件时立即为其更换身上潮湿紧箍的衣服,如衣服和鞋袜等连同肢体冻结不易解脱时,不可勉强卸脱,以免造成皮肤撕脱。可化雪烧热水,利用热水袋局部加温。在现场急救时,如一时无法获得温水,可将伤者伤肢置于救护者怀中、腋下或腹股沟等处复温。通过进食补充热量,安静休息,以防过度疲劳、饥饿和热量丢失。值得注意的是,复温前期严禁用火烘烤、用手或雪揉搓、冷水浸泡或猛力捶打伤者冷伤部位,这样不仅不能改善局部血运,还会延误复温并会造成机械损伤而加重损伤。

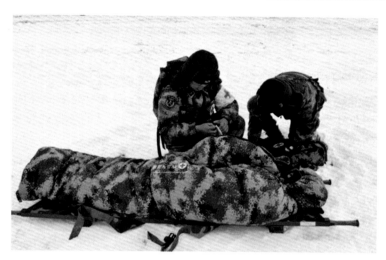

图 17-8　野战复温袋

3. **急救**　对于全身冷伤(冻僵)的伤员,若呼吸、心搏停止,应立即进行人工呼吸和胸外心脏按压的心肺复苏,利用氧立得制造氧气,及时吸氧,必要时使用呼吸兴奋剂等急救药品。急救过程中,要防止冷伤部位发生二次机械性损伤,搬动时要小心,以免引起骨折。还要注意有无复合伤,对大出血、内脏器官破裂、骨折、开放性气胸、脑外伤等应当施行相应的急救处理,如对伤口和骨折进行包扎固定,对出血做加压包扎,肢体出血可交替上止血带并尽快送医院急救。

4. **积极组织后送**　尽快将伤员送到温暖的室内或医院。严寒易使后送伤员再发生冷伤、冻僵、休克等,故后送时必须有良好的保暖条件和措施,做好运输工具的防寒保暖,车辆要有防寒帐篷。坐位伤员可将脚集中放在车厢中间,然后盖上棉被。长途后送时,应根据路途和伤员情况,安排伤员到中转站或民房内取暖、休息和进食。

(二)早期治疗

早期就诊,及时地复温,能减轻局部冷伤所致的组织损伤,可以有效降低冷伤后的致残率。若未进行现场急救者,入院早期应立即施行局部或全身的快速复温及对症处理。

1. **快速复温**　快速有效复温是急救的关键,应立即施行局部或全身的快速复温,可采用温水快速复温等方法(详见本节"全身性冷伤的治疗")。复温后继续采取保温措施,保护受伤部位,预防外伤。值得注意的是,复温切忌采用室内自然复温,以及复温前期严禁用火烘烤、用手或雪揉搓、冷水浸泡或猛力捶打伤者冷伤部位,这样不仅不能改善局部血运,还会延误复温并会造成机械损伤而加重损伤。复温切忌采用室内自然复温,有报道冷伤伤员伤后入院时,大多已超过 24 h,且均在室温下复温,未能阻断对组织的损伤,最终以创面残愈影响外观和功能。

2. **对症处理**　体温恢复 10 min 后伤员神志可转为清醒,如果伤员感觉疼痛,可使用镇痛剂或镇静剂。对呼吸、心搏骤停者要施行胸外心脏按压和人工呼吸、吸氧等急救措施。复温过程中肢体可出现肌筋膜综合征,严重时可能需行肌筋膜切开减张术。要注意有无复合伤,对大出血、内脏器官破裂、骨折、开放性气胸、脑外伤等应当施行相应的急诊手术治疗。给予破伤风抗毒素 1 500~3 000 U 肌内注射。根据病情全身应用抗生素预防感染,合理选用抗生素,要兼顾肝、肾功能情况。有深部坏死者合用对厌氧菌有效的药物,如青霉素、甲硝唑、替硝唑等。

多数冷伤者有脱水,要监测生命指标,进行防治休克治疗。严重冷伤可能合并休克,在脱离冷环境、温水快速复温的同时,迅速建立静脉输液通道,补充血容量、抗休克、预防并发症。根据防治休克的临床指标和检验结果来调整输液成分、输液量和输液速度,复苏过程中输注的液体可适当加温。避免使用缩血管药物。重度冷伤全身用药改善微循环,给予低分子右旋糖酐 500 ml,1 次/d,静脉滴注;维生素 E 20 mg,3 次/d,口服;维生素 C 1 g,3 次/d,口服。争取在 24~48 h 内后送。

三、全身性冷伤的治疗

（一）尽快脱离寒冷环境和保暖

1. 尽快脱离寒冷环境　急救的关键是尽快使全身性冷伤伤员脱离寒冷环境和致冷因素,迅速恢复伤员的中心体温,防止并发症的发生。对全身性冷伤(冻僵)伤员的急救处置是否及时和正确,关系到伤员的预后,有无伤残,是否发生并发症,甚至关系到伤员的生命。

全身性冷伤(冻僵)要比一般冷伤严重得多,在深低温下,伤员的呼吸、心跳可能十分微弱,有时难以觉察而误诊。因此,在未获得有确切的死亡证据前,必须积极抢救。经过积极抢救而不能复苏者方能称为冻亡。心跳停止或有心室颤动的伤员应立即进行胸外心脏按压或除颤。一般忌用盐酸肾上腺素,以避免发生心室颤动。

2. 实施保暖措施　发现冷伤伤员后,抓紧时机,立即用棉被、鸭绒睡袋、毛毯或皮大衣包裹伤员,以防止散热和再次受冻,并尽快将伤员转送到温暖的室内或医院。搬动时动作要轻巧,要小心、轻放,避免碰撞后引起骨折或扭伤,避免粗暴搬动和颠簸,否则可能促成心室颤动。

（二）快速复温

对全身性冷伤伤员的治疗中,恢复伤员的中心体温是救治的关键措施。及时复温,能够减轻局部冷伤,有利于全身冷伤的复苏。复温治疗的方法主要有被动复温和主动复温两种。

1. 被动复温　被动复温(passive rewarming)是指不通过治疗措施给以热量,而主要是依赖体内的产热达到体温的恢复,将伤员搬入温暖的室内,迅速脱掉湿冷或紧缩衣服、鞋袜(如果衣服、鞋袜和肢体冻结在一起,不能勉强卸脱),采取保暖措施,立即用棉被、毛毯包裹全身,防止体热继续散失,逐渐自行复温。复温速度为0.3～2 ℃/h。适用于意识清楚轻度冻僵伤员及不具备更好条件时可以采用,但不适用于心搏呼吸骤停或严重低温伤员(图17-9)。

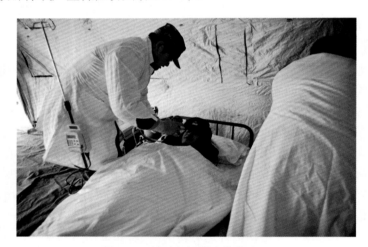

图17-9　被动复温最为简单实用

2. 主动复温　主动复温(active rewarming)是通过治疗措施给伤员以热量,即将外源性热传递给伤员,促进体温恢复。主动复温分为体外复温和体内复温两种方法。直接通过体表升温的方法,用于既往体健的急性低体温者。主动体外复温时应将复温热源置于胸部,肢体升温可增加心脏负荷。适用于:①中心体温<32 ℃;②心血管功能不稳定;③高龄老人;④中枢神经系统功能障碍;⑤内分泌功能低下;⑥疑有继发性低体温时。对青壮年伤员,宜用温水快速复温法。为防止外周大量冷血回流,造成中心温度下降,损害内脏器官功能,四肢可不放进水里。

（1）体外复温　体外复温是把外来的热量直接施予体表,如用电热毯、热风、红灯、红外线透热、温水、热水袋(注意用垫子、衣服或毯子隔开,不要直接放在皮肤上,以防烫伤)放于腋下及腹股沟等部位,尽快复温。

1)全身浸泡复温:体外复温可采用40～42 ℃恒温热水浸泡(冻僵伤病员可以进行全身浸泡),要求在短时间内(20～30 min)使体温迅速提高到接近正常(肢体浸泡至甲床潮红有温感为止),不宜过久。伤病员应置于28～30 ℃温室中,立即施行全身快速或者局部的复温。迅速脱去湿冷或紧缩的衣服、鞋袜,若衣服、手套、鞋袜和身体冻结在一起不易脱掉时,不能强行卸脱,可将其一起浸入40～42 ℃温水中使冰冻融化,在复温过程中逐渐脱掉或剪开,冰冻组织细胞复温10～20 ℃温度范围内组织细胞的变性损伤最大,应以最快速度通过这个有害温度区段,尽快将伤肢或冻僵的全身浸浴于足量的40～42 ℃清洁温水中进行快速复温,对于颜面冷伤,可用42 ℃的温水浸湿毛巾,进行局部热敷。在复温的过程中,要注意把握复温时间的长短和水的温度。浸泡期间通过不断加水来保持水温恒定,水温不宜过高,以免在血液循环不足的情况下,增加局部代谢,造成更多的损害。尽量使冷伤局部在20 min 内、全身在30 min 内复温。浸泡时对于未损伤的部位进行轻柔的按摩是有益的,帮助改善血液循环,但注意不要将伤处擦伤,以免增加感染的概率,复温后,则不应再按摩。浸泡时如伤病员感到疼痛,可给予止痛剂。以温水浸泡至皮肤颜色恢复、组织变软、循环恢复良好、肢端转红润、皮温达36 ℃左右为宜。即当伤病员恢复规律的呼吸和心跳,出现寒战或皮肤出现鸡皮疙瘩,或恢复知觉时,或冷伤肢体软化、指甲或皮肤白转为红润并有热感,意识恢复,待肛温回升至32～34 ℃时,即应停止继续复温。对已复温的伤病员浸泡过久或再用温水浸泡,会增加组织代谢,不仅无益,反而还会加重组织损伤和坏死,不利于恢复。全身冻僵浸泡复温时,应注意复温不宜超过34 ℃,因为停止复温后,体温还要继续上升2～3 ℃,甚至以上,如果复温过高,体温继续上升后,伤病员将出现高热,增加机体消耗和心力负担,对伤病员恢复不利。全身复温后,应继续采取保温措施,保护受伤部位,预防外伤。可用软毛巾擦干其身体或其肢体,将伤病员卧床,用毛毯、厚棉被包裹保温,使伤病员保持在温暖的环境中,待其体温自然回升,并监测伤员呼吸、脉搏、体温、血压,必要时对心电图进行重点监护或监测。如出现寒战、窦性心动过速,可适当应用镇静剂,但注意选用对呼吸抑制较少或无抑制作用的药物,尤其是伤病员有呼吸缓慢或表浅时。此外,根据伤病员出现的症状,采取相应措施,尤其是老年人,应注意心力扶持。

2)浸泡躯干复温:先浸泡躯干,后浸泡四肢,其方法与全身复温方法基本相同。可以克服末梢堆积的乳酸及其他代谢产物及温度低的血流回到心脏,以减少复温引起的休克和心室颤动的发生。

3)逐步复温法:对年老、年幼、体弱及野外伤员,可采用逐步复温法,因迅速复温可致体温后降,即迅速而稳妥地将伤员移入温暖环境,睡在20～25 ℃的温室中,脱掉衣服、鞋袜,采取全身保暖措施,盖以棉被或毛毯,并用热水袋、水壶加热(注意用垫子、衣服或毯子隔开,不要直接放在皮肤上以防烫伤)放腋下及腹股沟,有条件用电热毯包裹躯干、红外线和短波透热等方法使体温逐步上升,每小时上升0.6～1 ℃,直至正常。对昏迷及严重低温伤员为避免体温后降,可慎选条件要求较高的体中心内复温法(如腹膜透析或心肺旁路术等)。

全身浸泡快速复温的主要缺点是迅速引起周围血管舒张,低温的周围血液回流到心脏后,使心脏的温度进一步降低,从而减少心排血量,血压下降,可导致复温休克。加之机体在低温期内所堆积在微循环中的乳酸和其他代谢产物,加重酸中毒,可导致心室颤动,甚至发生死亡。因此有人不主张用此法复温。

在复温后,如系表浅的皮肤冻结,局部只呈现一般炎性反应,而无严重组织坏死,一般在1～2 周后痊愈。如系深部组织发生冻结,不仅电解质紊乱和代谢障碍依然存在,而且出现局部微循环障碍。这是由于复温后被冻区的血流暂时恢复,血管扩张。而冻结阶段血管壁已被损伤(内皮细胞对寒冷极为敏感)甚至破裂,故毛细血管通透性和渗出增加,局部出现水肿和水疱,继而出现血流减慢和血液瘀滞,血液有形成分堆积,以至血栓形成。此种复温后的改变称为冻溶性损伤或继发性损伤。根据实验观察,组织复温融化后10 min,就可出现微循环的闭塞现象。24 h 在小动脉、小静脉内有明显的血栓,3～4 d 发展成弥散性血栓形成,导致组织坏死。故有人认为,在一定条件下,冷伤组织的40%是原发性损伤,60%是由于循环恢复后继发的损伤,因此复温的方法对减少组织损伤有重要关系。

(2)体内复温　体内复温是把热量输入体内,先提高内脏器官的温度。各种复温方法的复温效果的对比尚需临床对照实验研究。各种复温方法的适应证要根据每个伤病员的具体病情进行选择,亦可以联合应用。目前,多数学者公认,快速体内复温比较优越,可以避免体外复温所引起的不良后果。低体温心搏骤停或心动过缓意识丧失时,低温的心脏可能对心血管活性药物、起搏器刺激、除颤等无反应,首要的治疗方法是积极恢复中心体温。积极体内复温技术一般只用于中心体温低于 30 ℃ 的伤病员。

1)静脉滴注热液体复温:可静脉内输入热盐水(38~40 ℃)或静脉滴注 10% 葡萄糖溶液,输注时必须将输液管加长到 5~6 m,并将其大部分浸泡在 38~40 ℃ 的水浴中,以保持进入静脉的液体温度在 38 ℃ 左右,用以提高中心温度,并有利于改善微循环。

2)加温腹膜腔透析复温:此方法不但简单而且易行,是比较有效的方法之一,尤其是对于心肺功能停止的伤员,采用腹膜腔透析是最迅速安全的中心复温法。用透析液 2 000 ml 挂在 100~130 cm 高度的输液架上,使输液导管通过 40~42 ℃ 的水浴中,以保持进入腹腔的液体能维持在 40 ℃,并使液体尽快流入腹腔。待液体流净后,将输液瓶低位倒置,让腹腔内的液体全部流出。亦可以双管植入,适时排放。每次 20~30 min,可连续透析 6 次(共用 12 L)。为防止腹腔感染,可加入适当浓度的抗生素。

3)吸入湿热氧气复温:吸入加温(38~40 ℃)湿化氧气,将氧气通过保温(38~40 ℃)的湿化瓶,由上呼吸道吸入湿热氧气,温暖肺泡组织,加温回流至右心房的血液。

4)其他方法:此外也可应用温水(38~40 ℃)灌洗液进行胃、直肠、腹膜腔或胸腔灌洗,开胸用温水冲洗纵隔升温,复温速度为 0.5~1 ℃/h,以及应用心肺旁路或体外周循环血液加温。如伤病员意识存在,根据伤病员胃肠功能情况适当给予各种温热饮料,如温热的糖盐水、糖茶水、巧克力及咖啡等高营养及高热量的饮料。

(三)综合治疗

1. 治疗原则 快速有效复温,及时有效的复苏是抢救的基础;如伴有局部冷伤,应先抢救冻僵后,再按冷伤治疗原则处理。全身冷伤的综合治疗,复温后要马上开始。通过个体化综合治疗,防治休克和多器官功能障碍;纠正酸中毒和电解质紊乱,纠正心律失常,保持内环境稳定,注意防止并发症;用手术和非手术的方法尽早清除坏死组织,保护和利用好自体皮源,有效的封闭创面是抢救成功的关键,尽早修复创面,减少伤残,最大限度地保留有活力的组织和患肢功能;营养支持、防治感染、保护内脏器官功能贯穿治疗的全过程。

2. 复苏 若伤员呼吸、心搏骤停时,应进行人工呼吸和持续胸外心脏按压。一般忌用盐酸肾上腺素,以避免发生心室颤动。如发生心室颤动时应进行电除颤,药物除颤在全身冷伤时通常是无效的,还可能有害。

复苏过程中首先要维持呼吸道通畅、吸氧,必要时给予辅助呼吸。心肺复苏同时,积极纠正低氧血症,早期给以吸氧,除以正常的压力给氧外,如有条件可用高压氧疗法或静脉液体给氧,以增加心肌和局部组织的供氧、维持组织活力,促进血管和细胞再生,减少冻区组织丧失。复苏过程中酌情给予呼吸兴奋剂,注意防治肺部感染等。对于反应迟钝或昏迷者,保持气道通畅,有条件应尽早行气管内插管或气管切开,应用呼吸机辅助呼吸,吸入加热的湿化氧气。如果低温伤员尚未发展至心搏骤停,应集中注意氧合和通气的评估和支持、循环的评估和支持、保暖、防止热量进一步散失。所有操作必须要轻柔,包括建立输液通道、动脉导管、下胃管及气管内插管等。刺激可以诱发心室颤动,故应尽可能减少对伤病员的刺激,并密切监测心律。抢救急需也应尽早进行,不要拖延气管内插管、血管插管等必需的救命性操作。

3. 扩充血容量防治休克 严重冷伤可能合并休克,缺血、缺氧致内脏器官损害,特别是心肌损害也是诱发或加重休克的原因之一。在脱离寒冷环境、温水快速复温的同时,迅速建立静脉输液通道,补充血容量,静脉输注的葡萄糖盐液应加温至 38 ℃。参照烧伤防治休克公式,根据防治休克的临床指标和化验检查结果来调整输液成分、速度和输液量。用胶体液复苏,有效循环血容量恢复较快,其容量负荷比晶体液复苏要小,组织水肿轻,回收期并发症也较少。选用适当血管活性药物,避免使用缩血管药物。静脉输注多巴胺 2 ~ 5 μg/（kg·min）。输注小剂量硝酸甘油可以改善冻僵伤病员重要器官的血液灌注。延迟复苏采用"恢复灌注与细胞保护并重"的治疗新理念。

4. 保护血管、防治血栓、改善血液循环　全身性冷伤常继发肢体血管的改变,如内皮损伤、血栓形成、血管痉挛或狭窄等,严重时加重肢端损伤程度或延迟创面愈合时间。可采取以下措施以治疗。①改善血液循环的药物,如常用的有低分子右旋糖酐（分子量 7 000 ~ 10 000 为宜）,用以降低血液黏稠度,改善毛细血管血流,防止血细胞淤积和血栓形成,给药时间越早越好,每日 500 ~ 1 000 ml,持续7 ~ 10 d,滴注速度要慢。②酌情选用血管活性药物,必要时也可使用托拉苏林、酚妥拉明（苄胺唑啉）、潘生丁、丁咯地尔、罂粟碱、前列地尔、烟酸及其衍生物等药物,以舒张血管。③应用抗凝剂,如肝素,1 ~ 2 mg/kg 加入 10% ~ 20% 葡萄糖溶液内静脉滴注,每 6 h 一次（有出血倾向时停用）;动脉灌注抗凝、溶栓和扩血管药物治疗,即经股动脉、肱动脉高压注入尿激酶 10 万 ~ 50 万 U,肝素 6 250 ~12 500 U,地塞米松 5 ~ 10 mg,2% 利多卡因 10 ~ 20 ml,每天 1 ~ 2 次,持续 5 ~ 7 d。应用动脉灌注药物治疗重度冷伤是一个新方法,具有能改善冷伤肢体血液循环,促进冷伤肢体愈合的能力,应用此方法可以缩短重度冷伤的疗程,减少重度冷伤的并发症,同时可降低重度冷伤的致残率。④应用保护血管壁或促进细胞修复的药物,如芦丁 20 mg,每日 3 次;维生素 C 5 g,每日 1 次,静脉滴注;或维生素 E20 mg,每日 3 次,口服。⑤局部外用血栓素酶抑制剂以及全身使用布洛芬可以改善微循环,减轻血栓形成与组织损伤,但要注意避免出血倾向。根据冷伤部位可选用封闭疗法,或行交感神经阻滞术,以解除血管痉挛和止痛。也可选用活血化瘀中药。

对这些方法的效果评价尚有争论,但是总的来说,应用在复温的同时或复温后立即使用,疗效较好些,当组织已发生变性或坏死时再用,则疗效差。此外,尚有一些药品对改善局部循环,减少水肿和组织坏死,促进损伤细胞修复,均有一定的作用,可依据情况考虑使用。如外用的二甲基亚砜（dimethyl sulfoxide,DMSO）、呋喃西林、呋喃唑酮等 5-硝基呋喃衍生物,其作用可能是抑制细胞代谢过程,降低细胞代谢率,从而减轻细胞代谢损伤和保护血管壁,延缓组织坏死和减少组织丧失。DMSO具有渗透性强、扩张血管、减少水肿、止痛、抗菌等作用,加在冷伤膏中外用,可增加冻区组织保存率。但近年发现二甲基亚砜可能致癌,故不主张使用。

5. 保持内环境的稳定　肝细胞缺氧,影响葡萄糖代谢使血糖降低和血钾增高,注意维持酸碱平衡（有酸中毒时给予 5% 碳酸氢钠进行纠正）和水、电解质平衡,补充多种维生素和微量元素,有利于冷伤组织的恢复,促进创面修复,增强机体免疫力。总之要从接诊伤病员开始,保持伤病员病情稳定,不再发生大的波动,各项临床指标、化验检查结果保持在正常或允许范围内。

6. 保护内脏器官功能　冷伤或低温条件下组织灌流不足,增加了组织缺氧,营养和代谢产物交换不足,加重病变组织及内脏器官的损伤,机体容易出现多器官功能障碍综合征（MODS）。因此,要高度重视内脏器官保护和功能支持,注意一切可能发生 MODS 的不利因素,防治 MODS 的发生。根据各内脏器官的病理生理特点,分别予以对症治疗。①心力支持:在补足量液体后,如心排出量仍较低,可给予毛花苷 C、多巴酚丁胺等增强心肌收缩力药物;适当补充心肌细胞能量底物,如 1,6-二磷酸果糖;预防和治疗心律失常。②胃肠黏膜保护:积极采取措施促进胃肠道血供,合理应用黏膜保护剂,强调积极的早期肠道喂养。肠道喂养不仅补给机体一定能量,更重要的在于刺激肠道神经,改善肠道血供;降低肠道黏膜通透性,减少细菌和内毒素移位;在肠道营养制剂中添加谷氨酰胺,对冷伤后肠黏膜损伤具有保护作用。③保护脑和肾功能:冷伤引起脑水肿进一步造成二次脑损伤,从而加重第一次脑损害的结果。对全身冷伤尤其是严重冷伤的伤员特别要注意防治休克,维护呼吸功能,注意防治脑水肿和肾功能不全。酌情应用碱性药物（碱化尿液,适当给碳酸氢钠）和利尿剂（甘露醇、呋塞米）以保护肾功能。④恢复神志:神志障碍者应同时给予纳洛酮和维生素 B_1 等治疗。⑤放置鼻胃管:由于冻僵伤员胃肠运动功能减弱常发生胃扩张或肠麻痹,放置鼻胃管行胃肠减压,以预防呕吐误吸。⑥心电图监护:体温过低时极易出现心室颤动或心搏骤停,应施行心电图监护,注意纠正异常心律,必要时采取除颤复苏措施。

7. 防治感染　尽早清除坏死组织,并积极有效地覆盖创面,是摆脱创面感染威胁、提高治愈率的关键。合理选用抗生素,要兼顾肝、肾功能情况。有深部坏死者应合用对厌氧菌有效的药物,如青霉素、甲硝唑、替硝唑等。注射破伤风抗毒素。

冷伤后容易并发感染,造成创面加深。为预防和减轻感染,可用无菌生理盐水反复冲洗创面,擦干后局部按照冷伤的深度采用包扎或暴露疗法。一度与二度创面在清创后,可外用磺胺嘧啶银锌或呋喃西林等,然后用无菌纱布包扎;三度与四度创面可外用碘制剂暴露治疗,并予以物理治疗。及时进行细菌培养,根据培养的结果选取适当抗生素。冷伤后多为金黄色葡萄球菌感染,可选用 β-内酰胺类抗生素治疗。

8. 加强营养支持和营养调理 注意全身支持疗法和营养的补充,给予高热量、高蛋白、高维生素饮食。早期以静脉营养为主,肠内营养要根据伤病员肠道功能情况来决定进食时间和量的调整,逐渐向以肠内营养为主过渡。半月内达到肠内营养为主,静脉营养为辅。以后向分次进食、进半流食、进特食过渡。保证了营养的供给,每天供热能达 12 540 ~ 14 630 kJ(3 000 ~ 3 500 kcal;1 kcal = 4.18 kJ)以上。氮:热量 = 1 g:(606.1 ~ 327.0 kJ)(145 ~ 150 kcal)。随着创面的不断修复,营养供给量相应减少。

三度与四度冷伤伤病员无严重腹部并发症,伤后不禁食。早期以静脉营养为主,可先进流食,逐渐向以肠内营养为主过渡,同时进行营养调理。保证营养供给,增强免疫力,有利于创面修复。

救治早期不禁食水,可以适量进流食,可口服热饮料(姜汤、豆浆或米汤),但前提是有一定的胃肠功能,肠鸣音近正常,无腹胀及严重腹腔内脏器官并发症。生长激素在伤后 4 ~ 7 d 开始应用,每天早7 时皮下注射。来诊后即开始应用胰岛素,补钾离子,应用谷胺酰胺。始终注意调整酸碱平衡和各种离子。补充各种维生素和微量元素。血红蛋白尽可能维持在 100 g/L 以上。白蛋白小于 25 g/L 时予以补充。血小板较低时连续每天输 4 个单位血小板,有较明显的效果。

9. 给予镇痛剂 在复温过程中或复温后,伤病员可出现剧烈疼痛,局部疼痛轻微者可给予曲马朵或氟比洛芬酯等镇痛药;疼痛剧烈者应给予哌替啶 50 ~ 75 mg 或吗啡 10 mg,肌内注射。同时,加强心理疏导,调节伤员的心理状态。

10. 注意有无复合伤 对大出血、内脏器官破裂、骨折、开放性气胸、脑外伤等应当施行相应的急救处理。

11. 给予激素 因寒冷、衰竭或高海拔等因素的长时间应激作用,可导致一定程度的肾上腺皮质功能衰竭,可常规给予糖皮质激素。

(四)局部冷伤的处理

全身性冷伤常合并局部冷伤,故不可忽视创面处理。复温后患部开始肿胀,为了预防感染,可用温肥皂水清洗患部,再用无菌等渗盐水清洗,拭干后用无菌纱布棉垫包扎保暖,方法同烧伤包扎疗法。对复温后的冷伤皮肤要保持清洁干燥,抬高病变部位以利回流,减轻水肿。一度冷伤保持创面干燥清洁。二度冷伤复温后,创面干燥清洁者,可用软干纱布包扎,避免擦破皮肤、防止压迫。有较大水疱时,应经乙醇消毒后,在无菌条件下用空针吸尽水疱内液体或剪开引流,保留水疱片,用无菌纱布包扎(严格无菌);小的水疱可不处理,由其自行吸收。创面感染时,先用浸有抗菌药的纱布湿敷,采用包扎或半暴露疗法。三度与四度冷伤多用暴露法治疗,保持创面清洁,且受冻部位每天用药液清洗 1 ~2 次。对分界明确的坏死组织尽早予以清创切除,视创面情况可植皮,警惕坏疽的发生。对清创、抗生素治疗无效者且并发湿性坏疽,或有脓毒症者,则需手术或截肢。

较重的下肢冷伤应卧床休息,防止外伤。用护架支撑盖被,以免发生循环障碍。如皮肤坏死,及时用乙醇碘酒消毒,采取暴露疗法,保持干燥,减少继发感染。痂下有积脓,应及时引流。一般应待分界线清楚后再进行坏死组织的切除或截肢。除非已有明显的感染或湿性坏疽,一般不宜切除过早,因为实践证明,冷伤后坏死的实际范围和深度往往要比受伤时估计的为小、为浅。坏死组织脱落或切除后所遗留的肉芽创面应及早植皮,可以局部理疗,以促愈合。急性炎症消退后,患肢应及早开始活动,尤其是手指,以免关节强直。

严重冷伤所遗留的经久不愈的溃疡或痊愈后所遗留的局部发凉、关节僵硬、疼痛、多汗或少汗等后遗症,一般认为是由于冷伤所造成的血管损害所致,处理较为困难,应及早进行医疗体疗;顽固病例,可考虑交感神经切除,部分伤病员有较明显的好转。

四、局部性冷伤的治疗

(一)局部冻结性冷伤的治疗

1.冷伤的急救与全身治疗 治疗原则包括:①保护受伤部位,迅速使伤病员脱离低温环境和致冷因素,以防止继续受冻,尽早用温水快速复温(手套、鞋袜和手脚冻在一起难于分离时,不可强行剥离,以防皮肤撕裂,应连同鞋袜、手套一起浸入水中);②保护血管,防治血栓,改善循环;③防治休克与感染,二度以上冷伤,应常规进行破伤风抗毒血清注射,已有感染或病情严重者给予抗生素;④用非手术和手术的方法促使创面早日愈合,减轻伤残;⑤保护内脏器官功能,防治多器官功能障碍的发生;⑥保持内环境的稳定,调整水及电解质和酸碱平衡、加强营养支持和营养调理、保证营养供给。具体方法参见本节相关内容。

2.创面处理

(1)处理原则 一度冻伤创面保持清洁干燥,数日后可治愈。二度冻伤经过复温、消毒后,创面干燥者可加软干纱布包扎;有较大的水疱者,可将疱内液体吸出后,用软干纱布包扎,或涂冻伤膏后暴露;创面已感染者先用抗菌药湿纱布,随后再用冻伤膏。三度与四度冻伤多用暴露疗法,保持创面清洁干燥;待坏死组织边界清楚时予以切除。若出现感染,则应充分引流;对并发湿性坏疽者常需截肢。三度以上冻伤还常需全身治疗

创面处理的原则是彻底清除坏死剥脱组织,清除创面及其周围污物、异物和污垢,剔除冻区周围毛发,之后用0.5%氯己定冲洗创面及创周,防止创面感染,促进创面早期愈合,愈后减少瘢痕,最大限度地减少伤残。

(2)轻度(一度与二度)冷伤的处理 一度冷伤可保持局部清洁、干燥,也可以外用止痛霜剂,无须特殊处置。小面积浅的Ⅱ度冷伤清创后,如水疱皮完整,可予保留,抽出水疱液,消毒包扎,水疱皮可充当生物敷料,保护创面、减轻疼痛,且可加速创面愈合。如水疱皮已撕脱,可清除水疱皮,用无菌油纱布包扎,除非敷料浸透、有异味或有感染迹象外,一般不必经常换药,以免损伤新生上皮。如已浸透或创面感染,应勤换敷料,先用抗菌药湿敷,随后再用冻伤膏。面积小可以采取包扎疗法,面积大可以采取暴露疗法,可外用磺胺嘧啶银、磺胺嘧啶锌、碘伏等,保护好痂皮。较浅的二度冷伤约2周愈合,留有色素沉着或色素脱失。较深的二度冷伤3~4周愈合,留有瘢痕,也可以在病情平稳后采用削痂手术治疗,削除坏死组织至健康平面,可保留少量间生态组织,然后用油纱,生物敷料或异体皮覆盖包扎。

(3)三度冷伤的创面处理 可采取暴露疗法,彻底清创,清除污染和水疱皮,三度与四度冷伤单抽水疱液,保留水疱皮可增加感染概率,加重毒素吸收。待病情稳定,坏死境界清楚后,可考虑尽早切痂植皮,或延期植皮。如为环形三度冷伤,影响血液循环,应做减张切开。

(4)四度冷伤的创面处理 要彻底清创,尽早做筋膜减张切开引流术,同时也探查损伤深度。以利于确定下一步治疗方案。条件允许应尽早手术,清除已确认的坏死组织,有利于多保留肢体,减少感染,减少毒素吸收,保护肾功能,防止气性坏疽的发生,加速创面修复,缩短治疗时间。清创后根据损伤情况,考虑植皮,皮瓣转移。也可以继续换药,反复清除残留的坏死组织,长出肉芽组织后再植皮。早期手术切痂、同种异体皮移植可防止重度冷伤创面渐进性坏死,减少肢体严重感染和坏疽发生率,最大限度的保留肢体长度和功能。如果出现感染,应该充分引流,对于发生湿性坏疽者,还需要截肢。四度冷伤很多都会发生功能障碍,功能障碍的程度,主要取决于受冷伤的深度和范围,有些人仅表现为表面的关节活动受限,或者是挛缩畸形。相当多的伤员需截肢或者截指(趾),有些人可能仅仅是末端,还有一些人可能就是整个肢体截肢。偶有能够采取皮瓣手术方式保存肢体者。

(5)指(趾)三度与四度冷伤的治疗 注意消毒、清创要彻底,可先采用暴露疗法,待周身病情允许,应尽早手术切除可确认的坏死组织,同时采取适合创面情况的植皮方法或皮瓣移植。腓肠神经营

养血管逆行岛状皮瓣血供可靠,层次清晰,操作简单,对小腿功能和外形影响小,皮瓣转移幅度大,是修复足跟部严重冷伤软组织缺损的良好方法。用带蒂足底内侧皮瓣是修复足底部创面最佳皮瓣。手术注意,设计皮瓣时略大于受区即可,要避免在跖骨头处切取皮瓣,同时皮瓣转移到受区不能有张力。亦可延期进行植皮。尽量多保留指(趾)的长度。

(6)截肢的适应证与时机的选择 ①一般先行减张切开,查看肌肉颜色和肌肉收缩情况,深部组织坏死严重,肢体无法保留,即可进行截肢;②冷伤出现重度创面脓毒症、急性肾功衰竭、气性坏疽等危及生命的并发症时,可考虑尽早截肢。

(二)局部非冻结性冷伤的治疗

1. 冻疮的治疗 治疗的关键是伤员脱离湿冷环境,保持冻疮局部温暖和干燥,否则治疗难以奏效,并易复发。

(1)全身治疗 应用扩张血管药物以改善微循环。使用钙通道阻滞剂有改善症状的作用。烟酸50~100 mg,每天3次;桂利嗪(脑益嗪)25 mg,每天3次;硝苯地平(硝苯吡啶)对严重复发性冻疮有效20 mg,每天3次,手足损害连用8 d。维生素E,0.1~0.2 g,3次/d。

(2)局部治疗 局部治疗原则是抗感染、消肿、促进局部血液循环。

1)冻疮初起:可用远红外线照射,以有温热舒适感觉为度,每次20~30 min,每日2次。亦可应用按摩、超短波、红外线治疗。用40~42 ℃温水浸泡患处,以改善末梢循环。

2)皮损未破者:温水浸泡患部后再冻疮软膏擦用,并反复揉擦患部,效果较好。

3)已破溃者:局部外用康复新、冷伤膏、2%新霉素霜、呋喃西林氧化可的松霜、1%呋喃西林霜。如有溃疡、糜烂的重冻疮,消毒后可用上述霜剂包扎换药治疗,至痊愈为止。

无明显渗出有溃破的采用暴露方法,直接将康复新液用棉球涂抹,每日3次。创面水肿较明显伴溃破有渗出的可外用康复新液换药,每日换药3次。2~3 d后创面渗出减少改为暴露方法直接涂抹药液。溃破处2~4 d后逐渐干燥结痂,7~13 d后脱痂痊愈。康复新液可以改善创面微循环,提高局部免疫力,促进创面坏死组织脱落及肉芽组织增生,加速病损组织修复,在临床上应用疗效满意。

4)其他方法:①云南白药治疗,冻疮未溃破者,用白酒将云南白药药粉调成糊状外敷,并注意保温。冻疮已溃破者,将患处洗净后,直接撒云南白药药粉于创面,用消毒纱布包扎,数日内可愈。②用热盐水浸泡患处15 min,连续1周。③伤湿止痛膏治疗,患轻度冻疮者,在冷伤红肿部位贴伤湿止痛膏,可起舒筋活血、消炎止痛作用,使血液循环得到改善,同时也有一定的保暖作用,一般2 d更换1次。冻疮重者和患处已破溃者,不可采用此法。

2. 战壕足、浸渍足(手)与海船足及防空壕足的治疗 其病变一般比冻疮重,治愈较慢。可参照冷伤和冻疮的治疗方法进行治疗。治疗应在反应性充血期或之前即开始,肢体应当尽早脱离湿冷环境,置于温暖、干燥的环境中,抬高肢体,减轻水肿,避免压迫、摩擦和直接过热,采取改善局部与全身循环及抗感染措施。可口服抗凝剂和血管解痉剂。疼痛剧烈时,可应用止痛剂。亦可做局部封闭处理,必要时可做交感神经切除术。对局部大疱、坏疽及感染等应做相应处理,皮损破溃时,必要的清创手术应在保守治疗数周后方可进行。扩血管药也有一定辅助治疗作用,于患肢近端非麻木区,轻轻按摩可能有益。伤后遗留出汗增多、疼痛和局部对温度的变化过敏可持续多年,目前尚无有效治疗办法。

3. 治疗注意事项 ①伤后忌用火烤、热水烫等加热措施复温。禁用冷水浴、雪搓、捶打等方法。②在温暖的环境中可给伤病员少量热酒,促进血液循环及扩张周围血管。但寒冷环境中不宜饮酒,以免增加身体热量丢失。③在冷伤的急性期,必须避免伤肢运动。急性炎症一旦消散,应尽早活动指(趾)关节,防止关节僵直,有助于肌张力恢复,保护肌肉和韧带的灵活性。④重伤员应注射破伤风类毒素,预防破伤风发生。

五、冷伤治疗新进展

近年来,随着现代科技的快速发展和分子生物学技术的进步,对早期冷伤损害机制的研究,已深入到细胞和分子水平,研究成果有力促进了临床治疗方案的改良和治疗思路的拓展。为了改善局部血液循环,减少组织坏死,针对冷伤的病理生理特点,有以下一些新的治疗方法。

(一)高压氧治疗

应用高压氧治疗能增加局部组织中的氧张力,改善组织的代谢,有效减少组织坏死范围,降低截肢的可能性,方法为单人纯氧舱治疗,升压减压各 20 min,稳压 40 min,持续低流量换气,具体治疗次数取决于治疗效果。

(二)真空负压吸引创面

真空负压吸引创面的方法主要应用在局部表层的冷伤创面,6 d 为 1 个疗程。负压真空状态能有效防止创面感染、保持创面清洁、促进上皮岛生长、有效缩短愈合时间。

(三)局部封闭治疗

应用封闭疗法或交感神经节阻滞、局部冷伤创面给予神经阻滞药麻醉,能缓解疼痛、改善血管紧张度、防止血栓形成、减轻炎性反应。适合于二度与四度冷伤创面。

(四)红光治疗仪治疗

红光治疗仪治疗是通过对生物体产生光化学作用,使细胞线粒体的过氧化氢酶活性增加,加强细胞的新生,促进伤口和溃疡的愈合。

(五)复温

复温要迅速,这是急救的关键。方法主要有非侵入性和侵入性两种。

1. 非侵入性复温 应对低温最简单的方法是采取被动复温策略,如迅速将伤者从寒冷环境中撤离,在救护车上使用保温毯复温,并用毛毯覆盖,不应为了检查伤情而忽略因伤员暴露在外而导致的体温下降,因为一旦体温过低将无法轻易使之回升。但此方法仅对中度低温有效,如果伤病员体温调节机制已受损,该方法也无法发挥作用。

我军普遍采用的保温措施包括空调加热、烤灯照射、温水复温等。其中温水复温简单易行也较为常用。将冷伤部位置于 40~42 ℃温水中(50~60 ℃水温可导致热损伤),可以加入氯己定或医用碘伏。复温至冷伤区恢复感觉,皮肤颜色恢复至深红或紫红色、组织变软、关节柔顺为止。一般要求在 20~30 min 完成复温。此外,将绝缘加热包放置在伤者的头部、后背和腋窝,也是一种有效的保持体温方法。在模拟战场条件下,动物模型应用上述方法均可有效预防体温过低。

目前美军已在伤员转运过程中采用低体温防治套件进行保温。一项根据 2006 年 10 月 2 日颁布的《创伤临床实践指南》(Guidelines-Clinical Practice Guidelines,CPG)进行的研究(数据来源于美国部队指挥外科研究所),对 CPG 在创伤低温并发症治疗和预防中的应用效果进行了评估,结果表明,CPG 可降低低温的发生率,其中标准的羊毛毯在转运中最为常用。Allen 等研究了 3 种采用化学或电力驱动的主动低温预防产品,包括低体温预防处置包(hypothermia preventive measures kit,HPMK),即用即热加温包、Bair Hugger 升温装置,以及 5 种被动预防低体温产品,包括羊毛毯、太空毯、Blizzard 毯、裹尸袋和热水袋。结果表明主动预防产品的效果优于被动预防方法,其中 HPMK 的效果最好,可保持较高的温度 120 min。该研究结果还表明,主动预防装置在应用 6 h 后均不会达到 44 ℃的高温(该温度会损伤人体组织)。最好的被动预防低温的方法是热水袋和 Blizzard 毯,可维持较高的温度,并持续120 min。因此所有的主动预防方法和大部分被动预防方法均优于羊毛毯。在接近室温的情况下,除低体温预防处置包(HPMK)有效外,热水袋和 Blizzard 毯也和其他主动预防方法一样有效。当然,首先要确保伤员与地面或担架隔离,因为身体可通过传导丢失热量;还要注意头和脚的保暖,这些部位可能丢失身体的大部分热量。

2. 侵入性复温 大多数侵入性复温方法因需特殊装备和训练,难以在院前阶段应用。侵入性复温方法的常见途径包括体核加温(core temperature)和体周复温,前者效果优于后者,还可通过复温装置进行气道加温、输液输血加温,加上采用覆盖法进行体表复温,或在急救和转运平台上安装强制通风复温系统等。

我军采用的侵入性复温措施包括静脉滴注热液体、加温腹膜腔透析、加温血液透析等,主要用于严重、全身性冷伤。应注意静脉滴入室温液体时会使体温迅速降低,因此,静脉输液要加温,温度至少为37.8 ℃,低体温伤病员则应加温到40.0~42.2 ℃。侵入性复温优点是复温迅速,例如,加温腹膜腔透析可以每小时提高体温1~4 ℃,该法缺点是操作复杂。复温后的冷伤部位应继续进行保温保暖,以保持良好的血液循环。

(1)复合高效的腹膜腔加热透析法　近年,国外学者报道采用复合高效的腹膜腔加热透析法几小时就可使体温恢复正常。对于心肺功能停止的伤员,采用腹膜腔加热透析是最迅速安全的中心复温法。该法已被多数研究者公认,复温快、效果优越,每小时可使肛温升高2.9~3.6 ℃,同时有助于肾功能改善,避免发生中心体温降低和复温休克。

(2)体外循环快速复温　近年来有人主张利用体外循环进行快速复温,复温速度为10 ℃/h。特别是对严重低温出现循环不稳定者,该法优点是复温快同时可氧化血液。但此方法较复杂,并可出现由于体外循环带来的并发症。Kopcke等曾有对食管温度低于25.3 ℃而呼吸循环停止的伤员,在持续救护120 min后,采用体外循环治疗,130 min后复温成功的报道。

(杨宗兴　侯志宏)

第四节　寒带地区冷伤的预防

一、加强行政管理、健全组织机构和制度

(一)加强行政管理、健全组织机构

预防寒冷损伤(简称冷伤)是各级领导的责任,各级领导不仅要组织、指挥好户外各项活动和工作,还要科学地组织指挥,搞好防寒防冻的各项工作(如做好物资保证、个人防护等),以期有效地抵御严寒侵袭,防止冷伤的发生,降低冷伤发病率。

健全连队医疗组织机构,加强宣传教育。在寒区的每个连队中要设专职卫生人员负责冷伤的防治工作,广泛开展宣传教育,讲解冷伤的防护知识,检查防护装具,做到人人重视,明确方法,早期发现,及时处理。要在严寒环境中取得户外作业的成功,关键的问题是使作业人员保持旺盛的脑力和体力,以强健的体魄战胜恶劣环境条件的干扰。以科学的态度和方法规避寒冷造成的损害,这是完成任务的重要前提。

总之,冷伤是寒冷及其他诱因共同引起的一类全身或局部病症的总称,无论是在平时还是战时,均会对部队战斗力产生较大影响,及早诊治冷伤并积极有效预防,对寒区基层部队医院做好后勤保障具有重要意义。临床医生应熟悉和掌握冷伤的病理生理知识,准确判断冷伤程度,早期正确处理冷伤。进行积极有效后期治疗,以提高基层部队冷伤伤员的救治成功率。

(二)寒冷环境中作业的工作制度

1.人员安排与防寒装备　①既往有冷伤史、雷诺病、外周神经疾病等身体状况不佳的人员发生冷伤的危险性较大,寒冷环境作业时应仔细挑选执行作业任务的人员,以减少冷伤的发生。②防寒装备不当是发生冷伤的重要原因,因此在寒冷环境条件下的部队人员,均需用配备相应适当的防寒装备,如防寒被装(如衣服、鞋帽、手套、口罩、睡袋等)和帐篷等。

2.建立工作小组　在寒冷环境中作业时,应建立工作小组,人员新老搭配,指派有在寒冷环境中工作经验的同志带队。工作人员应互相鼓励、互相帮助,并互相检查冷伤症状,以有效地预防冷伤发生。

3.**增强工作计划性** 避免工作人员长时间在寒冷的户外站立不动或等待运输车辆。无掩蔽场所时,应选择避风、向阳处短暂休息,时间不宜过长,并不断活动手脚。

4.**实行作业轮换制** 根据作业环境的寒冷程度确定每次的作业时间进行轮换,安排下岗人员在有供暖的掩蔽场所短暂休息,以使身体恢复温暖。戴上手套短暂的保暖也可使手指保持灵活的操作能力,减少冷伤的发生。避免疲劳,因疲劳时人们往往忽视冷伤的预防,甚至面对危险泰然处之。

5.**加强对分散作业人员的防寒指导** 应选派有在寒冷环境中作业经验的同志到分散作业单位工作,做好冷伤预防。

6.**合理安排施工作业** 在雪、冰或沼泽地工作非常消耗体力,应尽可能使用机械设备施工。可在作业部位放置干草、树枝等垫脚,使双足与地面或冰、雪隔离,减少散热。避免在冷风中站立或坐卧不动,经常揉搓手和颜面,踩脚,促进血液循环。拆卸、维修车辆时,不宜赤手直接接触铁器、燃油等,避免冷伤。应抓紧时间快干、快修,工作期间注意勤活动手和脚。

7.**落实防冻保暖措施** 入冬前维修门、窗、火炉、火墙、草垫。衣着应温暖不透风,且松紧适度,鞋袜不能过紧。

8.**积极改善伙食** 饮食时间合理安排,间隔不宜太长,注意质量,并保证吃热食。

二、做好宣传教育、普及预防知识

(一)做好预防冷伤的宣传教育与培训和演练

1.**宣传教育** 做好预防冷伤的宣传教育,提高思想认识,普及冷伤预防知识、掌握防护措施是贯彻预防为主方针的重要环节。通过预防冷伤教育使广大官兵了解什么是冷伤,冷伤的病因、症状、急救、治疗、预防及伤员后送等一系列知识,掌握在冷环境中生存、作业的基本技能和预防冷伤的防护措施。执行救援任务时应携带通信器材,上下兵站加强联系,及时发现和救援被困人员和车辆。

2.**培训和演练** 有计划地、循序渐进地组织在寒带地区驻防、驻训的部队或寒冷环境中工作的人员开展培训和演练学习,通过训练增强体质,提高耐寒能力,掌握有关冷伤防护与急救措施,在日常工作和生活中养成习惯。例如:①组织部队爬山、滑雪、跑步等,坚持冷水洗手、洗脸、洗脚和擦浴(应从热天开始)。②掌握冻伤规律,抓住防冻重点,如容易发生冻伤的天气,主要是冷天和大风天,特别是气温骤变的天气;易冻部位,主要是身体暴露部位和肢端,如手、足、耳、鼻、颜面等;易发冻伤的时机,多在战士单独执勤、特别是在站岗放哨时往往站立不动,或执行紧急任务时的分队等。掌握好以上规律,采取相应措施,实践证明是可以减少或防止冻伤的发生(图 17-10)。

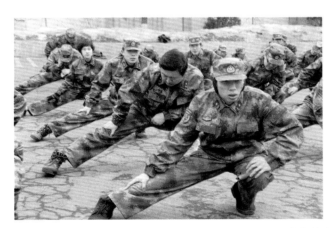

图 17-10 寒带地区训练前充分的准备活动可以有效预防冷伤的发生

(二)普及冷伤预防知识

1.**全身性冷伤预防** 全身性冷伤亦称冻僵,又称意外低温,属冻结性冷伤,是身体长时间暴露于寒冷环境中引起体温过低(机体中心体温<35 ℃)所致全身新陈代谢功能降低,热量大量丧失,体温无法维持,以神经系统和心血管损伤为主的严重的全身性疾病。人体受寒之初,一方面用增强代谢产生热量,故肌肉收缩,心跳加快,血压上升,呼吸次数增加;另一方面外周血管收缩,减少散热。如继续受冻,散热超过产热,体温即开始下降,至 32 ℃以下,寒战不再发生,代谢逐渐降低,血压、脉搏、呼吸也开始下降;致 30 ℃以下,进入昏迷状态全身木僵。若不及时抢救,终将导致死亡。

严重的全身性冷伤平时不多见,是重大的但可以避免的疾病,多发生在突发情况下(意外事故)或战时,人体接触冰点以下的低温或在严寒地带长期从事野外作业或活动者,尤其是在衣着单薄、饥饿、疲劳、身体虚弱等情况下更容易发生全身性冷伤。如在寒冷季节里寒流袭来突然降温、大暴风雪及雪崩袭击,不慎陷入冰雪或冰水中、野外迷路、野外露宿;或在高寒地区登山滑雪、高山探险者;在高山雪地作业的勘探队员或侦察员;于寒区遇险的飞行员;在海洋中遭受暴风雪意外袭击沉船落水的水兵、船员、渔民等;或工作时不慎受致冷剂[如液氮(-196 ℃)等]短时间接触都会造成冷伤。

在寒冷地区隆冬时节,部队有很多工作需到户外进行,如重大工程、检修线路、运输,基层部队战备、训练、执勤及作战等,驻寒区部队还要有针对性地进行冬训,新兵训练也是从寒冬开始。因此,各级领导和作业人员都要高度重视做好防寒工作,做好外出前的一切准备工作,严格遵守防寒规章制度,不能麻痹大意。外出前必须了解所去地区的自然情况和天气预报,带足所需防寒物品、食品和饮用水,携带好通信工具,做好救急的一切准备。注意防寒、防潮,衣着温暖不透风,减少外露部位。注意保暖,保护好易冻部位,如手足、耳朵等处,要注意穿戴好棉帽、耳罩、手套、厚袜、棉鞋等。鞋袜潮湿后,要及时更换。平时经常揉搓这些部位,以加强血液循环。在严寒环境中要适当活动,避免久站或蹲地不动。进入低温环境工作以前,可进适量高热量饮食,但不宜饮酒,因为饮酒后常不注意防寒,而且可能增加散热。还应做好室内、交通工具内防寒、保暖和防潮工作,防止长时间接触寒冷和潮湿。要求室温保持 15 ℃以上,相对湿度 50% 左右为宜。预防冷伤事故的措施,还涉及野外工作、执勤中的通信设备和基地的交通运输工具(如直升机)等。总之,有了充分的防寒准备,虽进入高寒地区和环境,仍能预防冷伤发生。

2. 冻疮的预防　寒冷是冻疮发病的主要原因,是冬季的常见病。冻疮在我国一般发生于冬季和早春,在长江流域比北方多见。因为长江流域冬季虽然气温高于北方,但比较潮湿,且防寒措施不如北方地区。潮湿的冷空气较干燥的寒冷空气易发生冻疮。其发病原因是伤员的皮肤在遇到寒冷(0 ~ 10 ℃)、潮湿或冷暖急变时,局部小动脉发生痉挛收缩,久之动脉血管麻痹而扩张,静脉瘀血,局部血液循环不良使组织缺氧,导致组织细胞受到损害而发病。主要与病损部位反复暴露于冰点以上的低温环境,且局部保暖不良有关。长期在户外低温下工作,暴露于寒冷、潮湿的空气中,以及伤病员末梢循环障碍是发病的主要因素。缺乏运动、过度疲劳、睡眠不足、饥饿、手足多汗、鞋袜过紧及潮湿也是本病发生的诱因。此外,伤员自身末梢微血管畸形、自主神经功能紊乱、营养不良、贫血、内分泌障碍、心血管疾病或糖尿病等因素也与本病的发病也有一定关系。冻疮往往在不自觉中发生,出现症状才察觉。皮损好发于手背、指背、足趾、足缘、足跟、耳郭、面颊和鼻尖等暴露部位。冻疮一旦发生,在寒冷季节里常较难快速治愈,要等天气转暖后才会逐渐愈合。而且往年患过冻疮的人,以后一到冬季就很容易再患冻疮。因此,欲减少冻疮的发生,正确的预防是非常重要的。早在夏秋季节时,预防工作就应着手进行。关键在于入冬前就应开始预防。

(1)常规预防　预防冻疮应针对其发病机制,提前采取措施,往往有事半功倍之效。冬季及高寒地区外出,应有防寒、防水服装。寒冷环境中工作时应注意防寒保暖,手、足、耳等处可外涂防冻疮霜剂。

(2)对因预防　冻疮多由于运动不足、局部潮湿、局部皮肤受压、气温冷暖突变、肥胖及营养不良等因素而发,所以预防的措施应针对这些原因制订,要从以下几个方面入手。

1)入秋及初冬时节:入秋以后寒冷季节到来之前,应经常按摩和揉搓易冻部位,促进局部的血液供应。冬季到来之后,应随天气变化增减衣服,鞋袜应松紧适度、柔软舒适和保持干燥。天气突然变冷时最易发生冻疮,要特别注意保暖,冬季在野外作业、训练、执勤的人员,应穿戴防寒、防水服装,可在手上擦些凡士林油或其他植物油以防冻疮。患过冻疮的人在寒冷季节要注意手、足、耳等的保暖,并可涂擦某些防冻疮霜剂,可减少皮肤散热,也有保温作用。

2)严冬季节:皮肤暴露处应当保护,如出门时使用口罩、手套、防风耳罩。鞋袜大小、松紧要合适,不要过紧过小。要穿宽大舒适、渗汗能力较强的鞋垫以保持干燥,避免局部受压。潮湿可加速体内热量的散发,容易发生冷伤,因此要保持服装鞋袜的干燥,受潮后要及时更换,有利于保温。要避免肢体长期静止不动,坐久了、立久了要适当活动,以促进血液循环、减少冻疮发生。如在寒冷的环境中时间过久,如骑车外出,回家后马上用温水浸泡受冻较重及局部受压的部位,或用揉擦按摩的方法加强局部的摩擦及运动,以迅速改善局部的血液循环。加强营养、注意减肥等也是预防冻疮的重要环节。

3)耐寒锻炼:坚持体育锻炼,加强适合自身条件的体育锻炼,如练气功、跳绳等活动,或利用每天洗手、脸、脚的间隙,轻轻揉擦皮肤,至微热为止,以促进血液循环,消除微循环障碍,可改善周身血液循环,提高抗寒能力及机体的抵抗力。平时进行耐寒适应性锻炼是预防冻疮的最好方法。坚持用冷水洗手、洗脸、洗脚或进行冷水浴、冬泳等,可明显避免局部血液循环障碍,提高抗寒能力。

4)温差水泡法:可用冷热水交替泡手或脚,锻炼和改善皮肤小血管的循环功能。取一盆 15 ℃的水和一盆 45 ℃的水,先把手脚浸泡在低温水中 5 min,然后再浸泡于高温水中,如此每天重复 3 次,可以锻炼血管的收缩和扩张功能,减少冻疮的发生。

5)服、擦药物法:有冻疮体质者,可在入冬前 1 个月增加维生素 A、维生素 C 及矿物质的食入,可口服烟酰胺片 0.1 g,每日 3 次,钙片 0.5 g,每日 3 次,对末梢循环差和南方入伍的新兵可服用一些药物预防冻疮发生,如托拉苏林、山莨菪碱、咖啡因等组成的复合剂或服用大剂量维生素 C 等,也可起到一定的预防作用。也可在冻疮好发部位涂擦辣椒酊(取干辣椒 20 g,密闭浸泡于 75% 乙醇 500 ml 中,7 d 后可用),每日擦 2 ~ 3 次。也可取中药三七、红花、赤芍、鸡血藤等各适量,水煎取液,局部擦洗。用风油精预防冻疮,在冬季来临时,每日取本品少许外擦患处,可预防冻疮。

6)夏治冻疮:冻疮如果在夏天就积极防治,在冻疮好发部位进行预防性治疗,当年冬天即可见效,这也是中医药冬病夏治的具体体现。①选用成熟的紫皮独头蒜,剥去外皮,捣碎成泥,在阳光下暴晒至温热,将蒜泥薄薄地涂在冬天易冷伤的部位,每日涂 3 ~ 5 次,连续 5 ~ 7 d;②取干红辣椒 5 ~ 7 只,加水煮沸成辣椒汤,待水不烫时泡洗易患冻疮的部位,每日 1 次,连用 5 d;③取鲜芝麻叶在生过冻疮的皮肤上搓擦 20 min,让叶汁留在皮肤上,1 h 后用水洗净,每日数次,连擦 1 周;④生姜切片摩擦常患冻疮处,每日 1 ~ 2 次,连擦 1 周;⑤红花 10 g,桂枝 15 g,煎汁擦洗易冷伤部位,每日 1 次,连用 5 d;⑥鲜茄根 50 g,水煎浓汁后待不烫时洗擦患处,每日 1 次。

3. 战壕足和浸渍足(手)的预防　战壕足又称堑壕足,多发生于战时,是战时长时间穿着湿冷的袜子和鞋子长期站立于寒冷(1 ~ 10 ℃)潮湿的战壕内,引起局部血液循环障碍而发生的一种足部非冻结性组织损伤。穿胶靴在潮湿地区作业,或靴子太紧时,汗液在靴中积聚导致足部湿冷暴露,暴露12 h 或更长时间多面临发生战壕足的危险。战壕中的指战员遇雨雪天气,若下肢浸泡在水潭之中,即使在 0 ℃以上的气温,也能造成较严重的冷伤。

浸渍足(手)是足(手)长时间浸渍于寒冷(1 ~ 10 ℃)的水中所引起的局部非冻结性损伤。较多见于长期漂浮于木排、小船上的船工、渔民,以及遭遇海难的水手,也可在某种生产劳动,如水田劳作及施工人员,或在部队执勤、操练等过程中造成。

战壕足和浸渍足(手)的病变一般比冻疮重,战壕足早期患足和足趾发白,感觉麻木、冷、僵硬,行走困难。如不及时采取措施,双足将肿胀、疼痛,皮肤呈淡红、蓝或黑色,有时有渗出或出血。战壕足往往有一明显的水线,与靴中积水的高度一致。若不及时治疗,往往导致截肢。由于战壕足早期无疼痛感,须注意观察,以便早期发现。

穿防寒防水靴时,应保持足部的清洁与干燥。足部潮湿后,应尽快擦干、按摩足部使之温暖,并换干燥的袜子。如暂时无干鞋袜更换,应不断活动足趾与脚踝部。

如在充血前期(反应前期或血管收缩期)时,应嘱伤员卧床休息、肢体放平、保暖。充血期(反应期)伤员肢体应放在心脏平面,保持干爽,以减轻水肿。最好的预防方法是保持双脚局部干燥。应配带备用的鞋袜,并用防水的包装包好,以备适时更换。更换的湿鞋袜应设法晾干。每天洗脚,并换上干袜子。

三、掌握防护措施

（一）个人防护

1. 人体的御寒机制 ①人体使用衣服和掩蔽场所避免或减少冷暴露,防护寒冷侵袭;②当衣服和掩蔽场所不能满足保暖需要时,人体还能利用自身的防御机制(如皮肤血管收缩、寒战等)维持正常体温,因此皮肤血管收缩和寒战是衣服和掩蔽场所保暖不足的信号;③寒冷暴露后皮肤血管收缩,可引起局部感觉迟钝、疼痛、手(手指)灵巧作业能力丧失,这是引起冷伤的前兆。

防治冷伤的关键在于预防。加强对寒冷气候条件下工作者的防冻教育,预防的要点是局部保温,保持清洁干燥。在寒冷条件下的工作人员和部队,均需用相应的防寒装备。有了充分的防冻准备,虽进入高寒地区和环境,仍能预防冷伤发生。保持健康的身体、足够的饮食、良好的营养和充足的休息,对于在寒区的指战员是非常重要的。

2. 个人防冻应做到"七勤""六不要""三防"

(1)"七勤" 勤进行耐寒锻炼;勤准备防寒物品;勤烤换鞋袜、鞋垫,尤其是"汗脚"的更应注意;勤活动手足,揉搓颜面部;勤用热水烫脚;勤互相督促;勤交流防冻经验。

(2)"六不要" 不要穿潮湿、过紧的鞋袜;不要长时间静止不动;不要在无准备时单独外出;不要赤手接触温度很低的金属;不要用火烤、雪搓或冷水浸泡受冻部位;不要酗酒。

(3)"三防"

1)防寒:贴身的衣服最好要暖和一些,外衣则应选择防风性能好的,衣着松软厚而不透风,鞋袜、手套要保暖性好,大小要合适,不能紧小,以利于手脚活动为宜。尽可能减少暴露在低温的体表面积,佩戴手套、口罩、耳罩或头罩,外露的体表上适当涂抹油脂护肤品等。

2)防湿:要注意保持手、脚及衣着、手套、鞋、袜和鞋垫干燥,沾湿者及时更换。要勤洗勤换,每晚烤干手套、鞋、袜和鞋垫。汗脚者容易发生冷伤,减少脚部出汗能在一定程度上减少冷伤的发生概率。汗脚者不宜穿胶鞋,因胶鞋透气性差,出汗后使脚潮湿。治疗汗手、汗脚(如用5%甲醛液、5%硼酸粉、15%枯矾粉等泡脚)。

3)防静:在严寒环境中要适当活动,避免久站或蹲地不动。进入低温环境工作以前,应保证充足睡眠,避免过度疲劳,进食适量高热量、高脂、高蛋白、高维生素饮食;不宜饮酒,因饮酒后周围血管扩张感觉温度比较高,增加散热,不利于保暖及抵御寒冷。预计可能遭遇酷寒(如进入高海拔或高纬度地区)的人员,应事先锻炼身体耐寒能力,如行冷水浴、冰上运动等。

(4)其他 患慢性病的人,如贫血、营养不良等,除积极治疗相应疾病外,要增加营养、保证机体足够的热量供应,增强抵抗力。注意锻炼身体,提高皮肤对寒冷的适应力。注意保暖,保护好易冻部位,如手足、耳朵等处,要注意戴好手套、穿厚袜、棉鞋等。鞋袜潮湿后,要及时更换。出门要戴耳罩,注意耳朵保暖。平时经常揉搓这些部位,以增强血液循环。

（二）寒区日常预防冷伤的措施

1. 耐寒锻炼 耐寒锻炼是指通过体育锻炼的方式,提高自我抵抗寒冷的能力,从而达到强身健体的目的。耐寒锻炼的最大益处是提高人体综合素质,尤其对心、肺、肾三大器官的功能增强有很大帮助。首先是人体的肺,在寒冷的环境里,空气吸入要通过肺进行加温,肺功能的提高是必需的,寒冷环境接触面积最大的是皮肤。其次是心脏,心脏被肺包围,当肺温度降低以后,必然导致心脏温度降低,寒冷时皮肤的毛细血管收缩,外层循环减慢,所以心功能的提高是必然的。血液循环必须要大量经过的器官是肾和肝。通过耐寒锻炼,使原来功能较弱的心、肺、肾功能明显增强,同时对腰腿病、关节炎、风湿、感冒也有很好地预防和治疗作用。

(1)锻炼原则 ①坚持循序渐进的原则;②有足够的寒冷刺激强度;③注意天气变化;④坚持经常锻炼,防止脱习服。

(2)锻炼方法 坚持长跑锻炼、冷水锻炼、多做冰(雪)上运动,增加冬季室外活动时间。坚持用冷水洗手、洗脸、洗脚、冬泳或冷水浴,洗后擦干并用手搓揉至局部发红为止,可适当擦一些润肤脂、甘油等护肤品以保护皮肤的润滑。还可用冷水浸泡常易发生冷伤的部位,如手和脚等,开始时每天浸泡半小时,逐渐加长浸泡时间,以后每日浸泡 1 h 左右。这些都可以增强全身及局部对寒冷的适应能力,有效预防冷伤发生。

(3)锻炼过程中的卫生监督　①耐寒锻炼前,对参训人员要进行健康检查。患有心脏病及肝、肾疾病者,应免于训练。锻炼过程中发生感冒、冷伤的人员,应待其康复后再继续锻炼。②照顾个体差异。对某些寒冷弱适应者,要适当照顾,不能强求一律。③根据气温选择着装,气温低于−10 ℃,风速>1 m/s 时,要注意保护耳部和颜面,可戴棉毛或风雪帽。④做好宣传工作,使指战员掌握耐寒锻炼的基本常识和方法。

(4)耐寒锻炼应注意的事项

1)循序渐进:运动量应由小到大,循序渐进。锻炼时觉得自己的身体有些发热,微微出汗,锻炼后感到轻松舒适,这就是效果好的标准。相反,如果锻炼后十分疲劳,休息后仍然身体不适、头痛、头昏、胸闷、心悸、食量减少等,则运动量可能过大,下一次运动时要减少运动量。

2)防止感冒:季节不同,清晨的气温也会不同,锻炼时要根据季节气温情况穿衣,尤其是在运动后出汗较多时,要防止受凉感冒。

3)及时补水:秋季空气中湿度减少,容易引起咽喉干燥、口舌少津、嘴唇干裂、鼻子出血、大便干燥等症状。再加上运动时丧失的水分会加重人体缺乏水分的反应,所以,运动后一定要及时补水(图 17-11)。

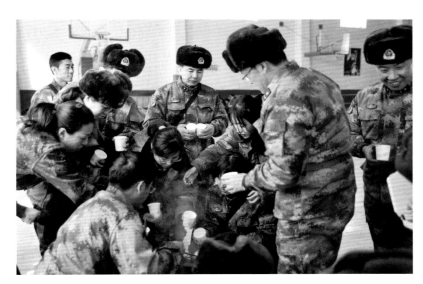

图 17-11　寒区作战或训练时要及时补水

4)防止拉伤:人的肌肉和韧带在气温较低的情况下会反射性地引起血管收缩、黏滞性增加,关节的活动幅度减小,韧带的伸展度降低,神经系统对肌肉的指挥能力在没有准备活动的情况下也会下降。因此锻炼前要做好充分的准备活动,以避免关节韧带和肌肉拉伤。

2.衣着保暖　衣着应温暖不透风,鞋袜要温暖且松紧适度,防止衣服、鞋袜过紧影响血液循环,保持鞋袜干燥。户外不要长久停止不动,外出时对身体外露部分要佩戴御寒用具,如口罩、围巾、手套等(图 17-12)。

我军科研人员研究确定的冬服保暖卫生标准是在寒冷环境中安静状态下穿冬服度过 4 h,前 3 h 完全不冷,最后 1 h 可能出现稍冷,而始终不应有冷感。保暖的基本原则如下。

(1)保持服装清洁　污垢和油污会阻塞衣服内的气隙,降低其隔热性能。因此脏衣服保暖性差,最好用温水洗涤,及时除去衣服上的污渍。

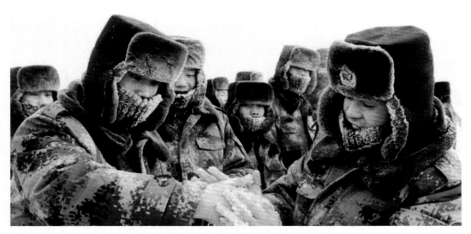

图 17-12 我军官兵的冬季服装

（2）保持服装干燥 必须保持服装内外的干燥，外要防止衣服上融雪，如果衣服上落雪，条件允许要及时拍掉，冰水冻僵的衣服及时除冰、烘干。内要防止出汗，可在棉衣里垫毛巾防止汗湿棉衣，汗湿的棉衣要及时换掉或烘干。

（3）保持服装多层 衣服主要是靠多层次隔热，而不是重量，因此在寒冷环境下尽量增加着装的层次。

（4）鞋袜的穿用 穿着要宽松和多层，避免鞋过紧，鞋袜保持干净和干燥，汗湿的鞋袜要及时烘干，经常活动双脚。

（5）手套的使用 保证手套清洁和干燥，各层手套之间留有间隙，不能过紧，有条件可在外面戴上起一定防水作用的外用手套，以提供保护和防止汗水渗透。

3. 局部按摩

（1）面部按摩 双手合掌反复搓摩使其发热，然后双手按住面部，从下向上搓摩，按额头时双手向左右按出至耳边，然后双手从面侧部向下搓耳朵，这样反复按摩 15~20 次。

（2）耳部按摩 双手合掌反复搓摩使其发热，然后双手分别按住耳部，用力向上搓一下，然后下搓耳背，或用手揪搓耳朵，这样反复相互搓摩 15~20 次。

（3）手部按摩 双手合掌反复搓摩使其发热，然后，左手紧握右手背，用力搓摩一下，接着右手紧握左手背摩擦一下。这样反复相互搓摩 15~20 次。

（4）臂部按摩 右手掌紧握左手手腕里边，然后用力沿内侧向上，擦至肩膀，再由臂外侧向下擦到左手手臂，这样为一次，左手做法与右手相同，相互按摩 15~20 次。

（5）脚心按摩 坐床上，屈膝，脚心相对，左手按右脚心，右手按左脚心，两手同时用力按摩，反复按摩 30~40 次。

（6）腿部按摩 坐床上，腿伸直，两手紧抱左大腿，用力向下擦至脚踝，然后又擦至大腿根，一上一下为一次，右腿同左腿做法相同，这样反复按摩 15~20 次。

4. 落实防冻保暖措施 入冬前维修门、窗、火炉、火墙，准备草垫等。

5. 药浴 秋冬季节，可用番茄杆或辣椒杆煮成水，对易发生冷伤的部位进行热敷、浸泡或全身擦洗，有利于防止冷伤发生。

6. 饮食 秋冬季节气候寒冷，改进膳食结构，积极改善伙食，饮食时间合理安排，间隔不宜太长，注意质量，并保证吃热食。为维持热平衡，可经常吃些"温性"食品，可以增强机体耐寒能力，如牛、羊肉等。

（三）部队冬季训练时的防护措施

1. 冬季训练时的防护 ①运动服装和鞋袜要求保暖和宽松，冰鞋不能太小太挤脚。②戴御寒用具，扎紧手套、衣服、裤脚、袖口，防止风雪侵入到衣服内。滑雪时眼部应佩戴眼罩，防止眼角膜冷伤。

③鞋袜要保持干燥,运动或走路过多后出现潮湿要及时更换。④身体静止不动或疲劳时,要注意保暖。不要站在风口处;不要在疲劳或饥饿时坐卧在雪地上;在运动间歇或结束后要及时穿好衣服,这样不仅能预防冷伤,也可预防感冒。⑤饮食中适当补充含蛋白质和脂肪较多的食物。

2. 新兵冬季集训时的防护　做好新兵集训期间的宣传教育工作,新兵入伍后及时对其进行有关冷伤预防的健康教育,提高新兵对防冷伤的认识,不断加强耐寒锻炼,注重保护好易暴露部位。注重户外训练时间和强度的合理安排,坚持以动制冻、以练胜寒、静中求动、以动防冻的原则。训练中运动和静止课目相结合,防止参训新兵静止的时间过久;强度大与强度小的课目相结合,防止参训新兵出汗过多和过度劳累;室外与室内课目相结合,防止参训新兵待在户外的时间过长,要以循序渐进的方式,逐渐达到适应冬季训练和训练成绩双提高的目的。要搞好后勤保障,为预防冷伤提供物质基础,冷伤的防治需要各单位相互协作、共同完成(图17-13)。

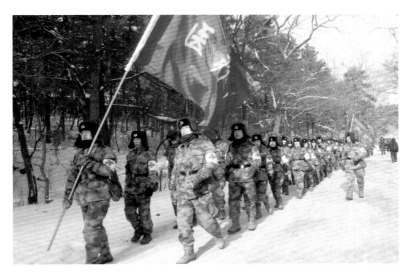

图 17-13　冬季野外拉练需要必要的防护措施

(四)寒冷环境中行军或野外作业的防护措施

1. 行军或野外作业时的防护要点　在寒冷环境中行军或野外作业是冷伤的多发时段。①收听气象预报十分重要。布置工作任务时,应了解气象预报,考虑寒冷环境(气温、风速、湿度)对人员健康和工作能力的影响,注意增强服装防护,避免因天气骤变而长时间受冻。②根据个人的体质情况,决定是否参加,发热者不宜参加。③准备好防寒物品,带足干粮和饮水。④整理好鞋袜,穿着要合适,以减轻疲劳。⑤出发前要吃好,休息好,途中要吃饱、干稀搭配。⑥行进途中休息时,尽量不要坐在雪地上,严禁在道旁睡觉。行进途中休息应选择避风处,无避风保暖处时,切勿停留休息。⑦雪深达 30 cm以上时,应穿雪鞋或乘坐雪橇。⑧逆风行进时应注意扎紧领口、袖口、裤脚和腰带,颈部围围巾,戴口罩,调整好帽耳方向。侧脸行进要及时揉搓耳、鼻与颜面部,避免暴露部位冷伤。⑨配备好通信设备,保持必要的联系,发生特殊情况,能尽快得到救援。⑩雪天行进或进行作业,应扎好裤脚和领口,防止降雪或积雪灌入体内,沾湿内衣和鞋袜增加散热。

2. 寒冷环境中的着装　服装是最直接、最有效的防寒装备,着装不当是患冷伤的重要原因。笨重的冬装容易妨碍视线,降低运动的协调性和手指的灵活性,应注意锻炼适应,以利各项工作的完成。

防寒服装应具有防水、防风、保暖、透气、轻便、牢固等功能(已有类似商品服装)。携带背囊中应备简易帐篷、充气垫与气筒、鸭绒睡袋、氧立得、固体乙醇与打火机、小钢精锅、高能量食品(如牛奶、巧克力等)、通信工具(如手机、手电筒)、军用小铁铲、热水袋、急救药品。背囊重 6~8 kg。

(1)分层着装　防寒服装从内到外分别是:第一层紧身汗衫和短裤,第二层长内衣裤,第三层绒衣裤,第四层棉衣裤,注意着装不要过多。穿多层衣服时,衣服间空气含量增加有利于保暖,而且便于根据环境气温、风速、工作负荷等及时增减衣服调节保暖,避免出汗沾湿衣服。防寒用具有如下种类:电加热类主要有手套、外大衣、上冬装、下冬装、鞋、背心、护腿、鞋垫、坐垫热煲等。加膜类主要有帽、手套、外大衣、上冬装、下冬装、鞋等。化学类有怀炉、产热袋等。以上产品均有不足之处。

（2）保持服装干燥 湿衣服的隔热作用降低，不利于防寒保暖。要注意：①防止外衣被雨雪沾湿、内衣被汗湿；②冬季笨重的冬服增加身体能量消耗，从事重体力劳动时更易引起过热、出汗，此时可减少服装层数，定期拉开拉链或解开衣领、衣扣，增加透气，安排多次短时间休息减少排汗量；③由寒冷的户外进入温暖的室内时，注意减少服装，避免内衣汗湿；④室内（车内）要适当通风，防止湿气聚集；⑤羊毛（或混纺）服装吸湿，不要将其穿在冬服的中层，避免沾湿内衣。

（3）保持服装清洁 脏衣服蓬松度降低，服装内空气含量减少，保暖性降低。

（4）着装适宜 ①外出前应检查防寒服装是否完好。不要强行移动冻结或粘住的服装，以防撕裂；不要强行拉动干涩的拉链，可用蜡润滑后再逐步拉动。②服装大小要适宜。服装太紧使血液循环不畅，易发生冷伤。③严寒条件下，头部散热量可占全身散热量的50%，面部暴露散热可占全身散热量的40%，所以应注意头面部保暖。

（5）足的保护 足是冷伤的好发部位，应加强保护。①鞋袜应宽松适度，鞋带不要系得过紧，鞋垫只需垫一双以防鞋子过紧。②足部最易出汗，要尽可能保持双脚干燥，及时更换干净袜子（建议每天至少2次）和鞋垫（建议每日至少1次）。备用的鞋袜要保持清洁干燥。③每次外出工作后用温水洗脚，擦干后按摩揉捏至双足发热再穿上干净的鞋袜。即使无温水，每天也应洗脚。如无条件洗脚，可将鞋袜脱掉，按摩双脚并保持干燥。

（6）手的保护 手是冷伤的好发部位。①并指手套（连指手套）的保暖性比分指手套好，手套不能过紧。非精细工作时可戴并指手套握拳，或不停地做握拳和松开动作，以达到保暖目的。②可在线手套外加用棉手套。工作时脱掉外层棉手套，定时重新戴上棉手套使手指复暖。③将户外工作任务分为几段，中间安排休息复暖，使手指保持灵巧的活动能力。④严禁向手套内吹气。呼出气中的湿气凝结使手套衬里潮湿、保暖性降低，若冻结则手套变硬，保暖性更差。⑤手冷时，可将手放在衣服内腋窝下或上腹部，帮助手复暖。⑥手部的主要血管流经手背，首先温暖手背有利于较快地使手复暖。

3. 寒冷环境中的饮食与饮水 温暖的服装和舒适的房屋、帐篷是预防冷伤的第一道防线，适宜的饮食和饮水供应也是十分重要的。在寒冷环境中作业时，饮食、饮水不当会严重影响工作人员健康和作业能力。

（1）寒冷环境中的饮食 搞好饮食供应，保证充足的热量和营养是预防冷伤的先决条件之一。在寒冷环境中旅行或作业时散热增多，保持身体温暖需要更多的热量。而且穿着笨重的冬服在雪地或湿滑的地上行走或在寒冷环境中作业，耗能增加。环境气温每降低10 ℃，人体摄食量增加5%，在冷环境中作业时机体的热量需求比温暖环境增加25%～50%，重体力劳动时需提供更多热量。冷环境对各种营养成分的需要量无明显变化，高脂饮食有利于机体耐寒并促进冷习服建立。

1）寒冷环境中的进食量可能不足：造成进食量不足的原因：①口粮冻透甚至冻结，难以食用；②连续食用方便食品及冷的食品使食欲大为降低；③食用干燥的口粮（如饼干等）时缺少足够的饮水。因此，尽管摄食需求量增加，但实际进食量可能会明显减少，造成进食量不足。

2）供应热饮、热食：这是提高抗寒能力的有效方法。①在寒冷环境中，人们易于接受热饮、热食。食用热饮、热食可补充过多的能量消耗、有利于保暖，提高士气。应每日至少供应一餐热饮和热食。②睡前给寒冷环境中作业的人员补充一顿热餐，有利于睡觉时身体温暖、安静入睡。③最好供应平衡膳食，多吃淀粉类食物有益于长途跋涉。④寒冷环境中食物的色、香、味变差。缺乏供应热饮、热食的条件时，工作人员仍应互相鼓励，尽量多食。

（2）寒冷环境中的饮水

1）注意寒冷环境中的失水问题：①在寒冷环境中，着装过多、从事重体力劳动可致出汗，失水增多。同时，水瓶（壶）或容器中的水冻结，限制了水的供应；方便食品含水量少，摄入方便食品时伴随摄入的水量减少。天气严寒和（或）多雨雪时人体排尿量增加，许多人自觉或不自觉地减少饮水，以尽可能减少排尿的次数，也造成饮水量不足。失水增加、摄入量不足将引起脱水。②在寒冷环境中，人体口渴的感觉不像在热环境中那样难以忍受，明显脱水前大部分人不会感到口渴。③寒冷环境中，脱水不仅降低工作能力、食欲和警觉性,引起便秘、肾功能紊乱和尿路感染,还增加人体对冷伤的易感性。④饮水不足、由于外环境寒冷而推迟大便可引起便秘。预防方法是多吃蔬菜等含丰富纤维素的食品,多喝水,养成定时排便的习惯。

2)保证充足的饮水:①每日至少饮水 3～4 L,即使不渴也必须饮水。推荐早餐、中餐、晚餐及睡觉前各饮 500 ml 水(半水壶)。②每日清晨自检尿量和尿液颜色,判断饮水状况。黄色或深黄色尿液表示饮水量不足,必须增加饮水量。③为避免饮用水冻结,可将水壶放在保暖的车辆内或帐篷内,或用带子将水壶系在颈上盖在衣服内,亦可放在脱掉的大衣袖内。

3)供水:①应选择合格的饮用水。瓶装水或自来水供应量不足时,可采集冰、雪化水饮用。采冰应选择在清洁、透明、杂质少的河段或塘面;采雪应选择远离居民区的洁白的自然积雪处,变色的雪不能使用。不能用未融化的雪冰替代饮用水。直接饮用冰雪不仅刺激口腔、浪费体热,使体温降低,还可引起肠道传染病。②化冰的方法:将少量冰打碎放于锅内加热,待融化后再逐渐加入碎冰。冰雪化水用布过滤、煮沸后方可饮用。③使用消毒剂消毒冷水需延长消毒时间,饮用前最好多放置 15 min,以减轻水中异味。

(3)寒冷环境中的排泄　寒冷环境野外作训时应建立临时厕所。①在人口临时聚集集中的区域,搭建防风雨、避严寒的临时厕所,有效地防止因怕上厕所而不敢饮水的现象发生。临时厕所应远离水源。②及时处理粪便和垃圾,以防野鼠等破坏衣服和装备、传染疾病。遗弃不用时,要彻底清理掩埋。③清除通往厕所道路上的冰雪,防止滑倒摔伤。特别注意新的降雪能掩盖其下的碎冰或其他隐藏的危险。

4.寒冷环境中的睡眠　在寒冷环境中睡眠时,要尽可能利用各种保暖房屋、车辆、帐篷等设施,这是降低冷伤发病率的重要措施之一。

(1)避风休息处的选择　①开阔地风大,房屋或帐篷背风面的积雪厚,需定时清扫积雪,以防将房屋或帐篷压塌。②山地的背风面虽可避风,但易被积雪覆盖甚至掩埋。山谷中的冷空气不易消散,使山谷的气温更低。应在远离谷底的山坡上避风为宜,避开风口及有雪崩或坠岩的危险区域。

(2)特别注意防寒保暖　①建议使用睡袋或被子,睡觉前抖动睡袋或被子使其蓬松,以便增加其中的空气含量,增强保暖性。②睡袋、被子或睡垫下面铺垫多层树枝、干草或垫子,尽量使身体远离积雪覆盖、湿冷的地面,减少散热,也可预防因积雪融化而陷入淤泥中。③在无供热的车辆内睡觉时,只需脱下靴鞋和最外层衣服穿长衣裤和袜子睡觉,可将并指手套套在双足上使足部保暖,把衣服放在睡袋或褥子下增加隔热,避免湿气困扰。④使用被子睡觉时,可两人头足相对,彼此用体热取暖。⑤不应将头包在睡袋或被子内,以免呼出的潮气聚集在睡袋或被子内弄湿内衣,环境温度极低时,睡眠时应戴头套,以保护耳、颈和面部。⑥起床后,抖动睡袋或被子,尽可能排出其中的空气,以除去潮湿气体。⑦除去靴子上的冰,从里面擦干,再次穿前应赶出鞋中的潮气。⑧睡觉前食用少量食品(如糖果或饼干)、排空大小便,有利于获得良好的睡眠。

(3)清除积雪　由户外进入室内、帐篷或上车前,应清除衣服和鞋靴外面的积雪,以保持地面与车内干净整洁。注意应将雪轻轻掸掉,如用力擦拭则将雪搓入服装内形成湿斑,促进散热。

(4)一氧化碳中毒的预防和救治　①一氧化碳是无色、无臭的有毒气体,可在密闭的空间中聚集而不引起注意。从寒冷的户外进入通风不良的室内(用炉火取暖、睡前加煤过多、烟道漏烟、刮风引起烟气倒灌等),或在发动机空转的车辆中取暖,可发生一氧化碳中毒甚至引起死亡。②一氧化碳中毒的早期症状为头痛、恶心、呕吐、心慌、意识混乱、头昏或昏昏欲睡,口唇和皮肤呈樱桃红色是其特征。重症者失去知觉、呼吸困难、大小便失禁,最终死亡。人员在密闭的房屋、帐篷或车辆中失去知觉时,都应考虑一氧化碳中毒的可能。③急救:一旦发生一氧化碳中毒,应迅速打开门窗,将伤病员移至(或中毒者自行到室外)空气新鲜的通风处,解开衣服和裤带,注意保暖。呼吸停止者,应立即进行口对口的人工呼吸。伤病员苏醒后,应使其保持安静、温暖,送医疗单位治疗。附近无医疗单位时,应让伤病员安静休息直至恢复体力。④预防:加强宣传教育,引起思想重视,加强炉火管理,严防发生意外。保持烟道畅通,空气进入火炉无障碍;房屋和帐篷不应密闭;车辆长时间停车等待时应确保排气管未被积雪阻塞,且应稍稍打开一扇车窗。

（5）预防和救治炉火烧伤 ①接触炙热物体的表面、失火、燃料爆燃可引起烧伤,甚至引起致命的火灾。②加强炉火管理,严防发生意外。③火炉外应设有护栏,禁止在帐篷内打闹,房屋、帐篷、车辆出口的道路应保持通畅以便于逃生。④烧伤的急救:使伤病员迅速脱离火场,脱掉或剪掉正在燃烧或冒烟的衣服,用灭菌绷带覆盖伤处,及时就医;不要在烧伤处结扎,不要在烧伤处涂抹软(油)膏、冰雪,不要弄破水疱。

5. 防治雪盲 寒冷环境若伴有强阳光辐射,也可造成损伤。白天雪地行进、作业时,雪、冰和浅色物体反射的阳光损伤角膜引起雪盲。

（1）雪盲的主要症状 眼睛有异物感、畏光、流泪、疼痛、视物模糊和头痛。潜伏期为 0.5 ~ 8 h,症状可持续数小时至数天,疼痛消失前不能参加工作。

（2）雪盲治疗 患雪盲后应在暗处休息或闭眼休息,戴防护眼镜以减少光线刺激;用湿冷毛巾盖住眼睛冷敷可减轻充血和疼痛,或送医院治疗。禁用可卡因液滴眼,以免加剧角膜上皮的剥脱。

（3）雪盲的预防 戴能阻断紫外线的防护眼镜有助于预防雪盲。紧急情况下可采用简易防护措施,如用硬纸片剪一水平缝隙固定在眼前,通过缝隙视物,或放低帽檐、眯眼、戴伪装帽,看前面人员的衣服或注视远方,有利于预防雪盲。

6. 遇险等待救援或自救 在寒冷环境遇险等待救援或自救时应注意以下几点。

（1）选择安全处等待救援 如应选择在远离谷底的山坡上避风为宜,避开风口及有雪崩或坠岩的危险区域,尽可能选择靠近公路或有明显标志物处。

（2）防寒保暖 应利用房屋或帐篷及随身携带的衣被保暖防冻,运送伤员途中注意防寒保暖,切忌立即用火烤或用雪擦受冻部位。

（3）严格控制食物和饮水用量 尽可能保证等待救援时间内的食物和饮水供应,争取一切可能尽快补充食物、饮水以维持体能。

（4）安排好休息 在等待救援时,除必要的值班人员外,其余人员要尽可能休息好,不仅可减少食品的需要量,也可减少体能消耗、减少疾病发生。

（5）保证救生安全 自行脱离危险地区时,应明确行进方向,青壮年每人携行重量不超过 15 kg;避开悬崖、崩落的岩石或雪(山)崩地区;路经结冰的河流、湖泊时,应靠近岸边站立且不要站到一起,避免冰面断裂落入水中。

（6）使用通信工具和信号求救 ①使用通信工具:如电话、电台等向上级或友邻部队救援。②点燃火堆:连续点燃 3 堆火,中间距离最好相等,白天可燃烟,在火上放些青草等产生浓烟的物品,每分加 6 次,夜晚可燃旺火。③声音求救:在不很远的距离内发出求救信号,可大声呼喊,也可借助其他物品发出声响,如用斧子、木棍敲打树木。④利用反光镜:利用回光反射信号,是有效的办法,可利用的能反光的物品如金属信号镜、罐头皮、玻璃片、眼镜、回光仪等。⑤在地面上作标志:在比较开阔的地面,如草地、海滩、雪地上可以制作地面标志,如把草割成一定标志,或在雪地上踩出一定标志;也可用树枝、海草等拼成一定标志,与空中取得联络。还可以使用国际民航统一规定的地空联络符号所示,如 SOS(求救)、SEND(送出)、DOCTOR(医生)、HELP(帮助)、INJURY(受伤)、TRAPPED(发射)、LOST(迷失)、WATER(水)。

(五)寒冷环境战时防护措施

1. 潜伏人员和伏击分队的防冻 ①充分准备,出发前吃饱饭、休息好,带足食物和水。携带必要的防寒装备,穿好防寒服装,鞋要稍大,多垫 1 副鞋垫,保持干燥。②行军速度不宜过快,避免汗水浸湿衣服。③动静结合,在不影响潜伏任务的情况下,选择避风处,伏卧和侧卧相结合,在潜伏中遵循"静中求动,以动防冻"的原则,进行积极活动。

2. 阵地防冻 ①阵地警戒哨所,修筑防寒、放炮隐蔽哨所,固定哨和流动哨相结合,勤轮换。②战壕、指挥哨所,在战壕的背风面挖掘防寒隐蔽部,及时清除战壕内积雪、积水,定时轮换休息,加强膳食中热量供应。③创造干燥环境,将干土、干沙等撒在潮湿地面,吸湿后扫去;用稻草、干草编帘挂于潮湿墙上,吸湿后晾干再用;床铺与墙壁间隔一定距离,将衣物用雨衣、塑料布包好;不在坑道内洗涤及晾晒湿衣物；加强通风换气,用干燥剂等,降低空气湿度。

（杨宗兴　侯志宏）

参考文献

［1］刘嘉瀛,汪海.寒冷损伤防治手册［M］.北京:军事医学科学出版社,2009.

［2］杨帆,周其全,高钰琪,等.高原冻伤的预防与治疗进展［J］.人民军医,2013,56(1):100-102.

［3］邹文,许海燕,邹勇,等.0.1%碘伏与生理盐水在清创术中冲洗的疗效对比［J］.四川医学,2013,34(8):1165-1167.

［4］胡春光,夏明红,夏瑾燕,等.局部非冻结性冷伤的发病机制及防治原则探讨［J］.青岛医药卫生,2013,45(3):208-210.

［5］鄂娜仁.1例重度冻僵垂危患者的急救与护理［J］.白求恩军医学院学报,2009,7(2):128.

［6］刘艳红,陈向军,周玉海,等.寒区官兵冻伤的发生特点及临床治疗［J］.华北国防医药,2010,22(S1):139.

［7］张明,陈志英,孟和宝力高,等.寒区基层部队冻伤分析与防治体会［J］.人民军医,2012,55(3):223-224.

［8］季兵,刘大庆,朱忠俊.冻伤8例现场急救体会［J］.人民军医,2002,45(10):565.

［9］杨成君,杨国平.寒区部队预防冻伤措施［J］.沈阳部队医药,2003,16(3):259-260.

［10］吴巍巍,金正花,石凯,等.冻伤后复温用恒温水浴箱的研制与应用［J］.中华烧伤杂志,2013,29(1):86-87.

［11］ARTHURS Z,CUADRADO D,BEEKLEY A,et al. The impact of hypothermia on trauma care at the 31st combat support hospital［J］. Am J Surg,2006,191(5):610-614.

［12］HILDEBRAND F,PROBST C,FRINK M,et al. Importance of hypothermia in multiple trauma patients［J］. Der Unfallchirurg,2009,112(112):959-964.

［13］MORAN D S,HELED Y,SHANI Y,et al. Hypothermia and local cold injuries in combat and non-combat situations:the Israeli experience［J］. Aviat Space Environ Med,2003,74(3):281-284.

［14］SHAFI S,ELLIOTT A C,GENTILELLO L. Is hypothermia simply a marker of shock and injury severity or an independent risk factor for mortality in trauma patients? Analysis of a large national trauma registry［J］. J Trauma,2005,59(5):1081-1085.

第十八章

寒带地区战创伤护理的特点

第一节　寒带地区战创伤的相关护理急救技术

一、寒带地区野战环境的输液技术

静脉输液就是利用液体静压的物理原理将大量无菌溶液、药液或者血液直接输入静脉的方法,是临床上最常用的给药方法之一。静脉输液可维持水和电解质平衡、酸碱平衡,补充能量和水分,增加血容量,维持血压,利尿消肿,治疗疾病。

（一）选择血管的注意事项

1.血管收缩　由于冷环境的作用,寒带地区伤员的肢体和末梢血管大多处于收缩状态,因此在排除冷伤已经发生的情况下,首先使用化学致热袋或取暖怀炉对肢体进行保温处理,促进血管舒张。但避免使用湿毛巾热敷,以免潮湿增加冷伤的发生概率。

2.血液流变学改变　寒带地区野战伤员血流常处于高凝状态,血流缓慢,若静脉过细、过短,回血易凝固,致使针头堵塞,穿刺失败,因此应该选择手足部位管腔较粗、较直的血管。

3.利用解剖知识　由于在冷环境中人体末梢循环差,皮肤收缩,血管走行常被掩盖,但是伤病员年纪轻,血管弹性尚好。因此要求护士熟悉静脉正常走行的解剖部位,在病情允许的情况下,取半卧位,扎止血带,沿静脉正常解剖位置触摸呈条索状而有弹性的静脉,以确定穿刺部位。年长者可能患有高血压、冠心病,这些疾病造成的血管硬化多在大中血管,因此应该选择手足细小血管,以保证及时有效给药。

（二）穿刺技术

1.穿刺　由于冷环境中人体血流缓慢,普通穿刺方法不易观察到回血,因此,应尽量采用直刺血管的穿刺手法,减少针头在皮下走行距离,以利于观察回血。进行静脉穿刺时,在头皮钢针或套管针后连接生理盐水注射器,由助手回抽注射器针栓产生负压,增加穿刺成功的概率。

2.穿刺针头固定方法　冷环境可能造成胶布黏性下降,影响穿刺针头固定效果,可以使用3M透明敷贴。紧急情况下对肢体进行保温的同时,将胶带同时放置在保温物品和肢体之间,保证穿刺结束后胶带具有较好的黏合性。严禁胶带环绕肢体的方法进行固定,以免加重末梢缺血,引起继发性冷伤。穿刺结束后,可以继续使用有效的保温物品对穿刺肢体和部位进行保温。

(三)液体温度

在寒带地区寒冷环境下,液体的温度明显低于伤病员体温,甚至会出现结晶现象。大量输入低温液体,会造成低体温、寒战及心律失常等严重并发症,威胁伤病员的生命。输液时可以配备恒温箱或简单的采用热水加温的方法对液体进行升温处理,使液体温度达到 22～26 ℃,并在输液管道上加用热水袋,维持输入液体的温度。

二、寒带地区野战环境的心肺复苏技术

心肺复苏(cardiopulmonary resuscitation,CPR)是针对呼吸心搏停止的急症危重伤病员所采取的抢救关键措施,即胸外按压形成暂时的人工循环并恢复的自主搏动,采用人工呼吸代替自主呼吸,快速电除颤转复心室颤动,以及尽早使用血管活性药物来重新恢复自主循环的急救技术。目的是开放气道、重建呼吸和循环。

(一)基础生命支持

一旦呼吸、心跳停止,就应迅速开始就地抢救。无论何种原因所致的心搏骤停,现场抢救的基础生命支持措施相同,包括:A(air way)即保持呼吸道通畅;B(breathing)即进行人工呼吸;C(circulation)即建立人工循环。

1. 开放气道 保持气道通畅是人工通气的先决条件。最常见的气道梗阻原因:舌后坠、异物阻塞、误吸、黏膜水肿等。处理:托下颌、头后仰、去除气道内异物或分泌物。

2. 人工通气 口对口人工呼吸是公认的最简便有效的现场急救人工通气法。

(1)实施方法 以头后仰方法保持呼吸道通畅。术者一手将伤病员的下颌向上、后方托起,另一手以拇指和示指将伤病员的鼻孔捏闭,然后深吸一口气,对准伤病员口部用力吹入,见到伤病员胸廓抬起,口部有气流呼出,才属有效。开始时先迅速连续吹气 3～4 次,然后以每 5 s 吹气 1 次的频率进行。小孩则为每分 20 次。

使用面罩给予人工呼吸,以伤病员的鼻梁做参照,把面罩扣于伤病员的口鼻处,使面罩封住伤病员的口鼻,以 E-C 钳手法固定面罩,开放气道(左手放至伤病员前额→手掌向后压→使伤病员头向后仰→右手示指、中指放在伤病员下颌处向上托起,使气道伸直)进行人工呼吸两次。观察复苏有效指征(可触及颈动脉搏动,自主呼吸恢复,复苏成功)。

(2)注意事项 注意吹气结束时,应同时松开捏鼻孔的手。吹气时要配合进行胸外心脏按压,每次深吸气时须尽量多吸气,吹出时必须用力。

3. 建立人工循环 即胸外心脏按压术,是维持人工循环的第一手法,通过有节律地按压心脏以维持人工血液循环。

(1)胸外心脏按压的实施方法 伤病员仰卧于硬板床或地上,两下肢抬高 15°,术者在伤病员一侧,选择胸骨下半部为按压点。将一手掌根部置于按压点(手指上翘),另一手掌的根部覆于前者之上(五指紧扣),两臂伸直。术者凭自身重力,垂直于胸壁快速用力向下按压,使胸骨下陷幅度≥5 cm,随即放开,每次按压后让胸壁完全回弹,使胸骨自行复位,如此反复操作,观察病情,计数(双人计数)。小儿仅用一手加压即可,新生儿用拇指按压法。按压应与人工呼吸同时进行,单人复苏时胸外心脏按压频率≥100 次/min,按压与通气之比为 30∶2,双人复苏时按压与通气之比与单人相同。

(2)禁忌证 心脏压塞、心脏创伤、张力性气胸、广泛性肋骨骨折。

(3)并发症 肋骨骨折、内脏器官损伤(心、肺、肝、脾等)、胃内容物反流、误吸等。

(4)有效复苏的标志 ①按压时可触及大动脉搏动(颈、股动脉),或可测到血压;②瞳孔缩小,并有对光反射,甚至出现自主呼吸;③发绀消失、口唇、皮肤转为红润等。瞳孔的变化只能作为复苏效果的参考,切不可以根据瞳孔变化来决定是否继续复苏。

4. 注意事项 ①在识别伤病员心脏停搏后 10 s 内立即开始实施胸外按压。②成人 CPR 胸外按

压的深度为至少5 cm,频率为每分至少100次;按压与呼吸比例为30∶2;每次按压后应让胸壁完全回弹;尽量减少胸外按压的中断,中断时间不能超过10 s。③避免过度通气,预防措施是充分打开气道、吹气平稳、时间不超过1 s。④当心肺复苏正在进行时,切勿移动伤病员,除非伤病员处于危险中或者伤病员当前的姿势或位置不能使施救者有效进行 CPR。当伤病员头颈部有损伤时,搬动伤病员应使其头、颈、躯干在一条直线上。⑤使用仰头提颏法开放气道时,应注意不要使劲按压颏骨下的软组织,避免堵塞气道。不要完全封闭伤病员的嘴巴。⑥复苏过程中注意对伤病员采取防寒保温措施,以防发生低体温症和冷伤。

(二)进一步生命支持

进一步生命支持(advanced life support,ALS)又称二期复苏或高级生命维护,是在心肺复苏基础上应用辅助设备及特殊技术,建立和维持有效的通气和血液循环,识别及控制心律失常,直流电非同步除颤,改善并保持心肺功能及治疗原发疾病。ALS 应尽可能早开始,具体包括3个方面:呼吸支持、循环支持和复苏用药。

1. 呼吸道的管理　托下颌往往难以持久,为获得最佳肺泡通气和供氧,应施行气管插管,也可借助口咽和鼻咽通气道。对于不适宜气管插管者,必要时应施行气管切开术。

(1)气管内插管　如有条件,应尽早做气管内插管,因气管内插管是进行人工通气的最好办法,它能保持呼吸道通畅,减少气道阻力,便于清除呼吸道分泌物,减少解剖无效腔,保证有效通气量,为输氧、加压人工通气、气管内给药等提供有利条件。当传统气管内插管因各种原因发生困难时,可使用食管气管联合插管实施盲插,以紧急给伤病员供氧。

(2)环甲膜穿刺　遇有紧急喉腔阻塞而严重窒息的伤病员,没有条件立即做气管切开时,可行紧急环甲膜穿刺,方法为用16号粗针头刺入环甲膜,接上"T"形管输氧,即可达到呼吸道通畅、缓解严重缺氧情况。

(3)气管切开　通过气管切开,可保持较长期的呼吸道通畅,防止或迅速解除气道梗阻,清除气道分泌物,减少气道阻力和解剖无效腔,增加有效通气量,也便于吸痰、加压给氧及气管内滴药等,气管切开常用于口面颈部创伤而不能行气管内插管者。

2. 呼吸支持　及时建立人工气道和呼吸支持至关重要,为了提高动脉血氧分压,开始一般主张吸入纯氧。吸氧可通过各种面罩及各种人工气道,以气管内插管及机械通气(呼吸机)最为有效。简易呼吸器是最简单有效地用于现场复苏的一种人工机械通气方式,它是由一个橡皮囊、三通阀门、连接管和面罩组成。在橡皮囊后面有一单向阀门,可保证橡皮囊舒张时空气能单向进入;其侧方有一氧气入口,可自此输氧10~15 L/min,徒手挤压橡皮囊,保持适当的频率、深度和时间,可使吸入气的氧浓度增至60%~80%。其他还有便携式呼吸器、多功能呼吸机等。在手术室内,麻醉机是最方便适用的呼吸管理装置。

3. 复苏用药

(1)目的　复苏用药的目的在于激发心脏复跳并增强心肌收缩力,增加脑、心等重要器官的血液灌注,防治心律失常,纠正酸中毒和提高心室颤动阈值,以有利于除颤。

(2)用药途径　复苏用药途经以静脉给药为首选,中心静脉最好,其次是气管内滴入法。气管内滴入的常用药物有肾上腺素、利多卡因、阿托品、纳洛酮及安定等,但去甲肾上腺素、碳酸氢钠禁用。一般以常规剂量溶于5~10 ml 注射用水滴入,利用一细导管经气管导管深入到支气管内注药,注药后立即行正压通气。但药物可被气管内分泌物稀释或因吸收不良而需加大剂量,通常为静脉给药量的2~4倍。心内注射给药目前不主张应用,因操作不当可造成心肌或冠状动脉撕裂、心包积血、血胸或气胸等,如将肾上腺素等药物注入心肌内,可导致顽固性心室颤动,且用药时要中断心脏按压和人工呼吸,故不宜作为常规途经。只有当静脉和气管内药途径尚未建立时,才可采用心内注射。

(3)常用药物

1)肾上腺素:肾上腺素通过α受体兴奋作用使外周血管收缩(冠状动脉和脑血管除外),有利于提高主动脉舒张压,增加冠脉灌注和心、脑血流量;其β肾上腺素能效应尚存争议,因为它可能增加心肌做功和减少心内膜下心肌的灌注。对心搏骤停无论何种类型,肾上腺素常用剂量为每次 1 mg (0.01～0.02 mg/kg)静脉注射或气管内注入,必要时每隔 3～5 min 重复 1 次。近年来有人主张应用大剂量,认为大剂量对自主循环恢复有利,但新近研究表明大剂量肾上腺素对心搏骤停出院存活率并无改善,且可出现如心肌抑制损害等复苏后并发症。故复苏时肾上腺素理想用药量尚需进一步研究证实。如果静脉内(intravenous,IV)/骨内(intraosseous,IO)通道延误或无法建立,肾上腺素可气管内给药,每次 2～2.5 mg。2010 年国际心肺复苏指南推荐也可以用 1 个剂量的血管加压素 40 U IV/IO 替代第 1 或第 2 次剂量的肾上腺素。

2)抗心律失常药物:严重心律失常是导致心搏骤停甚至猝死的主要原因之一,药物治疗是控制心律失常的重要手段。2010 年国际心肺复苏指南建议:对高度阻滞应迅速准备经皮起搏。在等待起搏时给予阿托品 0.5 mg,静脉注射。阿托品的剂量可重复直至总量达 3 mg。若阿托品无效,就应开始起搏。在等待起搏器或起搏无效时,可以考虑输注肾上腺素 2～10 μg/min 或多巴胺 2～10 μg/(kg·min)。胺碘酮可在心室颤动和无脉性室性心动过速对 CPR、除颤、血管升压药无反应时应用,首次剂量 300 mg 静脉注射,可追加 1 剂 150 mg。利多卡因可考虑作为胺碘酮的替代药物(未定级),首次剂量为 1～1.5 mg/kg,如果心室颤动和无脉性室性心动过速持续存在,间隔 5～10 min 重复给予 0.5～0.75 mg/kg 静脉注射,总剂量 3 mg/kg。镁剂静脉注射可有效终止尖端扭转型室性心动过速,1～2 g 硫酸镁,用 5% 葡萄糖 10 ml 稀释 5～20 min 内静脉推入。溴苄铵对顽固性心室颤动经多次电除颤无效者可选用。首次量 5 mg/kg 肌内注射,然后电击除颤,可增加到 10 mg/kg,总量可达 30 mg/kg。

3)碳酸氢钠:复苏时纠正急性代谢性酸中毒的主要药物。早期不主张应用,只有当各种复苏措施已采用,如有效的人工呼吸和心脏按压等,才考虑应用。首次以 1 mmol/kg 静脉滴注,以后视动脉血气分析调整追加量。

4)氯化钙:适用于因高血钾或低血钙引起的心跳停止,对心电机械分离也有一定疗效。常用 10% 氯化钙 2.5～5 ml(2～4 mg/kg)静脉缓慢注射。

4. 监测 监测项目包括心电图(鉴别心跳停止和心律失常的类型)、动脉压、血气分析、中心静脉压、尿量等。

5. 电击除颤 心电图证实为心室颤动时,必须电击除颤。

(1)胸外除颤 应首先使细颤转变为粗颤,心肌氧合尽量良好,无显著酸中毒。操作者将电极板涂上导电糊或湿盐水纱布垫,两电极板分别置于左胸壁心尖部和胸骨右缘第 2 肋间,紧贴皮肤。先充电,成年人为 200 J,小儿 2 J/kg,然后放电除颤。如重复除颤,电能可加大到 300～360 J。

(2)胸内除颤 在手术中或开胸情况下进行。两电极板分别置于心脏前后壁,电能:成年人 20～80 J,小儿 5～50 J。

6. 胸内心脏按压 当胸外心脏按压无效或属于禁忌时应进行胸内心脏按压。在开胸或上腹部手术中发生心搏骤停,应积极进行胸内挤压。操作方法:开胸切口位于左侧第 4 肋间,起于胸骨左缘 2～2.5 cm,止于左腋前线。软组织切开后将切口上下一条肋软骨切断,术者即能将手掌伸进胸腔并将心脏托于掌心,以拇指和其他并拢的四指指腹均匀用力挤压。胸内按压禁忌指端着力,以免损伤心肌。挤压频率 100 次/min 为宜,与人工呼吸的比例为 30∶2。心搏恢复,循环稳定后止血、放置水密封瓶引流、关胸。

7. 起搏治疗 起搏不应作为心肺复苏的常规治疗方法。如果伤病员心跳停止前已存在完全性心脏传导阻滞,或心跳已恢复但必须以异丙肾上腺素勉强维持心率者,可考虑使用起搏器。

(三)后期生命支持

后期(持续)生命支持也称后期复苏,是以脑复苏为核心进行抢救和医疗,这一阶段主要任务是在上述两个阶段的心肺脑复苏(cardio-pulmonary-cerebral resuscitation,CPCR)抢救结果使自主循环稳定的基础上,围绕脑复苏进行治疗,重点是脑保护、脑复苏及复苏后疾病的防治。首先要确定脑复苏的可能性和应采取的措施,还应严密监测心、肝、肾、凝血及消化器官的功能,发现异常立即采取有针对性的治疗。多器官功能衰竭和缺氧性脑损伤是复苏后治疗的主要内容。

1.病情估计 要判断心搏停止或呼吸停止的原因,采取对因措施,并决定是否继续抢救。伤病员能否生存并全面恢复意识和活动能力主要取决于下述条件:①所受打击的严重程度及心跳停搏的时间长短;②初期复苏或基础生命支持是否及时、得当;③后期脑复苏是否及早进行并具有高质量。任何后期复苏处理都不能改变最初的损害,只是消除或减轻生命器官在重新获得血流灌注和氧供应后所发生的继发性改变。

2.脑复苏 争取恢复神志,采取特异性脑复苏措施,防治心搏停止后缺氧性脑损伤的工作称为脑复苏。主要是防治脑组织肿胀和水肿,阻断再灌注损伤进程,促进脑细胞功能恢复。

(1)低温 应及早降温,心脏复跳能测得血压后就应开始。头部为降温重点,置冰帽,全身大血管经过的部位:颈侧、腋窝、腹股沟、腘窝处置冰袋,实现全身降温至(32 ± 1)℃。应用丙嗪类药、安定等药可以防治寒战反应。降温达足以使肌张力松弛、呼吸血压平稳为准,持续到恢复听觉或神志开始恢复或好转为止。复温也应缓慢,温度恢复1~2 d后再停用辅助药。

(2)脱水 以渗透性利尿为主,快速利尿药(如呋塞米)为辅,20%甘露醇最常选用,0.5~1.0 g/kg静脉滴注,每天4~6次,必要时加用呋塞米20~40 mg。脱水治疗应持续5~7 d。

(3)药物治疗 ①巴比妥盐:可用于脑复苏的辅助治疗,控制和预防癫痫发作,降低脑代谢和颅内压。②Ca^{2+}超载而引起的一系列脑细胞损害。常用的有尼莫地平、维拉帕米等。③自由基清除剂:缺血再灌注时自由基大量释放是引起脑细胞损伤的重要原因之一,目前针对这一环节的用药研究也正在开展,但是否有效尚无定论。④其他:如兴奋性神经递质拮抗剂、激素、促进脑细胞代谢药、前列腺素抑制剂等。

(4)高压氧治疗 用于完全性脑缺血的治疗,已取得肯定效果。

3.加强监测治疗 任一内脏器官功能衰竭将影响其他内脏器官的功能,包括大脑在内。如低血压、低氧血症、高碳酸血症、重度高血压、高热、感染、肾功能衰竭等都可加重脑的损害,使脑水肿、脑缺氧和神经功能损害更加严重。所以在采用特异性脑复苏措施的同时,要对机体各内脏器官进行功能监测和支持,才能有利于脑功能恢复。

(1)确保循环功能稳定 这是一切复苏措施能否奏效的先决条件。心搏恢复后,往往伴有血压不稳定或低血压状态,常见原因有:①有效循环血容量不足;②心肌收缩无力和心律失常;③酸碱失衡和电解质紊乱;④心肺复苏过程中的并发症未能纠正。

为此,应严密监测,包括心电图(electrocardiogram,ECG)、血压(blood pressure,BP)、中心静脉压(central venous pressure,CVP)、尿量,有条件时重症伤病员应放置Swan-Ganz导管,监测肺毛细血管楔压(pulmonary capillary wedge pressure,PCWP)、心排血量(cardiac output,CO)及外周血管阻力胶体渗透压等,以指导临床治疗。针对心搏恢复后循环功能不稳的常见原因要做到:①维持有效循环血容量,保持血压正常或偏高;②防治心肌收缩无力和心律失常;③纠正酸碱失衡和电解质紊乱;④纠正心肺复苏过程中的并发症。补足血容量,提升血压、支持心脏、纠正心律失常。在输血输液过程中,为避免过量与不足,使CVP不超过1.18 kPa(12 cmH$_2$O),尿量为60 ml/h。对心肌收缩无力引起的低血压,如心率<60 次/min,可静脉滴注异丙肾上腺素或肾上腺素(1~2 mg溶于500 ml液体中);如心率>120 次/min,可静脉注射毛花苷C(西地兰)0.2~0.4 mg或其他强心药,如多巴胺或多巴酚丁胺。在应用强心药同时,还可静脉注射呋塞米20~40 mg,促进液体排出,以减轻心脏负荷,也对控制脑水肿有利。

(2)维持呼吸功能 心脏复跳后,自主呼吸可以恢复,也可能暂时没有恢复,若自主呼吸恢复得早,表明脑功能越易于恢复。无论自主呼吸是否出现,都要进行呼吸支持直到呼吸功能恢复正常,从而保证全身各内脏器官尤其是脑的氧供。因此,应维持良好的呼吸功能,对肋骨骨折、气胸、肺水肿进行处理,继续进行机械通气治疗,促进自主呼吸和呼吸功能尽快恢复。进行必需的监测,如无创血压、心电图、动脉血气分析、脉搏血氧饱和度(pulse oxygen saturation,SpO$_2$)、呼气末二氧化碳分压(partial pressure of end-tidal carbon dioxide,PETCO$_2$)等。

在CPCR中,确保气道通畅及充分通气、供氧是非常重要的措施,气管插管是最有效、可靠又快捷的开放气道方法,且与任何种类的人工通气装置相连行人工通气,即使在初期复苏时,有条件应尽早插管。如复苏后 72 h 伤病员仍处昏迷、咳嗽反射消失或减弱,应考虑行气管切开,以便于清除气管内分泌物。充分保证伤病员氧供,使动脉血压>13.33 kPa(100 mmHg),$PaCO_2$ 保持在 3.33 ~ 4.67 kPa(25 ~ 35 mmHg)的适度过度通气,以减轻大脑酸中毒,降低颅内压。同时加强监测,防止呼吸系统的并发症,如肺水肿、急性呼吸窘迫综合征(ARDS)、肺炎、肺不张,也不能忽视由于复苏术所致的张力性气胸或血气胸。

(3)防治肾功能衰竭　心搏骤停时缺氧,复苏时的低灌流、循环血量不足、肾血管痉挛及代谢性酸中毒等,均将加重肾负荷及肾损害,导致易发生肾功能不全。肾功能衰竭其主要表现为氮质血症、高钾血症和代谢性酸中毒,并常伴少尿或无尿,也可能为非少尿型肾功能衰竭。因此在 CPCR 中,应始终注意保护肾功能,最有效的预防办法是维持循环稳定,保证肾的灌注压。尽量避免应用损害肾功能的药物,纠正缺氧与酸中毒,使用肾血管扩张的药物(如小剂量多巴胺)。其主要措施:包括保证肾灌注以补足血容量,增加心肌收缩力。当血容量已基本上得到补充、血压稳定时,可使用血管扩张药,如小剂量多巴胺[<3μg/(kg·min)]静脉滴注,同时纠正酸中毒。为预防肾功能衰竭,及早使用渗透性利尿剂,通常用 20% 甘露醇,也可防治脑水肿。当出现少尿或无尿肾功能衰竭时,甘露醇要慎用。呋塞米是高效、速效利尿剂,它可增加肾血流量和肾小球滤过率。但在低血压、低血容量时则不能发挥高效利尿作用。监测:尿量、血/尿电解质、肾功能。

(4)防治胃肠道出血　应激性溃疡出血是复苏后胃肠道的主要并发症。对肠鸣音未恢复的伤病员应插入胃管,行胃肠减压及监测胃液 pH 值。为防止应激性溃疡发生,常规应用抗酸药和保护胃黏膜制剂,一旦出现消化道出血,要进行及时治疗。

(5)维持体液、电解质及酸碱平衡　维持正常的血液成分、血液电解质浓度、血浆渗透压以及正常的酸碱平衡,对重要器官特别是脑的恢复和保证机体的正常代谢是必不可少的条件,因而必须对上述指标进行监测,及时纠正异常。

(6)控制抽搐　严重脑缺氧后,伤病员可出现抽搐,可为间断抽搐或持续不断抽搐,抽搐越严重,发作越频繁,预后越差。但特别严重的脑缺氧出现深昏迷,可以不出现抽搐。抽搐时耗氧量成倍增加,脑静脉压及颅内压升高,脑水肿可迅速发展,所以必须及时控制抽搐,否则可因抽搐加重脑缺氧损害。通常应用巴比妥类药如苯巴比妥或苯妥英钠 0.1 ~ 0.2 g,肌内注射 6 ~ 8 h 用药 1 次。对大的发作或持续时间较长或发作频繁者,应迅速使用强效止痉药,可先用安定 10 ~ 20 mg 静脉注射,或 2.5% 硫喷妥钠 150 ~ 200 mg 静脉推注,抽搐控制后,采用静脉滴注方法维持,或配合使用冬眠制剂。对顽固性发作者,选用肌肉松弛剂,前提是气管插管、人工通气的情况下才选用。

(7)预防感染　心搏骤停的伤病员由于机体免疫功能下降,容易发生全身性感染。而复苏后某些意识未恢复的伤病员,或由于抽搐、较长时间处于镇静镇痛及肌松药等作用下,伤病员易发生反流、误吸,导致肺部感染;长期留置导尿管,易致尿道感染;或长期卧床发生褥疮等。因此复苏后应使用广谱抗生素,以预防感染。同时加强护理,一旦发生感染、发热,将会加重脑缺氧而影响意识的恢复,由于感染甚至导致多器官功能衰竭综合征(MODS)。

(8)防治弥散性血管内凝血发生　①防治原发病,预防和去除引起弥散性血管内凝血(disseminated intravascular coagulation,DIC)的病因是防治 DIC 的根本措施。例如控制感染,去除死胎或滞留胎盘等。某些轻度 DIC,只要及时去除病因,病情即可迅速恢复。②改善微循环障碍,采用扩充血容量、解除血管痉挛等措施及早疏通阻塞的微循环。③建立新的凝血与纤溶间的动态平衡,在高凝期可应用抗凝药物如肝素、低分子右旋糖酐、阿司匹林等阻止凝血过程的发动与进行,预防新血栓的形成。出血倾向十分严重的伤病员,可输血或补充血小板等凝血物质以及使用纤溶抑制剂。

(徐　凤　侯志宏)

第二节　低体温症及冷伤的护理

一、低体温症的护理

(一)概述

低体温症(hypothermia)是一种机体受寒冷刺激,以人体核心温度低于35 ℃以下为主要表现的临床综合征。低体温症可直接或间接地造成死亡,如果体温降到32 ℃以下,人体器官将无法正常代谢和工作。严重的低体温症常有意识障碍、颈项强直、血压下降、心律失常。有报道,60岁以上的老人在气候特别寒冷的冬季,死亡率要比一般冬季高60%,其中低体温症是一个重要因素。

1.病因与发病机制　低体温症的发病主要是因为人体内产热少,体温调节功能差,在寒冷环境中过久暴露,从皮肤丢失的热量多,不能使体温保持在一定的水平(36~37 ℃)上。特别是在寒冷环境遭受战创伤的伤病员及老年人和婴儿,因其体温调节功能差,加之营养热量不足、保温不够、创伤、疾病等,更易发生低体温症。低体温症的病因有外因、内因之分,最主要是外源性的因素。

(1)外因　暴露于寒冷环境或淹溺于冷水之中。此外,热量供给不足,以及刮风和气候潮湿也可分别通过对流和蒸发增加体热丢失。

(2)内因　内因对低体温症伤病员极为重要,可分为生理性和病理性原因,即体温调节的生理功能障碍和伴随的各种基础疾病及降低热能产生的药物是老年人低体温症的重要病因。

1)生理性原因:人体温度能够保持恒定,是通过生理调节使体内热量的产生和发散保持平衡。人体处于寒冷环境时,机体一方面通过丘脑下部体温调节中枢使交感神经兴奋,心率加快,皮肤血管收缩,以保存体热;另一方面促使肌肉寒战(即发反应),促进甲状腺和肾上腺的分泌功能(迟发反应),以增加热量产生。

2)病理性原因:多见的是病理性原因即继发性低体温症,许多重要的基础疾病可以继发低体温症,如甲状腺功能减退。

人的体温,有两个相反的因素即产热和散热相互作用。低温、大风和湿的内衣使人寒冷,只有运动和颤抖可以使身体产生热量。衣服、避寒(风)场所和人体脂肪层可以防止热量散发,但不会生成热量。出汗时通过蒸发而降低体温,寒冷时的颤抖通过增加肌肉活动所需的化学反应而生成热量,颤抖最多能增加达500%的体表热量生成,但只能在几个小时内有效,最终会导致肌肉的葡萄糖过度减少和疲劳。如在寒冷且有大风的野外环境中,因某种原因使体力透支后,又没有足够的保暖措施且静止不动,此时产热和保温的因素长时间小于散热的因素,就可能导致低体温症。

2.低体温症类型

(1)暴露型(逐渐地)　在寒冷环境下通过呼吸、蒸发(汗湿或潮湿的衣物)或者没有适当保温造成的热量逐步散失。此种类型的低体温症易发于寒冷环境下任何一种户外活动,特别是在气候易变的野外,或在野外寒冷环境下迷路、受伤或食品供给不足的情形下发生。

(2)浸泡型(突发地)　因为冷水传导造成热量快速丧失,表现为快速发生低体温症(海水中仅为10~30 min)。差不多在所有的天气状况下,在水中身体冷却的速度,要比在空气中快25倍。在10 ℃的水中,如果没有热保护装备,人在30 min后就会失去自救的能力。即使获得救援,浸在水中60 min后,能够生存的机会也微乎其微。

3.临床表现　无论是原发性或继发性低体温症,身体所有系统和器官均可遭受不同程度的损害,但临床表现常是非特异性的。

(1)外貌　由于面部出现苍白和发绀的混合表现,伤病员面色灰白,有时呈特异粉红色而疑为一氧化碳中毒。皮肤发凉,面部虚肿,讲话迟钝和声音嘶哑可误诊为黏液性水肿。当伤病员体温恢复正常时上述症状消失。

（2）中枢神经系统　轻度低体温症时出现寒战,中枢神经系统呈现共济失调、痴呆、发音障碍或缓慢、幻觉改变等,常被误认为是"衰老"所致。体温<32 ℃时,寒战消失,反射迟钝代以肌张力增强,并出现谵妄和昏睡。体温<25 ℃时,伤病员呈昏迷,反射消失,两侧瞳孔大小不等,对光反射微弱。

（3）呼吸系统　随着体温下降,呼吸变缓变浅,通气呈现不足。肺底出现的啰音不完全是由于感染,有可能是发生肺水肿。由于精神错乱、咳嗽反射减弱及寒冷对支气管的刺激,致使分泌增加,痰液排除困难,可导致吸入性肺炎、肺水肿、继发性感染和肺不张,后者可闻及捻发音。低体温症时血红蛋白氧解离曲线左移,使组织水平的氧释放减少,出现无氧代谢增加和呼吸换气减少,从而导致严重呼吸性酸中毒,终致呼吸衰竭。

（4）心血管系统　常见心排血量减少、低血压、心动过缓和心房颤动。如果出现心动过速应想到低血糖性低体温症。心电图常呈不同程度的传导阻滞,并可出现室内传导延迟,亦可出现各种形式的心律失常,包括心房颤动、心房扑动、室性期前收缩和室性自主节律。更为常见的心电图改变是细小规则的基线摆动,这是由觉察不出颤抖的肌张力增加所形成。体温<32 ℃时,1/3 伤病员可在 QRS 波终末与 ST 段联结处出现特征性的曲折——"J"波,于左心前导联上尤其明显,呈正性波。而右侧则呈负性,虽无预后意义,但它仅在低体温症时出现。体温<28 ℃可出现心室颤动,最终可致心脏停搏。

（5）泌尿系统　低体温症伤病员由于缺血加上寒冷对肾的直接损害,可发生少尿和急性肾小管坏死。早期由于肾小管活动减退,也可出现"寒冷性多尿",导致低血容量和肾前性氮质血症。

（6）消化系统　常出现急性胰腺炎和腮腺炎,前者往往缺少体征,仅有血清淀粉酶升高,如用力压迫上腹部,伤病员出现畏缩者应疑及本病。胃肠道功能常发生障碍,蠕动减弱,出现麻痹性肠梗阻和消化道出血,腹胀和肠鸣音减弱。肝功能受损时血液 pH 值下降,肝解毒能力低下。

（7）血液系统　血液浓缩,黏性增加,血小板减少,并可发生 DIC。

（8）内分泌系统　由于胰岛素释放减少和效应减退,使葡萄糖利用减少,可出现高血糖症。甲状腺和垂体功能均有不同程度损害。表现为行动迟缓、身体协调能力下降、判断力减弱等。如果伤病员体温降至25 ℃以下会导致死亡。

低体温症临床表现按逐渐加重的顺序为:①控制不住的颤抖;②无法完成复杂的动作,特别是手不听使唤,步伐不稳,手指敏捷度下降60% 左右,握力下降30% 左右;③神志不清,言语含糊;④剧烈颤抖;⑤不合常理的举动,例如脱掉外衣而不知道其实很冷;⑥停止颤抖,此时进入非常危险状态;⑦皮肤发白,变青;⑧瞳孔放大;⑨心跳和呼吸剧减;⑩肌肉发硬;⑪在 32 ℃时身体进入冬眠状态,关闭手臂和腿部的血流,急剧降低心跳和呼吸频率;⑫在 30 ℃时身体进入新陈代谢几乎停止的冰人状态(看似死亡了,但仍然是活的)。

4. 预防

（1）防寒保温　寒冬季节,尤其是气温骤降时,在野外活动时,应适时添加保暖衣物,夜晚要有温暖的居室、柔软御寒的床铺。寒冷的天气下一定要戴帽子,因热量多通过头部丢失。

（2）减少热量流失　穿着湿冷的衣物,或是长时间浸泡在水里,会让身体的热能迅速流失,因此即使是在运动过后,身体会产生大量的热能,但如果穿着被汗水浸湿的衣服,也有可能会造成失温现象。此外,游泳前一定要做好暖身运动才下水,游泳过后也要立即擦干身体,换上干爽保暖的衣物,以免身体中的热能急速被消耗殆尽。寒冬季节野外作业或运动应避免使身体透支。

（3）提高体内产热的功能　除了靠外在的力量来保暖之外,提高自体体温才是最积极的方法,例如保持运动习惯,能够加强血液循环与新陈代谢功能;维持营养均衡,身体才有足够的能量来提供所需的热能,尤其是维生素 E、维生素 C 含量丰富的食物,如青背鱼、黄绿色蔬菜、豆类、柑橘、花椰菜、青椒、薯类等应多多摄取;高热量易吸收的食物,也能迅速帮助身体加温。

（二）救护、复温方法及相应的护理措施

值得注意的是,使伤病员体温回升会出现两个危险结果:体温回升太快和体温回落。体温回升太

快使伤病员血液循环出现问题,最终导致心脏衰竭。体温回落是指伤病员从温水中出来时体温急剧下降,这是由于伤病员体温回升之后,血液开始重新循环,四肢里面停滞的血液又回到躯干部位,从而导致体温重新下降。

1. **救护** 一旦发现低体温症伤病员,要迅速判断低体温症的症状,立即求救,同时正确自救。

(1)保持冷静 这是首要条件,紧张不安的心理会让身体循环、心跳加速,因而失去更多热能。如果是在野外寒冷环境下迷路,应避免惊慌和其他消耗能量的活动。

(2)降低热散失 方法有更换干的衣服、多加外衣、设法寻找避寒(风)场所躲避等,湿透的衣物会让散热速度加倍,须尽速更换干燥的衣物,或是想办法让身体维持干爽。

(3)从身体中央开始加温 虽然手脚最容易感到冰冷,但要让体温上升最快的方式,应先温暖身体的中央部位。

(4)缩小身体的散热范围 如果是不幸遇上海难等情况,必须浸泡在水中等待救援时,最好是尽量将身体缩起来,双手抱于胸前,以便减缓热能流失的速度。

(5)补充食物和饮料 最好是温热含糖的饮料,不可以饮用含乙醇、咖啡因和尼古丁等的饮品,在意识清醒的状态下,饮用温度适中的饮料可以迅速帮助身体加温,但由于低体温症伤病员对于热能知觉反应较低,过烫的热饮可能会造成烫伤伤害。同时应注意热的饮料也会使温暖的血液带离身体重要器官而对重低体温症伤病员产生不利的影响。

(6)外部取热 生火取暖,或在睡袋中与一个健康人相拥。把温热水袋(热敷袋)放置在伤病员的颈部、腋窝、胸部和腹股沟等处,盖住头部。还可通过口对口的人工呼吸,以暖和伤病员的肺。

(7)注意事项 一般情况下,因为低体温症的复杂性,要用医用的加温装备复温,不要用直接加热、雪搓、按摩或摩擦或刺激严重低体温症伤病员四肢的方法复温。这可能使体表冰冷的、停滞的血液流到身体核心部位(心肺和脑部),导致核心体温进一步下降,有造成心脏搏动停止的危险。应尽快送伤病员到医院专业救治。

2. **复温方法及相应的护理措施** 对重低体温症的伤病员应当做急救处理,如果伤病员正在变得僵硬,或者丧失意识,或表现出诸如意识不清、发音含糊或严重丧失协调性等症状,要立即给予伤病员复温处理。当用加温装置使严重低体温症伤病员复温时,需要警惕几种情况。一种是体温后降,因为身体被加温后,肢体的冷血会回到身体核心部位,造成核心部位体温降低1~2 ℃。另一种是酸中毒症,因为低体温下机体细胞新陈代谢放慢而产生的酸性废物,会回到心脏,可能会导致复温休克。体温后降和酸中毒症都可能引起心搏骤停。

在难以区别严重低体温症和心搏停止的情况下,可以尝试进行心肺复苏术。但是,对于严重的低体温症伤病员来说,胸部按压或者任何其他的粗暴处理,都应慎重。

(1)复温方法 复温方法有电热毯、变温毯等医用的加温装备复温,必要时可用体外循环变温器复温。一般体温低于31 ℃以下者须进行人工复温。体温升至32 ℃时可让其自然复温,皮温达36 ℃左右为宜。复温速度不宜过快,尤其是在夏季,体温至36 ℃时还需要用冰袋保持此温度,以防止复温后反应性高热。

(2)护理措施 ①按低体温症护理常规护理。②严密观察体温、生命体征及尿量,并做好详细记录;严密监测伤病员体温复温情况,连续监测肛温,气管插管拔除后改为监测腋温;体温至正常后按常规测量;复温后出现反应性高热时,及时报告医生并遵医嘱处理。③观察伤病员皮肤和黏膜的色泽、温度,检查有无冷伤情况,注意做好保暖;体温在36 ℃以下,皮肤花斑、皮疹,四肢末梢凉,应加盖棉被保暖,给热水袋复温,注意水温不宜过高,以37~38 ℃为宜,防止烫伤。④观察有无心律失常、应激性胃溃疡、代谢性酸中毒等早期症状;观察消化系统的变化,必要时行胃肠减压,防止腹胀,以免影响呼吸。注意肠蠕动的恢复,预防并发症。⑤保持室温在18~20 ℃,相对湿度40%~60%。⑥当体温超过38 ℃时,行物理降温,头部置冰袋,用乙醇擦拭头部、背部,必要时行药物降温,降温过程中切忌腹部受凉。

二、冷伤的护理

（一）护理评估

1. **受伤史** 包括受伤的原因、持续时间,开始施救时间,保暖及转运途中情况等;了解伤员的既往史,有无呼吸系统疾病、营养不良或应用肾上腺皮质激素,有无吸烟及酗酒史等。

2. **身体状况** 包括局部皮肤颜色、有无水疱,冷伤类型和程度;全身体温情况,意识、呼吸、脉搏、血压等。

3. **实验室检查** 血常规、尿常规、血生化检查、血气分析及影像学检查等。

4. **心理和社会支持情况** 评估伤员对疾病的认识程度、心理状况、经济水平和社会支持情况等。

（二）护理措施

1. **复温** 迅速使伤病员脱离低温环境和冰冻物体,移至防风保暖场所或保温设备中。对危重伤病员配合医生实施抢救。后送途中注意保温,冻伤肢体禁止负重,对体温过低者避免剧烈震荡。置于15~30 ℃左右温室中,脱去潮湿衣服和鞋袜,应用恒温温水(40~42 ℃)浸泡伤肢或浸浴全身,要求局部在20 min、全身在30 min复温,浸泡过久或水温过高,会增加局部代谢,造成更多的损害。浸泡时可轻轻按摩未损伤部位,帮助改善血液循环。不能浸泡部位如耳、鼻等,可用温水不断冲淋或湿敷。严禁用热水、火烤、手搓或雪搓。复温以肢体红润、循环恢复良好、皮温达到36 ℃左右为宜。全身冻僵浸泡复温时,一般肛温达32 ℃左右,即应停止复温。

体温恢复10 min后神志可转为清醒,如果伤病员感觉疼痛,可使用止痛剂。若无温水,可将伤病员伤肢置于救护者怀中复温。如发现伤病员呼吸、心跳停止,应立即施行人工呼吸、胸外心脏按压等复苏抢救措施。经急救和复温后应密切观察血压、脉搏、呼吸、体温、尿量等改变,一旦有休克征象,应迅速补足血容量,输液、输血或输血浆,但输液一定不能过量。如有急性肾功能不全迹象,应及时与医生联系。

2. **全身护理**

(1)**维持呼吸道通畅** 全身冻伤复苏过程中,首先要维持呼吸道通畅、吸氧,必要时给予辅助呼吸。并施行心电监护,纠正异常心律,必要时采取除颤复苏措施。

(2)**注意保暖** 复温后,较严重的冻伤伤病员应置于温室内,轻伤伤病员在一般室温下,加盖被服保暖即可。

(3)**增加营养** 给予高热量、高蛋白、高维生素饮食。维持水、电解质与酸碱平衡。如伤病员不能口服,应鼻饲或由静脉供给营养。

(4)**改善局部循环** 遵医嘱应用抗凝剂(常用肝素,按每千克体重1~2 mg加入10%~20%葡萄糖溶液内静脉滴注,每6 h一次(有出血倾向时停用)、低分子右旋糖酐(6%溶液,每日500~1 000 ml,8 h内滴完,连用7~14 d)等,以改善毛细血管血流,防止血细胞淤积和血栓形成。应用血管扩张剂,如罂粟碱、妥拉唑啉(妥拉苏林)等,以舒张血管。应用高压氧以增加局部组织中的氧张力,改善组织代谢等。

(5)**防治感染** 根据伤情选用有效的抗生素。二度以上冻伤给予破伤风抗毒素1 500~3 000 U肌内注射。

3. **局部护理** 复温后伤肢应抬高或制动,以利静脉血液及淋巴液回流,减轻组织水肿,并防止加重组织损伤。根据损伤情况可分别做以下处理。

(1)**轻、中度(一度、二度)** 局部可敷741冻伤膏(1%呋喃西林霜)、2%新霉素霜或5%磺胺嘧啶银霜等1~2次/d,至痊愈。对一度冻伤要保持创面清洁干燥,二度冻伤有较小水疱时,消毒后作保暖包扎即可,或可不做任何处理,待自然吸收;较大水疱,可将疱内液吸出后,用软干纱布包扎;创面破溃感染者,先用浸有抗菌药湿纱布敷,再用冻伤膏,采用包扎或半暴露疗法。

(2)**重度(三度、四度)** 多采用暴露疗法,保持创面清洁干燥。可用40 ℃的0.1%氯己定液温浸治疗,1～2 次/d,20～30 min 1 次,连续 7 d。如无氯己定液可用其他表面消毒剂,如六氯酸、苯扎溴铵、度米芬等。温浸后,再敷 741 冻伤膏,724 复方霜剂(红藤、鱼腥草、三棱、姜黄提取液与呋喃西林配制)。在快速融化复温后,继续用氯己定液多次温浸,效果更佳。对于痂皮,如无感染且较薄的无须过早去除,待自然脱落,注意保护创面。晚期逐渐去痂,以解除对痂下组织压迫和痂下感染。若发生感染,应充分引流。对并发湿性坏疽者常需截肢,也有用湿性疗法成功治愈深度冻伤合并感染伤口的报道。

4.心理护理 对重度冻伤伤病员尤其是截肢伤员要做好心理护理,使其树立战胜疾病的信心,正视现实,重新找到自我,从而可以回归社会与家庭。

(三)健康教育

1.防冻教育 对寒区人员应实施防冻教育,普及防冻知识。衣着应温暖合体、挡风性能强,鞋袜要大小合适,并且注意保持干燥,潮湿时要及时更换或烤干。对身体的暴露部位如手、鼻等处要加强防护,戴手套、口罩、棉帽等。禁忌大量饮酒,以免血管扩张,增加身体热量散失。

2.耐寒锻炼 耐寒锻炼的原则是循序渐进、持之以恒、以炼胜寒、以动防冻。除平时经常进行体育锻炼外,冬季应加强冷空气中锻炼,如爬山、跑步、滑雪、滑冰等;或加强冷水锻炼,如用冷水洗手、腿、脚,每天 1～2 次,每次 3～5 min,洗后用干毛巾摩擦皮肤至局部发红为止。

3.防寒保障 备好足够的防冻物资,对寒冷环境中作业的人员,饮食应有足够的热量,两餐间隔时间不宜过长,一般不超过 5～6 h,做到热食、热饮。保证睡眠时间充足,避免过度疲劳。在集团行动前,对全体人员进行教育,了解活动区域地理环境、气候条件,选好避风场所,检查防寒装备。安排好作业节奏,防止过劳和过度出汗,组织好对伤员的抢救、后送,及时发现冷伤人员和及时救治。备好防寒饮食和药物。新近研究显示,给予氨茶碱和营养混合物能迅速增强耐寒能力,其能量比例为蛋白质14.8%,脂肪 31.5%,糖类 53.7%,能量为 1 046 kJ/235 ml。我军研制的"冷伤预防药 45 号方"(主要由妥拉唑啉、山莨菪碱、咖啡因等组成),在寒冷条件下能提高肢端温度,起到防冻作用。

(徐 凤 侯志宏)

参考文献

[1]周丽萍.急救护理学[M].2 版.北京:解放军出版社,2009.
[2]王仙园.野战护理学[M].北京:人民卫生出版社,2009.
[3]桑文凤,汪国珍.急救护理学[M].郑州:郑州大学出版社,2011.
[4]李乐之.外科护理学[M].5 版.北京:人民卫生出版社,2012.
[5]王丽.预见性护理措施在预防海水浴常见急症中的应用[J].中国疗养医学,2011,20(7):620-621.

第 三 篇

热环境下战创伤

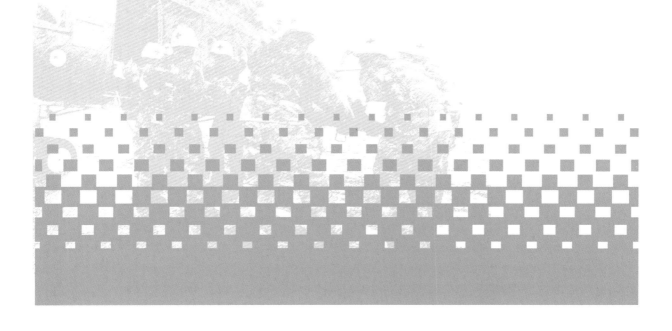

第十九章
亚热带丛林及戈壁沙漠地区战创伤

第一节　亚热带丛林地区战创伤概述

一、概念与战争简史

　　丛林地区的作战(combat jungle region)通常指发生在热带森林、亚热带和温带森林地区的战斗。丛林作战由于地形、地貌及植被、气候、生物的复杂性常常会导致人员伤亡率较高。很多惨烈的战役都发生在丛林地区。亚热带丛林环境下人体相关生理指标会发生适应性改变,人体要适应高温高湿环境,维持体温不至于过高。散热的方式有出汗、辐射和对流,而在该环境下,辐射和对流都不如出汗降温速度快,出汗成为最主要的散热方式。亚热带丛林地区作战必须引起重视,而此环境下引发的创伤救治工作也成为军队医务工作者所关注的重点问题。高度重视亚热带丛林地区的气候特点,注意降温、抗休克和抗感染。认识亚热带丛林环境下机体应激反应改变、增加能耗、利于细菌繁殖以及引起严重的电解质和酸碱紊乱,以真正了解亚热带丛林环境下的战创伤病理生理学改变特点。在用药、处理等多方面符合特殊环境下的治疗特点是值得关注的。

　　军事上,丛林通常指的是典型的热带森林,同时也包括亚热带和温带森林地区的作战环境。与城市作战相比,丛林作战的人员伤亡率与城市作战相当。历史上很多惨烈的战役都发生在丛林地区。1999年科索沃战争中,南联盟设法将大批军队藏在森林和丛林地带,以躲避北约的空中侦察和打击。据当时北约评估,如果要派地面部队占领南联盟,丛林作战将可能会使其遭受巨大损失。正是基于这一考虑,北约最终没有对南联盟实施地面入侵。即使在今天,西方军事专家仍坚持认为,未来欧洲如果发生战事,丛林作战仍旧无法避免。丛林最大的作战价值,就是其提供了无与伦比的隐蔽性。丛林作战同时也因受到种种条件的限制,使其战创伤的救治工作具有特殊性。

　　真正发生在亚热带丛林地区的现代战争应以瓜达尔卡纳尔岛(简称瓜岛)登陆战最为著名。1942年8月7日,美军开始局部反攻,在所罗门群岛发动瓜达尔卡纳尔岛登陆战。这个属于太平洋战争重要组成部分的瓜岛地面作战,美军参战兵力最多时达到6万人,阵亡1 592人,负伤4 200余人,日军投入瓜岛的陆军兵力约3.6万,战斗中阵亡约1.4万人,因伤病致死或下落不明的有9 000余人,合计死亡近2.38万人,还有1 000余人被俘。有人可能认为丛林作战已经远离了现代地面战场,1975年,美国也才结束长达20年的越南战争(简称越战,又称第二次印度支那战争),越战是第二次世界大战以后美国参战人数最多、影响最重大的战争。越战是冷战中的"一次热战"。美国许多的战争影视作品也表现出丛林战争的残酷性，恶劣的热带丛林地理环境使美军深深陷入了泥潭。山高谷深、密林沟壑、炎热潮湿、虫蛇出没的作战环境使美军的作战能力受到束缚，即使在武器装备等方面占据了极大优势，但美军付出惨痛的代价，这让美军在越战后，开始重新审视热带丛林战，甚至将其列入西点军校的训练项目。发生在热带丛林地带的成规模的战争还有1979年爆发的中越边境对越自卫还击战（又称对越自卫反击战），以及随后的"两山战役"，即我军在中越边境老山、者阴山地区的自卫反击战。

高温高湿地区的作战以丛林或热带雨林为特点，要求官兵对当地环境熟悉，了解地形、地貌以及植被、气候、生物，这些因素既可以成为作战的障碍，也可以是帮手。在人类战争史上，丛林作战历来是交战双方十分头痛的问题，无论对人员还是装备来说都是一种挑战。在其他作战环境下具备的步兵技术作战优势，在丛林或森林环境中通常都会大打折扣。甚至有人认为，丛林作战已经远离了现代地面战场，但美国国防部的研究报告也指出，未来的大规模军事冲突很大可能发生在热带丛林地区。

从战时人员密度看，即使是一片面积仅为2 km²的小树林或森林都能隐藏一定数量的军事人员，5 km²的丛林则可以隐藏成建制的部队。不同于北欧寒带森林，那里极少甚至没有普通平民居住，在热带、亚热带丛林地区，发展中国家的大量的平民都居住在这里。丛林的高温度、高湿度和较大的降雨量对人和武器使用带来不便。茂密的植被极大削减了武器、传感器和通信装备的作用范围，人的耐力和武器携载能力也被严重削弱，同时也为该地区的战创伤救治产生重要的影响。

退回到最原始的轻武器状态，丛林环境对火器的影响绝不仅仅是作用范围，而且还有最终的效果问题。树木能有效吸收爆炸破片，而树叶能折射密集火力射出的子弹。对于这些问题，两次世界大战和越南战争已经引起了人们足够的思考，其中总结出来的经验规律到今天仍有重要的实战参考意义。历史上任何一次丛林作战，重型武器都不是主角，这一点到今天仍然适用。精确制导武器在丛林中会受很大影响，主要使用的轻武器又受距离的影响，因而其特殊环境下的战创伤救治就更具特色。

现在军用夜视装备和便携式传感器的性能有了质的飞跃，但问题的关键在于：丛林中树木茂密，夜视仪的视场很小，对于夜间移动物体的分辨能力将大幅下降。热成像仪虽然仍有一定的作用，但其在丛林中的作用范围也远不及沙漠和平原这样的开阔地形。全球定位系统（global positioning system，GPS）的卫星信号由于受到植被影响，衰减较大，在丛林中定位受限。衰减的无线电信号与GPS一样，无线电信号在丛林中也会快速衰减。在丛林湿热的环境中，头戴着笨重的通信接收器很不舒服，并且会导致士兵听力下降，这将对士兵的作战能力造成较大的削弱。直升机在丛林作战中受高温、高湿度的环境干扰，其发动机和传动装置会严重受损破裂。无人机是当前传感器搭载的理想平台，但十分有趣的是，无论是手掷式还是简易弹射式无人机，要想在茂密的丛林中找到一块发射空地却不是简单的事。无人机可能提供一些特殊的低速率无线电通信传输服务，但并不是所有的无人机可以执行丛林通信传输任务，这就对及时运送伤病员带来不利。总之，这些问题既影响了作战的方式，又造成战创伤的救治工作极为特殊。

当前，一些小规模的丛林作战在世界各地一直存在——无论是南美的哥伦比亚、非洲的刚果和亚洲地区的菲律宾，都存在小规模的丛林军事冲突。这表明丛林环境下的作战必须引起重视，而在该环境下引发的战创伤救治工作也必须成为军队医务工作者所关注的重点问题。

关于丛林作战及战创伤的救治，目前仍是以美国为首的西方国家占有绝对的优势。这主要是美国和北约军队在丛林战训练中注意到了丛林作战的整体性问题。利用其全球部署的优势，美军在亚洲和全球其他热带地区开展大规模成建制部队的训练演习。北约其他国家军队也高度重视丛林作战，采用了先进的丛林训练设施。丛林作战能力最强的是英国陆军，其陆军尤其是特种部队的丛林战水平举世公认，丛林战训练已经成为英国特种部队训练的重要组成部分。就像英国人自己说的那样："如果你能在丛林中作战，你就能在世界任何地方作战。"

在过去经验的基础上，认真研究热带、亚热带山岳丛林地域气候特点对卫勤保障的影响，充分利用有利条件，善于克服其不利因素，对取得战时卫勤保障的胜利有着重要意义。

二、亚热带丛林地区气候特点

亚热带丛林地区的气候(climate subtropical jungle region)炎热潮湿,雨多雾大,年温差小,昼夜温差大,四季区分不明显,年平均气温23~25 ℃,最热月份为7、8月(云南为4、5月),平均气温在28 ℃左右,最高可达42 ℃;最冷月份为1、2月,平均气温在15 ℃左右,昼夜温差一般在10 ℃左右。同一地区,晴天与雨天、山区与坝区,温差可达15~20 ℃。丛林地域气候特点是:白天热,夜间凉;山下热,山上凉;林外热,林内凉。全年分旱季和雨季,年降雨量为1 500~2 000 mm。5~11月为雨季,每月降雨日有20 d左右。降雨特点是:阵雨多、雷电多、雨滴大、来得急、晴得快,一般只持续1~2 h;11月至翌年4月为旱季,平均年雾日有90~100 d,早晨最浓,中午逐渐消散,大雾时能见度只有5~10 m。湿度大,年平均相对湿度为70%~80%,雨季可达90%以上。

三、亚热带丛林地区战创伤特点

亚热带丛林环境下部队作战和军事训练时,由于强烈的肌肉活动大量产热,必须大量散热才能维持人体的热平衡。但炎热的外环境使机体散热困难,甚至被迫接受大量的外加热,即辐射和热对流,可能引起一系列的生理应激反应,从而对人体产生一系列的影响。现有的基础研究也证实:热区高温高湿环境(hot and humid environment)下,战创伤有其不同于一般环境的特殊改变,如在战创伤后失血的基础上,该环境造成体内水分大量丢失,更加重循环血量的不足。因此,亚热带丛林地区战创伤休克和战创伤感染发生率高(图19-1)。

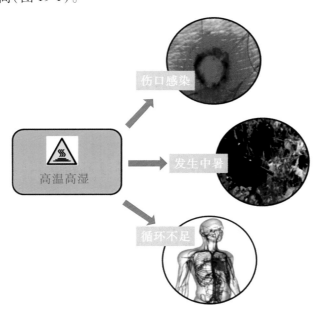

图 19-1 高温高湿环境战创伤的特点

(一)气候湿热,易引起传染病,伤口感染概率高

由于气温高,湿度大,适于各种病原微生物及媒介昆虫滋生繁殖,自然疫源地分布广泛,因此容易引起传染病和地方病流行,尤其是疟疾、痢疾、病毒性肝炎、钩端螺旋体病和恙虫病对部队威胁最大。1979年自卫还击作战时,有数据显示,某部在战中和战后32 d内,痢疾发病率远远超过既往全年发病总和的数倍以上。各种致病微生物极易生长繁殖,战创伤后发生感染的概率增高,伤情变化快,救治任务更为复杂而艰巨。应强调早期彻底清创,延期缝合;战前普遍注射破伤风类毒素,从营救护所开始给伤病员普遍服用或注射抗生素。

(二)热辐射强,易发生中暑

由于气候湿热、烈日曝晒,山谷草丛内通风不良、气候闷热、机体散热困难、负荷过重、过度疲劳、饮水缺乏等因素,故极易发生中暑。1979年,中越边境对越自卫还击作战时(2~3月份),虽非炎热季节,但战地最高气温已达30℃以上,不少部队人员发生中暑。资料显示,一次强占高地的战斗中,不到半天时间内,某营中暑的士兵高达35.2%,其中南方籍战士中暑发生率为28.3%,北方籍战士为40.2%,可能与北方籍战士热适应能力差有关,更易发生中暑。因此,热区参战部队,参战前应尽可能进行耐热锻炼,以后巩固和提高热适应能力。同时,医护人员要加强热天行军训练中暑的预防与处理。

(三)高温造成体内水分大量丢失,循环不足

在伤后失血的基础上,高温高湿加重了循环血容量的不足,造成全身各器官灌注不足。与一般环境下战创伤相比,其全身病理生理改变应更加明显,对各器官系统的损伤也更广泛和严重,容易发生多器官功能障碍综合征(MODS),死亡率会明显增高。

气候炎热,出汗量大。一般情况下,每人每小时出汗1.6 L,攻击时可达2.8 L。由于大量出汗,水盐量丢失;加之伤后失血和饮水不足,血容量明显减少而易发生休克。据几次中越边境对越自卫还击作战卫勤资料统计,某部休克发生率为10%~31%至17%~33%,都比抗美援朝战争6%~7.4%为高。同时,由于各种致病微生物极易生长繁殖,战创伤感染发生率也增高,使伤情加重,致战创伤救治任务更为艰巨。因此,热带山岳丛林地作战,必须高度重视抗休克和抗感染。团以上各级救治机构都应设立专门的抗休克组,加强检伤分类,及时检出休克伤员,加强从阵地到各级救护所的预防休克措施;广泛采用快速加压输液,失血过多者应予输血。

(张 斌 程 飚)

第二节 亚热带丛林地区战创伤的流行病学

一、亚热带丛林地区战创伤的流行病学特征

战创伤除表现为"外伤",还多伴有全身性反应和内脏器官并发症,这些既是伤的继发症,也可说是伤的组成部分;另外,战创伤还常常带有"病"的性质。有人总结,战创伤事实上是"伤中有病""伤上加病",抑或"伤病并发"。古今中外,历次战争的经验证明,战争中病员多于伤员,兵溃于病的事例举不胜举。1944年侵华日军在伊姆法尔战役中,10万日军中有6万人患疟疾、细菌性痢疾而丧失战斗力,1941年冬,侵苏德军在莫斯科战役中,短期内发生冷伤减员11万人,使德军陷入重重困境。在亚热带山岳丛林地,由于气候多变,炎热潮湿,云雾迷漫,有害昆虫、动植物种类多,易发生中暑、疟疾、肝炎、痢疾、伤寒、皮肤病,个别地区还有可能发生鼠疫、霍乱等烈性传染病。根据这些规律和特点,各部队平时应在各大单位卫生部门的统一部署和领导下,注意收集本战区地区性疫病的有关资料,并制成统计学分析功能模块和综合数据库,并抓好软件的应用开发和编成小册子下发到有关部队和医院,有计划地组织医护人员系统学习,打牢理论基础,制订防治对策。同时,还要注重"三防"医学的研究,在常见病、多发病、传染病的预防和防治方面,应重点研制注射用的各种疫苗。新研制的疫苗要达到效果好、质地纯、作用时间长,一针能预防多种疾病和副作用小的要求。

二、亚热带丛林地区环境对军队卫勤保障的影响

(一)水源污染,给水卫生问题非常突出

部队在热区作战需水量大,一般每人每天需 4~6 L,甚至 7~8 L,但地处山顶和密林中的阵地上往往缺乏水源,有时即使有良好水源,也因敌人火力封锁难以取水,或因战争行动而遭污染。由于水源缺乏,部队往往不得不饮用混浊水,甚至浸泡着人、畜尸体的水。1979 年中越边境对越自卫还击作战时,有的部队在阵地上几天没有喝到水,有的战士将自己的小便解入壶中,作应急之用。因此,搞好阵地给水卫生是战时迫切需要解决的问题之一。丛林地的地下水源较丰富,在无地面水源的情况下,可发动部队寻找地下水源。对混浊脏水应加强净化消毒,除监督部队使用个人净水片外,我军研制的82-Ⅰ型个人净水器和供小分队使用的简易净水装置效果较可靠。在 1984 年的中越边境对越自卫还击战中,部分试用情况反应较好。在无净水剂的情况下,可利用丛林中常见的野生植物净水,如攀枝花、木瓜等。严重缺水时可破竹取水或砍断藤条,或用竹签插入芭蕉根取水;给水中断时,可口嚼含水较多的野生植物,暂时解渴。

(二)热能消耗量大,易出现营养问题

炎热地区,人体代谢增高,热能消耗量大,对营养卫生提出了特殊要求。据 1984 年中越边境对越自卫还击战的作战调查显示,战中的热能消耗高达 21 802.82 kJ(5 211 kcal),比平时在营区的热能消耗[11 472.53 kJ(2 742 kcal)]高出近 1 倍,而战时的膳食供应往往又得不到保证,使热能摄取量很低,难以满足战斗人员对热能的需要。同时,由于出汗多,大量维生素随汗液排出,尤以维生素 C、硫胺素、核黄素为甚,维生素需要量增多,但后方供应的蔬菜,由于气候炎热和长途运输等原因,易腐烂,维生素遭破坏。在炎热气候环境下,人体消化功能易发生紊乱,影响营养的摄取和吸收。因此,热区作战应适当提高部队的伙食供应标准,要提高野战食品的质量,除军用干粮外,应多供给一些罐头食品、清凉饮料和维生素制剂。

(三)有害生物较多,容易受攻击

丛林地区行军、宿营,容易受到毒蛇、黄蜂、旱蚂蟥的袭击;夜晚执勤、放哨,易遭蚊蠓的叮咬,对人的精神骚扰性很大,使人无法安宁,影响休息睡眠。有毒的野菜、野果,误食后易引起食物中毒;有毒的野生植物接触人皮肤后引起过敏性皮炎。因此,丛林地行军应要求部队扎紧三口(衣领、袖口、脚裤口),组织先头人员用棍棒打草惊蛇,站岗放哨要戴防蚊罩,皮肤暴露处要涂驱避剂等,一定要坚持挂蚊帐。

(四)气候炎热,环境污染严重

在炎热气候条件下,阵地上遗留下的人畜尸体,极易腐烂,不仅散发奇臭,给人以难以忍受的恶性刺激,而且也有利于苍蝇和病原微生物的滋生繁殖,容易导致传染病的发生和流行。因此,应加强阵地卫生管理,积极组织部队掩埋尸体,喷洒除臭剂。

(五)致病因素多,容易引起热区战时多发病

由于气温的急速变化,容易引起感冒;饮食不规律,消化功能紊乱,腹泻发病率高;脚部出汗多,汗液不易挥发;雨天行军或涉水,鞋袜不能更换,皮肤长时间被水浸渍,容易发生烂脚;出汗多,衣服无法换洗,容易引起阴囊湿疹(烂裆)等皮肤病;长期住猫耳洞,狭窄、潮湿,腰腿疼发生较多;由于战斗频繁激烈,精神长期处于紧张状态,加之生活条件差,部队容易发生疲劳综合征。1981 年中越边境对越自卫还击战防御战斗阶段,对某部 3 个连队调查发现,出现疲劳综合征的比例高达 58.4%。因此,应加强战地卫生管理,改善部队居住生活条件,以预防战时疾病发生。

(张　斌　程　飚)

第三节 亚热带丛林地区战创伤的病理生理学特点

以往的临床经验已经证明,热区高温潮湿环境下肢体创面清创后的感染率较北方寒冷地区高,感染时间早。现有的基础研究也证明:热区亚热带丛林环境下,战创伤有其不同于一般环境的特殊改变,如在战创伤失血的基础上,热区亚热带丛林环境造成体内水分大量丢失进一步加重循环血量的不足,以上原因引起一系列血流动力学改变,引起全身各内脏器官因血流灌注不足而造成的损伤。战创伤后在热区亚热带丛林环境下细菌繁殖迅速,产生大量毒素,加上机体屏障功能减弱,免疫力下降,易导致脓毒血症,进一步对全身各内脏器官系统造成损害。

总而言之,与一般环境下战创伤相比,热区亚热带丛林环境下战创伤后,全身病理生理改变更加严重,对各器官系统的损伤也更广泛和严重,容易发生多器官功能障碍综合征(multiple organ dysfunction syndrome, MODS),死亡率明显增高。战创伤局部组织代谢旺盛,分解代谢增强,肌肉坏死严重,消耗能量物质多。局部细菌数在同一时间点也比较高,且随时间的延长呈显著增长趋势,伤后8 h 即达感染的临界数值(一般环境下为12 h)。

亚热带丛林地区属特殊气象环境,对机体生理功能有明显的影响,战创伤的病理生理学也有其特点。下文从亚热带丛林环境对机体生理功能的影响及病理学、能量代谢、细菌学、病理生理学几个方面加以探讨。

一、亚热带丛林环境对机体各系统生理功能的影响

(一)对心脑血管系统的影响

高温引发的心血管功能下降并非运动能力下降的直接原因,而可能是疲劳发生的主要原因。但对于高温环境下疲劳发生的机制而言,高心血管应激对高温条件直接导致神经肌肉疲劳形成了挑战。

温度变化通过心血管系统明显影响血管内血液的重新分配和血液流动阻力变化。血液中流动快的粒细胞、淋巴细胞和流动慢的单核细胞对温度变化敏感。与正常温度相比,低温环境下红细胞轻度变形等因素可使血流阻力增加,而在高温高湿环境下,人体接受大量外来热量造成躯体温度急剧升高,而机体自身调节能力有限,所以脑温也随之升高,引起机体代谢率升高、出汗排热等,进而引起体液丢失、血液浓缩、能量和血氧消耗急剧增大,乳酸等代谢产物增多,加重心血管系统的工作负荷,血液黏度加大。长时间次最大强度(submaximal intensity)运动可以使人体脑血流速度减缓,原因可能是脑血管收缩的作用,而通气过度和动脉二氧化碳分压下降是脑血管收缩的诱因。脑部血流下降并不一定与脑代谢减缓完全一致。高温条件下,脑区某些部位代谢升高可能刺激糖供应率以保持脑功能正常。人体实验也表明高温运动后脑氧与糖摄入比率下降,而常温运动后则无此现象。脑区特定部位的代谢率和能量需求升高导致高温条件下低血糖,而脑糖的损耗也可能引起疲劳的产生。

(二)对消化系统的影响

人体在高温高湿环境下机体会发生热应激反应,交感神经兴奋、副交感神经抑制,消化系统出现功能低下的反应,出现胃酸分泌减少,胃液酸度降低,胃肠收缩和蠕动减弱,乳酸产生较多,抑制胃肠的运动,加上大量出汗,造成脱水,引起口渴感,造成饮水中枢的兴奋,抑制食欲中枢的兴奋,导致消化和吸收营养素的功能下降。胃肠道血流速度显著下降会危害消化道壁的完整性。

(三)对神经内分泌系统的影响

人体在高温高湿环境下,神经内分泌系统反应加强,导致血液中肾素-血管紧张素Ⅱ、抗利尿激素和醛固酮浓度显著升高,引起机体耗氧量和产热量升高。因而,中枢神经系统出现先兴奋后抑制的现象。如果抑制作用占优势,可出现注意力不集中,神经肌肉兴奋性降低,肌肉活动能力减弱,动作反

应迟缓,动作的准确性和协调性降低,则容易发生损伤。尽管关于中枢疲劳与中枢神经系统神经递质(特别是血清素激活神经递质)的研究较多,但极少进行高温影响脑部神经递质(如5-羟色胺)的研究。对此神经递质的研究由于其可以改变机体应激水平而显得极为重要,若5-羟色胺水平升高则会增加感觉用力程度(perceived effort)和降低工作能力,而此两种现象也是高温疲劳发生时的标志。多巴胺是另外一种与高温性疲劳相关的神经递质,其可控制运动和降低5-羟色胺合成水平。因此,关于神经体液因素与高温疲劳的研究需要深入,例如应用多巴胺激动剂和拮抗剂以研究多巴胺对高温疲劳的影响(图19-2)。

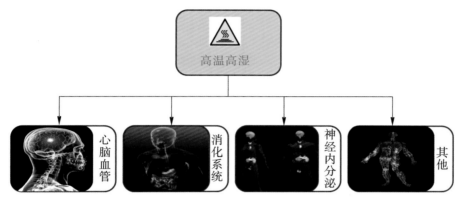

图 19-2　高温高湿环境对机体各系统的影响

二、亚热带丛林环境战创伤病理学特点

(一)亚热带丛林环境下战创伤病理变化较常温常湿环境显著

1.大体观察　肌肉的"4C"变化,即质地(consistency;或韧性)、颜色(color)、收缩性(contractility)和循环(circulation),均比通常情况下严重。在伤后 4~6 h 区别不明显,但 6~8 h 后伤道及肌肉变色区明显扩大,肢体肿胀加重,出现腐败臭味,有感染征象,而通常情况下 12~24 h 伤道才出现明显臭味。以上证明亚热带丛林环境组织反应及感染征象的出现早于通常情况,且程度重。

2.光镜观察　亚热带丛林情况下,可见其肌肉纤维肿胀、变性、坏死等病理改变较通常情况下加重。实验发现,在伤后即刻亚热带丛林情况下病理变化与通常情况基本相同,但随时间延长组织损伤程度逐渐加重,至 8 h 时已出现明显差别。亚热带丛林情况下 4 h 即可见白细胞浸润,8 h 可见纤维蛋白渗出等感染征象,而通常情况下病理变化 12 h 可见类似征象,同样提示亚热带丛林情况下肌肉纤维变性、坏死及感染征象出现较早且严重。

3.电镜下观察　在亚热带丛林情况下伤后 8 h 肌肉纤维在各区的变性均较通常情况离散、肿胀明显,细胞器变性较通常情况显著,尤以线粒体变化明显,表现在肿胀程度、嵴断裂消失,髓样变或成为致密体。

(二)战创伤病理学变化的机制探讨

1.亚热带丛林环境更适宜于细菌的生长繁殖　亚热带丛林情况下战创伤弹道内细菌数 8 h 即达 10^5/g 组织,而通常情况下 12 h 才达到 10^5/g 组织,亚热带丛林情况下弹道可较早出现感染,大量的细菌可能侵蚀周围组织,导致更为严重的病理变化。

2.病理形态观察　其结果与实验中能量代谢部分所观察到的结果相一致。能量代谢部分显示亚热带丛林情况下伤道腺苷三磷酸(adenosine triphosphate,ATP)、腺苷二磷酸(adenosine diphosphate,ADP)及腺苷酸能荷(adenylate energy charge,AEC)下降,说明能量储备耗竭更甚于通常情况下。故亚热带丛林情况下伤道内较通常情况下更多地充斥了许多失活的组织,这些失活组织呈不可逆性损伤,进一步缺血变性坏死,导致局部血流减少,直接影响到周围组织,从而使变性坏死范围更加扩大。

3. 组织感染、坏死引起组织间隙水肿 组织肿胀压迫毛细血管网,使周围组织缺血更加严重,如此造成组织损伤的恶性循环,使得亚热带丛林环境下的战创伤病理改变进行性加重。

4. 高温可能对伤道组织起直接损伤的作用 在热环境下,内脏器官如肠道、肝等均出现损伤,除与全身血流的重新分布有关外,热暴露本身可能对内脏器官有直接损伤的作用。而热暴露是否对伤道也有直接的损伤作用,有待进一步研究。

(三)对临床处理的指导意义

既然亚热带丛林环境下战创伤的病理改变与常温常湿环境有很大区别,因此其处理原则也应与常温常湿下有所不同。除遵照常温常湿环境下的处理原则外,应更加强调尽可能早地进行清创;切实可靠地进行切开引流,必要时可变非贯通伤(盲管伤)为贯通伤口,以确保有效引流;尽早应用有效、广谱抗生素。

三、亚热带丛林环境战创伤组织能量代谢特点

(一)组织代谢旺盛,分解代谢增强,消耗能量物质高于常温常湿环境

在亚热带丛林环境下机体的基础代谢增加,尤其是伤后肌肉组织糖原、蛋白质及肌酸磷酸大量消耗以适应基础代谢增加的需要。ATP、ADP以及能荷(energy charge,EC)均呈下降趋势,尤其与通常情况下相比多在伤后8 h出现显著差别,能量的丧失远远大于通常情况下,ATP的减少促使大量的能量物质分解代谢增强以提供组织对ATP的需求。

EC是细胞能量状态的一个指标,单凭ATP、ADP等单个指标是不够全面的,用EC作为能量状态的指标更合适、更全面。EC与ATP的摩尔数和1/2 ADP的摩尔分数之半成正比。热环境下创伤弹道肌肉组织的损伤重于通常情况下,坏死严重,能量储备下降,以促进组织的代谢而提供ATP,可能与上述机制相同。

(二)战创伤伤道组织变性坏死程度更为严重,能量物质的合成代谢严重受阻

细胞内高能磷酸盐的合成所需的能量主要靠葡萄糖的氧化,由于挫伤区主要是失活的组织,高能磷酸盐的合成受到影响。震荡区、震荡外区ATP、ADP、AMP的变化主要是由"瞬时空腔"的作用,组织受到牵拉,导致毛细血管破坏,组织液渗出,组织缺血水肿,影响血供营养。

有研究显示,热暴露时心肌线粒体肿胀,嵴断裂或溶解,而三羧酸循环和氧化磷酸化都是在线粒体内进行。骨骼肌在热暴露时线粒体同样呈现上述变化,加之创伤本身的损伤,使ATP等能量物质的合成严重受限。

四、亚热带丛林环境战创伤细菌学特点

感染是战创伤的重要并发症,致死率仅次于休克。感染的发生常难以避免,且一旦发生又不易控制。

亚热带丛林环境下机体的免疫力明显降低,且战创伤伤道内细菌繁殖加快,数量多,同时由于毒素、炎症介质等因素的影响,肠道屏障功能显著下降,造成肠道内细菌入血,发生肠源性感染,且感染出现时间提前,进而加重全身的反应程度。

(一)亚热带丛林环境更适于细菌的繁殖

细菌及真菌的繁殖需要3个基本要素:营养、适宜的温度及湿度。亚热带丛林环境的湿度和温度正是细菌和真菌生长的适宜环境,成为亚热带丛林环境战创伤细菌感染提前的主要机制。

(二)战创伤伤道主要充斥的是失活组织,可能成为良好的细菌培养基

亚热带丛林环境下战创伤伤道肌肉组织的损伤比常温环境下重,挫伤区又主要充斥了失活的组织,可能成为良好的细菌培养基。加之因受到创伤和高温的双重作用,机体的免疫功能显著下降,促

使细菌的繁殖。

（三）亚热带丛林环境战创伤感染提前的临床意义

亚热带丛林环境下战创伤弹道肌肉组织的损伤比常温环境下严重，且由于热环境更利于细菌的繁殖，而感染是影响创伤修复的重要因素，是现代战创伤救治中迫切需要解决的重大问题之一。故尽管挫伤区可能有部分尚存活，但已严重损伤，且在亚热带丛林环境下有逐渐加重的趋势，严重的组织感染比清创时切除挫伤区可能部分尚存活的组织所带来的损失要大得多，在热环境下现代战创伤初期外科处理的重点在于早期尽可能的清创和防止感染，避免消极地等待，应当积极主动进行清创，尽可能消除失活组织，尽可能早地应用大量、有效广谱抗生素。

五、亚热带丛林环境机体战创伤病理生理学特点

亚热带丛林环境会加剧机体的应激反应、增加能耗、利于细菌繁殖以及引起严重的电解质和酸碱平衡紊乱，故亚热带丛林环境下的战创伤病理生理学改变有不同的特点。

（一）战创伤局部病理生理学变化较常温常湿情况进展快

亚热带丛林环境下伤道周围肌肉从色泽、弹性、分泌物、气味等都差于通常情况下；镜下观察得到同样结论：亚热带丛林情况下 4 h 即出现广泛小血管栓塞和血管壁玻璃样变，8 h 有肌纤维灶性坏死并脓肿形成，均显著早于通常情况下。

产生这种病理生理学机制的原因可能包括：①亚热带丛林环境更易于细菌繁殖。②高代谢状态引起的缺氧和能量不足，促使肌肉分解成谷氨酰胺提供能源，长时间谷氨酰胺匮乏造成淋巴细胞、单核细胞等以其供能的免疫活性细胞出现功能损害（早期研究）。③系列因子过度表达使白细胞比例（如 $CD4^+/CD8^+$）失调，结果感染不易控制。④凝血状态和微循环障碍进一步加重组织的缺血，导致恶性循环形成。⑤枪弹伤造成的血流扰动使血管内皮细胞损伤，以及中性粒细胞与内皮细胞黏附能力增强，促使大量中性粒细胞迁移到炎症组织中形成小脓肿，中性粒细胞溶解释放的酶则会造成组织进一步损伤。

（二）血流学变化较常温情况显著

在不同切变率下发现亚热带丛林环境下全血黏滞度在 0.5 h 最低值，随后直线上升；血浆黏滞度和红细胞聚集性随时间明显增大；血细胞比容在整个过程中则变化不大。常温常湿组各指标升高呈相对缓和趋势。

其可能内在机制包括以下几个方面。①0.5 h 点各组黏滞度的下降可能为伤后一系列激素释放造成的心功能增强及血液的稀释反应。②不同蛋白成分对红细胞悬浮液及切变率影响是不同的，并与全血黏度的切变率曲线比较，证明球蛋白对血液黏度增加起了较大作用，而白蛋白有助于缓解球蛋白的影响。血液中免疫球蛋白的过度表达是引起血浆增加的主要原因。另外，凝血途径激活的纤维蛋白原及代谢产物也起了重要作用。③能量缺乏会造成红细胞膜 Na^+-K^+ 泵功能障碍，引起 Ca^{2+} 内聚，膜流动性以及变形能力减弱（刚性增加）。④红细胞处于聚集状态的血液显示红细胞聚集作用增强，表现为负电荷减少（糖蛋白或糖脂上的涎酸或 N-乙酰神经氨酸）。⑤温度和血细胞比容不是引起血液黏度增加的主要原因，因为高温往往使血液黏度降低，而血细胞比容（hematocrit，Hct）在整个病程中升高不明显（常温常湿组致伤前、伤后 12 h 分别为 0.43、0.35；亚热带丛林组分别为 0.40、0.38），可能是失血、组织液入血以及湿度大影响了水分丧失。⑥血液 pH 值降低以及酸碱代谢失衡也会影响血浆的黏度。

（张　斌　程　飚）

第四节　亚热带丛林地区战创伤的分级救治

一、现代信息化战争的特点

21世纪是信息化时代,作战方式也随之转变为信息化战争。信息化战争具有以下特点:一是信息技术在战场对抗中的大量使用。现代战场上有传感技术、通信技术和计算机技术构成的信息流通道对战场信息进行实时探测、采集、传输、甄别和汇总分析。二是信息化战争使传统战争行动的层次界限产生模糊。信息化战争武器的精度和威力,为迅速达成战争目的提供了有效手段。三是信息化战争打击的目标发生变化。在传统的战争中,消灭敌人的有生力量和武器装备是作战行动首要打击目标,信息成为决定部队战斗力的重要因素,敌方的信息及指挥决策等过程正逐渐成为信息化战争最主要的打击目标。四是决定了人民群众参加和支援信息化战争的方式与途径,拓展了人民群众参加和支援战争的内涵与外延,提高了人民群众参加和支援战争的科技含量。信息化战争是今后战争的主要方式,信息技术的广泛使用,使战争的方式和内容发生了根本改变。传统的卫勤保障方式已难满足现代信息化战争的需要。

二、亚热带丛林地区战创伤阶梯救治程序的改进建议与经验

我军现行的战时按连、营、团、师编制序列及一线医院设置的救治阶梯是我军建军几十年来用鲜血和生命换来的经验结晶,是战创伤救治需要与可能统一的最好形式,在历次战争中,曾发挥过极为重要的作用。但在20世纪末亚热带丛林地自卫还击作战的几场战争中,我军传统的三区七级救治阶梯已被打破。空运伤员数占同期后送伤员总数的72%和70%,在空运医疗后送中,无一名伤病员在空运中死亡,大大缩短了救治时间,挽救了一大批生命垂危伤病员的生命,并降低了致残率,创造了我军历次作战以来的最佳成绩,积累了丰富经验。以上事实说明精简救治阶梯不但是可行、有效的方法,也势在必行。建议撤销现行的营、师两级救治阶梯,加强团、连救治力量,连阵地设火线抢救所,由1名军医、2~3名卫生员组成,除完成火线抢救任务外,还可进行伤情分类、早期抗生素、破伤风抗毒素注射、轮流、气管切开和其他紧急救命情况的处理;团卫生队在师卫勤救治力量加强下,组成战术救护所,完成师救护所的救治范围任务。另外,需对配置在战役后方的医院作适当调整。派出的野战医疗所应尽量靠前配置,如战况许可时可设置在师后勤配置地域或方便于隐藏的位置展开,达到以精求快、以近求快、以熟求快、以活求快的目的。二线基地医院的配置地域在方便空运的前提下可酌情靠后,其间可根据实战需要开设中转机构。这样,既减少了救治阶梯,又加强了前沿和一线的救治力量,符合快抢、快救、快送、快治的卫勤保障原则。同时,还可以借助部队防卫力量,弥补自身防卫能力不足。

我国广西及云南与越南、老挝、缅甸接壤,地处亚热带山岳丛林地区,雨量充沛,气温高,无明显季节差异,植物繁茂,有害昆虫动物多,动、植物种类多。在这一地区发生战争,气候地理特征对作战部队的影响也十分突出,其战创伤救治有其自身规律和特征。1979年以来进行的中越边境对越自卫还击战的几次战役和近期的训练均在亚热带地区,卫勤保障工作有一定的特殊性。

1.**战创伤救治工作必须思想上重视**　实战很容易重视,演习其实如同实战一样,必须高度重视。亚热带山岳丛林地的传染病和常见病发生率较高。加之饮水困难,出汗多,忽视战创伤的救治和准备。长期和平生活容易使军队医护人员思想麻痹,要切实从思想上认识战争的存在,不要松懈战备这根弦。

2.**重视亚热带山岳丛林的气候特点**　一定要把军事健康教育放在重要位置。把战创伤救治准备

和卫生防疫有机结合起来,做到战创伤救治和卫生防疫两不误。

3.增加一线救治力量　几次战役的经验说明,高水平的一线自救互救及卫生员救治是降低阵亡率的关键。据有关统计报道:战创伤死亡人员中,只有30%是直接死亡的,70%是由于救治不及时造成的死亡。

4.加强自救互救水平　在过去的战役及演习前各部队卫生人员组织官兵进行自救、互救训练,使参战人员掌握包扎、止血、固定、搬运以及简易心肺复苏技术。在1975年平叛时,由于对此战役认识不足,自救、互救知识技能培训不够,以至于一些伤员延误救治时间,失去抢救时机。

5.提高卫生人员的救治能力　上级医院医疗队在战前应配合部队卫生队尽快、尽早地组织卫生员进行急救知识培训,必要时可加强一线卫生人员。亚热带山岳丛林作战战创伤休克和感染的发生率高,应有选择性的培养这方面的骨干和专家,以对伤员进行合理及时的救治。

6.上级医院应逐渐前伸加强救治力量　上级医院、医疗单位组派医疗队深入前线,加强一线卫生工作,力争在战场上使救治水平达到医院水平。医疗队所应配不同专业技术人员。对每一个伤病员的救治工作都要有连续性,这一点非常重要,打造一个规范准确的"战创伤急救全链"是目前国际军事医学研究的重点。

7.加强特殊环境下战创伤救治技术的研究　亚热带丛林地区气温高、湿度大、体力消耗大,加上部队连续作战时间长,供水困难。伤病员下来后,大部分存在有脱水,在用药方面要小心谨慎,尤其使用麻醉药品时,剂量要适当偏小。在过去的医疗队工作中,遇到许多伤病员,由于疲劳、脱水、小剂量的麻醉药就可以使伤病员深睡不醒,掩盖了对病情的估计。

8.注意高技术条件下武器伤病特点　在过去历次战役中,多为地雷、炮弹所致的爆炸伤。爆炸伤是现代战争的主要伤类之一,有多发伤、复合伤多、局部性伤重、全身反应剧烈等特点。在救治时不仅要重视伤病员的局部伤情,更要重视伤病员的全身状况。

9.强调战创伤护理培训　医疗队内对护理人员要突出战创伤护理培训,重点掌握战创伤急救技术,观察危重伤病员、手术配合等技术。战时大批伤病员下来后,医生多数时间是在处理伤病员,观察伤病员伤病情变化的重任几乎全落在护理人员的肩上,发现问题后要即刻报告医生进行处理。

10.迅速后送　现代战争的伤病员后送也是一个重要问题。高科技、高强度、高速度、高发展为特点的现代战争,武器杀伤力之大是无法想象的。亚热带丛林地区气候多变,昼夜温差变化大,山高林密,地形复杂,交通不便给后送带来一定困难,后送不及时可导致伤员的休克率、感染率、死亡率增高。在历次战役的救治工作中,我们依靠群众、民兵,解决了不少后送问题,这是今后现代战争中应该借鉴的。

(张　斌　程　飚)

第五节　亚热带丛林湿热环境下战创伤救治原则与技术要点

一、救治原则

随着科技的进步,现代武器已经向多样化、立体化和总体化发展,但在高技术局部战争条件下,战创伤仍是最主要的致伤类型,而且现代社会中平时创伤的发生率也在日益增多,其中又以四肢创伤的发生率占多数,可达59%~68%,且战创伤本身与环境气候有着密切的关系。因此,将重点对亚热带丛林湿热环境中肢体伤的初期外科处理情况做系统论述,也能体现其他战创伤类型的共有特点。

由于高速、小质量、高能武器相继出现并应用,使四肢战创伤变得更加复杂而严重,给临床诊治带来许多新问题。战创伤是一类致伤机制复杂、组织损伤严重、感染发生率高、伤口愈合缓慢的一类创伤,并且易受致伤环境及就诊时间等多种因素的影响,治疗较为困难。初期外科处理是战创伤治疗中最为关键的一步,处理是否合适将直接影响伤员的疗程、预后及归队率。如何在不同情况下选择合理的初期外科处理方法,达到最佳的治疗效果,是每个创伤外科医生十分关心的问题。

战创伤的传统初期外科处理原则自第一次世界大战由盟国外科协会制定(Surgery,Volume XI,1927 年)以来,一直沿用了近一个世纪,即在伤后 6 ~ 8 h(感染未发生时)内进行彻底清创、开放引流术,只有在少数情况下,如血运丰富抵抗力强的面、手等部位伤,受伤时间较短,可采用彻底清创、一期闭合的方法。近年来,许多学者对此进行了大量的实验及临床研究,较多的意见认为,对于肢体伤的初期外科处理,应采取更为理想的有限清创,开放引流术,此方法要优于传统的彻底清创、开放引流术。

总的原则是及时消毒包扎伤口,及时彻底清创和补液输血,及时应用抗生素。

二、清创术要点

本文在介绍清创术基本要求及方法、步骤的基础上,探讨了亚热带丛林环境下肢体伤不同时限的常用初期外科处理方法。

(一)清创术的基本原则

一般来说,在亚热带丛林地区湿热环境下,如要采用较为积极的彻底清创、一期缝合时,应充分考虑污染及损伤部位等因素的影响,把直接清创缝合作为一种仅适合特殊情况下的处理方法。湿热环境下战创伤的初期外科处理,亦适合采用目前多数学者认可的较理想的战创伤处理方法,即有限清创、开放引流术。湿热环境战创伤如要按传统的战创伤处理原则进行彻底清创、开放引流处理,应趋向于在伤后 4 h 内进行。采取有限清创、开放引流进行处理,使传统的清创时限界定变得模糊,不需受一个严格的处理时限限制,即有限清创、开放引流适合于较长时限的战创伤处理,湿热环境下更能体现这一优点,处理时限越早效果越好。有限清创、开放引流的处理方法相对简洁、有效,适于在条件较差的一线医院甚至师、团救护所进行早期处理和对大批伤病员进行较及时的处理。应用有限清创、一期闭合持续冲洗引流的方法,较彻底清创、开放引流术在不增加感染的前提下,既可以缩短伤口愈合时间又可以应用于处理时限较晚伤口的处理,特别适合于湿热环境对处理时限要求高的特点。

火器伤的伤道内积存着大量坏死及无生机的组织、凝血块、异物及细菌等,这些物质的存在,影响伤口的愈合,加上亚热带丛林环境本身的因素,给细菌的生存、生长与繁殖提供了有利的条件。清创的目的是在细菌感染和入血之前,充分切除坏死组织、血块、异物等有害物质,控制伤口出血、尽量将污染伤口变为清洁伤口,为伤口愈合创造良好的局部条件。

(二)清创术的基本技术要求

1. 按受伤的时间不同,分为有限清创术和彻底清创术 特殊部位和伤后特殊时段可进行初期缝合,其他均应做延期缝合。对已经采用伤道喷雾保护剂的伤口,应先将保护剂形成的胶膜去掉。

2. 伤后尽早清创,一般应在伤后 3 ~ 4 h 之内进行 伤后 3 h 内进行彻底清创,初期缝合,主要原因为:在伤后极短时间内细菌量少,经彻底清创、一期闭合处理的伤道,其相对新鲜、干净的创面组织贴合较紧密,遗留空隙小,可直接修复,加快了愈合速度。而单纯切开(减张)、开放引流组的伤道在愈合过程中首先要去除已坏死液化的组织,然后再由肉芽组织慢慢填充伤道空腔,使得愈合时间延长。而在伤后 3 h 内进行彻底清创、一期闭合伤口,处理伤口无明显感染,愈合较快。同单纯切开(减张)、开放引流比较,两者均在无明显感染的情况下愈合,血中的白细胞值亦无明显差异,但前者伤道壁的细菌数明显降低,渗出较后者少,减少了换药次数,缩短了伤口愈合时间。同时,头皮和颜面等特殊部位可初期缝合。

伤后 4 h 以后,应进行有限清创,延期缝合,清除可见的坏死组织和异物,改善引流。应在广谱抗感染药物的作用下进行,根据全身和局部情况,伤后清创时间最长不超过 72 h。实验研究显示,在亚热带丛林环境下,肢体火器伤后 4 h、6 h 和 8 h 等 3 个时间段进行外科处理,有限清创组伤道愈合时间均少于彻底清创组,4 h、6 h 时间点的细菌感染情况两组无差别,但其后的 8 h 时间点,彻底清创组明显重于有限清创组。因此,亚热带丛林环境肢体火器伤 4 h 后的初期外科处理同样采取有限清创、开放引流的处理方法效果更好。

3.休克伤员必须进行抗休克处理,在伤情稳定后再清创　如有活动性出血应在抗休克的同时手术止血。

4.根据先重后轻的原则,应对影响呼吸循环功能、出血不止的伤部有限清创　对于多发伤,应对危害最大的部位先做清创;对于核生化复合伤,应采取防护措施,待伤员送至清洁区后再清创,但伤势严重的复合伤,应在防护的同时进行综合急救,稳定生命体征。

5.二期外科处置　如发现有引流不畅或有坏死组织,应二次彻底清创,而不采用有限清创。

三、负压创面治疗技术

负压伤口治疗(negative pressure wound therapy, NPWT)是近十年来兴起的一种促进创面愈合的新型疗法。文献报道,常温下其对减少创面细菌定植和繁殖效果显著,但在高温高湿环境下其对创面细菌定量的影响研究尚未见报道。有研究结果显示,运用负压伤口治疗技术后,高温实验组细菌数显著低于高温对照组,创伤后 6 h 创面大体观察明显优于对照组,说明负压伤口疗法在高温高湿环境下可显著减少创面细菌定植和繁殖,减少创面感染。分析其机制可能为通过 NPWT 治疗,伤口被透明贴膜完全封闭,阻止了外来细菌的入侵,避免了交叉感染。引流的通畅,可将存留于创面局部的坏死组织、细菌、分泌物等自伤口吸出,减少了细菌繁殖的培养基。NPWT 以医用海绵敷料作为引流管与创面的中介,一方面通过与创面的全面接触,达到充分引流的目的,同时,引流物经海绵材料分割和塑形后引出,不容易堵塞引流管;负压的作用使创面及创周组织水肿消退加快,血液循环增加,为创面提供了吞噬细胞和抗体成分,有利于发挥血液系统的防御功能和免疫监视的作用。

四、各类战创伤处理要点

1.头皮裂伤(无颅骨损伤)　首先剃去头发,彻底冲洗干净,3% 碘酒和 75% 乙醇或碘伏消毒,去除坏死的游离组织,进行一期缝合。

2.颅脑非贯通伤或贯通伤　伤口彻底清创,去除碎骨片、毛发、布片等异物,对金属异物尽可能去除,过氧化氢灌洗,术后抗感染、降颅压治疗。

3.胸部伤口　若有继续出血的,要开胸探查,根据伤情具体处理。

4.腹部非贯通伤或贯通伤　及早进行剖腹探查,对大小肠详细检查,有多处穿孔者宜做肠部分切除,结肠穿孔者宜做造瘘。腹腔感染严重者,应沿腹壁上下各放一引流管,达到引流通畅的目的。

5.四肢与颌面伤　由于这类伤较多,详见下文叙述。

五、四肢火器伤救治技术要点

(一)总体原则

长骨骨折、关节伤和大块软组织伤,必须先做伤肢制动再运送。绝大多数四肢开放伤应早做清创术,减少感染。后期处理必须最大限度地恢复肢体功能。

(二)四肢伤战现场急救措施要点

1.止血与包扎　用加压包扎法止血,较大动脉出血经加压包扎无效时,可使用报警式单手止血带,位置应在靠近伤口的近端,并用衬垫平整地垫好,张力适度,以控制伤口出血为度,要注意止血带的声光报警信号。途中可放松止血带,必要时可在放松后瞬间扎紧,同时应做好抗休克的准备。伤部敷料松脱或被浸液浸透时,应及时做补充包扎。对上止血带的伤病员应优先处置,必须解除止血带。

有活动性出血时,钳夹后结扎止血。

2. 固定 纠正明显的伤肢畸形,用携带的夹板或就地取材临时固定制动,也可以将上肢固定于胸壁,下肢固定于健侧。有条件时改用制式夹板制动。

3. 完全离断的肢体 残端用加压包扎法妥善止血。断肢如保存比较完整,应加以保护,用布巾包裹,不可用液体浸泡,随同伤病员尽快后送,以备再植。

4. 清创 条件允许时,可对部分伤病员进行清创。

5. 对症处理 包括心肺复苏、抗休克、止痛、防治感染。

六、颌面部火器伤救治技术要点

(一)解除呼吸道阻塞

颌面部为呼吸道上端,损伤可影响呼吸。伤后组织水肿、移位、舌后坠、异物、血凝块、分泌物的堵塞影响呼吸道通畅,严重者可发生窒息。保持呼吸道通畅是颌面部战创伤救护的首要任务。防治窒息的关键在于早期发现及正确处理呼吸道的梗阻。解除窒息、保持呼吸道通畅等应该在急救"白金十分钟"内完成。战时应根据梗阻原因迅速采取相应急救措施。

1. 清理呼吸道异物及分泌物 用手指或就便器材及时取出或吸出口内或咽部异物、凝血块、骨碎片及分泌物;或用吸痰管吸出口腔、咽喉部、气管及口内的血块和分泌物。迅速开放呼吸道。

2. 解除舌后坠 颌面损伤特别是下颌骨及面中下1/3部的损伤,易造成舌体后坠而阻塞气道。舌后坠影响呼吸时,用舌钳或巾钳将舌向前牵出,或于舌中线舌尖后2~2.5 cm处,用粗线或大别针穿过,牵出口外。对由于口底、咽部肿胀者,可置入口咽导管或鼻咽导管,以保持呼吸道通畅。

3. 上颌骨骨折暂时性复位固定 上颌骨损伤阻塞呼吸道出现呼吸困难时,可利用压舌板或木片、小木棒等就便器材,横过两侧上颌磨牙,固定于头额绷带上,将向后下坠的上颌骨骨块及下垂的软腭上提固定,从而解除呼吸道梗阻。

4. 气管内插管、环甲膜切开及环甲膜穿刺术、气管切开术 若经以上方法不能解除呼吸困难时,或在已发生窒息时,应据条件许可立即选择性施行气管内插管、环甲膜切开及环甲膜穿刺术或气管切开术,以解除呼吸道梗阻,挽救伤病员生命。如1984年中越边境对越自卫还击战中,一组110例战伤气管切开术中颌面伤为最多,共45例,占40.9%。

(二)控制出血

由于颌面部血管侧支循环多,血运丰富,故受伤出血较多。加之颌面部下连颈部,战创伤常伴有颈部损伤。尤其是下颌骨或面部下1/3部的火器伤时易伴有颈部损伤,若抢救不当常可危及生命。出血是颌面部伤中仅次于窒息的死亡原因。可控制的出血也应该在急救"白金十分钟"内完成。

1. 止血法的选择 战时应根据伤口部位及出血性质,在保持呼吸道通畅、不压迫气管的情况下,采取各种迅捷的止血法进行组合式止血急救。如急性动脉出血时应用指压止血法,加高效止血剂进行创面喷洒止血,应用特效可吸收膨胀止血海绵、止血纱布等材料进行伤口止血。对颈部大血管或颈深部出血须行填塞止血或结扎止血。如以上方法仍不能止血时,应考虑施行颈外动脉结扎术。对鼻腔出血者可选用适宜型号的鼻腔膨胀止血海绵、止血纱条、1%麻黄素棉片或凡士林纱条、碘仿纱条进行前后鼻孔填塞止血。需适时地应用各种新型止血敷料、充气止血或手持野战止血装置,力争在5 min内进行有效的压迫性止血。

2. 包扎与尽可能保护咀嚼功能 保护性包扎是颌面部战创伤急救的重要技术,目的是保护伤口、防止污染、止血止痛、减轻水肿、固定骨折,也是救治的标志。颌面部战创伤常用包扎技术:一是卷带包扎法的"十"字交叉法、单眼包扎法与回返包扎法;二是四头带包扎法;三是三角巾包扎法,又分为了风帽式包扎法、面具式包扎法等。战时应据伤情选择适宜的包扎法进行包扎。但在包扎前应先用"手法复位"或"上颌骨骨折暂时性复位固定法"使颌骨骨折复位,尽可能地对好上下颌牙齿的咬合关系,使移位的软组织复位,后放置敷料加压包扎,尽可能保护咀嚼功能。包扎时注意压力要均匀,严防骨折片移位致呼吸困难的发生。

（三）抗休克

颌面部战创伤休克有失血性休克与创伤性休克两种，多因伴有颅脑、胸腹、四肢等部位的严重创伤引起。在亚热带高温、高湿环境下，颌面部火器伤特别是下颌骨的开放性炸伤后，骨折移位与疼痛刺激，唾液分泌量明显增多，严重伤员每日体液丢失量约1 000 ml，加之脱水、细菌滋生、机体处于高度应激状态等因素均可导致血容量不足、感染等而引起休克或加重原有病情。1984 年中越边境对越自卫还击作战中，一组 1 028 例颌面部战伤有 22 例发生休克，占 2.14%。因此，预防休克要体现在各个环节，如战前增强体质及免疫能力，尽可能提高参战人员的营养水平与免疫力；对休克应该在 30 min 内进行有效的干预；伤后就地取材，因地制宜对伤部进行及时止血、包扎、固定与保持气道通畅，止痛、穿抗休克裤及早期复苏等措施对预防休克的发生是十分重要的。在急救中应对休克伤员的病情变化进行连续性监护，对伤病员病情的转归做出及时准确的评估预测，建立多通道进行容量复苏与抗休克药物的治疗是战创伤急救的重要措施。实施"无缝隙"保障，即连续性、不间断的急救和紧急救治。早期复苏时推荐使用7.5% 高渗盐液+6% 右旋糖酐，最初使用 6% 右旋糖酐 250 ml 在 10～15 min 内缓慢输入；病情不稳定者，再给第 2 个 250 ml，待治疗顺利后再给予等渗液体。

（四）防治感染

颌面部火器伤感染的防治，须从急救阶段开始。虽然颌面部组织血运丰富、抗感染能力较强，但火器伤时软组织污染程度较重，一是因为颌面部有口腔、鼻腔、咽腔、眼眶和鼻窦等，在这些窦腔内存在着大量的细菌，而颌面部战创伤多为贯通伤，伤口常与这些窦腔相通，易发生污染或感染。二是亚热带丛林中感染源较多，细菌种类也多，特别是厌氧菌所致的特殊感染时有发生。有学者报道 110 例颌面部战创伤中有 2 例发生面部软组织的气性坏疽，14 例发生破伤风感染。三是伤道内集聚的坏死组织，或受到烧灼、震荡后失活的组织，加之血块、金属片、碎骨片、碎牙片等异物及细菌的存在，不利于伤口愈合，反而有利于细菌的生长繁殖。因此，急救时应在局部适量应用高效广谱抗生素喷洒创面，用含有抗生素的贴膜、敷料包扎伤口避免污染，并在伤后 3～4 h 的用药"黄金时间"内选用高效抗生素进行全身抗感染及注射破伤风抗毒素治疗。尽早清创，清创时用 1.5% 过氧化氢、生理盐水或抗生素药液对创面进行彻底冲洗清创处理，尽早关闭与腔窦相通的创口，以减低感染的概率。对伤口情况进行连续性观察、准确评估与及时的伤口换药是防治感染的重要措施。

（张　斌　程　飚）

第六节　亚热带丛林地区战创伤的预防与控制

一、战创伤的预防

亚热带丛林地区群山绵延，草深林密，荆棘遍野，河溪交错；气温较高，热期较长，日辐射强；气象多变，晴雨不定，阵雨较多，湿度较大；有害动、植物较多，自然疫源地分布较广。为锻炼和培养卫勤指挥和卫勤保障人才，必须了解亚热带丛林地区的卫生特点，针对性地进行战创伤后的预防与控制。

（一）亚热带丛林卫生保障的特点

1.气候特征　气候炎热潮湿，白天气温持续在 35 ℃左右，且湿度大，在亚热带丛林条件下从事高强度训练容易中暑。同时，亚热带丛林有害昆虫及植物多，容易发生毒虫咬蜇伤、过敏反应、虫媒传染病。

2.卫生条件特点　亚热带丛林地区卫生条件落后，环境卫生状况较差，肠道传染病、皮肤病等发病率较高,对参训部队威胁较大,增加了卫生防疫的难度。

3.饮水饮食卫生 搞好饮水、饮食卫生工作任务严峻,亚热带丛林野营时官兵的营养需要量大大增加,而野营条件下物质供应和饮水、饮食卫生条件差。因此,容易发生营养缺乏病、肠道传染病和食物中毒等。

4.野营环境特点 野营环境营地居住生活条件差,演练官兵借住民房、住帐篷、搭地铺,普遍睡眠不足、缺水、洗澡困难。

5.演练特点 演练强度大、参训官兵体力消耗大,对疾病抵抗力下降。

(二)亚热带丛林野营措施和体会

1.做好野营卫生侦察,制订切实可行的野营卫生计划 根据本次野营任务的性质、季节、时间长短等情况,着重侦察行军沿途居民点、大休息点、宿营地及演练场地等情况,制订周密的野营卫生保障计划,并对参训部队进驻野营地可能遇到的卫生和安全问题进行了预测,提出以下切实可行的卫生防疫措施。

(1)环境情况 了解野营当地的气候、地理、水源、空气、土壤等情况,并对可能发生的自然灾害做重点调查。

(2)供水情况 调查当地可供利用的水源种类、水质水量、取水方法及水源卫生防护等情况。

(3)传染病、地方病情况 了解野营地区急慢性传染病、地方病等的发生和流行情况。

(4)环境卫生 调查粪便、污水、垃圾等处理情况,当地民俗习惯,个人卫生及饮食卫生状况,可供宿营的条件。

(5)防治疾病的条件 了解可利用的卫生防疫力量及物质条件。

2.做好营地选择和配置,实行卫生监督 切实搞好宿营卫生,根据有关卫生学要求,对营地选择和配置实行卫生监督,尽量减少气候、地理环境等不良因素对野营部队的影响。因此,应注意以下几点。

(1)营地选择 避开疾病流行区,参训部队进驻前及野营期间,卫生部门采取有效的防疫措施,如切断传播途径(环境卫生、个人卫生、消毒、杀虫和灭蚊等),进行预防接种等;借住的民房或搭帐篷的地点应自然环境好,交通方便,远离灾害隐患。

(2)营地设置 野营营地的面积安排足够,部队进行疏散和集中等军事行动方便;厕所、污物堆放处理场、停车场等安置在厨房营舍区的下风方向,比营舍地势稍低的地点,其距离符合卫生学要求。

(3)宿营卫生 作战和参训部队宿营需要注意的主要问题:一是通过野营卫生侦察,确定拟进驻的宿营点无疾病流行;二是进驻前进行卫生整顿,搞好卫生,卫生部门开展消、杀、灭等工作,彻底改善进驻宿营点的环境卫生;三是搞好营地营房卫生,厨房应设在通风良好的地点,做好水源卫生安全防护工作,确定垃圾、污水等合理收集处理方法;四是进驻宿营点期间,卫生防疫人员应与当地医疗防疫部门密切联系,共同预防传染病的发生和流行。

3.加强野营饮水和饮食的卫生监督

(1)野营饮水卫生 亚热带丛林军事作业劳动强度大,因出汗丢失的水分比平时多,军事装备使用水、生活及卫生用水的需要量也很大,必须保证参训部队野营期间的需水量及生活饮用水的安全可靠。在演练大休息和宿营地点供给充足的开水,以保证饮水的安全。同时,卫生防疫部门对用于洗涤、洗澡的水库水、井水等水源水进行卫生监督,坚持对炊事用水、洗澡水、洗碗水、漱口水消毒,保证用水安全;单兵还携带了净水药片,可使参训部队官兵的生活饮用水达到战时饮用水水质标准要求,满足野营饮用水卫生要求,避免肠道传染病的发生和流行。

(2)野营饮食卫生 必须加强野营饮食营养与食品卫生,在食品采购和保管过程中加强对食品的卫生检查,确保食用的安全。加强野营饮食和就餐场所的管理,厨房和就餐场地设于环境清洁、易于排水的地方,远离厕所、垃圾堆等污染源。厨房和食堂的内部配置按照"生进熟出"的原则,食物进行原料存放间,制膳及供膳过程按照生熟不得交叉污染的原则操作。配备消毒设施,坚持炊具餐具消毒及打扫卫生的制度。加强对炊事人员健康检查和卫生教育,不吃不认识的野菜、野果,不吃生冷不洁的瓜果及凉拌菜,就餐者自备碗筷、水壶。此外,向炊事人员讲解高温条件下人体营养需要、膳食要求等营养卫生知识,参训官兵的膳食组成须符合营养价值高、热量充足、易于消化等热区营养卫生要求,三餐应注意补充充足的水盐膳食,膳食中多配瘦肉、新鲜蔬菜以增进食欲、促进消化液分泌的调味品等。

4. 搞好野营污物处理,保持环境卫生　演练现场卫生条件较差,参训人员众多,必须按照卫生学要求处理野营污物,才能有效地防止野营污物污染环境和水源,减少蚊蝇滋生和繁殖,预防传染病和寄生虫病的传播和流行,厨房污水和生活污水不要乱倒,要合理处理,重视对污水的收集和无害化处理,在远离水源的地方构筑渗水坑,采用渗坑法处理污水,防止污水对野营环境的污染。要挖深坑、小口、加盖防蝇的临时厕所和垃圾池,厕所、垃圾池建立在宿营区的下风方向,距厨房、水源和营舍不少于 50 m,部队离开时,简易厕所要及时消毒掩埋,以保持环境清洁卫生。同时任何人不准饲养禽兽,从而有效地防止人畜共患疾病的发生。

5. 加强野营日常卫生管理,搞好卫生宣传教育

(1) 加强卫生管理　野营环境是部队临时军事训练、工作学习和生活休息的场所,创造卫生整洁的营地环境条件,是保障野营部队健康、预防疾病、提高训练效率的重要措施。根据营地参训部队驻地分布,划分区域、定时清扫,铲除营舍周围的杂草,及时清除污物,保持营地环境卫生。营舍内注意保持整洁,建立值日制度,物品放置整齐有序,保持营舍地面及设备清洁,搞好个人内务卫生及管理。同时随队的医务人员要注意加强巡诊,做到早发现、早诊断、早治疗,让伤病员能得到及时的处置。

(2) 加强卫生宣教　通过调查研究,针对亚热带丛林地区容易发生中暑、上呼吸道感染、胃肠道疾病及有害动物植物伤害等情况,在野营前利用讲大课、黑板报、墙报、小广播、电子文化平台等进行健康教育。特别是电子文化平台,通过其进行及时、行之有效的网络健康教育,主要是让官兵了解感冒、中暑、食物中毒和训练伤为主的常见病多发病的预防方法等卫生防病知识,提高官兵自我防护意识。同时采取有效的训练方法,对官兵进行各种适应性训练,进一步提高官兵的身体素质,提高官兵适应各种环境的能力和抗病能力。

6. 严格组织纪律,融洽军民关系,共同防病治病　部队进驻前各级组织领导应反复强调组织纪律,所有作训官兵不得扰民,不得损害群众利益。此外,针对当地医疗条件,为老百姓义诊,无偿提供医疗和药物,任务结束后,与当地村民座谈,检查在野营期间有没有对驻地造成任何危害,有无环境污染等。同时,作训过程中积极与地方医疗防疫部门取得联系,及时了解驻地疫情,预防传染病的发生和流行,有力地保证作训任务的圆满完成。

二、战创伤的控制

卫勤保障不仅要保障一次战役全过程的需要,而且要能保障连续作战的需要,不仅要保障一种作战样式的需要,而且要能保障多种作战样式转换的需要,这是信息化条件下局部战争对卫勤保障的基本要求。1984 年亚热带丛林作战中,卫勤保障就较好地完成了进攻、防御、炮击 3 个阶段的保障任务。在未来信息化局部战争中,首先一定要加强对轻伤病员留治标准的掌握,各级卫勤救治机构要严格执行救治范围要求,注意把住轻伤员留治关。可在师医院或炮团卫生队内组建 30 ~ 80 张床位的轻伤病员留治医疗所,卫生人员可从机动部队卫生人员中产生。其次,开设二线野战内科医疗所,负责收治从一线转来的传染病员和轻伤病员,避免把短时间内就能治愈归队的伤病员转到战役或战备后方区医院治疗,增加不必要的后送量。再者在战役后方开设伤病员康复医院,负责收治出院归队后不能立即参战的伤病员的康复治疗,从而减轻医院床位紧张的压力和作战部队的负担,保证双方都能完成各自的任务。

信息化条件下局部战争交战双方通常都实施大纵深火力杀伤和大量使用核、化、生、细菌武器,呈现出突发性强、进程短、变化快、杀伤破坏性大的显著特点,导致短时间内可能发生大批伤病员,药材消耗量大,需要的卫勤保障力量增多。因此,卫勤保障工作一定要从整体、高效出发,立足我军现有卫勤人力、物力,采取符合担负作战卫勤保障任务的切实可行措施,掌握主动,提前预测,审时度势,适时

决策,及时、科学、合理地进行卫勤人力、物力的统一部署和调整,实施不间断的、强有力的、富有实效的卫勤组织指挥,不断地提高卫勤组织指挥的科学性、计划性、准确性、灵活性和实效性,最大限度的发挥科学组织指挥的效能。要使保障持续有效,应在以下几个方面予以加强:①研制实用的系列化、标准化、小型化、自动化、综合性强的医疗装备器材,如野战多功能车,内装便携式 X 射线计算机断层成像(X-ray computed tomography,CT)、胃镜、彩色多普勒超声诊断仪、血气分析仪等先进医疗装备和野战输血车、野战洗消车,提高其卫生装备的现代化水平,并尽早装备于重点地区的医院和部队,使之早熟悉性能,早掌握使用方法。②伤病员的后送要以一个为主,三个结合的方法同步组织实施,即:以专用卫生运力运送为主,地面转运与空中转运相结合,专用卫生运力和专用汽车运力前接为主,从一线医院至二线基地医院后转伤病员,以专用卫生直升机前接为主,从二线基地医院至战略后方医院后转全国各地伤病员,以专用卫生运输机、卫生船或卫生列车后送为主。③对可能发生局部战争的地区要建立血、氧、液应急保障预案,有计划、分步骤地尽快修建血、氧、液应急保障体系。在药材的储备上,专用药品多存,通用药材少存;重点方向多存,次要方向少存,战术区多存,战役区少存。

(张 斌 程 飚)

第七节 亚热带丛林地区环境对战创伤救护的影响及对策

亚热带丛林地区所特有的地理环境和气候特点,要求战创伤救护必须积极探索研究高技术条件下,特殊环境中的战创伤难点及与之相适应的救护训练对策,以做好未来反侵略战争的准备。

现代战争模式的不断变革,高技术条件下的战争使伤员救治更为困难,分布上的不确定性,时间上的突发性、集中性,致伤因素的多样性与复杂性,使伤员伤情更重、损伤范围更为广泛。

一、亚热带丛林地区的地理气候特点及对战创伤救护的影响

亚热带丛林地区山高坡陡,沟壑交错,坡度 30° ~ 40°,部分地段可达 60° ~ 70°。草深林密,崎岖难行,许多地域需边砍伐边行进。河溪纵横,时涨时落,旱季水浅可徒涉,雨季常常山洪暴发,导致路毁桥断。雾天多,雨量大。昼夜温差大,气温高,最高气温达 42 ℃以上。湿度大,相对湿度可高达 60% 。气候多变等因素,对战创伤救护的产生重大影响。

以中越边境对越自卫还击战为例,通常 1 名伤病员需 6 ~ 8 名人员后送,特别是在出现暴雨山洪时伤员后送任务繁重,较难缩短获救及后送时间,使危重伤病员较难在伤后 1 h 的救治"黄金时间"内得到及时抢救。作战中部队机动性大,士兵体力消耗大,加之高温、高湿、多雨的特殊环境,使伤口易感染,休克发生率高。但丛林作战阵地救护中较易接近和隐蔽伤员,一线医院靠前配置较为安全,掌握制空权有利于组织空运后送。

二、亚热带丛林地区战创伤救护训练对策与方法

(一)制订训练对策

首先建立完善的丛林战创伤救护体系、指挥系统、伤员信息管理系统及战创伤救护质量监控系统;其次是建立一支装备精良的高机动性、高素质与高快速反应能力的战创伤救护分队;最后是制订出严格的战创伤救护操作规程及护理常规。如制订亚热带丛林各类战创伤的急救抢救预案,大批量伤员救护程序,危重伤、多发伤、复合伤伤员救护预案,亚热带丛林战创伤救护常规与技术操作规范。使救护工作有章可循,紧张有序,真正做到:拉得出、展得开、救得下、治得好。

1. 提高战创伤救护的机动性 由于现代战争特点,要求战创伤救护必须实行定点与机动相结合的救护方式。如美军陆军外科医院机动性为 100%,战斗支持医院为 35%,野战医院为 20%。针对突发性伤员骤增的现实,要超前做出预测和准备,即在平时开展流行病调查的基础上,采取针对性的措施,对可能发生的战创伤伤员的特点进行分析,拟定出救护工作预测计划与做好人力、物力和救护技术准备,增强丛林战创伤专科救护的机动及应急能力。

2. 提高战时伴随救护能力 由于三军联勤的一体化,立体伴随救护保障模式已成为一种救护常用模式。救护上要求提供更为及时有效的连续性救治与持续监护。如美军在历次战争中对伤员实施远程、高速度、越级后送伤员,伤员可在伤后立即或 15 ~ 30 min 内得到救治和后送,其空运率可达 98% ~ 100%,大大地缩短了后送时间,提高了后送效率。

(二)加大研究的投入

加大这一特殊环境下野战外科建设力度的同时,应加大战创伤救护建设,建立起完善亚热带丛林战创伤救护运作机制、战创伤救护网络系统及适宜平时与战时需要的训练模块与模式的建立,并加强对各类战创伤救护训练模拟软件的开发应用。

(三)训练方法

1. 自救互救训练 现代战争中伤亡大,在救护中医务人员固然是骨干,但同时开展战场自救互救是非常重要的。中越边境对越自卫还击战的经验再次表明,救护技术是否符合要求与训练成效直接相关。战创伤救护五大救护技术包括通气术、止血、包扎、固定、搬运,这些技术看似简单,但要做好,特别是在各种战时条件下做好,尤其在夜晚,绝非易事。自救互救训练的开展应在立足平时训练的基础上,做好战时模拟训练。即按标准操作规程进行训练,通过骨干先学,随后全面铺开,重点集中讲解示范,分散练习的方法进行训练;每人至少需要训练 40 h,达到熟练掌握的目标。

2. 战场搜救训练 丛林中作战,给战场搜救伤员造成很多困难。看、听、问或一跟、二问、三听、四观察的搜救方法,经实践证明是一个行之有效的方法。为士兵配备单兵 GPS、电子伤员寻找及生命监测系统等高科技的自救互救卫生器材设备,搜救网络系统的建立与配置应用必将大大提高丛林战场搜救成效与救护率。但在培训中仍需加强战场搜救基本要求与方法的训练,做到在熟练掌握现代高科技装备的同时,灵活采用传统方法进行救护。

3. 前接后送的训练 直接关系到伤员的救治质量,其原则为:快接、快送、快救。前接时伤员往往成批到达,重伤员多,伤情复杂,救护量大,熟练掌握一看、二摸、三听、四检查的检伤、分伤方法的训练。做到训练中伤情观察认真全面,细看伤票,抓重点,照顾一般。认真观察伤口及引流情况,及早发现合并伤或并发症。后送救护训练主要为伤员的安全后送与途中连续救治与监护,伤员文件后送或伤员信息的输送。其中,更适宜丛林救护搬运的多功能担架、卫生装甲车及系列卫生救护车、卫生救护直升机、卫生救护飞机等装备的配置,将加速从阵地上把伤员运送到后方救治机构的速率与安全性。

4. 开展野战外科救护理论教育 针对性地进行医护人员野战外科救护理论知识的学习和教育势在必行。通过对以往丛林战创伤救护理论知识的系统学习,使医护人员掌握各类战创伤救治原则、急救技术、操作常规与治疗的具体方法,了解各种武器及各类伤情的救治和护理特点,为实施正确救护打下牢固的理论基础。

5. 模块化训练 将丛林战创伤救治技术划分为若干模块,如伤部的检伤、分伤、伤情判断,急救与战创伤救护五大技术,前接后送,救治过程中的连续性、救命性与预见性救护;战创伤手术配合、烧伤救护、战创伤感染防治、战创伤并发症监护及各部位战创伤的救治等模块,建立培训规划,进行分类模块化训练分批轮训,培养一专多能的全科医护人员。

6. 医护配合训练 针对个体伤员的技术救治向群体伤员分类救治转变,要求加强各类战创伤救治及各类技术操作的医护配合训练。如救护措施按照:一给氧、二通气、三配血、四置管、五皮试、六清创、七手术、八换药的程序有条不紊地开展医护配合工作,对伤员实施"快、准、细"的抢救,达到在危重伤员的抢救中迅速、果断、准确、有效的目标。

7. 模拟实战训练 它是训练的关键环节,模拟训练可通过机上模拟、参与军事演习、野外丛林实战模拟训练与平时灾害性救护,对野战救护分队进行季、年各阶段的培训,对模拟训练成效、救护能力、机动性进行综合考核。

8. 战时心理素质和丛林适应能力的训练 根据丛林和战时生存环境险恶,易造成医护人员心理和体力不适应等特点,采取超负荷训练,加强夜间训练和丛林各季节的训练强度。同时对医护人员开展丛林中自我防护、丛林中逃生、应付各种突发事件能力,以及丛林中易患疾病的预防能力的训练,以锻炼医护人员的体能,培养良好的战时心理素质和丛林适应能力,增强战时应变能力和自我保护意识。

9. 新型战救器材的使用训练 战创伤救治医疗救护技术对卫生装备的依赖性越来越大,掌握与使用现代战创伤救治设备是实现快速机动救护的基础,也是实现连续性监护的决定因素;也是专科医疗救治前移的保障。如可布置医疗方舱、远距医疗通信系统、自动化卫生管理系统、伤员信息处理传输系统,各种便携式自动小型救护器材与监护仪等设备的应用训练,使医护人员熟练掌握各类设备的用途与功能。

(张 斌 程 飚)

第八节　戈壁沙漠地区战创伤

一、概　述

戈壁是指地面由砾石、碎石形成的荒漠或由洪水冲刷而成的山前平原。戈壁在蒙古语的原意是指"土地干燥和沙砾的广阔沙漠",在维吾尔语里面就是"沙漠"的意思。戈壁滩主要分布在我国的新疆、青海、甘肃、内蒙古和西藏的东北部等地,戈壁滩内往往又有沙漠。

沙漠是指地表为大片沙丘覆盖的沙质荒漠,是地球上的干旱、荒漠区。我国沙漠主要分布于新疆、内蒙古、宁夏及青海、甘肃、陕西、黑龙江、吉林和辽宁,其中86%位于乌鞘岭和贺兰山以西。

戈壁沙漠地区是当今全球局部战争好发之地,其气候与地理环境特征对参战人员及装备会产生显著影响。我国戈壁沙漠面积占全国陆地面积的11.4%,大都比邻边境线,国防安全战略地位十分重要。沙漠地表植被稀少,人员和装备难以伪装和隐蔽,易受到敌方袭击和破坏。戈壁沙漠地区的战创伤也有其特殊性。

二、戈壁沙漠气候与地理环境特征

戈壁沙漠地区具有显著的夏季气温高、昼夜温差大,冬季气温低,干旱少雨、风沙大以及光照强烈等特点。夏季戈壁沙漠地区平均气温在29.3 ℃左右,最高气温可达43.6 ℃以上,并且地表温度可为50~55 ℃,但相对湿度却只有20%~25%,气候炎热干燥,蒸发量极大,属于典型的干热环境;夜间沙漠气温迅速下降,午夜气温可降至6~12 ℃。新疆和内蒙古戈壁沙漠地区冬季气温均较低,最低气温可达-51.5 ℃,北疆地区冬季长达5个月左右,积雪最深达94 cm。相对于其他地域,戈壁沙漠地区水资源极度缺乏,分布不均匀,日照时间长,风力大,灾害天气多。

三、戈壁沙漠环境战创伤流行病学特征及影响因素

（一）流行病学特征

戈壁沙漠地区夏季炎热干燥的气候增加了机体的热应激反应和水分丢失,因此在机体遭受战创伤时更易诱发休克,增加了战创伤救治的难度和病死率。戈壁沙漠地区的气候与地理环境特征也可以引起一系列非战斗损伤。长时间的日光照射和干燥的环境容易引起皮肤损伤;高温容易引起热损伤;寒冷可以引发冻伤;沙尘天气容易引起呼吸系统疾病;戈壁沙漠地区水源稀少,水质较差,易发生腹泻等肠道传染病;另外,毒蛇咬伤、蝎子蜇伤以及蚊子、蜱等虫媒性疾病也比较常见。

（二）戈壁沙漠环境对卫勤保障和人员的影响

1. 地理环境的影响

（1）地表附属物少的影响　戈壁沙漠地幅辽阔,地表裸露,道路、植被稀少,在军事行动上无险可守,人员和设备极不易伪装和隐蔽,容易被敌方发现而遭袭击破坏。人员对缺乏自然隐蔽的开阔沙漠旷野产生恐惧,引起心理应激,包括:沙漠单调、厌烦无趣、害怕分离、害怕身体受伤害;战斗应激;沙漠旷野恐怖症等。

（2）沙丘多变的影响　沙漠地区流沙随风移动,位置不固定,土质松软,构筑的野战工事强度不够;人、马机动时体力消耗大,易疲劳;车辆常被流沙和沙丘封阻,甚至陷入沙窝,行动速度慢,前接后送难度增大。

（3）人烟稀少,物资缺乏,交通不便的影响　沙漠地区人口密度低,后方协同难度大;可利用的资源不多,医药卫生器材主要靠自行携带和后方供应,交通不便,卫勤保障难度大。

2. 气候特点的影响

（1）日照时间长,气温高,太阳辐射强　我国戈壁沙漠地区日照时间每年长达 3 000 h 以上,气温可为 30 ~ 45 ℃,其中以 7 月份最热,该月平均气温超过 29.1℃。最热的吐鲁番地区,月均温高达 33.9 ℃,极端温度达 49.7 ℃,为全国之最。在这种戈壁沙漠,强烈的紫外线以及干燥空气都可对人眼产生不良刺激,直接破坏眼睛正常的泪膜屏障,损伤角膜表皮及晶状体,从而发生日光性角膜炎、角膜表皮损伤、沙盲、尘埃性结膜炎、日光性白内障以及干眼症等疾病。

（2）干旱少雨　相对湿度大多在30%以下,甚至为0;年平均降水量在0~400 mm 范围;水是一切生物生存的必要条件,沙漠干旱缺水是对人最大的威胁。机体缺水、脱水轻者降低作业效能,重者危及生存和生命。

（3）温度呈极端变化　我国沙漠戈壁地处"三北",有夏季炎热、冬季严寒的双重影响,不同季节和昼夜气温变化急骤。夏季高温干热,气温可达 40 ℃,中午沙面温度可达 60 ~ 80 ℃,而到了夜间又可降至 10 ℃ 以下,昼夜温差达 10 ~ 20 ℃,最高达 30 ℃;冬季则十分寒冷,极端最低气温可达-50 ~ -24 ℃,气温年较差达 50 ℃,绝对气温年较差可达 60 ℃。夏季的干热环境可加速体内水分丢失,极易引起人员脱水、衰竭、中暑;冬季的严寒可造成局部冷伤和全身体温过低。

（4）风沙大、植被稀少　平均风速为 3 ~ 4 m/s,有时可达 40 m/s,年有风日为 45 ~ 100 d,年大风日为 30 ~ 50 d,风大时可形成沙暴或尘暴,几乎使所有生物都难以生存。沙尘中携带大量刺激性物质,对鼻腔、气管、支气管黏膜及绒毛上皮产生物理性损伤,并可因持续性的刺激引起慢性炎症,使得鼓膜、绒毛上皮的防御功能减退,容易发生急性呼吸道感染,也是哮喘、慢性支气管炎发病的诱发因素。长时间工作在沙漠、戈壁的沙尘环境中,大量沙尘随呼吸进入肺,可沉积于肺部,诱发肺间质纤维化,严重影响肺功能,引起其他呼吸系统的疾病;还易造成人员的情绪低落;皮肤眼睛遭受刺激、擦伤和感染;使哮喘病发作。

3. 水源特点的影响

（1）水源缺乏　戈壁沙漠干旱,降雨量少,年降水量在 200 mm 以下（新疆托克逊地区年降雨量最低记录为 3.9 mm）,加之太阳辐射强烈,蒸发量高达 1 170 mm 左右,超出了降水量的数十倍。因此,

沙漠地区空气干燥,植被稀少,地下水水位低。深井要打到 20 m 以下方可见到水,两口深井之间往往要相距几十千米,且每口深井每昼夜出水量至多在 10 t 左右,水源严重缺乏,生活及医疗用水极为困难。

（2）水质差　戈壁沙漠有的地区根本无水源,即使在有水源的地区,出水量也很少,且有盐碱腐蚀,多为含高矿物质的苦碱水,饮用后往往引起胃肠不适和腹泻。因此,戈壁沙漠部队驻训及作战,需要后勤人员掌握水源寻找技能,凡地面潮湿、有植物生长的地方可找到水源;地面有骆驼、牛、马踪迹汇合的地方有水源。此外,沙漠地区水质多较差,不能直接饮用。因此,水源的寻找、水质化验及水质的净化消毒等工作都是必不可少的技能。

（三）非战斗损伤与对策

1. 日照损伤　日照损伤(solar injury)多发于夏季沙漠地区。短期日光照射可引发日光性皮炎和紫外线损伤,降低部队战斗力,长期日光照射可使裸露部位产生皮肤灼伤,过度角化甚至癌变。润唇膏、防晒霜及太阳镜均可有效防护阳光照射带来的损伤。头颈部可通过专业的防护帽进行防护。

2. 热损伤　热损伤(heat injury)包括热痉挛、热衰竭、热射病。其中热射病又分为经典型热射病及劳力型热射病(或称劳力型中暑,exertional heat stroke,EHS)。劳力型热射病是由于在高温高湿环境中高强度体力运动导致机体核心温度迅速升高(常大于 40 ℃),伴有意识障碍、横纹肌溶解、弥散性血管内凝血(disseminated intravascular coagulation,DIC)、急性肝损害、急性肾损害等多器官多系统损伤的临床综合征。多见于夏季参训的官兵。劳力型热射病是热损伤中最严重的一种类型,其特点为发病急,病情进展快,如得不到及时有效的救治,病死率高达 50%。热射病是由机体热调节功能障碍引起,其发病与 3 个环境因素密切相关:高温、高湿、无风环境。与湿热环境下的热射病相比,沙漠干热条件下的热射病有较长时间的代偿期,即机体暴露于干热环境后,心率,体温及平均动脉压仍能在一段时间内保持正常,常导致漏诊和误诊。热射病的治疗关键为迅速降温,血液净化及防止 DIC。对于其他相对较轻的临床类型,治疗重点为休息及补液。热习服训练可以有效地预防热射病的发生,其过程一般持续 10～14 d,此外,训练前机体的健康状态,训练过程中含盐水分的适当摄入及训练后恢复时间等,对热射病的发生以严重程度均有显著的影响。

3. 冷伤　冬季及寒冷、有风的夜晚易发生冷伤(cold injury),在沙漠中执行作战任务的人员尤易发生。在海湾战争中,仅 1991 年 1 月至 3 月间记录的冻伤就有 5 例。冻伤的发生机制涉及细胞内、外的冰晶对细胞的直接损伤及局部组织缺血。冻伤按损伤范围可分为全身性冻伤(低体温)和局部性冻伤。机体核心温度低于 35℃ 时出现低体温,全身性低体温可因极端天气或冷水浸泡引发。局部损伤中较为严重的有战壕足、浸渍足。各种类型的冷损伤治疗重点均为缓慢持续的复温。若出现心搏骤停,立即给予心肺复苏,条件允许时尽快给予高级生命支持。为预防冻伤的发生,官兵在进入沙漠前可进行适应性训练,以提高机体的抗寒能力。进入沙漠地区后注意御寒保暖,同时需提供高热量饮食以保证热量供应。

4. 腹泻　腹泻(diarrheal diseases)类疾病包括"旅行者腹泻"(travelers-type diarrhea),志贺菌、沙门菌感染引起的腹泻,霍乱及阿米巴痢疾。急性腹泻是指 24 h 内有 3 次或 3 次以上的稀便或水样便。腹泻曾是美军沙漠风暴行动中最常见的感染性疾病。据报道,在美军最初部署阶段,由于伊拉克正值夏季,天气炎热,有超过 60% 的指战员患有急性腹泻。尽管发病率高,但大部分指战员所患腹泻并不严重,常于数天内自行缓解。

有 50%～75% 的旅行者腹泻是由产肠毒素的大肠杆菌感染引起,其他引起腹泻的病原体包括志贺菌、副溶血性弧菌、轮状病毒、阿米巴、蓝氏贾第鞭毛虫。多数细菌性病原体对喹诺酮类药物敏感。盐酸洛哌丁胺有较好的止泻作用。在海湾战争中未见霍乱的报道,但其后于 1991 年 6 月报道了 49 例霍乱病例,最终,伊拉克境内总发病人数达到 324 例。

战争条件下引起腹泻的危险因素包括食用不洁的蔬菜水果以及部队驻扎地的居住条件等。在沙漠风暴行动中,当发现小规模腹泻暴发与食用不洁蔬菜水果有关后,美军立即停止供应新鲜水果和蔬菜,并改为提供同类罐装食品后,腹泻的发病率明显下降。而在沙漠中指战员常群居于帐篷中,没有室内排水管道,人群紧密接触、污染的公共厕所、洗漱设备甚至是苍蝇均可传播病原体,引起腹泻。

5.**呼吸系统疾病**　由于沙漠昼夜温差大,且部队在沙漠行军过程易造成粉尘和颗粒的飞扬,呼吸系统疾病(respiratory disease)较为常见。在沙漠风暴行动中,急性上呼吸道感染的在感染性疾病中的发病率仅次于腹泻,位居第二。此外,英军部队中还有社区获得性肺炎暴发流行的报道。研究表明,经常在办公室工作的军人较常在野外的军人更易罹患呼吸系统疾病。应根据实际情况做好呼吸疾病的预防控制工作。

6.**蝎子蜇伤**　蝎子是一种有毒的八足节肢动物,多见于沙漠戈壁地区。被蝎子蜇后可导致小动物甚至儿童的死亡。被蝎子蜇伤(scorpions sting)后除局部感觉异常外,还会出现烦躁不安、神经系统兴奋、流泪、流涕、流涎、出汗、抽搐甚至昏迷等症状。沙漠地区的蝎子多于春雨过后出现,因此在该时段训练的战士每天早晨穿鞋前需检查鞋子以防蝎子爬入。

蝎子蜇伤可使用由山羊血清制备的特异性抗体治疗。肾上腺素能受体阻滞剂由于阻断儿茶酚胺的释放可缓解蜇伤后的症状。部队驻扎地区可喷洒药物杀灭蝎子。

7.**毒蛇咬伤**　为避免灼热,沙漠地区的毒蛇白天在沙子里面游走以保持凉爽,夜间回到地面进行捕食,为了寻找温暖的地方,它们常常钻进战士的睡袋中。因此,为避免毒蛇咬伤(poisonous snakes bite),夜间应睡在床上,不能直接睡在地面上。

蛇毒具有神经毒性及溶血性。特效的治疗药物为特异性的蛇毒抗毒素。咬伤引起的局部炎症可采取清创术及筋膜切开术等方法处理。

四、戈壁沙漠环境战创伤的特点与救护

在沙漠环境,机体处于相对缺水状态,伤后一旦失血,可很快发生休克。体液丢失过多,在沙漠的干热环境易使人脱水、中暑,加之负伤后失血、失液,分解代谢加速,伤病员会有严重的体液不足甚至发生水、电解质的紊乱。若伴有伤口和创面感染,会使病情恶化,增加救治难度。

1.**戈壁沙漠环境战创伤的特点**

(1)**易休克、脱水衰竭**　由于沙漠戈壁地区气候干热,人员出汗量、蒸发量大,人员伤后失血,饮水不足,造成循环血量的不足,引起全身各内脏器官灌注不足,出现低血容量性休克早,且较其他环境下严重。由于气候炎热,伤病员的体力消耗大,容易疲劳脱水,同时伤病员由于失血、疼痛,转运困难、时间长,转运中处置不及时,极易导致脱水衰竭。

(2)**伤口易受污染**　由于沙漠戈壁地区风大沙多,空气干燥,用水困难,人员的免疫力低下,伤后伤口易受风沙的影响而致污染。

2.**戈壁沙漠环境战伤的救护**

(1)**战现场抢救**　现场抢救时,要加强抢救组的力量,迅速抢救伤病员,充分发动广大官兵,增强自救互救能力,夏季注意防暑、防烫伤,冬季注意防冻伤,努力缩短伤病员在火线停留时间。在伤病员集中点要注意给伤病员补充水分,抢救人员要尽量多带饮水。

(2)**脱水衰竭救护**

1)救护:将伤病员迅速移至阴凉通风处,松开或脱去衣服,躺平,脚垫高或按摩肢体,促进血液回流;对有明显血浆容量减少症状者,由静脉给予 200 ～ 250 ml 生理盐水或 5% 葡萄糖生理盐水。无呕吐的伤病员可给凉盐水口服。经补水、休息和必要的对症治疗,伤病员可迅速恢复,但至少要在野战医疗机构休息 24 h。

2)预防:在热暴露和劳动之前多饮水,饮水量 1 L/ 次左右。无论口渴与否均应按时定量补水,确保出汗失水的及时补充。在创伤情况下,每日补液量应在 3 000 ml 以上,盐的补充则以每日 20 g 为宜,在大量出汗并保证水分供给的前提下,再增加补盐量 2 ～ 4 g,以满足机体需要。同时要适当补充适量的钙、钾等电解质。

(3)**休克救护**　沙漠的干燥环境下,机体本处于体液丧失多、血液浓缩的状态,如创伤失血多,极易出现休克。为此,对较重的创伤伤病员必须监测循环系统变化,及时补液、输血,采取止血措施。一

且发生休克及时治疗,争取缩短休克的过程。

(4)清创 用干纱布覆盖伤口,用乙醇消毒周围皮肤,取下干纱布,以盐水纱布蘸洗伤口,彻底清除伤口内的异物和沙尘,在伤口外周距边缘1~2 cm处做局部浸润麻醉,仔细检查伤口内各层受损组织,去除血凝块和破碎坏死组织,结扎活动性出血,缝合伤口。对于受伤已8~12 h无感染者,缝合线暂不结扎,伤口内留置盐水纱条引流观察,24~48 h后仍无感染者结扎缝线,如感染则取下缝线按感染伤口处理。

(5)维持体液平衡和加强营养 沙漠环境下的战创伤伤病员易发生水、电解质、酸碱平衡紊乱,注意观察伤病员,如有口渴和尿少提示体液不足,应及时检查和输液补充,纠正酸碱失衡和电解质紊乱。较重的创伤可造成机体静息能量消耗增加和分解代谢加速,导致体质消耗,组织修复迟缓和免疫功能降低,给予充分的营养,促进组织愈合。

(6)伤病员后送 沙漠地区道路少,路况差,气候恶劣,因此要注意:①后送应以机动车辆为主,综合利用多种后送工具(担架、马车、骆驼等),充分利用回程空车;②加强后送途中护理,组织好伤病员的接转,防止伤病员中暑、冷伤、休克等;③有条件时,尽量利用直升机空运后送伤病员。

(魏玉英　李新宇)

参考文献

[1]李主一.火器伤外科学[M].北京:人民军医出版社,1993.

[2]季元中,杨青.新疆应用气候[M].北京:气象出版社,1993.

[3]徐文仪,李新宇,许航,等.内科急危重症[M].乌鲁木齐:新疆人民卫生出版社,2009.

[4]安瑞卿.美军空运后送伤员的历史回顾及在海湾战争中的保障活动[J].解放军医学报,1995,9(5):270-272.

[5]陈洪,任懋榆,汤世海,等.高技术条件下战伤救治研究策略[J].西南国防医药,2001,11(5):359-360.

[6]焦纯,杨国胜,王健琪,等.战场环境下"电子伤员寻找及生命监测系统"中卫生员手持设备的设计[J].医学争鸣,2001,22(5):476-477.

[7]李维民,李江,浦永高.现代高技术局部战争特点与卫勤保障对策浅析[J].西南国防医药,2001,11(4):289-291.

[8]石梅初,查红,李铁军,等.云南亚热带山岳丛林战伤救治应注意的几个问题[J].西南国防医药,2006,16(6):690-691.

[9]王运斗.高技术条件下外军野战卫生装备发展趋向[J].解放军医学情报,1995,9(3):152-154.

[10]王运斗,裴国献.高温高湿环境下战创伤阶梯救治体系研究[J].军事医学,2005,29(1):69-71.

[11]杨顺秋,戴志鑫,石敏,等.亚热带地区战时护理技术规范研究策略[J].解放军护理杂志,2004,21(2):25-27.

[12]杨顺秋,石敏,李若惠,等.亚热带环境对战时救治工作的影响及对策研究[J].解放军护理杂志,2005,22(10):100-101.

[13]钟玲,杨顺秋.高技术条件下亚热带丛林战伤救护的难点与训练对策[J].解放军护理杂志,2004,21(9):100-101.

[14]钟玲.亚热带丛林颌面火器伤的特点与急救护理[J].解放军护理杂志,2007,24(7):70-71.

[15]袁方,李亚洁.高温高湿环境下负压伤口疗法对创面细菌学定量的影响[J].临床军医杂志,2012,40(2):1049-1051.

[16]张同利,周柏玉,莫淑敏.现代战伤救护的研究进展[J].西北国防医学杂志,2012,33(1):50-52.

[17]赵东升,裴国献,魏宽海,等.高温高湿环境肢体火器伤病理形态学变化[J].南方医科大学学报,2001,21(2):93-95.

［18］周青,徐如祥,张世忠,等.高温高湿环境下运动对人体生理指标影响的研究［J］.中国现代医学杂志,2004,14(21):82-84.

［19］全军重症医学专业委员会(宋青).热射病规范化诊断与治疗专家共识(草案)［J］.解放军医学杂志,2015,40(1):1-7.

［20］ZHOU R O,LIU J W,ZHANG D,et al. Heatstroke model for desert dry-heat environment and observed organ damage［J］. American Journal of Emergency Medicine,2014,32(6): 573-579.

［21］JR Y R ,RACHAL R E. Environmental health concerns of the Persian Gulf War［J］. Journal of the National Medical Association, 1992, 84(5):417-424.

［22］HALLAM M J, CUBISON T, DHEANSA B, et al. Managing frostbite［J］. BMJ,2010,341 (19): 723-724.

［23］HYAMS K C,RIDDLE J,TRUMP D H,er al. Endemic infectious diseases and biological warfare during the Gulf War:A decade of analysis and final concerns［J］. Am J Trop Med & Hyg,2001,65(5): 664-670.

［24］HYAMS K C,HANSON K,WIGNALL F S,et al. The impact of infectious diseases on the health of U. S. troops deployed to the persian gulf during operations desert shield and desert storm［J］. Clinical Infectious Diseases,1995,20(6):1497-1504.

第二十章
高温高湿环境热损伤

第一节　概　述

　　人类是恒温哺乳动物,要保持体温恒定机体产热和散热必须保持平衡,但对此恒温系统的损伤和失控自人类出现以来就一直存在。热损伤(heat injury)是由于核心体温升高超过自身热调节的代偿范围,造成组织代谢紊乱、酶活动异常及氧交换障碍而造成多系统多器官的损伤,其临床表现为各种类型的热致疾病(heat-related illness)。根据美国野外医学协会(Wilderness Medical Associates,WMS)2013年发布的指南,认为热损伤包括一系列轻度到严重的疾病范畴。中暑是热损伤的常见类型,通常包括热射病(heat stroke)、热痉挛(heat cramp)和热衰竭(heat exhaustion)等,热射病是其中最严重的类型。这一定义最早由2004年Lugo-Amador N M提出,在2009年世界卫生组织(World Health Organization,WHO)和美国疾病控制与预防中心(Centers for Disease Control and Prevention,CDC)中引用。最早关于中暑的描述出现在公元6世纪,在一部称为《伪经》(Apocrypha)的书中描述有人在田地里劳作后晕倒,后来导致死亡。而作为中暑死亡病例报道的是在1946年由Malamud报道,后来在1974年和1976年也有类似描述,之后不断有关于热浪袭击导致批量人员中暑甚至死亡的报道。21世纪情况最严重的报道是在2003年欧洲的热浪中有52 000人因为中暑而死亡,其中法国在3个星期内就因中暑导致14 800人死亡。现代工业的发展使全球气候变暖,到21世纪末,全球温度将会升高1.4~5.8 ℃。如果不采取积极的预防和治疗措施,中暑将成为威胁人类健康的严重疾病。目前尽管采用了积极的降温和相应的处理措施,中暑病死率仍达10%~15%。老年人、婴幼儿、合并慢性疾病者以及户外强体力劳动者重症中暑的发病率较高,常并发多器官功能障碍综合征(multiple organ dysfunction syndrome,MODS),病死率可达20%~70%。中暑及其并发症正在严重地消耗着宝贵的卫生资源,给个人、家庭、社会带来沉重的负担,同时也影响部队作训任务的完成。因此对中暑的深入认识,以及对其发病机制和防治研究有着极其重要的意义。

一、高温高湿环境热损伤的概念

(一)国际有关热损伤的概念

　　暴露于高温高湿环境(hot and humid environment)可以导致一系列热损伤和相应的热致疾病(或

称热损伤疾病),根据国际疾病分类第 9 版(世界卫生组织,World Health Organization,WHO),比较常见的有热晕厥(heat syncope)、热痉挛(heat cramps)、热衰竭(heat exhaustion)、热肿胀(heat edema)和热射病(heat stroke),热射病是其中最严重的一种。它们都有各自的国际疾病分类(International Classification of Diseases,ICD)代码,但仍经常存在混淆诊断,2003 年 Lvawrence 在专著中列举了常见热致疾病(热损伤疾病)的概念。

1.**热衰竭**　热衰竭(heat exhaustion)是指高温高湿环境中由于盐分或者水分的大量丢失而导致的一种低血容量性衰竭,主要是高热导致皮肤血管扩张增加外周血流量以增加散热,血液由中心转移到外周致使循环衰竭。临床表现主要是脱水、盐分缺失和低血容量表现,中心体温可中度升高,但没有组织损伤,如病情持续发展可导致中暑。

2.**热痉挛**　热痉挛(heat cramps)是指高温高湿环境下运动后骨骼肌的酸痛性痉挛,主要由于大量汗液(水和钠等)的丢失及饮用低离子或纯水导致的低钠血症所致,应用钠盐后多可缓解。

3.**热射病**　热射病(heat stroke)是由机体恒温调节机制障碍所致的一种临床急重症。突出表现为高热(通常>40 ℃)和中枢神经系统功能障碍,如惊厥、谵妄或者昏迷,并有低血压、呕吐、腹泻、弥散性血管内凝血和内脏器官功能损害等表现。

4.**热晕厥**　热晕厥(heat syncope)是在盐分和水分缺失、液体丢失或者高热时出现的短暂意识丧失,经常继发于长期站立,由于血液在下肢和皮肤的集聚导致中枢神经系统供血不足所致。晕厥之后常有眩晕、恶心和虚弱等。

5.**热肿胀**　热肿胀(heat edema)是以肢体肿胀为突出表现,可由手或足到踝和下肢,是由于液体集聚在组织间隙所致。可由热适应或者脱离热打击而缓解。

(二)我国有关热损伤的概念

我国有关热损伤(中暑)的概念,即高温高湿环境下由于热平衡和(或)水盐代谢紊乱等而引起的一种以中枢神经系统和(或)心血管系统障碍为主要表现的急性热致疾病(acute heat induced illness)。按病因不同,中暑分为劳力型和经典型中暑,军队人员以劳力型中暑为常见。根据病情严重程度,中暑传统分型为先兆中暑、轻症中暑和重症中暑,其中重症中暑分为热痉挛、热衰竭、热射病和混合型。基于重症医学理念,目前中暑倾向分型为轻症中暑(不合并内脏器官功能损害)和重症中暑(合并 1 个以上内脏器官功能损害),这有利于中暑病情严重程度评估和预后判断。经典型重症中暑以中枢神经功能衰竭为首发症状的多器官功能损害常见;劳力型中暑常迅速出现循环系统障碍、弥散性血管内凝血(disseminated intravascular coagulation,DIC)、横纹肌溶解、急性肾功能衰竭、胃肠和肝功能障碍。

随着对中暑研究的不断深入,对中暑的本质也有了新的认识,除了发现组织、内脏器官损伤是中暑综合征常见的临床表现,如急性呼吸窘迫综合征(acute respiratory distress syndrome,ARDS)、弥散性血管内凝血(DIC)、脑水肿昏迷、休克、横纹肌溶解、肝和肾功能障碍等,研究还发现,在中暑伤病员和热打击动物模型中可以诱导以循环中细胞因子增加为特征的全身炎症反应综合征(systemic inflammatory response syndrome,SIRS)。基于这些研究发现,有人对中暑的概念提出了新认识,认为中暑是继发于热打击后出现的伴随有全身性炎性反应的一种高热疾病,可导致重要内脏器官功能损害和衰竭,有人称之为"类脓毒症"。作者认为此种观点对进一步认识重症中暑意义深远,它除了定义了中暑的外在表现及预后外,还提出了内在的发病机制。

此外,对于中暑概念的理解有两点需要注意,首先环境高温不是中暑发生的必然条件,一些中暑病例也可发生在极低环境温度条件下,再者中暑最终主要是由内源性的热导致机体体温的升高和组织损伤,以区别于单纯环境高温的直接损伤。

二、高温高湿环境热损伤的分类

(一)国际有关高温高湿环境热损伤的分类

1.**三分类法**　第一次世界大战期间,英国医疗小组 Willcox 等对于英国军队战斗力分析时首次对热损伤相关疾病进行分类,主要包括3类:热痉挛(heat cramps)、热衰竭(heat exhaustion)和热疲劳(heat fatigue)。尽管该分类方法仍可见延续使用,其仍有一定的局限性。该分类方法主要根据军人在数月数年高湿高热环境的反应来分类,然而当时环境与如今作战环境、训练模式等均有较大的差别,此外针对非军事热损伤性疾病分类不能很好囊括。

2. **五分类法** 随着对热损伤疾病的进一步认识,出现了多种热损伤分类方法,其中最为常见的为五分类法,依据病情轻重分为:热水肿、热痉挛、热晕厥、热衰竭和热射病。按此热致疾病五分类法,其相关临床特点和处理要点不同如下(表20-1)。

表 20-1 热损伤五分类

种类	症状	体征	治疗
热水肿	无	外周性水肿	休息,抬高下肢,治疗水土不服
热痉挛	肌肉疼痛痉挛	可扪及肌肉痉挛	放松体位,冰敷,口服补液
热晕厥	晕瘛	意识丧失	平卧休息,抬高下肢,监测生命体征
热衰竭	疲劳,无法继续运动,轻度意识混乱,恶心,呕吐,意识丧失,头颈发热感	低血压,中心体温升高,最高达40.5 ℃,意识丧失	ABC,立即给予气道管理,维持呼吸及循环,降温,充分休息,监测体温及生命体征
热射病	持续意识状态改变,乏力,恶心,呕吐	中心体温超过40.5 ℃,低血压,心动过速,呼吸急促,晕厥,无汗,昏迷,弥散性血管内凝血,急性肾功能损害	ABC,立即予气道管理,维持呼吸及循环,给予持续降温,后送急救,监测生命体征,开通静脉补液

ABC:气道(airway),呼吸(breathing),循环(circulation)

(1)**热水肿** 热水肿(heat edema)是热损伤所有类型中症状最轻的,单纯表现为外周性水肿,是由于体位变化引起外周血管扩张所致。治疗上主要是充分休息,四肢抬高,以预防低血容量为主,特别是对于治疗水土不服,不耐热伤病员,尤其要注意。此型热损伤预后较好,一般无远期后遗症。

(2)**热痉挛** 热痉挛(heat cramps)临床表现主要为机体出现大汗淋漓,肌肉痉挛伴疼痛,可以表现在胳膊、腿、腹部、躯干或以上多部位痉挛。轻微刺激可加重痉挛,有进展为热晕厥的可能性。热痉挛最主要的发病原因是机体大量出汗而导致大量盐分丢失所致。发病者常见于剧烈运动或重体力劳动者,常发作于工作、训练时或肌肉突然降温时,如运动后冲凉。该种类型也常见于热适应差、负钠平衡和使用利尿剂者。治疗方面,首先是将伤病员转移到阴凉处,如果条件允许可以平卧,脱掉或解开所有衣服;立即予以环境通风和物理降温,但是体温不能降太低,如果伤病员出现寒战,则立即停止;给予肢体按摩,如果伤病员清醒且无呕吐感,立即给予液体补充,最好为运动饮品或盐水,禁止给乙醇和咖啡类。其中最重要的是补充电解质,这一点也是热痉挛和其他类型痉挛最大区别,其他类型的痉挛可以单纯通过休息和按摩放松而缓解。

(3)**热晕厥** 热晕厥(heat syncope)临床表现为呼吸浅快,脉搏细弱,皮肤苍白湿冷,大汗淋漓;虚弱,疲倦,晕厥;头痛伴呕吐;肌肉痉挛;同时有意识丧失。通常出现在长时间站立,或是久坐久躺在热环境中突然起身,体位性意识丧失多数是由于心排血量不足、体位性低血压所致。治疗方面,与热痉挛相同,注意纠正水、电解质平衡。一般情况下,30 min后伤病员症状均可缓解,但仍需送往医院继续治疗。注意及时干预可以有效地减缓晕厥前症状,接近晕厥症状转化为完全晕厥状态。

(4)**热衰竭** 热衰竭(heat exhaustion)是热损伤中最常见的类型,常是由于高温高湿环境下重度脱水而导致心功能衰竭所致,一般中心体温上升超过38 ℃,但通常不超过40.5 ℃,发作迅速,持续时间短暂。典型症状与体征为:大量出汗、头痛、虚弱、眩晕、头颈发热感、寒战、起"鸡皮疙瘩"、呕吐、恶心、心动过速、低血压和兴奋。过度通气、焦虑、判断力减弱和精神错乱也时有发生。常可有晕厥发生、轻度意识丧失、肌肉共济失调、疲倦、无法继续正常运动。治疗方面应立即予气道管理、维持呼吸及循环、降温、充分休息、监测体温及生命体征。立即转至阴凉处,快速降温;对于无恶心、呕吐伤病员可选择经口补液;静脉补液疗效迅速;最佳液体为9% 葡萄糖加入 0.45% 或生理盐水;其中一些伤病员,尤其是在高温高湿环境中强度训练的运动员,常需要补充4 L 以上液体。如处理及时迅速,该类型常不出现远期后遗症。

(5)热射病 热射病(heat stroke)是所有类型中病情最严重、致死率最高的热损伤疾病类型。热射病特征性表现为中心体温超过 40.5 ℃,出汗减少或完全停止,伴有轻至重度意识障碍。如果不立即进行降温等干预,可致严重后果,其死亡率超过10% 。正如心搏骤停时需立即电除颤一样,在发生重症中暑时,立即降低机体中心温度直接影响伤病员预后。临床表现与热衰竭有相似之处:中心体温高往往超过 40.5 ℃,皮肤潮红、无汗,持续意识状态改变,乏力、恶心、呕吐、晕厥。更为重要的是热射病起病急,进展快,其可迅速出现弥散性血管内凝血、急性肾功能损害、急性肝功能衰竭和横纹肌溶解等多器官功能衰竭。治疗方面:立即予气道管理,维持呼吸及循环功能,立即给予多种措施降低中心体温、支持生命体征第一关键点,同时加强靶器官、效应器官的功能支持。

3. 世界卫生组织的分类法 世界卫生组织将热损伤疾病分为 9 种类型:热射病、日射病、热虚脱、热痉挛、水中毒、热衰竭、全身脱水、对热气候无力反应(暂时性的热疲劳)、足和小腿的热水肿。

(1)热射病、热痉挛和热衰竭 这三种疾病主要发病机制和临床表现虽有所不同,但在临床上可有 2 种或 3 种同时并存,不能截然区别。

(2)日射病 日射病是指因阳光直接照射对人体的强烈或持久影响而引起的热射病。日射病的临床症状和发病机制与热射病类似。

它们的差别只在病因学方面,日射病时引起体内超过生理界限(600 ~ 1 000 kJ/h)热蓄积的主要因素是阳光的红外线照射,以及高山沙漠地带的地面土壤散热,其次是周围空气的对流热量。

(3)热虚脱 热虚脱是常伴随热射病的一种综合征,把它单独分类为一种疾病类型。轻症者突然出现全身虚弱、头晕、呕吐、耳鸣、两眼发黑,有可能意识丧失。热虚脱典型症状是大量出汗、表皮苍白、脉搏微弱、动脉血压降低。

(4)水中毒 在细胞外失水时又发生细胞内水分过多的情况下出现水中毒(water intoxication)。在炎热的气候条件下,发生水中毒者是因为随着出汗丢失很多盐分,再加上由于过度饮水造成水负荷过多所致。伤病员的全身情况尚可,体温正常或者略有升高,动脉血压无变化,厌恶饮料和水,饮用未加盐的水可引起恶心、呕吐。本病特征是肌肉痉挛。神经精神性障碍有多种多样,如抑郁、意识错乱或极端兴奋、头痛。

(5)全身脱水 其特征是全身状态严重,体力衰弱,常出现谵妄、幻觉、低血压,可转入虚脱。其他临床症状随着细胞内或细胞外失水的程度不同而有所不同。

(6)对热气候无力反应(暂时性的热疲劳) 常在长时间停留在炎热气候条件下发生。除炎热条件外,还有其他某些因素影响,如工作单调、饮食平淡、消息闭塞、缺乏生活设施等。对于炎热的神经反应表现为工作迟钝、易激动、容易疲乏、恐惧、抑郁。未见体温调节和水盐代谢发生障碍。

(7)小腿和足热水肿 本症的发病机制是由于炎热的影响发生继发性高醛固酮增多症。水、电解质平衡发生障碍,并且由于钠潴留发生血钙过少性碱中毒。往往在炎热气候条件下停留到第 3 天时,出现足、踝和小腿部轻度水肿。

4. 中暑的分类 根据中暑的病因,国际惯例通常分为经典型中暑(classic heat stroke,CHS)和劳力型中暑(exertional heat stroke,EHS;或称为运动型中暑)。前者主要是由环境高温高湿所致,多以婴幼儿和老人为主要发病群体,婴儿多发生于包裹过热或者被遗留在封闭闷热的环境中发生。而对于老人,在热浪所致的环境高温期间易出现,尤其是有基础疾病,如糖尿病、肥胖、内分泌或者皮肤散热障碍的疾病者更易发生经典型中暑。而后者则主要发生于青年人、健康的运动员、军事训练人员或者工业劳动者,剧烈活动后易发生劳力型中暑(表20-2 列举了 2 种中暑类型的异同点)。

表20-2 经典型和劳力型中暑的异同

项目	特征	经典型	劳力型
共同点	高热	>40 ℃	>40 ℃
	中枢神经系统	谵妄,抽搐	谵妄,抽搐
	低血压	20%~30%	未知
区别	年龄	老年人	青年人
	皮肤表现	热,干	热,大汗
	横纹肌溶解	轻度/中度	重度
	肾功能衰竭	少见	多见
	乳酸酸中毒	轻度/中度	重度
	血糖	高血糖	低血糖
	DIC	轻度/中度	重度

引自 Bouchama A, et al. Crit Care. 2007;11(3):R54.

(二)我国有关高温高湿环境热损伤的分类

1. 热损伤所致中暑的分类 目前我国关于热损伤所致中暑的分类方法仍沿袭20世纪80年代的分类方法,根据中暑临床表现严重程度分为先兆中暑、轻症中暑、重症中暑三级。按临床表现的不同,将重症中暑分为3种类型。

(1)先兆中暑 先兆中暑(heatstroke threatened)常在高温场所发生,表现为过度疲劳,如全身疲乏、四肢无力、大量出汗、口渴、头痛、头昏、耳鸣、呼吸急促、胸闷、心悸、恶心、注意力不集中、动作不协调。症状无特异性,体温正常或略有升高,如果及时至阴凉处休息,并补充水、电解质等,短时间内症状即可消失。如果没有及时处理或处理不当,就会发展成中暑。

(2)轻症中暑 轻症中暑(mild heat stroke)主要表现为先兆中暑症状加重,且具备下列情况之一者:①头昏、胸闷、心悸、面色潮红、皮肤灼热;②有呼吸与循环衰竭的早期症状,大量出汗、面色苍白、皮肤湿冷、血压下降、脉搏细弱而快等虚脱表现,并可能出现精神状态和行为的异常及共济失调的表现;③体温或肛温升可达38 ℃以上。

(3)重症中暑 重症中暑(severe heat stroke)可分为3种类型:热射病(日射病)、热痉挛、热衰竭。凡出现热射病、热痉挛或热衰竭主要临床表现之一者可诊断为重症中暑。

1)热射病(heat stroke):热射病是一种致命性急症。主要发病原因是人体受外界环境中热源的作用和体内热量不能通过正常的生理性散热而导致产热与散热失去平衡,散热途径受阻,体温调节机制紊乱,致使体内热蓄积,引起体温升高,早期受影响的器官依次为脑、肝、肾和心脏。其临床特点是在高温环境中突然发病,早期典型表现为高热(体温>40 ℃),开始时大量出汗,以后无汗和中枢神经系统异常表现,常见抽搐、谵妄、嗜睡或昏迷等。日射病是一种特殊形式的热射病,因强烈的阳光直接照射头部引起颅内温度升高,从而出现脑组织的充血、水肿,引发剧烈头痛、恶心、呕吐、烦躁不安,严重者发生抽搐及昏迷。

2)热痉挛(heat cramps):高温高湿环境中,人的散热方式主要依赖出汗,由于出汗过多导致口渴,大量饮水而盐分补充不足以致血中钠浓度显著下降,其临床特点是骨骼肌突然痉挛,并伴有收缩痛。轻者引起小肌群震颤、抽搐或痛性痉挛,常呈对称性,自行缓解,多见于下肢双侧腓肠肌、腹直肌,此时伤病员神志清醒,体温一般正常。重者肌肉收缩疼痛剧烈,躯干肌群也有痉挛,肋间肌、膈肌痉挛时可出现呼吸困难。

3)热衰竭(heat exhaustion):在高温高湿环境下,皮肤血流增加但不伴有内脏器官血管收缩或血容量的相应增加,大量出汗后严重脱水及盐类丢失引起循环衰竭,导致脑部暂时供血减少而晕厥。该病发病迅速，轻者为单纯性晕厥，呈一过性低血压，临床表现为面色苍白、皮肤湿冷、脉搏细速、血压下降，继而晕厥，常伴头痛、眩晕、疲乏、心悸、出汗、口渴，体温不高或稍高，休息片刻即可清醒。重症伤病员表现为大量出汗、失水、失盐状态，常伴恶心、呕吐、面色苍白、血压降低、呼吸浅快，严重时伤病员神志不清。此时肛温常超过 38 ℃。

2. 热损伤其他类法　根据临床表现轻重进行分类，热损伤性疾病也可分为以下几类，部分类型与五分类法具有一定的重叠性，分述如下。

（1）热疹和红粟疹　热疹（heat rash）和红粟疹（miliaria rubra）也称痱子、汗疹、婴儿苔藓、热带苔藓等。它是皮肤热暴露后的反应，表现为皮肤发红和炎性反应，包括汗腺的丘疹和包囊变化。症状表现为热耐受不良，皮肤瘙痒和灼热感。治疗方面立即离开热环境，换棉质的宽松衣服，可以使用炉甘石等进行清洗，必要时可以口服抗组胺类药物进行止痒。如果疹子范围大于身体表面积 8%（如整个上肢、半个下肢、1/4 躯干、1/2 头颈），应避免再次接受热刺激。热疹常可在短期内自行修复，但有报道 21 d 后才完全消退。

（2）火激红斑　火激红斑（erythema abigne）是网状红斑色素沉着皮疹，多发生于长期慢性热暴露情况下，常见于太阳暴晒、热水袋、烤箱、炉火、加热垫等，厨师、烘焙师等为好发人群。离开致热源症状即可缓解。

（3）恶性高热　恶性高热（malignant hyperthermia）常见于训练过程中机体出现温度显著升高。恶性高热实则不能作为一个诊断，通常认为是对于热的一种急性应激反应。

（4）热晕厥　热晕厥（heat syncope）常发生于热暴露后，水土不服所致，常发生于热暴露后第 5 天，最常见的情况是在热暴露情况下长时间站立，由于脑供血不足引起。血容量不足，例如使用利尿药等可增加发生热晕厥的危险。热晕厥常表现为晕厥和体位头晕，表现为心动过速，体温可正常，有出汗、体位性低血压等。治疗主要针对晕厥：取仰卧位，脚抬高，口服液体（盐溶液较为合适）。处理得当症状缓解快且常无后遗症效应。

（5）热水肿　热水肿（heat edema）是在热暴露情况下迅速出现进行性加重的四肢水肿，以下肢为主，常发生于热暴露后 48 h，其原因可能与激素分泌紊乱有关。治疗不需使用利尿剂，而是继续进行热暴露适应，待机体适应热环境后可自行消退。

（6）热手足搐搦症　热手足搐搦症（heat tetany）是由于热应激情况下过度脱水所致，常由于钙离子丢失发生呼吸性碱中毒，症状包括肌肉抽搐（局部或全身）、口周麻木或刺痛。

（7）热痉挛　热痉挛（heat cramps）常发生于机体水土不服，并在热暴露下进行高强度体力活动后，发生的机制为低钠血症。在热暴露下持续体力活动，如运动员、建筑工人等，导致机体大量盐分丢失进而发生痉挛。治疗方面主要是给予补充盐分，赛前补充可以预防运动所致热痉挛发生。

（8）热衰竭　热衰竭（heat exhaustion）亦定义为"无法继续活动"，由于脱水引起虚弱，无力甚至晕厥。主要有 3 个类型：①热衰竭症状（symptoms of heat exhaustion），是在持续数天热暴露下，出现眩晕、虚弱、疲劳，最终导致脱水、电解质紊乱，它是非常严重的热损伤疾病；②钠消耗热衰竭（sodium-depletion heat exhaustion），主要是由于出汗导致盐分丢失过多或水中毒；③水消耗热衰竭（water-deficient heat exhaustion），主要是由于水分补充不足导致。

（9）热射病　热射病（heat stroke）定义同五分类法，主要分为：①经典型热射病，是最常见的类型，多发生于老年人和有慢性疾病、体质差人群，常发生于热浪发生时，多为暴发性发作；②劳力型热射病，多发生于体力劳动者、运动员、战士等，年轻人发病率高。热射病临床表现主要是中心体温过高而无汗、乏力、疲劳、烦躁、好斗、幻觉、意识丧失和昏迷，偶尔会有欣快感。重度劳力型热射病（severe exertional heat illness）（劳力型中暑）常合并有多系统多器官功能损害，如横纹肌溶解，或其他如肝、肾及内分泌系统功能受损。

作者认为，我国与国际对中暑的定义和分类方法有交叉重叠，但随着对中暑本质的重新认识，除了病因分型已形成定势外，根据病情轻重程度和临床表现，新的分型和病程分期势必要重新界定，大致可分为"轻症中暑"和"重症中暑"，有重要内脏器官功能损害的应纳入后者。并且根据临床表现不同可分为"脑型、肺型、血液系统型、肝型等"。对病程可根据疾病进展分为"急性期，感染期，多器官功能障碍期,恢复期和后遗症期"。此仅为初步推想,但将会对热损伤的临床诊治和判断预后有重要意义。

(童华生 苏 磊)

第二节 高温高湿环境热损伤的研究与进展

一、高温高湿环境热损伤的基础研究与进展

(一)对中暑发病机制的研究进展

对中暑的基础研究,重点在对其发病机制的研究和认识上,当前对中暑基础研究是对全身和细胞对热应激反应的认识。这些反应包括热调节适应、急性期反应和同热休克蛋白产生相关的反应及反应障碍。

1. 热调节适应和调节功能障碍 机体的热量来源于环境并由身体代谢产生,所有这些热负荷必须要能被释放出体外以维持正常体温,这个过程被称之为热调节。血液温度升高可活化外周和下丘脑的热受体,由中枢的调节反应可活化交感神经使皮肤血管舒张以增加皮肤的血流量,从而加速体表的散热。血液温度的升高也可引起出汗,通过蒸发来冷却体表。由出汗引起的盐分和水分丢失必须通过大量的盐分和水分补给来平衡,脱水和盐分缺乏都会损害热调节功能。

正常心血管对严重的热应激适应可使心排血量增加,以及使过热的血液由内脏器官循环转向外周循环。但当身体内部和(或)外部的热负荷超过了机体的调节能力,加上由于出汗引起的盐分和水分的缺失,以及心血管疾病或者会干扰心脏功能的药物都会使心排血量不能有效增加而损害心脏的耐受性,致使对中暑的敏感性增加。身体内蓄热过度就会对细胞膜和(或)细胞膜内结构有直接作用,如使蛋白质(包括酶、受体)热变性、改变脂膜的流动性、损伤线粒体等,造成组织细胞的广泛损伤和多器官功能衰竭。

2. 急性期反应和反应加剧 对热应激的急性期反应是个协同反应,包括内皮细胞、淋巴细胞和上皮细胞以及起到保护组织免于损伤和促进修复的细胞。白细胞介素(interleukin,IL)-1 是剧烈活动诱发系统性炎性反应中第一个认识到的介质。目前已知,在内源性或者环境高热时可产生多种细胞因子,包括肿瘤坏死因子(tumor necrosis factor,TNF)-α、IL-1、IL-2、IL-6、IL-8、IL-10、IL-12、干扰素(interferon,IFN)-γ、粒细胞集落刺激因子,以及一些因子的可溶性受体等。这些因子可介导发热,白细胞增多、急性期蛋白合成增多、肌肉溶解、刺激下丘脑-垂体-肾上腺轴以及淋巴细胞和内皮细胞的活化等。热应激期间产生的 IL-6 可以通过控制炎症细胞因子的水平,调节局部和全身性急性炎症反应。其他急性期蛋白可刺激内皮细胞黏附、增生和血管形成,从而利于机体的修复和治疗。

3. 热休克反应和热休克蛋白表达的改变 几乎所有的细胞对突发高热的反应都是产生热休克蛋白(heat shock protein,HSP)或者应激蛋白,热休克蛋白的表达主要是在转录水平进行调控的。热应激中,一个或多个热休克转录因子结合到热休克反应元件上,引起热休克蛋白转录率增加。细胞中热休克蛋白水平的增加可使细胞对再次的甚至是致死性的热应激产生瞬时耐受。阻断热休克蛋白的合成或在基因转录水平进行干预或用特异性抗体都可使细胞变得对轻度的热应激都极度敏感。热休克蛋白保护细胞的机制可能同它们可以促进新合成的多肽折叠组装、转位和分泌,并可作为分子伴侣参与降解蛋白的清除和修复有关。其他可能的机制还包括热休克蛋白可作为严重热应激期间压力受体反射反应的中心调控子,以及缓和低血压和心动过缓以发挥心血管保护作用等。在热应激伤病员和中暑期间热休克反应的减弱表明这种适应性反应是保护性的。一些同热休克蛋白低表达相关的情况,

如老年人、对热缺乏适应和特定遗传多态性都可能促进由热应激到中暑的转变。

简而言之，剧烈活动或者暴露于高热环境下的热应激可引起热调节适应、急性期反应和热休克反应。热调节功能障碍，剧烈的急性期反应和 HSP 表达的改变，都可单独或协同引发中暑。皮肤血管扩张和内脏器官血管收缩使过热的血液由中心内脏器官转流向外周，从而将过多的热量散发到周围环境中。这种改变可导致内脏器官低灌注和缺血，引起活性氧化和氮化物生成增加，它们继而可诱导肠道黏膜损伤和通透性增加。之后内毒素可以渗漏到循环中并加剧急性期反应，引起相应细胞因子和一氧化氮（nitric oxide，NO）生成增加。细胞因子和 NO 可以干扰热调节功能，引起持续高热、低血压和中暑。

（二）肠道在中暑发病机制中的改变及其作用

Eshel 等人将灵长类动物在经历高热至心脏停搏，然后复苏并降温至常温，发现动物在复苏过程中随着肠道动力的恢复可以复苏至自主循环，然而在持续一段时间之后再次出现心脏停搏，尸检发现有大面积的胃肠道出血。但是，对复苏失败而死亡的动物进行尸检却仅仅发现有一些肠道壁水肿和个别的斑点性出血。由此认为，高热之后组织损伤在持续发展，胃肠道病理学改变同发热、降温和死亡的时间有关，并且胃肠道改变同中暑伤病员复苏后期病情的加重甚至死亡有重要关系，这点同内毒素休克、多器官衰竭和肠道再灌注综合征之间也是惊人的相似。

Gathiram 等人在研究中暑动物时发现，直肠温度升至 42 ℃时，血浆脂多糖（lipopolysaccharide，LPS；也称内毒素，endotoxin）一直维持在较低水平。之后随着直肠温度的增加 LPS 浓度开始缓慢增加，至死亡前迅速升高至原水平的 5 倍。由此认为内毒素血症可能是热休克发病机制中一个重要的作用因素。那么究竟这种内毒素血症同胃肠道病理学改变之间在热应激情况下是否存在联系呢？Shapiro 等人将[125]I 标记的 LPS 注入来源于正常大鼠的游离肠段，然后分别孵育于 37 ℃或者 45 ℃，结果发现，孵育于 45 ℃的大鼠肠段的内毒素渗漏是孵育于 37 ℃大鼠肠段的 3 倍。他们还发现，直接取出热应激大鼠的肠段的内毒素渗漏率也是非应激大鼠的 3 倍。这些结果表明存在肠道黏膜受到热损伤后会有微生物内毒素由肠道向外渗漏增加，这可能有利于对中暑过程中内毒素血症形成机制的理解。

热损伤导致多器官功能衰竭的机制目前仍不清楚，但是内毒素血症和肠道出血情况的存在表明肠道上皮通透性的改变可能对这种进程起关键作用。Moseley 等人用一种高耐受性的犬肾上皮细胞株来研究上皮屏障的完整性在热诱导情况下的改变。当单层细胞被加热到 38.3 ℃以上时，跨上皮的电传导开始增加。早期电传导的变化随着温度的降低是完全可逆的。因为高热同样可以增加 D-甘露醇跨单层细胞的通透性，因此这种电传导的增加是由于细胞旁通透性增加引起的。如在检测电传导前将单层细胞暴露 42 ℃一段时间，结果发现当温度上升至 39.4 ℃时电传导才开始增加，这种情况被认作为热耐受。在预应激条件下处理更长时间，电传导在预处理和对照细胞之间并没有区别。这种条件的热应激可导致 HSP70 在细胞内聚集。这些研究表明，小幅度的温度升高可以增加上皮的通透性，并且可以诱导 HSP70 表达的预热应激可以转变破坏上皮组织所需的临界温度。Lambert 等人利用荧光分子异硫氰酸荧光素（fluorescein isothiocyanate，FITC）-右旋糖酐研究在不同热应激条件下大鼠的小肠通透性变化，组织学分析结果表明肠道上皮受损程度和通透性同受高热应激的程度有关。

在认识到由肠道通透性改变引起的内毒素血症在中暑发生发展中起重要作用的情况下，Gathiram 等人研究了是否预防性使用抗 LPS 免疫血清可以提高中暑动物的存活率。结果发现，预防性静脉注射马抗 LPS 血清的 5 只狒狒都存活了，而另外 6 只仅注射等量无免疫马血清的动物则仅有 1 只存活。检测发现所有死亡的动物血浆中 LPS 的浓度比存活动物明显高。另外在重度中暑情况下，尽管所有的实验动物都死了，但其中经预防性注射抗 LPS 马血清的动物存活时间更长，并且预防性注射抗血清的动物血浆 LPS 水平维持不变，而未处理组血浆 LPS 浓度明显升高。

由此研究者认为，由热应激发展至中暑的过程中，在热应激打击下，机体肠黏膜屏障遭到破坏，通透性增加，肠道细菌的内毒素移位，导致血中内毒素水平升高。尽管 HSP70 高表达引起热适应有一定程度的保护作用，但内毒素血症使热应激引起的急性期反应加剧，炎症细胞活化的细胞因子生成，甚至爆发"细胞因子/炎症介质风暴"，最终导致中暑发生。

（三）免疫反应在中暑发病机制中的改变及其作用

Bouchama 等人检测了高热对外周血白细胞分布的影响。结果发现,在中暑伤病员的循环中白细胞和淋巴细胞的数量明显增加。这些增加的淋巴细胞主要是抑制性 T 细胞毒性淋巴细胞和自然杀伤细胞,而 T 细胞、B 细胞和辅助性 T（淋巴）细胞在百分率上明显减少,形成辅助性 T 淋巴细胞对抑制性 T 细胞毒性淋巴细胞的比率明显下降,并且淋巴细胞和抑制性 T 细胞毒性淋巴细胞的绝对数量同高热的程度明显相关,可见中暑同淋巴细胞增多,以及循环中淋巴细胞亚群的绝对数量和百分率改变都有关系。

一些在免疫反应中发挥重要作用的炎症介质和细胞因子在中暑发生发展过程中也有变化。Bouchama 等人为了检测内毒素血症与 TNF-α 和（或）IL-1β 在中暑的发病机制中是否发挥作用,他们对中暑伤病员血中 TNF-α、IL-1 和 LPS 的浓度进行了检测。结果发现,三者较正常分别增加了 6.3 倍、9 倍和近 1 000 倍,但他们发现温度同循环中三者的浓度没有明显相关性。降温后三者的浓度有明显的下降但仍高于正常对照值。Lu 等人对中暑伤病员血浆中的细胞因子和趋化因子进行了检测。结果发现,促炎症细胞因子 IL-1β、TNF-α、IL-6、辅助性 T（淋巴）细胞 1 型细胞因子、INF-γ 和 IL-2 受体、趋化因子IL-8、单核细胞趋化蛋白 1 和 RANTES 在活动性中暑伤病员中是增加的。辅助性 T（淋巴）细胞 2 型细胞因子可能作为抗炎因子发挥作用。IL-6、INF-γ、IL-2 受体和单核细胞趋化蛋白 1 可能作为劳力型中暑严重程度的先兆指示剂。这些发现表明这些介质可能在中暑的发病机制中发挥作用,从而可能有助于改变治疗的策略。

鉴于中暑中这些细胞因子的变化已经被认为同中暑的发病机制有关以及可溶性细胞因子受体可以调节循环中细胞因子的活性,Hammami 等人研究了可溶性 TNF 受体（soluble TNFR60,sTNFR80）和 IL-6 受体（soluble IL-6R,sIL-6R）在中暑中的作用。结果发现,平均 sTNFR60 浓度在中暑和热应激伤病员是增加的,平均 sTNFR80 的浓度在中暑伤病员增加而在热应激伤病员减少。平均 sIL-6R 浓度在中暑伤病员减少而在热应激伤病员增加,而平均 IL-6 浓度在中暑伤病员要比热应激伤病员高得多。直肠温度和肌酐浓度同 sTNFR60,sTNFR80,sIL-6R 和 IL-6 浓度之间有明显关联。降温之后,sIL-6R 和 sTNFR80 的平均浓度明显增加,而 sTNFR60 的浓度则没有改变。之后的神经功能缺失同降温前 IL-6 和降温后 sTNFR 的浓度有关。因此,他们认为中暑同细胞因子受体浓度的明显改变是有关的。IL-6 和 sTNFR 的浓度同高热和预后有关。降温不会使 sTNFR 浓度正常,表明不能有效控制炎性反应。

免疫反应中的网状内皮系统清除功能也同热应激的死亡率有关。由于血浆纤溶酶在很多情况下可以通过网状内皮系统在体介导吞噬作用,DuBose 等人检测了平均血浆纤溶酶水平和大鼠热应激死亡率之间的关系。结果发现血浆纤溶酶水平随热应激先升高后下降,但最终死亡的大鼠其纤溶酶水平下降较存活的更加明显,即使存活组的最低值仍然要明显高于死亡组的值。此外,还发现在热应激前纤溶酶水平超过 300 mg/ml 的大鼠死亡率明显降低。由此他们认为,热应激前的纤溶酶水平同热耐受有关,并可通过调节网状内皮系统功能改变实验大鼠热应激的死亡率。

（四）横纹肌溶解症与重症中暑

横纹肌溶解症（rhabdomyolysis,RM;也称横纹肌溶解综合征）是指一系列因素影响横纹肌细胞膜、膜通道及其能量供应的多种遗传性或获得性疾病导致的横纹肌损伤。细胞膜完整性发生改变,细胞内容物漏出,包括肌红蛋白（myoglobin,Mb）、肌酸磷酸激酶（creatine phosphokinase,CPK）等酶类及离子和小分子毒性物质。RM 常常伴有威胁生命的代谢紊乱和急性肾功能衰竭（acute renal failure,ARF）。1881 年 Fleche 首先报道了由于肌肉压迫所致的横纹肌溶解症。

因创伤或受挤压后骨筋膜间隙压力增高造成神经肌肉缺血的局部表现,曾经被命名为间隙综合征及挤压综合征。广义上讲,横纹肌溶解症是由于骨骼肌破坏导致细胞内容物释放入血和从尿排出的综合征。除创伤因素外,非创伤因素包括遗传性病因、过量运动、肌肉挤压、缺血-代谢异常、极端体温、药物毒物、感染等因素均可导致横纹肌溶解。其中重症中暑是导致横纹肌溶解发生发展的一个重要原因。

重症中暑可以导致横纹肌溶解,但具体机制不十分清楚,当前认为可能有几个方面的原因,高热可能直接导致细胞膜和(或)细胞膜内结构的破坏;中暑过程中钠钾泵的失调以及钙超载等假说。

1. 细胞膜和(或)细胞膜内结构的破坏 高热首先损伤细胞膜,细胞内主要是膜脂和膜蛋白。高热可使蛋白质变性,改变膜流动性,损伤线粒体等功能,且可激活降解膜脂酶 A_2,改变膜的稳定性,造成横纹肌溶解,进而造成广泛的细胞和组织损伤及多器官功能衰竭。

2. 钠钾泵的衰竭 高热可导致机体的氧耗量增加,供氧不足则导致机体的钠钾泵衰竭。

3. 钙超载 中暑可导致细胞内外的钙离子比例失调,细胞内的钙水平明显增高,启动细胞内的一系列降解酶引起肌细胞溶解和破坏。另外,线粒体是钙离子储存的容器,当细胞内钙离子增高后,部分钙离子转移至线粒体,造成氧化磷酸化的功能障碍,导致腺苷三磷酸(ATP)生成减少,从而损伤细胞导致横纹肌细胞溶解。

机体一旦发生横纹肌溶解,就会释放出大量粒细胞集落刺激因子(granulocyte colony stimulating factor,G-CSF)和巨噬细胞集落刺激因子(macrophage colony-stimulating factor,M-CSF),同时细胞内磷脂酶 A_2 活化,导致内皮细胞损伤,表达大量黏附分子,释放炎症介质和趋化因子,多种途径逐级放大炎性反应,参与中暑的发生发展。

(五)血管内皮细胞损伤与中暑发病机制关系的研究进展

血管内皮细胞(vascular endothelial cell,VEC)为覆盖于血管内膜表面纵向排列的单层扁平细胞,它为血管内血流提供一个光滑的表面,被认为是机体最大且具有高度生物活性的组织。研究表明,VEC 的损伤及功能紊乱与多种疾病的发生密切相关,包括高血压、冠心病、糖尿病、慢性肾功能衰竭、脓毒症、中暑等。近年来,对中暑病理生理过程的进一步研究发现,VEC 损伤是影响其演变的关键因素之一。

1. VEC 在中暑中的病理生理作用 VEC 目前已被视为创伤、休克、感染、心血管疾病、肿瘤、急性肺损伤和热损伤等多种疾病中最易受损的细胞,是许多疾病发生发展的病理基础之一。多项研究表明,机体在热打击下,中性粒细胞活化后生成的氧代谢产物、蛋白酶类、细胞因子、花生四烯酸代谢产物及多形核中性粒细胞(polymorphonuclear neutrophils,PMN)黏附因子与 VEC 黏附因子相应配体的表达之后发生的黏附等都损伤 VEC,破坏血管屏障完整性,继而造成组织损伤。VEC 功能、结构受损是引发中暑伤病员 MODS 等严重并发症的重要因素。

2. 中暑致 VEC 损伤的作用机制 在中暑的病理生理学反应过程中,一系列炎性反应、大量氧自由基蓄积、血流动力学改变等都可引起 VEC 损伤,从而导致血管通透性增加、血浆蛋白渗出、组织水肿等,最终导致机体有效循环血量减少,各器官灌注不足,功能损伤。

(1)热暴露直接损伤 VEC 中心体温过高为中暑的特征之一,遍布于全身各个部位的毛细血管内皮细胞是热打击的重要反应细胞,其损伤出现的最早。热应激可通过损伤 VEC 的 DNA 而使细胞增殖分化过程受抑,阻碍细胞内部损伤修复的信号通路,最终使细胞走向死亡。而 P53 被认为是感受热应激引起 DNA 损伤后的起重要作用的信号分子,热应激后 P53 表达迅速增高。作为转录因子 P53 可以调控某些周期蛋白抑制剂如 P21 的表达,P21 可以与多种 Cyclin-CDK 复合物结合,从而导致细胞增殖受抑制,促进细胞凋亡、坏死。另外,高热还可以通过明显降低内皮细胞中紧密连接结构蛋白的 occluding 与 ZO-1 的表达,使内皮细胞间不能形成紧密连接复合体导致内皮细胞屏障破坏,血管通透性增加,使间质水肿,导致器官功能衰竭,如脑水肿、颅内压升高,导致中枢神经功能不全。

(2)炎症介质诱导的 VEC 损伤 在中暑发生过程中,机体肠黏膜屏障缺血受损,通透性增加,肠道细菌的内毒素(LPS)移位,LPS 释放入血,多种细胞因子如 TNF-α、IL-1、IL-6、IL-8 等增加。大量炎症介质通过各种不同的途径激活引起 VEC 损伤,包括:①通过蛋白激酶介导的信号通路,如 Rho 相关的卷曲蛋白激酶(Rho-associated coiled-coil protein kinase,ROCK)、肌球蛋白轻链激酶(myosin light chain kinase,MLCK)、蛋白激酶 C(protein kinase C,PKC)、蛋白酪氨酸激酶(protein tyrosine kinase,PTK)和丝裂原活化蛋白激酶(mitogen activated protein kinase,MAPK)等,导致细胞旁路开放,VEC 通透性上升,VEC 屏障功能丧失等;②通过促使黏着斑激酶(focal adhesion kinase,FAK)磷酸化,使 VEC

与基底膜之间的桩蛋白的酪氨酸磷酸化,降低 VEC 与基底膜间黏附功能,使 VEC 增殖减少、凋亡增加;③来源于肠道的 LPS 还能激活 VEC 的核因子 κB(nuclear factor of κB,NF-κB)信号通路,激活 NF-κB 的抑制蛋白(inhibitor of NF-κB,IκB)激酶,活化 NF-κB,从而促使 VEC 释放大量炎症介质,进一步促进炎性反应的扩大,加速对 VEC 的损伤。

(3)活性氧对 VEC 损伤　近年来,活性氧(reactive oxygen species,ROS/active oxygen)在血管内皮细胞损伤中的作用逐渐受到关注,ROS 的过度产生能够损害血管内皮细胞的功能,甚至导致细胞凋亡或坏死。中暑伤病员因机体缺血缺氧、LPS、补体、细菌等均能激活中性粒细胞,在二核苷酸磷酸(nicotinamide-adenine dinucleotide phosphate,NADPH)氧化酶催化下发生呼吸爆发,产生大量的 ROS。在氧化应激中,血管内皮细胞损伤的机制十分复杂,包括:①ROS 一方面可攻击细胞 DNA 分子中核糖部分造成链断裂,另一方面可攻击单个碱基,使碱基降解,最终导致使染色体畸变,诱导细胞凋亡。②作用于细胞膜,造成 VEC 的脂质过氧化,膜结构发生改变,细胞通透性增加,细胞外 Ca^{2+} 内流。通过线粒体膜上的 Caspase 依赖性和非依赖性途径上调 CD-95 死亡受体诱导 P53 调节细胞凋亡。在引起线粒体通透性转换(mitochondrial permeability transition,MPT)的同时伴腺苷三磷酸(ATP)耗竭,进一步促进细胞内钙超负荷,加重细胞凋亡。溶酶体膜过氧化,通透性上升,引起溶酶释放,破坏细胞结构。③降解透明质酸,使胶原蛋白交联,同时诱导中性粒细胞生成大量基质金属蛋白酶,破坏 VEC 的细胞外基质,削弱 VEC 间的联系。④激活补体,进一步活化中性粒细胞、单核细胞,使补体与中性粒细胞产生的 ROS 之间形成互相活化、反馈放大的机制,产生更多的氧自由基,进一步攻击细胞,造成更严重的损伤。

(4)血流剪应力对 VEC 损伤　血管剪应力(shear stress;也称剪切应力)在维持血管稳态、驱使细胞进行定向迁移中起重要作用。内皮细胞衬于血管的内壁,直接承受血液流动产生的剪应力,能够感受各种血流动力学信号,对血流剪应力的响应尤为敏感。体外实验证实,剪应力与内皮依赖性舒张因子(endothelium dependent relaxing factor,EDRF/NO)的合成与释放有很大相关性。中暑热暴露直接损伤可激活凝血系统,使血液处于高凝状态,血流对血管壁的压应力(compressive stress)和剪应力也随之发生显著变化,血管剪应力明显降低,这种变化可刺激诱生型一氧化氮合酶产生 NO,NO 再转化成毒性更强的过氧亚硝基阴离子(ONOO⁻),高浓度的 ONOO⁻ 损伤线粒体,并引发 DNA 链的断裂,激活多聚 ADP 核糖合成酶,造成 VEC 的损伤。此外,低剪应力还可促使前炎症因子及 ROS 的生成,进一步促使 VEC 凋亡或坏死。

3. VEC 损伤对中暑发病机制的影响　VEC 损伤既是中暑的显著特征,也是其重要的发病机制。在严重缺血缺氧、持续菌血症、严重创伤、系统性炎性反应、持续高热等严重刺激下,VEC 损伤或者丧失功能,释放细胞因子和炎症因子,血管内皮通透性增高,组织水肿,局部凝血功能紊乱,可造成组织器官的损伤,甚至多器官功能衰竭。

(1)被覆屏障功能的丧失　VEC 损伤后,一方面 VEC 之间的通透性显著增加,导致血脑屏障内皮细胞间的紧密连接破坏,脑内水平衡紊乱及血浆中的谷氨酸等兴奋性氨基酸大量内流,进而对中枢神经系统产生多种继发性损伤。另一方面液体在血管内外的重新分布,促进低血容量和血液浓缩的发生,并使血流减慢,造成中暑伤病员各个内脏器官的有效灌注不足,促进 MODS 的发生。

(2)放大炎性反应　在中暑发生过程中,损伤的 VEC 能通过 MAPK 信号通路、TLA 受体/NF-κB 信号通路等产生大量的炎症介质,如细胞因子(IL-1、IL-6、IL-8、GM-CSF、TNF 等)、趋化因子、黏附因子(ICAM-1、VCAM-1、e-选择素等)、氧化应激相关酶等。而 IL-1 和 TNF-α 协同刺激炎症细胞又可导致更多的炎症介质的释放,这些炎症介质相互作用形成复杂的互动网络,导致"炎症瀑布效应",放大炎性反应,导致的机体炎性反应和抗炎反应失衡,同时 VEC 通过释放 IL-8 和 MCP-1 发挥对中性粒细胞和单核细胞的趋化作用。另外,IL-8 还可使中性粒细胞脱颗粒并引起组织损伤,进一步加重中暑,促进 MODS 的发生。

(3)机体凝血功能紊乱　凝血功能紊乱是中暑的突出特点,也是导致伤病员发展成为 MODS 甚至死亡的主要原因之一。Bouchama 及 Mashhadani 等的观察发现,中暑伤病员早期阶段即可出现凝血功能紊乱,表现为 PT、APTT 及 RT 时间明显延长,血清凝血酶-抗凝血酶复合物Ⅲ(TAT)、纤维蛋白单体、血纤维蛋白溶解酶原及 D-二聚体的升高等。目前研究认为,遭受热损伤的 VEC 是启动机体凝血功能紊乱的重要病理机制。VEC 受到炎症细胞和(或)炎症介质刺激后导致凝血功能紊乱的机制包括：①释放促凝物质如内皮素(endothelin,ET)、血管性血友病因子等促使微血栓形成；②释放黏附分子,吸引血小板、单核细胞和中性粒细胞,启动和扩大凝血反应；③分泌 TM、PA、乙酰肝素减少,从而使纤维蛋白溶酶原激活因子抑制因子-1(plasminogen activator inhibitor-1,PAI-1)及组织因子(tissue factor,TF)的表达上调,产生更多的促凝微粒；④增加血管活性物质,导致局部血管舒张和收缩失衡；⑤VEC 失去屏障功能,血管通透性增加,导致血管外间质水肿以及低血容量。

在中暑发生发展过程中,VEC 是重要的靶细胞和效应细胞,中暑通过热应激、炎性反应及 ROS 等机制对 VEC 造成损伤,而损伤的 VEC 继发释放多种炎症介质等进一步放大宿主反应,加重中暑的病情发展。这种相互之间作用的病理机制相当复杂,涉及多种信号传导通路,还需深入研究。通过对中暑发生过程中 VEC 功能障碍分子机制的进一步了解,探讨如何通过调控信号传导通路,指导以 VEC 作为靶点的综合治疗,早期及时控制炎性反应的放大和失控,将有利于降低中暑的发病率和死亡率。

(六)中暑发病机制与基因的关系

中暑的发生与人体的基因密切相关,一项流行病学调查研究显示,在高温期间,在沙特阿拉伯半岛,中暑发生率为 22/10 万 ~250/10 万,其中中暑的致死率大约在 50%,远远高于世界其他地区。此外,目前仍不清楚为什么同样的热应激环境下,某些人只有轻微的症状,而另一些人则会发展为中暑,基因因素可能在中暑的易感性上起决定作用。如下列出了已经研究发现相关的基因及其作用方式。

1. 热休克蛋白　几乎所有的细胞在热应激情况下都会产生热休克蛋白(heat shock proteins,HSP),细胞在正常情况下也可表达某些 HSP。通常情况下将细胞体外暴露于 42 ~ 45 ℃下 20 ~ 60 min,然后恢复到正常温度可以诱导 HSP 的表达。HSP 的诱导表达发生于热应激开始后的数分内,几个小时后达峰值。研究发现,在高热期间或者刚刚解除高热,HSP 为细胞中主要合成的蛋白。有趣的是,绝大多数 HSP 基因缺乏内含子,这有利于它的快速表达,而且也可以解释为什么在存在可以影响 RNA 编辑的应急源情况下,HSP 仍能表达。细胞内 HSP 水平的升高会保护细胞免受热、局部缺血、缺氧、内毒素以及炎症因子的损害。在某些 HSP 表达水平较低的伤病员,如老年伤病员、缺乏热适应的人或者某种基因多态性的人中,热应激会更易进展为中暑。HSP 的表达基本上是在基因转录水平上受到调控,在热应激期间,一个或数个热休克因子(heat shock factor,HSF)与热休克元件(heat shock element,HSE)结合,导致 HSP 转录增加。随着细胞内 HSP 水平的升高,细胞对热应激会产生一个短暂的耐受状态,这使细胞就算受到致死量的热应激也能生存。在基因转录水平上抑制 HSP 的合成或者用 HSP 的特异性抗体均会使细胞对微量的热应激变得异常敏感。

2. HSF　HSF 是一种可以与基因启动子区的一段特异序列(HSE)结合来调节 HSP 表达的转录因子。HSE 是一段位于启动子区的 DNA 序列,含有多个连续的重复序列 5′-nGAAn-3′。HSP 基因和许多其他基因中都包含有 HSE。目前已经发现,HSF 有 HSF 1 ~ 4 共 4 种,其中哺乳动物基因中含 HSF1、HSF2 和 HSF4 共 3 种,而 HSF3 存在于鸟类基因中,不为人类所具备的。HSF1 参与热休克的应激反应,其他因子虽然参与多种反应的调节过程,但通常被认为不参与热应激反应。然而最近的研究表明,热休克可使 HSF2 可逆失活。在热应激发生前,在未受应激的细胞胞质中 HSF1 以单聚体形式存在于胞质中,HSF1 与 HSP70 和 HSP90 结合形成沉淀而失活。

当热应激反应发生时,蛋白发生热变性并暴露出疏水区。由于变性蛋白更容易与 HSP 相结合,因而推断细胞热应激发生时,热变性蛋白竞争性的结合 HSP,释放 HSF1,使之激活。在被热应激所激活后,HSF1 进入细胞核中形成三聚体,并浓缩形成小颗粒,HSF1 三聚体与 HSE 结合,增加 HSP 基因的表达。

HSF1 与 HSE 并非总是诱导转录。例如,用 LPS 刺激人类单核细胞,HSF1 会抑制 IL-1 的转录。另外,HSF1 与 DNA 结合的总体效应(抑制或诱导基因表达)会受到其本身磷酸化的调节。然而,通常情况下单体 HSF1 会被磷酸化,因而三聚体 HSF1 可与 DNA 结合,除非热休克使 HSF 进行了多次磷酸化、超磷酸化。在另外一些情况下,HSF1 的超磷酸化会降低细胞在正常温度下的转录活性。HSF1 能被 c-Jun 氨基末端激酶(c-Jun N-terminal kinase,JNK)超磷酸化,在某些情况下可以激活转录,在某些情况下则抑制转录。近来的研究表明,热应激可以诱导 HSF1 的末端被小类泛素修饰因子 1(small ubiquitin-related modifier1,SUMO1)标记,SUMO 1 是一种特殊的蛋白,可以被细胞用来修饰蛋白使其进入细胞内的不同部分,发挥不同功能。在这些研究中,HSF1 在体外不能结合 DNA,除非其末端的赖氨酸 298 被 SUMO1 修饰。HSF1 也可以不通过与基因的启动子结合来影响基因转录。在鼠的卵巢纤维原细胞中,热休克可以抑制血清诱导的 c-fos 表达,其机制是因为 Ras 可以诱导激活 c-fos 启动子,而 HSF1 可以抑制这一反应。有趣的是 Ras 介导激活的 c-fos 可以被 HSF1 的一种不能结合 DNA 的突变体所抑制。在尿激酶启动子区域也发现另一个基因以通过类似的效果受到 Ras 基因的调节。这些结果表明,HSF1 不通过与 DNA 结合就能对抗 Ras 介导激活的 c-fos 基因转录。HSE 除可通过 HSF1 来对基因的表达进行正调控外,还可通过一种恒定表达的蛋白—— HSE 结合因子(HSF binding factor,HSF-BF)来对基因表达进行负调控。因而除了磷酸化的 HSF1 具有正调控活性外,它还可通过影响 HSe-BF 与 HSE 的结合来激活转录。

3. 热应激中其他基因的表达变化 热应激时能够在转录水平上对基因表达进行调控的除了 HSF1,还有其他调节机制。目前,已知最少有 3 种机制在转录水平上对热应激的基因表达进行了调控。

(1)转录因子自身表达水平的改变 如 Fos 和 Jun 的蛋白表达水平和 mRNA 表达水平在热休克中上调;c-myc 的表达水平则由于胞质中的 mRNA 降解增强而发生下调;鼠的纤维原细胞 NIH-3T3 中 egr1 基因在热应激诱导下表达上调,这类似于亚砷盐诱导的细胞应激,它通过 p38 和 JNK 介导转录因子 elk1 的磷酸化。热休克会影响环磷酸腺苷应答元件结合蛋白(cAMP-response element binding protein,CREB)PA 和 CREBPB 的表达和 DNA 结合活性的改变,因而影响 mRNA 的表达水平和不同蛋白异构体的相对表达水平。

(2)转录因子活性的改变 例如在人成胶质细胞瘤 A172 细胞株中,热休克改变 DNA 结合活性不是通过 HSF1,而是 p53,但在鼠胸腺细胞中 Oct1 和 CREB 的结合活性降低。热休克诱导转录因子活性改变的另一个例子是 AP-1 系统,在鼠 3T3 细胞中,热休克可通过 JNK 诱导 c-Jun 的磷酸化,这通常伴有 AP-1 特异性结合 DNA 的能力增强。

(3)转录因子在细胞内位置的改变(如被移位到核内或者被留在胞质中) 例如,在结肠癌细胞株中,热休克使 Y 盒式转录因子 1 从胞质中转移到胞核,导致多药耐药基因(multidrug resistance gene,MDR)和多耐药相关蛋白基因(multidrug resistance-associated protein gene,MRP)表达的增加。接近 50 个传统认为不属于 HSP 的基因在热应激的时候其表达发生了改变。几个热反应基因编码的分子可以调节丝裂原活化蛋白激酶(mitogen-activated protein kinase,MAPK)激酶通路,这个通路在细胞对各种环境应激的反应中发挥重要作用。其中最有意思的是 MAPK 磷酸酶双特异性磷酸酶 1(dual specificity phosphatase 1,DUSP1)和 DUSP5,它们在 MAPK 途径中起到去磷酸化的作用。

已知 MAPK 激酶在热应激开始的时候会被激活。原则上,随后 DUSP 的表达会使 MAPK 信号通路发生重调,使其在经历了最初的热应激后能重新响应随后的应激反应。这个假说有可能用于细胞获得热耐受的生理机制方面,当然它还需要进一步的实验验证。热休克的另外一个影响是可以阻断细胞周期,这是由基因的表达以及已表达的蛋白活性所介导的。

已知能影响细胞周期的基因 p53 和 p21 都能被热休克所影响。p53 似乎对细胞周期进程的抑制非常关键,因为还没有在 p53 基因缺陷的细胞株中发现细胞周期发生抑制。在某种程度上,热休克对非 HSP 基因的影响是组织特异性的,例如在体内和体外实验中,热应激均可增加鼠心肌细胞中锰超氧化物歧化酶(manganese superoxide dismutase,MnSOD)的表达。但在鼠的肺泡细胞中则不会诱导 MnSOD 表达,甚至对其有抑制作用,其机制仍不明了。然而这种差异的存在暗示存在某种组织特异性的机制来调节细胞对热应激的反应。例如,心肌相对于其他组织有着较高的氧耗,其氧化还原状态与其他低氧耗的组织不同,热休克反应可能通过对氧化还原状态的影响来刺激 MnSOD 表达。另外,酶联免疫吸附法(enzyme-linked immunosorbent assay,ELISA)实验显示,心肌的 MnSOD 活性并非与其蛋白水平存在一一对应关系。最新的研究给出了中暑相关基因的一个新代表,Protasi 等最近鉴定出一个可能新的运动型中暑家族的易感基因,即骨骼肌集钙蛋白 1(calsequestrin-1,CASQ1)基因,CASQ1

是一个肌浆网 Ca^{2+} 结合蛋白,可调节兰尼碱受体 1(ryanodine receptor 1,RYR1)功能。

随着对热休克研究的深入,越来越多的基因被认为在其中发挥着重要作用。基因芯片使研究者能同时研究成千上万个基因的表达情况,因而也使人们了解到热应激中的更多基因。这些研究都揭示热应激中的基因表达改变远远超过以前人们的认识,它涉及每一个主要的功能分类。

(七)对中暑基础研究的展望

1. 建立动物模型　建立动物模型来研究由高热到死亡过程中机体各系统发生的变化,研究发现将为有效逆转高热损伤的治疗措施提供基础。该模型将可用来为如下系统的研究:①心血管对高热的反应,尤其是研究心排血量分布的变化。重点应该放在肝、肾、皮肤和中枢神经系统的血管床。应当包括血管参数与脱水程度和血浆容量的关系,以及年龄等。尽管当前有体外研究,但对于局部血管反应控制方面的研究进展也要平行进行。②高热的代谢变化,以及伴随高热在血浆和脑脊液中各成分的变化。除了临床常用的检测指标外,还应当检测血浆中特殊成分的水平,诸如肾素、血管紧张素、醛固酮、皮质醇、甲状腺素、肾上腺素和去甲肾上腺素。此外,可能释放入血液循环或者脑脊液中的内啡肽也应当检测。③伴随高热的呼吸系统参数的变化,尤其是气体交换的弥散障碍。研究中暑气道阻力、通气/血流比值变化的程度,肺循环的变化。④高热期间肾功能的改变,重点是肾血流和血流在肾内分布的改变。⑤中枢神经系统的变化,脑代谢的改变,包括氧的消耗和底物利用。⑥高热期间凝血系统的改变,以及 5-羟色胺(5-hydroxytryptamine,5-HT)阻断剂对中暑的可能作用。

2. 其他研究　为了寻找预防和逆转高热损伤的有效措施,在动物模型上进行的研究还应包括:①常见疾病所用药物在高热条件下的药代动力学,例如糖尿病、低血压和中枢神经系统疾病,以及常规治疗高热伤病员的药物。②发热对高热的发展和时期的影响(很多中暑伤病员本身存在感染或发热病史)。③研究一些针对头部的降温措施是否能在维持中枢温度后可以降低全身温度。过快降温对机体热稳态影响的调节机制,缓慢降温和高热逆转的生理学基础等。

二、高温高湿环境热损伤的临床研究与进展

(一)高温高湿环境热损伤的临床研究

中暑是医疗急症,需要尽快治疗和处理来挽救伤病员生命。Lawson 等在 1983 年出版的有关中暑专著中提出,中暑治疗的目标是尽快降低热负荷和热并发症的处理。治疗应当包括生命支持,通过降温措施恢复机体热调节功能,防止抽搐、癫痫发作和肌肉颤抖的措施应当一开始就使用。寻找导致出血倾向、少尿和肾功能衰竭的原因并给予处理。另外,积极治疗伤病员存在的基础疾病。同时指出热损伤的时间和程度以及早期治疗措施的有效性是决定预后的重要因素,之后的临床防治研究应围绕这个领域展开。

1. 降温　传统的观点认为中心体温升高是中暑的核心问题,中暑救治的关键应该是迅速降低中心体温。这一点在不同种类的中暑动物模型上得到了证实。临床上也发现中暑伤病员中心体温的高低程度同疾病恢复和预后有良好的相关性。较为一致的观点认为,在中暑发生的 2 h 内迅速将中心体温降至 38.5 ℃ 以下是一个"关键点"。也有学者提出在 30 min 内将中心体温降至 39.0 ℃ 以下可明显改善预后。很多学者由此围绕降温的措施也进行了临床研究和统计分析。McDermott 等总结既往全身降温的相关报道,进行分析发现,冰水浸浴是最有效的降温方法,如果冰浴无法进行,建议联合浇水和风扇来降温。Bouchama 等对经典型或者运动型中暑的降温方法的报道进行总结分析后得出结论,对于运动型中暑的年轻人、军队人员和运动员冰水浸浴是最有效的降温措施。但没有证据支持该方法在经典型中暑伤病员的效果优于其他方法。其他非侵入性物理降温方法单独或联合使用也有类似效果,并且没有证据支持降温到何温度是安全的。

尽管对于降温措施和目标的研究得到一致的认可,但目前仍存在的问题是:①体温调节中枢功能障碍的机制未清,常规降温措施无效,普及性的降温措施尚不能确保有效达标,对中暑的转归有一定影响;②早期降温处理并且达标的伤病员仍有部分人病情加重至内脏器官功能损害,甚至死亡;③少

数伤病员起病凶险,直接进入内脏器官功能损害期,无论降温效果如何都与预后无关;④常识也告诉我们降温不能治疗重要内脏器官功能损害。

2. 器官功能支持　控制脑水肿,降低颅内压,避免抽搐的发生,维持呼吸道通畅,防止误吸,治疗肺部感染和急性呼吸窘迫综合征(acute respiratory distress syndrome,ARDS)。根据中心静脉压监测结果指导补液,避免心力衰竭的发生,纠正心律失常和休克。防治 DIC 和消化道出血。发生肝衰竭时,应加强保肝治疗,肝移植对改善预后并无益处。充分补液和碱化尿液,防止肌红蛋白阻塞肾小管,发生 ARF 时给予肾替代。上述措施是针对中暑器官功能障碍的必要支持措施,但临床治疗效果有限。通过仔细分析,我们在 2006 年的调查分析中发现,在重症中暑(传统分型)伤病员中,不合并重要内脏器官功能衰竭的最终病死率为零,合并单个内脏器官功能衰竭的病死率为 3.6%,而合并 2 个以上内脏器官功能衰竭的病死率可达 35%,约为合并单一内脏器官功能衰竭伤病员死亡率的 10 倍。结合国外学者前期的研究,我们推断重症中暑起病后首轮重要内脏器官功能损害可能是病情加重和导致死亡的重要原因。比较多见的首轮易遭受打击的重要内脏器官包括:循环系统、肝、胃肠、肾、凝血系统、横纹肌等。弄清这些重要内脏器官功能损害的发病机制,以及它们在全身性炎性反应中扮演的角色,早期进行预防和支持,可防止单一器官功能障碍发展至 MODS,从而降低病死率,改善预后。这就是作者几年前提出的"二关键点假说"。

3. 药物治疗　国内外对于中暑的药物防治主要从热应激蛋白、内毒素以及细胞过氧化等方面进行了研究,并取得了一些进展。但在临床研究和使用中,Smith 等提出,当前无药物制剂在降温或者治疗中暑方面有确切的疗效。虽然丹曲林通过抑制肌浆网释放钙离子而减弱肌肉收缩,已成功地用于恶性高热的防治,能快速解除高热、肌肉强直、皮肤花斑、青紫、代谢性酸中毒,以及丹曲林抑制骨骼肌痉挛和颤动,能加快中暑伤病员的降温速度,但仍缺少循证医学依据,并且一项双盲随机对照研究中并没有发现其确切疗效。

对于解热剂类药物,尽管发现在热应激时有对抗中枢系统细胞因子的作用,但在中暑中的疗效尚无确切证据。此外,祖国传统中草药越来越多地受到关注,利用传统中医理论研发出了一些有效且实用的新药物,为中暑防治与新药研发开拓了广阔的空间,如人参茎叶皂苷在一定程度上加强了下丘脑－垂体－肾上腺皮质系统的功能,具有明显提高机体高温耐受能力的作用。

青蒿琥酯是近年发现的具有抗外源性内毒素血症的新药物,但其在中暑领域的应用还处于探讨阶段。动物实验发现,一次性注射给予青蒿琥酯后,能明显延长中暑小鼠的存活时间、降低肛温上升速率,表明青蒿琥酯对中暑小鼠有良好的保护作用。

穿心莲是一种清热解毒、凉血消肿的常用中药。有研究表明,新穿心莲内酯具有通过提高机体免疫能力、抑制炎症介质分泌来对抗内毒素血症的功效。通过观察药物对中暑小鼠的作用,发现不同剂量的新穿心莲内酯在治疗效果上存在较大差异。热毒平主要成分有黄芩、金银花、玄参、地黄、连翘、栀子、甜地丁、龙胆草、板蓝根、知母、麦冬 11 味中药。动物研究证明,热毒平体外能直接灭活内毒素,对受内毒素攻击的小鼠有一定的保护作用。Ⅰ期临床试验表明,热毒平对于各种感染性发热内毒素血症,在促进发热消退时间和血浆内毒素的清除等方面疗效显著。作者研究还发现,血必净可通过控制炎性反应和 VEC 保护从而在中暑中有内脏器官保护功效。

(二)对中暑临床研究的展望

对中暑临床研究的展望主要有以下几个方面。①特定降温措施和常用药物有效性的临床试验。②监测降温期间机体的变化,包括体温、血气、电解质和儿茶酚胺状态,研究高热复发的本质。③监测伴随高热过程内皮凝血、肝、肠道、中枢神经系统、免疫系统以及内分泌系统的变化,以及降温期间可能的逆转变化。④中暑危险因素的流行病学研究。⑤中暑患者的长期健康情况的随访研究。⑥进行尸体解剖研究中暑死亡的具体原因。

(刘志锋　苏　磊)

第三节 高温高湿环境战创伤的流行病学

一、高温高湿环境热损伤的流行病学特征

在高温高湿条件下,直接日照或高温高湿热环境下将使机体接受大量的外来热量,同时高温高湿环境导致机体对流、传导和辐射排热途径障碍,造成机体代偿反应加剧,致全身出汗增多及呼吸频率增快以便排出体内热量。长时间在高温高湿环境下暴露,随着大量外来热量的吸收、机体温度的增高,引起体内物质能量代谢率显著增加和内热的大量产生,促使机体通过体液的方式如出汗、呼吸道水分呼出作为主要的散热途径。然而,这种暂时性代偿反应持续一段时间后,体内散热机制出现调节失代偿,导致体热平衡失调、水盐代谢紊乱和血液循环改变等一系列反应,继而引发机体体液丧失、血容量减少及排热不畅,进而导致体内热积聚、热衰竭等热损伤疾病。

大量资料表明,全球气候变暖、热浪频繁发生,使得热损伤疾病发生率逐年上升,而其中受到关注最多的是以发病急骤、病死率及病残率高为特点的重症中暑,它会越来越威胁着人类生命和健康。本节将就高温高湿环境下热损伤疾病流行病学特征、特点及死亡原因进行详细阐述。

热损伤疾病(thermal injury disease),就是在高温高湿环境中,机体正常生理功能受到严重干扰,超出了机体正常调节与代偿极限,使机体重要器官如脑、心、肺、肝、肾等出现功能紊乱,甚至功能衰竭,危及生命的一组疾病。环境因素和劳动强度是热损伤疾病发病的重要相关影响因素,同时热损伤疾病亦存在其他危险性因素。

(一)环境因素

高温高湿环境是导致热损伤疾病发生的主要因素,因此热损伤疾病具有明确的地域和季节分布性特点。流行病学资料显示,夏季时(气温>32 ℃,持续时间超过 3 d),美国城市居民热射病发病率为17.6/10 万~26.5/10 万人,而地处热带、亚热带的沙特阿拉伯地区,居民热射病的发病率可高达250/10 万人。2003 年,欧洲热应激相关疾病所致的高病死率也反映出高温气候对公共健康的灾害性影响。

近年全球温度升高,2007 年联合国政府间气候变化专门委员会(United Nations Intergovernmental Panel on Climate Change,IPCC)第 4 次评估报告指出,由于温室气体的排放不断增加,全球气候变暖已经成为不争事实。据联合国政府间气候变化专门委员会预测,到2100 年,全世界的平均温度将上升1.4~5.8 ℃。在全球平均温度上升的同时,热浪的发生频率和持续时间有增加趋势,使得热相关疾病发生率逐年升高。2003 年欧洲的热浪中有52 000 人因中暑死亡,其中法国在 8 月份的前 3 个星期内,中暑导致 14 800 人死亡。2003 年后,大多数西欧国家实施高热卫生健康预警系统来应对热浪对公共卫生的危害。我国 2007 年 7 月也由卫生部、气象局联合发布了高温中暑事件卫生应急预案,其中就包含了高温中暑气象等级预报和高温中暑事件的监测、报告、预测、预警,并在每次热浪过后重新统计分析中暑致死人数,从而对预报模型进行修改。广州的数据表明,热浪次数从 20 世纪 50 年代的平均每年 3 次增加到 21 世纪初的 33 次。文献报道,2009 年 7 月 20 日上海市的最高气温达 40 ℃,造成了上海市首起高温中暑突发公共卫生事件,全年因高温中暑死亡的病例有 8 人,2010 年上升至 20 人。

另外,热浪发生地理位置也是热相关疾病发生的一个重要因素。在欧洲东北部和中西部,由于其热暴露时间长,难以适应,除公共场所外,缺乏制冷设备如空调等,与热损伤相关疾病发病率是最高的。与农村相比,城市有更高热损伤发病率,因为城市具有更高的热指数,称之为"城市热岛效应"。

(二)劳动强度

中暑的发生与工作场所、工作强度、工作类型有着非常密切的联系,尤其在高温高湿环境,特别是

密闭工作环境中,高强度高体力劳动工作者发病率明显高,例如农业工作劳动者极易发生热损伤疾病。在闷热的夏季,特别在烈日暴晒且无遮阳物情况下,在田地里劳动或步行者易发生中暑。2003年到2009年,美国有232名劳动者死于热损伤疾病,其中90%发生在夏天,50%位于南部,其中25%为农业相关劳动者。重体力劳动者易发生热损伤疾病,在高温(室温>35 ℃)环境下从事重体力劳动,如炼钢、烧窑等炉前工作,或在室内温度偏高而空气湿度大、通风不良时从事重体力劳动也易中暑。

战士是热损伤疾病发生的高危人群,尤其是沿海地区的战士更易发生热损伤疾病。自圣经时代,热损伤疾病已经是军事医学主要焦点之一。在美国军方,热损伤疾病是新兵最常见的非创伤性死因之一。2002年,美国现役军人中有1 816名战士发生了热损伤疾病,即每1 000人有3.8人发病。夏季东南沿海部队多有海训任务,海上训练多为每年7~10月份,正值高热季节,气温高、湿度大,一般气温超过34 ℃易发生中暑,如空气湿度大、气流小则更有可能发生中暑。近年来,我军南方部队海上训练和演习更为频繁,为了达到模拟实战的要求,常需完成一系列高强度的军事任务,短时间内剧烈的体力活动使机体产热率急剧增加,大量热能蓄积,超过了机体散热能力,从而极易导致热损伤性疾病发生。渡海作战演习对部队着装要求严格,官兵全副武装,身体负荷加重,散热更为困难,很容易导致中暑。

此外,运动员也是热损伤疾病发病率高的人群之一。自1995年,美国每年都有3位运动员死于热射病。据调查,美国儿童和青少年在参加足球、摔跤和越野比赛过程中,热损伤为运动相关主要死亡原因。

(三)机体内在因素

除环境和劳动强度外,Barrow等发现多种因素可影响机体热耐受能力,同时Coris认为多种危险因素的存在更易导致热损伤疾病的发生。热损伤疾病存在一定的年龄相关性,老年人和新生儿热损伤疾病更易发生。老年人在热应激情况下,机体通过增加心脏输出量代偿的能力不足,故往往表现为相对脱水状态;另外老年人往往皮肤调节和汗液分泌功能下降,且常合并有多种基础疾病,尤其心脏性疾病限制其外周血管扩张代偿能力,综合致机体热耐受能力下降,从而易发生热损伤疾病。新生儿缺乏体温代偿性调节且皮肤汗液分泌适应能力差,易致各种热损伤疾病发生。此外热损伤疾病易感性存在一定的性别差异,女生发病率低于男性,原因尚不明确,可能与女性高温耐受能力较强有关。机体体型亦是影响热损伤疾病发生的一大危险因素,肥胖者体表散热面积较实际偏小,机体散热障碍,更易发生热损伤疾病。此外,机体的基础疾病状态亦是热损伤疾病发生的重要影响因素。皮肤健康状态可能导致机体散热机制障碍,比如大面积皮肤烧伤使得机体通过皮肤散热能力下降,同时汗腺功能紊乱可进一步导致机体散热障碍。甲状腺功能亢进作为一种高代谢性疾病,机体代谢率处于明显升高状态,驱使机体内源性产热增多,易致热损伤性疾病发生或使已存在的热损伤疾病病情加重。多种药物可使机体热平衡障碍或降低热耐受能力,增加机体热损伤疾病的易感性,如β受体阻滞剂通过抑制心脏功能代偿性变化,降低心脏输出量,利尿剂可增加机体水分丢失,均可降低机体热适应代偿能力。

此外,热习服不良者易出现水土不服,热损伤疾病率高。部队兵员来自全国各地,北方籍士兵对高热环境的适应能力较差,中暑发病率高。城市兵缺乏强体力劳动锻炼,耐热能力差,更易发生中暑。新兵入伍时间短,对高温环境下的高强度军事训练缺乏适应能力,中暑发病率增高。

二、高温高湿环境热损伤的特点和主要死亡原因

高温高湿条件不同于一般的常温环境,可使机体产生一系列的生理性和病理性功能变化。在高温高湿条件下,可引起机体物质代谢发生改变。由于肾上腺素浓度升高,导致肝糖原分解,血糖水平升高。由于高温时氧化反应降低,从而导致脂肪酸氧化供能途径减弱,脂肪酸合成增强导致血液中甘油三酯含量显著升高。在高温高湿条件下机体交感神经兴奋,机体新陈代谢加快,肝糖原分解加速,血糖水平升高,同时失水可促进组织蛋白分解,血皮质醇浓度升高,使蛋白质分解代谢加快,血液中的

尿素氮增高,尿液及粪便排氮增多,故应注意高温时增加蛋白质摄入。高温高湿环境因素显著改变机体的能量代谢,机体微循环障碍加重,ATP 生成减少,过氧化脂质反应增强并加速分解代谢和氧自由基的过氧化,引起细胞损伤。正常人体在高温高湿环境中,由于机体的调节与自稳功能(体热平衡内环境稳态等),一般情况下能够耐受,但是长时间在高温高湿环境中也会出现头晕、恶心、呕吐、胸闷等症状,甚至可导致抽搐、永久性脑损害或肾功能衰竭和死亡。

总体来说,高温高湿环境下机体散热障碍,随着体温的升高,神经调节和体液调节共同发挥作用,引起全身代谢改变;同时呼吸增强,导致体液丢失,内环境也随之发生改变。在高温高湿环境下,由于机体体温调节能力减弱,机体代谢率升高,呼吸排热等体液丢失,血液浓缩以及能量消耗大,血氧消耗急剧增加,导致乳酸、尿素氮等代谢产物增多,加重心血管系统、呼吸系统及肾和肝等内脏器官的负荷与消耗。

正如前面所述,热损伤疾病发病率和死亡率逐年上升,而其中以高死亡率为特点的重症中暑更应引起我们的注意。在多次的热浪袭击中,法国、意大利及其他欧洲国家,热损伤性疾病尤其是热射病引起了大量的老年人死亡。据报道在美国每年有 4 000 人死于热射病,而在美国高校运动员中,热损伤疾病是第三致死原因。在 1995—2010 年,共有 35 名足球运动员死于热射病,平均每年有 3 位运动员死于热射病;而在 2005—2009 年 5 年时间里,死亡人数超过了过去 35 年的总人数。

有关重症中暑死亡率报道有一定的差异,但国内外均已充分认识到重症中暑并发多器官功能衰竭时其死亡率明显升高。有的文献报道,重症中暑病死率可达 10%~50%,如并发多器官功能衰竭其病死率可达 20%~70%。丰富的流行病学资料显示,中暑的病死率为 10%~15%,一旦发展为重症中暑合并多器官功能衰竭,则病死率可达 40% 以上,即使存活也有 30% 以上遗留有长期的神经系统等各类后遗症。据文献报道,重症中暑发生后即便得到及时治疗,病死率亦可达 10%~50%。

过去 20 年普遍认为,重症中暑对于机体损伤是由热暴露直接损伤所致,即所谓"第一关键点理论",即重症中暑引起多器官功能衰竭机制是由于热调节功能失调引起的,伴随着剧烈的急性期反应和热休克蛋白表达的改变,接踵而来的多器官损伤是由热的细胞毒性作用和炎性反应以及宿主的凝血反应之间复杂的相互作用,导致微循环血流的改变以及血管 VEC 和组织的损伤。其中高热引起的急性生理改变和热的直接细胞毒作用属于中暑的早期反应,针对上述早期损害机制,给中暑高危伤病员补充水分和盐分,缩短其热暴露时间以及在中暑发生后尽早地降温和补液,能一定程度防止重症中暑伤病员并发多器官功能衰竭的发生。中暑发生 2 h 内迅速将中心体温降至 38.5 ℃ 以下是一个"关键点"。刘淑红等人对国内 102 例重症中暑合并多器官功能衰竭研究指出,就诊时间越晚病死率越高,支持"第一关键点理论"。然而,以降温治疗为主要目标的"第一关键点理论"仅对轻症中暑的治疗和转归发挥作用,对重症中暑的病情和预后可能仅部分起作用。

然而在临床上我们亦发现,尽管采取了上述治疗措施,仍有相当一部分中暑伤病员进展为多器官功能衰竭,而多器官功能衰竭是目前中暑伤病员死亡的根本性原因。基于此我们提出了"第二关键点假说",即中暑的病理生理学反应并不仅仅是由热暴露的直接损伤引起的,更为关键的是一种继发于热损伤之后的全身炎症反应综合征(systemic inflammatory response syndrome,SIRS),进而发展为"类脓毒症"(like-sepsis)反应,引发多器官功能衰竭的过程。因此提出预防、保护和治疗早期出现的脏器功能损害可能是改善预后、降低死亡率的"第二关键点"。

大量的文献研究围绕探索重症中暑死亡率预测因素。Hashim 等研究证实,体温、血压、PLT、CK、PT 等可以较好地判断重症中暑伤病员预后。有研究将危重病评分系统如 GCS 评分、APACHE Ⅱ 评分用在重症中暑预后预测中,并证明有良好的预测作用。另外,是否存在横纹肌溶解、内脏器官衰竭数目、APACHE Ⅱ 评分提示可判断重症中暑伤病员预后。是否伴有基础病、呼吸频率、PLT、AST、CK-MB、PT、APTT、pH 值、HCO_3^-、GCS 评分、APACHE Ⅱ 评分对于判断重症中暑伤病员预后有一定帮助。其中 AST 和 pH 值是重症中暑伤病员死亡相关的独立危险因素。

除高死亡率这一重要特点外,重症中暑亦常表现为高后遗症发生率。中枢神经系统损伤是中暑发生、发展过程中的重要特点。Sharma 等的研究显示,中暑可以引起伤病员的急性颅内压升高并对所有脑区都有不同程度的损害,这些病理生理过程是导致伤病员死亡及多种中暑后遗症产生的重要原因。

广州军区广州总医院重症医学科自20世纪90年代开始对重症中暑伤病员进行临床救治，2005年开始按转化医学模式对重症中暑展开应用基础研究。早期回顾性分析了炎热的沿海地区部队医院1988年1月~2005年3月共117例中暑住院伤病员的临床资料，其中重症中暑中热射病、热痉挛、热衰竭的发生率分别为43.62%、42.55%、13.83%，三者的死亡率分别为9.76%、5%、23%。重症中暑合并肝功能损害者占31.9%，合并中枢神经功能损害者占14.9%，合并多器官功能衰竭者占21.3%。不合并重要内脏器官功能损害的伤病员全部存活，合并单个重要内脏器官功能损害者死亡率为3.6%，合并多器官功能衰竭者死亡率为35%，提示多器官功能衰竭是重症中暑死亡的关键所在（表20-3）。近年来随着我们对重症中暑基础和临床研究的深入，近5年重症中暑救治收效如下：①合并单一内脏器官功能衰竭病死率由3%下降至1.1%，而合并多器官功能衰竭的病死率则由35%下降至28.4%；②合并多器官功能衰竭的28 d致残率，由30%降低至8.9%（表20-4）。由此可以看出，与既往的结果相比较，重症中暑的致残率明显下降，病死率亦呈下降趋势。由于诊断标准和收治伤病员病情严重程度不一，上述结果只能作为大致参考，分析初期成效可能原因，一是重视了重要内脏器官支持，减少了中枢神经系统、肾、肝、横纹肌损害后带来的后遗症；二是在重症中暑救治"第二关键点"上关键理论和关键技术尚无突破，成熟的、系统的、有针对性的治疗方案尚未形成，取得的进步基本上是重要内脏器官功能损害支持的结果。

未来重症中暑的总体发病率仍会继续升高，降低致残率和病死率是一项长期的、需要攻克的任务。对重症中暑的防治，除了要完善救治体制、加强基层培训、实行群防群治，重点是按照"转化医学"的模式，把重症中暑发病机制的基础研究与临床应用相结合，创立有影响力的新的诊断标准和治疗规范。

表20-3　重症中暑重要内脏器官功能衰竭与预后

类型	例数(%)	死亡数(%)
不合并重要内脏器官功能衰竭	19(20.2)	0
合并单个重要内脏器官功能衰竭	55(58.5)	2(3.6)
合并多器官功能衰竭	20(21.3)	7(35)

注：表为1995—2005年收治的94例重症中暑伤病员初步统计结果

表20-4　重症中暑致残率、死亡率的比较

类型	例数	不合并内脏器官功能衰竭(%)	合并单一内脏器官功能衰竭(%)	合并多器官功能衰竭(%)
A组(99.01~05.03)	94	19(20.2)	55(58.5)	20(21.3)
B组(05.04~10.12)	128	10(7.8)	37(28.9)	81(63.3)
死亡率比(%)(A/B)			3/1.1	35/28.4
致残率比(%)(A/B)				30/8.9

注：A为南方战区94例重症中暑流行病学调查统计结果；B为我科自2005—2011年收治的128例重症中暑伤病员初步统计结果

（童华生　苏　磊）

第四节　高温高湿环境热损伤的病理生理学与发生机制

一、概　述

热环境(thermal environment)泛指可引起人体过热的环境,其形成是气温(air temperature,Ta)、气湿(temperature wet,Tw)和气流速度(air velocity,V)综合作用的结果。太阳辐射和热辐射是热环境的重要致热因素,太阳辐射或其他热源放出的辐射热,除直接作用于人体外,还可使周围物体加热,再以辐射、传导、对流散热等方式作用于人体,导致人体过热。高温环境的标准包括:①环境温度(ambient temperature)超过32 ℃,而在热带和亚热带等炎热地区,Ta需超过35 ℃;②Ta超过30 ℃,伴相对湿度(relative humidity,RH)超过80%;③辐射热强度超过4.1841 J(1 cal)/(cm^2·min);④通风不良而存在的热源散热量超过83.7 kJ/(cm^2·min)。符合上述标准任何一项,均可定义为高温环境。高温高湿环境对于人体的影响,除了可以诱发中暑,甚至热射病等热性病外,对于军事环境下战创伤的伤情变化、转归也有重要影响。我国广东地区、东南沿海及南海诸岛等属热带地区(tropic zone),长夏暖冬,夏季炎热多湿,太阳辐射强,平均气温28 ℃,极端气温38~41 ℃,RH可达85%~98%。这种特殊的环境因素不仅增加了机体的代谢消耗,易发生内环境紊乱,还降低了机体在创伤后的应激和抵抗能力,使得战创伤的伤情更加严重和复杂。在高温高湿环境下,战创伤不愈合及感染的发生率较高,伤后可遗留大量创面、复合组织缺损乃至肢体缺失。大量研究结果证实,相比常温环境(15~20 ℃),高温高湿环境下的战创伤具有独特的病理生理学与发生机制。

二、高温高湿环境中人体的热平衡与热交换

(一)热平衡

人体温度与环境温度的平衡条件取决于环境温度的高低,以及人体的活动状态。在外界环境温度高于人体,或人体处于活动状态下时,必须达到一定程度的散热量,才能维持人体的热平衡。散热量的多少取决于环境温度和活动量:在常温(15~20 ℃)条件下,为达到热平衡状态,从事轻体力活动的人,每小时需向外环境散热418.4~627.6 kJ;在高温环境从事重体力活动时,人体的总散热量需要增加1倍以上。

(二)热交换

人体与外环境主要的热交换方式包括辐射、对流和蒸发。人体汗腺有200万~500万个,大量出汗时,汗腺每天可产生为其容积约250倍的分泌量,最大出汗量可达4 L/h,因而是高温环境下人体最有效的热交换途径。Ta在30 ℃以下时,从事轻体力劳动的人一昼夜约散热10 460 kJ,其中,辐射散热45%,对流和传导散热30%,蒸发散热仅占25%。然而当Ta接近或超过皮肤温度(32~35 ℃)时,蒸发散热就成为人体唯一的散热方式。在皮肤温度34 ℃时,体表每蒸发1 L汗液可散热2 439 kJ,约等于极强体力劳动1 h产生的热量,因此蒸发散热是人体对抗高温最有效的生理机制。汗液的蒸发作用受Ta、Tw和V的影响,其中RH的高低尤为重要。在干热有风的条件下,汗的有效蒸发率可达80%;而在湿热风小的条件下,汗的有效蒸发率常在50%以下。故在沿海湿热气候条件下,分泌的汗量可比蒸发的汗量大,因为体表的生理饱和差小,汗液难以蒸发,以汗珠形态流失,成为"无效性汗分泌",机体失水多,却得不到应有的蒸发散热效果。同时,由于皮肤潮湿使得角质层膨胀,阻碍汗腺孔的正常泌汗功能,使得Ta不太高也引起机体热调节紧张。穿着的衣物可能也是运动员和士兵中暑死亡的易感因素。普通的衣物能保证充足的散热,使得核心体温得以维持在一个狭小的范围内,以维持

体温恒定。防护服通常包括数层,并且通常包裹头部(重要的热交换部位),在皮肤和外界空气间形成了一道隔热层,影响热交换。圣安东尼奥和德克萨斯州部队训练中发现的 51 例劳力型中暑病例,均在全副武装的 5.8 km 长跑中发生。运动员的制服也影响剧烈运动中的蒸发和对流散热。与上述观察报道相同,缺乏对于制服和高温环境的适应导致足球比赛中大多数的中暑病例出现在比赛的第 2 天或第 3 天。为了避免热暴露,运动通常放在早晨进行,这个时间段的气温较为凉爽,充分水化的原则同样适用于运动员和部队人员。互为矛盾的是,营养支持指南和液体交换设备的使用可能导致更长时间的热保护,增加中暑发生的可能性。

三、高温高湿环境中人体的全身反应及组织器官损伤

(一)全身反应

1. 体温调节 身体热量的获取包括环境和体内代谢。总的热负荷必须散发出去以保持 37 ℃ 体温,该过程称为体温调节。人体体温调节是通过温度感受器向下丘脑视前区体温调节中枢传递信号,同时外环境的外加热和劳动时机体产生的热使得血液加温,通过血液循环直接加热视前区-下丘脑前区(preoptic anterior hypothalamus,POAH)中枢温度感受器,导致散热中枢兴奋,引起心排血量增加,内脏器官血管收缩,皮肤血管扩张和汗腺分泌量增加等反应。同时产热中枢受到抑制而减少产热,使得体温保持在正常范围。热敏神经元的感受"温阈"在 37 ℃ 左右,该阈值称为体温调定点。安静状态下,体温调节的极限为环境温度(ambient temperature)31 ℃、相对湿度(relative humidity,RH)85%,或 Ta 38 ℃、RH 50%。在从事高强度军事劳动或受到强烈的热辐射时,体温调节的极限还要大大降低。血液温度上升少于 1 ℃ 即可激活外周和下丘脑热觉感受器,向下丘脑的体温调节中枢传递信号,从该中枢传递出的反射信号增加带有热量的血液向体表流动。交感神经兴奋,舒张皮肤血管,导致向皮肤流动的血液增加至每分 8 L。血液温度的增加还会导致出汗,如果身体周围的空气湿度未达到饱和,出汗可以通过蒸发散热降低体表温度。每蒸发 1.7 ml 的汗液,可以消耗 4.184 1 J(1 cal)的热量。干燥的环境中,蒸发散热的效果可以达到最大值,每小时可以散发 2 510 J 的热量。通过出汗的蒸发散热建立的温度梯度,对于将热量从身体传递到环境中是非常关键的。血液温度的上升还可以导致心动过速,增加心排血量和每分通气量。因为血液从中枢向肌肉和皮肤分流,以增加散热,内脏器官灌注因而减少,特别是肠道和肾。出汗损失盐分和水分,其损失量可以到达每小时 2 L 或更多,这些损失必须通过大量的盐分补充以维持平衡,保证体温调节的正常。脱水和盐分耗竭会损害体温调节。中暑伤病员核心体温变化显著,通常在 41 ℃ 和 42 ℃ 之间变化,47 ℃ 也有报道。核心体温的大范围的差异性可能缘于以下几种原因:①伤病员入院时所处的疾病阶段不同和治疗的影响;②与中暑死亡率相关的最高体温临界值存在个体差异;③体温测量的部位不同。

2. 最大体温临界值 最大体温临界值(critical thermal maximum,CTM,或称临界高温)的定义为,最低可以导致内脏器官损害的核心体温。如前所述,药物使用、感染、心血管疾病是中暑的易感因素,它们作用的机制有可能是降低了 CTM 值。对于不同物种 CTM 的研究显示,CTM 值存在物种差异。Austin 和 Berry 报道,中暑伤病员的核心体温在 38.5~44 ℃ 变化,10% 的死亡病例低于 41.1 ℃。因此,易感因素可以降低 CTM,部分中暑伤病员可能达不到中暑的核心体温诊断标准,但确实存在中暑。显然,通过实验来确定人类的 CTM 值是不符合伦理的。因此,目前通过动物中暑模型来更准确地确定不同种类动物的 CTM,目的是研究热暴露过程中体温调节的机制。AdolpH 等人的研究确定,猫的 CTM 为 43.5 ℃ 左右,犬的 CTM 为 41.7 ℃,大鼠的 CTM 为 42.5 ℃,显示是组织易感性的不同造成物种间 CTM 值的差异(该研究中为测量组织的损伤)。大幅度变化的 CTM 值有报道的是猴子(35~44.5 ℃),犬(37.7~41.1 ℃),绵羊(43.7~44 ℃),大鼠(40.4~45.4 ℃),小鼠[42.7~44 ℃ 和(或)45 ℃],蝾螈(~33 ℃)。尽管对于 125 例死亡的中暑病例的下丘脑活检并未发现热损伤,Malmud 等人仍认为对于脑部体温调节中枢的直接损伤是中暑致死的主要机制。人类核心体温从 41.6 ℃ 到 42 ℃ 的变化(未超出有报道的 CTM 范围)不会引起相应的临床表现变化,提示不能依靠特定的 CTM

来做出损伤判断。同样的,在跑步的人中有记录的直肠温度是 41.9 ℃,但并未引起临床热损伤的症状,提示这种水平核心体温的升高尚属人类可以耐受的范围。当然,跑步者本身因为锻炼的缘故,可能存在热习服。CTM 值研究结果的不一致性可能是因为研究对象的个体差异,以及研究手段的差异。研究手段最大的差异之一是对于诱发中暑的环境温度的选择。动物研究的环境温度的选择从 38.6 ~ 59.4 ℃,使得不同研究间的比较存在困难。对于 59.4 ℃环境温度的选择,其生理病理意义值得商榷,因为现实里并不会在野外碰上这样的温度。同样的,这些研究的大部分是将动物置于人造环境室内,这种情况下,其代表的更多的是热"打击",而非热"应激"。在体外研究中也使用类似的热打击手段(如 42 ~ 43 ℃水浴箱暴露 1 h)来检测不同类型细胞的反应。热打击的严重性受加热速率的影响,像这样将动物快速暴露于人造环境室中,机体的温度调节系统没有足够的时间在核心体温达到致死水平前适应环境温度的变化。以这种方式获得的实验结果,其可靠性值得商榷。

3. 水及电解质代谢　人体在热环境中由于排汗可丢失大量水分及电解质。Ta 增高是刺激汗腺分泌的重要因素,它对下丘脑发汗中枢的驱动因素主要是加温血液的直接影响,或反射性刺激皮肤感受器。汗液是低渗性液体,固体成分占 0.3% ~ 0.8%,其中,电解质占绝大部分。电解质的成分主要是氯化钠(0.1% ~ 0.5%)和多种常量、微量元素,以及蛋白质和生物活性物质,还有与血液化学成分相同的物质。高温导致机体水和电解质丢失的同时,通过神经、内分泌的调节来保持水、电解质代谢平衡,其调节器官主要是肾。肾调节水、电解质平衡的主要机制是:①钠离子–渗透压–后叶加压素通路(sodium-osmolality-vasopressin path,SOV);②肾素–血管紧张 Ⅱ-醛固酮通路(renin-angiotensin Ⅱ-aldosterone pathway,RAA)。人体分泌的醛固酮,在 Ta 41 ℃时比常温下要高出 10 倍。机体对水及电解质代谢的调节有一定的限度,失水超过体重的 1.5% 就会导致脱水,对机体产生不良反应。

4. 细胞因子反应　中暑是一种不断加重的综合征,由热暴露直接损伤和较长时间的恢复过程中的病理生理反应构成。照这样看来,多系统器官衰竭现在认为是由于热本身的直接细胞毒效应,加上全身炎症反应综合征(systemic inflammatory response syndrome,SIRS)而形成。基于这种认识,Bouchama 和 Knochel 对于中暑提出了新的定义,即中暑是一种以脑部症状为主要表现,高体温伴随系统性炎性反应,最终导致多器官功能障碍综合征(MODS)。该定义中没有涉及核心体温的具体值,这也许是出于核心体温在中暑病例中变化较大的考虑。人体热应激的急性期反应是包括内皮细胞、白细胞和上皮细胞对抗组织损伤和促进修复的协同反应。内源性细胞因子可能是中暑伤病员 SIRS 的重要调节因子。细胞因子是一种细胞内化学信使,可由多种细胞释放,包括巨噬细胞、T 淋巴细胞、B 淋巴细胞、内皮细胞和星状细胞。它们在中暑发展过程中的特征包括生成的缺乏,功能多样性或重复。后一条特性有重要意义,因为细胞因子极少在缺乏其他细胞内物质的情况下释放,这会影响细胞因子的功能。此外,拮抗某一种细胞因子的生理功能,可能被其他与之有关系的细胞因子代偿。不同种类的细胞因子在特定种类的细胞中功能可能重复,细胞因子的组合可能会是协同性的,也有可能是拮抗性的,这取决于靶细胞的种类和当前的组合类型(细胞因子的背景)。中暑伤病员循环中一些促炎和抗炎因子升高。然而,临床上检查时间、住院时机(常常是已经开始降温)以及治疗的影响,目前对于中暑发生及发展过程中促炎及抗炎因子之间平衡关系变化的了解还非常不够。尽管目前的研究在努力鉴别出相比其他细胞因子损害最大,并与中暑发病率和死亡率关系最密切的细胞因子(利用蛋白截留),但因缺少足够的数据,以至于无法进行相关性研究。细胞因子介导发热,白细胞增多,急性期蛋白合成,肌肉分解代谢,下丘脑–垂体–肾上腺轴兴奋,白细胞和内皮细胞激活。诱导细胞因子生成的刺激物包括细菌和病毒感染、心理学应激、热应激或全身高热、运动和其他细胞因子。中暑的伤病员可能有几种刺激的协同作用,发病因素复杂。热暴露影响和(或)诱发多种已知受内源性细胞因子调控的生理反应,包括发热、低体温、肠壁通透性增加、激活下丘脑–垂体–肾上腺轴(如糖皮质激素释放)、低血压。为了清楚地描绘内源性细胞因子在中暑中的作用,需要一系列已经经过实验室验证的标准。虽然这些标准是针对发热伤病员细胞因子的,但也同样适用于中暑病理生理反应的研究。简而言之,一种细胞因子应该可以通过注射或灌入引发预期的反应,该因子的细胞内释放/生成应该与当时的症状表现相关,拮抗该因子的活性或生成可以抑制或消除相应的生理学症状。前两个标准可以提供证据,支持靶蛋白在反应中的作用,中和蛋白功能的有效性则是支持该内源性细胞因子在感兴趣的机体反应中作用的最有力证据。令人惊讶的是,很少有关于细胞因子拮抗剂在中暑致病率和致死率方面的研究。原因可能有几个方面:①注射抗体或蛋白抑制显然是一种直接的方法,但因为药物应用研究的缘故,存在一些技术上的困难。②在某些情况下,一些拮抗剂目前还没有商品化的试剂,使得实验中使用该类因子的拮抗剂存在困难。随着基因敲除模式的产品和更专业、特效的药物试剂的开发(如 siRNA),期待这类问题能得到解决。③在另外的一些情况下,细胞因子本身的特性使得研究变得困难。大部分情况下,可以通过抗体或可溶性受体来有效的中和某种细胞因子的功能,但有证据证明,这类措施可以导致细胞内的细胞因子活性增加。例如,IL-6 的抗体和 IL-6/IL-6 受体(sIL-6R)复合物已被证明可以增强,而不是限制 IL-6 的部分细胞内活性。IL-1 是第 1 个被了解的为剧烈运动所诱发的全身性炎性反应的介质。体内或环境高温可以导致多种细胞因子分泌。热打击诱导生成的 IL-6 通过控制炎症性细胞因子的水平来调节局部和全身性急性炎症应答。IL-6 还可以刺激肝生成具有抗炎作用的急性期蛋白,急性期蛋白可以抑制氧自由基生成和激活的白细胞释放蛋白水解酶类。其他的急性期蛋白刺激内皮细胞黏附、增殖和血管生成,有利于修复和痊愈。在运动诱发的(全身性炎症)急性反应期,IL-6 基因上调表达发生于肌细胞,而非血单核细胞,提示炎性反应始于局部。全身性炎性反应是继发性的,有其他的细胞参与其中,如单核细胞。在内毒素类似的情况也可见于脓毒症。

(二)组织损伤

高温高湿环境可以诱导中暑,乃至热射病,导致直接的组织损伤,其损伤影响范围广,在人和动物的研究中常见的有肝、肾、脾、心、肺、小肠、脑和骨骼肌(溶解)等。基于细胞系和动物模型的研究都证明,热打击(heat stress)对组织有直接损害作用。损害的严重程度取决于最大临界温度,超过临界温度将对组织造成损害。已有许多不同种类的哺乳动物的致死性或接近致死性损害的临界点温度通过研究确定。针对包括马拉松运动员、正常志愿者和接受发热治疗的癌症伤病员等在内的特定人群的研究表明,人类的最大临界点温度是 41.6~42 ℃,并持续 45 min 到 8 h。在极高温(49~50 ℃)下,所有细胞的结构都将被破坏,并在 5 min 内死亡。再低一些的温度时,细胞的死亡主要由于凋亡。尽管热诱导的凋亡的信号通道还不清楚,由热打击诱导产生的热休克蛋白(HSP)对此起保护作用。热损伤的严重程度目前推测主要与中枢神经系统、肝、肾损伤的程度相关。外周器官的损伤程度可以很容易地通过血清酶学水平分析进行判断,如肌酸激酶(CK;骨骼肌),尿酸(肾),丙氨酸氨基转移酶(alanine aminotransferase,ALT;肝),天冬氨酸氨基转移酶(aspartate aminotransferase,AST;肝)。然而,因为血浆的这些酶的水平在热和劳力(非中暑性)条件下会发生改变,因此热射病条件下的鉴别诊断不能单纯依赖上述这些指标。组织病理研究提供了热射病病例部分内脏器官热损伤程度的细节。肠道黏膜屏障功能障碍是热暴露常见的并发症。长时间的热暴露可诱导内脏器官血流减少,其中相当一部分原因是因为血流向皮肤分流以便于散热。肠道缺血(以及由此继发的细胞因子和自由基生成)可以损害肠黏膜屏障,肠黏膜屏障损害通常可以观察到小肠绒毛中央乳糜管扩张。热射病常见合并肾功能衰竭,其特征为肾小球缺血和出血。人类和动物模型常出现肾小管坏死,肾小管上皮细胞蛋白团聚被认为是热损伤、横纹肌溶解或 DIC 的直接结果。脾胞质蛋白团聚被认为是极高热对内脏器官的直接损害,造成内脏器官蛋白的"加热和凝聚"。劳力型热射病可以观察到肝脂肪性改变,可能是高体温诱发的脂肪分解和(或)肝动员脂肪能力不足造成的。典型的情况下,肝损伤可以在长时间生存的幸存者身上观察到,提示这种病变更可能是在恢复期继发于炎性反应的结果,而不是高热的急性反应。在经典型小鼠中暑模型上也可以观察到这种现象,在热暴露后的恢复期前 24 h 内,并未发生肝损害,肝损害发生在 72 h 后。循环血中内毒素的出现被认为是由于肠道黏膜屏障功能损害,继而内毒素渗漏所致,但也可能与肝损害相关联,因为肝是清除内毒素的主要器官。同样的,肾功能损害的一个可能机制是细胞因子浓度的增加(如可溶性 TNF 受体),因为细胞因子是由肾清除的。最后,系统性多器官功能衰竭是热射病死亡的重要原因,是由尸检发现的,表现为数个外周器官的水肿和微小出血灶形成,同样的情况也可以在大脑的特定区域发现。

(三)系统与器官损伤

1. 心血管系统 人体的循环系统在高温环境中处于高度紧张状态,其特征为皮肤血管的交感神经活动减弱,内脏器官血管的交感神经活动增强,导致皮肤血管高度扩张,内脏器官血管收缩,血液重新分配,循环血量相对不足。

2. 消化系统　人体在高温环境中,由于交感肾上腺系统的广泛兴奋,消化系统功能呈抑制状态,同时,由于血液重新分配,引起消化道贫血,导致胃肠道疾患的发病率增高。

3. 呼吸功能与能量代谢　高温环境下,人体的呼吸频率和肺通气量均显著增高,利于气体交换和肺蒸发散热。环境温度 25～35 ℃时,能量代谢略降;超过 35 ℃时,能量代谢随环境温度增高而增高。当肛温从 37 ℃增至 42 ℃时,肛温每升高 1 ℃,代谢率增加 10%～20%。

4. 神经内分泌系统　高温环境下,机体通过神经活动和激素分泌而产生调温效应,中枢神经系统表现为先兴奋后抑制的状态。下丘脑-垂体-肾上腺皮质系统功能增强,导致肾上腺皮质对于糖皮质激素和盐皮质激素的合成和分泌增加。垂体-甲状腺系统的功能也发生显著变化,高温环境抑制促甲状腺激素(thyroid stimulating hormone TSH)分泌,高温体力活动后,血清三碘甲腺原氨酸($3,5,3'$-triiodothyronine, T_3)含量升高 50% 以上,而甲状腺素(thyroxine;四碘甲腺原氨酸,$3,4,3',5'$-tetraiodothyronine, T_4)变化不明显,T_4/T_3 比值降低,是热体力应激导致机体内环境失稳的反映。加速蛋白质分解代谢,引起氧耗量和产热量增加。高温环境下体力活动时,垂体-性腺轴的变化与肾上腺皮质激素的变化相反,血清睾酮含量下降,提示分解代谢显著增强,而合成代谢不能满足分解代谢,也是体力和耐力明显下降的主要内分泌指标,与血清 T_3 的变化意义相似。

5. 血液系统及急性期反应　高温环境对于血容量和血液成分有显著影响。对于血容量的影响与补水与否有关。在补水充分时,热应激导致血液稀释;不补水时,可引起血液浓缩,红细胞、血红蛋白和血细胞比容容量增高,血液黏稠度增加,血浆总蛋白和白蛋白、球蛋白浓度增高,而 γ-球蛋白显著减少。白细胞主要是中性粒细胞增多,嗜酸性粒细胞显著下降,这是热应激致垂体-肾上腺系统功能亢进所致。热应激还可以引起血钾、钠、氯和血小板减少,乳酸和丙酮酸及其比值、酮体、β-羟丁酸、甘油和游离脂肪酸含量增高,血液碱储备和 pH 值降低,导致代谢性酸中毒。短期热暴露,血糖和血钙增高,长期则下降。动脉血氧饱和度可减少 25%,静脉血氧饱和度则较高,显示氧的供应、利用率或递送能力低下。机体受热后如血液浓缩超过 2%～4% 时,肝相对缺血、缺氧,肝细胞膜通透性增加,肝功能降低引起血清胆固醇比值降低,并抑制肝糖原合成。当肛温达 39.4～40.1 ℃时,血清氨基转移酶、乳酸脱氢酶、磷酸肌酸激酶都增高。机体在热应激过程中发生的神经内分泌系统、免疫功能和代谢变化,称为急性期反应。

6. 血流动力学改变　热应激诱导显著的血流动力学改变。蒸发降温(人类出汗,啮齿类唾液分泌)是在热应激条件下降低核心体温的主要方式。长时间的热暴露可以诱发显著的脱水和血液浓缩。血浆糖代谢紊乱(如高血糖或低血糖)是热射病是普遍现象,可能与热对于肝的直接损伤有关。磷酸烯醇丙酮酸羧激酶(phosphoenolpyruvate carboxykinase, PEPCK)是肝葡萄糖异生途径的关键酶。据推测,热诱导的低血糖可能的机制是高热对肝的直接损伤,改变了 PEPCK 的调节功能,但该假说并未得到实验室证实。早前的研究报道,脱水和低血糖可以诱导小型啮齿类动物低体温,提示这些病理生理学的改变可能代表两种或者几种生理学上的刺激物驱动啮齿类动物热诱导的低体温发展,然而,这种情况对于人类的影响目前还不得而知。免疫功能障碍通常伴有几种外周淋巴细胞亚群分布的紊乱。高体温的程度直接与淋巴细胞和抑制性 T 细胞毒性淋巴细胞相关。局部血流的改变,儿茶酚胺和皮质醇释放,运动的直接效应,细胞因子和内毒素都有可能是热射病条件下这些类型细胞(淋巴细胞和抑制性 T 细胞毒性淋巴细胞)增多的原因。

7. 泌尿系统　高温环境下肾血流量平均减少 51%,肾小球滤过率下降 21%。肾是机体调节酸碱平衡的重要器官,高热状态下肾负荷显著增加,有时可出现轻度肾功能不全,尿中有蛋白、管型、酮体、红细胞、白细胞乃至发生血尿。

8. 免疫系统　高温高湿环境抑制了机体免疫功能。免疫细胞在 40 ℃时即可受到抑制,43 ℃时则可发生不可逆性损伤。高热暴露可以促进大鼠肠道淋巴结树突状细胞(dendritic cell, DC)的释放,使之更多地归巢肠系膜淋巴结,且这种热应激状态后免疫系统的改变具有一定的"适应性",即经过热适应锻炼的大鼠 DC 释放相对平衡。

9. 内皮系统损伤和弥散性血管内凝血 内皮细胞损害和弥散性微血管血栓形成是中暑的重要特征。因此,弥散性血管内凝血和血管内皮细胞改变在热射病的发病机制中起重要作用。既往的研究采用包括凝血分子标志物和纤溶在内进行的研究,已经描绘出了凝血异常的早期步骤。通过凝血酶-抗凝血酶Ⅲ复合物和可溶性纤维蛋白单体的出现,以及蛋白C、蛋白S、抗凝血酶Ⅲ低于正常水平进行评估,热射病的开始与凝血的激活相一致。纤维蛋白溶解被高度激活,其表现为纤维蛋白溶酶-α₂-抗纤维蛋白溶酶复合物和D-二聚体水平上升,纤维蛋白溶酶原水平下降。中心体温降至正常可以抑制纤维蛋白溶解,但不能阻止凝血的激活,凝血仍在继续,这种模式与内毒素血症相似。内皮细胞控制血管的紧张度和通透性,调节白细胞的运动,维持凝血和抗凝物质的平衡。高热在体外实验中可以促进血管内皮细胞趋血栓阻塞性状态,增加细胞表面黏附分子表达和黏附分子以可溶形态脱落。热射病伤病员循环血中的血管性血友病(von willebrand)因子抗原、von willebrand 因子、内皮缩血管肽、一氧化氮代谢产物、可溶性 E 选择素、细胞间黏附分子 1 浓度升高。通过研究血淋巴细胞表面 CD11b 上调和 CD11a 下调,进行的 β_2-整合素表达调控的研究发现,中暑伤病员体内内皮细胞和白细胞有相互作用。

四、高温高湿环境中人体的热习服反应

在炎热环境中增加工作量可以导致适应,使得个体可以在原本无法承受的热环境中从事劳作。热习服的过程需要几周,包括心血管能力的增强、肾素-血管紧张素-醛固酮轴的激活、肾和汗腺对盐分的保留、分泌汗液能力的增强、血浆容量增加、肾小球滤过率增加和抵御劳力性横纹肌溶解的能力增强。

五、高温的细胞毒性作用

(一)抑制细胞增殖

热应激对于组织细胞的直接作用,主要表现在:①抑制转录(除了热应激相关基因);②抑制RNA,特别是抑制 RNA 的剪接作用;③抑制翻译,通过抑制核糖体蛋白,从而抑制翻译的始动因子;④改变细胞核内蛋白分布,特别是热应激蛋白的分布;⑤促进蛋白降解,通过部分激活泛素-蛋白酶体途径和溶酶体途径,抑制溶酶体组织蛋白酶的合成;⑥激活或抑制酶,特别是激酶和磷酸化酶;⑦破坏膜结构的稳定性,增加膜通透性,增加钙离子、钠离子、质子的浓度;⑧减少 ATP 浓度,干扰能量代谢;⑨破坏细胞骨架。根据上述的作用,热应激干扰细胞周期,特别是细胞周期蛋白和 S 期特异性基因转录因子,比如说 E2F。热应激总体上增强泛素-蛋白酶体和溶酶体途径,促进蛋白质的降解。这些基因表达和蛋白降解的作用可以显著的干扰细胞周期,抑制细胞的增殖。热应激对于细胞周期的效应取决于热应激的处理方式。对于哺乳动物细胞的热应激处理方式包括短时间(急性,<1 h,温度 40～45.5 ℃)和长时间(慢性,>1 h,温度 41.5 ℃)。热应激处理方式显著影响结果,其影响包括生长刺激、细胞周期和转换延迟、细胞周期阻滞、细胞不同模式的死亡(取决于热应激的强度)。热应激的敏感性有细胞的种类依赖性和细胞周期部分依赖性。图 20-1 为热打击对于细胞周期的影响。在热打击结束后的第 1 个小时内,细胞在细胞周期的分布并无改变,细胞均保留在热打击发生时的周期位置。这种瞬时的阻滞作用的机制,可能是上述的热打击作用导致。例如,在中国仓鼠卵巢细胞(Chinese hamster ovary cells,CHO)和 HELA 细胞(Hela cell),细胞周期进程的开始时间与因热打击而累积的核蛋白移除的时间一致。经过 8～10 h 的恢复,S 期的 C6 神经胶质瘤细胞开始 DNA 合成并向 G2 期发展,这种 S 期细胞减少和 G2/M 期细胞增多的平行改变提示 G1 和 G2/M 期阻滞仍存在。可能存在的细胞周期进程中 G1 或 G2 期的恢复和细胞在 G1/S、G2/M 节点的堆积无法用 DNA 测定方法检测。无论如何,热应激最终导致几乎全部细胞在 G1 或 G2/M 期的重新分布。在进一步恢复和 HSP 水平下降后,细胞几乎同时从这两个阻滞期恢复,导致一种准同步转变,从 G1 期进入 S 期,和从 G2/M 期进入

G1 期。热应激因此可以使得原本不同步的细胞 DNA 合成和有丝分裂同步化。

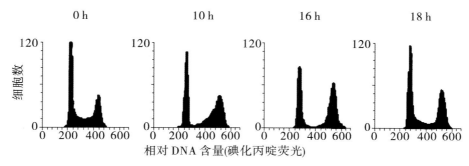

图 20-1　热诱导细胞周期分布

热打击条件为 44.0 ℃ 30 min,之后转为正常培养条件。10 h 时段,因 G1 期阻滞,无细胞向 S 期发展,而 S 期细胞继续 DNA 合成,向 G2 期发展,G2 期细胞堆积。G2/M 期的细胞进展也被抑制,导致 16 h 时段几乎全部的细胞都分布在 G1 期或 G2/M 期。经过 18 h 的恢复,G1 期的细胞开始向 S 期发展,G2/M 期细胞也开始向 G1 期发展,提示细胞开始从热打击的影响中恢复

（二）热休克反应

几乎所有的细胞在突发其来的热打击下,都会产生热休克蛋白或应激蛋白。热休克蛋白表达的调控主要是基因转录水平的。在热应激期间,一种或更多的热休克转录因子结合到热休克元件上,导致热休克蛋白基因的转录率增加,以保证细胞存活,除非是热应激的致命阶段。无论是在基因水平,还是通过特异性的抗体来阻断热休克蛋白的功能,都可以导致细胞对于较低程度的热应激极度敏感。在体内,细胞耐受保护实验动物抵御高体温、动脉低血压和脑缺血。耐受热射病损伤的能力与热休克蛋白 72（heat shock protein 72, HSP72）的水平相关,该蛋白在启动热射病处理后,在脑部堆积。热休克蛋白的细胞保护机制可能与它们的分子伴侣功能相关,热休克蛋白可以和部分折叠或未折叠的蛋白结合,阻止它们发生不可逆的变性。热休克蛋白的另一种可能的机制是在重度热应激条件下,作为压力感受器反射反应的中枢调节剂,发挥心血管保护作用,减轻低血压和心动过缓。

（耿　焱　苏　磊）

第五节　高温高湿环境热损伤的诊断与评估

一、概　述

高温高湿环境（hot and humid environment）俗称闷热环境,是指环境温度 ≥ 35 ℃,或气温≥30 ℃,室外相对湿度≥80%,或辐射热强度≥4.184 J（1 cal）/（cm^2·min）,或通风不良而存在的热源散热量超过 83.7 kJ/（m^2·min）。在这种特殊环境条件下从事军事作业时,由于强烈的肌肉活动大量产热,必须通过加强散热才能维持人体的热平衡,但在高温高湿环境下机体散热困难,甚至被迫接受大量的外加热（如辐射热、对流热）。当过多的热量不能及时发散时,人体的正常生理功能受到干扰,从而引起一系列热致疾病,即不同程度的中暑。

从病因上说,中暑有劳力型中暑和非劳力型中暑两种。前者是因在高温高湿环境中高强度运动造成,多发生于军事人员和进行马拉松跑、铁人三项等高强度耐力运动的健康人群,也称运动型中暑。剧烈运动的产热量可比安静时增加 20 倍,多余的热量如果不能及时从体内散发出去,可导致体温迅

速升高,从而发生中暑。1967年6月第3次中东战争中2万名埃及士兵因中暑死亡。Carter 2005年报道,美军每年每1万名士兵中有25~70人因中暑而住院治疗,较过去的20年增加了10倍。非劳力型中暑也称经典型中暑,是因暴露于高温高湿环境中造成,多发生于年老体弱以及正在服用一些抑制排汗药物的慢性疾病伤病员,主要由于心排血量降低以及脱水等一系列的生理限制造成机体散热效率降低所致,通常为隐袭起病,体温升高不明显,严重者也会出现重症中暑而危及生命。2003年8月极端的酷暑席卷欧洲,仅在法国,连续9 d的38~39 ℃高温就造成约14 800人死亡。

目前国内外并没有统一的中暑分型标准。国内的中暑诊断分为先兆中暑、轻症中暑和重症中暑3种。我们日常生活中所见的中暑多是先兆中暑或轻症中暑。先兆中暑的临床特征是过度疲劳,表现为头晕、头痛、胸闷、心悸、恶心、呕吐、乏力、注意力下降,体温不超过38 ℃。轻症中暑在先兆中暑的基础上症状加重,并可能出现大汗,面色苍白,皮肤湿冷,脉搏细弱、血压下降等虚脱的表现,并可能出现精神状态和行为的异常以及共济失调的表现,如步态不稳,体温常在38 ℃以上。

国内将重症中暑分为热射病、热衰竭、热痉挛3种类型。

热衰竭是由于大量出汗后严重脱水及盐类丢失引起的循环衰竭。临床表现为面色苍白、皮肤湿冷、脉搏细弱、血压降低、呼吸浅快、神志不清,肛温一般不超过40 ℃。热衰竭通常发生在长时间从事体力劳动的人群,可以视为热射病的前期,如处理不当,则最终可发展为热射病。两者的表现重叠,差别在于有否中枢神经受损或是否会进展到循环系统衰竭。现在因全身炎症反应综合征(systemic inflammatory response syndrome,SIRS)观念的影响,认为两者是热疾病的不同程度,而病患可能因接受处置较慢,由热衰竭发展至热射病。热痉挛是由于大量出汗后只饮入大量的清水,而未同时补充钠盐,造成血钠及氯降低导致肌肉发生痉挛,体温可正常,目前通常仅被归类为中暑的并发症之一。

通常我们所说的重症中暑是指热射病(heat stroke,HS),热射病早期有三大特征即高热(核心体温在40 ℃以上)、中枢神经系统异常(包括抽搐、谵妄或昏迷等)、出汗停止和皮肤干热。热射病是最严重的一种中暑类型,如未得到正确救治,可能导致严重的多器官损害从而危及生命,病死率可达10%~50%。除中枢神经系统损害表现外,内脏器官功能损害主要累及凝血系统、肝、肾和横纹肌。早期诊断治疗对改善预后有重要影响,诊断是根据病史、体温升高的程度和持续时间以及临床表现,而对病情的评估则更应注重重要内脏器官受累的程度。

二、热射病的病情评估

(一)高温高湿环境接触史

机体发生中暑多是因在高温高湿或热辐射的环境中缺乏足够的防暑降温措施,散热不及时,体内热量蓄积过多所致。有的伤病员是在脱离高温高湿环境数小时后延迟发病。劳力型中暑是在从事体力活动时发病,并非一定处于高温高湿的环境之中。总而言之,高温高湿环境或剧烈活动,抑或两者兼有,是高温高湿环境下热损伤的重要诱发因素。

(二)体温升高的程度和持续时间

热对细胞的直接物理损伤取决于最大体温临界值(critical thermal maximum,CTM;或称临界高温),它指可引起细胞受损的高热程度及持续时间。针对包括马拉松运动员、正常志愿者和接受发热治疗的癌症患者等特定人群的研究表明,人体耐受热的最高温度极限是41.6~42 ℃,持续45 min到8 h。超过这个极限,细胞结构会受到破坏而造成损伤。在极高温(49~50 ℃)下,5 min内所有细胞的结构都将被破坏而造成细胞死亡。再低一些的温度下,细胞死亡的主要方式是凋亡。许多研究提示高热的持续时间而非峰值温度对预后有重大影响,尽早降低核心体温可以提高热射病患者的生存率并减少中枢神经系统后遗症的发生。

在高温高湿环境中,人体通过体温调节中枢的活动,相应地引起内分泌腺、骨骼肌、皮肤血管(blood vessel)和汗腺等组织器官活动的改变,从而调节机体的产热和散热过程,使体温保持在相对恒定的水平。如机体产热以及接受外界附加热之和超过了机体散热能力,即可造成机体蓄积过多热量,导致不同程度的体温升高。在高温高湿环境下从事体力活动时,体温升高 1 ℃以内被认为是在正常范围内的波动,此时有利于机体的散热。如果体内的热量不断累积,体温调节机制最终会失效,会进一步加剧体温的升高。当体温长时间维持在 40 ℃以上时,将引起机体广泛地组织和器官损伤。

(三)重要系统与器官损伤评估

1. 中枢神经系统　从动物实验研究中发现,高温直接对脑组织产生损伤作用,可直接造成脑细胞发生如质膜流动性改变、膜脂质过氧化、膜受体及酶活性降低等一系列病理效应,从而引起代谢紊乱、脑水肿,进一步发展可引起脑细胞变性、坏死。脑损伤的程度与体温升高的幅度、速度、持续时间及局部循环改变直接相关。持续高热使脑的损害变为不可逆,目前认为,当核心体温超过 42 ℃,中枢神经系统即可能出现不可逆的损害。通过随访 1995 年芝加哥热浪所致的重症中暑的幸存者发现,24% 的幸存者没有发现中枢神经系统的损伤,43% 幸存者有轻微损伤,33% 幸存者有中到重度的中枢神经系统损伤。这些差别说明机体对高热的耐受能力存在个体差异。

脑损害表现是热射病早期的主要临床特征,伤病员可有不同程度的脑损害表现,常见昏迷、抽搐、谵妄、嗜睡、瘫痪,严重者甚至出现去皮质状态或去大脑强直等,轻者也可只显现共济失调、意识错乱、躁动、攻击性、视觉受损、行为不当或判断受损。中枢神经系统通常表现为先兴奋后抑制,轻度的热损伤可使人变得容易激动、注意力不集中、反应迟钝、复杂记忆力下降、睡眠障碍等。精神症状也常是中暑伤病员常见的早期表现。

部分热射病幸存者会遗留永久性中枢神经系统损害,如小脑萎缩、脑桥脱髓鞘改变、多发神经根炎,发生率可达 20%～30%。1995 年芝加哥热浪所致的热射病伤病员的 CT 检查发现脑灰-白质分界模糊(gray-white matter discrimination,GWMD)现象,提示严重脑水肿,这类伤病员常处于昏迷、合并 MODS 的状态。因此 GWMD 现象有利于早期判断脑损伤程度,并可作为判断热射病伤病员预后的一个有用指标。相对更多文献报道的是热射病早期脑的 MRI 或 CT 检查显示正常,而在数周或数月后的随访发现小脑萎缩,并突出表现为小脑功能障碍。

2. 凝血系统　凝血紊乱是热射病重要的病理生理机制。高热可直接损伤血管内皮细胞(VEC),受损的 VEC 会促发凝血反应,引发血小板的黏附和聚集。当凝血机制与抗凝血机制之间的失衡超出了机体自身的代偿机制,就可发展成 DIC。DIC 之后可发生广泛出血,并可进一步加重内脏器官功能衰竭。热射病伤病员早期凝血异常的标志表现为凝血酶-抗凝血酶Ⅲ复合物、可溶性纤维蛋白单体和 D-二聚体明显升高,血浆抗凝血酶Ⅲ、Ⅴ因子,蛋白 C 和 S 显著下降。

热射病引发 DIC 最常见的表现为皮肤黏膜的出血,也可表现为急性广泛内脏器官出血,如消化道大出血致呕血、便血,肾出血时致血尿,最严重者为颅内出血。DIC 所致微循环障碍会导致低血压、休克,引发恶性循环。Mustafa 等曾在 20 世纪 80 年代就发现,中暑伴有 DIC 者死亡率为 65%,明显高于无 DIC 的伤病员(13%)。

3. 消化系统　热应激时交感肾上腺系统广泛兴奋,胃肠道功能呈抑制反应。高温环境下由于血液重新分配,可引起胃肠道缺血。同时,大量排汗后氯化物的损失,使血液中形成胃酸所必需的氯离子减少,导致胃肠道腺体分泌减弱,唾液、肠液分泌减少,尤其是胃液分泌减少;唾液淀粉酶、胰酶、肠活性酶及胃酸降低,胃黏液蛋白减少,胃的收缩和蠕动减弱,食物排空减慢,小肠运动抑制,吸收营养物质减慢。

由于热的直接毒性作用以及血流灌注的锐减,中暑时胃肠道组织处于缺血缺氧状态,容易导致消化道黏膜溃疡、出血。此时肠黏膜屏障遭到破坏,通透性增高,导致细菌内毒素及炎症介质入血液循环。血液中内毒素累积促发炎性反应活化,可能是热射病并发多器官功能障碍综合征(MODS)的重要机制。1986 年 Meekins 和 Marshall 首先提出肠道是发生 MODS 的原动力。Eshel 等研究也认为胃肠道组织损伤与发热、降温及死亡的时间存在相关性,且胃肠道改变与中暑伤病员复苏后期病情加重甚至死亡均有重要关系。

轻症中暑时很少出现肝功能损害的情况,但在发生热射病时肝损伤明显。肝是热射病伤病员最容易损伤的部位之一,Weigand 等认为几乎所有的中暑伤病员均会出现不同程度的肝损伤,一般出现在中暑后的 24 ~ 48 h,而 5% 的中暑伤病员会出现严重的爆发性肝损伤。若重症中暑伤病员能度过早期神经系统损伤,肝损伤可能会成为其后主要死亡原因之一。研究发现,中暑伤病员肝损伤最初表现为肝细胞呈云雾状肿胀,发病 8 h 在肝细胞质内可见微小空泡,10 h 可见脂肪滴并开始融合,16 h 可见肝小叶出现中心性坏死,60 h 约 60% 以上受累肝小叶出现坏死,至第 7 天时,巨噬细胞溶解,坏死碎片达最高,残存的肝细胞开始再生。作为反映肝功能的生化指标,血清中的天冬氨酸氨基转移酶、丙氨酸氨基转移酶在中暑后 30 min 即升高,3 ~ 4 d 可达高峰,若其值超过 1 000 U/L 时,常提示重症中暑且预后较差;血清中乳酸脱氢酶也会很快升高;当中暑伤病员血清胆红素明显升高,而氨基转移酶迅速下降,出现“胆酶分离”现象,往往提示预后不良。肝损伤临床表现为腹痛、恶心、黄疸、出血、腹水、肝性脑病等。Stravitz 等认为重症中暑伤病员合并急性肝衰竭(acute hepatic failure, AHF/acute liver failure, ALF)时预后较差,当出现不可逆性 ALF 时则需要进行肝移植,但即便进行肝移植,多数伤病员在 1 年内死亡,故目前不被提倡。

4. 肾 在高温高湿环境中,机体因大量出汗导致脱水,肾小球滤过率下降,肾血流量减少。研究发现,热射病伤病员出现急性肾功能不全情况较为常见,发病率达 50%,轻者仅造成肾小管功能障碍,影响肾的血液供应;严重者由于休克和横纹肌溶解后肌红蛋白的机械阻塞作用而出现急性肾功能衰竭(ARF),其在劳累型中暑伤病员中发生率可达 25%,如未及时救治其死亡率可达 30% ~ 70%。热射病并发 ARF 急性期,循环中缩血管激素(儿茶酚胺、肾素、醛固酮和内皮素-1)显著升高,扩血管激素(前列腺素 E_2)显著下降,肾血管过分收缩引起肾缺血,进一步加重肾功能的损伤,常伴随低钙、高磷血症,蛋白尿、血尿、管型尿,甚至少尿、无尿。热射病合并 ARF 作为 MODS 的一部分,往往病情急骤,会进一步加剧病情的恶化,增加救治的难度,需在极短的时间内迅速准确地判断病情,果断采取正确的救治措施,减少死亡率及后遗症发生率。Pasiri 等通过随访发现中暑伤病员慢性肾功能不全发生率达 7.7%。

5. 横纹肌溶解 横纹肌溶解症(rhabdomyolysis, RM)在劳力型热射病时常见。高热可造成肌肉细胞膜或细胞膜内结构的破坏。过度运动引起肌肉局部缺血、缺氧,也可进而发生横纹肌溶解。横纹肌溶解可引起电解质紊乱、酸中毒、凝血障碍及急性肾功能衰竭,加重中暑并诱发 sepsis 和 MODS。当横纹肌发生溶解时,CK 是最敏感的指标,通常血清肌酸激酶(creatine kinase, CK)升高 5 倍以上即可诊断。横纹肌溶解发生后 2 ~ 12 h CK 即开始升高,1 ~ 3 d 达高峰,有时可比正常值升高 40 倍之多,通常 3 ~ 5 d 之后开始下降。血清中肌红蛋白升高,或出现肌红蛋白尿时也可诊断,但不及 CK 敏感。在热射病起病早期予以水化、碱化尿液及血液净化治疗有助于防止横纹肌溶解造成继发损害。

6. 呼吸系统 中暑发生时可因多种原因引起呼吸功能不全,呼吸衰竭相对少见,但一旦发生,常预示预后不良。高热引起的肺血管内皮损伤、全身性炎性反应、DIC 等,可导致肺弥散功能障碍,严重者出现急性呼吸窘迫综合征(acute respiratory distress syndrome, ARDS)。有报道,DIC 是 ARDS 的重要预测因素,热射病伤病员一旦出现 DIC,往往预示 ARDS 即将发生。Feisal 等通过研究发现,在热射病伤病员中 ARDS 的发生率在 25% 左右,当热射病伤病员合并 ARDS 时,其死亡率可高达 40%。Feisal A El-Kassimi 连续观察 52 例热射病伤病员,有 12 例(23%)发生 ARDS,死亡率达为 75%。

7. 循环系统 热射病并发循环功能障碍的发生率为 20% ~ 65%,其中以低血压、休克、急性心力衰竭及心律失常等最为常见。高热环境中,机体散热中枢活动增强,皮肤血管的血流量可增加 15 ~ 20 倍,同时因血管扩张,末梢血管阻力下降,致血压降低,经补液处理后通常易于纠正。如经充分液体复苏后仍出现循环衰竭,则与热射病并发的全身性炎性反应或严重的心脏损有关,伤病员往往已合并 MODS,提示高热对机体已造成严重损害,预示预后不佳。热射病伤病员休克初期表现为烦躁不安、口渴,随着病情进展可出现神志恍惚、淡漠,神志昏迷;皮肤黏膜苍白或发绀,肢端湿冷而体温升高;脉搏细弱,心率增快,随着病情进展收缩压可下降至 10.67 kPa(80 mmHg)以下,严重者甚至测不出;若伤病员尿量<30 ml/h,提示肾血流量减少,是判断休克程度的常用指标。

热射病可并发心肌损伤,高热可直接损害心肌,发生心动过速、传导阻滞、ST 段改变、心房颤动等心律失常。热射病导致冠状动脉内皮损伤引起冠状动脉痉挛可能也是损害机制。由于心肌损害,可致急性心肌收缩力减低及舒张功能障碍而发生急性心力衰竭,以左心衰竭常见,主要表现为急性肺水肿,伤病员可出现严重的呼吸困难,咳粉红色泡沫痰等。

心动过速在发生热射病时常见,心率的增加与热强度及劳动强度直接相关,心率可作为评价机体在中暑时心血管系统紧张程度的重要指标。

热射病时心电图可出现 T 波倒置、ST 段压低,P 波增宽、P-R 间期延长、T 波和 R 波电压增高以及室性期前收缩等表现。若长期在热环境中,心脏长时间处于紧张状态,久之可致心脏生理性肥大。

8. 水、电解质代谢紊乱和机体内环境失衡　中暑时,大量汗液排出可致机体内电解质严重紊乱,主要表现为血清钠、氯、钾、钙、镁离子等异常,中暑初期以低血容量、低血钠、低血氯、低血钾突出表现。病程早期伤病员大量出汗,是造成血清钠、氯降低的主要原因。部分伤病员伴有呕吐、腹泻,加重钠盐的丢失;病程晚期,钠丢失减少,心排出量增加,周围循环阻力降低,促进有效散热,在神经内分泌的作用下导致水钠潴留。中暑早期钾代谢受到明显影响,表现为低钾,大量出汗是失钾的主要途径。此外,在热应激下,肾上腺素、胰岛素等释放增加,导致再分布性低钾。晚期,由于细胞破坏、肌肉损伤、肾功能损害等,可出现高血钾。中暑伤病员因高热或肌肉痉挛,组织氧耗量大大增加,机体呈缺氧状态,此时若并发休克可致持续性无氧代谢,使循环中乳酸和丙酮酸增加,受损的肝又无法将其清除,加之肾也出现不同程度的损害,导致机体出现严重的代谢性酸中毒。代谢性酸中毒的程度与体温显著相关,体温越高,代谢性酸中毒程度越重。此外,高热时呼吸增快、过度换气可引起呼吸性碱中毒。

三、与其他原因引起高热或高热昏迷疾病的鉴别

长时间高温高湿环境下作业时发生高热和高热昏迷容易判断为热损伤及热致疾病,导致忽略其他致病因素,实际状态下仍需要警惕一些误诊、漏诊的情况。

(一)感染类疾患

1. 流行性乙型脑炎　主要流行在夏秋季,经虫媒传播,以脑实质损伤表现为主,常伴有高热、昏迷、惊厥甚至呼吸衰竭。查体可发现椎体束受损的阳性体征,脑膜刺激征阳性。可通过行腰椎穿刺术脑脊液检查及补体结合试验鉴别诊断。

2. 流行性脑脊髓膜炎　主要表现为高热、寒战、头痛、呕吐,皮肤出现瘀点、瘀斑,明显的脑膜刺激征,血常规检查可发现白细胞和中性粒细胞很高,可行腰椎穿刺检测脑脊液进行鉴别。

3. 中毒性菌痢　有不洁食物接触史,起病急骤,主要表现为腹痛、呕吐、腹泻等症状,严重者有高热、意识障碍、抽搐等症状。体查可发现肠鸣音亢进、肠型,粪便镜检高倍视野有脓细胞、白细胞及吞噬细胞可鉴别。

(二)脑血管意外

与热损伤引起的高热相比,通常是昏迷在先,发热在后,并伴随不同程度的肢体瘫痪。查体常可发现定位体征,通过 CT 或 MRI 检测可明确颅内情况,从而进行鉴别。

(三)甲状腺功能亢进危象

与热损伤引起的高热相比,甲状腺功能亢进危象以持续高热伴大汗淋漓为特征,后期可因脱水而汗闭。并且甲状腺功能亢进危象伤病员脉率增快比体温升高更明显,同时存在其他甲状腺功能亢进症状体征。

(四)抗胆碱药物中毒

常用抗胆碱药物有硫酸阿托品、东莨菪碱、氢溴酸山莨菪碱等。抗胆碱药物中毒时会出现心率加快、皮肤潮红,并可抑制腺体分泌出现口干、皮肤干燥、体温升高等表现。精神意识方面可有焦虑不安、幻觉、定向障碍、躁动、谵妄等症状,可伴抽搐。严重者瞳孔散大,并可由兴奋状态转入昏迷、木僵。抗胆碱药物中毒时机体对热致疾病更为易感。

(刘云松　苏　磊)

第六节　高温高湿环境热损伤的救治

早期识别、及时救治对中暑伤病员的预后极为重要。无论何种程度中暑,首先应采取各种有效措施迅速降温,适当补充液体,纠正水、电解质紊乱和酸碱平衡失调,同时早期开始器官功能评估与支持,防止出现多器官功能衰竭而危及生命。

一、先兆中暑和轻症中暑的救治

(一)先兆中暑的救治

起病后,迅速将伤病员撤离引起中暑的高温高湿环境,选择阴凉、通风良好的地方仰卧休息,解除装具,解开衣物,并口服淡盐水(1杯水中加1匙盐),如有条件,可给伤病员服用人丹、十滴水或藿香正气水等药品。经过30~60 min 休息症状一般都会缓解。

(二)轻症中暑的救治

将伤病员应迅速转移到阴凉通风处休息或静卧。轻症中暑时伤病员体温一般不超过38.5 ℃,此时可以采取适当的物理降温方式(冰敷大血管部位或乙醇擦浴等)进行降温处理。如果出现血压降低、虚脱时应平卧,严禁让伤病员直立行走,更禁用阿托品及催眠、镇静等药物。补液维持循环,防止休克发生,可口服凉盐水、清凉含盐饮料。有周围循环衰竭者应静脉补给生理盐水、葡萄糖溶液和氯化钾。轻症中暑伤病员经过及时救治,停止热暴露24~48 h后症状会基本缓解。如伤病员意识丧失,痉挛剧烈,应让伤病员取昏迷体位(侧卧,头向后仰),保证呼吸道畅通,同时快速转至医院急救。

二、重症中暑的救治

热射病是中暑中最严重的类型,往往由于伤病员出现了中暑前驱症状而未采取救护措施所致,可出现 MODS,严重时危及生命,死亡率达5%~30%,其治疗的关键在于早期迅速降温和内脏器官功能支持治疗。

(一)降温治疗

热射病死亡率主要与高热的程度和持续时间成正比,降温速度是决定伤病员预后的主要因素,故在抢救热射病伤病员时应争分夺秒降低中心体温,切断高热引起的恶性循环。在起病30 min 内将伤病员核心体温降至38.9 ℃以下,可提高中暑伤病员生存率;当伤病员核心体温降至39 ℃以下时及早开始内脏器官功能的评估与支持,如果在4 h 以上未得到及时救治,将不可避免导致 MODS。

1. 现场急救　当伤病员在高温高湿环境下出现精神症状或意识变化并伴有皮肤滚烫无汗时,即应按热射病进行救治,而无须拘泥于核心体温是否升至40 ℃以上。首先根据急救基本原则,请求救援,检查呼吸道,维持呼吸、循环功能并迅速将伤病员转移到阴凉通风处休息或静卧,利用现场可能的一切措施尽早降温,如去除衣物,进行体外冷却,可在伤病员头部、腋下和腹股沟放置冰冻矿泉水或凉水擦身。若条件允许,应使用冰袋放置于颈部、腋下、腹股沟,持续以风扇吹拂,并以冷水(25~30 ℃)喷洒身体。同时轻柔按摩伤病员皮肤,避免体外冷却引起表皮血管收缩。清醒者可口服凉盐水、清凉含盐饮料。意识不清醒的伤病员予侧卧以避免呕吐物误吸。有条件时给予氧气,维持动脉氧浓度大于90%,周围循环衰竭者静脉注射生理盐水、葡萄糖溶液等液体,纠正脱水或休克,然后迅速后送至医院进行后续治疗,转送途中须继续降温,并注意车厢内是否空气流通及有无适宜的冷气。

2. 降温方法　当伤病员转移至医院内,应尽可能采取更有效的物理降温方法将体温降至38.5 ℃以下。物理降温包括体表降温法和体内降温法。体表降温法包括传统物理降温措施,包括冰敷、冰毯、皮肤擦浴蒸发、冷水浸浴等。

（1）冰敷降温　冰敷降温是指使用冰袋冷敷头部、颈部、腋窝、腹股沟等处大血管,通过热传导不断带走体内热量,是临床上常用的一种便捷、简单的降温方法,主要用于现场/初始降温。由于冰袋接触面积较小,带走热量有限,降温效率最低,降温速率约 0.027 ℃/min。Keilblock 等研究发现,即便全身使用冰袋降温,其降温速率也仅为 0.028 ℃/min,将中暑伤病员的体温从 42.2 ℃ 降至 38.9 ℃ 需要至少 110 min。

（2）冷水或冰水浸浴降温　冷水或冰水浸浴降温是将伤病员躯体浸入冷水或者冰水中传导散热降温。该法降温迅速,降温速率 0.11~0.35 ℃/min（水温 0~20 ℃）,是目前公认的最有效降温办法,冷水浸浴为热射病降温方法的金标准。美国运动员训练联盟和美国体育大学医疗协会提倡对热射病运动员进行冰水浸浴。Costrini 等通过对 27 例热射病伤病员实施浸浴降温治疗时,发现浸浴降温使伤病员体温降至 39 ℃ 平均用时 19.2 min,降温的速率为 0.15 ℃/s;Hart GR 等通过对 28 例热射病伤病员进行冰水浸浴降温治疗 45 min,所有伤病员体温都控制在 38 ℃ 以下。Costrini 等使用冰水浸浴降温同时配合按摩,成功救治海军陆战队热射病士兵（直肠温度 41.1~43.1 ℃,降温速率为 0.15 ℃/min）,且没有出现死亡及其他并发症。McDermott BP 等通过 Meta 分析也得出结论,认为冰水、冷水浸浴是目前热射病伤病员降温的最有效方法,其降温速度最快,没有明显副作用。早前有学者反对对热射病伤病员进行冰水浸浴降温,他们认为冰水浸浴会导致寒战,骨骼肌产热增加,同时冰水浸浴时会使外周血管收缩,血流减慢,散热减慢,最终导致体温不降反而升高。但也有人认为正常人在冷水中较容易发生寒战,而热射病伤病员在冷水中发生寒战情况较少见。目前为止,对于浸浴降温的水温未达成统一共识,最理想的水温也一直处于探讨之中。Clements 等对健康志愿者进行浸浴降温试验,发现冰水（5.2 ℃）与温水（14 ℃）浸浴降温速率均显著快于被动暴露于空气（29 ℃）的降温速率,但不同水温之间降温速率无明显差异;而 Proulx 等通过对比不同水温对志愿者降温速率影响,水温及降温速率分别为:2 ℃→0.35 ℃/min,8 ℃→0.19 ℃/min,14 ℃→0.15 ℃/min,20 ℃→0.19 ℃/min,2 ℃ 水浸浴降温速率明显高于对照组,且很少引发寒战等并发症。因多数医院中并无浸浴降温设施,且对于意识障碍的热射病伤病员,全身众多管路也限制了浸浴降温的应用。

（3）蒸发降温　在热射病时,采用蒸发降温也是一种较好的选择,其简单易行,但降温速率差别较大,为 0.027~0.34 ℃/min,配合通风装置时则效果明显。在热射病病情紧急时有时候很难找到冷水浸泡,而蒸发散热更为快捷可行,可将 15 ℃ 左右的冷水均匀洒在中暑伤病员身体上,并使用大功率风扇进行吹风,其降温速率可达 0.31 ℃/min。

在实施物理降温的过程中还应当重视头部的降温,头面部表面血管丰富,血流量占全身的 20%,且其血管不会受冷而收缩,大血管通过颈部两侧,如头颈部保持较低温度,可散发相当部分的体热（20%~30%）,对大脑和位于颈部的下丘脑体温调节中枢、甲状腺保持正常功能、降低机体代谢都有良好作用。物理降温若应用得当,可在 30~60 min 内使体温从 40 ℃ 以上降至 38 ℃ 以下。

（4）体内降温法　亦称中心降温法或侵入性降温技术,主要包括经静脉冰盐水输液、冰盐水胃灌洗、冰水腹腔灌洗及血管内降温法等。静脉冰盐水或平衡盐液输液易结合体表降温措施,适宜于初始降温及转运途中,不被作为低温维持方法,禁用于暴发性肺水肿和血容量过多者。对于心肺复苏伤病员的亚低温治疗研究发现,30 ml/kg 4 ℃ 林格液 30 min 输注后体温降低 1.7 ℃,40 ml/kg 4 ℃ 林格液 30 min 输注后体温降低 2.5 ℃。Hsiao 等对中暑大鼠在颈内静脉立即输注 4 ℃ 和 36 ℃ 的生理盐水,发现 4 ℃ 组生存时间（226~268 min）明显长于 36 ℃ 组（21~25 min）（$P<0.05$）,且 36 ℃ 的生理盐水静脉输液组大鼠大脑损害更为严重。

冰盐水胃灌洗操作较为简单,其降温速率（0.06~0.015 ℃/min）快于单纯地暴露于室温降温速率,但 White 和 Syverud 研究发现其降温速率并不比蒸发降温的速率快。与冰盐水胃灌洗/灌肠相比,采用冰盐水腹腔灌洗需操作人员经过专业培训,同时还需要预备大量的腹腔灌洗盐水,具体实施起来具有一定难度,且 White 等研究发现其降温速率（0.17 ℃/min）与蒸发散热相比并没有明显差异。

（5）药物治疗辅助降温　目前仍普遍使用的是氯丙嗪,一次剂量 25~50 mg,肌内注射、静脉注射或滴入都可,在野外也可口服;如体温不降,隔 2 h 可重复给药。因氯丙嗪的降温原理主要是抑制下丘脑体温调节中枢,解除机体的保温作用,扩张周围血管和松弛肌肉,防止肌肉震颤,使细胞氧耗量降低,对抗组胺具有预防休克的作用,所以氯丙嗪在环境温度低时可以促进机体散热,使机体温度迅速降低,但当环境温度高时其效果则刚好相反,故使用氯丙嗪时,一定要配合物理降温,物理降温的好坏将直接影响到氯丙嗪的效果。如果降温效果不佳可加用异丙嗪 25～50 mg 或采取冬眠疗法,采用氯丙嗪、异丙嗪各 25 mg,哌替啶 100 mg 溶于 10%～25% 葡萄糖溶液 50 ml 中注射泵持续泵入,使体温维持在 35～37 ℃。在用药过程中必须严密监测血压变化,冬眠合剂虽然降温效果明显,但往往引起血压下降,可危及伤病员生命。如收缩压低于 12 kPa(90 mmHg),可以考虑停药,或与升压药物一起滴注,也可改用激素辅助降温,既能改善机体反应性,又有助于降温,对轻度脑水肿有脱水作用;如氢化可的松 100～200 mg,加入 5% 葡萄糖溶液 250～500 ml 静脉滴注,1～2 h 内滴完,体温升高可重复使用。使用冬眠疗法时应谨防窒息,需及时清除呼吸道分泌物,对于昏迷的伤病员为了更好地改善呼吸道通气,可以考虑早期行气管插管。

降温时若物理降温与药物降温配合使用得当,可以使高体温迅速下降,避免伤病员死于高热,或因高热而引起的永久性的后遗症。在降温过程中,当机体体温降至 38.5 ℃ 时,应当逐步减少或撤出降温的措施,以免伤病员体温过度降低而造成危害。体温下降一段时间后可能还会回升,且 2～5 d 内体温仍处于不稳定状态,因此,必须密切监测伤病员体温,及时采取必要的降温措施,否则影响预后。

(二)器官功能支持治疗

热射病伤病员经历高温打击后,全身各器官均可出现不同程度的损伤。并且热射病一旦发生,就会启动全身性炎性反应、凝血紊乱,加重器官功能损害。如起病 2 h 内没有得到迅速降温,将不可避免发生多器官功能障碍综合征,严重时危及生命。故治疗的另一关键在于内脏器官功能支持治疗。

1. 稳定循环、抗休克 对于高温高湿环境长时间高强度军事作业的热射病伤病员,其早期致命的因素常是循环衰竭。因此维持循环稳定和心血管功能极为重要。起病后须严密监测并记录伤病员生命体征(体温、心率、血压、呼吸、脉搏、瞳孔、血氧饱和度、尿量等),迅速开通静脉通路,保证液体快速有效地输入。有条件时可在中心静脉压指导下进行补充血容量,同时补充水、电解质,纠正酸碱平衡失调,合理使用升压药物。劳力型热射病伤病员因机体大量出汗可能致重度脱水从而影响循环稳定,同时因针对横纹肌溶解亦需水化、碱化尿液,故应尽快补充液体,首选氯化钠注射液或平衡盐注射液,在此过程中应严密监测伤病员心肺功能,以免引起肺水肿及心力衰竭。合理且有效地补液不仅可以纠正低血容量性休克,改善全身血流动力学,保证体内各重要内脏器官的血供,防止内脏器官功能损害,并且有利于物理降温。早期可使用纳洛酮持续经静脉泵入,其作为吗啡受体拮抗剂,能够使低血容量休克伤病员的血压回升,增加心排血量,加强心脏收缩功能,有效地改善血液循环状态。对有酸中毒合并肝损害、右心衰竭伤病员可首先予以 5% 碳酸氢钠溶液 250 ml 快速静脉滴入;有缺钾表现或血钾低于 3.5 mmol/L 者,可口服或静脉补钾,补钾速度宜慢,尿量<30 ml/h 者补钾时需密切评估。充分补液后伤病员血压和心率仍不上升,给予小剂量多巴胺及多巴酚丁胺静脉泵入,不仅可维持血压,还可以改善肾血供;去甲肾上腺素最好在伤病员体温已下降时小剂量使用,以免阻碍机体散热,同时也不能改善心排血量,并可能引起肝及肾的缺血。

2. 维持呼吸道通畅,预防 ARDS 对于热射病轻症伤病员需注意保持呼吸道通畅,可通过低流量面罩吸氧改善机体氧供;重症伤病员可能合并呼吸功能衰竭,此时采用普通的给氧措施不能有效缓解伤病员的低氧血症,必要时应及时给予机械通气,改善机体缺氧状态,预防并阻止 ARDS 的发生。

3. 积极治疗脑水肿,促进神经功能恢复 脑损害表现是热射病早期最主要的临床特征,伤病员可有不同程度的脑损害表现。抽搐常见,可给予苯二氮䓬类药物如安定 5～10 mg 间断静脉注射,期间需密切观察警惕呼吸抑制。对于合并严重热痉挛者,在补足液体的基础上,补充钙、钾,纠正电解质紊乱。对于极度躁动、烦躁不安者,可予以安定静脉注射。

意识障碍的缓解速度对判断病情有重大意义。如伤病员接受及时有效的降温治疗,伴随中心体温的恢复,意识障碍程度会逐渐减轻,多数伤病员会在起病后 24 h 内意识恢复。意识障碍的早期恢复代表脑功能早期恢复,也是一个预后良好的标志。如意识障碍延迟恢复,通常代表机体已遭受较长时间的热打击,预示后续可能发生严重的多内脏器官损害。如降温治疗后意识障碍仍持续加重,提示机体可能已出现严重的器质性脑损害,如弥漫性脑水肿。

热射病可导致脑水肿、出血和梗死,应早期予以头颅 CT 或 MRI 检查以准确评判热射病伤病员脑损害程度,并且对于针对 DIC 或高凝状态的治疗策略调整以及判断预后均有重要意义,亦可帮助鉴别诊断其他可引起高热、意识障碍的疾病。脑水肿相对较为多见,对此应在有效补充血容量的基础,应用甘露醇或呋塞米。对于合并明显肾功能损伤者可使用甘油果糖,并可加用小剂量地塞米松,减轻脑水肿和全身性炎性反应的同时,亦利于降低体温。

4. 防治 DIC　重症中暑时,DIC 是导致病情加重和致死的重要因素,早期防治 DIC 是降低病死率的重要措施之一。治疗原发病是 DIC 治疗的基础,迅速降低体温、快速补液等病因治疗对阻断或延缓 DIC 的发生有重要作用。早期必须密切监测凝血指标,发现异常即开始治疗。早期 DIC 的本质是血管内高凝状态,微血栓形成,晚期因凝血因子和血小板大量消耗而致出血,一旦发现 DIC 倾向,应尽早应用抗凝和替代治疗。普通肝素持续静脉滴注或泵入是主要抗凝治疗手段,常用剂量为 50 ～ 200 mg/d,但不同病情热射病伤病员所需剂量差别较大,需每 4 ～ 6 h 根据凝血指标监测结果及时调整剂量。低分子肝素较普通肝素相比导致血小板减少、生物利用度好,但存在半衰期长之缺陷,故应谨慎应用。抗凝治疗同时应充分补充凝血底物,如新鲜冰冻血浆、冻干纤维蛋白原、凝血酶原复合物以及血小板悬液等。

5. 持续性肾替代治疗　持续性肾替代治疗(continuous renal replacement therapy,CRRT)可以直接降低伤病员体温,维持血钾、血钠、血氯、血钙平衡,纠正酸中毒,防止横纹肌溶解,避免肾小管堵塞引起肾功能不全,并通过缓慢的超滤脱水有效降低组织水肿,包括脑水肿和肺间质水肿,而且能够清除炎症介质和内毒素对全身重要器官的继续损害。一旦热射病伤病员发生高钾血症、肾功能恶化、横纹肌溶解等并发症并有可能发展至 MODS 时,宜尽早行 CRRT 治疗,直至病情有明显改善。

CRRT 治疗时需选择高生物相容性的高通量滤器,并根据病情严重程度采取相应的高容量 CRRT 模式及设定参数。常用 CRRT 模式有连续性静-静脉血液滤过(continuous veno-venous hemofiltration)、连续性静-静脉血液透析滤过(continuous veno-venous hemodialysis filtration,CVVHDF)、连续性高容量血液滤过(high volume hemofiltration,HVHF)、连续性血浆滤过吸附(continuous plasma filtration adsorption,CPFA)。对于 CVVH 和 CVVHDF 模式,置换液既可以从血滤器前的动脉管路输入(前稀释法),也可从血滤器后的静脉管路输入(后稀释法)。前置换模式置换量宜达到 45 ml/(h·kg)。后置换模式置换量宜达到 35 ml/(h·kg)。置换液碱基常用碳酸氢盐或乳酸盐,但合并休克或严重酸中毒、肝功能障碍者不宜用乳酸盐。抗凝药物可选择普通肝素、低分子肝素,剂量依据伤病员的凝血状态个体化调整,也可采用局部枸橼酸抗凝。存在严重出血征象时可采用无抗凝剂方案,治疗前给予 40 mg/L 的肝素生理盐水预冲滤器,保留灌注 20 min 后再给予生理盐水 500 ml 冲洗;血液净化治疗过程中每 30～60 min 给予 100～200 ml 生理盐水冲洗管路和滤器。临时导管首选右侧颈内静脉插管,左侧颈内静脉及股静脉备选。在 B 型超声波检查仪引导下置管可提高成功率和安全性。热射病伤病员常因 DIC 有高出血风险,锁骨下静脉穿刺应为禁忌。

6. 预防应激性溃疡,保护肝功能　热射病伤病员应尽早行肠内营养支持治疗,有利于缓解肠道功能障碍,同时能增加肝血供,有益于肝功能的改善。疑有应激性溃疡者可加用质子泵抑制剂,抑制胃酸分泌,保护胃黏膜;呕吐咖啡样物者,可予以冰盐水灌胃,每次 100 ml,3～4 h 一次。肝酶持续升高时早期加用保肝药,如多烯磷脂酰胆碱、精氨酸、大剂量 B 族维生素和维生素 C、葡萄糖等。发生肝衰竭时,宜尽早给予人工肝支持治疗。

7. 预防控制感染　热射病发生时机体处于低灌注、缺血缺氧状态,肠屏障受损、通透性增加,肠内微生物和毒素移位,肠内细菌成为自身感染的重要来源,进入门体循环激发系列连锁反应导致多器官功能衰竭。此外,伤病员神经功能恢复慢、长期卧床、主动排痰少、进食后胃肠反流常见,均可致肺部感染。早期足量使用广谱抗生素是预防器官感染的积极手段,同时需及时留取气道分泌物、血液、尿液、粪便标本,进行细菌培养及药敏试验,指导后期合理选择抗生素。

（三）康复期治疗

部分热射病幸存者会遗留永久性中枢神经系统损害,如小脑萎缩、脑桥脱髓鞘改变、多发神经根炎,以及不同程度的运动、智力、情感障碍。对于神经系统后遗症,目前临床上尚无有效的治疗手段,可给予胞磷胆碱(胞二磷胆碱)等神经营养药物促进脑功能的恢复,如病情允许应尽早行康复训练。

（刘云松 苏 磊）

第七节 高温高湿环境热损伤的预防

绝大多数情况下的中暑是可以预防的。对中暑的高危人群给予特别的关注,对在高温高湿环境下进行高强度训练任务的部队采取积极的防暑措施,做好中暑的急救准备,可以最大限度地降低部队训练中中暑的发生率、致残率和病死率,对提高部队在高温高湿环境下的战斗力具有重要的意义。

一、筛查热损伤危险因素

部队在高温高湿环境下热损伤的发生是人、环境和训练这 3 种因素相互作用的结果。识别热损伤的高危因素并针对性采取相应的预防控制措施,可以预防热损伤的发生,控制损伤严重程度,降低病死率。

热损伤的高危险因素可从个人、环境和训练任务 3 个方面进行评估。

（一）个人因素

1. 健康状况 参训人员自身存在各种急性或者慢性疾病,导致热调节功能降低,对热的耐受力下降;或者因脱水或皮肤广泛瘢痕,使得通过皮肤发汗散热功能下降,导致热潴留。高龄人员心肺功能储备下降,也会使散热能力下降。

2. 休息因素 睡眠不足,或者长时间、大强度训练也易使热适应能力降低。

3. 药物因素 某些药物可阻止散热从而诱发和加重热损伤。如抗组胺剂、抗胆碱能药可通过降低运动时汗液的产生;钙通道阻滞剂改变皮肤血流量;α 肾上腺素能或钙通道阻断剂可降低心脏收缩力;安非他明,大剂量水杨酸盐可增加产热和(或)升高下丘脑体温调定点。

4. 其他 ①肥胖和超重人员发生热损伤的危险较高;②既往有热损伤病史的人员再次发生热损伤的危险性较高;③参加训练的新兵,或者初次参加训练者。

（二）环境因素

1. 高温 户外或者温度较高的环境,温度>32 ℃或者感觉到热。

2. 高湿 潮湿的环境,相对湿度>85%或者全身皮肤湿透。缺乏空调、风扇等降温设备或者在密闭的空气不流通的环境中,如帐篷、山谷、船舱等密闭环境中。

3. 热辐射 常见于夏季在太阳底下进行军事训练,或者身边有产热的设备,例如坦克的发动机。

4. 气流 空气不流通,或者有热风吹过来。

（三）训练因素

1. 训练负荷 高负荷训练包括全副武装 5 km 或者 10 km 越野等。

2. 训练强度 不间歇的短跑或者冲刺,紧张的搬运货物或操作武器。

3. 着装 一些特殊的行业需要身着厚重的、不透气工作服,或者部队里作训服、防化服等着装都会阻碍热量的散失,导致中暑。

二、建立高温高湿环境下热损伤事件的预测、预警机制

各级卫生行政部门应建立高温高湿环境下热损伤事件的预测、预警机制,加强对高温高湿环境下热损伤事件的监测和报告。开展高温、高湿环境下热损伤事件的预测分析,结合高温、高湿气象条件,热损伤事件的发生情况及其发展趋势,确定预警发布的级别,经报本级部队主管部门同意后发布。

湿球温度指数是一个包含温度、湿度和热辐射的综合指数,可以很好地反应环境的热应激状况,能为高温预警的建立提供参考。

三、针对性的预防措施

(一)建立三级预防措施

1. 一级预防　识别热损伤高危个体,根据环境热应激强度,调整训练任务,积极采取防暑措施,做好急救准备。

2. 二级预防　识别和及时处理先兆中暑,提供饮水、休息和降温条件。

3. 三级预防　积极救治热损伤伤病员,减轻热损伤程度,避免热损伤进一步发展。

(二)加强官兵的防暑教育

加强医务人员和官兵中暑急救知识的培训,通过培训和散发热损伤预防手册,使所有在热环境下的参训人员都了解热损伤的基本知识、预防措施。注意个人防护及个人卫生,以达到有效保护自己的目的。

(三)通过锻炼增强热习服

热习服是机体对环境热刺激的保护性生理反应。热习服在热刺激的反复作用下逐步建立。对热适应性的建立不仅限于生理功能方面,在器官结构方面也有特点,这种适应性具有遗传性。热习服可以通过在人工或者自然的高温环境中长期锻炼来建立。通常每次锻炼的时间可以在 50 min 至 2 h 为宜,一般完成热习服所需要的平均时间为 2 周左右,约有 15% 的人则需要更长时间,甚至需要数月或者数年之久。锻炼的强度本着循序渐进的原则,活动量由轻到重,热负荷由弱到强。

(四)保证有效睡眠时间,改善训练人员居住环境

降低室内温度,注意室内通风。夏天日长夜短,气温高,人体新陈代谢旺盛,消耗也大,容易感到疲劳。充足的睡眠,可使大脑和全身各系统都得到放松,既有利于作战训练,也是预防中暑的措施。

(五)补充水盐,预防脱水

水仍是中暑者最佳的饮料,养成良好的饮水习惯,不要等口渴了才喝水,因为口渴表示身体已经缺水。每天 1.5～2 L 水,应分多次慢慢饮用,出汗较多时,可适当补充一些盐水,弥补人体因出汗而失去的盐分。通常最佳饮水时间是晨起后、上午 10 时、下午 3～4 时、晚上就寝前,分别饮 1～2 杯白开水或含盐饮料(水 2～5 L 加盐 20 g)。此外,多吃蔬菜和水果,它们含丰富的水分及均衡的盐类。在高温环境中停留时应饮用含钾、镁、钙的防暑饮料。夏季人体容易感到倦怠疲乏,喝茶可以消暑解乏。不论是否进行大量体力活动都应增加液体摄入,而不要口渴时再饮水,高温训练前或大量出汗时,饮用温盐开水(1～2 L 水加 6～8 g 氯化钠)或运动型饮料,不可饮用含乙醇或大量碳酸的饮料,这些饮料会使体液丢失更明显。

(六)增强营养

营养膳食应是高热量、高蛋白、高维生素(维生素 A、维生素 B_1、维生素 B_2 和维生素 C)。平时可多饮用番茄汤、绿豆汤、豆浆、酸梅汤等,有利于增强机体抵抗力。

(七)药品预防

在高温环境或炎热季节训练等作业时,应随身携带防暑药物,如藿香正气水、十滴水、人丹、清凉

油、无极丹、塑胶冰袋、口服补液盐等,其可以有效预防中暑。一旦出现中暑症状就可服用所带药品缓解病情。

(八)针对性预防的具体方法

针对性预防的具体方法包括:①尽量减少服用影响机体热调节功能的药物。②在热暴露前进行规律的有氧训练。③训练前通过饮水保持机体水合状况,在训练的过程中及时补充水、盐。④对高危个体可停止训练或者降低训练强度;对高危个体给予特别医疗关注,及时发现高危个体的早期中暑征象,及时终止训练,并采取降温、补液等早期救治方法。⑤对新兵的训练可以采取循序渐进的方法,使其逐渐适应训练强度,增强热耐受能力。⑥根据环境选择合适的训练时间和场地。如在炎热的夏季可避开一天中的高温时段,尽量将训练任务安排在较凉爽的早晨和傍晚;训练的场地可以选择通风阴凉的地方。⑦根据热损伤危险因素,调整训练任务。如在炎热潮湿的环境下缩短训练时间,降低训练强度,或者从事简单的训练。⑧训练的过程中尽量着宽松透气的衣服。

(徐秋林 苏 磊)

第八节 高温高湿环境下热损伤伤病员的护理

随着目前国际形势与南方战区尤其是南海局势的动荡变化,我军军事战略的重点已转向南方战区。因此,针对南方战区高温高湿环境热损伤的救治与护理成为我军医疗护理工作的重点。南方战区特别是广东、东南沿海及南海诸岛,具有典型的热带气候特征——热期长、气温高、日辐射强、雨水多、湿度大。在这一特殊环境下,细菌种类多、数量大、繁殖快,创伤伤口污染重、感染率高,致使机体损伤程度重、病理转归过程长。高热高湿、创伤均可使机体氧代谢发生明显的病理性改变,尤其两者结合应激因素对机体的影响大于单因素应激,湿热应激往往超过创伤应激。高温高湿环境下导致机体出现热损伤即中暑的发生。

中暑的特征为中心体温过高伴随着系统炎性反应导致多器官功能障碍,伤病员中心体温可超过40 ℃,导致机体主要器官如心、肝、肺、肾、肠、血管和骨骼肌等发生一系列损伤。国外的流行病学调查显示,中暑的平均病死率为10%~15%,一旦发展为重症中暑合并MODS,则病死率可达40%以上,即使存活也有30%以上遗留有长期的神经系统等各类后遗症。在城市中,各种高大建筑物影响空气流通,夏季空调的大面积使用,街道的狭窄及逐渐增多的车辆,各种仪器设备的使用,城市绿化面积的减少等原因,形成热岛效应,增加城市的气温,以及全球二氧化碳排放的增多,形成温室效应,气温呈升高的趋势,这些原因均导致了中暑现象的增多。中暑是一种威胁生命的急诊病,若不给予迅速有力的治疗,可引起抽搐和死亡,永久性脑损害或肾功能衰竭。核心体温达41 ℃是预后严重的体征,老年,衰弱和乙醇中毒可严重影响预后。2010年7月,"中暑"被列入了国家法定职业病目录。

中暑的发生是综合因素产生的,一般分两种情况。一种是高温、高辐射,也就是俗称的干热,强烈的太阳照射和较高的温度导致人体水分大量散失,若水分得不到及时补充就非常容易中暑。另一种是高温、高湿度,即夏季常见的湿热天,人体不能正常排汗,皮肤血流量和心排血量大大增加,心力衰竭发生率和心脏病死亡率也会增加。

除却环境因素外,伤病员自身的因素亦增加了发生中暑的概率。如从事体力劳动和体育运动致产热增加,以及患有发热、甲状腺功能亢进等代谢增加的疾病;热适应差,如营养不良、年老体弱、孕产妇、过度疲劳、缺乏体育锻炼、睡眠不足、饮酒、饥饿以及突然进入热区和高温环境;散热障碍,如过度肥胖、穿紧身和透气性差的衣裤、先天性汗腺缺乏症、硬皮病、痱子、大面积烧伤伤病员遗留的瘢痕;另外,在使用抗胆碱药物、抗组胺药物、抗抑郁药物、β肾上腺素能受体阻滞剂、利尿剂、酚噻嗪类等药物治疗期间,以及患有脱水、休克、心力衰竭等疾病的伤病员,也是导致中暑的不可忽视因素。

所以当人们在夏季长时间受到强烈阳光的照射,或停留在闷热潮湿的环境中,以及在炎热的天气里长途行走过度疲劳等情况下,均容易导致中暑的发生。

针对机体在高温高湿环境中产生中暑甚至是重症中暑的特殊情况,需要的护理要点与其他疾病有所区别。

一、及早采取迅速有效的降温措施

(一)迅速撤离引起中暑的高温环境
选择阴凉通风的地方休息,平卧,头部抬高,松解衣扣。

(二)补充水分
多饮用一些含盐分的清凉饮料、茶水、绿豆汤等,以起到既降温又补充血容量的作用。

(三)散热
可采用电风扇吹风等散热方法,但不能直接对着伤病员吹风,防止又造成感冒。

(四)物理降温
1. **冰袋冷敷**　把小冰块置于塑料袋中(半袋为宜),密封后套上布袋放在伤病员的前额、颈部、腋下、腹股沟等部位。

2. **冷毛巾湿敷**　毛巾浸入冷水中,敷于额头等部位,毛巾要经常更换,每次持续 15~20 min。

3. **乙醇擦浴**　将 25%~35% 的乙醇 100~200 ml 置于碗内,用小毛巾蘸湿拧至半干,以离心的方向边擦边按摩,自颈部、两上肢外侧擦至两下肢内外侧,每侧 3 min。如果在擦浴过程中伤病员出现面色苍白、寒战、脉搏和呼吸不正常时应立刻停止。高热寒战、身体虚弱、对冷敏感的人不宜采用乙醇擦浴降温法。胸前、后颈、腹部也不宜用乙醇擦浴。在物理降温后,应密切观察伤病员的体温变化情况,酌情每 0.5 h 或 1 h 测量体温 1 次,做好记录。

4. **冰水浸泡降温**　也可将伤病员直接浸泡冰水之中降温,救助者始终保持伤病员头部露出水面,以防伤病员溺水。

上述降温处理时间不宜过长,只要伤病员体温下降并清醒过来即可。降温过程中应避免皮肤很快冷却引起皮下血管收缩,妨碍体内热量散发,救助者还应不时按摩伤病员的四肢及躯干,防止周围血管收缩及血液瘀滞,并可促进血液循环,加速散热,防止冷伤。严密观察末梢循环状况、毛细血管充盈情况,对于合并有周围循环衰竭和 DIC 的高热伤病员,注意肢体末端保温。按摩至皮肤发红,促使循环血液将体内热量带到体表散出。必要时行 CRRT 降温治疗。

(五)经救治清醒后伤病员的处理
必须在凉爽通风处充分安静休息,并饮用大量糖盐水以补充体液损失。此时体内的抗中暑功能处于疲劳状态,若再重回炎热的环境或参加体力活动,则后果将比上次中暑更加严重。

(六)入院后的伤病员的处理
入院后立即将伤病员置于空调房间,设专人护理。室内温度控制在 20~25 ℃,相对湿度为40%~60%,辅以电风扇,有助于对流散热。将伤病员衣服脱去,用大毛巾遮挡腹部及会阴部,床上铺大单包裹整个床垫,铺垫一次性尿垫,以免大小便失禁及擦浴降温过程中污染被褥。密切监察其体温变化,每 15~30 min 测 1 次肛温。

二、循环系统的观察与护理

中暑伤病员由于大量出汗和摄入水分不足使心脏前负荷下降,心排血量降低,输送至皮肤血管的血流量减少,高温高湿影响机体散热,护理要点如下。

（一）监护

行床旁心电监护,严密监测伤病员心率及心律、呼吸、血压以及中心静脉压的变化,并详细做好护理记录。

（二）迅速建立静脉通路

应迅速建立2条静脉通路,最好其中1条为中心静脉,中心静脉压低者给予快速补液,血压低者予去甲肾上腺素、多巴胺等维持血压,并密切监测伤病员意识、尿量、末梢循环及血流动力学变化,及早纠正休克。

（三）维持机体电解质平衡

纠正内环境紊乱,根据血流动力学变化和尿量情况调节输液量及补液速度,防止心力衰竭等并发症的发生。

三、呼吸系统的观察与护理

机体在湿热、创伤或复合条件下,体温的变化、热损伤以及创伤应激可使交感肾上腺系统和下丘脑-垂体-肾上腺轴的激活,儿茶酚胺、肾上腺皮质激素分泌增加,交感神经兴奋,心率、呼吸加快,机体循环和呼吸系统处于高度紧张状态,对氧和能量的需求量成倍增加,这是伤后为修复机体及抗感染而提高代谢率的一种正常反应。另外应激状态下,胰高血糖素分泌增加,使心肌耗氧量也大增。如果氧供不能同步增加,机体可进一步通过提高心率、加快呼吸频率、加深呼吸运动来代偿,同时通过血管紧张素Ⅱ调节减少非重要器官的血流以确保重要器官的血供和氧供,这都加重了机体氧的消耗。因此在护理上要加强氧疗。

（一）保持呼吸道通畅

去枕平卧位,头偏向一侧,迅速清除口腔及呼吸道分泌物,保持呼吸道通畅,防止窒息。加强气道管理,注意应用体位引流、叩背等物理疗法促进排痰,及时清除口、鼻及气道分泌物。伤病员由于高热体液丢失,呼吸道干燥,应注意气道湿化,防止痰痂形成,保证通气效果,预防肺部感染。

（二）加强氧疗

1. 鼻导管或鼻塞 最常用,具有简单、价廉、方便、舒适等特点。实验证明:鼻咽部给氧效果并不比鼻前庭好,而且有刺激性,容易堵塞鼻腔。鼻导管用前要检查是否通畅,每8~12 h换1次,双侧鼻导管比单侧方便、舒适,吸氧效果相似。

2. Venturi面罩 根据Venturi原理制成,即氧气经狭窄的孔道进入面罩时,使喷射气流的周围产生负压,携带一定量的空气从开放的边缝流入面罩。因孔道有一定口径,以致空气与氧混合后可保持固定比例。常用的氧浓度有24%、26%、28%、30%、35%和40%等。因高流速气体不断冲洗面罩,故基本上无重复呼吸,戴之比较舒适,可使FiO_2达40%以上。

3. 呼吸机辅助呼吸 当伤病员合并呼吸衰竭时应尽快给予气管插管、呼吸机辅助呼吸,并密切监测血气分析的结果,随时调整呼吸机模式及参数,尽早拔除气管插管。

4. 体外膜肺氧合 体外膜肺氧合(extracorporeal membrane oxygenation,ECMO)是体外循环技术范围的扩大和延伸,是一种将静脉血从体内引流到体外,再经氧合器(人工肺)氧合后由驱动泵(人工心)将血液泵入体内的中短期心肺支持技术。ECMO可对需要外来辅助氧的呼吸和(或)循环功能不全的垂危伤病员进行有效的呼吸循环支持。

5. 腔静脉内氧合器 腔静脉内氧合器(intravascular membrane oxygenator,IVOX)是一种置入人体腔静脉的人工肺,能够为患者提供肺外气体交换,其为设备较复杂、技术要求高、并发症较多的有创伤性氧疗技术。近年来多应用于新生儿、早产儿的某些可逆性严重肺疾病,如新生儿持续肺高压、肺透明膜疾病等。

四、神经系统的观察与护理

给予脑电图及脑 CT 检查,了解脑部的病变状况,更好地采取保护措施。仔细观察伤病员的意识状态、精神状态、语言表达、面部表情,同时每小时观察伤病员的瞳孔及对光反射等变化。根据伤病员有无头痛、视物障碍、恶心、呕吐等症状估计颅内高压的程度,必要时行腰椎穿刺以准确掌握颅内压,以便及时对症用药,避免脑水肿的发生。

五、血液系统的观察与护理

防止 DIC 发生,除每天动态监测凝血功能和血小板变化的同时,还应特别注意对各种出血征象的观察和预防。口腔护理应轻柔,避免口腔出血,注意吸痰的时间、压力和深度,避免气道损伤,注意观察各种穿刺口的渗血,动静脉穿刺后注意加强按压时间和力度,避免皮肤黏膜出血。

六、肾功能的观察与护理

(一)肾功能的观察

尽快做好留置导尿,留取尿标本并及时送检,准确记录 24 h 出入量,尤其是尿量、颜色、比重的改变,如尿量低于 30 ml/ h 且比重大于 1.025 以上,说明肾血流量减少,血容量不足,要及时补足液体量。细心观察尿色变化,每次倒尿与前一次标本进行尿色对比。当发现尿色变深,提示横纹肌溶解发生。一旦出现蛋白尿,尿素氮、肌酐升高,及时进行处理。碱化尿液、应用激素,加大输液量,可有效纠正水、电解质、酸碱平衡紊乱。对于早期肾功能衰竭或高血钾尽早进行床边血液透析,使肾功能损害降低到最低限度。

(二)血液透析治疗的护理

1. 导管固定　深静脉导管用缝线固定,针眼处覆盖无菌纱布,胶布妥善固定,防止导管滑脱、污染、漏血等。采取合适的体位,股静脉置管伤病员,插管侧下肢尽量保持伸直并外展 30°,防止导管受压、扭曲而使血流量降低,翻身时注意保护管路,减少不必要的体位变动,烦躁伤病员给予适当约束。

2. 维持导管通畅　持续性肾替代治疗(continuous renal replacement therapy,CRRT)开始前将导管内上次封管的肝素液抽出弃去,确定伤病员导管内血流通畅、无血栓;根据伤病员的凝血功能调整抗凝剂浓度。CRRT 结束后导管采用脉冲式冲管和正压封管技术,肝素封管液浓度为 50 U/ ml,静脉通路暂时不用时每 24 h 行封管 1 次。

3. 参数监护　CRRT 运行期间监测各参数。每小时记录动脉压、静脉压、废液压、滤器压、跨膜压,记录置换液量、废液量、实际脱水量及各动力泵运转情况。注意运行中有无凝血、漏血、血路不畅,并排除报警故障。统计每小时出入总量,确保容量平衡。

七、消化系统的观察与护理

热应激下肠道血管通透性增加,肠道内毒素和细菌易进入血液,肠道可成为炎症的动力器官,护理上应注意观察伤病员消化道症状及腹部体征变化,严密观察伤病员意识状态,结合复查肝功能、白细胞计数、血清胆红素及腹部 B 型超声波等一系列检查,尽早通便及给予肠内营养。

八、营 养 支 持

高温高湿下热损伤早期,胃肠蠕动减弱,消化液生成和分泌减少从而影响消化吸收。高热也可使分解代谢增加,蛋白质、糖类、脂肪和维生素等物质大量消耗,并能使水分和电解质大量丢失。因此,应根据病情指导伤病员饮食,给予易消化、蛋白质丰富、维生素充足的流质或半流质食物,指导伤病员饮含糖盐水,鼓励多饮水以补充丢失的水分和电解质。多饮水还有利于毒素的排泄,也可使体温的下降加快。如伤病员不能主动进饮食,可考虑经鼻胃管或鼻空肠管给予饮食,以充分保证机体能量需求。如伤病员有胃肠道出血等情况不能应用胃肠道营养,可考虑给予肠外营养。但应在恢复胃肠道功能后,尽快给予肠内营养。

九、预防院内感染

尽早收集痰、血、尿等标本做细菌培养和药敏,根据病情及时应用抗生素。使用一次性医疗用品,防止交叉感染。严格处理污染物,加强空气监测,病区定期通风,保持适宜的温度和湿度。每天加强紫外线消毒 1~2 次,物体表面及地面以消毒液擦拭。医护人员接触伤病员时严格洗手消毒。限制探视人数,要求探视者戴口罩,穿隔离衣及鞋套。

十、心理护理

高温高湿热损伤情况下,伤病员因氧耗量增多,可有头痛、头晕、烦躁不安等现象出现,并伴随有紧张、烦恼、焦虑、恐惧的心理反应。因此,医护人员除完成诊治工作外,应做好伤病员的心理护理。要多观察病情,多与伤病员沟通,医护人员的语言和行为将直接影响伤病员的情绪和治疗效果。

(一)建立良好的护患关系

医护应充分应用心理护理技巧,给予伤病员热心关怀与体谅,取得其信任,增强伤病员说出内心感受,认真倾听,给伤病员心理支持、理解与同情。通过亲切的言语和关注的目光,给伤病员以安慰,以稳定其情绪,消除其抵触心理,便于治疗。

(二)尽可能减轻伤病员的痛苦和不良情绪

医务人员在进行治疗和护理操作时,动作一定要准确轻柔,以免增加伤病员痛苦,随时随地与伤病员交谈,消除烧伤伤病员孤独无助、悲观绝望的不良情绪。宣讲优秀的康复病例,让伤病员认识到自身对家人和社会的价值,鼓励伤病员战胜疾病的信心。

(三)加强医护合作

责任护士和主管医生应经常巡视病房,一旦发现伤病员有病情及情绪变化,沟通应及时并采取有效措施。另外,责任护士主动介绍主管医生经验丰富、治疗效果好,树立威信,增加信赖感,解除伤病员的疑虑;主管医生介绍责任医护的护理技术精湛,责任心强,使伤病员认真配合。

(四)丰富伤病员的生活

比如通过读书看报、听音乐、看电视、经常组织伤病员交流和联谊活动等方式使伤病员忘记病情的痛苦和折磨。

(五)借助伤病员的体语了解伤病员的要求

在临床护理中,医护通过观察伤病员的表情、动作、手势等了解伤病员的心理需求及病情变化,协助诊断和治疗。

十一、基础护理

重症中暑伤病员应按高热、昏迷伤病员护理常规进行,做好口腔护理、会阴护理、皮肤护理、导管护理,以预防肺部、泌尿道感染及褥疮(压疮)等并发症的发生。

（一）口腔护理

高热伤病员唾液分泌减少，口腔黏膜干燥，易发生舌炎、牙龈炎等，尤其注意口腔清洁。口腔护理时应用生理盐水浸湿棉球擦洗牙齿及口腔黏膜，止血钳夹紧棉球，一次 1 个，不能过湿以防误吸。此外，双唇可涂擦食用香油或唇膏，防止干裂。

（二）皮肤护理

高热伤病员再降温过程中伴有大汗者，应及时更换衣裤和被褥，注意皮肤清洁卫生和床单舒适平整干燥。定时翻身以防褥疮，必要时应用电动防褥疮气垫床。使用冰水敷擦和冰袋者应随时注意冷敷部位的皮肤情况，严防冷伤。大便失禁者要注意保持局部皮肤清洁干燥。

（三）尿道护理

保持留置导尿管通畅，每天用生理盐水冲洗膀胱 2 次，常规消毒尿道口周围，防止尿路感染。

十二、预防教育

中暑是物理因素性疾病，应以预防为主。具体的预防方法参见本章第七节。

（潘志国　苏　磊）

参考文献

[1] 陆再英, 钟南山. 内科学[M]. 7 版. 北京: 人民卫生出版社, 2008: 959-960.

[2] 苏磊. 重症中暑防治回顾与启示[J]. 解放军医学杂志, 2011, 36(9): 883-885.

[3] 苏磊, 郭振辉, 钱洪津. 重症中暑住院伤病人流行病学调查与分析[J]. 解放军医学杂志, 2006, 31(9): 909-910.

[4] LIPMAN G S, EIFLING K P, ELLIS M A, et al. Wilderness Medical Society practice guidelines for the prevention and treatment of heat-related illness[J]. Wilderness Environ Med, 2014, 25(4): 351-361.

[5] BOUCHAMA A, KNOCHEL J P. Heat stroke[J]. N Engl J Med, 2002, 346(25): 1978-1988.

[6] MEHTA S R, JASWAL D S. Heat stroke[J]. MJAFI, 2003, 59(2): 140-143.

[7] BOUCHAMA A, DEHBI M, CHAVES-CARBALLO E. Cooling and hemodynamic management in heatstroke: practical recommendations[J]. Crit Care, 2007, 11(3): 1-10.

[8] KOVATS R S, HAJAT S. Heat stress and public health: a critical review[J]. Annu Rev Public Health, 2008, 29(1): 41-55.

[9] MCDERMOTT B P, CASA D J, GANIO M S, et al. Acute whole-body cooling for exercise-induced hyperthermia: a systematic review[J]. J Athl Train, 2009, 44(1): 84-93.

[10] LEON L R, HELWIG B G. Heat stroke: role of the systemic inflammatory response[J]. J Appl Physiol, 2010, 109(6): 1980-1988.

[11] LOWE D, EBI K L, FORSBERG B. Heatwave early warning systems and adaptation advice to reduce human health consequences of heatwaves[J]. Int J Environ Res Public Health, 2011, 8(12): 4623-4648.

[12] ATHA W F. Heat-related illness[J]. Emerg Med Clin North Am, 2013, 31(4): 1097-1108.

[13] KNOWLOTN K, ROTKINO-ELLMAN M, KING G, et al. The 2006 California heat wave: impacts on hospitalizations and emergency department visits[J]. Environ Health Perspect, 2009, 17(1): 61-67.

[14] WEXLER R K. Evaluation and treatment of heat-related illnesses[J]. Am Fam Physician, 2002, 65(11): 2307-2314.

[15] DAVIDO A, PATZAK A, DART T, et al. Risk factors for heat related deaths during the august 2003

heat wave in Paris, France, in patients evaluated at the emergency department of the Hopital Europeen Georges Pompidou[J]. Emerg Med J,2006,23(7):515-518.

[16]CARTER R,CHEUVRONT S N,WILLIAMS J O,et al. Epidemiology of hospitalizations and deaths from heat illness in soldiers[J]. Med Sci Sports Exerc,2005,37(8):1338-1344.

[17]YAGI K,KIM S H. Treatment of heat stroke[J]. Nihon Rinsho,2012,70(6):963-968.

[18]CASA D J,MCDERMOTT B P,LEE E C,et al. Cold water Immersion:The Gold Standard for Exertional Heatstroke Treatment[J]. Exercise and Sport Sciences Reviews,2007,35(3):141-149.

[19]CLEMENTS J M,CASA D J,KNIGHT J,et al. Ice-water immersion and cold-water immersion provide similar cooling rates in runners with exercise-induced hyperthermia [J]. J Athl Train,2002,37(2):146-150.

[20]HSIAO S H,CHANG C P,CHIU T H,et al. Resuscitation from experimental heatstroke by brain cooling therapy[J]. Resuscitation,2007,73(73):437-445.

[21]EPSTEIN Y,DRUYAN A,HELED Y. Heat injury prevention:a military perspective [J]. J Strength Cond Res,2012,26(2):S82-S86.

[22]LEE L,FOCK K M,LIM C L,et al. Singapore armed forces medical corps-ministry of health clinical practice guidelines:Management of heat injury[J]. Singapore Med J,2010,51(10):831-834.

[23]GLAZER J L. Management of heatstroke and heat exhaustion[J]. Am Fam Physician,2005,71(11):2133-2140.

[24]Glazer J L. Management of heatstroke and heat exhaustion[J]. Am Fam Physician,2005,71(11):2133-2140.

[25]SPECTOR J T, KRENZ J, RAUSER E,et al. Heat-related illness in Washington State agriculture and forestry sectors[J]. Am J Ind Med,2014,57(8):881-895.

[26]LINDSLEY M, CADORETTE M. Preventing heat-related illness in the workplace [J]. Workplace Health Saf,2015,63(4):192.

[27]SANTELLI J,SULLIVAN J M,CZARNIK A,et al. Heat illness in the emergency department: keeping your cool[J]. Emerg Med Pract,2014,16(8):1-21.

第 四 篇

海上战创伤

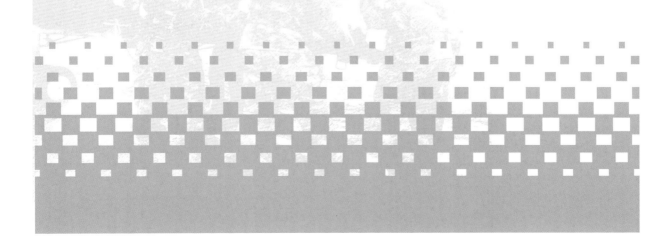

第二十一章
海上战创伤概述

第一节　海上战创伤的概念

海上战创伤(sea war trauma)简称海战伤,是指敌方武器对海上水面舰艇和水下潜艇人员造成的直接或间接损伤。海上作战武器打击精度高、杀伤威力大,同时舰艇人员大多在舱室作战,命中舰艇的伤员伤类、伤情与陆地作战有明显不同,舰艇沉没时短时间可出现批量落水伤员。由于海上作战大多远离保障基地,舰艇救治力量有限,海战伤救治组织体系也有别于陆地。因此,海战伤救治与陆地作战相比,在卫勤保障、救治技术等方面都有与陆战不同的特点。

海战创伤学(naval battle traumatology)是研究现代海战条件下战伤发生、发展规律,以及海战伤员救治理论、救治技术和组织方法的学科。自从人类开始航海,海上冲突与战争就随之而来。高端科学技术的广泛应用给海战带来全新的变化,现代海战突然性增大,攻防形式转换迅速;战线模糊的战场,全方位立体化对抗;作战速战速决。这样一种海战局面,很短时间内会产生大量需要救治的伤员,而且高技术武器致伤特点较以前明显不同,对海战外科学无疑提出了更高要求。针对现代海战将变成非线性战场,前方、后方、敌方、我方分界不清的特点,建立灵活多变,全方位立体的网络型保障体制,综合多种先进技术和装备,完成海战伤员的救治和后送以及海战中特殊武器攻击下的卫勤保障任务就成为海上战创伤学重要的研究课题和努力方向。

与常规陆军部队战伤不同,海上战创伤除了杀伤性武器直接造成的损伤以外,还要受到海上舰艇、武器种类以及海洋因素等条件的影响。最常见伤类是碎片伤、烧伤和闭合性损伤,具有面积大、伤口深、多处受伤的特点;受伤部位以四肢、头部和大面积烧伤为主。因此海上战创伤的主要病理生理特征本质上就是创伤和修补的过程。此外,由于海战伤所处的特殊环境,海水浸泡、严重低温、激光辐射甚至超高频电磁辐射等致伤因素也掺杂其中,导致海战伤的救治难度大大增加。随着我军新军事变革的不断深入推进,我军海上战创伤救治水平也在稳步提高。

在海上战创伤理论基础的研究中,对于创伤在海洋特殊环境中的致伤机制、修复愈合规律以及针对性救治手段等相关研究课题得到长足的进步。例如,海战特殊环境下作战,舰艇沉没,舰员落水及抢滩登陆等情况导致海战伤员创伤部位极易与海水接触,而由于海水高钠、高渗、低温以及致病微生物多等特性,使得海水浸泡伤除具有一般战伤的规律,还有其自身的特点。根据目前对海水浸泡伤的研究进展,我军制订了针对该伤情的救治原则。通过防水材料、主动复温、去除海水、抗休克等多种综合救治措施的应用,达到纠正机体因海水浸泡造成的严重病理生理紊乱的目的,有效延长了海水浸泡致伤者的存活时间,为伤员进一步救治赢得了时间。

此外,在装备研究中,我军首艘专门设计建造的920型岱山岛号医院船自2008年入编服役以来,多次执行巡诊及医疗服务任务。2009年执行"和平方舟医疗服务万里海疆行"的巡回医疗服务活动,于2010年、2011年、2013年3次执行"和谐使命"医疗服务任务,航程遍及亚洲、非洲及拉丁美洲十余个国家。

我军"和平方舟"号医院船是我国专门为海上医疗救护"量身定做"的一艘万吨级大型专业医院船,该船全长178 m,最大宽度24 m,满载排水量14 000余吨(图21-1)。该船拥有抢救室、X射线室、CT室、检验室、血液准备室等10个科室和医疗信息中心,医疗设施先进,护理系统完备,医疗设备配置相当于国内三级甲等医院水平。"和平方舟"号已经多次赴海外圆满完成了人道主义医疗救助任务。2013年11月22日,"和平方舟"医院船还远赴菲律宾,对台风重灾区执行人道主义医疗救助任务,这也是中国首次派出舰艇赴海外灾区执行人道主义医疗救助。通过执行医疗服务及灾害救援任务,积累了对医院船在远海复杂情况下的医学应急救援组织指挥、救援经验;丰富和发展了医院船执行多样化医疗任务的理论和实践;运用和检试了近年来取得的海军军事医学进步的系列成果;为拓宽医院船平时与战时医疗服务功能,积累了宝贵经验;锻炼了队伍,储备了大批医疗技术骨干。

同时,随着以军事技术信息化、智能化、一体化为本质的新军事变革不断深入,军事理论先导和军事技术推动整个军事领域发生着全新的系统性改变。包括海上战创伤学在内的军事医学领域也受到巨大的冲击,为适应军事变革的浪潮,现代海战的卫勤保障也正朝着高技术化、立体化、机动化和综合化的目标迈进。在以分级救治为基础的海上战创伤卫勤救治体系中,电子化、信息化技术的应用,更加有助于卫勤指挥机关进行严密组织和精确筹划,合理的利用和把握救治资源、医学技术和救治时空,达到救治高效的目的。而先进救治理念、新型救生装备和后送工具有机结合而形成的海上救治体系,将伤员现场救治与快速后送统筹运用,保证了战伤救治工作的高效运作和最佳的战伤救治整体效益。

应对多种安全威胁、遂行多样化军事任务,是我军新时期的历史使命,海军作为"流动的国土"必然担负更多的维护海洋权益、保障重要交通线、维护领海主权等任务,海战创伤医学作为海军卫勤保障的重要内容也必将发生深刻变革和发展。

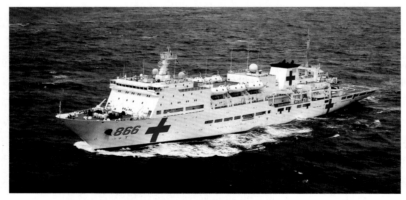

图21-1 "和平方舟"号医院船

(张志成 帅维正)

第二节 海上战创伤简史

自从人类开始航海,海上冲突与战争就随之而来。早在古埃及时代,古埃及人就开始使用芦苇制作的战船在地中海沿岸进行战斗。公元前 1210 年,埃及属地希泰蒂斯舰队在塞浦路斯岛以北海域击败了赛普里奥特舰队,并将其船只在海上烧毁,史称塞浦路斯海战,这是目前有据可查的世界最早的海战记录。而我国有史记载最早的海战是公元前 485 年春秋时期的吴齐黄海之战。

战争必然伴随着大量战创伤的发生,海战伤员的救治也开始受到人们的关注,随之产生了海战创伤学。海战创伤学的发展史与海军武器装备和航海医学技术的进步密切相关,按照历史时期分类,可以划分为古代、近代和现代海战创伤学 3 个阶段。

在古代桨船时期,航海主要靠人力划桨,有的辅以风帆,海航力一般不过 8～10 d,船舶只能在近海沿岸航行。海战中使用的是冷兵器,如弓箭、长矛,另外还有弩炮、弹射器、纵火器和船头撞角。海战的基本战术是撞击战和接舷战。该时期的海战伤主要是冷兵器所致的刺伤和砍伤,以及落水淹溺。由于当时人类文明水平所限,海战伤的救治主要是将当时医药技术在海战伤中的应用。在著名的荷马史诗《伊利亚特》中就描述了医生为一位被矛刺中的伤员进行清创、包扎和镇痛治疗的情节。

进入帆船时代以后,舰船开始广泛使用风帆进行推进,由我国传入的指南针以及火药技术极大提高了当时航海导航水平和海战作战能力。黑火药武器将人类海战历史由冷兵器时代带入了热兵器时代。

随着可以远距离发射的火炮投入海战后,海战伤的类型就转变以弹丸伤、弹片伤、木板碎片伤、穿透伤及炮弹冲击伤为主。而同时代海军创伤医学也得到了快速发展,随军医生已成为海军舰船的正式编制,建立了专门培养海军舰艇军医的学校,形成了专门针对海战伤员的救治后送体系。《外科医生助手》《海洋外科学》《论坏血病》《航海医学》等重要医学著作,以及伍德尔、林德、布兰、特罗脱等著名航海医学家也在这一时期大量的涌现。

到了近代,随着蒸汽机、无烟火药在战舰上的应用,海军进入了"巨舰大炮"时代,武器杀伤力较黑火药时代明显增强,海战伤员人数增多,而伤情也更为复杂。与此同时海战创伤学也得到了很大发展,无菌手术、麻醉、输血及抗生素等近代医疗技术在海战中开始应用,前方救治、立体后送与后方医院相结合的医疗救治体系,大大增加了海战伤员的救治成功率。例如,美国海军第二次世界大战时阵亡率和战伤住院率较之第一次世界大战分别下降了 0.7‰和 38.94‰。

20 世纪中期以来,军事科学技术迅猛发展,海军又一次发生了重大变革,进入了以核能化、导弹化、电子化和自动化为标志的现代海军阶段。现代海军的战术和作战能力有了进一步提高。

现代高端科学技术的广泛应用给海战带来全新的变化,包括光电子技术、新雷达探测技术、声呐技术、传感器技术、数字化的通信技术、计算机技术、综合电子信息系统、信息化弹药精确制导武器、新机制武器的发展与应用,使得海战战场空间多维广阔,视域高度透明。因此现代海战突然性增大,攻防形式转换迅速;战线模糊的战场,全方位立体化对抗;作战速战速决。这样一种海战局面,很短时间内会产生大量需要救治的伤员,而且高技术武器致伤特点较以前明显不同,对海战创伤学无疑提出了更高要求。

面对现代海战武器的高技术化,高端科学技术在海战卫勤保障中也扩大了应用范围,使得现代海战的卫勤保障更加高技术化、立体化、机动化。现代高技术应用将有力地推动海战卫勤技术和装备向新的广度和深度发展,形成新的卫勤保障力量。海湾战争、伊拉克战争及阿富汗战争中,微电子和信息技术、生物工程技术、激光技术、新材料等高新技术在卫勤保障中已经应用于卫勤指挥、战伤救治、医学防护和高性能医学装备等领域。针对现代海战将变成非线性战场,前方、后方、敌方、我方分界不清的特点,建立灵活多变,全方位立体的网络型保障体制,综合多种先进技术和装备,完成海战伤员的救治和后送以及海战中特殊武器攻击下的卫勤保障任务就成为海上战创伤学重要的研究课题和努力方向。

(张志成　帅维正)

第三节　海上战创伤的研究与进展

随着以军事技术信息化、智能化、一体化为本质的新军事变革不断深入,军事理论先导和军事技术推动整个军事领域发生着全新的系统性改变。包括海战创伤学在内的军事医学领域也受到巨大的冲击,为适应军事变革的浪潮,现代海战的卫勤保障也正朝着高技术化、立体化、机动化和综合化的目标迈进,而海上战创伤研究也发生着日新月异的变化。

一、海上战创伤早期救治技术的研究与发展

海上战创伤伤病员器官组织毁损严重、失血量大,极易发生低血容量休克,需要输注大量血制品。但海上作战舰艇长时间远离基地,血液储存条件有限,无法长时间保存血制品,因此各国都在重点研究军用血制品及组织的长期保存技术和替代方法。

红细胞冰冻保存是目前能够使红细胞保存时间最长的方法。甘油作为最常用的保护剂,使红细胞在深低温(-70 ± 5)℃冰冻保存中尽量减少冰晶对红细胞的机械损伤和渗透压改变引起的化学损伤。美军长时间利用深低温冷冻红细胞方法(也称战略血液储备),保持稳定的军队血液供应和应付国内突发事件。目前,美军深低温红细胞储存总量达 6.5×10^4U。

由于血细胞保存技术复杂,设备仪器昂贵,并且因来源有限的局限,故近年来进行人造血的开发研究在快速发展。目前人造血的实现方式有两种:第一种是指生物合成具有完全生物学功能的血细胞;另一种是人工合成具有红细胞或血小板主要功能的替代物。

血细胞的生产随着干细胞生物学和体外培养技术的发展,采用干细胞体外培养扩增伤病员特异性的血细胞已经成为可能。近年来,调节造血干细胞(hematopoietic stem cells,HSC) 或造血祖细胞(hematopoietic progenitor cells,HPC)定向分化为不同血细胞系的培养条件已经成熟,但大量培养扩增出适合临床需要数量的血细胞还存在困难。

目前红细胞功能替代物的研究主要包括以血红蛋白(hemoglobin,Hb) 为基础的血红蛋白氧载体(hemoglobin-based oxygen carrier,HBOC)和以全氟碳化合物(perfluorocarbons,PFC) 为基础的全氟氧载体(perfluorocarbons based oxygen carriers,PBOC)。

此前已经研制出的血红蛋白为基础的氧载体产品包括 HemAssist(双阿司匹林交联人 Hb)、Polyheme(多聚化人 Hb)、HemoLink(部分多聚化人 Hb) 等均因在临床试验阶段出现严重并发症而终止研究。美国 Bio-Pure 公司研发的 Hemopure(多聚化牛 Hb) 虽已获准在临床应用,但因Ⅲ期临床研究中暴露出心血管系统副作用,仅限于在南非上市。俄罗斯血液和输血科学研究中心和俄罗斯高分子研究院研制出的 HBOC 产品 Gelenpol 已获准在俄罗斯上市,文献介绍 Gelenpol 为每单位4 g 粉末状真空包装,可存放 2 年以上,溶解后可成为400 ~ 450 g 血液替代品。目前来看,血管收缩效应、凝血功能异常、胃肠道不良反应以及病死率增加等不足是正在研究中的各种 HBOC 产品需要努力解决的问题。

止血技术同样是海上战创伤救治的关键环节,研制新型止血带和止血敷料也是现阶段研究的热点。

新型止血带发展趋势为操作方便,便于单兵自救;其次是可以通过调节,只在出血部位产生较大压力,尽可能保证肢体的血供;此外,应能提醒救护人员及时放松止血带。

目前,美国已研制出能满足不同部位需求的系列充气加压袋,而德国开发研制出一种名为 VBM 的电动止血带系列产品,具有压力显示、压力调节、计时、报警、自检等功能,可电动也可手动。20 世纪 90 年代以后,我军也先后研制出卡式止血带和多种形式的充气止血带,有橡胶管止血带、卡式止血带以及充气式止血带等。

新型止血材料可以起到明显减缓甚至停止创伤部位失血的作用。国外已研究出 HemCon 敷料、纤维蛋白敷料(dried fibrin sealant dressing,DFSD)、颗粒状沸石止血敷料(zeolite hemostatic agent,ZH)以及生物止血材料等多种止血敷料,但目前仅 HemCon 通过美国食品和药物管理局(The US Food and Drug Administration,FDA)审批,其他尚在研制过程中。

海上战创伤现场急救建立静脉通路进行快速补液是重要的抢救手段,但救治现场条件有限,光线不足、救护空间狭小,而且伤病员外周静脉常常处于塌陷状态,建立外周静脉通道相当困难。近年来开始提出对于伤情严重且反复静脉穿刺失败的伤病员,应立即通过骨髓途径进行骨内输液给药。人体骨髓内分布着血液循环丰富的静脉窦及静脉血管丛,在周围静脉塌陷时,骨髓内静脉血管丛仍然处于一定程度的开放状态,髓内血窦还具有相当高通透性,这是骨内输液给药的解剖基础。国外已有批量生产的骨内输液器、骨内输液枪,但价格昂贵。解放军总医院第一附属医院(304 医院)研制出的骨内输液装置目前正在国内推广应用。

二、海上战创伤海上浸泡伤救治研究与进展

战创伤合并海水浸泡是指海战中伤病员常见的一类特殊战创伤。由于我国大部海域海水温度低、渗透压高、含菌量大,海战伤伤病员落水导致海水浸泡伤口或海水进入体腔后导致原有伤情加重,给海上战创伤的救治带来了新问题。

动物实验结果已经表明,胸、腹开放伤及重度失血性休克动物中海水浸泡组的存活率明显低于非浸泡组。其特点为海水温度越低,浸泡时间越长,动物死亡率就越高,而存活时间越短。体温过低可引起严重的心血管功能紊乱及呼吸抑制,表现为血压下降、心率减慢、左心室收缩和舒张功能下降、心肌顺应性降低。

此外,海水浸泡可加重伤口局部及周围组织的水肿、变性、坏死及炎性反应,还可导致伤口出现更为严重的感染并诱发全身各器官功能损伤,尤其以肾、肺病变更为严重。其原因在于因海水高渗、高钠、高氯及病原体繁杂,导致机体发生高渗性脱水、电解质紊乱,进而呈高钠、高氯、高凝状态,严重的代谢性酸中毒,广泛微血栓形成,严重的血流动力学异常。

进一步的实验研究发现,与单纯火器伤实验动物比较,叠加海水浸泡动物损伤组织中肿瘤坏死因子(tumor necrosis factor,TNF)、白细胞介素-8(interleukin-8,IL-8)、一氧化氮(nitric oxide,NO)的含量在浸泡后 3~36 h 内明显升高。结合病理形态学特点,提示海水浸泡加剧了浸泡组织的过度炎性反应,进而启动脂质过氧化反应是造成组织继发损伤加重的重要原因。

根据现阶段对海水浸泡伤的研究进展,我军制订了针对该伤情的救治原则。首先,海战伤病员在受伤后立即用防水敷料进行伤口包扎,防止海水浸泡伤口或进入体腔。伤病员应迅速打捞出水,尽量减少在海水中浸泡的时间。其次,伤病员出水后立即采取复温、保温、给氧措施。要即时测量体温、估计低体温症的严重程度。第三,将伤病员生命体征尽快维持在收缩压 12 kPa(90 mmHg),体温 34 ℃,脉搏 100 次/min 左右,再进行手术治疗。第四,救治时尽量去除创腔(体腔)内海水,伤口及腹腔用加温的生理盐水或低张液反复冲洗,避免海水损伤作用延续。第五,强调减压、引流、冲洗等措施在初期外科处理中的重要性,尽快纠正高渗脱水、代谢性酸中毒、呼吸性酸中毒和休克状态。

经动物实验证明,上述救治方案明显延长了海水浸泡致伤动物的存活时间。早期救治的目的是要达到纠正机体因海水浸泡造成的紊乱,以保障伤员的机体条件可进一步或同步接受按一般战创伤救治规则进行处理。

海水浸泡伤进一步研究的方向:战创伤合并海水浸泡后出现严重凝血功能障碍和多器官功能障碍的损伤机制;寻找针对这类战创伤的转归及预后的预测指标;海水细菌对战伤的感染规律及治疗;海战落水伤病员淹溺及低体温的现场救治技术及小型救治装备研究。

三、海上战创伤信息化进展

信息技术的应用和发展不仅促进了新军事技术革命,也使军事医学技术得到迅猛发展。目前美军在战伤救治中对卫勤信息化技术的运用处于世界前列。在美军数字化部队中单兵医疗信息卡和士兵生理监视系统已经装备。单兵医疗信息卡是一种便携式的电子机械记录卡,能够存储和传输个人数字化医疗信息。它允许医务人员随时存取和更新个人医疗信息数据,可以充当战区医疗电子病历。战区医务人员通过使用便携读卡仪扫描个人信息卡,即可获得准确的伤情信息。士兵生理监视系统是一种微型装备,由先进的环境传感器、非侵入性生理传感器与信息处理机、定位接收器以及低功率无线电收发机组合而成,其能对士兵的重要生命体征进行持续的监测。通过即时信息传输,能使战场医务人员在士兵负伤后很短时间内查明每个伤员的准确位置、伤情和伤势的危急程度,从而优化其救治和后送程序,降低战斗死亡率。

美军在两次伊拉克战争中,前方野战医院及海军医院船均配备有远程医疗系统。前方医疗单位利用远程医学技术,把重症伤员的伤情数据传给后方医院,在专家帮助指导下快速准确地制订治疗方案,迅速就地开展野战医疗,这些措施不仅提高了诊治效率,同时也减少了不必要的后送,节省了大量的人力物力。

更重要的是卫勤指挥管理系统经过不断的信息化改造,卫勤指挥信息化能力大大提高。该系统强调信息的综合利用和系统集成,各军种、各部门的信息系统联为整体,极大地促进信息共享。美军的战区卫勤管理系统可以提供医疗机构救治状况和伤病员调度信息,并自动生成申请报告和调度报告,自动保存数据,由战区伤病员统计和报告系统进行相关的统计工作。

(张志成 帅维正)

参考文献

[1]中国人民解放军总后勤部卫生部.军队卫生勤务学[M].北京:人民军医出版社,2007.

[2]王正国,裴国献.亚热带野战外科学[M].北京:人民军医出版社,2012.

[3]虞积耀,王正国.海战外科学[M].北京:人民军医出版社,2013.

[4]陈伯华,龚国川.美国海军海战伤研究动态[J].人民军医,2007,50(5):263-264.

[5]虞积耀,赖西南.海战伤合并海水浸泡伤的伤情特点及救治技术研究进展[J].解放军医学杂志,2004,29(12):1017-1019.

[6]李辉,鹿尔驯,虞积耀.胸部开放伤后海水浸泡对实验犬血浆渗透压及电解质平衡的影响[J].中国危重病急救医学杂志,2000,12(6):356-358.

[7]王蕾,李武平,孙惠英,等.战伤急救止血技术新进展[J].解放军护理杂志,2007,24(12):45-46.

[8]马庆,张嘉敏,李勤,等.深低温长期保存方法延缓红细胞衰老的研究[J].临床输血与检验,2013,15(2):112-115.

[9]何建,张玲,王美堂,等.电子伤票在战伤分类后送中的应用[J].解放军医院管理杂志,2008,15(7):676-677.

[10]张剑峰,梁俊雄,梁俊杰,等.骨内输液在危重症院前急救中的应用研究[J].中国现代医生,2013,51(18):140-141,143.

[11]刘刚,王育红,虞积耀,等.腹部开放伤后海水浸泡大鼠肠屏障功能障碍与细胞因子过度表达的关系[J].实用医学杂志,2009,25(6):875-876.

[12]游海燕.美军卫勤信息化建设及其对我军的启示[J].西南国防医药,2007,17(2):250-251.

第二十二章
海上战创伤的流行病学

第一节　海上战创伤的流行病学特征

　　现代海战中,由于弹药威力较大,加上舰船容积小,人员集中,往往瞬间就会出现大量伤病员。第二次世界大战期间,美海军驱逐舰共有 6 895 人受伤,死亡 3 565 人,阵亡者占受伤人数的 51.7 %。美海军所记载的 4 529 名海战伤伤病员记录资料分析表明,伤类以贯通伤比例最高,为 39.2%;烧伤和混合伤次之,分别占 26.19% 和 11.4%;而骨折等其他伤类仅占 23.3%。据俄罗斯学者统计,苏联在卫国战争期间,腹部穿透伤占伤病员总数 1.9% ~ 5%,而海军为 2.3% ~ 4.1%,舰艇伤病员为 9% ~ 11%。此类伤常伴有大出血和休克,死亡率高达 60%;其中 35% 没有得到救治。另据统计,腹部伤伤病员中,63% 为大出血,25% 为休克和大出血,11% 为休克,10.5% 为特重伤,其中约 82% 伴有休克。休克可导致伤病员死亡,一级休克死亡率为 12%,二级休克死亡率为 14%,三级休克死亡率为 38%,四级休克死亡率为 74%。

　　随着现代武器技术进展,海战战创伤中烧(炸)伤和毒气伤逐渐增多,合并烧(炸)伤的混合战伤也明显增加。由于该类战创伤组织损伤范围广泛,血浆(液)严重丢失,休克发生率高。苏联卫国战争期间,海战中炸伤伤病员占伤总数的 90% ~ 95%,为陆地伤病员的 2 倍;烧伤伤病员比例较陆战高 2 ~ 3 倍;休克伤病员占总伤病员的 18% ~ 24%,为陆战的 2.5 ~ 3 倍;伤病员多为 2 ~ 5 处部位受伤。受伤部位主要以下肢为主,其次为上肢和头颈部。据英阿马岛战伤统计,现代海战烧伤伤病员比例显著增加,爆炸伤、中毒、窒息者也不在少数,还有冲击伤、震荡伤、骨折、脱位、挫伤、扭伤、精神损伤及减压病等。落水伤病员还可能发生淹溺、体温过低征、有害生物伤、脱水征等,将进一步增加海战伤的救治难度。

　　我军以往几次主要海战伤病员伤势,以轻伤为主,占 70% 左右,最高达 82.8%。其原因在于,我军上述海战都为海上袭击战遭遇战,参战舰艇吨位小,采用的武器多为小口径炮弹,甚至枪弹,致伤威力有限,因此伤情与国外资料有所不同。

(张志成　帅维正)

第二节　海上战创伤登记及档案的建立和管理

　　战时医疗文书(伤票和野战病历等)是战时救治机构记载和传递伤病员伤病情况及救治经过的文字材料,是战时卫生救治机构救治伤病员的依据,以保持伤病员救治的连续性、继承性,同时也为战后总结卫勤保障经验教训和进行军事医学研究提供重要资料。

　　战时医疗文书主要包括医疗后送文件、伤病员登记簿、战斗卫勤日志等。本节主要介绍海军医疗后送文件。目前我军使用的医疗后送文件制式及标准以2006年版《战伤救治规则》为蓝本,主要包含伤票、野战病历和后送文件袋,海军海战伤病员的医疗后送文件与全军标准是一致的。

　　医疗后送文件对于海战伤病员的医疗救治工作十分重要,它可使后一级救治机构了解伤病员的基本资料、伤病史和前一级救治机构的救治情况,以便施行正确的继承性救治;也是总结海上战创伤医疗工作经验必需的资料。因此,在伤病员后送过程中,必须正确填写医疗后送文件,并且予以妥善保管。

一、伤　票

　　伤票(medical tag)是全军统一印制用于战时伤员医疗后送过程中随身携带的卡片。伤票上记载有伤病员负伤的时间、部位、种类、诊断、救治措施和后送注意事项等项目,以便接收单位迅速了解伤病员及其治疗情况。

(一)所有伤病员均应填写伤票

　　伤票应在首诊军医接诊伤病员后就开始填写,如遗漏或伤病员未经过现场急救则由上级救治机构补填,伤病员到达团及兵种旅级单位救护所检伤时,应当完成伤票填写内容。

(二)填写方法与要求

　　1.填写方法　①填写伤票用圆珠笔,置蓝色复写纸于伤票存根和伤票之间,填写时要用力适当,保证复写在伤票上的字迹清楚。②凡有下划线的地方,填写具体名称和内容。③凡没有下划线的项目,应当选择相应内容用"○"标出。④伤病员"ID号"是指伤病员在信息系统中的唯一编码,其编码方法按照平时医疗卡ID号编码方法。战士编码在单位序列编号后,按照伤病员顺序编号(8位数)。⑤"其他"项目,可在后边横线上填写具体名称。⑥伤票背面由团(含)或相当团以后各级救治机构填写,如无医疗处置则只填到达该机构的时间和后送时间。

　　2.要求　①当伤病员后送时,将伤票放入伤病员"医疗后送袋",随伤病员后送。②填写机构留复写存根伤票一律按规定放入伤病员上衣左上口袋内。③着水兵服者,放入伤病员左裤袋内。④住院治疗的伤病员,其伤票应和病历钉在一起。⑤转送途中死亡伤病员的伤票,由善后处理单位保存,并在"团(含)以后救治机构处置记录"栏注明死亡时间。⑥由伤病员治疗终结救治机构负责收集伤票并按规定上交(图22-1)。

二、野战病历

　　野战病历(field medical history)为战时救治机构扼要记载伤病情况和救治经过,随伤病员转送的医疗后送文书之一。野战病历由病历首页,体温、脉搏,伤(病)情变化,医疗处理、手术和麻醉记录及其存根组成。野战病历从团及兵种师(旅)级单位救护所开始使用,以后各级救治机构补填或充实其内容,伤病员后送时,装入医疗后送文件袋随伤病员一起后送。病历大小为26.3 cm×13.3 cm,三折后和伤票对折后一样大,折后可放入左上衣袋里(图22-2)。

伤　票

| 紧急处置 | | 放射沾染 |

ID号_____ 姓名_____ 性别:男、女 年龄_____

部别_____
职务_____ 军衔_____
负伤地点：_____
负伤时间：__年__月__日__时__分
到达时间：__月__日____时__分

| 1. 战　　伤 |
| 2. 非 战 伤 |

| 1. 自　　救 |
| 2. 互　　救 |
| 3. 卫　　救 |
| 4. 未 处 置 |

分类：

一、伤部：1.头部　2.面部　3.颈部　4.胸(背)部　5.腹(腰)部及骨盆(会阴)　6.脊柱脊髓　7.上肢　8.下肢　9.多发伤　10.其他___

二、伤类：1.炸伤　2.枪弹伤　3.刃器伤　4.挤压伤　5.冲击伤　6.撞击伤　7.烧伤　8.冻伤　9.毒剂伤　10.电离辐射伤　11.生物武器伤　12.激光损伤　13.微波损伤　14.复合伤　15.其他___

三、伤型：1.贯通伤　2.穿透伤　3.非贯通伤　4.切线伤　5.皮肤及软组织伤(擦、挫、撕裂、撕脱伤)　6.骨折　7.断肢和断指(趾)　8.其他___

四、并发症：1.大出血　2.窒息　3.休克　4.抽搐　5.气胸　6.截瘫　7.气性坏疽　8.其他___

五、伤势：1.轻　2.中　3.重　4.危重

| 隔离 | | 染毒 |

处置：

一、抗感染

1.破伤风类毒素_____毫升
2.破伤风抗毒血清_____单位
3.药名_____剂量_____
　　　　_____剂量_____

| 1.交换绷带 |
| 2.石膏托制动 |
| 3.夹板制动 |
| 4.固定架固定 |
| 5.加压包扎 |
| 6.洗消 |

二、抗休克

1.输血(血型____型)_____毫升
2.输液　名称_____，_____毫升
3.止痛　药名_____剂量____时间____
4.吸氧　5.抗休克裤　6.其他_____

三、紧急手术

1.气管切开　2.血管结扎　3.开放气胸封闭
4.血气胸闭式引流　5.导尿
6.耻骨上膀胱穿刺　7.其他____

后送：

一、时间　____月____日____时____分，送往_____

二、方式　1.步行　2.担架　3.汽车　4.救护车　5.列车　6.直升机　7.运输飞机　8.救护艇　9.卫生运输船　10.医院船　11.回程空车　12.其他____

三、体位　1.坐　2.半卧　3.卧　4.侧卧(左、右)

伤票存根

| 紧急处置 | | 放射沾染 |

ID号_____ 姓名_____ 性别:男、女　年龄_____

部别_____
职务_____ 军衔_____
负伤地点：_____
负伤时间：__年__月__日__时__分
到达时间：__月__日____时__分

| 1. 战　　伤 |
| 2. 非 战 伤 |

| 1. 自　　救 |
| 2. 互　　救 |
| 3. 卫　　救 |
| 4. 未 处 置 |

分类：

一、伤部：1.头部　2.面部　3.颈部　4.胸(背)部　5.腹(腰)部及骨盆(会阴)　6.脊柱脊髓　7.上肢　8.下肢　9.多发伤　10.其他___

二、伤类：1.炸伤　2.枪弹伤　3.刃器伤　4.挤压伤　5.冲击伤　6.撞击伤　7.烧伤　8.冻伤　9.毒剂伤　10.电离辐射伤　11.生物武器伤　12.激光损伤　13.微波损伤　14.复合伤　15.其他___

三、伤型：1.贯通伤　2.穿透伤　3.非贯通伤　4.切线伤　5.皮肤及软组织伤(擦、挫、撕裂、撕脱伤)　6.骨折　7.断肢和断指(趾)　8.其他___

四、并发症：1.大出血　2.窒息　3.休克　4.抽搐　5.气胸　6.截瘫　7.气性坏疽　8.其他___

五、伤势：1.轻　2.中　3.重　4.危重

| 隔离 | | 染毒 |

团（含）以后救治机构处置记录

到达机构名称_____时间__月__日__时__分
主要处置：

后送时间__月__日__时__分　　军医_____

到达机构名称_____时间__月__日__时__分
主要处置：

后送时间__月__日__时__分　　军医_____

到达机构名称_____时间__月__日__时__分
主要处置：

后送时间__月__日__时__分　　军医_____

终结救治结构　　　　　最后诊断_____
　　　　　　　　　　治疗结果_____转归_____
　　　　　　　　　　军医_____ ____年____月____日

图 22-1　伤票式样（摘自 2006 年《战伤救治规则》）

野战病历首页　ID号＿＿＿＿

填写单位　　　　　　　　　　　住院号＿＿＿

姓名＿＿＿ 性别:男、女 年龄＿岁 家庭住址＿＿＿＿ 血型＿型

部别＿＿＿＿＿＿＿＿ 职务＿＿＿ 军衔＿＿＿ 民族＿＿＿

入伍年月＿＿＿＿ 是否党(团)员＿＿ 病史来源:自述 他述

入院日期＿＿年＿＿月＿＿日＿＿时 首次抢救方法:自救、互救、卫救、未包扎

主诉(包括负伤时间、地点等):
现病史(包括伤时体位等):前线抢救摘要:

(折叠线)

查体:
1.伤部:(写出伤部并图示)

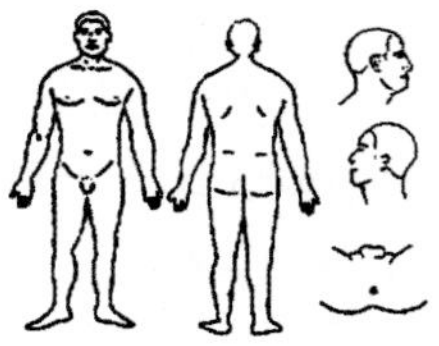

(折叠线)

2.伤类: 炸伤 枪弹伤 刃器伤 挤压伤 冲击伤 撞击伤 烧伤 冻伤 毒剂伤
放射损伤 电离辐射伤 生物武器伤 激光损伤 微波损伤 复合伤 其他
3.伤型: 贯通伤 穿透伤 盲管伤 切线伤 皮肤及软组织伤(擦伤、挫伤、撕裂伤、
撕脱伤) 骨折 断肢和断指(趾) 其他伤
4.并发症等: 大出血 窒息 休克 抽搐 气胸 截瘫 气性坏疽 其他
5.伤势: 轻 中 重 危重

注:野战病历从团及兵种旅救护所开始使用。用于本级救治机构留治的轻伤病员和暂时留治观察的危重伤病员,凡填写了野战病历的伤病员,则伤票背面救治机构处置栏可不填写。

体温、脉搏记录

住院号＿＿＿＿

伤病后日数								
月　日								
时　间								

脉搏(次/分)	体温(℃)
150	41
130	40
110	39
90	38
70	37
50	36

呼吸(次/分)	
大便次数	
小便次数(尿量)	
血压/kPa(mmHg)	

手术麻醉记录

住院号＿＿＿＿

姓名＿＿＿ 性别:男、女 年龄＿＿ 部别＿＿ 职务＿＿ 军衔＿＿ 民族＿＿

入院日期＿＿年＿＿月＿＿日＿＿时　手术时间＿月＿日＿时

术前诊断＿＿＿＿
手术名称＿＿＿＿

| 休克 | 轻 中 重 危重 | 术前 术中 术后 | 失血 中毒 混合 |

麻醉前用药及有关处理　　手术麻醉总时间＿时＿分
手术种类:大 中 小

麻醉方法＿＿＿＿
麻醉药名及用量＿＿＿

(折叠线)

麻醉时记录:

时间(时、分)	时			时			时			时		
	分	分	分	分	分	分	分	分	分	分	分	分
血压(kPa)												
脉搏(次/分)												
呼吸(次/分)												
术中输血												
输液及用药												

(折叠线)

麻醉并发症(术中、术后)及意外:
手术中所见及术中处理＿＿＿＿＿＿＿＿
术后诊断＿＿＿＿＿
术者:＿＿＿ 麻醉者:＿＿＿ 洗手护士:＿＿＿

伤(病)情变化及处置记录

姓名＿＿＿＿ 住院号＿＿＿＿

月　日　伤(病)情补充记录

诊断:　　　　　　　　　　　军医＿＿＿

(折叠线)

月　日	伤(病)情变化及处置记录

军医＿＿＿

(折叠线)

| 月　日 | |

军医＿＿＿

图22-2　野战病历式样(摘自2006年《战伤救治规则》)

三、医疗后送文件袋

医疗后送文件袋是盛装伤票和野战病历的纸袋，从团、兵种旅级单位及相当救治机构开始使用，随伤病员后送。

医疗后送文件袋正面有“伤”“病”两个大字（是伤员的，用“/”符号删去“病”字，是病员的，用“/”符号删去“伤”字），记载有伤病员及后送简要情况。

医疗后送文件袋制作尺寸以能盛装三折后的野战病历和对折后能插入军装上衣左口袋内为宜，医疗后送文件袋破损后须装入新袋内一同后送，医疗后送文件袋及袋中文件均由最终救治机构负责收集保存，并按规定上交（图 22-3）。

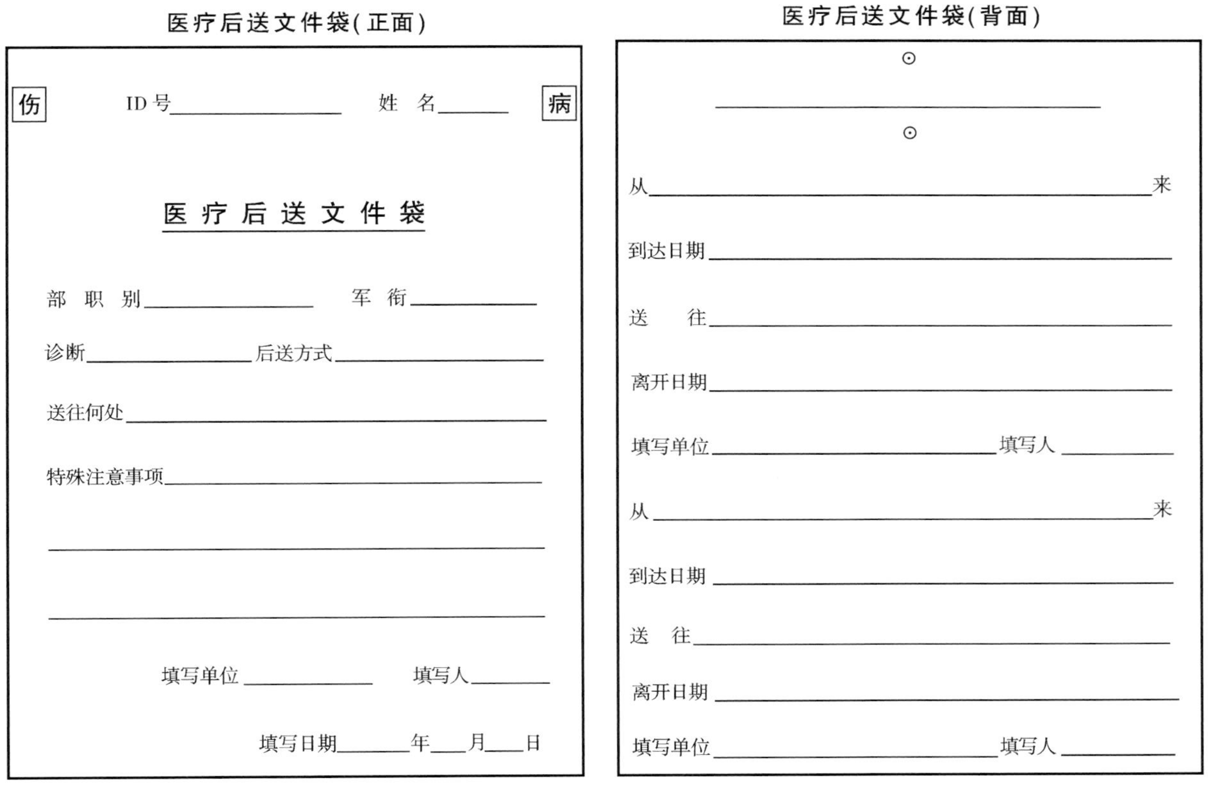
医疗后送文件袋（正面）

伤　ID 号______　姓　名______　病

医　疗　后　送　文　件　袋

部　职　别______　军　衔______

诊断______后送方式______

送往何处______

特殊注意事项______

填写单位______　填写人______

填写日期______年___月___日

医疗后送文件袋（背面）

从______来

到达日期______

送　　往______

离开日期______

填写单位______填写人______

从______来

到达日期______

送　　往______

离开日期______

填写单位______填写人______

图 22-3　医疗后送文件袋式样（摘自 2006 年《战伤救治规则》）

四、战时医疗文书在信息化条件下的新发展

近年来，在新技术革命的推动下，高新技术兵器不断涌现，武器装备升级换代明显加快，装备的改变引起海上作战方式、方法的重大变化，主要表现为战场的空间空前扩大，战场的时效空前提高，电子战、电磁战斗争非常激烈，常规武器对战场的综合破坏效应增大，战场向多维化发展。现代高技术战争条件下，战场有着伤员多、重伤多、伤情复杂、伤病员时空分布复杂的特点，导致区域性救治任务加大，对应急机动卫勤力量要求不断提高。而传统医疗文书存在携带不便、容易污染毁损、保存困难等不足，渐渐不能满足现代军事医学发展的需要。

近年来，随着计算机网络技术、通信技术、智能卡技术、传感器技术等的发展，电子伤票作为新式战时医疗文书的代替日益成熟，已经历了电子化、自动化、智能化 3 个发展阶段，开始逐步进入实际应用阶段。

美海军开发研制了战场伤员医疗救护信息系统（combat casualty care medical information system，

CCC/MIS），已经过伊拉克战争的实际试用。该系统作为伤员实时跟踪系统，从伤员受伤、住院处理以及医疗后送各阶段，全程跟踪伤员的治疗经过，病史采集、贮存方便，资料收集完整，明显减轻医务人员及卫勤指挥人员的工作负荷，提高工作效率。

目前，我军相关单位也研制了一种容量大、功能全、使用方便的电子医疗后送文书（即伤员信息卡），并配套开发出一套系统软件进行管理，依托某网络或野战条件下局域网运行。该卡又称电子伤票（electronic medical tag），战前官兵每人1张，记录官兵的个人信息，包括战前录入的血型、胸片等基本情况，以及受伤后一线救护所录入的伤情、伤势和救治情况。有了"电子伤票"后，只要经过手持机识别，就能读写伤病员的情况，有效提高了伤病员的分类效率。此外，各救治单元都能共享伤病员信息，使伤病员在最短时间内得到有效救治（图22-4）。

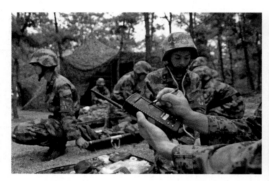
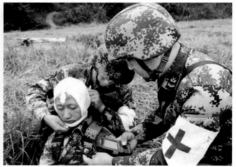

我军第二代电子伤票大幅提高战场救护效率，医护人员在伤员信息手持机上录入伤情(王甲伟摄)

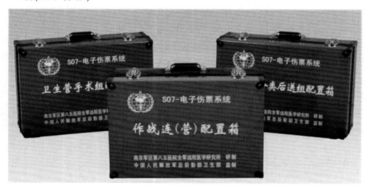
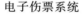
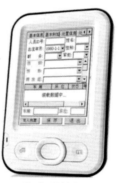

电子伤票系统　　　　　　　　信息手持机

图22-4　电子伤票

电子伤票具有伤病员信息量大、分类后送效率高、不易破损和被污染、便于携带的优点。电子伤票重量轻、体积小、操作简便，可以记录伤病员的姓名、职别、负伤时间和地点、既往史、药物过敏史等信息，还可以对伤病员的资料进行统计分析，以便卫勤领导及时了解本部伤病员的全部情况，还可以了解各种具体统计资料和每个伤病员的具体情况，使卫勤指挥部门的决策更加有效、可靠。电子伤票不仅可通过伤病员分类器（个人数字助理，personal digital assistant，PDA；又称掌上电脑）快速读写伤病员的情况，而且还可以将电子信号迅速传输到上级卫勤指挥机关和相应的救治机构，对即将到来的伤病员提前做好救治准备。

但是，电子伤票也存在一定的不足之处，例如其容易受到设备条件、人员条件的影响。目前对使用官兵的培训尚显不足，同时价格相对昂贵，这些不足限制了它的推广应用。另外在特殊的地理环境、电子干扰等情况下，电子伤票的应用也会受到明显影响。因此，在当前和今后一段时间，电子伤票和卡片伤票应互相依赖、互相补充。

（张志成　帅维正）

第三节　海上战创伤的类别分型

海上战创伤的伤类区分是按照致伤武器或者致伤因素进行的。按致伤武器分类,有常规武器伤、化学武器伤、核武器伤、生物武器伤,以及正在研制、将出现的新概念武器所导致的伤。

按致伤因素分类,有单一伤、混合伤和复合伤等。混合伤是指两种以上致伤因素导致的伤,而不是复合伤。复合伤是特指遭核武器袭击时,导致的具有放射损伤,以及伴有其他损伤,如烧放、烧冲、烧冲放伤等。两个以上部位的创伤,称为多处伤。我军现行伤票将战伤分为炸伤、枪弹伤、刃器伤、挤压伤、冻伤、烧伤、冲击伤、毒剂伤、复合伤、核武器伤等伤类。海战伤的分类服从与全军的统一分类(参见本卷第十六章中战创伤伤员分类)。

伤病员分类是长期卫勤保障实践中的产物,目的是为了"同伤同治",以提高战时伤病员的救治效率,做到有序、有效、高效。伤病员分类的直接目的是保证每个伤病员在整个救治体系中获得及时有效的救治,实现卫勤保障有效实施和效益最大化。

各国军队在不同历史时期,对于战伤的分类也是各异的。随着致伤武器的发展,战伤医学和卫勤保障体制的不断进步,伤病员分类也在发生着相应的变化。伤病员分类实施贯穿于伤病员救治的全过程,从一开始的收容分类到随后的救治分类、后送分类,都是战伤救治的重要内容。

海战伤产生于海战,无论单舰或者编队,包括自海上到陆地的救治链,救治力量不足,救治范围有限,救治时间紧迫。实践中必须对海战伤实施科学分类,先分出轻、中、重度伤病员,确定伤员救治和后送的先后程序;保证危重需要救命的伤病员优先获得紧急救治,传染病者获得隔离,受沾染的伤病员获得洗消,轻伤病员获得留治,一般伤病员获得相应处置后返回战位。

(张志成　帅维正)

第四节　海上战创伤的特点和主要死亡原因

一、海上战创伤的特点

现代战争已更多地扩展到空中和广阔的海域。在海空战斗中,伤员极易坠入海中,造成火器伤伤口被海水浸泡。有报道在海战或登陆作战中,四肢火器伤发生率达40%~60%,并伴有不同程度的海水浸泡。苏联资料显示,海战中90%的火器伤伤员为弹片伤、合并烧伤和骨折,均不同程度地受海水浸蚀或浸泡。海水浸泡火器伤的病理变化较复杂,兼有单纯火器伤和海水浸泡伤的双重特性。研究表明,海水具有高导热性、碱性、富含微生物(如创伤弧菌)等特点,极易造成伤员低体温、组织脱水及伤口感染。因此,必须及早使伤员脱离海水环境并加强抗感染干预措施的实施。

舰艇海上战创伤伤员特点是由海上舰艇、武器种类以及海洋因素等条件决定的。常规武器条件下,海军舰艇部队战时卫生减员的分布与陆军部队有明显差别。陆军的杀伤武器种类繁多,有枪支发射的弹丸以及各种炮弹、炸弹、导弹等,因此伤情也有很大不同。而海上战创伤最常见的就是弹片伤,主要是由炮弹、航弹、鱼雷、水雷爆炸的弹片和舰身产生的碎片所导致的杀伤,弹碎片造成的尖锐划伤使得组织的整体性在划口周围很大范围内遭到破坏,因此比普通子弹伤要严重。此外,爆炸时弹碎片所造成的损伤,不管是在软组织中还是在骨中,还是一种特别的震破伤。这种伤的入口一般小于出口,有时伤口深处只有一个相对窄的入口,流血不太多,但由于碰撞爆破伤的特点,往往受伤面积大,大部分伴有组织的大面积剥离,伤道形态多样,并且几乎所有肢体深度伤都伴有骨伤。海战伤的碎片伤具有面积大、伤口深和多处伤的特点,总的来说,是一种有相当深度和广度的破裂伤。此外,烧伤和开放性骨折也是常见的海战伤种类。

除武器因素外,舰艇的种类、等级和任务类型也与海上战创伤的构成和特点有一定关系。例如,反封锁作战时,扫雷舰在清理排除水雷的任务中经常遭遇水雷爆炸,出现的海战伤主要是闭合性损伤和多处伤,其分布特点是头部伤、肢体伤较多,而胸腹部损伤较少。有报道,通过对相关扫雷舰海战伤情统计,发现其中软组织伤占约50%,闭合性骨折占25%,软组织合并骨伤占13%,一般挫伤占5%,烧伤为2%。

根据美国第二次世界大战时大型航空母舰的海战伤医疗资料可见,在珍珠港事件中,主要伤员类型是软组织伤(占47.5%)和开放性骨折(占30%),胸部和腹部伤员数不多,分别占0.9%和1.6%,烧伤伤员占20%。在太平洋海战中,美军列克星敦号和约克城号航空母舰被击沉,列克星敦号由于油箱中弹而发生燃油剧烈爆炸,绝大部分卫生减员是烧伤伤员。约克城号在中途岛海战中被航空炸弹和鱼雷击中重创后沉入水中,其伤员主要是软组织伤和开放性骨折,而腹部伤员不多。

英国和阿根廷在马尔维纳斯群岛的武装冲突的海战中,双方被击沉和击伤了28艘舰艇、100架飞机和直升机,87%的舰艇是被飞机击沉和击伤的。在整个作战中,不可恢复卫生减员和卫生减员之比为1:2。减员结构百分比中,肢体伤为46%、烧伤为19%、头颈部伤为14%、胸部伤为4%、心理障碍为4%、腹部伤为3%、其他损伤占10%,30%~46%的伤员为多处伤和复合伤。由此可见,舰艇人员的战伤和损伤性质和结构与舰艇等级、海战激烈程度、使用的武器和人员保护水平有关。

可以预计,将来在发生常规武器的海战时,战伤的性质和结构将与上述情况差别不大,但由于现代作战舰艇的人员保护性加强,闭合性损伤和二次弹片伤数量可能会有所增加。届时,典型的海上战创伤将是碎片伤、烧伤和闭合性损伤的叠加。

核武器爆炸主要通过冲击波、光辐射、早期核辐射、放射性沾染和电磁脉冲这5种毁伤方式对人员和物体造成杀伤破坏作用。可以预计,舰艇在安全距离内遭遇核武器攻击时,舰员战伤会以放射伤、冲击伤、烧伤为主,卫生减员特点和结构的变化较大。

但是,当舰艇是处在核爆炸中心的安全距离以外时,不同部位战伤,局部损伤,特别是二次弹片伤的特点还是和常规武器类似。估计处于舰艇舱室内舰员的创伤主要有3种机械伤:冲击波对机体的损伤,造成鼓膜和肺的合并伤;弹片引起的二次伤(舱顶灯破片、塑料片和设备碎片);坠落物造成的伤,即第三次伤。而鲁萨茨基等人认为,核武器攻击时露天战位的主要致伤因素是遭到冲击波直接或间接打击的机械伤,因为在舰艇外部会形成$0.2 \sim 6.5 \text{ kgf/m}^2$的冲击加压区。在这种条件下,主要是头部伤。

据研究,2万吨当量的梯恩梯核弹爆炸时,在距离爆炸中心1100 m的小型巡洋舰上战斗减员特点如下:在面对爆炸的开放性战位上,不可恢复性减员和卫生减员之比为1:0;在背靠船的位置时其比例为1:1;在船的上部位置人员有50%受伤,在塔架和船体上有10%的人受伤,不可恢复性减员和卫生减员之比分别为2:1和1:6。当一级舰艇遇到小当量核弹在水下爆炸时,卫生减员为20%~25%,其中重伤员和特重伤员占0.5%~1.0%,中度伤员占5%~10%,轻伤员占90%。巡洋舰上卫生减员为25%~27%,其重伤员和特重伤员占2%~3%,中度伤员占10%~11%,其余的均为轻伤员。反潜艇和导弹高炮艇上的卫生减员与之相似。在潜艇上卫生减员可达艇上人员的40%~50%,重伤员占15%~20%,中度伤员占50%,轻伤员占30%~35%。

当核弹在水下爆炸时会产生强烈冲击震动,这与舰艇遇到水雷爆炸或遭到鱼雷攻击时的情况类似。震动的后果是造成内脏器官伤和多处骨折。在冲击加速度超过100 g时,会造成肢体的多处粉碎性骨折、内脏器官损伤以及闭合性颅脑损伤。通过模拟动物试验可以看到,损伤主要为腰骶区大面积出血、肺组织挫伤和破裂,肝、肾和心肌等多器官明显充血,而被减震材料包裹的动物就没这种损伤。

二、海上战创伤的主要死亡原因

战斗死亡是指遭敌人武器袭击造成的死亡,包括阵亡和伤死。回顾我国人民海军1974年前的海战,由于规模小、时间短、又多处于近岸海域,因此凡是参战死亡者,不区分阵亡和伤死。从几次主要海战来看,伤员总数的近80%为海战伤员,而参战死亡人数与伤员人数比接近为1∶6。

第二次世界大战期间,苏联驱逐舰战时舰员战伤统计资料显示,在波罗的海舰队发生减员1 761人,其中海战伤阵亡为1 175人,受伤586人;黑海舰队战时减员1 655人,阵亡1 186人,受伤469人。结合英、美、日等国海军战伤资料介绍,其阵亡与受伤人数比在(2.0~3.9)∶1,其中日本舰队阵亡与受伤人员比例较高,原因考虑为其作战区域距离本土及支援基地较远,且战争后期丧失有效的制空权与制海权,对于海战伤员救治困难,导致死亡率较高。

经过对美国、英国、苏联等国第二次世界大战中海军舰队伤亡情况的统计发现,总阵亡人数为81 833人,伤员之和为27 789人,阵亡与伤员比例为2.94∶1,可见近现代海战中,阵亡率较高,海上战创伤伤员救治难度很大。

(张志成 帅维正)

参考文献

[1]中国人民解放军总后勤部卫生部.军队卫生勤务学[M].北京:人民军医出版社,2007.
[2]王正国,裴国献.亚热带野战外科学[M].北京:人民军医出版社,2012.
[3]虞积耀,王正国.海战外科学[M].北京:人民军医出版社,2013.
[4]陈伯华,龚国川.美国海军海战伤研究动态[J].人民军医,2007,50(5):263-264.
[5]何建,张玲,王美堂,等.电子伤票在战伤分类后送中的应用[J].解放军医院管理杂志,2008,15(7):676-677.
[6]游海燕.美军卫勤信息化建设及其对我军的启示[J].西南国防医药,2007,17(2):250-251.

第二十三章
海上战创伤的病理生理学与发生机制

与常规陆军部队战创伤不同,海上战创伤除了杀伤性武器直接造成的损伤以外,还要受到海上舰艇、武器种类以及海洋因素等条件的影响。从之前资料可以发现,海上战创伤最常见伤类是碎片伤、烧伤和闭合性损伤,具有面积大、伤口深、多处受伤的特点;受伤部位以四肢、头部和大面积烧伤为主。因此海上战创伤的主要病理生理特征本质上就是创伤和修补的过程,此外由于海战伤所处的特殊环境,海水浸泡、严重低温、激光辐射甚至超高频电磁辐射等致伤因素也掺杂其中,导致海战伤的救治难度大大增加。

第一节　海水的理化特性及其对人体的致伤因素

海水中含有大量的化学元素。海水高钠,含盐度一般为 3.1% ~ 4.3% ,相当于 0.85% 氯化钠生理盐水的 4 ~ 5 倍;海水高渗,渗透压为人体血浆的4.3 倍;海水 pH 值为 8 ~ 8.21;海水低温(我国东南沿海海水年平均水温为18.8 ~ 21.3 ℃);海水中含有大量致病菌及海洋生物,有学者报道海洋中细菌并不比陆地少。可见海水具有高导热性、碱性、富含微生物(如创伤弧菌)等理化特性。上述情况都可能对落水伤员造成进一步危害,海水浸泡对伤口局部及全身均是一个十分有害的因素,极易造成伤员低体温、组织脱水及伤口感染。

目前国内对海上战创伤的研究主要集中于东南沿海,其海水温度低、渗透压高、偏碱性和含菌量大。如开放性颅脑损伤伤员落水导致海水进入颅腔,损伤脑组织被海水浸泡,给伤员的救治带来了新的问题。以开放性颅脑损伤为例,简要介绍海水的理化特性对人体的致伤因素。

一、低　温

以处在亚热带的台湾海峡为例,其海水表层春、夏、秋、冬季的平均温度分别为22 ℃、26 ℃、21.3 ℃ 和 13.2 ℃。受损脑组织浸泡在这样温度的海水中,降低了脑血管的通透性,抑制了水分向组织间隙和细胞内的转移,并且可能降低了细胞的能量代谢,延迟了酸中毒的发生,减轻了脑组织细胞外间隙和细胞内的水肿。这是对伤情有利的一面,动物实验已证实,相比单纯性开放性颅脑损伤,实验组动物脑水肿的水肿高峰期推迟。

海水对于创伤性脑水肿具有双重作用,海水对于创伤性脑水肿进程的影响应取决于两方面矛盾的消长。早期由于海水低温、高渗等特点,可延迟脑水肿的发生。杨立斌等发现,海水浸泡的脑损伤组织在伤后 8 h 出现脑含水量的改变,明显晚于单纯脑损伤组(伤后 3 h)。但是随之而来的是海水浸泡对其他因素的影响所产生的效应。研究发现,海水浸泡加剧了对血管内皮细胞的损伤,机体纤溶活性降低,血小板聚集反应加速,血栓形成更加快速而集中。因此导致较单纯脑损伤组更加严重和持续时间更长的脑水肿。魏梁锋等的研究显示,单纯脑损伤组伤后 6 ~ 24 h 脑水肿程度趋于稳定,而海水浸泡组直至 48 h 时仍呈持续加重状态。

二、高 渗 透 压

我国台湾海峡的海水中主要离子成分为 NaCl 26.518 g/L、$MgCl_2$ 2.447 g/L、$MgSO_4$ 3.305 g/L、$CaCl_2$ 1.141 g/L、KCl 0.725 g/L,含有大量的钠、镁、钙、钾及氯离子,渗透压为 1 250 ~ 1 350 mOsm/L。海水中的钠离子含量是人体血浆钠离子含量的 3 倍,渗透压是人体血浆渗透压的 5 ~ 6 倍。因此,对于人体的体液(包括细胞内液和细胞外液)来讲,海水具有高渗、高钠、高钾和高钙的特征,可以加重创伤组织离子代谢紊乱。体外细胞培养实验证实,高浓度的钾离子对星形胶质细胞的浸浴可以激活细胞膜 Cl^-/HCO_2^- 和 Na^+/H^+ 的交换,使星形胶质细胞摄入 NaCl 增加,伴随大量水分进入星形胶质细胞,引起星形胶质细胞肿胀,不仅增高颅内压,还可以释放兴奋性氨基酸等有害神经递质,加重神经元的损害。此外,神经细胞内 Ca^{2+} 超载被认为是脑损伤后神经细胞水肿死亡的最后共同通路,Ca^{2+} 超载损伤线粒体氧化磷酸化过程,造成 ATP 合成不足,细胞结构和功能破坏;促进膜脂质过氧化和氧自由基形成,使蛋白激酶 Ⅱ 活化,加速膜系统自身消化,细胞内外离子稳态失衡,血-脑屏障(blood-brain barrier,BBB)破坏,加重脑水肿。动物实验还表明,海水浸泡后脑挫裂伤周边缺血水肿区神经细胞 Bcl-2 蛋白表达强度低于对照组,而 Bax 表达强度则显著高于对照组(单纯颅脑开放伤组),两者之间的比值(其比值可以决定神经细胞的预后)也在不断降低,这一变化趋势表明海水浸泡后的挫裂伤周边皮层缺血水肿区细胞对凋亡性刺激的敏感性或者发生凋亡的比率高于单纯创伤组。另外,对细胞因子和酶的检测结果发现,肿瘤坏死因子(tumor necrosis factor,TNF)、白细胞介素-8(interleukin-8,IL-8)、一氧化氮(nitric oxide,NO)的含量在海水浸泡 3 ~ 36 h 内较单纯脑损伤组明显升高,并且与组织内丙二醛(malondialdehyde,MDA)含量呈正相关,与组织 ATP 含量及 Na^+-K^+-ATP 酶、超氧化物歧化酶(superoxide dismutase,SOD)活性的改变呈负相关,提示海水浸泡加剧了浸泡组织的过度炎性反应,进而启动脂质过氧化反应是造成组织继发损伤加重的重要原因。

三、细菌种类丰富

海水细菌与淡水或土壤细菌不同,大多数海水细菌具有嗜盐性,分解蛋白能力强,而分解糖能力较弱,能生长在低营养和低温环境中,形态多样、兼性厌氧、能运动。国内多位学者在不同时期分别对我国各海域的细菌进行了分离研究,显示海水内细菌主要为弧菌科、肠杆菌科、非发酵菌和少量革兰氏阳性杆菌及球菌,代表性的菌株分别为:溶藻弧菌、大肠埃希菌、鲍曼不动杆菌、蜡样芽孢杆菌和腐生葡萄球菌。在近海海水中主要是弧菌科细菌,而肠杆菌科细菌、非发酵菌和革兰氏阳性菌分离数量较少;在海边、码头,由于其离陆地近,受陆地污水和土壤污染的影响,肠杆菌科细菌、非发酵菌和革兰氏阳性菌的分离数量比近海多。由于海水的特殊环境,使伤者感染发生上呈现出不同于陆地伤的特点,研究表明,经海水浸泡的伤口感染更为严重,海水浸泡火器伤组细菌数约为对照组的 10 倍。海水浸泡伤厌氧菌感染率明显高于普通创伤,使伤者救治更加复杂。

(张志成　帅维正)

第二节 海水浸泡伤的病理生理学与发生机制

海水浸泡伤是指海战中伤员受海水浸泡(seawater immersion)的一类特殊战创伤。虽然海战伤的病理变化的规律与一般陆战伤基本是一致的,但在海上特殊环境下作战,由于海上及登陆作战地域狭窄、人员集中且环境特殊,海战中舰艇沉没弃舰舰员落水或抢滩登陆等情况,使伤员创伤部位受海水浸泡的可能性极大且打捞及后送困难。通过学者近年来研究发现,海水浸泡伤除具有一般战创伤的规律外,还有其自身的特点,其兼有单纯火器伤和海水浸泡伤的双重特性,病理变化较复杂。海水具有的低温、高渗透压、细菌种类多等理化特性,是造成伤员合并海水浸泡的伤情特点不同于单纯火器伤的主要原因。

动物实验结果表明,重度失血性休克海水浸泡组动物的存活率明显低于非浸泡组。在15 ℃左右的海水中动物浸泡1.5 h全部死亡,对照组全部存活;在20 ℃左右的海水中浸泡组动物的死亡率为对照组的2倍。海水浸泡可加重伤口局部及周围组织的水肿、变性、坏死及炎性反应。

一、海水浸泡肢体伤

(一)海水浸泡加重创伤局部病变

肢体战创伤合并海水浸泡后,可明显加重创伤局部病变,延迟修复愈合。通过对海水浸泡肢体伤的病理观察可以发现,经海水浸泡后,皮肤、软组织以及肌肉组织内首先出现患肢明显充血、肿胀,出血及渗出较未经浸泡创伤增加,且随浸泡时间的延长而加重;由于经海水浸泡局部伤口组织肿胀,压力升高,加重组织的微循环障碍,伤区的血流量明显减少,不仅加重了局部损伤,也会影响伤口的愈合;创伤区肌肉组织的主要变化为早期横纹肌呈明显脱水改变,肌组织染色加深,肌间隙增宽,炎症细胞渗出少见,后期肌纤维肿胀加重,炎症细胞渗出明显增多,肌纤维坏死程度也逐渐加重,24 h后肌纤维广泛肿胀,坏死更为明显,可见大量炎症细胞及脓细胞渗出。对于海水浸泡伤组织进行的炎症细胞、炎症因子检测表明,发现 TNF、IL-8、NO 的含量明显高于非浸泡组,并与组织内脂质过氧化的分解产物丙二醛(malondialdehyde,MDA)含量呈正相关,与下降的组织 ATP 含量、Na^+-K^+-ATP 酶、超氧化物歧化酶活性的变化呈负相关。这些结果表明,在海水浸泡伤局部伤口的病理变化中,炎性反应是明显加重的。海水浸泡后高渗、低温、影响酶活性等因素均可影响机体代谢情况,使自由基产生更多。

除皮肤软组织改变以外,创伤局部血管的病变为原发伤道区内动脉壁显著肿胀,尤以中膜外2/3为甚。平滑肌细胞内有大小不等的空泡样结构,细胞器消失,肌丝排列紊乱或融合、断裂,核固缩多见。平滑肌细胞间隙显著增宽,充满浑然红染均匀一致物质。内膜肿胀。扫描电镜显示内皮细胞之间纵行皱襞变浅,排列紊乱,呈沟回状交错,上述改变少见于非海水浸泡伤。如果合并骨折,骨折局部细菌感染率明显增高,且骨折断端肿胀及炎性反应明显,新生骨细胞不同程度变性,成骨活动受到抑制,骨痂出现时间明显延后,可比非海水浸泡伤推迟10 d左右。

(二)海水浸泡导致体温过低症

海军战斗人员在海上战斗中极易发生落水而导致体温过低症。我国近海海水表层水温年平均不超过20 ℃,夏季最高为28.9 ℃,冬季最低为-1.9 ℃,海战伤伤员长时间浸泡后极易导致发生体温过低症。

根据瑞士体温过低症分级系统,可将体温过低症分为Ⅰ~Ⅳ级,其中Ⅰ级核心温度为32~35 ℃,神志清醒伴寒战;Ⅱ级核心体温为28~32 ℃,意识模糊,寒战消失;Ⅲ级核心体温为24~28 ℃,意识丧失,无寒战,但生命体征尚存在;Ⅳ级低体温症的定义为核心体温低于24 ℃,生命体征消失。

研究观察发现,创伤大鼠合并海水浸泡30 min后,其体温即可降低10 ℃以上,如无复温治疗,平均需要8~10 h才能恢复正常体温。核心体温下降至30 ℃的低温兔模型,如果不进行复温处理,死亡率将达 20%，如果体温下降至 25 ℃其短期死亡率将上升至 60%。

海水低温会导致受浸泡动物体温骤降，体热过量散失，大幅度增加动物体能消耗，代谢水平受到影响，表现为糖、蛋白及脂肪代谢方面均发生改变，分解加剧。

此外，低温还可导致全身各系统出现异常。体温过低对神经系统主要是抑制作用，轻度的体温过低可以降低脑部代谢水平。当体温低于 33.5 ℃ 时脑电图出现异常，视觉诱发电位降低；核心体温低于 30 ℃时可以导致人体意识丧失；核心体温降低到 27 ℃时，神经反射基本消失；如体温降到 25 ℃，脑血管的自身调节明显减弱或消失，脑部血流将受到严重影响。体温降低早期伤病员的心率、心排血量以及平均动脉压是增加的。而随着体温降低，继而出现心率减慢、心肌收缩力减弱、心排血量减少及血压降低等表现。此外，体温过低还会导致多种心律失常出现，表现为明显 J 波、心房颤动、心室颤动、无脉电活动直至心搏骤停。低温早期，由于冷刺激而出现过度通气。随着体温下降，呼吸中枢受到抑制，呼吸频率降低，呼吸幅度下降，导致 CO_2 潴留。核心体温低于 25 ℃时可能出现肺水肿。重度低温时，肾血流减少，肾小球滤过率也相应减少，严重者可出现急性肾功能衰竭。

由于低温可以导致严重全身病理生理异常，创伤局部也可出现肿胀、缺氧及炎性反应加重的情况，导致创伤病情加重、愈合困难。

(三)海水浸泡导致伤口和机体发生感染概率增加

海水中存在种类繁多及数量众多的细菌。这些细菌以弧菌属数量最多，其次为肠杆菌科及非发酵菌。细菌计数发现，港口和码头的细菌数为 $(4.5 \sim 12.8) \times 10^5$ cfu/ml，而近海的细菌数为 $(1.3 \sim 4.6) \times 10^2$ cfu/ml。港口、码头的弧菌数量占细菌总量的 53.3%，到了近海时，弧菌数量所占比例上升至 83.8%。港口、码头由于离陆地近，受生活污水及陆地细菌的影响，其肠杆菌科及非发酵菌的比例比近海要高。

实验研究发现，肢体创伤合并海水浸泡的动物模型较单纯创伤组伤口细菌数量明显增加，伤口中细菌种类也增加了海洋常见细菌，并且局部感染程度更重、全身性炎性反应加重而且更早出现菌血症。

在以兔为动物模型的海水浸泡伤实验研究中发现，单纯背部创伤局部 12 h 内细菌较少，且主要是腐生葡萄球菌、大肠埃希菌和鲍曼不动杆菌等皮毛、泥土和空气中的常见菌，全身性炎性反应不明显。而在创伤后 24 h 后，伤口细菌数量逐渐增多，体内血白细胞和内毒素水平升高，血培养阳性。而合并海水浸泡后，伤口局部细菌检测发现新增加副溶血弧菌和创伤弧菌，而致伤 12 h 后，伤口细菌即开始增多，血培养可见大肠埃希菌和创伤弧菌生长，机体炎性反应明显，表明动物已处于感染期。

创伤弧菌是一种极具危险性的革兰氏阴性细菌，免疫力低下者、慢性肝病者及血色病伤病员均为易感人群。这些创伤弧菌伤病员主要临床表现为创伤感染、原发性败血症和胃肠炎，在海水浸泡伤伤病员中并发创伤弧菌感染是最常见的情况。

海战伤员由于已有创伤，皮肤完整性受损，加之与海水直接接触，容易出现创伤弧菌感染。从肢体开始发病，出现典型的皮肤损害表现，如肢体剧烈疼痛、肿胀、局部红斑、瘀斑坏死、蜂窝织炎、坏死性筋膜炎、肌炎等，后出现发热、寒战等表现，迅速向躯干蔓延，继而发展成败血症。考虑到战创伤的复杂情况下，肢体发生切割伤、撕裂伤或火器伤后，如果再受到海水浸泡，机体抵抗力难免会有所下降，如果不尽早冲洗、消毒及清创处理，伤口就会较长时间处于带菌状态，势必会导致伤口感染，加重伤口的炎性反应。这不但加剧了伤口的难愈程度，导致皮肤损害，还极有可能导致菌血症，最终引发致死性败血症。

有研究认为，金属蛋白酶和溶细胞素可能是创伤弧菌的主要致病因素，但细菌内毒素的作用不应忽视。研究发现，海水浸泡组兔血浆内的内毒素水平显著高于同期单纯对照组的内毒素水平。内毒素作为一种常见的炎性反应激活因子，能激活血管活性物质的释放，使末梢血管扩张，通透性增加，静脉回流减少，心脏输出量减低，严重时能够导致低血压并发生休克；它还能导致组织供血不足、缺氧而引起代谢性酸中毒。另外，海水中的细菌内毒素脂多糖可以作用于单核巨噬细胞以及血管内皮细胞，在基因的转录以及翻译水平上调节 TNF-α，TNF-α 也可以通过多种方式，如刺激内皮细胞产生 NO，刺激花生四烯酸代谢介导损伤伤口。

致病性弧菌已成为我国沿海地区散发性、流行性腹泻和食物中毒的重要病原菌,且该类细菌对驻岛部队的海上训练、未来海战中的广大指战员都具有潜在的致病危险。因此,对于该类感染性病变的快速诊断和及时治疗具有重要战略意义。

(四)海水浸泡导致修复细胞受损、凋亡增加、增殖障碍

海水除了具有低温、含菌量多等特点外,还存在高钠、高渗及偏碱性等特点,其渗透压为 1 250 ~ 1 350 mmol/L,平均含盐度为 3.5%,pH 值为 8.0 ~ 8.4。海水作为一种特殊的环境因子对修复细胞也存在影响。成纤维细胞起源于胚胎时期的中胚层间充质细胞,是固有结缔组织中数量最多的细胞,也是参与创伤修复的主要细胞。3T3 细胞是小鼠胚胎成纤维细胞,常被用来进行损伤修复研究。

通过对 3T3 细胞在生理盐水和无盐普通 DMEM 培养基(Dulbecco's minimum essential medium,达尔伯克必需基本培养基)中的形态学观察发现,在生理盐水浸泡条件下 3T3 细胞从普通的梭形形态改变为长梭形,细胞核变小,相邻细胞质连接在一起呈细丝状。而去除盐水使用 DMEM 培养基孵育 12 h 后,大部分细胞形态从长梭形变化为卵圆形,细胞核增大且圆,细胞质显著增多。而使用海水浸泡 3T3 细胞后,细胞形态呈长梭形,细胞间隙显著增大,部分细胞核变小,呈梭形或卵圆形,邻细胞质并未相互连接,细胞排列欠规则。再次改用 DMEM 中孵育 12 h 后,3T3 细胞数量虽然增多,但细胞形态仍呈长梭形,细胞质的量较对照组及生理盐水组明显减少。这说明在等渗盐水条件下进行浸泡,细胞形态虽然发生变化,但可能只是在无营养状态下的自我保护形式,细胞受损并不严重,一旦进入正常环境,可以较快恢复。而高渗的海水干预后,细胞脱水、细胞器受损,即使再次恢复到正常环境后,细胞形态仍难以恢复。

噻唑蓝(methylthiazolyldiphenyl-tetrazolium bromide, MTT)检测发现,海水浸泡 60 min 后 3T3 细胞存活率仅为 70.79% ±2.83%,而生理盐水浸泡 60 min 的细胞存活率较高,为 85.96% ±3.81%。流式细胞仪检测发现,海水浸泡 60 min 组 3T3 细胞凋亡率为各组最高,达 21.16%,细胞坏死率也最高,达 0.25%。提示海水浸泡对 3T3 细胞的增殖具有显著抑制作用,随时间延长抑制作用增加,并且可以造成细胞凋亡和坏死增加。

此外,通过对代表细胞增殖活性的核蛋白 Ki-67、原癌基因 *c-myc* 及核转录因子 NF-kB 等指标的观察,均发现海水浸泡后细胞增殖活性在基因表达调控和蛋白合成方面全面出现延迟和抑制。

(五)海水浸泡导致肉芽组织生长成熟减慢

大体观察发现,海水浸泡组伤口肉芽组织的平均覆盖率达 90% 以上平均需要 6 d,而单纯创伤组需要 3 ~ 4 d。病理观察也发现,海水浸泡组创伤后 3 d 仅生成少量芽状新生血管,而此时的单纯创伤组已可见较多肉芽组织形成。计数微血管密度发现,海水浸泡组在创伤后 10 d 时达到最高,而单纯创伤组在创伤后 7 d 已达到最高。这反映了海水浸泡组伤口血管化程度显著晚于单纯创伤组。

通过对伤口组织检测发现,合并海水浸泡的伤口组织在创伤后 1 d 及 3 d 时碱性成纤维细胞生长因子(basic fibroblast growth factor,bFGF)的量显著少于创伤前以及单纯创伤组,而 bFGF 具有促血管生成,调节血管壁细胞及成纤维细胞生长的作用,被誉为血管再生因子。由此提示,海水浸泡组在创伤后早期缺乏内源性的 bFGF,可能是其血管生成不良、肉芽组织形成速度慢的部分原因。

(六)海水浸泡导致肌成纤维细胞生成相对较少,导致伤口回缩放缓

一般状况下,在创伤损伤不久,皮肤的成纤维细胞由静止被激活,成纤维细胞不但参与肉芽组织的形成,部分还转变为肌成纤维细胞,与此同时伤口收缩开始。也就是说,新生肉芽组织开始生长时便出现了肌成纤维细胞。而研究发现,在创伤后 7 d 及 10 d 时,海水浸泡组伤口组织内的阳性肌成纤维细胞数量显著较同期的单纯创伤组少,细胞阳性程度也弱于单纯创伤组。提示海水浸泡可能导致了成纤维细胞分化成肌成纤维细胞的能力降低或分化时间滞后,肌成纤维细胞生成较正常愈合时减少,伤口回缩减缓。

二、海水浸泡胸部开放伤

海水浸泡的胸部开放伤特点在于海水经开放的胸壁进入胸腔,可引起伤侧胸膜腔内压急剧升高,并造成肺组织的损伤,继而导致全身严重的电解质紊乱和血流动力学的改变。伤情比无海水浸泡组更为严重。

(一)海水浸泡胸部开放伤明显加重伤情

胸部开放伤海水浸泡后,海水灌入胸腔,伤侧的胸膜腔内压明显增高,造成对健侧肺的压迫,使健侧肺的呼吸运动受到明显抑制,通气量明显减少。同时胸腔内压力上升又压迫心脏及大血管,造成静脉回流受阻,回心血量减少,心排血量下降,因此短时间内引起急性呼吸循环衰竭,最终导致或加速死亡。动物实验中,海水浸泡犬动物模型胸部伤组死亡率达90%,平均存活45 min,无海水浸泡胸部伤对照组4 h内死亡率仅为10%。

实验证明,海水浸泡合并胸部外伤组突出表现为呼吸频率加快、严重低氧血症、高碳酸血症、肺水肿、气体交换功能下降以及严重的肺组织病理学变化,说明海水浸泡加剧胸外伤致急性肺损伤的程度,导致呼吸系统进行性衰竭。

此外,海水浸泡组于浸泡海水后出现严重的电解质平衡紊乱,包括高钠血症、高氯血症、高渗血症,进而导致严重的高渗性脱水。因此,海水浸泡造成的严重水、电解质平衡紊乱和血液的高渗状态也是导致早期死亡的重要原因。

(二)海水浸泡胸部开放伤的主要病理生理异常

海水浸泡胸部伤后患侧肺损伤较为严重,大体病理表现为肺体积明显缩小、明显实变,可见大片状出血。镜下可见肺泡弥漫萎陷,部分肺泡可见代偿性肺气肿,并可见灶状及片状出血,肺泡腔内含有大量红细胞。肺泡毛细血管及小血管扩张充血,可见大量红细胞及血浆瘀滞,管腔内还可见中性粒细胞积聚。电镜下可见肺泡 I 型细胞基质水肿,胞质电子密度降低,内质网扩张,线粒体变性,嵴结构不清。II 型细胞线粒体变性,内质网扩张,板层体减少或排空。肺泡巨噬细胞肿胀,细胞内溶酶体增多。

胸部开放伤后海水浸泡的病理生理改变完全不同于普通胸外伤。普通胸外伤在伤后一般形成开放性气胸,伤侧肺塌陷,健侧肺一定程度受压迫但尚可代偿,能够保证全身氧供的最基本需求,呼吸和循环尚可维持,处于轻度低氧血症状态,呼吸频数深大,血流动力学指标基本正常。而海水浸泡后的情况则截然不同,海水灌入胸腔后,伤侧的胸膜腔内压明显增高,造成对健侧肺的压迫,使健侧肺的呼吸运动受到明显抑制,机体自身难以代偿,全身严重缺氧。同时心脏及大血管受到压迫,造成静脉回流受阻,心排血量下降。在对照海水浸泡胸部伤和普通胸外伤的动物实验中可以发现,伤后两组动物的氧分压 PaO_2 明显降低而肺泡–动脉氧分压差[difference of alveoli-arterial oxygen pres, $P_{(A-a)}O_2$]均于伤后明显升高,其中海水浸泡组的 PaO_2 降低的程度更为明显,而两组 $P_{(A-a)}O_2$ 升高幅度未见统计学差异。实验还发现海水浸泡组的 $PaCO_2$ 在伤后显著升高,而普通胸外伤组的改变不明显,提示海水浸泡组的肺泡通气量也受到严重影响,出现了 II 型呼吸衰竭。此外,实验中普通胸外伤组和海水浸泡组的氧合指数 PaO_2/FiO_2 均明显下降至300以下,其中海水浸泡组的氧合指数下降更明显,受伤后45 min已小于200,提示其肺损伤程度明显重于普通胸外伤。

通过实验研究可以看出,开放性胸外伤海水浸泡后的损伤程度较单纯胸部开放伤严重,表现为海水浸泡伤同时存在以严重的低氧血症和高碳酸血症,并且呼吸衰竭出现的时间早、程度重,究其原因是存在以严重肺泡通气不足为主的通气功能障碍和肺内分流引起的换气功能障碍两个因素。

除呼吸功能明显异常以外,开放性胸外伤海水浸泡后还会出现高钠、高氯、高渗血症以及多器官功能障碍综合征。胸膜同腹膜一样,是一种天然的生物性半透膜,同时具有分泌、吸收和渗透的作用。由于海水本身的高钠和高渗特性,在胸膜两侧产生了差异极大的化学浓度梯度和渗透压梯度,前者使钠、氯、钾等离子由海水中向细胞外液移动,后者则使细胞外液的水分向海水中移动。因此当海水进入胸膜腔后,便产生了"透析"效应。细胞外液中的水分大量排出,组织间液的水含量减少,形成细胞外液包括血浆的浓缩,海水中的高浓度电解质移入细胞外液,造成了血中电解质浓度升高,表现为高钠血症及高氯血症。血钠的升高使血浆渗透压增高,形成细胞外液的高渗状态。高渗性脱水还可造成循环血量的急剧减少,从而影响各个器官的血液灌注,进而出现多器官功能障碍综合征。

三、海水浸泡腹部开放伤

现代海战中腹部伤是常见的战伤,如果合并海水浸泡则有可能导致伤情明显加重。近年王育红、虞积耀等学者通过动物实验研究发现,海水通过腹部伤口进入腹腔,腹腔内脏器官遭受海水浸泡,可产生一系列与陆战伤不同的病理变化,海水不但能够对腹部伤口和腹腔内脏器官产生直接损伤,还能导致全身的病理变化,从而表现出一系列血流动力学、水和电解质及酸碱平衡紊乱与多器官功能障碍。进入腹腔的海水量越多,海水浸泡的时间越长,对机体的损伤越严重。

(一)主要病理形态学变化

海水浸泡腹部开放伤的犬动物实验发现,海水进入腹腔对腹腔内脏器官有严重的损伤作用。主要以肠病变较为明显,肉眼观肠管肿胀,表面可见肠系膜及浆膜层高度水肿,小血管及淋巴管高度扩张。肠壁外纵行肌靠近浆膜层明显变性,胞质混浊,细胞核淡染、消失,肌层血管扩张,灶状炎症细胞浸润。黏膜下充血水肿,少量淋巴细胞浸润。黏膜下与肌层交界处可见较多中性粒细胞、淋巴细胞浸润,形成炎性浸润带,说明海水本身对肠有严重的损伤作用。同时肝表面有纤维素渗出,颜色暗红,光镜下近肝被膜的肝细胞严重变性。肾表现为肾小球细胞增多,毛细血管受挤压;近曲小管细胞浊肿,部分可见透明变性及空泡变性;肾间质血管充血,常见微血栓形成;并可见远曲小管部分上皮消失,管腔内可见大量蛋白管型。证实海水进入腹腔对腹腔内脏器官有严重的损伤作用。海水的这种损伤作用可能与海水本身的高钠、高渗性质及海水中含有的有害微生物有关。

海水进入腹腔引起机体的高渗性脱水。海水浸泡组的动物血生化、渗透压等指标已说明动物出现高钠血症。学者以肝为代表对其细胞参数进行测量的结果表明,海水浸泡组的肝细胞的体积明显小于普通腹部伤及正常组,细胞核体积变化不明显,核浆比值升高,细胞质的光密度值也明显增高,这说明由于海水高钠高渗,通过腹膜的透析作用,导致机体器官细胞有高渗脱水变化,而这种变化必然引起细胞功能的损伤。

海水浸泡腹部外伤引起的多器官功能障碍比普通腹部外伤更严重。推测原因:一方面认为由于海水高钠、高盐、高渗及含有大量致病微生物,对机体而言是有害刺激物;另一方面海水浸泡诱发低血容量、电解质紊乱和酸碱失衡,导致对各个内脏器官的严重打击。在显著的应激状态下,机体产生失控的炎性反应,多种因素共同作用下导致多器官功能障碍。

(二)病理生理变化

高钠、高渗的海水进入腹腔后,通过腹膜的透析交换作用使大量的钠、钾、氯离子进入血液,而血液中的水分则被析出,其结果是血浆钠、钾、氯离子含量明显升高,表现为高钠、高钾、高氯血症。此外,通过腹膜的透析交换作用,进而引起脱水、血液浓缩、有效循环血量减少,使机体组织细胞灌流不足,酸性代谢产物增多,导致酸碱平衡紊乱、代谢性酸中毒。灌入腹腔的海水量愈多,生理指标异常愈明显,危害愈大。

而腹部伤海水浸泡的犬只模型的血流动力学变化规律为心排血量、心指数和平均动脉压均在腹部致伤后一过性上升,浸泡入海水当时进一步升高,而随浸泡时间延长,其心排血量、心指数和平均动脉压不断下降,浸泡时间愈长,指标下降愈明显。当海水浸泡组动物经 4 h 浸泡后打捞出水时,其平均动脉压在原有低水平基础上大幅度下降,其下降幅度达 30% ~ 40% ,并一直持续在很低水平。此外,随着腹部伤犬只海水浸泡时间延长,其肺动脉嵌压不断升高,明显不同于单纯腹部伤组,当动物打捞出水后,其升高的肺动脉嵌压又开始逐渐下降。

导致海水浸泡腹部开放性损伤血流动力学发生明显变化的可能因素有:①腹部致伤和浸泡入海

水时导致机体产生应激,表现出一过性的平均动脉压、心排血量、心指数的上升。而随着海水不断进入腹腔,通过腹膜的透析交换作用,使血液中的水分丢失,血液浓缩,有效循环血量减少,逐渐发展为低血容量性休克,因而平均动脉压、心排血量、心指数下降。②海水浸泡引起的高钠、钾、氯血症,诱发代谢性酸中毒,导致心脏功能抑制,左心泵血能力下降,肺动脉嵌压上升。③当海水浸泡腹部开放伤犬被打捞出水时,海水对腹部的压力骤然解除,腹部外周血管开放,回心血量更进一步减少,血流动力学状态再次遭到破坏,机体完全失去代偿能力,使得平均动脉压、心排血量、心指数在原有低水平基础上大幅度下降。

四、海水浸泡烧伤

海战中烧伤所占比例最大但相关研究不多,据孙笑非、虞积耀等应用动物模型研究发现,烧伤合并海水浸泡与一般烧伤有所不同,尤其在海水浸泡烧伤后,休克期发生更为迅速,病情更为严重。主要特点为:①海水浸泡烧伤后休克发生发展迅速,休克代偿期只有 2 h 左右,且其平均动脉压在伤后 4 h 已迅速下降,有效血容量下降明显,而无海水浸泡烧伤组代偿期长达 8 h。此外,烧伤后浸泡海水时间每增加 1 h,死亡率成倍增加。②机体内环境变化更明显,酸中毒更严重。海水浸泡烧伤血钠、血氯明显升高;血糖急剧上升,发生的酸中毒相当严重且持续时间延长,在海水浸泡烧伤的动物大约 2 h 即可发生 pH 值低于 7.10 的严重酸中毒。③血液高渗更严重。海水浸泡烧伤组血浆晶体渗透压明显升高,伤后 8 h 达到高峰(>380 mmol/L),一般烧伤组为 320 mmol/L。

(张志成　帅维正)

第三节　海战伤伤口愈合及影响因素

一、伤口愈合的基本过程

战创伤是一种综合性的破坏组织整体性的损伤。伤口的愈合与局部(供血、衰竭)和全身情况(维生素缺乏、营养不良等)有关,愈合过程可分为炎性反应期、迁移增殖期、愈合及瘢痕期。

伤口形成早期炎性反应就开始出现,在没感染的情况下持续 72~96 h。首先损伤区域血管通过收缩和启动内源性凝血达到止血的目的,随后就激发一系列炎性反应,表现为凝血系统、纤维蛋白溶解系统和血管舒缓系统激活。血小板、纤维蛋白降解产物等释放多种细胞因子和趋化因子,如 TNF-α、IL-1、血小板因子-4、转化生长因子-β 等。这些因子可以强烈趋化中性粒细胞、巨噬细胞、巨细胞和单核细胞等,造成大量细胞因子和炎症细胞在损伤部位募集。在伤口局部出现细胞自溶、局部血管生成、毛细血管通透性和白细胞迁移为特征的炎性反应。其中,中性粒细胞及巨噬细胞的作用主要是吞噬病原微生物以及受损坏死细胞和基质的碎片,促进血管和纤维组织生成。

进入迁移增殖期(伤后 4~14 d),巨噬细胞可以释放大量生物活性成分,如白细胞介素和肿瘤坏死因子可以刺激成纤维细胞、肉芽组织的形成;TNF-α 还可以和成纤维细胞生长因子一同促进血管的生成;而转化生长因子同时也刺激角质细胞生成,导致上皮的修复。

伤口中新生的结缔组织主要是肉芽组织,其由新生薄壁的毛细血管以及增生的成纤维细胞构成,并伴有炎症细胞浸润,肉眼表现为鲜红色,颗粒状,柔软湿润。以内皮细胞增生形成的实性细胞索和扩张的毛细血管在小动脉周围形成毛细血管网,成纤维细胞和炎症细胞生成在其周围。炎症细胞分泌各种炎症因子和生长因子,同时吞噬细菌及组织碎片,释放各种蛋白水解酶,分解坏死组织及纤维蛋白。成纤维细胞具有平滑肌细胞的收缩功能,起到收缩创口的作用。有研究认为,可将肉芽组织结构分为 5 层:①表面白细胞坏死层,有白细胞、粒性脱离细胞,在整个愈合的第一期它都存在。②含有死血管的血管袢层,垂直血管、外周血管为成纤维细胞。③成熟层,成纤维细胞呈水平状态,离开血管,在其之间生长胶原纤维。④水平状成纤维细胞层,由有形成分和丰富的胶原纤维组成。⑤成熟的纤维层。

肉芽组织在修复过程中主要有抗感染及保护创面,机化或包裹坏死组织、血凝块、血栓及其他异物的作用还有填补创伤的缺损以及促进新生毛细血管恢复组织供血的作用。伤后第3天,肉芽组织就开始自外围向中心生长推进,取代脂肪皮下组织、填补创口或机化异物。至第14天肉芽性组织完全替代皮下组织,而新生组织的供血也超过50%。

创伤发生后,伤口边缘的基底细胞即开始增生,在伤口的肉芽组织表面形成单层上皮。健康的肉芽组织对表皮再生十分重要,它可以提供上皮再生所需的营养及生长因子使单层上皮增生、分化成为鳞状上皮。但肉芽组织生长不足或过度都会阻碍上皮的再生。

随着时间推移,肉芽组织逐渐成熟,其主要标志为:间质的水分逐渐吸收减少;部分毛细血管管腔闭塞、数目减少,血管改建为小动脉和小静脉;成纤维细胞产生胶原纤维,同时成纤维细胞逐渐演变为纤维细胞。胶原纤维量更多,发生玻璃样变性,细胞和毛细血管成分更少,肉芽组织逐渐转化为瘢痕组织。

二、影响海战伤伤口愈合的特殊因素

满足组织缺损少、创缘整齐、无感染、经缝合后创面对合严密等条件的伤口,炎性反应轻微,伤口愈合迅速,瘢痕形成后呈白色线状。这种损伤愈合类型称为一期愈合。现实中海战伤一般组织整体性破坏严重,组织缺损大、创缘不齐,特别是坠海发生海水浸泡后极易发生感染,因此海战伤多为二期愈合,甚至因为伤口缺损太大而需要植皮。

(张志成 帅维正)

参考文献

[1]中国人民解放军总后勤部卫生部.军队卫生勤务学[M].北京:人民军医出版社,2007.

[2]虞积耀,王正国.海战外科学[M].北京:人民军医出版社,2013.

[3]刘刚,王育红,虞积耀,等.腹部开放伤后海水浸泡大鼠肠屏障功能障碍与细胞因子过度表达的关系[J].实用医学杂志,2009,25(6):875-876.

[4]虞积耀,赖西南.海战伤合并海水浸泡伤的伤情特点及救治技术研究进展[J].解放军医学杂志,2004,29(12):1017-1019.

[5]李辉,鹿尔驯,虞积耀.胸部开放伤后海水浸泡对实验犬血浆渗透压及电解质平衡的影响[J].中国危重病急救医学,2000,12(6):356-358.

[6]荣换玲,殷萌,杜大海,等.创伤弧菌致死性感染对小鼠血液系统的影响及主要脏器的病理变化[J].第二军医大学学报,2009,30(10):1122-1125.

[7]吴斌,卢中秋.创伤弧菌感染的致病机制研究现状[J].中国急救医学,2004,24(11):834-835.

[8]宁浩勇,孟宇宏,王大鹏,等.创伤合并海水浸泡后愈合过程的病理学观察[J].中国比较医学杂志,2009,19(10):32-35.

[9]李昕.海战伤致急性肾衰的机制和救治研究进展[J].军医进修学院学报,2006,27(4):312-313.

[10]孙笑非,虞积耀,鹿尔训,等.大鼠烧伤合并海水浸泡早期体液变化特点的实验研究[J].转化医学杂志,2002,15(3):133-137.

[11]陈强,赖西南,葛衡江.海水浸泡烧伤复合破片伤伤道病理学与细菌学的变化[J].创伤外科杂志,2004,6(5):356-359.

[12]谢培增,汪先兵,刘剑,等.海上环境下海水浸泡颅脑火器伤治疗的实验研究[J].中国临床神经外科杂志,2010,15(7):419-422.

第二十四章
海上战创伤的评估与诊断

第一节　海上战创伤的评估

海上战创伤的伤势是指损伤对人员组织器官损害程度、生命危险程度和预后对健康影响的严重程度。按严重程度可将伤势分为轻伤、中度伤、重度伤和危重伤。准确评估海上战创伤伤病员伤势的严重程度对于指导治疗，判断预后等具有重要意义。

一、创伤评分系统

目前国内外对于创伤的评估多采用创伤评分法以客观评估损伤严重程度。创伤评分是将生理指标、解剖指数和诊断名称等作为参数予以量化和权重处理，计算出分值以显示伤病员全面伤情的严重程度，从而为选择各种治疗方案提供依据。

目前国内外常用的创伤评分方法有创伤指数、创伤评分法、院前指数、CRAMS 评分法、简明损伤标准和损伤严重度评分等多种方法，但各个评分法各有利弊，应用的领域也不完全相同。

简明损伤标准和损伤严重度评分(abbreviated injury scale and injury severity score, AIS-ISS)是由美国医学会、汽车安全委员会所制定的 AIS 标准发展而来。AIS 是纯解剖评分，但它将各种损伤予以数字化，每一损伤严重程度分为 6 级，1 为轻度，2 为中度，3 为较重，4 为严重，5 为危重，6 为最危重度，6 级损伤存活可能性极小。如在胸部创伤，疼痛或胸壁僵硬为 1 分;单纯的胸骨或肋骨骨折为 2 分;多发性肋骨骨折不伴呼吸障碍为 3 分;胸壁软化为 4 分;主动脉裂伤为 5 分。多发伤则采用 ISS, ISS 是根据 AIS 为基础, ISS 将人体分为 6 个损伤区域:①头、颈部(包括脑或颈椎损伤、颅骨或颈椎骨折);②面部(包括口、耳、眼、鼻和颌面骨骼);③胸部(包括胸腔所有器官以及膈肌、肋骨架和胸椎损伤);④腹部、盆腔(包括腹腔、盆腔所有器官及腰椎损伤);⑤四肢、骨盆(包括扭伤、骨折、脱位和断肢);⑥体表(包括体表任何部位的裂伤、挫伤、擦伤和烧伤)。在计算时只将全身 6 个分区中损伤最严重的 3 个分区中各取一最高 AIS 值求各自平方之和即为 ISS 值。许多学者常以 ISS<16 者为轻伤，≥16 者为重伤，≥25 者为严重伤。

AIS-ISS 确能反映伤员伤情，是一个较好的创伤评分方案，目前已广泛应用于创伤临床和研究工作，但其在海战伤救治中应用就显得较为烦琐，难以记忆和实施。

为了及时掌握伤员伤情情况，参考国内外创伤外科界对伤情的简易评估方法，结合我军实际，在

2006年版《战伤救治规则》中提出了简易战伤计分办法。战伤计分是通过对伤员呼吸频率、收缩压以及昏迷评分3项生理指标的客观检查与观察,采取评分与计算积分,对伤员基础生命状态进行评估的一种方法。简易战伤计分结果可以作为伤员伤势判断和确定救治先后顺序的参考。神志评估使用的是格拉斯哥昏迷评分,以睁眼动作、语言反应、运动反应3项指数进行判定,分别赋值并计算总分,得分值越高,提示意识状态越好,最高分为15分,表示意识清楚;分数越低则表示意识障碍越重(表24-1、表24-2)。

表24-1 简易战伤计分对照

A 呼吸计分		B 收缩压		C 神志计分	
呼吸频率/min	分值	收缩压/kPa(mmHg)	分值	昏迷评分	分值
10~29	4	>11.87(89)	4	13~15	4
>29	3	10.13~11.87(76~89)	3	9~12	3
6~9	2	6.67~10.00(50~75)	2	6~8	2
1~5	1	0.13~6.53(1~49)	1	4~5	1
0	0	<1	0	3	0

表24-2 战伤计分总积分与伤势严重程度的参照关系

严重度	战伤总积分
危重伤	≤5
重伤	6~9
中度伤	10~11
轻伤	12

二、伤势的判断

伤员伤势严重程度的判定,在把握伤员损伤程度、损伤范围、活动能力等整体状况基础上,参考简易战伤计分结果进行综合判定。伤员伤势评估参考条件如下。

(一)危重伤

危重伤包括:①组织器官结构严重损害,有严重的器官功能障碍及内环境紊乱,且严重危及生命,预后生活完全不能自理或需要随时有人帮助。②严重脑干损伤,颅脑广泛毁损,深昏迷。③颈动脉、锁骨下动脉、胸主动脉、腹主动脉、上下腔静脉等大血管的破裂,伴严重休克。④胸腹腔内脏器官广泛毁损。⑤呼吸循环功能严重障碍,呼吸停止或脉搏消失。⑥第3颈髓以上完全性脊髓损伤。⑦烧伤总面积>50%或三度烧伤面积>20%。⑧>6 Gy 辐射剂量的电离辐射损伤。

(二)重伤

重伤包括:①组织器官结构严重损害导致肢体残疾、丧失听觉、丧失视觉及其他器官功能障碍,有明显的内环境紊乱,有生命危险;预后对人体健康有重大伤害。②广泛皮肤与软组织毁损,失血量>40%。③颅脑穿透伤;脑干损伤;幕上>30 ml 的颅内血肿;幕下>10 ml 的颅内血肿;严重脑挫裂伤,伴颅内血肿,中线移位>5 mm,重度弥散性轴索损伤。④双眼眼球撕裂伤,累及眼球;双眼视网膜撕裂伤,伴视网膜脱离。⑤严重机械性呼吸道阻塞。⑥心脏重度撕裂伤,伴穿孔;心内瓣膜破裂;室间隔或房间隔破裂;心脏压塞。⑦主支气管重度撕裂伤、横断;单侧肺挫裂伤,伴张力性气胸、肺实质裂伤,或大量漏气、体循环空气栓塞,双侧肺撕裂伤。⑧肝严重撕裂伤;脾严重撕裂伤,脾门或脾段血管受累;肾严重撕裂伤伴尿液外渗;肾蒂脱伤;胰腺严重撕裂伤;肠系膜广泛撕裂。⑨食管穿孔;胃破裂;肠道广泛撕裂、横断;胆总管或肝管裂伤或横断;膀胱破裂。⑩多根肋骨骨折,胸廓不稳定,伴血气胸;单侧连枷胸,伴肺挫伤;双侧连枷胸;肢体广泛毁损;肢体离断;不稳定性骨盆骨折伴严重休克。⑪脊柱不稳定性骨折;不全性或完全性脊髓损伤;完全性马尾损伤。⑫重度休克,失血量>40%。⑬二度烧伤面积为31%～50%,三度烧伤面积为11%～19%。⑭4～6Gy辐射剂量的电离辐射伤损伤。⑮严重多发伤;严重复合伤。

(三)中度伤

中度伤包括:①组织器官结构受到较重的损害或有较严重的功能障碍,有一定的生命危险,预后对人体健康有一定的伤害。②广泛皮肤与软组织挫伤、撕裂伤,失血量20%～40%;脑神经损伤;颅底骨折,硬膜完好,凹陷1cm;小脑小范围挫伤,出血≤30ml,中线移位≤5mm;中度弥散性轴索损伤。③单眼眼球撕裂伤,累及眼球,单眼视网膜撕裂伤,伴视网膜脱离。④唾液腺伴腺管的损伤;双侧声带损伤。⑤心脏严重挫伤;气管支气管裂伤;裂口<1cm;单侧肺挫裂伤。⑥肝、脾、肾、胰腺、肠系膜、卵巢等组织器官广泛挫伤或撕裂伤,失血量>20%。⑦食管黏膜撕裂伤;胃撕裂伤伴穿孔或横断;尿道广泛撕裂伤;子宫撕裂伤或子宫破裂。⑧关节或软骨广泛损伤;多根肋骨骨折,胸廓稳定,伴气胸、血胸、单侧连枷胸,无肺挫伤;四肢骨折可不伴主要血管损伤或严重组织缺损;稳定的骨盆骨折,肢体挤压伤。⑨椎体压缩性骨折>20%,椎间盘突出,伴神经根损害;脊髓损伤,伴一过性神经体征;神经根损伤。⑩二度烧伤面积为11%～30%或三度烧伤<10%。⑪中度休克。⑫2～4Gy辐射剂量的电离辐射伤等。

(四)轻伤

轻伤包括:①组织器官结构受到轻度的损害或部分功能障碍,无生命危险;预后对人体健康无明显影响。②局部皮肤与软组织挫伤、撕裂伤。失血量≤20%。③心脏、气管、单肺轻度挫伤。④肝、脾、肾、胰腺、肾上腺、肠系膜、卵巢挫伤,或轻度浅表裂伤。⑤食管、胃、肠道、胆囊、膀胱、输尿管、尿道、子宫等挫伤,或轻度撕裂伤,未穿孔。⑥关节扭伤;关节脱位;肌腱-韧带撕裂伤;单纯肋骨骨折;椎体轻度压缩。⑦Ⅱ度烧伤面积<10%。⑧1～2Gy辐射剂量的电离辐射伤。

(张志成　帅维正)

第二节　海上战创伤的诊断

及早准确判断海战伤的伤情,早期正确处理是降低病死率、提高救治效果的关键。

一、详尽地了解受伤史

因严重战伤伤情重,常需迅速进行抢救,故询问病史应当针对性、快速地进行,有时甚至可以了解病史、体格检查与抢救同时进行。询问病史应侧重于受伤机制、伤后病情演变过程、伤后处理方法等方面,根据线索做出正确的诊断。

二、体格检查

初期的体检也应该简短、直接,关注基本生命体征;开始查体的顺序应按照ABCD的流程进行,即气道、呼吸、循环和意识水平等检查。

首先应对伤病员的气道情况及呼吸系统进行评估。第一步就应明确伤病员的气道是否完整、通畅。对伤病员的呼吸频率、呼吸方式及辅助呼吸肌参与呼吸的情况进行观察有助于气道阻塞及呼吸困难的发现。危重伤病员的常见并且重要的征象就是呼吸急促,虽然疼痛和焦虑也可以导致呼吸急促,但是肺部损伤、严重的代谢问题,或者感染也可以使呼吸变得急促。同时也可有其他征象,诸如发绀、反常呼吸、呼吸的频度和幅度的改变,辅助呼吸肌参与呼吸以及气道牵扯也是重要呼吸异常表现。应当注意以下情况,呼吸深度的增加也许表明伤病员存在严重的代谢性酸中毒;间停呼吸通常表明伤病员存在严重的脑干损伤或心功能不全;虽然低氧血症可以导致伤病员烦躁不安和精神错乱,但是低氧血症通常也可以使得伤病员意识受到抑制;当伤病员血容量不足、低血压或体温过低时脉搏氧饱和度测定评估往往是不可靠的;喘息性呼吸音可见于部分气道阻塞的伤病员,但完全气道阻塞伤病员将听不到呼吸音。

大出血、缺氧、脓毒症或药物等所致的继发性心血管系统功能异常常表现为循环灌注不足。早期表现为外周肢体皮温降低、花斑、毛细血管再充盈时间延长、尿量减少及意识状态下降,后期心血管系统代偿机制丧失后的表现为血压下降。

应注意各部位损伤的专有体征。开放性伤应仔细检查伤口或创面的形状、出血、污染、渗出物、伤道的位置及走行方向等。

为了不遗漏重要伤情,医务人员可以参照"CRASHPLAN"指导检查。其意义是:C—cardiac(心脏),R—respiration(呼吸),A—abdomen(腹部),S—spine(脊髓),H—head(头颅),P—pelvis(骨盆),L—limb(四肢),A—arteries(动脉),N—nerves(神经)。紧急情况下可在几分之内对上述各系统进行必要的检查。

进行重点或特殊检查时应注意:①颅脑和颌面外伤常与颈椎骨折或脱位同时存在,CT 或 X 射线片时应注意颈椎有无骨折和脱位。②昏迷或高位截瘫时应注意检查腹部有无损伤。③胸部外伤尤其是左侧多发性肋骨骨折及血气胸,除常规胸部 X 射线检查外,要常规进行心电图监测,注意有无心肌挫伤、外伤性心肌梗死及心脏压塞征等。④严重腹部挤压伤应注意检查有无膈肌损伤。⑤骨盆骨折要常规检查尿液,以除外泌尿系损伤,行腹腔穿刺除外腹腔内脏器官损伤。

对伤病员中枢神经系统及肢体运动进行评估时,应记录下 Glasgow 昏迷评分,瞳孔大小和反应,如果时间允许的话还应检查中枢及外周神经的感觉和运动功能。

必须根据伤病员的病史、体格检查的结果及先前辅助检查的结果来确定下一步所需要的检查。根据已有的指标进行标准的生化、血液学、微生物学及影像学检查。

(张志成　帅维正)

参考文献

[1]中国人民解放军总后勤部卫生部. 军队卫生勤务学[M].北京:人民军医出版社,2007.

[2]王正国,裴国献. 亚热带野战外科学[M].北京:人民军医出版社,2012.

[3]郭小微,李开南. 创伤评分的研究进展[J].中国骨与关节损伤杂志,2013,28(4):399-400.

[4]康国振. 创伤评分在院前急救中的应用[J].临床急诊杂志,2009,10(4):231-234.

第二十五章

海上战创伤的分级救治

现代战争规模不断扩大,武器的杀伤力也不断增强,因此战斗中伤员快速大量出现并且伤情更加复杂。采取原先就地救治、随队治疗的救治方式已经无法满足现代战争卫勤保障的需要。为提高战创伤的救治成功率,遂开始应用分阶段实施伤员救治工作的方法,伤员在战斗现场接受简易处理后,转运后方行集中救治。这种阶梯式的工作方式逐步发展为分级救治的理论和方法。

分级救治(echelon treatment)也称阶梯救治(ladder treatment;或称阶梯治疗,ladder cure)是指在战斗现场成批出现伤病员,将伤病员救治活动分工、分阶段、连续实施的组织形式与保障原则。分级救治的基本内涵包括3个方面。首先分级部署:在组织体系上,按战术地域、战役后方和战略后方分别部署救护及医疗机构,采取多级救治机构联合救治的组织形式。其次分工救治:按照分段救治、逐级完善的思路,对各级救治机构进行不同能级的职能分工,将救治分为战现场急救、紧急救治、早期治疗、专科治疗和康复诊所5个基本救治环节,由各级救治机构按各自的职能级别实施。最后连续继承:治疗与后送工作中,前后一级医疗机构的救治措施之间强调继承和完善,伤病员后送过程中要处于不间断地监护和治疗状态,最终完成确定性治疗。

海上伤病员医疗救治组织体系包括舰艇救护所、救护艇、医院船、码头救护所及以后各级救治机构。它的基本任务是从伤病员负伤、患病起到最后离开医疗机构止,对他们采取各种及时有效的救治措施,迅速安全地组织医疗后送。其目的是提高伤病员的治愈归队率,降低死亡率和残疾率,从而维护部队和提高部队的战斗力。

第一节　海上战创伤的分级方法

在舰船上伤病员救治能力薄弱,对无能力处置的伤病员必须后送到其他救治机构。为了保证这些伤病员获得正确、合理的救治,需要建立一个由各级救治机构组成的、分工明确的、相互衔接的海上伤病员医疗后送体系,在统一组织指挥下,有条不紊地完成伤病员的医疗救治工作。

海上伤病员医疗救治的组织体系是由前方到后方设置的各级救治机构,通过海上卫生运输工具联结起来的一个医疗后送链,其中各级救治机构分别对后送的伤病员完成从初级到高级的救治任务。

一、海上伤病员医疗救治体系中救治机构的设置

根据海上作战的特点和海军卫勤力量的编成,一般构成海上三级医疗救治后送体系。

（一）战术后方

战术后方以舰艇部队本身的卫勤力量为主，组成战术后方的救护所，实施海战伤病员急救与后送。海军通常由参战舰艇的卫勤力量组成各级舰艇救护所，并可组成海上编队救护所。救护艇、医院船、卫生运输船、救护飞机组成作战海区的医疗后送组织（图25-1）。

（二）战役后方

战役后方以医院船、路上野战医院和基地医院为主，实施区域性救治，担负早期治疗或部分专科治疗。在同一后勤保障区域内各部队的伤病员、不论其建制、军兵种，统一收容治疗。医院则可不随部队的行动而移动，保障救治环境的稳定，有利于业务开展，争取更多的救治时间，提高治疗质量。

医院船是收容、治疗伤病员的专用勤务船舶，是实施海上伤病员医疗后送的大型骨干装备，主要进行海上伤病员的早期治疗与部分专科救治任务。野战医院由中等床位的联勤分部医院担任，配置在战役后方的运输线上，半固定状态展开。基地医院由床位较多的中心医院、海军基地医院和地方医院担任，它配置在战役后方基地内，基本上处于固定状态。

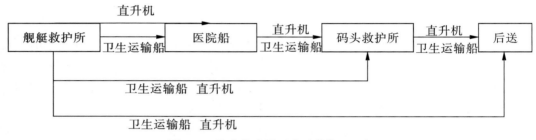

图25-1 海上伤病员医疗后送体系示意

（三）战略后方

战略后方为后方区域内的总部、军兵种、军区所属医院和国家指定的地方医院组成各种后方医院。

救治机构的设置主要取决于舰艇的作战任务、活动范围、伤病员发生的数量和伤病情等。完整的救治机构设置应包括：设在舰船上的救护所及编队（舰群）救护所，医院船及码头救护所和后方医院等，并利用救护艇、卫生运输船和救护飞机将伤病员逐级后送。这些机构的设置可依据作战形式或样式进行增减。实施远洋作战时，伤病员后送线长，医疗机构设置应完善；近岸作战时，后送线短，医疗机构可适当减少，甚至可只设置舰艇救护所、码头救护所和后方医院。在条件允许时，伤病员也可越级后送，以减少海上换乘次数，缩短后送时间，使其尽早获得确定性治疗。

二、救治种类

（一）急救

急救是指在战位（阵地）为抢救生命、改善伤病情和预防并发症所采取的临时性救护措施。抢救伤病员通常由指战员自救、互救及舰艇（连、营）基层卫生人员完成。主要任务是临时止血、包扎、固定、防窒息、简单复苏、抗休克及解毒等。

（二）紧急救治

紧急救治是指为挽救伤病员生命和防止伤病情恶化所采取的紧急救治措施。主要内容包括检伤分类、纠正不正确的急救措施，补充必要的应急救治。如改用制式夹板固定骨折钳夹或结扎止血。积极防治休克，药物抗感染，对尿潴留伤病员留置导尿管或膀胱穿刺。对开放性气胸进行包扎封闭，对张力性气胸进行胸腔穿刺，对窒息伤员行气管切开等。此外，还包括昏迷伤员救治、眼球破裂伤及脑膨出和肠脱出伤病员急救、脊柱损伤伤病员的急救、较大面积烧伤伤病员的处理、休克防治、感染防治、放射性沾染处理、化学中毒处理、离断肢(指)保护、海水浸泡伤处理、深筋膜切开减压、肌肉及浅表组织清创等。

(三)早期治疗

早期治疗是对伤病员在明确诊断的基础上实施的治疗,主要包括对危重伤病员进行紧急救命手术,如对毁损性肢体损伤进行截肢;对大血管损伤行修补、吻合或结扎手术;对呼吸道阻塞行紧急气管切开术;对开放性气胸行封闭缝合和闭合小封瓶引流,张力气胸进行闭式引流;实施胸腔、腹腔探查止血,对器官和组织损伤者进行缝合、切除、修补、吻合或造口等手术;对有颅内压增高的伤病员,行开颅减压术,清除血肿;对四肢炸伤者,进行残端修整。在批量伤员到来、卫生资源不足时,对危重、重伤病员开展损伤控制性手术。进行较完善的清创手术。实施输血、输液、氧疗等综合救治措施,防治休克。继续抗感染治疗,补注破伤风类毒素和破伤风抗毒血清。对冲击伤、挤压伤、复合伤等复杂性伤病员进行确诊,并采取综合性救治措施。对核沾染、化学染毒伤病员进行全身洗消和针对性治疗。

海水浸泡极易导致低体温,对落水后产生低温浸泡症的伤病员应进行快速复温处理,使体温保持在 36 ℃左右。动物实验显示,复温速度越快,各项生命体征越好。伤病员受海水浸泡,其休克发生率是陆地的 2 倍,病死率则可达到陆地的 5~10 倍,因此,更要强调早期抗休克处理的意义。由于海水浸泡对创伤的特殊作用,受伤局部处理应抓住改善缺氧和对失活组织的清除 2 个环节,实施早期清创、伤口无张力或延期缝合,清创中使用过氧化氢(H_2O_2)、进行局部充分引流等措施。

(四)专科治疗

专科治疗是指专科医生利用专科设备对伤病员所进行的确定性治疗,包括确定性截肢、眼球摘除、血管修复、颅脑清创、胸腔和腹腔内脏器官修复手术等。防治战伤后并发症,对战创伤后并发症进行综合性治疗,开展肾替代治疗,辅助通气,心、肺、脑复苏等治疗。继续全面抗休克和全身性抗感染。实施功能恢复性手术。对核、化学武器损伤伤病员进行确定性治疗。

(五)康复治疗

康复治疗是指在后方医院进行的与功能恢复相关的专科手术等治疗。

(张志成　帅维正)

第二节　海上战创伤的分级救治原则

一、加强自救互救

海上伤病员发生突然、集中,必须加强自救互救,并提高舰艇伤病员救治能力。

救治过程中,救治措施与救治时间和救治效果之间存在着密切的联系和客观的规律。一般来讲,伤后越早采取救治措施,救治效果越明显;如果失去了救治时机,救治效果则明显下降,甚至无法挽救生命。我军《战伤救治规则》(2006 年版)指出:为达到最佳救治效果,战伤救治技术措施力争在人员负伤后尽早实施。首次战现场急救,宜在负伤后 10 min 内实施;紧急救治宜在人员负伤后 3 h 内实施;早期治疗宜在人员负伤后 6 h 内实施;专科治疗,宜在人员负伤后 12 h 内实施。在战创伤救治的实际工作中,应当把战伤救治技术放在伤病员伤情变化的有限时间和空间内加以运用。

现代先进武器和其他技术装备的大量使用,使现代海上作战的突然性、破坏性和立体性空前增大,短时间内常发生大量伤亡。由于海战中各作战舰艇相对独立,距离较远,相互救助或后方救援力量施救较为困难。因此,要提高舰员自救互救能力,大力提倡并开展舰员自救互救。同时,应加强舰(船)艇卫生人员的配备,并配置精良的卫生装备,以提高舰艇战伤救治能力。

二、建立立体医疗救治体系

未来战争作战空间向多领域延伸,战场广阔,伤病员分布面广,要求建立立体医疗救治体系。

海战中海军战场范围的扩大,尤其是向海洋战略边疆前沿延伸的情况,将使伤病员分布面广,要求卫勤用系统的观点去筹划卫勤保障工作,构建海面、水下、空中,从海上至岸上的立体伤病员医疗后送体系。

在战场环境条件下,伤员的救治工作由多个救治机构采取分工、分阶段救治的方法实施完成,伤病员在各级救治机构之间通过多种运输工具后送,使伤病员通过不同的救治阶梯到达专科救治机构,实现完善的确定性治疗。这一特殊的组织形式和保障方法是一个连续继承、无缝衔接的组织实施过程。前一级救治机构所做的救治工作为下一级救治工作争取时间和打下基础,后一级救治机构的救治措施是前一级救治措施的继承和完善。在伤病员医疗后送工作中,必须明确各救治机构在伤病员医疗后送系统中的定位和本级救治范围,按照规定的技术范围开展救治工作,不可随意扩大或缩小本级救治范围。各级救治机构必须提高协同意识,保持伤病员救治机构与后送组织之间的密切联系,救治机构提前把需要后送伤病员的伤情分类、后送方向建议、伤病员数量及伤病员携行物资的重量等信息,提前通知伤病员后送组织和后方救治机构,并随时保持救治机构与后送组织、前方救治机构与后方救治机构之间的密切信息沟通。各级救治机构必须做好伤病员后送前医学准备,避免伤病员后送途中伤情进一步恶化。在伤病员后送途中,必须严密观察伤病情,保持医疗护理措施的连续性。

三、配备适应海上保障的卫勤装备与卫生人员

海战场由海洋地理、海洋水文、海洋气象等多种要素构成。海战伤病员常常合并落水、淹溺、低体温症等多种特殊情况发生,因此对卫勤保障的装备和人员的要求都不一样,如对战勤人员需要装备海上救生装备,而搜救的部门则要配备现代化的搜寻设备与医疗救护设备。同时配备经特殊训练的卫生人员。

四、健全指挥机构,高效实施卫勤保障任务

现代海战参战军兵种多,战况复杂多变,卫勤组织协调任务重,因此海上战创伤救治要求健全指挥机构,高效实施卫勤保障任务。

现代条件下的海上作战,绝大多数均由多军兵种联合组织实施。兵种复杂,人员众多,卫勤保障面广,特种兵医学及卫生学保障要求高,需组建三军联合卫勤指挥机构,制定完整的卫勤保障计划,协调各军兵种卫勤工作,实行分工负责制,有分有合,重点保障,主次分明。

海战伤救治工作是一项科学性、技术性很强的工作,为了达到救治高效的目的,必须进行严密组织和精确筹划,在救治资源利用、医学技术运用、救治时空把握方面达到最好。在战创伤救治工作中,一是要求组织形式与海洋战场环境相适应,合理配置战伤救治人员和装备,尽量减少救治阶梯,救治力量前伸,使伤病员尽早实现专科治疗。在卫勤编组和工作程序方面,根据战场环境与救治需求,组成得力、精干、配套的救治队伍,同时进行合理的救治分工,用最简捷的保障程序和方法实现战创伤救治工作的高效运作。二是要求提高战创伤救治质量,充分发挥救治技术的效益。加强和提高战创伤救治人员对于海战伤的诊疗水平,首先应做到正确判断伤病情并对伤病员进行准确分类与分流,上级救治机构对于接收的伤病员伤病情和伤势应进行再次确认,及时纠正漏诊、误诊和分类错误,根据伤病员不同的伤病情采取合理及时救治措施,提高战创伤救治质量和救治的有效性。在后送过程中,充分发挥信息技术的优势,前后级救治机构及时充分了解战创伤情况,提前预知救治需求,预先做好救治准备,保持救治与后送的连续性和继承性,尽最大努力降低阵亡率、伤死率、感染率、伤残率,提高伤病员治愈归队率。三是要求按照分级救治与时效救治原则开展救治技术,在合适的时间和地点采取

相适应的救治技术措施,从伤病员救治与后送的整体过程来准确把握救治技术的运用,求得最佳的战伤救治整体效益。

（张志成　帅维正）

第三节　海上战创伤伤病员的搜救与转运

一、海上战创伤伤病员的搜救

大规模落水伤病员的搜寻、捞救、救治及海上生存是亟待解决的海战伤救生和医疗救护难题。我海军的作战战略转变为近海防御和远海防卫,海军作战空间逐渐向远海延伸,在海战情况下,发生海上战创伤伤病员落水后搜救范围较前大大增加,救生的困难明显增大。

（一）海上搜救的特点与难点

1.落水伤病员分布广泛,搜寻难度大　一旦发生伤病员落水,由于落水人员随风向、海流、海潮的方向漂流,一昼夜可以远离原落水点几十甚至上百海里。而且海上情况复杂,漂流方向难以确定,加之战伤落水人员的搜救还要受到海上气象条件、能见度等条件限制,大大增加了海上搜救的难度。

2.搜救活动受多种因素影响,搜救代价大,搜救成功率低　由于受气象条件、海况以及战斗进程等情况制约,战时作战海区落水人员的搜救时间长、难度大、代价高,甚至有可能危及搜救人员本身的生命安全。一旦遭遇恶劣海情,即使能够发现落水伤病员,却难以实施捞救。

3.短时间大规模落水和复杂伤病情都可导致海上救生成功率明显降低　现代高技术精确制导武器广泛应用,海上战斗很可能在短时间就结束,但海战伤却呈现集中出现、规模大、伤病情复杂的趋势,而海上落水伤病员由于受到海水浸泡而出现低体温症、病原体污染,会导致伤病员伤病情和伤势进一步加重,救治难度明显增加。

4.海战落水伤病员海上生存能力有限　海上战斗落水伤病员,常常处于漂浮设备缺乏、体力不足、精神萎靡等情况,而低体温、海洋有害动物、饥饿脱水等因素更是容易导致伤病员死亡。

5.海上搜救涉及部门众多,组织协调困难　海上落水人员搜救是一项复杂的工作,涉及指挥、通信、救生卫生等部门,需要通力合作、相互配合。同时,救援装备和搜救训练水平对能否营救成功也是至关重要。

（二）海上搜救的分类

海上搜救主要由寻找和捞救落水人员、医疗救治构成。海上搜救可分为舰艇救生和飞机救生两种形式。

舰船救生是依托海面舰艇对海上及落水人员所进行的救援工作。舰艇救生有搜救工作时间长、搜救设备相对齐备、医疗条件较好、可接纳人员多等优点,但搜索范围较小,到达救援地点较慢是其不足之处。飞机救生是依托救护飞机进行落水人员搜救。飞机救生速度快、搜索范围大、侦查能力较强,但由于飞机空间有限,捞救多为单个进行,且机上医疗条件有限。因此两种救生方式常常联合实施搜救,取长补短,有机结合。

1.落水人员搜寻　落水人员搜寻是完成海上搜救任务的最重要一环,是进行人员救治的前提,因此要尽快在海上找到落水人员。当救援舰艇接受搜救任务后,首先应尽快到达搜救区域,做好组织准备工作,并制订搜索方案,组织人员加强观察瞭望。如有可能可以联合其他船只和飞机进行编队搜索。

2.落水人员捞救　一旦发现落水人员,应统一指挥,充分利用各种器材,迅速将其捞救上船。
实施海战伤员捞救的原则有:先发现先救援;先救单人,后救集体;先救无救生器材者;先近后远;

先救有生命者,后捞遗体;先救己方人员,后捞俘虏。

3. 医疗处置 落水人员上舰后,救援舰艇或飞机应尽快对伤病员进行医疗处置,根据伤病员具体情况实施通气、复温、止血、包扎、固定,如有需要可以采取船只或飞机的方式将伤病员尽快后送至后方医院。在后送时,应将伤病员情况和具体人数报告上级卫勤部门,以便做好后续救治准备。

4. 海上救生器材 海上救生器材可分为个人救生器材和集体救生器材。个人救生器材有救生圈、救生浮环、救生服、单人救生船以及各种生存求救器材等。集体救生器材有救生艇、救生筏、救生浮具等。

二、海上战创伤伤病员后送

伤病员后送是医疗后送工作的组成部分,是实行分级救治的重要手段。只有安全迅速地把伤病员转送到各级救治机构,才能保证他们能得到及时良好的救治。现代海战,伤病员数量大,战斗、战役过程中能否迅速妥善后送伤病员,不但直接关系到救治工作能否及时进行,还涉及部队作战和救治机构本身的机动。因此,必须认真组织和做好这项工作。

(一)美海军海上医疗后送

美海军海上医疗后送由伤病员后送、战术医疗后送和战略后送等3个阶段组成。其中强调在伤病员后送运输的过程中必须继续实施对伤病员的医疗救护,构成一个连续不断的途中医疗救护系统。伤病员战术后送是战场指挥官的职责,而战略后送则是美运输司令部的职责。

1. 伤病员后送阶段 伤病员后送即伤员从受伤,经过自救互救,包括看护兵和军医的初步急救处理,被后送至前沿医疗救护机构的过程。前沿医疗救护机构包括营伤病员接收站、创伤休克排、外科前沿复苏系统和外科手术连。

2. 医疗后送阶段 医疗后送为将伤病员经过各级医疗机构军医急救处理,包括气管切开、清创止血、胸腹部开放性伤口缝合等,伤情稳定,确定伤病员无生命危险后将伤病员送往战地医院(包括医院船)的过程。由于该阶段的医疗救护是伤病员生存的关键阶段,故将此阶段称为医疗后送。

3. 战略后送阶段 战略后送即将伤病员从战地医院(包括医院船)通过飞机后送到美本土或美驻海外医疗机构实施确定性治疗的过程。

(二)我军海上医疗后送

我军根据海上作战的特点和海军卫勤力量的编成,在战时构建海上三级医疗救治后送体系。

1. 战术后方 以舰艇部队本身的卫勤力量为主,组成战术后方的救护所,实施海战伤病员急救与后送。海军通常由参战舰艇的卫勤力量组成各级舰艇救护所,并可组成海上编队救护所。

2. 战役后方 以医院船、陆上野战医院和基地医院为主,实施区域性救治,担负早期治疗或部分专科治疗的任务。其中医院船是收容、治疗伤病员的专用勤务船舶,是实施海上伤病员医疗后送的大型骨干装备,主要完成海上伤病员的早期治疗与部分专科救治任务。

3. 战略后方 后方区域内的总部、军兵种、军区所属医院和国家指定的地方医院组成各种后方医院。

海军因其高度的机动性,活动范围大,距陆地远,后送受海情战况的影响更大,所以海军舰艇部队和海岛部队伤病员的后送形式应根据具体情况而定。救治机构的设置主要取决于舰艇的作战任务、活动范围、伤病员发生的数量和伤病情等。通常救治机构包括舰船救护所和编队救护所,医院船及码头救护所和后方医院等,利用救护艇、卫生运输船和救护飞机将伤病员逐级后送。但在不同的情况下,伤病员也可越级后送,以减少海上换乘次数,缩短后送时间,使其尽早获得确定性治疗。

(三)后送的组织实施

海战时伤病员后送工作首要的是形成统一、组织协调良好的指挥系统。各级海军卫勤指挥机构均应由专人负责,指挥协调后送工作的实施。

卫勤领导机关战前要根据伤病员的预计数,从多方面动员筹划足够的运输力量,做到专用运力和回程运力相结合,军内运力和地方支前运力相结合;要做好计划,规定伤病员后送程序和要求,必要时与有关部门联合组成伤病员后送机构。战斗过程中要及时了解下级后送情况,与运输部门保持密切联系,及时派出运输工具,组织伤病员的前接后转。紧急情况下,请求军政首长抽派人员和运输工具协助。

团级以上单位的伤病员后送工作需由各级后勤首长的统一领导,并指定专人成立小组负责伤病员后送的具体组织工作,如联系运力、办理后送手续、指派护送人员等。舰艇首长应指定专人领导战位伤病员的抢救、搬运及舰艇伤病员的后送工作。

海上伤病员后送受战况、气象、通信、运输工具等多种因素影响,因此,后送工作应视具体情况灵活处置。在利用好专用后送工具的前提下,充分利用回程运力。战斗过程中,要和运输部门保持密切联系,了解后送状况,及时通知运输部门接运伤病员的地点和数量。

(四)伤病员后送工具

后送工具的种类很多,各有特点,应了解它们的性能,根据实际情况选用。实际运送工作中要有多种准备,以便在一种运输工具不能使用时,立即有其他运输工具代替。

1. **海军担架** 海军担架是舰艇上的主要搬运工具。它的设计要求便于通过舰艇的舱室和通道,质轻、牢固,有固定伤病员的装置,可用于舰船间的吊运等。我海军目前主要配备有 68-2 型和罗宾逊担架(水平和垂直安全负荷 120 kg)(图 25-2)。

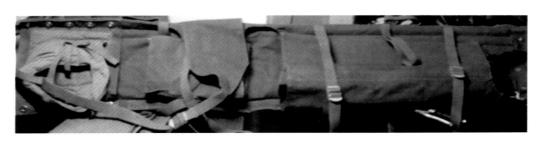

68-2 型担架

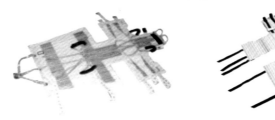

罗宾逊担架

图 25-2 海军担架

2. **卫生运输船** 卫生运输船是水上运送伤病员的船只,主要由普通运输船、客滚船、客货船或两栖舰船等加改装而成或被临时指派充任。根据外军经验,未来海战中,大型两栖攻击舰、各种登陆运输舰等均可作为卫生运输船用于海上运送伤病员。

卫生运输船主要担负伤病员后送任务,在后送途中对伤病员实施继承性治疗、救命手术和护理,确保后送的安全;设有较简单的临床组室,包括普通病房、隔离病房、护士站、简易手术室、复温室、特检室、检验室、消毒供应室和药房等;战时根据不同情况,可能采用多种类型舰船充任卫生运输船。

3. **救护艇** 救护艇是指具有一定医疗条件的接送伤病员的轻型卫生船舶。按性能可分为专用救护艇和代用救护艇两类;按用途又可分为水下救护艇和水面救护艇两种。我军救护艇通常在近海活动,其吨位为数十吨至数百吨不等,自给力仅几昼夜,续航力短,速度较快,干舷较低,艇上装有较好的通信、航海等设备,配有起吊装置、救生装备和器材,以便于伤病员的换乘和落水人员的捞救。医疗舱室配置在稳定性较好的部位,并设有相关救治科室。编制床位为 30 张。救护艇医疗队配备 10 名医护和 3~4 名捞救人员,主要担负伤病员现场急救和后送任务。

4.海上救护直升机 海上救护直升机用于海上搜寻、救护与运送伤病员,具有快速安全、垂直起降、悬停、机动性强、可低空慢速飞行等特点,是海上伤病员救护转运的重要工具。主要担负指定海域伤病员和海上遇险落水人员空运医疗后送任务(图25-3)。

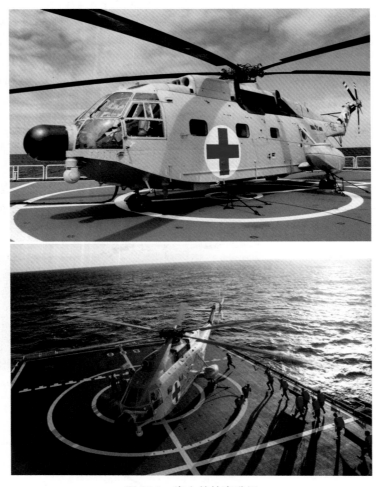

图 25-3 海上救护直升机

5.作战舰艇、辅助舰船和医院船 由于海上作战环境的特殊性,海上作战需要水面舰艇、潜艇等作战平台,同时要有辅助舰船的支撑。在近岸或近海作战时,当作战舰艇返航时可将伤病员带回码头,也可由辅助舰船带回,因为我海军在综合补给舰上配有一定病床和相应的医护人员。医院船是一级救治机构,但也可作为后送工具,用做后送伤病员。

(五)海上伤病员后送的注意事项

在组织海上伤病员后送时,由于易受海上气象等的不良影响,应注意做好以下几点。

1.严格掌握后送适应证,做好后送前的救治处置 后送前要检查伤病员的全身和局部状况,确定是否符合后送条件。昏迷、窒息等在后送途中有生命危险的伤病员、急性期的传染病员,不宜立即后送。术后伤病员需观察留治一定时间后才能后送。休克伤病员原则上禁止后送,必须后送时,应尽量利用快速后送工具,并在途中继续采取抗休克措施。对确定后送的伤病员要补充某些救治处置和预防性措施,准备好途中急救和护理的药品和器材。

2.应尽量选择合适的运输工具 要根据伤病员的伤病情、海上气象、后送距离等,选择合适的运输工具,病情紧急者宜用直升机后送;伤病员数量大时,宜采用卫生船舶后送;离港口近时,也可由本船直接送往码头。此外在后送中应注意伤病员的体位要求,使其保持在合适的状态,防止发生意外。

3.安全实施舰船、舰机间伤病员的换乘 海上伤病员在后送中经常要在舰船间或舰船飞机间进行换乘,由于舰船受风浪影响而使船体摇荡,引起换乘困难。为防止换乘时发生意外,首先要做好组织指挥工作,视情选择合适的换乘方法。如海面较平静时,可采用两船舷靠换乘;风浪较大时,可利用索道传递。当使用直升机换乘时,应根据船上条件,风浪情况,采用降落或垂直起吊方法。在实施换乘时,还须注意保护伤病员,防止发生新的损伤。海上伤病员换乘的方法可分为舷靠换乘、高架索传送换乘和中介工具换乘3种。

（1）舷靠换乘　舷靠换乘是两船舷靠在一起进行的换乘。根据伤病员传送方法的不同又可分为若干种方法,目前常用的有舷桥法、舷递法、舷梯法和舷吊法。通常在两船舷高相当或相差不大(2 m以内),且海况良好时采用舷桥法;在舷差2~5 m,海况较好,又无舷梯及吊车的情况下采用舷递法;若在舰船两舷装备有舷梯,在舷差2~5 m,5级风以下采用舷梯法;舷差较大或海况稍差,而有船载吊车或简易吊杆装备时可使用舷吊法吊运伤病员。

（2）高架索传送换乘　两船间隔一定距离同向航行,其间架设钢缆,伤病员用吊篮或海军担架进行传送。该技术原是用于海上物资补给的,用来传递伤病员我军尚缺乏实践及相应的配套装备,具有一定的危险性。

（3）中介工具换乘　两船间通过中介运输工具实施伤病员的换乘。中介工具有换乘艇、救生艇、救生筏、直升机等。用换乘艇换乘时,可先将换乘艇放入水中,再将伤病员吊放到艇内,也可以先将伤病员放入艇中再随艇吊放入水。换乘时,应注意安全,固定要可靠,操作要稳妥,听从指挥,相互间密切配合。

4. 做好后送途中的救治、护理工作　要根据被后送伤病员的伤病情,确定护送人员。伤员数量大时,还需成立专门的护送组,以随时观察,发现问题及时处置。最好采用卫生运输船后送,船上卫生人员及医疗装备可以满足后送途中对伤病员的救治和护理需要,保障安全后送。

三、救护直升机在海上战创伤伤病员救治后送的应用

现代海战作战地域广阔,常常远离后方基地,而救护直升机由于具有出动快速、机动性强、受天气海况影响小、视野开阔搜寻范围大、救助成功率高等特点,成为海战伤病员重要的救治后送装备。目前各海军强国均装备大量多用途卫勤直升机,美军装备的有"夜鹰"HH-60D 和"黑鹰"H76N 搜救直升机,法国的为"超美洲豹"AS332MKII,英国的为"海王"HASMK5 型直升机。我国在卫生船舶上也配备了专业的救护直升机。

相比于传统的船舶救生方式,救护直升机具有的优势有:①机动灵活,反应快速。救护直升机接到搜救命令后可以迅速完成出发准备,直接到达捞救位置后无须靠帮或释放救生筏等设备,可直接发下救生绞车或蛙人实施救治,为挽救伤病员赢得了时间。②由于直升机自身的设计原理,其可以垂直升降,即使狭小的空间也可降落或进行悬停,受航线和地理条件限制小。③直升机搜救时常常居高临下,视野广阔,如果配合搜索雷达等设备,海上搜救效率很高。④救生直升机上可配备一定的抢救设备,可在后送的途中进行必要的抢救治疗。

（一）海上战创伤伤病员直升机救治后送的组织指挥原则

伤病员空运后送时应把确保飞行安全和医疗安全放在首位。海上战场环境复杂,敌我态势瞬息变化,海上伤病员发生时空分布广,直升机速度慢、高度低,直接暴露在敌方火力范围内,因此战时实施直升机救援风险很高。在实施伤病员空运时,首先应明确我军能够掌握空中运输航线及空域制空权。其次,飞行时气象条件要在许可的范围内,如应在5级海况以内,避免低云、大雾、大雨及雷电等极端天气,在飞行过程中,必须充分考虑到飞行环境和海上环境对伤病员的影响,减少气压变化和气流过大对伤病员的影响。

在用直升机空运后送伤病员工作中,应把安全、快速后送作为主要任务。海上伤病员空运后送途中的医疗保障主要是维持连续性医疗措施,实行医疗监护,开展医疗护理。空运后送过程中,航空环境和海上环境对伤病员影响比较大,缺乏必要的操作空间、稳定的工作平台和充足的仪器设备,因此

只有在必要时才采取急救措施,避免在空运过程中进行不必要的手术治疗。

海上伤病员空运后送的组织、指挥和实施涉及作战、航行、气象、通信、机务、卫勤、医疗等多个部门,因此多部门的协调一致至关重要。卫勤部门必须积极参与空运飞行计划的制订,必须提出明确的空运后送需求计划和需要注意的事项及要求,主动联络前后方送出和接收伤病员的各医院和部队卫生单位,做好伤病员运送计划。在伤病员后送过程中做好监督与控制,及时协调和处理各种特殊情况的发生。

必须强调,海上伤病员空运后送是一个连续后送、不间断医疗监护的过程。因此,组织指挥工作必须准确把握各种转运环节衔接,以最快的速度完成伤病员后送工作。在空运后送中,医务人员对伤病员要实施不间断的伤病情观察和医疗护理,保持医疗措施的连续性,随时做好急救准备。

(二)救护直升机的装配要求

救护直升机的医疗救护队一般由4~5名人员组成,包括队长1名、急救医生1~2名、护士1名、救生员1名,并可随具体救治任务的不同而增减。救护队成员应身体健康、救生技能熟练,能够在直升机环境条件下完成通气、止血、包扎、固定、心肺复苏及必要的抢救性手术等治疗技术。

救护直升机上应装备救治必需的救生装备,包括自备电源多功能监护除颤仪、便携式呼吸机、充足的氧源、快速气管插管器械、高级气道管理设备、急救箱、担架、手术器械包箱、消毒箱等;除医疗器械外,还应配备通信器材、救生绞车、软梯、救助吊带、吊网、救生筏等救生装备。

(三)海上战创伤伤病员空运后送时机的选择

直升机进行伤病员后送时应注意伤病员是否存在飞行转运的相对禁忌证。所谓相对禁忌证是指具有各种严重外伤、伤病员全身状况极差、机体严重功能障碍或衰竭、生命体征极不稳定、随时都有发生死亡或正处于抢救状态等情况时,要慎重空运或缓运或在严密医学监护下空运。

以下情况应当列入相对禁忌证:①严重颅脑损伤伴脑脊液漏;②各种导致气道完整性受损的因素尚未有效处理;③外伤性气胸、血气胸伴有明显的呼吸功能障碍;④血红蛋白在60 g/L以下的创伤性大出血,缺氧症状明显;⑤病情不稳定仍处于抢救状态;⑥颅脑、腹部、眼球等器官或组织损伤伴有积气;⑦腹部穿透伤未经处理,或腹部手术后不足4~8 h。

对拟空运的伤病员空运前应当积极采取各种措施稳定伤病情,保证生命体征如血压、脉搏、呼吸的稳定和基本正常;对需要气管切开、气管插管、静脉穿刺、静脉切开、导尿及需要连续性和维持性治疗者(如输液、留置各种治疗管道)均应在登机前进行,并为机上继承性治疗做好准备。

对特殊伤病情应做好适应航空环境需要的准备,如对需要胸腔闭式引流的伤病员采用单向活瓣式引流装置;对肢体骨折用管状石膏固定者,切开固定石膏改用石膏托或小夹板固定;对胃肠器官伤术后时间短(3~5 d)的伤病员常规放置胃肠减压管并束腹带包扎膜部;对气管套管外气囊不用空气而改用盐水充填等。

(四)海上战创伤伤病员直升机救护的实施

海上战创伤直升机救护的实施:①组建搜救指挥部,专人负责直升机的领航、指引、通信联系以及救助支持。②救护直升机做好出发准备,检查机器及医疗仪器,组建适合任务的救生小队。③机组人员登机,救生小队人员集结,携带设备、器材、药品等登机,组长布置任务,飞机进入一级状态。④再次复审信息准确后关舱起飞。⑤直升机飞行中急救设备、器材展开,做好抢救准备。⑥到达指定海域后开始搜索,发现目标后向指挥部报告现场情况(风力、海浪高度、目标情况),请求救援指令。⑦救援实施,直升机在目标舰船上着舰或在适当高度悬停,绞车释放吊篮吊收伤病员。⑧伤病员救入机舱后立即进行医疗急救处置(监护、心肺复苏、止血、包扎、固定、复温、建立静脉通道、抗休克、气道管理和其他紧急手术)。⑨按卫勤、病情及陆岸气候条件,请求降落点(就近就急、就医疗机构能力),提出后送救治的特需应急准备。⑩后送途中要加强监护和病情的观察,如病情突然发生变化,应立即处理起飞至预定高度平飞后,医务人员须立刻监测伤病员登机后第1次生命体征,并向机长报告;随后于飞行途中持续监测伤病员生命体征,并将所测得的生命体征、检查结果、治疗措施、伤病员治疗反应等及时记录,书写空中救护记录。⑪降落在预定地点后,向接诊医生交代病情。⑫整理担架、手术台、综合急救箱、手术器械,随机返回原驻地。

严重海上战创伤是现代高技术海上战争中最主要的杀手之一。战场急救需要执行"快速反应、立体救护"的危重病现场急救模式,其特点是根据"超常加强、前伸配置、突出急救、加快后送"的原则,把救治的重点放在伤病员的首次救治和后送途中的连续监护与治疗上。装备附加综合急救医疗系统的海上救护直升机可以实现尽快开展对重症伤病员的急救综合处置、复苏,以稳定伤病员伤病情,将救命性的处理贯穿于整个医疗后送过程。具有快速、灵活、不受地形条件限制特点的直升机与综合急救医疗系统以及高素质专业救护人员紧密有机的结合,将进一步满足海军卫勤保障的立体化需求,在局部战争及非战争军事行动中发挥重要作用,成为提高卫勤综合保障能力的"撒手锏"。

（张志成　帅维正）

第四节　卫生船舶的展开与战创伤救护

一、卫生船舶概况

卫生船舶是用于救护、治疗和后送伤病员的勤务船舶的统称,是实施海上卫勤保障的主要装备,对完成海上伤病员的医疗后送任务、降低死亡率和伤残率具有重要作用。卫生船舶通常分为救护艇、卫生运输船及医院船3类,由于船舶吨位、医疗系统及卫生人员配置不同,使命任务也不同,可以分别实施不同的救治功能。

（一）救护艇

救护艇是水上救护伤病员的轻型船只,通常吨位较小、自持力弱、续航力小,但船体吃水浅、航速快、机动灵活。医疗设备配备以急救为主,通常设有抢救室、病房、药房等部门,配备除颤起搏器、急救呼吸机、心肺复苏器、复温装置、手术床等急救设备,还要配置用于救捞落水伤病员的装置。因此,救护艇适用于近岸海域的伤病员紧急救治,以抢救伤病员生命,并迅速后送到上级救治机构做进一步处置,是近岸海上作战中必不可少的一线救护设备。

（二）卫生运输船

卫生运输船是专门用于运送伤病员的船舶,主要执行战时伤病员后送任务,在后送途中对伤病员实施继承性治疗与护理,确保伤病员的安全后送。卫生运输船在海上伤病员的后送中发挥着重要作用,在海上医疗后送体系构成中起承前启后的作用,是不可忽视的伤病员运送工具。卫生运输船医疗舱室及医疗设备配置较为简单,主要用于保障伤病员后送途中的安全。医疗舱室设置一般要求位置集中在同一层甲板,设有易于护理人员照看的大病房及护士站,以及数个用于安置特殊伤病员的小病房,配置卫勤指挥室、手术室、抢救室、药房、简易化验室、特检室、供应室等部门,医疗设备能满足后送途中的紧急救治与护理需要即可。

（三）医院船

医院船是收容、治疗伤病员的专用勤务船舶,是实施海上伤病员医疗后送的大型骨干装备,主要进行海上伤病员的早期治疗与部分专科救治任务。医院船吨位大、抗风力强、稳定性好,有良好的救治条件和生活环境。舱内照明、通风良好,温度、湿度可调节,医疗设施齐全并符合规定要求,能在较复杂的气象和海情条件下接收、搬运和救治伤病员;医技科室符合海上医院配置要求,舱室布局满足伤病员救治需要;可以展开较多床位;具有完善的诊疗室和辅助间,配备抢救室、手术室、放射检查室、检验室、特检室、血库、药房,以及消毒供应室、储藏室、敷料器械洗涤室、洗衣房、烘干室等。大型医院船还设有较好的烧伤病房、监护病房和相应的救治设备;内部通道便于担架搬运伤病员,甲板之间有电梯或升降机,便于伤病员及医疗物资的上下;各种辅助保障设施完善,补给保障能力强,船上安装有直升机平台及海上补给接收装置,便于海上伤病员的换乘及主副食品、燃油和淡水等的补给;具有较完备的救生、通信设备和起吊装置,能较好地组织指挥伤病员接收和后送、物资补给和伤病员换乘;医疗力量配备以外科、内科的中高级专业技术人员为主,辅以相应的其他专业人员。世界各海洋强国都十分重视战时海上医院船的装备,俄、日、英、美、法等国海军都先后装备了医院船(图25-4)。

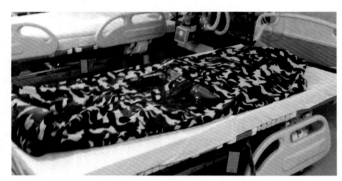

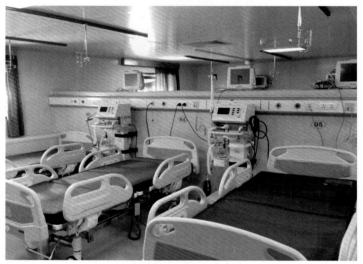

图25-4 医院船病房

我国医院船的勤务使命如下:①担负舰艇部队海上作战、两栖作战海上伤病员医疗后送体系中的一级救治阶梯,救治从舰艇救护所、登陆基地救护所、救护艇、直升救护机、卫生运输船和其他舰船后送来的伤病员,实施早期治疗和部分专科治疗。②视伤病情留治伤病员或对经处置后伤病情稳定的伤病员组织后送,主要依据战况、伤病员收治量及离岸基的距离确定,在条件允许的情况下,应组织伤情稳定的伤病员尽快后送大陆治疗。③留治暂时不宜后送的危重伤病员,医院船救治条件较好,医疗技术力量强,对暂不宜后送的危重伤病员应采取措施进行救治,挽救生命,尽可能降低伤亡率和伤残率,故应严格掌握后送指征,确保伤病员后送的安全;对需隔离治疗的伤病员进行隔离处置,并尽快组织隔离后送至专科治疗机构救治。④充任海上机动医院,为舰艇编队提供伴随保障,或在近岸和港口接收从陆上后送来的伤病员实施救治。⑤必要时,为其他舰船提供药品器材补给。平时可执行海上巡回医疗,提供常规医疗保障服务。⑥海上灾害医学救援、国际人道主义援助及非战争军事行动的医疗保障。

二、医院船在现代海军卫勤体系中的应用

医院船在战争中使用的历史非常久远,早在16世纪西班牙"无敌"舰队就开始配备卫生船舶,第

一次和第二次世界大战,以及其后的各场局部战争中都使用了卫生船舶进行卫勤保障。目前,医院船的用途也已从单纯战时使用扩展到了平时与战时结合使用。

在1982年4月发生的英国与阿根廷为争夺马岛的战争中,英军采用了由游轮改装的"乌干达号"医院船,在海上共航行了110 d,每天接收的伤病员最多达到了159名,共做外科手术500多例,展开使用的2张手术台每天工作超过12 h,仅有3名伤病员死亡,伤亡率极低。同时,为现代战争中医院船的使用积累了很有价值的经验。在战争中组成了以医院船为核心并辅以卫生运输船、救护直升机及陆上救治机构的海上医疗后送体系。

美国海军在第二次世界大战期间就开始使用正规的医院船,用于保障海战和登陆作战中伤病员的救治与后送,其性能、设备、救治能力都有明显的改进和提高。第二次世界大战结束前,美国海军共拥有17艘医院船。此后医院船逐步退役,直至1974年随着越南战争的结束,美国海军第二次世界大战中的最后一艘医院船"圣殿号"(AH-47)退出现役。20世纪80年代,随着美国全球霸权主义的兴起,美军认为有必要再发展医院船。1983年和1984年,里根政府购买了两艘"桑克莱蒙特级"油轮,耗资5亿多美元改装成"仁慈级"医院船。这两艘医院船在平时可以在世界范围内为灾区实施救援,接受各种伤病员,给予急救和治疗。1987年,"仁慈号"改装完善就进行了为期4个月的处女航,访问了菲律宾、巴布亚新几内亚和斐济并进行医疗服务,取得了巨大的公众友好效应,同时也为船上人员提供了操作和医疗训练的机会,此外还确定了需要改进的设备和设计问题。在本次航行中共诊治了62 000人次,进行了890例大手术,1 108例小手术,治疗牙病17 500例,6 000名儿童进行了免疫,捐赠了食品、卫生用品和眼镜等;修理医疗设备600多台,演讲300多场次。

在战时情况下,由于医院船的机动能力和相对的安全性,美军将医院船部署在接近作战地带的海域。在1990年发生的海湾战争中,"舒适号"医院船接到命令后即以完全工作状态准备,开始了8个月的部署,期间主要航行在阿拉伯湾和阿曼湾。在整个部署期间,"舒适号"航行了35 000多海里,诊治了8 000余名门诊伤病员,入院治疗700名伤病员,外科手术337例,检验17 000次,配制眼镜1 600副,X射线摄片1 340例,CT检查141例,直升机出动2 100架次。

在2003年的伊拉克战争中,"舒适号"再次部署前后长达4个月,在波斯湾停留56 d,收治的战伤包括枪弹伤、流弹伤、烧伤及头部损伤,该船共收治600名伤病员,行手术500例,其中包括下肢截肢及下肢植皮手术,约有50%的伤病员需要做整形外科手术。该船最多一天收治20名伤病员,最长的手术用时11 h。药房每天配备300~500单位静脉注射液,提供50~90个处方药品,分发4 000支吗啡,检验室完成4 729个样品检验,理疗室共进行了1 400多次医学评价与治疗,完成3 026次X射线检查及311次CT检查,还进行了30次血管造影。

我军920型医院船自2008年入编服役以来,多次执行巡诊及医疗服务任务。2009年依托920型医院船,我海军组织了针对沿海驻军及偏远岛礁的名为"和平方舟医疗服务万里海疆行"的巡回医疗服务活动。本次任务时间长、跨度大、机动距离远,整个活动历时41 d,为近万人次沿海岛礁、港点军民提供医疗服务,受到广泛赞誉。此外,920型医院船分别于2010年、2011年、2013年3次执行"和谐使命"医疗服务任务,航程遍及印度、巴基斯坦、肯尼亚、坦桑尼亚、古巴、牙买加等十余个亚洲、非洲及拉丁美洲国家,采取全程收诊、医疗分队定点服务和医疗巡诊等形式,综合开展了健康体检、门诊诊治、医学交流与合作等内容丰富、形式多样的人道主义医疗服务。2013年11月22日,"和平方舟"医院船远赴菲律宾,对台风重灾区执行人道主义医疗救助任务,这也是中国首次派出舰艇赴海外灾区执行人道主义医疗救助。在为期16 d的医疗救助任务中,和平方舟医院船共接诊伤病员2 208人,住院113人,手术44例,辅助检查1 482人次,开展流行病学调查7 000余人,向世界卫生组织提交疾病日报告12份,检测了21个灾民点的25处水源水质,消毒杀虫51 790 m²,并向菲方捐赠了部分医疗卫生物资。

通过执行医疗服务及灾害救援任务,我军积累了对医院船在远海复杂情况下的医学应急救援组织指挥、救援经验;丰富和发展了医院船执行多样化医疗任务的理论和实践;运用和检试了近年来取得的海军军事医学进步的系列成果;拓宽了医院船平时与战时医疗服务功能,探索了宝贵经验;锻炼了队伍,储备了大批海战医疗技术骨干。

三、医院船的装备、人员、系统和工作流程

医院船的医疗系统组织与运行是一项复杂的系统工程,包括部门设计布局、医疗设备配置及人员编配等方面。

以我军"920型"制式医院船为例,其设计原则为:①尽可能采用成熟技术与设备进行设计;②着眼于合理,安全可靠,便于操作、维修与保养,以满足使用要求与管理要求;③必须符合医疗救治规则、伤病员检救流程、感染控制等要求;④科学合理规划各医疗功能区、室,尽可能创设一个舒适的工作空间,达到能迅速发挥高效救治的目的,使医疗资源、空间与设备能达到较佳的使用效率。

该型船医疗舱室集中布置在5个甲板层上。其中,03甲板设有专收治军官伤病员的小型重伤病房和隔离病房;02甲板设有收治重伤员的大病房、检验室、特检室、眼耳鼻咽喉诊治室和口腔诊治室,通过电梯和升降机转运伤病员和医疗物品;01甲板主要是分类、辅诊和手术区域,设有术前准备室及8个手术室的手术区、监护病房、X射线室、CT室、药房,第1检伤分类区与直升机平台及吊机换乘区相通;1甲板主要设有烧伤病房及第2检伤分类区,该分类区主要用于分类通过换乘桥换乘来的伤病员;2甲板设有普通病房。此外,血库、药材仓库、太平间均设置在3甲板的电梯附近,取用方便。

一般作为一艘具有实施早期治疗和部分专科治疗能力的医院船应配置的医疗设备包括:①手术、麻醉设备;②包括急救呼吸机、便携式呼吸机、多功能监护仪、急救箱等在内的急救监护设备;③病房配备各种病床、输液固定装置;④全套检验设备;⑤放射医学设备,包括CT机、X射线摄影系统、洗片机等;⑥特诊设备,包括彩色超声诊断仪、心电图机等;⑦护理单元设备及护理用品;⑧消毒供应设备;⑨仪器维修设备;⑩海军专用卫生装备,如海军担架、航医诊疗箱、舰用输液架、伤员换乘吊篮等;⑪其他设备,如中心供氧系统、中心吸引系统、冰箱、氧气瓶、伤病员交换车、设备带总成、遗体柜、污物桶等。以上设备只是提供了一个基本配置要求,其品种及数量还需根据医院船医疗科室的设置和执行任务情况进行增减,部分设备根据减员预计和救治需要,还须由执行任务的医疗队另外携行上船(图25-5、图25-6)。

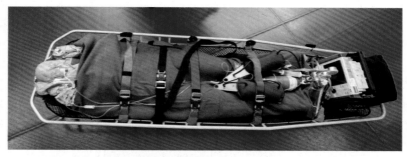

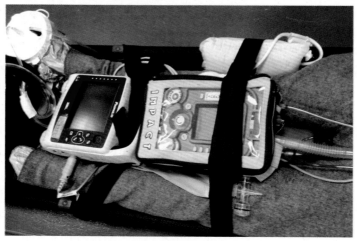

图25-5 美军医院船转运装具

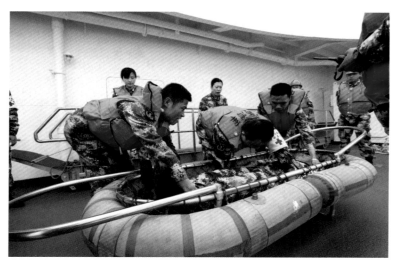

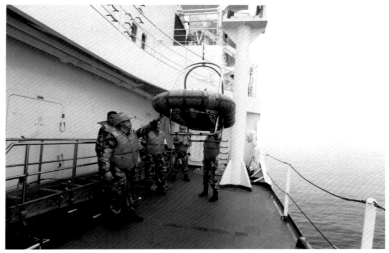

图 25-6　我军医院船伤员换乘吊篮

医院船医疗系统的人员编配依据是根据船上医疗系统的结构、科室组成及布局确定的,主要取决于各国的实际情况。根据我国海军通常做法及多次演练医院船医疗队的组成经验,确定床工比为1∶0.6 左右。在医务人员分组上,可分为指挥组、分类组、医护部门、手术部门、辅检部门、后勤保障部门、转运救护组等。医院船上医疗系统的总负责人称为院长,其他医疗组室根据人员数量及专业构成进行分组。

医院船由于大小不一,医疗舱室分布、设备配置以及医护人员编配数量及分组等方面也有不同,但伤病员救治程序基本相同。首先是换乘接收伤病员,并进行分类,将伤病员分为需立即手术或需先抢救后手术、可先做适当治疗后再手术或轻伤病员等几类,并进行标示。伤病员搬运人员依据分类牌将伤病员搬运到各科室进行救治;在对伤病员救治过程中,如需做进一步检查,由医生开具做 X 射线、CT、B 型超声波、心电图、检验等检查医嘱;再根据医嘱分别做检查,如需将伤病员送往各检查室检查的,可通知搬运人员把伤病员搬运至各检查室进行检查;对手术后需监护的伤病员或因其他原因需监护的危重伤病员可送到监护病房进行监护,稳定伤病情后再根据情况分别送各类病房进行继续治疗;需要后送的伤病员根据伤情确定后送次序和后送体位,填写完整野战病历后,由搬运人员将伤病员搬运到换乘区换乘到后送船或直升机上后送。

（张志成　帅维正）

参考文献

[1]中国人民解放军总后勤部卫生部.军队卫生勤务学[M].北京:人民军医出版社,2007.

[2]王正国,裴国献.亚热带野战外科学[M].北京:人民军医出版社,2012.

[3]虞积耀,王正国.海战外科学[M].北京:人民军医出版社,2013.

[4]薛朝堂,衣利中,李会清.海上伤员换乘部署的组织与实施[J].海军医学杂志,2006,27(3):193-195.

[5]李金花,王君,李莉,等.国外空中医疗救护设备的发展与借鉴[J].人民军医,2012,55(4):368-369.

[6]邹勇,陈贻春.直升机急救转运流程探讨[J].中国全科医学,2005,8(6):481-482.

[7]张林平.直升机进行海上医疗救护的工作程序[J].人民军医,2007,50(9):534.

第二十六章

海上战创伤的护理

随着科学技术的发展,武器装备的更新,军队组织体制改革和军事理论的创新,已经引起并将继续推动战争形态和作战样式发生深刻的变化,表现出新的特点。由于海战的特殊环境,海水高渗(海水渗透压为人血浆的 4.3 倍)、高钠(海水钠离子为血浆的 3 倍)、含有大量细菌(每毫升海水约有100 万个细菌)及低温等,使合并海水浸泡的战创伤伤情较陆战伤更加严重和复杂化,使海战伤护理技术具有诸多与陆战伤不同的特点。护理队伍是战时卫勤保障力量的重要组成部分,护理人员应当具有高技术条件下海战伤救治护理能力和海上特殊环境下护理技术操作能力,胜任我军战时海战伤伤病员的早期救治工作,从而提高伤病员治愈率、降低伤死率。

第一节　海上医院船的护理工作特点与要求

一、海上医院船护理工作特点

(一)伤员生成复杂,护理技术要求高

在现代海战中,反舰导弹、鱼雷等武器威力增大,命中率提高,还因海上及舰船环境的影响,舰船一旦被击中,由于舰艇空间狭小、战位密集、人员集中和暴露,在战斗中瞬间内即可出现大批不同类型的伤员,使现代海上作战的突然性、立体性和破坏性空前增大,造成海上医疗救护、后送任务的突发性和复杂性。回顾第二次世界大战美国海军舰艇战斗减员中,伤员数与阵亡数之比为 0.99∶1,而同期陆军的伤亡比例为 3.12∶1。海战伤伤情、伤类复杂,表现为"四多",即重伤多、烧伤多、复合伤多、炸伤多,"三高"即减员率高、休克发生率高、手术率高的特点。在海难事故中,舰(船)员落水的主要医学问题是低温海水浸泡引起的机体体温过低、冻僵及溺水。例如 1982 年 5 月 2 日,马岛海战中,阿军"贝尔格拉诺将军"号巡洋舰被英军核动力攻击潜艇"征服者"号发射的鱼雷击中,全舰 1 084 人落水,其中 400 余人死于低温溺水。1999 年 11 月 24 日,中国烟台 9 800 t 客货滚装船"大舜"号在牟平海域沉没,海军北海舰队、烟台警备区等派出 10 多艘舰船、2 架直升机和数千官兵参加援救,救出幸存者22 人,打捞遇难者遗体 200 多具,其亦死于低温溺水。由于海战的特殊环境,指战员受伤后各类战伤可合并海水浸泡,会给伤情的变化和救治带来特殊的影响,使伤情更加严重和复杂化。故护理人员除需掌握一般战地急救技术外,尚需掌握高技术条件下海战伤救治护理技术。

（二）特殊的海上工作环境对护理操作影响大

海上救护有它的特殊性,船上护理工作展开的环境和条件与陆上医院有显著差别。首先是船体摇晃使物品不易固定,无菌区域难以保持。其次是伤病员体位难以固定,容易移位,容易导致输液管路、引流管等脱出或输液平面动荡,空气进入引起栓塞等危险的发生。三是船体摇晃时,护理人员操作时站立不稳,进行各项护理操作难度增大,例如手术护士在传递器械或穿针引线不准时易造成手术配合失误。海战伤护理还受船舶环境特点的影响,工作活动空间狭小拥挤,舱室内高温、高湿、震动、噪声等综合因素,均可对技术操作的准确性、工作效率带来较大影响。有实验证明:在舰船航行时,在肺部听诊中,只能听到机器的噪声,听不到呼吸音。对心脏听诊只能听到节律,而听不到任何瓣膜杂音。在测量脉搏时,由于主机的振动对约有 20% 的舰员脉搏细弱者测不清楚,振动与脉搏的搏动可相混淆。另外,一项陆地与船上(4 000 t 级、4 级海况下)常见护理技术操作工效比较研究显示,氧气吸入、留置胃管、戴无菌手套、测血压、静脉输液、肌内注射、男性导尿在船上操作时间明显多于陆地。气管插管、穿脱隔离衣、徒手心肺复苏操作也较陆地时间延长。提示舰船不稳定环境下实施护理技术操作比陆地耗时。不同船体摇摆环境下静脉穿刺 1 次成功率比较研究证明,船体摇摆≤7°时与 0°摇摆度(陆基)操作时间及 1 次穿刺成功率显著性无差异;船体摇摆≥12°时操作时间明显延长,成功率明显下降,15°时降至 56.7%。此外,郭辉等曾报道我国"南康"号医院船在航行中对 180 例伤病员静脉穿刺成功率,在船体摇摆>20°时仅占 62%。

（三）海上医院船护理人员少,工作强度大

由于船载量及空间的制约,医院船人员配置受限,同时医院船远离岸基,急救援助力量接济难度增大。由于护理人员对于医院船的环境不适应影响着护理工作质量与效率,海上船体的稳定性越差,护理人员的不适应性越突出,严重影响工作能力。如海军某医院曾对参加海上医疗队的 117 名医务人员进行调查,当船体摇荡 15°时,只有部分人员晕船,摇荡 25°以上时,几乎全部晕船,其中 57 人有呕吐。某医院海上医疗队 10 余年的海上训练实践总结,医务人员不晕船者占 7%;轻度晕船者占 50%;中度晕船者占 28%;重度晕船者占 15%。这种非战斗性护理人员减员也造成护理工作人力资源紧张,要求每位护理人员承担更多的工作,增加了工作难度。

二、海上医院船护理工作要求

（一）护理人员身体素质选拔及适应能力的训练

1. 身体素质选拔 护理人员晕船是影响完成海上护理工作的首要因素。首先需做好上船护理人员的前庭功能生理指标选拔,应尽量选择前庭功能稳定性较好的护理人员上船工作。目前生理选拔的主要方法是 Coriolis 加速度耐力试验。Coriolis 加速度耐力与晕船敏感性有非常显著的相关性。因此,可利用 Coriolis 加速度耐力试验对护理人员上船工作预防晕船的选拔指标。

2. 加强防晕船能力的训练

（1）加强锻炼,提高机体适应晕船的能力 经过锻炼,机体是可以适应晕船的。有人曾报道在中等风浪的条件下航行时有 80% 的人发生晕船,经过 5 d 航行后,晕船的发生率明显下降。根据海上医疗队海上训练体会,连续在海上航行 1 周以上,晕船率可明显下降,即使有晕船发生,仍可坚持工作,所以反复锻炼是提高机体适应能力行之有效的方法。大约有 90% 的人经过锻炼可以提高抗晕船能力。因此,要经常组织医疗队到大风大浪的恶劣环境中去锻炼,逐步提高抗晕船能力。亦可在陆上经常进行各种旋转运动和快速改变头位或体位的体操运动,如"头部快速运动体操"、转椅等,或用一些运动器材,如秋千、浪桥、滚轮等可以锻炼前庭功能的稳定性,提高抗晕船能力,提高海上环境的适应能力。

（2）减少晕船的诱发因素 减少晕船的诱发因素也是防治晕船的重要方面。如加强通风,保持舱内空气新鲜,维持适宜的温湿度,降低噪声与振动,及时清除呕吐物及其他不良刺激,都可使晕船的发生延缓或症状减轻。另卧床休息,紧缚腰带以减少内脏器官移位刺激,也有一定的预防效果。航行

时,勿观看窗外移动景物,闭目或凝视窗外固定物,也可减轻晕船症状或避免晕船发作。在饮食方面,进食清淡少油易于消化的食物,如饼干、面包干、稀饭、榨菜、新鲜蔬菜、水果及辛香调味品等,但需注意勿过饱或过饥。此外,注意保持身心愉快、防止过度疲劳、消除不良的精神因素等。

（3）应用药物防治晕船的发生 预防重于治疗,因为一旦开始发生呕吐、恶心,口服药物就几乎无用了。因此,根据药物使用原则应在船舶进入风浪区前1~2 h即开始服用抗晕船病药物。如氢溴酸东莨菪碱、茶苯海明（晕海宁）、异丙嗪（非那根）、布克利嗪（安其敏）、敏克静等可有效预防晕船的发生。

3.加强身心适应能力的训练 未来海上战场形态复杂,战争环境恶劣,伤病员多、伤情复杂、伤势严重。同时船舶随时可能受到敌人火力威胁和袭扰,这将对和平年代成长的护理人员身心产生巨大冲击。因此,加强战前心理适应力和体能训练,提高战时身心适应能力势在必行。有计划地进行一定强度的海上战争模拟训练,可在一定程度上提高护理人员适应战时的高强度应激源的能力,增强心理适应状态,使护理人员的身心状态尽快适应海战场的需要。

（二）加强海上特殊环境下操作技能的培训

舰船在海上航行受到海洋条件、船舶排水量大小、舰船行驶风向及减震状况等多种因素的影响常可引起摇摆垂荡,失去稳定性,使物体移动,人体站立不稳。为提高海战救护水平,护理人员必须掌握失稳状态下的护理技能。护理人员须对船上医疗设备、药品器械、伤病员及伤病员身上各种引流管道采取加强固定措施。操作时,护理人员必须学会运用稳定身体方式去完成各项操作。

1.保持自身的相对稳定 护理人员在船体不稳定状态下,应根据舱室结构特点,运用人体力学原理,保持自身的相对稳定,确保护理工作顺利进行,并防止因不稳定造成机体损伤。

2.控制伤员相对稳定 在船体摇晃时,护理人员应控制伤病员整个身体或某部位的移动,确保伤病员与船、床的相对静止,使船-床-伤病员形成三位一体摇晃,防止因船体不稳定导致的伤病员坠床、撞伤、脱管等损伤的发生。

3.引流管管理 对于脑室引流管、胸腹腔引流管及转运中引流管的管理应重视,应尽量利用伤病员身体部位、床及附近物体加强固定,防止脱管的发生。

4.保证物品的相对稳定,在船体摇晃时做好固定 ①对于护理工作箱,内部应安装卡槽、卡格等,防止船体摇晃时物品滑动散乱;用护理篮代替护理盘;将易碎的玻璃安瓿、塑料软包装液体、注射器、输液器、止血带、消毒用品、各种导管等常用物品分门别类插入多功能挂袋内,挂于舱壁或挂于床尾,既可固定物品,又可方便取用。②对于手术台物品固定,手术托盘固定在手术床边或备好无菌巾,必要时对托盘进行遮盖,或将无菌器械分类插入无菌袋内,避免器械滑脱污染。③对于贵重仪器和设备,可以采用绳线、挡板、拦网等加强固定。

5.加强船体大噪声与震动时进行各项护理测量时的培训 ①使用表式电子血压计进行血压测量,并且测量时在伤病员肢体下垫软海绵垫,防止船体震动、噪声对准确测量血压的影响。②进行脉搏测量时可将伤病员上肢抬起,采用悬空法测量脉搏,以减少船体的震动对脉搏测量的干扰。③避免使用水银体温计进行体温测量,应采用电子测温表进行体温测量,以防船体摇摆度大、振动强等原因,在进行口腔温度测量时损坏体温表进而导致损伤口腔和误吞水银。④对于呼吸微弱的伤病员,可用棉絮贴于鼻翼或鼻尖上观察呼吸次数。⑤进行心脏听诊时,将伤员置于左侧卧位或身体前倾,听诊器头重压听诊区仔细倾听。但是在船体摇摆>25°时,应尽量避免高精细、高风险性操作,如锁骨下静脉穿刺、股动脉穿刺等,代之以安全性较大的操作,以免造成伤员的二次损伤,同时在此阶段应尽量安排抗晕能力强,技术水平过硬的人员完成必要操作。护理重点应放在维护已建立的各项保障伤病员生命的通路上。

（三）加强海上急救技能的培训

平日应加强护理人员海上急救技能及海战伤的救治护理常规的培训,努力提高救护质量。

1.急救技能的培训 急救是指在舰艇救护所为抢救伤病员生命,改善伤情和预防并发症所采取的临时性救护措施。通常有自救互救和卫生人员救护。内容有:通气、止血、包扎、固定、搬运、止痛、简单的复苏、抗休克和解毒等措施。

2. 紧急救治技能的培训 救护艇担任作战海域伤病员紧急医疗处置,为挽救伤病员生命和防止伤病情恶化所采取的进一步的紧急救治措施。主要内容是:纠正包扎,补充必要的急救措施,如改用制式夹板固定骨折,钳夹或结扎止血,积极防治休克,药物抗感染,对尿潴留伤病员置导尿管或膀胱穿刺。对烧伤伤病员给予输液、给氧;对开放性气胸进行包扎封闭,对张力性气胸进行胸腔穿刺排气,对窒息伤病员行气管切开等。

3. 伤病员转至医院船后的早期治疗和部分专科治疗 医院船上医护人员的任务是在明确伤病员诊断的基础上,实施比较完善的治疗,并由专科医生利用专科设备,对伤病员进行确定性的治疗。主要内容是对危重伤病员进行紧急救命手术,如开放性气胸缝合,对张力性气胸的闭式引流,气管切开,较大血管的修补、吻合、结扎,开颅减压、清除血肿,必要时剖腹探查,内脏器官修补、吻合、造瘘等,采取综合性措施纠正休克,对一般伤病员实施清创手术。

4. 护理人员正确、及时完成伤病员紧急救护中的护理项目 包括体温、脉搏、呼吸、血压、瞳孔直径、对光反射、血氧饱和度监测;静脉穿刺、肌内注射、液体输注管理;吸痰、吸氧、气管切开、留置导尿等护理项目。

在组织护理人员培训时,除对上述内容进行加强培训外,还应进行不同专科伤病员的重点护理项目的培训,如胃肠减压管、胸腹腔闭式引流管、脑室引流管等的护理,战创伤合并海水浸泡战现场急救、紧急救治护理,如落水人员保温护理、海水淹溺护理、冷水浸泡低体温症护理、创伤伤口(创面)的处置与护理,以及对医院船、救护艇、转运船舰上仪器、设备的操作方法等进行相应的培训。

(四)熟练掌握战创伤合并海水浸泡的特殊伤病情护理

护理人员不仅要掌握一般陆战伤的护理要点,同时还要重点掌握战伤合并海水浸泡等特殊伤病情的护理,以"早发现、早报告、早处理",提高海战伤病员早期救治质量。海水浸泡伤易导致如下的严重并发症。

1. 严重电解质紊乱和高渗性脱水 海水经胸、腹部开放伤进入体腔,通过体腔浆膜透析作用,血液出现高钠、高氯,引起高渗性脱水,进而导致严重血流动力学紊乱。对于有大面积创伤或体腔开放伤伤病员,注意观察有无电解质紊乱和高渗性脱水现象。轻度脱水:伤病员除口渴外无其他症状,缺水量为体重的2%~4%;中度脱水:伤病员极度口渴、乏力、尿少、尿比重、唇舌干燥、皮肤弹性差、眼窝凹陷,血浆渗透压>320 mmol/L即出现精神症状,缺水量为体重的4%~6%;重度脱水:除上述症状外,出现躁狂、幻觉、谵妄。血浆渗透压>350 mmol/L将出现昏迷。

2. 代谢性酸中毒 有关研究报道,胸、腹部开放伤、烧伤及失血性休克合并海水浸泡发生代谢性酸中毒比非浸泡组早且严重,尤以胸部伤表现更为突出,并伴有严重低氧血症和高碳酸血症。护理人员应严密观察伤病员心率、心律、血压、意识变化,及有无呼吸急促、烦躁不安、皮肤潮红、多汗和二氧化碳潴留而致酸中毒症状。

3. 低体温 伤病员落水长时间浸泡于低温海水中,可造成低体温,低体温时组织缺血、缺氧,神经传导速度减慢,神经肌肉兴奋性下降。体温过低引起严重的心血管功能紊乱及呼吸抑制,是此类战伤高死亡率的重要因素之一。观察伤病员有无寒战或肌肉僵直、瞳孔散大、静脉塌陷、心律不齐、心率减慢、血压下降、呼吸抑制、意识与神志不清等,及时观察评估体中心温度(经直肠测温),35~32 ℃为轻度低体温,32~30 ℃为中度,低于30 ℃为重度。

4. 伤口感染 战伤合并海水浸泡是一种特殊类型的损伤,创伤部位受到海水高氯、高钠、高渗环境的浸泡,将会引起细胞脱水,代谢障碍,导致受损部位病变加重,再受到海水致病菌作用,既有海洋细菌感染,又会有来自自身携带菌的感染,生物学损害效应大于单纯陆地或单纯海洋感染。发生感染最早为6 h,并可持续24~72 h。早期单一弧菌除可引起伤口肿胀、脓性分泌物,皮下及横纹肌可见大量中性粒细胞浸润,有蜂窝织炎形成。除局部感染症状外,在血液循环丰富的肺、心、肝、肾、肠等器官可有细菌生长、繁殖,出现菌血症、败血症等中毒感染的症状。严密观察伤口皮肤颜色、温度、肿胀、分泌物、伤肢运动及伤口渗血情况,同时还应注意全身其他器官感染反应,生命体征变化等。

5. 多器官功能衰竭　严重战创伤合并海水浸泡,使机体遭受二次打击易致多系统器官功能衰竭(multiple system organ failure,MSOF),发病率高且病情发展急剧,死亡率高。常见于脑、心、肺、肝、肾、胃肠道等重要器官功能衰竭。MSOF 可以观察到下述一些临床表现。

(1)休克　为周围循环衰竭,表现有肢端凉、苍白或发绀,不同程度的神志意识变化,桡动脉收缩压<10.67 kPa(80 mmHg)。

(2)急性呼吸窘迫综合征(ARDS)　典型表现为呼吸窘迫,即吸气性呼吸困难。早期常为呼吸频率快,>25 次/min,因过度换气 CO_2 排出过多,造成呼吸性碱中毒,此期氧分压虽呈下降趋势,但仍>10.67 kPa(80 mmHg),发展至终末期,有严重呼吸窘迫缺氧症状,两肺弥漫湿性啰音,PaO_2<8 kPa(60 mmHg)。

(3)DIC　急性 DIC 按其病理生理变化分为:高凝期,消耗性低凝期,继发纤溶亢进期。临床观察可见出血倾向、皮肤瘀斑、血尿、胃肠道出血等。

(4)急性肾功能不全　在血容量补足情况下有少尿或无尿,且持续 6 h 以上,血 BUN 升高>25 mmol/L,血肌酐≥176.8 mmol/L。

(5)胃肠功能损伤　胃肠道运动功能减弱甚至出现麻痹性肠梗阻,表现为腹胀,无排便及排气,肠鸣音减弱或消失;肠黏膜损伤表现,出现不同程度的消化道出血,呕吐、便血,或仅有呕吐物或粪便潜血阳性。

(6)心脏损伤　MSOF 时的心脏功能损伤,主要表现为心肌细胞损伤所致的各种心律不齐及心排血量改变。临床表现有窦性心动过速或过缓、室上性心动过速,严重者出现室性心动过速、心室颤动或停搏;心电图亦有心肌缺血,甚至酷似心肌梗死表现。

护理人员对上述种种临床表现应认真进行病情观察,准确记录,积极协助军医进行 MSOF 的病因治疗和内脏器官功能支持治疗及护理。

(张　萍)

第二节　海上医院船的急救护理常规

一、战创伤合并海水浸泡的现场急救护理

（一）尽快使伤病员脱离海水环境,及时保温,保持呼吸道通畅

1. 尽快使伤病员脱离海水环境,及时保温　落水伤病病员被救到船上后,迅速将其移至舱室内,舱室内温度保持在 25 ℃ 左右为宜,脱下湿冷衣服,于颈部、腋下、腹股沟处放置热水袋,盖上毛毯、棉被予以保温。落水伤病员被救到救生艇筏后,将其身体裹在塑料袋或毛毯里,只露出脸部,封闭的救生艇筏要把进出口栓紧,气胀式救生艇的筏底应予充气,尽力使救生艇筏内保持干燥。

2. 保持呼吸道通畅　当呼吸道阻塞症状无法解除时,立即行气管插管或环甲膜切开。

（二）海水淹溺者的处理

海水淹溺者立即用下列方法倾倒海水。

1. 膝顶法　急救者取半跪位,一腿跪地,另一腿屈膝将伤病员腹部横置于救护者屈膝的大腿上,使伤病员头部下垂,并用手按其背部,使呼吸道及消化道内的海水迅速流出。

2. 肩顶法　急救者抱住伤病员的双腿,将其腹部放在急救者的肩部,使头胸下垂,急救者快速奔跑,使海水流出。

3. 抱腹法　急救者从伤病员背后双手抱住其腰腹部,使其头胸下垂并摇晃,使海水流出。

（三）妥善包扎伤口

立即使用防水敷料、防水巾或胶带包扎伤病员伤口。伤口内滞留有致伤物时，不得摇动或拔出，应当连同伤口一起包扎保护。体表及四肢中小动脉、静脉出血给予加压包扎，四肢大出血加压包扎无效时，可用止血带或局部加压充气止血带。胸部开放性伤口封闭后，迅速于伤侧腋中线第 6 肋间放置胸腔闭式引流管将海水引出（图 26-1）。

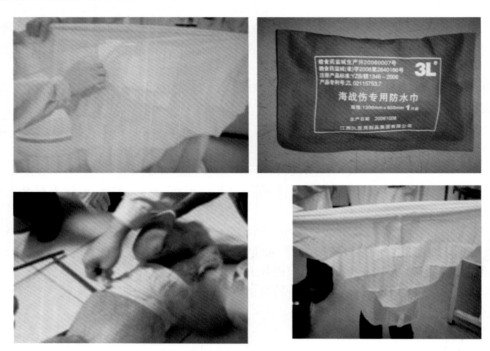

图 26-1　防水三角巾

（四）密切观察

关注伤病员意识状况，同时监测脉搏、呼吸、血压、瞳孔、中心体温，用可测 < 20 ℃的肛表插入肛门 12 cm 测直肠温度。海水浸泡致体温过低时，速将伤病员移至舱室，取仰卧位，动作轻柔，防止发生心室颤动，不得按摩肢体，不得饮用咖啡或乙醇饮料。

（五）迅速后送

伤情危重者，宜用直升机后送。伤病员数量大时，宜采用转运船舶后送。

二、战创伤合并海水浸泡紧急救治的护理

（一）保持呼吸道通畅，维持有效呼吸

溺水伤病员营救出水后，应立即清除口鼻腔内的水或其他异物，将舌头拉出，采用膝顶、肩顶、抱腹法倒出呼吸道和消化道内的水，松解领口和紧裹的内衣、腰带，确保呼吸道通畅，必要时进行心肺复苏。护理人员需及时配合医生行血气分析、血氧饱和度测定，观察心率、心律、血压、意识变化，以便及早发现缺氧并采取防治措施。缺氧伴有 CO_2 潴留者给予低流量持续吸氧或采用文丘里（Venturi）面罩给氧；单纯缺氧不伴 CO_2 潴留者给予高流量 3 ~ 5 L/min 吸氧，或氧气面罩给氧，严重缺氧者可给予储氧面罩给氧。海水淹溺致肺水肿伤病员选用 20% ~ 30% 乙醇湿化后高流量给氧，氧流量为 6 ~ 8 L/min，必要时行气管插管呼吸机辅助呼吸。

（二）检查战创伤部位，配合医生及时进行处置护理

立即检查战创伤部位，对海水浸泡的伤口应尽早在伤后 6 ~ 12 h 内用生理盐水反复冲洗，减压引

流和清创;伤口再次出血时应重新包扎,有动脉活动性出血时,配合军医进行止血钳夹闭止血或缝合止血。头部受伤在 24 h 内协助军医清除异物。腹腔开放伤用 40~45 ℃ 的低张盐水 2 000~3 000 ml 冲洗腹腔,每冲入 1 000 ml,5 min 后再吸出,手术后保持引流通畅。

(三)海水浸泡烧伤创面的护理

6~12 h 内以大量 38~42 ℃ 的低张盐水冲洗、清创,根据伤情采取包扎或者湿润、暴露措施,创面暴露时舱室温度保持在 28~32 ℃,相对湿度 40%,接触创面的床单或各种敷料均应灭菌,避免创面长期受压。火器伤合并海水浸泡时,坏死肌肉组织的判定应根据肌组织的收缩性、出血、致密度的变化进行,清创后的伤口局部可用抗生素防止感染的发生。

(四)液体疗法的护理

1. 积极抗休克 休克时应选择粗大血管及针头,可使用 10~20 号针头建立有效的输液通道,最好用头皮式套管针,其优点是固定牢、流速快、不需加压,能在短时间内输入大量液体,置管时间长,不易脱管和阻塞,为后送治疗提供方便。建立好静脉通道后遵医嘱迅速输入 5% 葡萄糖或生理盐水注射液,休克时若心率缓慢要遵医嘱控制输液速度和量。

2. 控制液体量 ①烧伤合并海水浸泡 3 h 以上的伤病员,于第 1 个 24 h 在普通烧伤常规补液的基础上增加 25%~50% 的液体;②海水淹溺致肺水肿伤病员,每日补液量控制在 1 500 ml 以内;③心功能不全者控制输液量和速度;④伤员体温过低用加热的液体(38~40 ℃)静脉输注。

3. 维持电解质平衡 纠正高渗血症和高钠血症,输入低张液体,于 1~2 h 内输入 5% 的葡萄糖注射液 1 000 ml 后持续输入低张液体。伤员无胃肠损伤可口服或鼻饲大量液体,检测血液钾、钠、氯含量和血浆渗透压。代谢性酸中毒输入 5% 碳酸氢钠,4~6 h 后测定血二氧化碳结合力。

三、冷水浸泡低体温症的护理

对冻僵伤病员应首先复温和保温,用 38~41 ℃ 的温盐水浸泡,口服热饮料,加盖保暖被服;对低温而意识丧失者,除保暖外尚需吸入预热的纯氧,可以将林格乳酸液加热至 42 ℃ 后输注。护理人员及时测量伤病员的中心温度,35~32 ℃ 为轻度体温过低;32~30 ℃ 为中度体温过低;低于 30 ℃ 为重度体温过低。体温过低优先恢复中心体温,严禁单纯四肢复温,以免引起"复温休克"。常用的复温方法如下。

1. 自然复温方法 将伤病员移至温暖的舱室,盖上被子,靠机体自身产热,寒战产热可自发升高体温。

2. 中心体温复温方法 给予伤病员吸入不超过 42 ℃ 的热空气或热氧气,静脉输入 38~40 ℃ 的温热液体,温水灌胃肠等。条件允许可采用腹膜透析复温,透析液为 40~42 ℃,每隔 40 min 换液 1 次,直接加温腹腔内脏器官,并通过隔膜传热有利于心脏复温。

3. 体表复温方法 可采用热水浴、复温毯、电热毯等对体表加温。热水浴水温以 42 ℃ 为宜,冻僵伤员热水浴快速复温时,水温应当从 34~35 ℃ 开始,以防剧烈疼痛和心房颤动,5~10 min 后水温可逐渐提高到 42 ℃。

复温过程中护士应密切观察伤病员的生命体征及直肠温度,待直肠温度升到 34 ℃ 或恢复有规则的呼吸和心跳、出现寒战、恢复知觉、四肢皮肤转红润和肢体发热时即可停止加温。复温中还应监测伤病员的血钾和血糖水平。复温后继续保持适当温度。

未来的海战,高技术武器的使用不仅会产生新型海上战争模式,而且也会改变医疗救护模式,因此必须建立起与现代高技术战争相适应的海上立体救护系统,立足于"早期救治,快速后送"的救治原则,尽可能地降低病死率和残疾率,提高治愈率和归队率,保证战时护理任务的有效完成。

(张 萍)

参考文献

[1]虞积耀,王正国.海战外科学[M].北京:人民军医出版社,2013.

[2]张恩华,鹿尔驯,黄叶莉,等.海战伤护理特点[J].海军医学杂志,2005,26(1):57-59.

[3]朱婧.海上手术护理配合的体会[J].海军医学杂志,2007,28(4):353.

[4]石敏,杨顺秋,刘璟,等.战创伤致低温的影响及护理进展[J].解放军护理杂志,2003,20(12):
49-51.

第 五 篇

空战战创伤

第二十七章

空战战创伤概述

第一节　空战战创伤的概念与简介

1903 年莱特兄弟发明了飞机,实现了人类触角的三维立体转换,同时也将战争领域扩大到三维空间,导致世界各国对制空权的激烈竞争,带来了新的战伤类别——空战战创伤(dogfight of war trauma)。空战战创伤可以理解为在以空军为基础的战争中,在高空特殊环境下形成的以飞行员为主要目标的身体、心理和社会医学领域有形或无形的伤害。空战战创伤包括一般战创伤、特殊战创伤和精神心理创伤,一般战创伤与陆地战创伤相似,在治疗上也无特殊性。空战特殊战创伤一般分为场站伤(battle injury in the field)、跳伞伤(parachuting injury)及飞机失事伤(crash injury)三大类,与航空生理学及航空生物动力学关系密切,特别是与耳器官密切相关的耳气压伤和晕机病。

空战战创伤是伴随空战的发生而发生的,是航空医学(aviation medicine)主要的研究对象,其起源和发展与航空医学相生相伴。航空医学的起源可以追溯到 1783 年人类开始乘气球、飞艇升空飞行的体检记录,此时尚处于萌芽状态。真正意义上的空战战创伤起始于第一次世界大战,那时的飞机性能和配备的武器装备还很原始(图 27-1)。第一次世界大战初期,飞机上尚未安装武器,主要用来侦察敌方阵地,双方飞行员在空中遇见还会绅士般地挥挥手打招呼,渐渐地飞行员开始拔枪射击扔东西。那时,航空兵还处于相当幼稚的时期。但是,飞机已经在实践中显示出它的非凡作用与广阔的发展前景,航空医学也开始制定飞行人员体格标准,开展飞行人员的缺氧耐力检查、战创伤救治和个体防护装备研究。飞机上的武器装备也逐渐由手枪、手榴弹发展成为机枪、炸弹。法国率先创建了战斗机部队,其他国家纷纷效仿。第一次世界大战中德国对英国空袭频繁,其中飞艇空袭 51 次、飞机空袭 52 次,总共投弹 9 000 枚,造成近 5 000 人死伤。

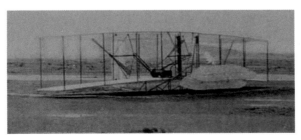

图 27-1　第一次空战时的飞机样本

中国人民解放军空军始建于 1949 年,在抗美援朝战争、解放沿海岛屿、支援地面部队剿匪、国土防空、出国支援等作战中,英勇善战,取得出色战绩,共击落敌机 1 017 架、击伤 634 架。抗美援朝战争中中国人民志愿军空军就击落以美军为首的"联合国军"飞机 330 架、击伤 95 架;被击落 231 架、被击伤 151 架。中国人民解放军空军在维护国家主权、保卫祖国领空、参加和支援国家社会主义建设中做出了重要贡献。到 20 世纪末,空军发展成为以航空兵为主体,由诸兵种组成的合成军种。武器装备由缴获、外购、仿制,发展到以中国自行研制生产为主;官兵的军政素质不断提高,知识结构和专业化程度发生深刻变化,包括卫勤在内的地面保障体系日臻完善,航空医学有了长足发展。跨入 21 世纪,空军进一步加强质量建设,由国土防空型向攻防兼备型转变,成为维护国家主权、保卫祖国领空、促进国家统一大业的重要军事力量,在高科技军事斗争中发挥着重要作用。

1991 年海湾战争爆发,人类进入高科技战争时期,战争规模扩大到飞机日出动量达 3 000 架次,巡航导弹和各种精确制导武器等新式武器出现,突破了传统空战模式,制空权在战争中的地位越来越凸显,空战造成的伤亡人员越来越多,伤情越来越严重。由于空战的特殊致伤因素和特殊外部环境,空战战创伤的救护也有其特殊性,对空战战创伤的相关研究也越来越受到世界各国的重视。

(高钰琪　刘显胜　刘　璐)

第二节　空战战创伤的研究现状与展望

一、研究现状

目前,随着新型空战武器的出现,如微波武器、粒子束武器、电磁炮、等离子体武器、新材料武器、激光武器等的出现,空战战创伤伤情伤类也随之发生变化,对空战战创伤的救治、防护和护理提出新的挑战。飞行员可能出现的严重伤情包括冲击过载造成严重颅脑损伤、空战受伤、弹射跳伞损伤、脊柱及胸外伤、腹腔重要内脏器官破裂大出血、有毒有害气体超标中毒缺氧、严重烧伤,以及各种原因造成的呼吸道梗阻、心跳呼吸停止、减压病,严重多发伤、复合伤。战伤急救应首先保持气道通畅和呼吸、循环功能的维持,这是挽救生命的 ABC 法则。飞行员空中的较量,包含着军事航空医学的较量,现代临床航空医学实践的目的是通过对飞行人员的选拔、健康维护和医学监控保障飞行安全。我国航空医学起步晚发展快,仅在"九五"期间空军医疗卫生系统总共获奖 1 239 项,其中国家科技进步二等奖 1 项,军队科技进步奖 1 058 项,军队医疗成果奖 181 项。基础研究项目 111 项,临床技术871 项。军用成果 696 项,军民两用项目 543 项。文献数量和被引频次显示,2000—2010 年我国航空医学整体发展呈稳步增长态势,航空医学的全球影响力在不断扩大,但总体上说仍处于发展阶段。

世界各国军队的航空医学救援体系已初具规模并日臻完善。美国早在 1956 年就颁布实施了《全国搜索救援计划》,装备了专用的医学救援飞机,还研制了由伤病员装载系统、模块化标准医疗机柜和多功能地板三部分组成的直升机舱内多功能医疗救护系统。俄罗斯政府设立的紧急情况部是联邦政府直属部门,具有实施应急医学救援的职责,其下属的空中机动救援中心设有搜寻救援大队、工程技术大队、通信情报大队、运输大队和物资保障大队,是政府专业的航空救援部门,可调配军队和民航等方面的空中救援力量。法国航空紧急救援队可实施覆盖法国全境的航空紧急救援行动,法国空军将紧急外科手术所需的全部医疗器械和设备以及伤病员护理所需的救护设备配置在 C-130 运输机上,使其成为专用的航空医学救援飞机,担负平时与战时航空医学救援任务。瑞士于 1952 年成立了航空救援队,拥有 13 架救援直升机和 3 架 CL-604"挑战者"专用医学救援飞机,所有的飞机都配有先进的医疗设备,可为急重症伤病员提供有效的医学救援。此外,德国、澳大利亚、韩国、意大利及加拿大等国也都建立了较完善的航空医学救援力量。法国早在 1918 年就成立了飞行人员体检鉴定中心,隶属于空军,是法国最大的飞行人员体检鉴定机构。

我国各地政府和民间组织的航空医学救援力量正蓬勃发展。北京市急救直升机、红十字救援和救护专用飞机,以及我国首架专用航空医学救援喷气式医学救援飞机已正式投入使用,航空医学救援范围包括我国内地、港澳台地区和日本、韩国、蒙古国及东南亚部分国家。沈阳、武汉、南京等地开通了航空医学救援通道。

我军航空医学救援体系建设始于1966年的邢台地震,其后在1976年唐山大地震、1979年中越边境对越自卫还击战和1984年"两山"作战中得到了长足的发展。近年来,空军组织开展了航空医学救援体系的系统研究,先后研制开发了航空医疗箱、运输机伤病员后送附加装置和直升机伤病员后送急救系统。同时,提出了我军航空医学救援基地建设、平时与战时航空医学救援的组织实施等初步设想。2003年空军着手开展专用型医学救援飞机的研究论证,提出了在小型喷气式公务机上进行卫生改装的方案,使之成为主要用于救治和后送的专用航空医学救援飞机。近期,随着国家大型运输机项目的开展,空军又提出了依托国产大型运输机,开展专用医学救援飞机研制的具体方案,并组织力量展开研制工作。

目前,空战战创伤的研究主要集中在身体创伤和心理创伤两个方面。其中既有加速度引起的意识丧失、飞行错觉、空中失能等传统关注点,也有新武器、新战场环境带来的由高脑力负荷、高生理心理应激、长航时飞行所致的睡眠节律紊乱、身心疲劳和作业能力降低等热点问题。具体表现如眩晕、梅尼埃病、心血管疾病、自发性气胸、强直性脊柱炎、精神性疾病和心理疾病等。研究方向包括航空医学训练、航空救生与防护、航空心理、航空工效、航空营养和临床航空医学。

二、展　望

随着航天技术的迅猛发展,在打开外层空间开发和利用通道的同时,太空变成了一个重要的军事领域。世界各国都在积极创新太空战略理论、发展军用空间技术、开发研制太空武器、编织太空信息网、组建军事航天力量并频繁组织太空军事演习,特别是随着军用航天器的迅速发展和新概念武器的不断出现,在不远的将来,军队将会充分运用高科技武器装备,在广阔的太空开辟新的战场,形成真正意义上的太空战,随之将出现新的太空战战创伤。随着无人驾驶技术的不断发展和成熟,无人战机将大大降低飞行员的伤亡,减轻空战战创伤的救治强度。

(高钰琪　刘显胜　刘　璐)

第三节　空战战创伤的流行病学特点与防控

一、空战战创伤的流行病学特点

空战战创伤包括在战机从场地起飞到空中战斗、跳伞救生这一过程中,由暴力或其他致伤因子导致的人体组织的损伤,以及机场场站(airfield)受到敌军各种武器袭击造成地面人员的伤亡。例如:急性高空低压暴露引起的高空减压病、肺挫伤、航空性中耳炎及鼓膜穿孔;机械力引起的骨折、颅脑及胸腹内脏器官破裂;爆炸性武器引起的爆炸伤;热力(火焰、灼热气体、液体或固体等)等所引起的大面积烧伤;高压高速气浪引起的冲击伤。根据受伤性质的不同可以分为场站伤、跳伞伤和飞机失事伤。

(一)场站伤的流行病学特点

1.定义　场站伤(battle injury in the field)是由于机场场站受到敌军各种武器的袭击造成地面人员的伤亡。现代战争中空中力量作为主要进攻力量的地位越来越凸显,所以场站受到袭击的可能性越来越大,场站伤的发生率大大增加。

2. 主要特点　攻击机场场站的武器主要为炸弹,包括油气弹、钢珠弹、定时炸弹、火箭弹等。随着现代战争高新武器的运用,受到激光武器、次生波武器、多能精确制导导弹等的袭击成为场站伤的主要成因。故场站伤伤员中以爆炸伤、冲击伤、挤压伤、烧伤及烟雾中毒为主。在使用高科技武器的战争中,不仅精确并高致死率地杀伤作战人员,同时又造成作战人员心理创伤和生理失能这样的二次创伤。总之,场站伤以多发伤、复合伤为主,重伤比例高(>50%),休克发生率高(>32.4%),并以高致死性、极难救治、二次创伤持久为主要特点。

(二)跳伞伤的流行病学特点

1. 定义　跳伞伤(parachuting injury)是指在作战人员从脱离飞行器、开伞到着陆(水)跳伞过程中所引起的损伤。跳伞伤可以分为一般跳伞伤和弹射跳伞伤,前者主要在空降兵作战与训练中出现,后者主要在飞机失事中飞行员使用弹射装置跳伞求生这个过程中发生。

2. 主要特点

(1)一般跳伞伤的特点　空降兵在跳伞前一般都对风力、风速、地面高度、飞行速度等有充分的了解,但是跳伞仍然是一项极易受伤的作训课目。美国军队环境医学研究所的研究表明,陆军中的伞兵发生伤害的危险性比不跳伞的士兵高20倍,跳伞组因为伤害住院为对照组的1.49倍,说明跳伞伤害的危险性比较高,而根据我国对1 759例跳伞伤的流行病学调查,空降兵的伤害率为24.5%,其中以着陆损伤为主(占86.2%),其余的主要是离机时碰撞和开伞伤。损伤中四肢骨折脱位占48.2%(847例),脊柱骨折占33.9%(597例),神经损伤占9%(158例),其他损伤占9%(157例),损伤以踝关节骨折脱位及腰椎压缩性骨折多见。而致伤因素居前3位的分别是着陆姿势不好(占37.9%)、空中操纵不当(占17.6%)和离机姿势不好(占16.9%)(表27-1)。

表27-1　各致伤因素中不同跳伞次数人员跳伞伤例数分布

致伤因素	跳伞次数						例数	%
	≤20	21~40	41~60	61~80	81~100	>100		
着陆姿势不好	660	0	0	2	1	4	667	37.9
空中操作不当	286	15	8	0	0	1	310	17.6
离机姿势不好	175	101	11	10	0	1	298	16.9
复杂地形	8	33	60	2	5	20	128	7.3
阴雨天或夜间	0	3	57	38	2	4	104	5.9
不穿伞靴	0	0	0	0	10	32	42	2.4
带病带伤	39	14	0	2	12	25	92	5.2
伞机械故障	4	12	4	0	2	6	28	1.6
合计	178	216	162	68	34	101	1 759	100

但是如果着陆在水中(如两栖作战中的海上空降),冲击力会瞬间消失,身体所承受的冲量将会减少很多,下肢和脊柱的损伤会大大减少,创伤多由礁石和海滩造成。但在水中着陆,则有低温损伤、水压伤、溺水、水生生物攻击的危险。

(2)弹射跳伞伤的特点　飞机在空战中如果被击中,会造成飞机着火爆炸,失去控制,以几乎垂直于地面的角度向下俯冲坠落。此时飞行员只能借助弹射座椅迅速离开飞机,因为是应激状态的跳伞,对跳伞参数没有事先的掌握,从而离机姿势和着陆姿势是不正确的,所以跳伞的成功率会降低(74%),受外伤的概率会升高(63.3%)。

飞机弹射过程可以分为7个阶段:①抛掉座舱盖;②拉紧束缚系统;③人-椅弹射离机;④射伞枪

激发工作;⑤人-椅分离;⑥开伞;⑦着陆。各阶段都有受伤的可能,但主要发生在弹射离机、开伞、着陆这几个阶段。

面临的主要危险为:①弹射、开伞、着陆时冲击力过大,造成骨折与脱臼,其中脊柱骨折发生率为33.3%;②弹射时,高速气流吹袭造成的甩打损伤,主要以四肢和头颈部为主;③低空弹射时,人-椅分离及开伞失败,造成全身致命性摔伤。据对126例弹射跳伞伤伤员统计中,发现脊柱骨折占50%,其中最常见的部位为第12胸椎(T_{12})和第1腰椎(L_1)。

(三)飞机失事伤的流行病学特点

1.定义　在航空事故(又称飞行失事,是指自飞机开车后滑出起,至着陆后到规定位置关车停止期间所发生的一切与航空器运行有关并导致人员伤亡的事故)过程中形成的人体损伤称为飞机失事伤(crash injury)。

2.飞机失事伤的特点　损伤原因大致有减速运动、低气压、火灾、碰撞、爆炸、被飞来物击中、窒息、高空坠落、落水及操纵飞机时形成的损伤(特别是飞行员手或上臂、胸部的损伤)、火器伤及其他武器造成的损伤等。

(1)减速运动中碰撞的机械性损伤　主要是在减速运动过程中,会发生3次碰撞:第1次为事故发生时,飞行员与座舱仪表仪器的碰撞,引起头部骨折、出血,握驾驶杆的拇指基底部断裂、骨折及股骨头骨折。第2次为飞机突然停下的瞬间,飞行员与座舱仪表仪器的再次碰撞,主要造成严重的颅脑损伤,以颅脑冲击伤、线性骨折和颅底骨折发生率高,其次为肢体骨折,以胫腓骨发生率最高,次之为尺桡骨。第3次为身体与安全限制系统之间的碰撞,主要引起躯干和四肢的损伤,躯干的损伤包括$T_{10} \sim L_2$的脊柱骨折(少数合并脊髓损伤)和内脏器官的撕裂伤(常见的为主动脉撕裂伤),四肢损伤则以软组织挫伤和压碎伤为主。

(2)爆炸伤　由于受到敌军对空武器的袭击,被击中的飞机极易发生爆炸,引起爆炸损伤。

(3)烧伤　当飞机被击中时,常在机舱内发生火灾,引起身体的一二度烧伤。同时发生吸入有害气体导致的中毒和窒息。

(4)淹溺　飞机在水中着陆或跳伞后落入水中时,由于自身活动受限、身体受伤及搜救困难等原因,很容易发生溺亡。

(5)低气压暴露伤　由于座舱的密闭性受到攻击破坏,急性高空低气压暴露引起的高空减压病、肺挫伤、航空性中耳炎及鼓膜穿孔。

二、空战战创伤的预防与控制

(一)场站伤的预防措施与对策

针对场站伤(battle injury in the field)以爆炸伤、冲击伤、挤压伤、烧伤及烟雾中毒为主,重伤比例高(>50%),休克发生率高(>32.4%)的特点,应采取以下预防措施与对策:①加强应急体系建设,注重有关急救技能与预防措施的培训。②遭受场站火灾时,应急人员首先清理呼吸道异物,穿戴防护装置,积极灭火。灭火原则是先控制后扑灭,先救人后灭火,优先对贵重物品、爆炸等危险物品进行定点扑灭。③对脱离火场后的伤病员,应及时清理呼吸道,维持呼吸通畅,清洁烧伤创面并镇痛,对于中度烧伤伤病员,应口服补液盐,对于重度伤病员,立即抗休克,密切观察生理指标,迅速后送。④场站遭受炸弹袭击时,爆炸伤、冲击伤、挤压伤多发,伤病员多为多发伤、复合伤,并且休克率和重伤率高。现场急救原则为:救出伤者、检伤分类、现场维持生命体征、积极抗休克、设立现场急救所并转运伤病员。⑤场站遭受高新武器的袭击时,主要会立即造成作战人员工作能力的丧失,持续的心理创伤和生理失能的二次创伤。除了常规的急救防护措施外,更要注意后期的心理支持治疗及健康评估。

(二)跳伞伤的预防措施与对策

针对跳伞伤的发病率高(24.5%),以着陆损伤为主(86.2%),创伤类型主要为四肢和躯干的骨折等特点,应采取以下预防措施与对策:①提高各级人员对跳伞伤预防的认识,加强职能部门的指导监管力度。②应加强地面训练,掌握正确着陆姿势,加强跳伞训练,科学合理地安排训练内容,使跳伞人员熟练掌握伞降技术,并具备良好的心理素质及意外险情的处理能力。③跳伞人员负重不超过50 kg,一般情况下开伞冲击力、着陆冲击力对人体影响不大。④选择适宜气候,尽可能避免地面风速大于 4 m/s、阵风大于 6 m/s 跳伞,选择好着陆场地,改善着陆环境,佩戴个人防护装备可减少跳伞伤发生。⑤加强对跳伞人员自救能力的培训,增强自救意识。自救在跳伞人员的救治成功中起了很重要的作用。⑥对于弹射跳伞的飞行员,应多方联合,立体高效搜救,争取及时找到,为紧急救治争取时间,增强救治效果。⑦早期妥善包扎伤口,对肢体骨折者应及时给予简易固定,脊柱损伤者,正确转运,防止在搬运过程中造成脊髓的二次损伤。

(三)飞机失事伤预防措施与对策

飞机失事伤,包括减速运动中造成的颅脑损伤、骨折、内脏器官破裂、烧伤、爆炸伤、低气压损伤,以及在等待搜救过程中可能会有淹溺的风险。根据其特点,应采取以下预防措施与对策:①制定常备应急方案,加强全体人员应急演习。②加强高新技术的运用,开发更加安全、有效的应急装备。③加强对飞行员自救能力的培训,增强自救意识。突出自我救治在整个救治过程中的重要地位。④积极协调各方部门,快速组织搜救,为早期急救争取宝贵的时间。⑤现场救治,首次急救在止血、镇痛、伤口处理、保持呼吸道通畅、建立静脉输液通道、输液等基础上,将气道管理和静脉快速输液技术前伸到战现场第一线。遵循"超前配置,突出急救,加快后送"的无缝隙救治原则。⑥早期救治,主要是抗休克,对颅脑损伤并有颅内压增高的,给予脱水、开颅减压治疗;对内脏器官损伤的,密切监测血压,及时探查止血;对四肢和脊柱骨折伤病员,妥善固定,如有脊髓压迫者,应尽早实施椎管减、脊髓探查术;对骨折伤病员,尽量复位固定。⑦组织空勤科、内外科、临床心理科及康复科等多方协作,全面治疗,最大限度地恢复飞行员的健康和返回战场再次作战的能力。

(高钰琪 刘显胜 刘 璐)

参考文献

[1]黎鳌,盛志勇,王正国.现代战伤外科学[M].人民军医出版社,1998.

[2]王正国.外科学与野战外科学[M].北京:人民军医出版社,2007.

[3]王登高,黄朝晖.军事医学概论[M].北京:军事医学科学出版社,2009.

[4]梅亮,刘兆祺,王开宝.机场航空器突发事件及非航空器突发事件应急救护[M].北京:中国民航出版社,2013.

[5]黄朝晖.军事航空医学概论[M].北京:军事医学科学出版社,2009.

[6]程天民.军事预防医学[M].北京:人民军医出版社,2006.

[7]张作明.航空航天临床医学[M].西安:第四军医大学出版社,2005.

[8]侯志宏,周府伯.航空航天医学历史回顾[J].吉林医学,2009,30(5):385-386.

[9]陶勇.历史上最初的空战[J].小康,2006,12:74-75.

[10]陶中华,严国群.新型空战武器[J].国防科技工业,2004,5:57-58.

[11]杨顺秋.未来战争与战时特点及其对策[J].人民军医,2003,45(1):3.

[12]刘印,谢雄,侯方高.空战受伤飞行员的应急救治研究现状[J].实用医药杂志,2008,25(8):995-997.

[13]肖鲁,姜树强,施廷贵."九五"期间空军医学获奖成果分析[J].航空医学,2002,30(3):99-102.

[14]张向阳,张凌,刘延等.2000—2010 年世界航空医学发展态势分析[J].解放军预防医学杂志,2013,31(3):287-288.

[15]岳伟东,朱晓全.对我军航空医学救援体系建设的初步思考[J].西南国防医药,2011,21(6):674-676.

［16］伊长荣.法国医药卫生与航空医学简介［J］.中华航空航天医学杂志,1995,6（3）:191-192.

［17］卢志平,丁立,王颉,等.军事航空医学研究现状与发展设想［J］.解放军医学杂志,2010,35（4）:
351-354.

［18］李守林,李剑.世界各国应对未来"太空战"的举措［J］.国防科技,2005,10:47-51.

［19］耿建忠.未来太空战展望［J］.国防科技,2002,2:58-61.

［20］刘印,谢雄,侯方高.空战受伤飞行员的应急救治研究现状［J］.实用医药杂志,2008,25（8）:
995-997.

［21］陈虹,谢雄.高新武器致歼击机飞行员致伤特点及其医学防护［J］.中国误诊学杂志,2008,8（7）:
1611-1612.

［22］谢雄,安效忠,田迎军.1 759 例跳伞伤致伤因素分析［J］.解放军预防医学杂志,2004.22（2）:
114-115.

［23］吴磊.空降兵事故性伤害流行病学调查—伤害频率和原因的多因素分析［J］.工业卫生与职业病,
2010（3）:129.

［24］鞠家光,刘艳雷.飞行人员低气压暴露 4 例［J］.航空军医,2005（2）:58.

第二十八章

空战环境特点及对人体生理功能的影响与防护

第一节　高空低气压

　　地球大气由干结空气、少量水气和微生物等组成,根据大气的温度、密度等物理性质在垂直方向上的差异,将大气圈(大气层)分为了对流层、平流层、中间层、热层及散逸层(外大气层)(图 28-1)。现代航空活动的高度范围主要在对流层和平流层的下层。飞行活动中出现的特殊环境因素,例如大气压力的急剧降低和迅速变化、急性高空缺氧、高过载等,大大超出了人体的耐受程度,飞行人员和其他搭载乘员可能产生一系列生理、心理反应,严重者甚至出现临床症状,影响飞行任务的完成。

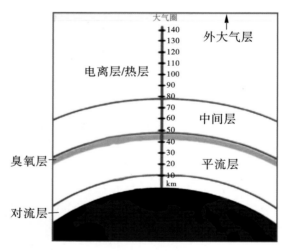

图 28-1　大气层

一、大气压环境特点

　　大气压(atmospheric pressure/barometric pressure,PB);简称"气压",是地球表面覆盖的大气重量

而产生的压强(pressure)。气压随高度的升高而降低,近地面下降快,高空下降慢,在近地面空气中,高度每升高 10 m,气压降低值约为 1.3 kPa。当飞行高度升至 15 000 m 时,气压仅为海平面值的 1/8。气压也随时间的变化而不同,一日中气压最高时为上午 10 时,其次是 22 时和 16 时,最低时为凌晨 4 时。一年中大陆型地理条件下,冬季气压最高,夏季气压最低,而海洋型和高山型地理条件下,前者气压最低,后者气压最高。

二、低气压对人体生理功能的影响与防护

(一)高空肠胃胀气

在温度不变的情况下,气体体积与压强成反比,若将压力降低一半,其体积就会膨胀 2 倍,而人体胃肠道内约含有 1L 气体,在飞行爬升过程中极易使胃肠道内气体膨胀和扩张,引起腹部的胀痛等,这就是高空胃肠胀气(baro meteorism)的主要表现,其严重程度与飞行的上升高度和速度密切相关。另外,胃肠内气体的膨胀会抬升膈肌,限制肺的呼吸运动,使人呼吸困难。部分伤病员由于反射性影响可出现面色苍白、出冷汗、脉搏细弱、血压下降等情况,严重威胁飞行安全。

高空肠胃胀气的预防措施:①使用加压密封座舱是防止高空胀气最根本的方法,使座舱内与座舱外相对隔开,使舱内气压超过飞行高度的空气压力即可减轻或消除胃肠胀气的影响。②进食不宜太快,以免吞进过多气体,也不宜太饱,最好在起飞前 1 h 进餐完毕,避免引起消化不良;飞行前限制使用富含植物纤维的食物,如白萝卜、洋葱、白菜、豆类等;禁止饮用汽水、啤酒等产气饮料,少吃刺激性食物。③提前治疗慢性胃肠道疾病,消除便秘、腹泻和气体排出障碍等因素;飞行前排净大小便,保持胃肠的良好通畅性。

(二)高空减压病

高空减压病(altitude decompression sickness,ADS)是指人体暴露在一定程度的低气压环境后所发生的特殊病症,主要由于溶解在体液或组织液中的气体离析出来形成气泡,使血管阻塞或局部压迫而导致的。其主要临床症状为屈肢症,表现为四肢关节的弥散性深部疼痛,严重时肢体不能运动,还常有咳嗽、呼吸困难、皮肤瘙痒、视觉、运动及意识等多方面的功能障碍。ADS 绝大多数发生在 8 000 m 以上,其症状在下降到地面后能够和完全缓解或消失,连续呼吸纯氧和加压治疗可及时消除大部分 ADS 的症状。

执行飞行任务前,要对高空减压病易发倾向者进行测试和限制飞行,控制暴露时间和重复时间的间隔非常重要,但由于采用了增压座舱,实际飞行中 ADS 的发生率较低。目前,可能发生 ADS 的主要危险情况包括:高空空投跳伞(近年美军在阿富汗的空投中有发生 ADS 的情况)、非增压座舱飞机飞行(如美军的 CV-22 飞机)、高空飞行(美军 U-2 飞机飞行员 ADS 发生率为 75.5%),以及宇航员出舱进行太空行走。

(三)体液沸腾

当人体或其局部组织器官被突然暴露在低于 6.27 kPa(47 mmHg)的气压环境时,会出现组织内体液及体腔中水分的迅速蒸发,形成大量蒸气,此现象为体液沸腾。飞行于 19 200 m(气压 6.27 kPa)高度时,极易发生由此现象引起的组织肿胀、血管栓塞、循环停滞。

合理使用防护装备可有效减少低气压对人体的影响,例如使用加压头盔、加压服、代偿手套、代偿袜等对全身体表施加对抗压力,就能有效预防体液沸腾。

(四)迅速减压

在高空飞行中,座舱突然失去密封,舱内压力较高的气体将迅速流向舱外,这种舱内压迅速降低的过程,称为迅速减压(rapid decompression)或爆炸性减压。迅速减压对人体的损伤包括瞬间压力剧变导致的一系列物理作用,以及减压后的低气压、缺氧、高空寒冷等影响。由于肺管道繁杂,肺泡壁脆弱,极易受损,而迅速减压时,肺内压一过性升高,可使肺组织挫伤或者破裂,引起肺实质出血、气胸、

血管形成气体栓塞等后果。

现代军用飞机迅速减压的时间均在几秒以内,人在保持正常呼吸道畅通的情况下,可耐受相当严重的迅速减压,但若在减压瞬间完全屏气,将引起严重后果。

高空飞行时要严格按规定正确穿着代偿服,使用加压供氧面罩用氧,飞行员进入座舱即开始吸纯氧,尽可能多地吸氧排氮,在发生减压后立即着陆,卧床休息,禁止重复暴露,及时送医院治疗。

(五)中耳及鼻窦的气压性损伤

中耳鼓室及鼻窦均属空腔器官,正常情况下,内腔气压与外界气压平衡,当外界气压变化时,平衡被打破。由于解剖结构特点,咽鼓管及鼻窦开口处具有单向活门作用,易为病理变化所阻塞,飞机在升降过程中,尤其在下降时外界气体不易进入腔体,因此腔体容易形成负压导致损伤。当外界气压不断提高时,咽鼓管无法自行开放,因此,主动做吞咽、咀嚼、打哈欠或打喷嚏等动作非常必要,否则会因鼓室负压引起耳痛、耳聋、鼓室内体液渗出等症状,当鼓室内的负压达到 21.33 kPa(160 mmHg)左右时,鼓膜可能穿孔。

当飞行人员患有感冒及咽鼓管通气不良等其他影响飞行的疾病时,应停飞,即可有效减少低气压对中耳及鼻窦的损伤。另外,飞行员及乘机人员在飞机下降过程中要主动做咽鼓管通气动作,如吞咽、咀嚼和捏鼻鼓气等。

(高钰琪 刘璐)

第二节 高空缺氧

一、缺氧环境特点

(一)气体分压及溶解气体的张力

1. 气体分压 气体的压力(压强)是由不停运动着的气体分子对容器(物体)的碰撞所产生的,气体分子对容器单位表面积所施加的撞击力之总和,称为气体压力。混合气体中,各个组分气体所提供的压力,称为该组分气体的"分压"。混合气体的总压力等于各组气体分压力的总和。每一组分气体的分压等于该组分气体在混合气体中所占的容积百分比与总压力的乘积,如 $PaO_2 = Pa \times FO_2$,Pa 为混合气体的总压力,PaO_2 为氧在混合气体中的容积百分比。

2. 溶解气体的张力 溶解在液体中的气体所具有的分压,习惯上称为"张力"。液体中可溶气体的数量与该气体的分压成正比。当液体与另一个液体(或气体环境)相接触时,该液体内溶解气体的张力决定气体弥散的方向。两个区域之间的分压差(或称压力梯度)是气体弥散的动力,气体分子总是由高分压向低分压部位弥散,弥散的结果是使各部位气体分压趋于相等。

(二)肺泡气氧分压的变化

大气通过气道与肺泡相通,但肺泡中各气体组分的容积百分比浓度与分压皆不同于吸入气(大气)。因为大气吸入上呼吸道后就被体温条件下的水蒸气所饱和。假定干燥吸入气的氧分压(partial pressure of oxygen,PO_2)为 $PO_2 = PB \times FO_2$,则进入气管内的潮湿吸入气的氧分压为 $PiO_2 = (PB-47)FiO_2$,又因为存在于肺泡中的氧气通过弥散不断进入血液,与此同时,二氧化碳不断弥散进入肺泡,假定呼吸效率(respiratory efficiency,RE)等于1,即肺泡中弥散入血所减少的氧分压值等于肺泡气中二氧化碳分压值,故肺泡气氧分压应等于:

$$PAO_2 = (PB-47) \cdot FiO_2 - PACO_2$$

上式即为简化肺泡气方程。式中,PB 为大气压(atmospheric pressure/barometric pressure,PB),FiO$_2$ 为吸入气氧浓度(fraction of inspired oxygen,FiO$_2$),PACO$_2$为肺泡气二氧化碳分压(alveolar partial pressure of carbon dioxide,PACO$_2$),47 为体温 37°C 时饱和水蒸气压力。根据上述公式,可概略计算出不同高度肺泡气氧分压水平。

未经高空锻炼的健康青年人,当肺泡气氧分压降至 4 kPa(30 mmHg)时,会迅速发生意识丧失,故 4 kPa(30 mmHg)被视为肺泡气氧分压临界值。

若进行两种或更多气体环境的供氧效果比较时,只要提供的氧分压彼此接近,尽管其总压力和气体组分互不相同,但对人体的供氧效果而言可以认为是等效的,因而在高空生理学中采用了"生理等效高度"(physiological equivalent altitude)概念,即 10 000 m 高度(PB = 198 mmHg)吸入纯氧(100% 氧气)相当于海平面(0 高度)呼吸空气,基本不缺氧;12 000 m(PB = 148 mmHg)吸入纯氧相当于 3 000 m 高度呼吸空气;若在海平面(PB = 760 mmHg)呼吸 10.5% 的氧气,即相当于 5 000 m 高度的缺氧等。

(三)血液氧分压的变化

1. **动脉血氧分压**　通常情况下,在不同高度水平,动脉血氧分压降低程度与肺泡气氧分压基本一致,但由于存在生理性右-左分流,故动脉血氧分压较肺泡气氧分压平均低 1.20~1.33 kPa(9~10 mmHg)。

2. **静脉血氧分压和组织氧分压**　静脉血氧分压是反映组织氧分压水平可靠的间接指标。由于直接测定组织细胞的氧分压在技术上困难较大,故来自某一器官的静脉血的氧分压是衡量这个器官缺氧严重程度的可靠客观指标。组织氧分压降低过多,可造成组织细胞严重缺氧。例如,当脑静脉血氧分压降至 1.60 kPa(12 mmHg)以下时,只需几分钟时间即可造成不可逆的病理性损伤。

3. **平均毛细血管血氧分压**　血液流经毛细血管时,氧气通过毛细血管壁不停地向组织细胞弥散,即血流沿毛细血管前进过程中,氧分压不断降低,到静脉端达到最低水平,故全部毛细血管血液的氧分压水平可由其平均值代表,其经验计算式为 PcO$_2$ = PaAO$_2$+PaVO$_2$。式中,PcO$_2$ 为毛细血管血氧分压(capillary partia pressure of oxygen,PcO$_2$),PaAO$_2$ 为动脉血氧分压(arterial partial pressure of oxygen,PaAO$_2$),PaVO$_2$为静脉血氧分压(venous partial pressure of oxygen,PaVO$_2$)。急性高空缺氧时,平均毛细血管血液氧分压随高度上升而相应降低,从而引起组织缺氧。

(四)血液的气体运输功能

氧和二氧化碳在血液中的运输形式有溶解和结合两种状态。

1. **血红蛋白是血液中贮存和携带氧气的运输工具**　氧气在血液中运输,绝大部分是通过血红蛋白以化学结合方式被输送到组织。在肺毛细血管内,由于吸入的新鲜肺泡气中氧分压较高,致使血液中氧分压升高,血红蛋白与氧分子不断结合,生成氧合血红蛋白;在组织毛细血管中,由于氧分压降低,氧合血红蛋白即开始分解,陆续释放出氧分子,促使氧气不断地向组织弥散,以保证组织细胞的氧需求。血红蛋白与氧的结合是一个可逆反应。表明血红蛋白与氧的结合能力(即氧合程度)的指标是血氧饱和度,即氧合血红蛋白占血红蛋白总量的百分比。它是用以说明血红蛋白对氧的运输功能的重要指标。血红蛋白所能结合的氧量与氧分压之间的关系曲线,称为氧合血红蛋白解离曲线(简称氧离曲线)。氧分压与血氧饱和度之间的关系并非简单的直线关系,而是呈"S"形的曲线关系。

2. **氧离曲线的重要生理意义**　氧离曲线上段平坦,即氧分压在 9.33~13.33 kPa(70~100 mmHg)范围,近乎呈水平线,表明在此范围内即使氧分压有较大幅度的下降,血红蛋白仍能结合足够量的氧,从而保证人体对轻度缺氧有一定的代偿能力;曲线中间部分,即氧分压在 1.33~5.33 kPa(10~40 mmHg)范围,坡度陡峭,表明氧分压稍有变化,即可引起血氧饱和度较大变化,即在此范围内有利于向组织释放更多的氧气,具有稳定组织氧分压的作用。氧离曲线的位置,即血红蛋白释放氧的数量,除受毛细血管与组织之间的氧分压差值影响外,还受到二氧化碳、pH 值、体温等一系列因素的影响。当混合静脉血流经肺毛细血管时,血中以化学结合方式所携带的部分二氧化碳先转变为溶解状态,再弥散入肺泡。

（五）体内溶解气体的压力梯度及其意义

气体在体内的运输过程包括气体在肺内和组织中交换，其都是物理的弥散过程。无论是氧或是二氧化碳在体内的弥散趋向，均取决于该气体在两个区域之间的分压差（或压力梯度）。气体分子总是由高分压向低分压部位弥散，弥散结果是使各处气体分压趋于相等。

身体各部位之间都要维持一定的氧分压和二氧化碳分压梯度，才能保证毛细血管内的氧分子穿过毛细血管壁、组织间隙、细胞膜到达细胞内。与此相似，二氧化碳从组织细胞到肺泡之间也要维持一定的压力梯度，才能保证二氧化碳的排出。

急性高空缺氧时，大气压力随高度上升而不断降低。随高度上升，吸入气氧浓度基本不变（约21%），而吸入气氧分压却越来越低，其结果是肺泡气氧分压下降，动脉血氧分压及血氧饱和度降低，继而引起组织氧分压降低乃发生缺氧。

二、高空缺氧对人体生理功能的影响与防护

就高空缺氧的严重程度、发展速度及暴露时间的长短而言，可将高空缺氧分为急性高空缺氧（acute altitude hypoxia）和暴发性高空缺氧（fulminating altitude hypoxia）两种。

（一）急性高空缺氧

未经高空锻炼的健康年轻人，于安静状态下急性暴露的症状表现，按暴露高度的不同，可分为4个区域（表28-1）。

表 28-1　不同高度急性高空缺氧对人体的影响

项目	高度/m		缺氧程度
	吸空气	吸氧气	
无症状区	0~3 000	10 000~12 000	轻度
代偿区	3 000~5000	12 000~13 000	中度
障碍区	5 000~7 000	13 000~14 000	严重
危险区	7 000以上	14 000以上	危险

主要代偿反应有如下几个方面。

1. 肺通气量增加　多数人肺通气量从3 000 m高度开始增加，并随缺氧程度的加重而越来越明显，但这种增长有一定限度，通常涨幅不会超过海平面时正常值的1倍以上。在高度3 000 m、5 000 m、6 000 m以及7 000~8 000 m时，肺通气量分别增加5%~10%、20%~25%、50%以及100%。随着肺通气量的增加，CO_2排出量也增加相应，其可间接地影响肺泡气氧分压随高度而降低的程度。

2. 心、脑等器官血流量增加　这主要是心排出量的增加和器官局部血管舒张引起的。心排血量增加主要是由心率增加引起的，故心率增加是急性高空缺氧时最早出现的代偿反应之一。脑、心等器官小动脉血管舒张，而腹腔内脏器官、皮肤等处的小动脉收缩，于是血流大量地分配入心、脑等重要器官。

3. 血红蛋白氧分压变动的缓冲作用　氧解离曲线是近似"S"形曲线，其中间部分的坡度最大，可将分压的波动缓冲至最低限度，这主要是由于缩小吸入气与平均毛细血管血液间的氧分压梯度差造成的，可使后者的压力不致下降太多，若下降太多，就会形成组织缺氧。

急性缺氧后机体功能会出现障碍，大脑皮质的高级智力功能最先受到侵害，丧失知觉、判断和决策能力，体力活动能力也随之变得迟钝，严重威胁了飞行安全。循环系统也相应出现功能障碍，心电图显示，严重缺氧会出现T波双向、平坦、倒置以及ST段的下降等情况。急性高空缺氧的防护主要是飞机座舱的应急增压和供氧。

（二）暴发性高空缺氧

暴发性高空缺氧是指缺氧过程发展极快,程度剧烈,机体来不及代偿时,突然发生的意识丧失,期间肺内气体交换有两种特征。

1.氧出现反方向弥散　在暴发性高空缺氧时,肺泡气与肺泡毛细血管血液间形成了与正常条件下相反的张力梯度,使流经肺泡的血液不仅不能从肺泡气中摄取氧,反而使血液中氧气反向肺泡弥散,而被呼了出去。

2.原发性缺二氧化碳　这主要由于迅速减压后短时内二氧化碳正方向上的弥散加速导致。例如在 15 000 m 高度迅速减压后 5 s,由肺排出的二氧化碳量约为正常值的 3 倍,所以暴发性高空缺氧时可看到氮气在肺泡气中被稀释的现象。

对于暴发性高空缺氧而言,最根本的防护措施是立即降至安全高度,同时应急供氧和对座舱进行加压等。

（高钰琪　刘　璐）

第三节　航空温度

一、航空温度环境特点

（一）航空高温

机场及座舱高温的主要原因是强烈的太阳辐射,其光谱中可见光或短波红外线可透过机舱盖进入座舱,使内部气温升高,而由于放散出来的长波红外线不能透过玻璃射出舱外,座舱便有了温室效应,这在飞行和地面停放时均可发生。另外,机身表面、水泥跑道及座舱周围物体经太阳辐射后温度上升,又形成新的辐射源对座舱加温。在飞行过程中,气动力加热现象也不容忽视,例如在同温层做 3 倍音速飞行时,驻点温度可升至 340 ℃。目前战斗机飞行速度已达 2.5 ~ 3 倍音速,所以高速飞行产生的气动力加热也会影响飞行人员的健康。

（二）高空低温

垂直方向的气温是有变化的,高度每上升 100 m,气温平均下降 0.65 ℃,而在同温层内,气温几乎固定在 -56.5 ℃。同温层是军用飞机主要的活动范围,所以当座舱失去气密和弹射跳伞自由降落时,飞机人员都会受到寒冷的侵袭。

二、航空温度对人体生理功能的影响与防护

（一）航空高温对人体生理功能的影响

1.循环系统　血液在高温条件下重新分配,把大量的体内蓄热迅速向体外发散,使汗腺活动剧烈。因此,循环系统能很大程度满足机体适应热环境的需要。但在高温环境中劳动时,心脏收缩强度、频率、每搏量和每分输出量均增加。

2.水盐代谢　出汗必然造成水和电解质的大量丢失,正常人在常温环境下每日尿中排出的盐量与摄食盐量基本相等,为 10 ~ 15 g,而在高温环境中,盐的丢失可达 20 ~ 25 g。

3.消化系统　消化功能受到热环境的抑制,如唾液分泌量减少,胃排空时间延长,小肠蠕动和消化吸收能力降低,致使食欲缺乏、消化不良和胃肠疾患增加。

4.神经系统　中枢神经系统在高温环境会先兴奋后抑制。随着抑制的加重,会出现条件反射潜伏期延长、注意力不集中、记忆力减弱、反应速度减慢等。

5.对飞行能力的影响　飞行人员的缺氧耐力和加速度耐力在高温环境中会下降,使得飞行能力下降,表现为操纵质量下降,观察目标准确性差,尤其在试行高级特技飞行时,对成绩的影响更明显。疲劳、劳动强度的增加、穿着防护服等均可加重上述影响。

(二)高空低温对人体生理功能的影响

1.皮肤血管反应性收缩,减少散热　人体受冷时,外周血管收缩,流经皮肤的血液量减少,体表温度下降,用以缩小体表与环境之间的温度梯度,使辐射和对流散热达到最低限度。在严重冷暴露中,皮肤血管极度收缩,体表血流量下降或完全停滞,当局部温度降至冰点以下时,组织就会发生冻结,造成冷伤。

2.骨骼肌紧张性活动增强,产热增加　肌肉的紧张性收缩增强,如发生阵挛性运动或寒战。寒战是一种非常有效的产热机制,当寒战达到高峰时,身体代谢水平可为静止时的3～4倍。

3.低温对飞行能力的影响　当皮肤温度降至18～20 ℃时,触觉辨别能力开始下降,在5 ℃左右时,压力感受器和触觉感受器对于刺激已无反应,动手操作能力严重减弱,不仅影响飞行人员在救生过程中展开救生装备操作,还使得落入寒带地区水域后的人员体温急性降低,不利生存。

(三)航空温度的防护措施

现代的飞机座舱都设有必要的空气调节系统,但如果空调系统发生故障,或发生座舱损坏失去密闭,机上人员就有可能暴露在极热或极冷环境下。对抗热应激的有效措施是采用个体热防护装备,即通风服和水冷服,其作用就是将温度较低的空气或水送入特制服装内,在人体表面与服装之间建立微小气候。抗浸防寒服具有抗浸和保暖作用,其作为海(水)上救生装备,具有良好的水密性和保暖性,可有效抵御寒冷(图28-2)。日常的冷热环境适应性锻炼也能提高人体对特殊环境的耐受及温度变化对人体的影响。

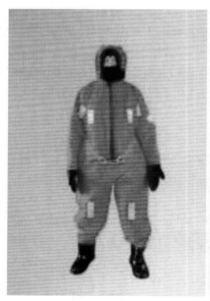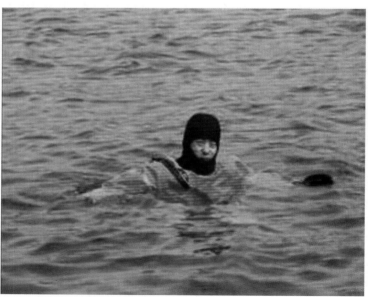

图 28-2　抗浸防寒服

(高钰琪　刘璐)

第四节　航空振动与航空噪声

一、航空振动对人体生理功能的影响与防护

(一)振动源特点

1. 飞机外部振动源　飞机与周围物质界面如空气、地面相互动力学作用而产生的振动(vibration),称为外部振动源,例如跑道不平坦、湍流等。气流引起的飞机振动频率范围为 0.1 ~ 10 Hz,且在 0.2 ~ 1.0 Hz 内有一个谱峰,这种极低频振动可引起人体非常严重的不良反应,影响飞行。

2. 飞机内部振动源　机型不同,振动特点也不一样。旋翼飞机产生低频高强度振动,比其他飞机剧烈的多,强度常达 0.3 g 以上。

(二)振动对人体生理功能的影响

1. 全身效应　低频率、高振幅、无规则的随机振动主要刺激前庭器官,使前庭功能兴奋异常,可表现为自主神经功能紊乱,如面色苍白、出虚汗、恶心、呕吐、头痛、头晕、食欲缺乏、呼吸表浅等。此外,有人发现 4 000 名砂轮磨光作业工人的动脉血压增高[>21.20/12.53 kPa(159/94 mmHg)]占到了总人数的 21.9%,显著高于一般居民。人体对振动的严重急性暴露,例如 1 ~ 50 Hz、1 ~ 20 g 的暴露,可引起心绞痛样的胸痛,有肺实质、心肌及胃肠道出血性损伤,以及脊柱的压缩性骨折等。

事实上,适当振动对人体有一定益处,例如高频率振动可提高大脑觉醒水平的作用;中等强度振动有催眠作用;1 ~ 2 Hz 轻度振动能让人产生轻松和舒适的感觉。

2. 局部效应

(1)振动性白指　振动性白指(vibration-induced white finger,VWF)表现也称雷诺现象,是末梢循环障碍最典型的表现,也是临床上诊断振动病的主要依据之一。VWF 的好发部位以中指为最多见,其次是无名指及示指,其恢复过程缓慢,但通常不引起指端溃烂、坏死。

(2)手麻、手痛等多发性神经症　这种症状往往影响整个上肢,夜晚疼痛更为明显,常因此影响睡眠,同时伴有运动功能障碍,如手上举困难、肘关节屈伸障碍、手持物易于疲劳等。

(3)外周循环障碍　这是局部振动病最明显的变化之一,常表现为皮肤温度降低,降温后恢复时间延长,血流速减慢,小动脉硬化,甚至闭塞。指关节变形、肿胀、肥大。

(三)航空振动的防护

缩短和限制振动暴露时间是防止振动危害的重要措施;加强健康观察,定期对暴露于振动环境的人员进行身体检查,早期发现,及时采取治疗措施;加强营养,重视体育运动,增强个体免疫力。

二、航空噪声对人体生理功能的影响与防护

(一)噪声声场特点

1. 飞机内部声场　飞机舱内噪声场的性质和强度是使飞行员和其他乘员产生疲劳、降低功效以及干扰语言信息的重要因素。高空高速飞行的喷气式飞机的内部声场,通常比螺旋桨飞机小,其在地面发动时,舱内噪声总声压级可达 96 dB。而螺旋桨飞机和直升机舱内噪声强度远高于喷气式飞机,可达 115 ~ 119 dB,舱内外噪声强度相差不大。强击机座舱内总声压级取决于空气动力性噪声和座舱空调系统噪声。

2. 飞机外部声场　喷气式飞机在地面发动时,舱外噪声总声压级可达 130 ~ 140 dB。螺旋桨飞机

和直升机舱外声强度普遍比喷气式飞机低,在地面发动时,舱外噪声强度为115～125 dB,距螺旋桨和机翼越近,噪声强度越大。

(二)噪声对人体生理功能的影响

1. 噪声的听觉影响 影响听力损伤的各种因素有噪声强度、频率作用时间和个体差异。噪声对听觉器官的影响程度是由生理到病理状态逐步移行的过程,可将其区分为:听觉适应、听觉疲劳、听力损伤、噪声性耳聋以及爆震性耳聋。

2. 噪声的非听觉影响 噪声作用于人的中枢神经系统时,大脑条件反射异常,脑血管受损害,严重时会引起脑电位的改变;噪声还可使交感神经紧张,引起心跳加快、心律失常、血管痉挛和血压变化等;噪声对视觉功能的影响可降低视锥细胞光敏感度20%,并且使蓝色、绿色视野增大,红色视野缩小,降低视力清晰度;噪声对语言信息的掩盖作用很强,频率越接近语言信号频率(500～2 000 Hz),掩盖作用越大;长期暴露在强噪声环境中数年以上可引起持久的视野同心性狭窄,130 dB 以上噪声可引起眼震颤及眩晕。

(三)噪声环境的防护

1. 要严格执行噪声容许标准 地勤人员应依据《军事作业噪声容许标准》,每天噪声暴露不超过8 h,限制90 dB(A),飞行人员依据《歼(强)击机座舱噪声限值》,佩戴防噪声头盔,使耳内噪声不超过90 dB(A)。

2. 控制噪声源 从飞机设计着手,改善气动噪声,优化发动机的位置来降低噪声源。

3. 控制噪声传播途径 消声材料及装备的研发能有效降低噪声,美军研制的飞机地面试车消声器,其降低噪声能力>40 dB 左右。

4. 加强个人防护和卫生监督 自觉积极使用护听器(耳塞、耳罩和头盔),每3 个月或半年进行听力检查,及早预防和发现问题。

(高钰琪　刘　璐)

第五节　座舱环境与航空辐射

一、座舱环境对人体生理功能的影响与防护

(一)座舱内有害物质的种类、来源及特点

飞机在飞行期间,舱内空气污染是个不容忽视的问题,它轻则降低机组人员工作效率,影响身体健康,重则可导致事故发生。1982 年美国联邦航空局组织对4 072 名飞机事故中遇难的飞行员尸体进行毒理学分析,发现有21 例是由一氧化碳(CO)引起的失能造成的。其他学者也总结了多例使用灭火器和干冰不当,导致二氧化碳(CO_2)浓度过高而造成的飞机事故。我军也有多次战斗机飞行中发生漏油、冒烟的报道。因此,了解座舱污染的来源、特点及制定防护措施十分重要。

座舱内有害物质的来源有:①各种电气设备,如发电机、变压器、蓄电池、各种电器仪表及绝缘线等;②灭火剂;③军械及燃烧、爆炸产物;④各种机械用液,如防冻液、冷却液、高压液;⑤各种油类,如润滑油、汽油、煤油及其热分解产物等;⑥飞机内部装饰材料及涂料;⑦运载的货物。机舱的污染程度还与发动机使用时间、发动机转速、飞行时间及飞行高度息息相关。此外,氧浓度过高,氧气异味也会引起飞行员的不适。

在密闭舱或非密闭舱的飞机,空气里均可出现燃料的不完全燃烧产物,如一氧化碳(CO),它能通过机身缝隙和孔道进入非密闭舱,也可能随鼓风系统进入密闭舱。矿物油有时会呈气溶胶状进入座

舱,并在发动机散热部分加热变成带有油类热氧化物的复合物,这种复合物的许多成分具有强烈的刺激作用和毒性作用。电器和无线电设备的油漆表面材料都可能成为空气污染的来源,受热便形成对眼睛及上呼吸道黏膜有刺激作用的产物。灭火器中所用的液体和抗结冰物质都有可能具有毒性。在飞机向外射击时,以及给液体喷气式发动机加油时,还可能有氮氧化物进入座舱。飞机上的物品过热或不完全燃烧时可产生各种有害化学物,如CO、CO_2、氧化氮、氧化硫、丙烯醛、苯、酚、氰化物等。当液压管、输油管、通风加温系统发生机械故障、破裂或使用灭火器时还可能造成座舱空气的短暂严重污染。

(二)座舱内的有害物质对人体生理功能的影响

飞机上使用的化学物质,在正常温度下多数虽是惰性的,但在高温下则可能发生热分解,其有害气体及热分解产物的毒性主要表现在对中枢神经系统的影响和对黏膜的刺激作用上,轻则影响飞行任务的完成,重则造成致命性事故。

1.一氧化碳 一氧化碳(CO)是飞行人员和乘员所处环境中常见的有害气体。在飞机事故调查中通常把CO浓度的测定列入常规检测项目。CO对飞行能力的影响,最早表现是对心算和某些复杂智力活动的影响,在CO中毒使血中HbCO达到2%~5%时,即出现工作效率降低。当HbCO达到4%时,视觉辨别能力开始下降,其他视觉影响一般始于HbCO 5%以上。当HbCO达15%以上时,头痛、动作协调障碍和视觉工作效率下降均达相当明显程度。因此,规定所有航空系统中HbCO限值应≤5%。

2.二氧化碳 飞机座舱中高浓度的CO_2主要来自化学灭火剂及运输时保存鲜货低温用的干冰(固体CO_2),通风系统故障也可以使人体排出的CO_2积存于座舱中。火药气、燃油废气等热分解产物中均含有CO_2。高浓度的CO_2可引起突发迅速的呼吸变化,对飞行员产生生理和心理危害,从而影响飞行操作。研究表明,在一个大气压下,CO_2浓度不超过2%时,不致产生中枢神经症状和降低工作效率;浓度超过3%,工作效率开始下降;在3.3%的浓度下,人的闪光临界融合频率降低;浓度增大到4.5%,警戒工作效率明显变坏;浓度达5%,追踪操纵工作效率开始下降;浓度达7.2%以上,追踪操纵工作效率的降低达到显著的程度;CO_2分压在7%~10%范围时,数分钟即可使人丧失意识。

还有研究发现,长期停留在0.5%~0.8% CO_2浓度的环境中,可引起中枢神经系统、呼吸系统、血液循环系统和酸碱平衡的明显改变。首先表现的是肺泡CO_2分压升高,血液pH值下降及缓冲碱与标准碳酸氢盐浓度增加,而主观感觉、中枢神经系统与血液循环系统改变出现较晚些。CO_2浓度在0.15%~0.35%及血液的酸碱状况正常时,仅有功能状态指标变化的趋势,因此,主张密闭环境中长期停留时CO_2的浓度应维持在0.25%以下。

3.碳氢化物 汽油、煤油是广泛使用的航空燃料,铝汽油毒性较剧烈。汽油、煤油同属于石油产品,皆为多种碳氢化合物混合物。碳氢燃料蒸气浓度过高有双重危险,即中毒与爆燃,中毒浓度低于爆燃浓度。油料蒸气与乙醇等脂溶性溶剂相似,作用于中枢神经系统。轻度中毒时内抑制过程首先减弱,随后出现轻微麻醉状态;重度中毒,可出现昏迷、四肢抽搐、意识丧失等。

4.醛类 喷气式飞机座舱中常见的有害气体是润滑油的热分解产物,其中有醛、酮和有机过氧化物,并含有微量的CO。刺激性最大、最易被人发觉的气体是醛类,尤以丙烯醛与甲醛最甚。丙烯醛的浓度在0.75 mg/m³时,即可嗅到气味;在0.8 mg/m³时,暗适应阈值即开始升高;当浓度大于2 mg/m³时,停留数分钟即能引起呼吸道刺激症状;浓度再高或暴露时间延长,还可以引起胃肠道刺激症状;当浓度大于2.3 mg/m³时,很短时间内即可致命。飞机座舱内醛类浓度不易达到较高浓度,但在较低浓度下也能引起注意力不集中、心理功能障碍,以及影响视力,这些都能威胁飞行安全。有报道发现军用飞机在飞行中座舱内烟尘可引起一系列急性毒性反应,可使飞行员出现一定程度的失能,感觉精神错乱,转向及飞行操作能力下降,由于中毒反应,使飞行员未完成任务即提前着陆。

5.臭氧 大气层的臭氧是自然存在的,主要是由短波紫外线打击双原子的氧气,把它分为2个原子,然后每个原子和没有分裂的氧合并成3个原子型氧气即臭氧。臭氧分子不稳定,紫外线照射之后又分为氧气分子和氧原子,形成一个继续的臭氧氧气循环过程,如此产生臭氧层。臭氧层是指大气层的平流层中臭氧浓度相对较高的部分,从海平面到 70 km 的高度范围均含有臭氧,自 12 km 以上,臭氧浓度迅速上升,大多分布在距地面 20~50 km 的高空即臭氧层内,其主要作用是吸收短波紫外线。

通风式增压座舱飞机在 13 500 m 以上飞行时,座舱内有被臭氧污染的危险。臭氧是一种强氧化剂,对人体具有很强的毒性,主要表现在对呼吸道黏膜和肺组织的刺激损伤。研究表明,当人体暴露于 $(0.3~0.8)×10^{-6}$ 臭氧浓度时,即引起鼻、支气管黏膜的刺激症状;暴露于 $0.94×10^{-6}$ 浓度时,可引起嗜睡和头痛;当暴露于 $1.5×10^{-6}$ 时,人体不能耐受;臭氧浓度在 $(0.2~0.3)×10^{-6}$ 时,可引起胸痛、干咳、流鼻血、呼吸困难等症状。另外,臭氧对视觉、味觉和嗅觉均有明显的不良影响。

(三)预防中毒的措施

预防座舱空气被有害气体污染的原则是控制有害气体的来源。改进飞机生产设备和生产方法,尽量做到生产、使用毒性原料过程的机械化、自动化、密闭化,减少有毒物质与人员的接触机会;排除有害气体和蒸气,利用通风装置降低空气中毒物的浓度;定期对飞机座舱空气进行监测,排除污染的可能性,可安装某些气体超标的报警装置;使用个人防护设备,如防毒面具、防护眼镜、防毒服等,并应有妥善保管和维护,以免降低防护效能;对接触毒物的工作人员应按具体情况合理补充营养,增强机体的耐受力;加强对飞行事故调查的研究,采集体液和组织进行化学分析,协助判明发生事故前飞行人员的机体状况及造成事故的原因。

二、航空辐射对人体生理功能的影响与防护

(一)微波辐射

随着科学技术的不断发展,各种人工辐射源广泛应用于军事航空活动中,其中雷达、微波通信、电视传输和微波加热设备等是微波技术广泛被利用的产物。微波(microwave)是介于无线电与远红外线之间的高频电磁波,频率范围通常为 300 MHz~300 GHz,波长为 1 mm~1 m,按其波长可将微波辐射(microwave radiation)划分为毫米波、厘米波、分米波。微波的量子级为 $1.2×10^{-3}~4.1×10^{-11}$ eV,引起的量子能量较低,对物质无电离作用,故属非电离辐射。

如今军用雷达的作用距离和发射功率日趋提高,如远距离弹道测量雷达的峰值功率可达兆瓦(MW)级,空军部队地面警戒雷达可达几百千瓦(kW),飞机机载雷达最高亦可达几百千瓦。雷达或其他设备,可通过波导口或抛物面天线直接向人体辐射,也可由于功率发射机屏蔽不好,发生漏能,使人体受到辐射。

(二)微波对人体生理功能的影响

1. **神经系统** 神经系统对电磁辐射的作用很敏感,长期接触 >1 mW/cm^2 的微波剂量对神经系统可造成影响,出现头晕、失眠、多梦、疲惫和健忘等非特异性神经衰弱综合征。神经反射检查可有神经亢进或抑制,脑电图检查慢波增多,可有幻听或幻视、视觉运动反应时值明显延长;短时间记忆力减退;手脑协调动作差,表现对数字画记速度减慢,出现错误较多。

2. **心血管和造血系统** 血管迷走神经先兴奋后抑制,表现为阵发性头痛,血管痉挛而引起胸闷或心前区疼痛,心电图可见房室传导阻滞,血压先升高后降低。微波还可引起血小板减少、白细胞与细胞减少,红细胞与白细胞的生成受到抑制,出现网织红细胞减少。

3. **消化系统** 消化腺在一般的微波剂量作用下分泌减少,进而胃肠功能低下,导致食欲缺乏、消化不良等。

4. **视觉器官** 眼功能在强微波辐射作用下会受损。

5. **机体免疫功能** 长期受辐射作用可使机体抵抗力下降,白细胞吞噬细菌的百分率和吞噬的细菌数均下降,抗体形成受到明显抑制。

6. **生殖系统** 长期接触超短波发生器的人,男性可出现性功能下降和阳痿。由于睾丸的血液循环不良,对电磁辐射非常敏感,精子生成受到抑制而影响生育。高强度的电磁辐射可以产生遗传效应,使睾丸染色体出现畸变和有丝分裂异常。女性可出现月经周期紊乱,使卵细胞出现变性,破坏排

卵过程,而使女性失去生育能力。

(三)微波暴露的防护

我国军用标准规定的 8 h 职业照射容许标准为 0.025 ~ 0.05 mW/cm²,居民为 0.015 ~ 0.03 mW/cm²。具体防护措施有 3 个方面:①避免雷达直接射向工作人员,并避开工作场站及生活区。检测好雷达的功率密度,防止微波反射作用于工作人员。维修和调试微波设施时,注意机器的漏能情况,如有漏能,应增加屏蔽设施。②做好个人防护,防护服和防护镜可衰减微波能量 23 ~ 25 dB。③微波工作人员每年应做健康检查,以便及时发现身体问题。

(高钰琪 刘 璐)

第六节 加 速 度

一、飞行中加速度的特点

(一)飞行中的加速度

航空航天飞行中的加速度(acceleration)是由于飞行器受到外力的作用,飞行速度或航向发生变化时产生的。其中,仅速率改变而方向不变的,称为直线加速度(linear acceleration),发生在飞机的起飞、着陆、加速及减速过程,尤其是舰载飞机的起飞和着舰,航天飞机发射和返回器件尤其明显,而运动方向改变速率不变或两者同时发生变化的,称为径向加速度(radial acceleration),其主要发生在战斗机机动飞行时做急转弯、盘旋、俯冲、拉升、翻筋斗等空战动作时。

(二)加速度分类、命名及矢量符号

按加速度的作用时间可分为:①持续性加速度(sustained acceleration),其加速度作用时间>1 s,飞机的起飞和着陆,或航天飞机的发射和返回时都有产生;②冲击性加速度(shock acceleration),加速度作用时间<1 s,常发生在航空救生过程中,如弹射离机、开伞或着陆阶段。

按照人体测量学规定,人体分为 3 个正交(相互垂直)的轴(Z、X、Y):Z 轴,头-足方向,其与水平面相垂直;X 轴,前-后方向,垂直于冠状平面;Y 轴,左-右方向,垂直于矢状平面。

规定以 G 表示惯性力矢量,在 G 前冠以"+""-"号表示作用方向,加速度作用于人体的轴向(Z、X、Y)以 G 的右下标表示,如 Gz、Gx、Gy 等。

持续性正加速度(positive acceleration,+Gz)是飞行中最常遇到的,其加速度值比较大,超过人体耐受限值,是威胁飞行安全的重要因素。正常飞行中持续性负加速度(negative acceleration,-Gz)相对少见。横向加速度(±Gx)的值也很小,比人体耐受极限小得多。飞行中的侧向加速度(±Gx)由于 G 值不高,对人体的影响并不显著。

重力加速度(gravity acceleration/acceleration of gravity)是一个物体受重力作用的情况下所具有的加速度,也称自由落体加速度,用 g 表示,方向竖直向下,其大小由多种方法可测定。

同一地区的同一高度,任何物体的重力加速度都是相同的。重力加速度的数值随海拔高度增大而减小。当物体距地面高度远远小于地球半径时,g 变化不大。而离地面高度较大时,重力加速度 g 数值显著减小,此时不能认为 g 为常数。

距离地面同一高度的重力加速度,也会随着纬度的升高而变大。由于重力是万有引力的一个分力,万有引力的另一个分力提供了物体绕地轴作圆周运动所需的向心力。物体所处的地理位置纬度越高,圆周运动轨道半径越小,需要的向心力也越小,重力将随之增大,重力加速度也变大。地理南北两极处的圆周运动轨道半径为 0,需要的向心力也为 0,重力等于万有引力,此时的重力加速度也达

到最大。

在近代一些科学技术问题中,重力加速度的大小需考虑地球自转的影响。更精确地说,物体的下落加速度 g 是由地心引力 F(见万有引力)和地球自转引起的离心力 Q(见相对运动)的合力 W 产生的(图 28-3)。Q 的大小为 $m\omega(RE+H)\cos\delta$,m 为物体的质量;ω 为地球自转的角速度;RE 为地球半径;H 为物体离地面的高度;δ 为物体所在的地球纬度。这个合力即实际见到的重力 G = mg。地球重力加速度是垂直于大地水准面的。在海平面上 g 随纬度 δ 变化的公式(1967 年国际重力公式)为:$g = 978.03185(1+0.005278895 * \sin\delta^2 + 0.00023462 * \sin\delta^4)$ cm/s,在高度为 H 的重力加速度 g(1930 年国际重力公式)同 H 和 δ 有关,即 $g = 978.049(1+0.005288 * \sin\delta^2 - 0.000006 * \sin2\delta^2) - 0.03086 * H$ cm/s,式中 H 为以千米为单位的数值。

最早测定重力加速度的是伽利略,约在 1590 年,他利用斜面将 g 的测定改为测定微小加速度 $a = g\sin\theta$,θ 是斜面的倾角。测量重力加速度的另一方式是阿脱武德机,1784 年,阿脱武德将质量同为 M 的重块用绳连接后,放在光滑的轻质滑车上,再在一个重块上附加一重量小得多的重块 m(图 28-4)。这时,重力拖动大质量物块,使其产生一微小加速度,测得 a 后,即可算出 g。后人又用摆和 2M+m 各种优良的重力加速度计测定 g。重力加速度的测定,对物理学、地球物理学、重力探矿、空间科学等都具有重要意义。

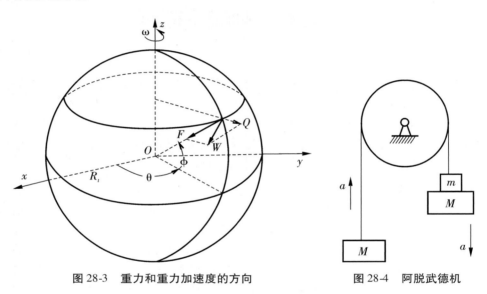

图 28-3 重力和重力加速度的方向　　　　图 28-4 阿脱武德机

二、对人体生理功能的影响与防护

(一)持续性正加速度

1. 身体重量增加,操纵动作受限　在 +Gz 作用下,身体的重量按 G 值成比例地增加(超重)。+2 Gz 时,飞行员感觉身体对座椅的压力加大,手足沉重,面部及其他软组织下坠,进行各种活动都不太灵活。+3 ～ +4 Gz 时,面颊部软组织下坠,外貌变形,四肢活动很不方便,操纵动作不准确,特别是完成一些大动作更困难,必须用很大力气才能维持头部和躯干的垂直位置,膈肌下降,呼吸困难等。

2. 血液转移和血压变化　在 +Gz 作用下,将引起明显的血液转移,身体上部的动静脉血压降低,血液供应减少,身体下部血液瘀积,因为部分血量转移到下半身,使有效循环血量很快减少,并且因为心脏和大血管向下移位变形等原因,心脏正常射血功能受到严重影响,使心排血量的减少更为明显。实验证明,在 +Gz 作用前的心排血量为 100% 时,则在 +2 Gz、+3 Gz、+4 Gz 作用下,每搏输出量平均分别减少 24%、37% 和 49%,每分输出量平均分别减少 7%、18% 和 22%,因为人体的大血管与身体的长轴平行,故血液很容易沿惯性力方向流动。据测定,小腿的容积随着 +Gz 作用的开始很快增加。由于血液转移和血压变化将造成视觉功能障碍及意识丧失,脑部和眼部因得不到充足的血液供应,无法维持正常的功能活动。现代高性能战斗机可产生+9 Gz 加速度,加速度致意识丧失现象不断出现,是威胁飞行安全的重要因素。

3. 器官移位和变形 在+Gz 作用下,由于胸廓和腹部内脏器官的重量增加,使得呼吸费力而时间延长,吸气/呼气时间比增大,呼吸困难。由于内脏器官向下移位的牵拉和挤压结果,除引起疼痛不适外,还可直接影响其正常的功能活动。

4. 呼吸系统功能障碍 +Gz 作用时,胸廓及膈肌重量增加,呼吸肌负荷增大,吸气费力,吸气时间延长。呼吸频率增快。肺通气量虽然增加,但肺换气效能较低。在肺上部,血流不足,通气相对过剩;在肺下部,通气量相对不足,血流过剩,导致通气/血流比值改变。由于上述原因,虽然在+Gz 作用期间有通气增强发生,但动脉血氧分压和血氧饱和度却明显降低。飞行员在呼吸纯氧、穿抗荷服做高 G 值机动飞行时,肺基底部可出现一时性萎陷,称为加速度性肺萎陷,主要症状为咳嗽、胸痛及深吸气困难。

5. 脊柱损伤 在空战、特技飞行或离心机高持续性+Gz 暴露中,急性脊柱损伤是最常见的病理性改变。+Gz 作用时,如果飞行员背部呈屈曲和扭转姿势,会使后纵韧带和靠近后纵韧带的环状纤维产生严重变形,如经常采取这种+Gz 暴露姿势,上述韧带和纤维将发生退行性改变,使椎间盘向后突出的可能性增大。+Gz 不仅可引起飞行员急性脊柱损伤,还可引起飞行员慢性脊柱病变和损伤。研究表明,高性能战斗机飞行员的脊柱有明显的骨赘形成、椎间盘突出、脊髓受压和神经根孔狭窄等。高性能战斗机的最大使用载荷可达+9.0 Gz,而高性能战斗机飞行员所采用的一些新装备,如头盔瞄准具和夜视仪等增加了头盔系统的重量,给头盔增加额外的重量将增加颈肌的工作负担,并使+Gz 引起颈部损伤的可能性大大增加,颈部疼痛是高性能战斗机飞行员的一种常见病。

(二)持续性负加速度

在军事飞行中,-Gz 比较少见,因为人体对-Gz 的耐力最差,所以一般不做产生-Gz 的动作。但是,如果操作不当或意外情况下,飞行员也可能受到较大的-Gz 作用。由于-Gz 作用的方向是向着飞行员的头部,所以-Gz 的效应恰好与+Gz 的效应相反,主要是血液从身体的下半身向上半身及头部转移,同时胸、腹腔内的器官也向上移位和挤压,并由此而引起一系列生理功能的变化。

(三)冲击性加速度

航空救生过程中,飞行员从被迫弹射离机、空中降落直至张伞着陆的不同阶段,都要受到冲击性加速度的影响,其特点是 G 值大、增长率快、作用时间短。当人体受到冲击性加速度作用时,主要引起各种机械性损伤和疼痛,短暂的意识丧失,严重时可导致死亡。

(四)航空加速度对人体影响的防护

1. 抗荷动作 飞行员在加速度作用时采取的一种主动对抗 G 负荷的保护措施称为抗荷动作,或抗 G 紧张动作(anti-G strain maneuver, AGSM)。用力鼓气、全身肌肉紧张,或者肌肉紧张和呼吸动作相结合,都能获得一定的抗荷效果,但由于方法及动作要领掌握的程度不一,抗荷效果的差别较大。

(1)M-1 动作 M-1 动作是一种改型的瓦氏(Valsalva)动作,可以预防黑视(中心视力丧失)到+8 Gz,甚至能使很多人在+9 Gz 时保持视力。后来,这种对抗动作被广泛使用,成为一种有效的抗荷措施。M-1 动作的具体做法是:在加速度到来之前,先深吸一口气,然后双肩向上,下颌内收,全身肌肉绷紧,腹部用力抵住腰带和安全带,对着半闭的声门用力向外呼气,发出"嘿"声,呼气动作持续 3 ~ 5 s 后,迅速吸一口气,再重复上述用力呼气动作,直到加速度作用结束为止。这种动作不论是单纯长时间用力,或是短时间重复呼气,都能使动脉系统血压增高,提高+Gz 耐力,其范围为 0.4 ~ 5.2 G,平均增加 2.5 Gz,但是由于 M-1 动作是对着半闭的声门呼气而发出声音,刺激喉头很不舒服,所以很多飞行员宁愿做瓦氏动作,而不喜欢做 M-1 动作。

(2)L-1 动作 1972 年 Shubrooks 和 Leverett 提出了优化的 Valsalva 动作,即在做瓦氏动作的同时主动用力绷紧所有骨骼肌。不论是断续的动作还是持续的动作,同样都能提高+Gz 耐力。实验结果证明,不穿抗荷服时可增加耐力 0.6 ~ 1.3 G,穿抗荷服时可增加 0.5 ~ 3.0 G。这种断续的动作后来即称之为"L-1 动作"。其动作要领基本上与 M-1 动作相似,也是先深吸一口气,然后耸肩缩颈,全身骨骼肌用力收缩,特别是腹肌和下肢肌绷紧,腹部抵住腰带和安全带,对着完全关闭的声门用力呼气,持续 3~5 s 时,迅速换一口气,然后重复上述动作,直到加速度作用结束为止。

(3)HP 动作与 PHP 动作 我国耿喜臣依据飞行员离心机训练的实践经验,提出了 HP 动作与 PHP 动作。HP 动作要领为:全身肌肉持续紧张用力,强调腿、腹部持续用力为主,并配合进行吸气 0.5 s,呼气 2 s 的用力呼吸。吸气时,口张开至最大限度的 2/3 左右,发出较轻的汉语拼音"H"而进行中等量的快速吸气,此时腿、腹部肌肉持续用力,吸气后立即以口发出较重的汉语拼音"P"而用力呼气,此时腹、胸部肌肉更加紧张用力,双唇微张形成呼气节门,提供建立较高胸膜腔内压所必需的阻力。PHP 动作是在进行加压呼吸时采用的 HP 动作,强调在加压呼吸开始时先要双唇微张,适度用力发出"P"进行呼气,以对抗面罩内的高压氧气,避免呛气。

2.抗荷动作的生理效应 ①缩头耸肩,缩短眼至心垂直距离。②用力绷紧腹部肌肉,支持膈肌,防止心脏变形,收紧骨骼肌,增加外周血管阻力,减少血液在下肢的蓄积,促使血液回流。③用力呼气,大约可以使胸膜腔内压增加 6.67~13.33 kPa(50~100 mmHg),直接压迫主动脉大血管使平均动脉血压升高。④快速换气,胸膜腔内压迅速下降,可影响动脉血压降低,但在短时间内尚不致引起视觉功能障碍;而另一方面,却有利于外周血液向心脏回流,换气后马上再用力鼓气,仍可继续使动脉血压升高。如果呼气或换气时胸膜腔内压降低时间过长,或者鼓气时胸膜腔内压升高时间过长妨碍血液回流,都可使动脉血压降低,影响+Gz 耐力。

抗荷动作效果的关键是下肢肌和腹肌的持续性紧张,而呼吸形式则是次要的。Valsalva 动作和 M-1 动作呼吸部分的差别可能不影响动脉收缩压反应或对+Gz 耐力的结果。实践经验也表明,受过训练的飞行员,骨骼肌的紧张度强,持续时间长,对抗动作的效果就好。然而,骨骼肌长时间持续性紧张可能会引起疲劳,并且不可避免地会使飞行员的活动受到限制,工作能力降低,容易出现错误,对操纵飞机有一定的影响。因而加强锻炼是十分必要的。

3.抗荷装备 抗荷装备的作用机制是限制腹腔和下肢静脉血管扩张,增加动脉系统外周阻力,促进静脉回流,增加回心血量,从而使心脏水平以上部位维持较高血压,改善头部血液供应。抗荷装备是目前提高飞行人员+Gz 耐力的最有效防护装备,已为各国空军所广泛采用,成为歼击机飞行员必不可少的装备之一。抗荷装备通常包括气滤、抗荷调压器、抗荷服及信号装备等。

4.选拔与训练 通过制订选拔标准,选拔出+Gz 耐力良好的飞行员从事驾驶高性能战斗机工作;训练前让飞行员参加一系列小型学术报告会,使他们了解丧失意识的真实性、出现的频度和危险性,从而使他们懂得个体防护动作的意义,然后再进行接下来的训练;通过开展体能训练、抗荷动作训练、抗荷正呼吸训练、载人离心机训练,使飞行员正确掌握抗荷动作要领,增强肌肉的收缩力和肌群协调收缩能力,提高人体对 G 负荷的适应能力,从而提高飞行员的抗荷能力。

(高钰琪 刘 璐)

第七节 空间定向

一、飞行空间定向的特点

飞行中空间定向(flight spatial orientation)是指飞行员在飞行中对自己和飞机与地面的相对关系——状态、位置、运动的判断和认识。它是以飞行员接受视觉信息、仪表信息及前庭和本体信息的整合加工为基础,形成和发展起来的人类定向活动的一种特殊形式。

由于人在飞行中是在三维六自由度空间活动,不但受外界视觉环境变化和加速度环境变化的影响,而且受振动、噪声、飞行任务等多种因素作用,所以飞行中的空间定向活动具有区别于地面空间定向的心理生理特点。

首先是视觉定向参照系统发生了变化。视觉是最重要的定向系统,正常地面情况下人体定向信息的80%～90%来自于视觉,在飞行空间定向中视觉无疑也起最重要作用,但是在地面依靠视觉定向的参照物非常多,如地面、房屋、树木、山川、湖海等,而在飞行定向中,唯一的也是最重要的定向视觉参照线索是天地线。在复杂气象条件下,天地线不可见、不明显,错误的视觉信息容易诱导飞行员产生各种错觉,如倾斜的云层往往会使飞行员产生带坡度的错觉,此时由于缺乏可靠的视觉定向信息,前庭本体性的刺激还会诱发产生前庭本体性错觉。

其次是加速度或力环境的变化。在地面情况下,由于视觉在空间定向中的主导作用,人体前庭和本体感觉系统虽然无时无刻不处在重力场内,受重力作用,但前庭器官提供信息,使人体保持平衡却是自动的,不受意志控制,一般情况下,视觉信息与前庭本体来的信息是一致的,因而很少发生定向错误。在空中,人体前庭本体感受器受到不同于地面的各种加速度及其惯性力作用,由于这些感受器本身的特点,往往会产生许多不正确的知觉,有时与视觉信息是矛盾的。在简单气象条件下,依靠视觉的主导作用可以抑制住这些错误感觉,但在复杂气象条件下,视觉主导作用不能发挥作用,这些错误的感觉容易突现出来,发生空间定向障碍。

其三是飞行活动相对于地面各种活动而言,是最复杂的劳动类型之一。飞行员在执行飞行任务中精神高度紧张,心理生理负荷较大,因此人体的大脑在处理定向信息时容易发生注意力分配不当,忽视关键的定向信息或将定向信息"翻译"错误等,从而导致空间定向障碍。

可见,飞行中空间定向存在许多使我们发生定向障碍或定向错误的因素。飞行中最可靠的定向方式只能是仪表视觉空间定向,它是指在飞行中,飞行员根据座舱相关仪表(包括屏显和头盔显示器等)显示的信息,经过综合分析后进行的空间定向。

二、对人体生理功能的影响与防护

飞行人员在飞行中对飞机和(或)自身在地面和重力垂直线坐标系内的位置、运动和姿态及其间相互关系不能正确认识的状态称为空间定向障碍(spatial disorientation,SD),也称飞行错觉。中国空军对SD的研究和实践已走过51年路程,做了大量飞行观察、基础研究、临床诊治和航空心理、生理训练,在预防SD飞行事故中起到有效作用,但至今因SD直接导致的飞行事故占所有飞行事故总数的20%以上,了解SD的几种形式及其对抗措施十分必要。

(一)飞行空间定向障碍常见形式

1.倾斜错觉 飞机实际在平飞,但飞行员却错误地感知自己的飞机带着坡度飞行,称为倾斜错觉。

2.俯仰错觉 飞机实际在平飞,飞行员却错误地感知自己的飞机在上升或下滑,称为上升错觉或下滑错觉,也可统称为俯仰错觉。

3.方向错觉 飞行员主观认定飞行方向与实际航向不符,称为方向错觉。

4.倒飞错觉 飞机实际在平飞,但飞行员却感觉飞机在倒飞,自身也倒悬在空中飞行,称为倒飞错觉。

5.反旋转错觉 飞机实际已经停止转动(如水平转弯已经改出),但飞行员却感觉飞机进入了向相反方向的旋转运动,称为反旋转错觉。

6.速度错觉 飞机以同等速度飞行,当由海空进入陆地时,飞行员感知自己的飞机似乎加快了;由陆地上空进入海空飞行时,却又感到飞机的速度似乎减慢了。这种对于速度估计发生的显著错误,称为速度错觉。

7.距离(高度)错觉 在飞行中,飞行员对距离的判断错误,称为距离错觉,常表现为误近为远。飞行员对高度判断错误,称为高度错觉,常表现为误低为高。

8.时间错觉 在高空单调飞行环境中,或在远海飞行中,飞行员感到飞行时间较实际时间长的错误知觉,称为时间错觉。

9. 感觉不到飞行状态变化 感觉不到飞机状态变化也是一种错觉,常见的是飞机缓慢地改变坡度时飞行员没有感知到。

10. 复合型错觉 是指两种或两种以上错觉同时出现的一种错觉现象,如飞机平飞时,飞行员感到飞机在倾斜的同时又在上升等。

上述分类方法的优点在于飞行员对各种错觉的形式具有较直观的感性认识,也是飞行员通常习惯的分类方式。它便于研究人员在现场研究时与飞行员进行直接的交流,也可作为直接向飞行员进行错觉调查和评定的一种手段,其缺点是这种分类无法判断错觉发生的性质。同一形态的飞行错觉,可由不同原因引起,既可以是心理性的,也可以是由于生理功能障碍,甚至是病理性因素所致。

(二)飞行空间定向障碍(飞行错觉)的预防和克服

1. 预防飞行错觉发生的措施 ①进行飞行错觉知识的教育,阐明飞行错觉产生的原因和条件,错觉现象并非一种疾病,而是在一定条件下谁都可能发生的正常生理、心理现象。强调克服错觉的根本性措施是坚持仪表并按仪表指示飞行。②进行科学、有效的仪表视觉空间定向能力飞行训练。③加强生理心理训练,含地面模拟错觉训练、空中模拟飞行错觉训练,以及视觉空间认知训练等。④提示仪表、复杂气象飞行条件下的注意事项,如入云前必须优先转入仪表飞行;在改变飞行状态(大坡度转弯、侧滑、加速或减速飞行等)前,先注意仪表,并应避免头部和身体做剧烈活动,以防止产生科里奥利加速度等。⑤加强飞行卫生保障工作。

2. 发生飞行错觉后的克服措施 ①发生错觉后,立即完全转入仪表飞行,坚决相信仪表。反复使用各种仪表,同时用言语读出仪表指示,以增强对仪表的信任和增加分析器向中枢传递正确仪表信息的数量,按仪表指示保持平飞。②产生错觉后,应坚定勇敢,避免恐惧,这是克服错觉的重要条件。③操纵动作应柔和,避免粗猛的、大动作量的操纵。④产生错觉后应向地面指挥员和长机报告,以便及时得到帮助。指挥员应坚决果断地指挥,提示飞行员注视仪表、相信仪表,增强飞行员的信心。

(高钰琪 刘 璐)

参考文献

[1] 张作明. 航空航天临床医学[M]. 西安:第四军医大学出版社,2005.

[2] 黄朝晖. 军事航空医学概论[M]. 北京:军事医学科学出版社,2009.

[3] 吴兴裕,常耀明. 航空卫生学[M]. 西安:第四军医大学出版社,2003.

[4] 郑晓惠. 高空减压病诊断和治疗进展[J]. 中华航空航天医学杂志,2007,18(3):213.

[5] 应乐安. 鼻窦和中耳气压性损伤的发病机制及相关研究[J]. 医学研究杂志,2010,39(3):14-16.

[6] 鞠家光,刘艳雷. 飞行人员低气压暴露4例[J]. 航空军医,2005(2):58.

[7] 张立浑,金朝,徐艳. 持续性加速度生理与防护研究进展[J]. 中华航空航天医学杂志,2014,25(4):299-307.

[8] 于喜海. 飞行员对持续性高加速度的防护[J]. 航天医学与医学工程,1989,2(1):70-72.

[9] 华红哲,谢溯江,贾宏博,等. 高性能战斗机飞行员仪表视觉空间定向能力训练效果观察[J]. 中华航空航天医学杂志,2010,21(1):26-29.

[10] 于立身. 飞行空间定向障碍和防止其飞行事故的医学对策[J]. 空军医学杂志,2011,27(2):61-64.

[11] 林燕. 噪声环境对直升机飞行人员的影响及防护[J]. 中国疗养医学,2011,20(6):503.

[12] 唐桂香,詹皓,葛朝丽,等. 飞机座舱毒理学研究进展[J]. 中华航空航天医学杂志,2003,14(3):186-188.

[13] MUEHLBERGER P M, PILMANIS A A, WEBB J T. Altitude decompression sickness symptom resolution during decent to ground level[J]. Aviat Space Environ Med,2004,75(6):496-499.

第二十九章
空战战创伤的分级救治与护理

第一节 空战战创伤分级救治

分级救治(echelon treatment)又称阶梯救治(ladder treatment;或称阶梯治疗,ladder cure),是指在战场的特殊环境条件下,军队各级救治机构分工、分阶段、连续实施救治伤病员的基本组织形式和工作制度与方法。按照军队体制和战伤救治规律对各级救治机构规定了具体的救治任务和明确的救治范围,以保证战时大批伤病员救治工作的继承性和连续性。主要包括建立合理的医疗后送体制,编设相应的各级救治机构;规定各级救治范围,并认真执行;建立使用统一的医疗文件,保障救治工作的连续继承。

分级救治的基本内涵包括3个方面:首先分级部署,在组织体系上,按战术地域、战役后方和战略后方分别部署救护及医疗机构,采取多级救治机构联合救治的组织形式。其次分工救治,按照分段救治、逐级完善的思路,对各级救治机构进行不同能级的职能分工,将救治分为战现场急救、紧急救治、早期治疗、专科治疗和康复治疗5个基本救治环节,由各级救治机构按各自的职能级别实施。最后是连续继承,治疗与后送工作中,前后一级医疗机构的救治措施之间强调继承和完善,后送过程中伤病员处于不间断地监护和治疗进行后送,最终完成确定性治疗。

空战因其特殊的作战环境和方式,伤病员的分级救治有其不同于陆地和海上战场的形式。医疗救治组织体系主要包括战场遇险飞行人员的陆地和海(水)上搜救及以后战时场站(airfield)等各级救治机构。它的基本任务是:从伤病员负伤、患病起到最后离开医疗机构止,对他们采取各种及时有效的救治措施,迅速安全地组织医疗后送。其目的是提高伤病员的治愈归队率,降低死亡率和残疾率,从而维持部队和提高部队的战斗力。

一、场站战前卫勤准备

(一)制定卫勤保障预案

制定卫勤保障预案的内容包括:①根据战时进驻部队人数预计卫生减员;②建立受伤跳伞人员的救护组织并提出具体要求;③划分机场救护区域,确定卫勤领导分工、指挥位置和联络方法;④对卫生人员实施编组、分工,并提出要求;⑤确定医疗所展开地点及预备医疗所展开地点;⑥确定伤病员的救治范围、留治原则、后送方法,并向行政领导和上级卫勤部门提出所需要支援的人力、物力,包括手术队加强、车辆、医疗设备及药品的配备等;⑦储备药材,制订供应方法;⑧进行卫生人员技术训练,建立群众性的自救互救组织并组织训练;⑨对部队指战员进行卫生宣传教育、血型普查、预防注射等。

(二)卫生减员的预计

1. 飞行人员的卫生减员 歼击航空兵一般每出动50～100架次损失1～2架次。其中人员安全跳伞迫降的约占40%,减员60%,减员中卫生减员占20%～50.5%。轰炸机、强击机一般每次出动50～100架次损失2～4架次,减员占损失飞机乘员总数的60%,卫生减员占减员总数的10%。

2. 常规武器下地面人员的卫生减员 在有防护的情况下,受袭击1次,总减员不超过总人数的5%,其中卫生减员占80%左右。影响减员的因素有:人员分布情况、受袭击前是否获得情报及疏散隐蔽情况、敌机是否轮番多批轰炸。

3. 原子武器条件下地面人员卫生减员 敌人袭击的主要目标是破坏机场跑道和停放的飞机。常使用小当量、低空爆炸或地面爆炸原子武器。据实验推测,在有警报的情况下,场站地面人员总减员率为总人数的9.5%,其中卫生减员占90%。无警报情况下,减员占总人数的45%,其中卫生减员为85%。

(三)机场救护区的划分与展开位置

1. 机场救护区的划分 为了有组织地在范围较大的机场进行场站救护,应将机场划分为若干个救护区。每个救护区以其地名、建筑物命名或编码。卫勤领导要有绘制清楚的场站救护示意图,指定各救护区的伤员集中救护点、运送路线和救护区负责人。

2. 确定并展开医疗所位置 场站遭袭击后,场站卫生队可在原驻地展开,同时应在距机场2～5 km范围内选择地形隐蔽、交通方便、有可借用水源和一定展开面积的预备展开地点。

二、空战伤员的分级救治

(一)遇险飞行人员的分级救治

1. 及时营救受伤跳伞飞行人员 受伤跳伞飞行人员的营救包括陆地营救和海上营救。

(1)陆地营救 当得到营救命令后,外场值班救护组首先到达营救地点进行营救。救护车上的营救人员和飞行员最好携带对讲机以便与指挥员和航医保持联系。卫生队要根据营救预案,分头营救,航医要在指挥塔上指挥营救和后送工作。对降落和远离机场的受伤飞行人员,要依靠地方政府和兄弟部队,开展群众性营救工作。场站应及时与地方政府救护系统和兄弟部队取得联系,搞好营救和后送。

(2)海上营救 首先与上级营救中心取得联系,调动直升救护飞机和水上飞机、救生艇进行寻找和营救。

2. 快速后送 快速后送可在救治"黄金时间"内为严重多发伤的飞行员提供有效救治。大幅降低伤亡率。弹射跳伞获救飞行员多有脊柱损伤,搬运时要非常小心,多发伤伴昏迷飞行员搬运时采用半俯卧位;开放性气胸封闭后取半坐位;开放性腹部损伤者采取屈髋屈膝仰卧位。要严格掌握后送指征,做好后送前的救治处理。对受伤飞行员现场救治完成后,应尽快组织后送。对远离机场的受伤跳伞人员,营救后应及时送到附近军队医院或地方医院,以便尽早接受良好治疗。后送完成后应及时通知飞行员所在部队,对在场站飞机获得营救的受伤跳伞人员的后送原则上同场站伤伤员。后送途中也应有医疗支持,新研究的智能担架具有机动特护救援设施(mobile intensive care rescue facilities, MIRF)和创伤生命支持与运输单元(life support for trauma and transport, LSTAT)等,可较好地将连续性监护和不间断治疗进行结合。

(二)场站伤伤员的分级救治

与陆军野战前线不同,场站没有严格的前线和后方之分。外场就是前线,内场就是后方,且主要遭受突然空袭为主。其分级救治与陆军和海军完全不同。救治组织与实施程序如下。

1.战时场站卫生队的性质、任务及工作程序 基于场站的特点,战时场站卫生队要担负现场抢救,必要的早期治疗乃至专科治疗的双重任务。其性质类似于陆军师医院或一线野战医院。加之机场环境稳定,少有迫使伤员迅速转移的敌情,又有一定的医疗救护力量。因而可以对刚负伤的伤员进行急救和早期治疗。其救治范围包括两种情况:如附近有较好的医院,除留置轻伤员和对一些有生命危险的伤员立即进行手术外,其他重伤员包扎后可直接送往医院。如附近没有医院,无论伤员多少,卫生队都要先收下并给予必要的急救和治疗。在有手术队加强的情况下,多数创伤手术基本上都应在卫生队进行。

2.战时场站卫生队展开时的工作程序 战时场站卫生队展开时的工作程序见图29-1。

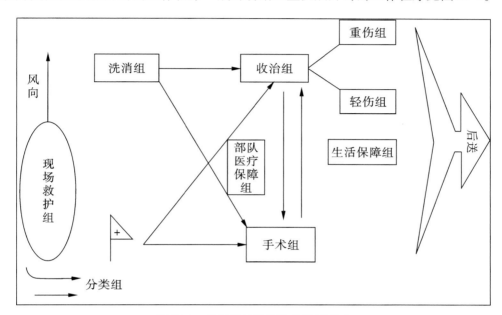

图 29-1 战时场站卫生队的展开形式

(1)人员配备

1)分类组:军医1名,卫生员1名。

2)手术组:军医4名,护士2~4名,卫生员2名。

3)收治组重伤室:军医3名,护士4~6名,卫生员4~6名。

4)收治组轻伤室:军医3名,护士1名,卫生员1名。

(2)场站伤伤员的留治与后送 由于场站伤伤员伤后能得到及时且妥善的现场救护处理,加之伤员中专业技术人员比例高,减员后补充困难。因此,对这些伤员的留治、后送与陆军不同。应把握如下原则:①凡能在30 d内治愈的参加值勤作战的伤员,应坚决留治。②凡机场附近10 km以内有军队医院或条件较好的地方医院时,重伤员应送医院治疗。③凡伤员送院行程超过1~2 h者,基本上都应经卫生队收治,重伤员留治的最短时间可根据各类伤的治疗原则决定。④伤员数量过多时,应边抢救边分批后送,先送伤情较稳定的重、中度伤员,以及将来治愈后不能归队值勤的轻伤员。⑤当整个机场处于机动状态时,除要抢救的伤员和数日内即可治愈的轻伤员外,其余全部后送。⑥场站伤伤员后送中,应尽可能利用场站的条件,争取直接空运后送到条件好的专科医院接受治疗。

(高钰琪 黄 河)

第二节　空战战创伤特点与救治原则

一、航空兵作战环境特点

（一）场站特点

场站（airfield）是航空兵实施训练和作战的基层单位。由于其所处位置的重要，战时，尤其是现代战争条件下，必然会成为敌人空袭的主要目标。

场站通常分为外场和内场两大部分。两者大都相毗邻，其间距离一般在 1 km 左右（有时可达 4 ～ 5 km）。外场平坦、开阔，包括跑道、机库、机窝等设施及直接为飞机服务的单位，如气象站、充氧站、充冷站、充电站、修理厂、场务连等。油库和弹药库多半设在远离跑道的比较隐蔽的地方。由于外场地域广阔，因此编制单位的设置并不密集，人员比较分散。但在执行战斗任务时，外场人员会突然增加，主要集中在飞机起飞线和指挥所附近。内场是航空兵部队及场站机关人员办公、居住的区域。生活服务设施设于内场。因此内场人员密度和建筑物密度均较外场明显增大。内外场之间交通方便，通信联络便利。

由于场站地域广阔，人员密度低，战时，当机场遭敌人空袭时，每次发生的伤员数量一般不会太多，但受伤人员中以专业技术人员为主。另外，机场设有卫生队，卫生勤务力量比较充分，具有一定的战伤救治能力，便于集中使用。这就决定了场站的战伤救治与分级后送具有自己的特点。

（二）战时飞行特点

战时飞行（fly for fight）分为进攻性飞行和防御性飞行两种。前者如袭击敌人的战略要地或纵深防御工事，或配合地面部队歼灭敌人有生力量；后者如保卫我战略后方或迎击敌人袭击的空防作战。战时由于情况复杂多变，飞行与平时大不相同，其特点如下。

1. 飞行人员在场时间长，起飞次数多　战时，由于敌情随时都会出现，飞行人员在场待命时间长。通常在场时间达 12 h，连续起飞次数多，所以体力消耗大，精神比较紧张。

2. 作息不规律，生活条件差　战时由于经常需要应付突如其来的情况，打破了平时的生活规律。飞行人员常常不能获得充分的休息以缓解疲劳并恢复体力，且常常是在空腹或饱餐情况下飞行，因此飞行员飞行时往往不是处于最佳状态。

3. 飞行强度大，精神紧张　战时飞行高度一般在 12 000 ～ 15 000 m，飞行速度达 900 ～ 1 100 km/h。飞行中除了要同敌机交战，应付瞬息万变的敌情外，还要注意同友机保持联系及避免地面的火力攻击。因此，每次飞行，飞行员都处于高度紧张状态，体力和精力消耗很大。

4. 转场比较频繁，人员流动性大　战时为了完成战斗任务，飞行员经常转场飞行。转场后飞行员完全处于一个新的环境中执行战斗任务。对新环境的地理、气候、地面工作人员的服务都欠熟悉。加之转场后常常需要立即投入战斗，因此，飞行员战时常常在新环境和疲劳状态下连续作战。

基于上述特点，战时航医的飞行保障任务十分繁重，必须采取相应对策，以确保飞行员处于最佳飞行状态。

（三）创伤特点

根据受伤性质的不同，空战战创伤可分为场站伤、跳伞伤及飞机失事伤 3 种。跳伞伤详见本篇第三十章。

1. 场站伤　场站伤（battle injury in the field）是指在机场场站受到敌人突然袭击时造成的地面人员伤亡。场站在现代战争中受袭击的可能性越来越大，场站伤的发生也日趋增多，其具有以下特点。

（1）炸伤为主，多发伤、重伤比例大，休克发生率高　各种类型的炸弹（定时炸弹，尤其是凝固汽油弹、火箭弹、导弹等)袭击是导致场站遭受空中打击的主要方面。加之现代战争中空袭常以连续、多批为特点,袭击量大,集中目标准确率高。故场站伤伤员以炸伤、冲击伤、挤压伤和烧伤为主。据文献统计,场站伤重伤比例>50%,其中死于出血者为32.4%。另外,多发伤和复合伤比例也较大。

(2)每批伤员人数不多,但以专业技术人员为主　场站人员密度相对较小,每次受袭击人数一般不会太多,30~50人,并且短时内连续发生多批伤的可能性也较小。专业技术人员受伤比例大,减员后补充困难,严重影响场站的战斗力。

(3)具有早期获取良好救治的条件　场站伤伤员可在十几分钟到1 h内被送到场站医疗所,条件明显优于陆军野战部队。加上场站环境稳定,交通、通信便利,医疗卫勤力量较强,设备完善,军医可直接到达现场救治。可供医疗利用的条件(氧气、水、电、血源等)比较充裕,更有特殊的空运后送条件。因此场站伤伤员可以获得更好、更早的医疗救治,故场站伤的救治具有比野战伤更高的要求。

2.飞机失事伤　飞行各阶段发生的飞行事故或迫降时所造成的损伤皆属飞机失事伤(crash injury)。飞机在遇到障碍物时会突然减速制动,造成飞机碰撞时的强大冲击力,所以多数情况下飞行员和乘员都会遭受不同程度的损伤,尤其是头部损伤,且较为严重。通常机上乘员会遭受3次碰撞,第1次是事故发生时,飞行员和乘员与座舱内壁及部件相撞;第2次是飞机突然停止运行的瞬间,飞行员和乘员与座舱内壁再次及部件再次相撞;第3次是人员身体与安全限制系统之间的碰撞。前两次多发生头面部和四肢的碰撞,第3次则是躯干与四肢损伤较多。飞机失事伤中,以头部损伤的发生率最高,且后果严重。冲击力对身体其他部位的损伤还包括挫伤、组织压碎伤、膜或器官的囊破裂及脊柱损伤。其中胸腹伤的损伤如不及时救护常导致死亡。飞机失事伤损伤范围较广泛,由于身体与舱壁及舱内器件相撞,以及舱内起火等常导致复合伤,其特点主要如下。

(1)多发性损伤居多,伤情严重　由于飞机失事时发生多次碰撞,可造成乘员多处受伤及同一部位的重复受伤,因此伤情复杂严重。

(2)颅脑损伤发生率高　颅脑损伤主要是第2次碰撞所致,是飞机失事伤中造成死亡的主要原因。常见损伤为颅脑冲击伤,严重时可造成特殊敏感区的不可逆损伤。颅骨线性骨折及颅底骨折也常见。

(3)脊柱损伤多见　脊柱骨折主要发生于垂直撞击力大于20 G时,少数可合并有脊髓损伤。在颈部处于屈曲位,头顶遭到冲撞力打击时,可造成寰椎(atlas)前弓骨折或侧块垂直裂开,严重危及生命中枢。英国空军飞行员弹射救生时脊柱的损伤率占33%~60%,多是胸下段和腰段压缩性骨折,内脏器官损伤占1%~2%。飞机类型的不同所造成的脊柱损伤也不尽相同(表29-1)。

表 29-1　飞行事故时不同机型所致脊柱损伤部位

失事机型或弹射	常见损伤部位	少见损伤部位
轻型飞机	胸$_{10}$至腰$_2$(T$_{10}$~L$_2$)	胸椎上、中部
直升机	胸$_{10}$至腰$_2$(T$_{10}$~L$_2$)	腰椎下部
弹射损伤	胸$_{12}$至腰$_1$(T$_{12}$~L$_1$)	胸椎上、中部

(4)肢体骨折　飞行突然停止时,肢体与座舱壁或舱内前面的部件相撞所致,以胫腓骨发生率最高,其次为桡尺骨。

(5)内脏器官损伤多为撕裂伤　飞机失事时悬吊于体腔内的内脏器官受剪应力(shear stress)作用的结果。常见的有主动脉撕裂伤,若抢救不及时常可致死。另外,约束带造成的肋骨骨折、膈肌破裂也时有所见。

(6)淹溺或烧伤　飞机失事时,常发生舱内或飞机突然起火,造成身体暴露部位一度与二度烧伤,甚至可因火势迅速蔓延来不及逃生而造成死亡。当飞机失事或弹射跳伞飞行员落入水中时,救护比较困难,部分乘员可能会被淹溺致死,而海水高渗、高钠,含有大量的细菌,且具有低温特性,这些特性导致严重开放性多发伤合并海水浸泡伤的伤情复杂化。

二、救治原则

(一)场站伤救治原则

场站伤的救治工作特点既具有陆军野战前线救治的内容,又要担负相当于陆军一线野战医院的工作任务,这主要依靠场站自己的卫勤力量,必要时争取获得相关专科手术队的加强。其救治工作主要包括以下内容。

1.现场救治 场站受袭后,发生的伤员突然而集中,要求救治工作迅速而及时。现场救护应抓紧敌人空袭的间隙迅速进行。空袭发生后卫生队要组织有军医参加的救护组,立即到达现场实施现场救护,以提高一线救护质量。对伤员比较集中的起飞和指挥所附近区域,要特别加强救护力量。同时要充分发挥各勤分队中专职卫生员作用,组织好群众性的自救互救和场站的现场救治。

(1)保持气道畅通,维持呼吸功能 及时去除各种引起呼吸道梗阻的因素,保持重伤员呼吸道通畅。必要时现场使用喉罩,行环甲膜切开术或紧急气管导管插入。

(2)妥善包扎伤口 对出血伤员实施有效的加压包扎止血,适时口服或注射止痛剂。用灭菌敷料包扎,以保护伤口、减少污染与止血,预防感染。头皮软组织出血应加压包扎止血;开放性气胸要在敷料外加不透气材料包扎;脱出肠管不要回送腹腔;四肢开放性骨折外露部分不要回纳,应原位加敷料覆盖包扎并固定。美军在海湾战争中推出了"速凝"止血绷带,可减少失血量达50%~80%。

(3)对骨折伤员实施有效的临时固定 在现场对飞行员进行初步评估,包括颈部疼痛、颈部张力、神经功能缺失。救治时采用负压塑料成型夹板,对脊柱骨折的伤员置于硬板担架上运输,以防进一步损伤脊髓。

(4)妥善包扎、覆盖烧伤创面 防止进一步损伤和污染。对磷弹和汽油弹致伤伤员,应设法清除附着在伤员身上的磷块和油滴,防止进一步燃烧。

(5)心肺复苏术 呼吸心脏停搏的伤员,立即展开心肺复苏术(CPCR),有条件实施现场除颤,提高复苏成功率,并优先送医疗所进一步救治。

(6)其他 根据伤员伤情直接送医疗所进行抗休克治疗和手术治疗。

2.早期治疗 场站不靠近医院,战时一般也不配备附属医院。场站伤伤员的早期治疗要充分依靠场站卫生队自己的力量,完成一线野战医院的救治内容和部分二线医院的救治内容。在有手术队加强的情况下,伤员可在场站卫生队早期接受确定性专科治疗,争取最大限度恢复。其主要内容如下。

(1)复苏术 场站伤员的多发伤是严重创伤,伤后机体内环境变化比一般创伤更大。由于急性失血,组织处于低灌注状态,如不及时处理常演变为急性心肺功能衰竭,乃至肝肾功能衰竭,甚至迅速死亡。因此,对场站伤伤员早期有效的复苏治疗具有决定性的意义。复苏术的目的是尽快稳定伤员的内环境,以便能尽早接受手术治疗。复苏术的重点是补充血容量,输入足够的血液和补充电解质。在复苏中要充分利用卫生队的化验条件,检测复苏效果,指导复苏治疗。值得指出的是,在选择输液部位时,必须考虑到严重创伤部位,以防止输入的液体和血液在伤部丢失而造成无效输液,影响复苏效果。为此,在复苏过程中,应积极开展经深静脉插管术。创伤后急性呼吸窘迫综合征(acute respiratory distress syndrome,ARDS)及严重创伤骨折后脂肪栓塞综合征(fat embolism syndrome,FES)都是场站伤常见的并发症。在复苏治疗中对于上述严重并发症必须给予足够的认识,以便做到早期诊断,早期治疗。

(2)手术治疗 多发伤的决定性治疗措施就是手术治疗。由于多发伤伤情复杂,一个伤员可同时存在多处需要手术治疗的伤情,手术时必须根据具体伤情做出判断,明确先做什么,后做什么,做到什么程度。手术治疗一般在伤员全身情况稳定后进行,但经过积极复苏治疗,特别是出血伤员,病情仍不能稳定时,应在积极复苏治疗同时,早期给予手术治疗。此时手术应力求简单、有效。一般来说,凡是影响循环、呼吸功能的创伤,如胸部伤、颈部伤及影响呼吸的颌面部伤,必须尽早手术治疗。可行开胸探查止血、肺修补及胸腔闭式引流术,对有活跃性大出血的伤员,必须立即手术止血;对出现脑受压症状的颅内血肿,要不失时机地进行颅内血肿清除术;腹部贯穿伤具有绝对手术指征,但可待影响生命的紧急情况稳定后再行手术治疗。此外,四肢伤在场站伤中占有重要比重,往往超过半数,对这类伤员的处理,必须考虑到肢体功能的恢复。对有活跃性出血和大量肌肉坏死者,必须立即手术治疗,有效止血,清除坏死肌肉组织,预防并发症。对骨折伤员,在良好复位后给予妥善固定。

(3)重视早期防止感染　在以多发伤、重伤为主的场站伤中,严重的生理紊乱可使全身防御能力迅速下降,加之战伤的感染,因此伤后侵袭性感染和继发性感染比一般创伤来得早而严重,常是后期威胁伤员的主要原因。所以场站伤的治疗过程中,必须把预防和治疗感染摆在重要的位置上。早期彻底清创是预防感染的主要手段。同时还应早期足量使用广谱抗生素,应在清创术前复苏阶段开始抗感染治疗。对严重创伤应经静脉途径用药。有条件时应进行创面细菌培养(含有氧和厌氧菌)及药敏试验,以指导临床用药。

(4)积极而稳妥地进行早期专科治疗　因场站环境稳定,伤员到达医疗所较早,卫生队应根据伤情,充分发挥技术力量,积极而稳妥地早期开展确定性专科治疗。在有手术队加强的情况下,这种治疗的范围还可适当扩大。如对血管神经伤的早期修复;对有脊髓受压表现的脊柱骨折应尽早行椎管减压、脊髓探查术;对颅内血肿行血肿清除术、颅脑清创术;对四肢闭合性骨折给予内固定手术等。

(二)飞机失事伤救治原则

1.现场救治　着陆阶段是飞机失事发生率最高的阶段,常发生在机场区域或附近,所以地面救护组及救护车辆必须处于常备状态,一旦出事,要立刻赶往现场营救。此外,场站还要做好大型飞机失事造成大批伤员的救治准备,从分工、合作、组织指挥、检伤分类及正确治疗都要做好充分准备。

现场救治主要内容包括:①及时救护受伤飞行人员离机。对已经迫降的飞机,应及时救护受伤飞行人员。救护车应停放在距离飞机50 m之外的飞机后方。救护人员迅速靠近飞机,将已准备好的登机梯放好(左右各一个),救护组2人从左右登机,打开座舱盖、关车、断氧、断开无线电、代偿服和抗负荷插头,断开氧导管插头,解开飞行员伞带、救生船扣环,收回飞行员双腿,将飞行员搬出机舱。一人保护,一人背下飞机,放入担架后送。②迅速将伤员搬离飞机失事地点。将伤员救下飞机后,立即离开失事现场送往医疗所。③对不同的伤情进行相应的紧急救治(包扎伤口、止血、固定骨折等),特别注意保护伤员呼吸道通畅。

2.早期治疗　①有休克者及时给予抗休克治疗。②对颅脑损伤伴有颅内压增高者应给予脱水治疗,并严密观察伤情变化。需要进行颅骨减压或血肿清除的伤员,当来不及后送或无条件后送时,应及时行手术治疗。③对胸腹伤伤员,要密切注意血压变化,对有活跃性出血且输血仍不能稳定病情时,应及时探查止血。④四肢及脊柱骨折应做好固定。对有脊髓受压表现者,应尽早实施椎管减压、脊髓探查术。对复位困难的闭合性骨折,可根据条件尽早实施切开复位、内固定术。⑤尽早送专科医院治疗。

3.专科治疗　尽早进行专科治疗,可减少飞机失事伤员的伤残,使其身体功能得到最大限度的恢复。

(高钰琪　黄　河)

第三节　空战战创伤的护理

随着高技术战争的发展,空战的重要地位越来越凸显,这对空战伤救护、遇险飞行员搜救、创伤伤员的空中医疗转运提出了新的要求。而飞行工作的特殊环境,包括大气环境、力学环境、温度环境、辐射环境等不仅对飞行员的健康产生影响,同时也对所遭受创伤的类型、严重程度及现场护理、空中转运护理造成了很大的影响。所以医护人员掌握飞行环境特点以及对伤病员创伤的影响,对开展空战战伤护理是很有帮助的。

飞行人员在空中特殊环境所受到的战创伤,与常规的战创伤既有共性(如爆炸伤、骨折、内脏器官破裂、颅脑外伤及烧伤),同时也有自己的特殊性(如高空减压病、肺挫裂伤、鼓膜破裂、伤口的海水浸泡、心理创伤严重等)。根据空战伤的这些特点并结合王仙园等护理专家的研究,特列出以下护理建议,以供护理同仁参考。

1. **火器伤** 协助医生做好清除伤员呼吸道异物,保持呼吸道通畅,积极止血、抗休克及包扎、固定、搬运等急救工作,密切观察伤员病情,加强预防感染等护理工作。

2. **创伤性休克** 协助医生找到伤员出血原因,积极控制出血,建立静脉通道,积极抗休克(输血或液体,补充血容量),常规留置导尿管并吸氧。观察血红蛋白是否控制在 70 g/ml,以及每小时尿量不少于 20 ~ 30 ml。

3. **颅脑损伤** 一般空战伤都会造成严重的颅脑损伤,除了协助医生做好伤员常规的清创、止血、包扎、建立静脉通道、维持呼吸通畅、留置导尿管及常规拍摄头颅 X 射线片工作外,还要密切观察是否有脑水肿或颅内压增高的情况,以便及时的协助医生给予伤员以系统脱水及激素治疗和颅腔减压术。做好颅脑创伤伤员的护理十分重要,这直接关系到飞行员的身体康复及康复后返回战场二次作战能力。

4. **气胸** 协助医生做好伤员的清创、排气、止血、包扎、建立静脉通道、维持呼吸通畅、留置导尿管等工作,特别注意的是,引流应采用塑料的活瓣式引流装置,以便航空转运。

5. **腹部内脏器官伤** 协助医生做好伤员通气、手术修补、止血、纠正休克、维持生命体征平稳,常规加压包扎腹部等工作,对留置的胃肠减压管连接引流袋和结肠造口术后造口袋都应使用较大型号,以便航空转运。

6. **脊柱脊髓损伤** 协助医生做好伤员脊柱的妥善固定(如石膏背心、石膏颈围),凡用石膏背心、石膏颈围固定的,应带弹簧装置;高位截瘫者,应做好气管切开的准备。这些措施在现场救治后的航空转运中十分重要。

7. **四肢伤** 注意对火器伤四肢骨折的固定,避免使用管型石膏,应以石膏托及小夹板固定为好。如需牵引者,牵引重物应带弹簧装置,以便航空转运后送。

8. **烧伤** 烧伤早期主要威胁生命的并发症是休克、急性肾功能衰竭和严重感染,所以要协助医生做好纠正休克,补充血容量,保护创面,预防性抗感染,以及密切观察尿量(每小时不少于 30 ml)。严密观察呼吸道情况,如有吸入性呼吸道烧伤者,应做气管切开,保持其通畅、湿润,床旁备好吸引器。

9. **高空减压病** 该病主要的治疗方法是高压氧治疗,所以在护理中最主要的是高压氧舱的护理。进舱前的护理护理人员根据伤病员的病情,做好耐心细致的解释工作,稳定伤病员情绪,并取得合作,详细讲述舱内各种设备的使用方法,教会伤病员捏鼻、鼓气、张口呼吸等动作;备齐各种抢救物品及药品;指导伤病员进易消化、高热量、高蛋白、产气少的半流质饮食,勿食过饱,排尽大小便,以减少各类并发症的发生。加压时护理,嘱咐伤病员做吞咽张口,移动下颌,打哈欠,嚼口香糖和捏鼻鼓气,以平衡耳气压,避免中耳气压伤。经常询问伤病员有无不适,密切观察生命体征和临床表现,同时嘱伤病员不能睡眠,防止因睡眠时症状可能发展或复发而不能被及时发现。减压及出舱后的护理,开始减压时,及时通知伤病员以做好准备,保持自然呼吸,严禁屏气,防止损伤肺组织,出舱后让其在休息室观察至少 6 h 再回病房。

10. **多发伤合并海水浸泡** 保暖,室温宜控制在 30 ~ 32 ℃;在静脉输液加药前由护士给液体外部用温水浸泡 30 min 后再加药,避免因输液的液体温度低而加重伤员寒战症状;伤口清创后 1 h,换药冲洗创面时将生理盐水更换为灭菌注射用水,降低感染的可能性;待伤员将胃中内容物排尽后,指导伤员进食高维生素、高热量和富含蛋白质的食物,少量多餐,同时补充身体足够的水分。

11. **睡眠呼吸暂停综合征** 睡眠呼吸暂停综合征定义为睡眠中发生呼吸暂停和(或)低通气的临床综合征,可以造成夜间低氧血症、高碳酸血症,严重的危害飞行员的神经认知功能,使其不能很好地完成作战任务。故应加强以下有关护理,保障飞行员的战斗能力。

护理应重点指导伤病员改变不健康的生活方式(如嗜酒、吸烟或饮食不规律等)。正确调节心理、情绪,每日坚持中等强度运动 30 min 以减轻体重。指导伤病员睡眠时保持正确侧卧位,因肥胖腹部的脂肪积聚可降低肺容量,睡眠时切忌枕头过高,避免习惯性颈部向前弯或食管受压,可给予低流量吸氧,以防心血管疾病的发生。如病情较重,可以给予呼吸机正压通气治疗,可明显减少伤病员的呼吸暂停次数,改善低氧血症。在进行此项治疗时,注意湿化瓶加蒸馏水至水位线,水温<60 ℃,调节适宜氧流量 2 L/min,鼻罩松紧合适不漏气,勿损伤皮肤。压力应逐渐上调至适应即可。观察伤病员睡眠时生命体征、呼吸节律、呼吸深浅度、打鼾情况、呼吸暂停次数、呼吸暂停时间、SaO$_2$、心律失常等情况,及时治疗鼻塞及并发症,改善缺氧。

12. 心理应激 创伤后应激障碍(post-traumatic stress disorder,PTSD)是飞行员在空战负伤后受到严重的心理应激,导致个体延迟出现和长期持续存在的精神障碍。该疾病严重地影响了飞行人员的康复。所以护理人员在该疾病的护理中应注意以下几点:①生活护理,入院时伤病员不愿回忆事故场景,因此需要创造安静舒适的环境,减少外界刺激,尽量避免让伤病员看到飞机或一切在天上飞的物体;②饮食护理,为改善伤病员的睡眠、饮食情况,从饮食上进行调整,摄入可以舒缓心情、帮助睡眠的食物;③心理护理,心理支持是心理护理最常用的方式,护理人员通过沟通谈话,帮助伤病员宣泄痛苦情绪,不制止、不批评的正确引导,使之将心中的痛苦叙述出来。

(高钰琪 黄 河)

参考文献

[1] 王正国. 外科学与野战外科学[M]. 北京:人民军医出版社,2007.

[2] 王登高,黄朝晖. 军事医学概论[M]. 北京:军事医学科学出版社,2009.

[3] 黎鳌,盛志勇,王正国. 现代战伤外科学[M]. 北京:人民军医出版社,1998.

[4] 梅亮,刘兆祺,王开宝. 机场航空器突发事件及非航空器突发事件应急救护[M]. 北京:中国民航出版社,2013.

[5] 黄朝晖. 军事航空医学概论[M]. 北京:军事医学科学出版社,2009.

[6] 程天民. 军事预防医学[M]. 北京:人民军医出版社,2006.

[7] 张作明. 航空航天临床医学[M]. 西安:第四军医大学出版社,2005.

[8] 王仙园,田晓丽,李亚洁. 现代战创伤护理[M]. 北京:人民军医出版社,2005.

[9] 刘印,谢雄,侯方高. 空战受伤飞行员的应急救治研究现状[J]. 实用医药杂志,2008,25(8):995-997.

[10] 陈虹,谢雄. 高新武器致歼击机飞行员致伤特点及其医学防护[J]. 中国误诊学杂志,2008,8(7):1611-1612.

[11] 谢雄,安效忠,田迎军. 1 759 例跳伞伤致伤因素分析[J]. 解放军预防医学杂志,2004,22(2):114-115.

[12] 谢雄,侯方高,张彬. 飞行员战伤的急救模式与策略[J]. 实用医药杂志,2009(8):71-72.

[13] 李楠,李红平,马秀丽. 一例高空减压病患者的护理体会[J]. 天津护理,2011,19(3):167-168.

[14] 唐洪钦,谭小云,徐纪玲,等. 1 例飞行员全身多发伤合并海水浸泡的救治[J]. 中国急救复苏与灾害医学杂志,2014,9(11):1074-1075.

[15] 郑红霞,朱敬秀,谢雄. 遇险飞行员严重多发伤合并海水浸泡伤的早期救治[J]. 中国误诊学杂志,2009,9(31):7639-7640.

[16] 崔丽,徐先荣,张素红. 飞行员睡眠呼吸暂停综合征五例[J]. 中华航空航天医学杂志,2005,16(1):79.

[17] 张素红,高燕红,崔丽,等. 飞行员睡眠呼吸暂停综合征的护理策略[J]. 空军医学杂志,2005,21(2):92-93.

[18] 葛双玲. 5 例创伤后应激障碍(PTSD)飞行员患者的护理[J]. 中国疗养医学,2008,17(6):337-339.

第三十章
弹射跳伞伤

第一节 概 述

一、弹射救生简史

第二次世界大战期间,出现了喷气式飞机。当飞行速度超过 400 km/h 时,飞行员已无法爬出座舱用降落伞逃生,即使爬出,也往往会被飞机尾翼撞死或撞成重伤,飞行员的救生成了一个难题。战争后期,德国空军发明了弹射座椅,使飞行员在遇到紧急情况时,借助于弹射动力,迅速弹射离机逃生。1943 年 1 月 13 日试飞员斯切克试飞亨克尔公司的 He280 Ⅵ 型飞机时,因飞机失控而成功弹射离机,成为第 1 个用弹射座椅应急离机获救的飞行员。早期是利用弹射弹进行弹射的弹道式弹射座椅(第 1 代弹射座椅)。随着飞机飞行速度的提高,同时也为了解决零高度弹射的问题,1958 年后,研制出了火箭弹射座椅(第 2 代弹射座椅)。这种座椅的弹射动力除弹射弹外,又增加了火箭包,使得弹射座椅能够弹离更高的高度,救生伞有更充分的时间张满,弹射救生的成功率提升到了 85% 左右。20 世纪 60 年代起,为了解决不利姿态下的救生问题,又研制成功了多态程序控制火箭弹射座椅(第 3 代弹射座椅),使得在飞机横飞、倒飞等姿态下也能够顺利弹离飞机,开伞落地,弹射救生成功率达到了 90% 左右。然而,弹射座椅和降落伞并不能保证飞行员百分之百地安全成功逃生。除机械故障外,弹射过程中弹射出舱、开伞、降落着陆等各阶段的冲击、旋转等因素都会造成飞行员受伤甚至死亡。美国等国家很早就开始对造成飞行员伤亡的因素进行分析研究,并不断从弹射救生事故中查找原因,总结经验,持续改进弹射救生技术,使得弹射救生成功率不断得到提高。弹射救生损伤防护研究也伴随着弹射救生技术的发展而不断地得到了深入、全面的发展。目前,美、俄、英等国家都有专业的弹射救生损伤防护研究机构和实验室,弹射救生损伤防护已发展为航空医学的一个重要分支学科。我国的航空医学弹射救生专业组建于 20 世纪 50 年代末期。在几十年的发展过程中,先后开展了人体脊柱对向上弹射冲击加速度的耐限、人体脊柱对开伞冲击力、着陆冲击的耐限、人体头颈胸腹部和四肢对气流吹袭的耐限、人体头肩膝部对穿盖弹射冲击的耐限等方面的试验、测试与研究工作,获得了大量宝贵的基础研究数据,并制定了相应的国家军用标准,为我国防护救生装备的不断发展提供了重要的依据,对保护我国飞行员的健康和生命安全发挥了重要作用。

二、弹射救生定义及基本程序

弹射跳伞伤（catapult parachuting injury）发生在弹射救生过程中。弹射救生是指飞行人员在飞行训练、执行任务及作战过程中，遇到飞机故障或被敌方武器击中而无法继续飞行时，利用弹射救生装备迅速弹离飞机、乘救生伞着陆或落水、生存求救直至被营救，以挽救生命为目的的一系列活动过程。这一过程包括：在飞机出现紧急情况时，飞行员迅速进行应急处理并判明情况；当确认飞机已无法挽救时，果断做出弃机逃生的决定，并迅速准确地启动弹射机构。随后在燃爆弹高压气体及一系列机械和电子程序控制的作用下，抛掉座舱盖或破坏舱盖玻璃，束缚系统将飞行员拉紧固定，人、椅一起弹射出舱，经稳定系统稳定减速后飞行员与座椅分离，在适宜高度自动开启救生伞，飞行员乘救生伞降落至地面或水上。然后利用救生物品进行求救联络、生存自救，或等待救援，地面人员利用搜索营救设备将飞行人员救回等程序（图30-1）。一般把弹射救生划分为弹射离机、开伞和着陆3个阶段，受不良因素的影响，弹射损伤可发生于弹射跳伞全过程。

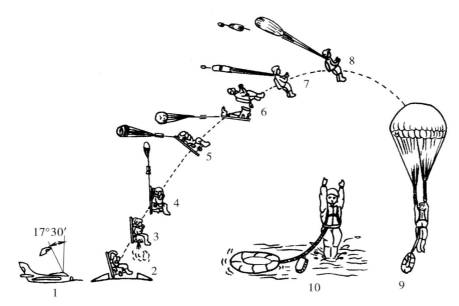

图 30-1　弹射救生的基本过程
1. 抛盖（或破盖）　2. 启动弹射机构　3. 火箭包点火　4. 射出稳定减速伞　5. 稳定减速
6. 人椅分离　7. 打开救生伞　8. 在适宜高度救生伞张开　9. 稳定降落　10. 着陆（水）

三、弹射跳伞伤及形成过程

弹射跳伞过程虽然短暂，但各种外力作用却十分复杂，飞行人员在弹射跳伞过程中要承受冲击加速度和（或）冲击力及各种不良因素的影响，主要包括：弹射冲击过载、高速气流吹袭、气动减速过载、快速旋转、开伞动载、着陆冲击等。这些不良因素的特点是作用时间短、冲击力强，超过人体的生理耐限，就会造成人体损伤。损伤程度与力的大小、方向和作用时间密切相关。损伤常为多发性，可累及软组织、骨骼、内脏器官和全身各系统。临床表现以疼痛、短暂意识丧失及各种机械性损伤为主，如组织器官变形、撕裂、挫伤、关节损伤及骨折等，严重时可致死亡。尤其飞行员在超出弹射救生装备性能范围弹射时，人-椅未分离或救生伞未张开，人体猛烈撞击地面或水面造成的严重内脏器官伤和多处骨折致死的可能性更大。其形成过程见表30-1。

表 30-1 弹射跳伞伤形成过程及损伤类型简表

发生时段		损伤形成主要原因	受伤类型
弹射离机	弹射瞬间	座椅向上弹射动力产生的加速度 人体与座舱内物体碰撞	脊柱压缩性骨折 头部、四肢损伤、严重撕裂伤、内脏器官损伤
	出舱时	穿盖弹射碰撞座舱盖玻璃残片 气流吹袭直接作用 气流吹袭间接作用（甩打）	头、肩、膝部碰撞伤 　面部变形、瘀斑、视网膜和结膜出血、皮下出血及软组织撕裂 四肢骨折、关节脱臼和脑外伤等
	离机后	座椅因气流阻力突然减速，人体受到从背到胸的减速过载作用 　座椅在气流中翻滚旋转产生角加速度和径向加速度	与安全带接触的部位疼痛或皮下出血，重者头颈部和四肢扭伤、脱臼、内脏器官撕裂、出血休克等 眩晕、恶心、呕吐或失去定向能力
开伞	开伞瞬间	开伞冲击力 背带、伞绳抽打、勒拉、钩挂、缠绕	颈椎骨折或脱位 骨折、挫伤、扭伤、擦伤等
	高空降落	高空弹射	冻伤、缺氧
着陆	着陆	着陆瞬间下降速度骤然消失 降落伞拖曳	脊柱、下肢骨折或关节扭伤、拖曳伤

此外，弹射座椅、救生伞、头盔、面罩等弹射救生和个体防护装备设计、使用不合理，在弹射跳伞过程中也容易引起损伤。

四、弹射跳伞伤治疗原则

弹射跳伞人员，不论有无临床表现，跳伞后皆应进行影像学等全面检查。可依据损伤的类型和损伤轻重进行综合治疗。软组织损伤以康复理疗为主，骨折可根据病情采用复位、固定或外科手术治疗，康复时应注意进行功能锻炼。除了与工伤、交通事故和运动所致外伤的治疗原则相同外，还应特别注意对伤者及相关人员开展心理治疗和心理疏导。

五、弹射跳伞伤预防措施

随着弹射救生装备的更新换代，火箭式弹射座椅弹射成功率已达 90% 以上，弹射跳伞致命伤的发生率呈下降趋势。对弹射跳伞伤可采取以下预防措施：①改进弹射救生装备，提高装备性能，弹射救生装备要安全可靠，设计必须符合生理卫生学的要求，既能挽救飞行人员的生命，又要防护冲击性过载对人体的作用；②飞行人员要熟知救生装备性能和使用方法，尽量保持正确的弹射跳伞、着陆姿势；③定期进行弹射跳伞训练和航空救生知识培训，使飞行人员掌握弹射跳伞技能，遵守弹射跳伞规则，选择有利的弹射跳伞时机；④要佩戴好个人防护装具，调整好降落伞背带系统等，避免和减少损伤；⑤加强心理训练。

（贾宏博　丛　红）

第二节 弹射脊柱伤

弹射脊柱伤是飞行人员受弹射冲击加速度作用造成的脊柱损伤,是弹射离机过程中最常见的损伤,与弹射加速度峰值、增长率、作用时间、弹射姿势、飞行人员自身的状况等因素有关。

一、形成过程及致伤机制

为了保证飞行员在高速飞行条件下迅速脱离飞机,要求采用的弹射救生装置必须具有较大的离机初速度,才能安全地越过飞机的垂直尾翼,因此,弹射座椅工作时产生强大的动力作用在人体脊柱上,人-椅系统承受从足到头的高 G 值加速度,这种高增长率的过载,谓之弹射冲击过载。弹射冲击过载的特点是 G 值大(20 G 左右)、G 增长率高(200 G/s 左右)、作用持续时间短(0.2 ~ 0.6 s)。在正常情况下,弹射冲击过载一般不会超过人体生理耐限。只要飞机状态正常,飞行员按照规定的姿势和操作程序进行弹射,就不会发生损伤。但在异常情况下受各种不利因素的影响超过了人体的生理耐受限度就会发生损伤。其致伤机制有以下几点。

1.**人体脊柱结构特点及强度决定人体对弹射冲击过载的耐限** 人体脊柱前部由椎体、椎间盘和前、后纵韧带组成,椎体主要成分为松质骨,易被压缩。前部的作用是吸收压力,传递重力,减轻负荷;后部由椎弓、椎间关节及韧带组成,起着稳定椎体及承受部分负荷的作用。脊柱前部约传递 80% 的能量,后部约 20%。身体处于正常姿势时,相邻椎体面互相平行,向上弹射时,作用力沿脊柱方向均匀分布于椎体,但是,当过载超过一定限度或脊柱发生弯曲时,脊柱前屈的重力集于前部,易造成椎体前部压缩性骨折。而向后伸展时由于有关节面和韧带支撑,能承受较大的负荷。

2.**弹射推力线与头胸重心不一致** 此为造成脊柱损伤的主要原因。脊柱虽然能够耐受垂直作用于椎间盘的极大压缩负荷,但对其他方向作用力的抵抗就小得多,弹射动力产生的冲击性负荷即使在有利的情况下,也是与脊柱长轴呈夹角的方向作用于脊柱。弹射时姿势不正确,躯干未紧贴椅背,夹角增大,同时头胸重心位于脊柱前上部,因此,弹射时人体产生向前移位的分力和转动力矩,致使脊柱向前弯曲,造成弹射力不能均匀地作用于整个锥体,而集中于锥体前缘,形成椎体前楔状骨折。而第 12 胸椎和第 1 腰椎是连接向后突的胸段和向前突的腰段脊椎的交界部位,具有较大的活动性,故在弹射时最容易受躯干弯曲的影响而遭到损伤(图 30-2)。

3.**超调效应** 有报道超调效应(overshoot effect)也是脊柱骨折的原因之一。超调效应的产生是由于在人体脊柱和座椅之间存在着可压缩和膨胀的软组织和椅

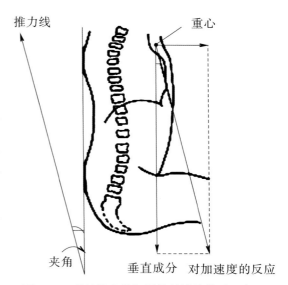

图 30-2 **弹射推力线与脊柱长轴的关系示意**

垫,座椅向上运动时,起初这些物质被压缩,人体并不马上移动;随后被压缩的物质回弹,当回弹力与弹射加速度合并作用于人体脊柱时,人体所受到的加速度过载及其增长率将超过座椅。椅垫设计不合理,弹性越大,这种特殊的动态反应也越大。共振作用也产生超调,弹射时,当弹射过载振动频率与人体脊柱固有频率成分一致或接近时,就可发生脊柱共振现象使过载值超过人体耐限,还有冲击性 +Gz 与持续性 +Gz 叠加作用均可以产生超调效应。

4.**穿盖弹射** 为了缩短弹射离机时间,提高低空救生成功率,部分机种改变了传统的先抛掉座舱盖再弹射的方式,采用了穿盖弹射的救生方式,即在启动弹射后,通过微型爆破索或破盖器等装置,减

弱舱盖透明件强度,人-椅直接穿过座舱盖弹射救生。穿盖弹射比抛盖弹射的救生方式可以节省 0.3~0.5 s 的时间,这在低空救生时是难能可贵的,但同时也给人体增加了损伤的风险。穿盖弹射时,弹射的冲击力受到舱盖阻拦,暂时贮存于弹射筒内,而在穿盖瞬间,贮存的力与弹射力叠加,使弹射瞬间作用于人体的过载值和过载增长率显著增加,弹射过载超出设计标准,因而使脊柱损伤的可能性增加;此外,舱盖残片产生直接撞击力可能撞击人体的头、肩、膝等突出部位而击伤或划伤人体;微爆索破盖时产生的冲击波和噪声也可能造成损伤。

5. **个体装备、自身因素** 如坐高较高等也可能造成弹射脊柱伤。

在以上这些机制中,各种原因引起的躯干前屈尤为重要,是造成弹射脊柱骨折最主要的原因。

二、临床表现与诊断

1. **临床表现** 弹射冲击过载引起的飞行员脊柱损伤具有特色,一般以椎体前缘压缩性骨折最为多见,多为单纯性骨折,也可累及 2 个以上椎体,造成椎间盘脱出等。骨折多发部位为第 12 胸椎和第 1 腰椎。

2. **诊断及鉴别诊断** 根据弹射经历、临床表现、影像学辅助检查做出诊断。脊柱损伤还可能发生在开伞和着陆阶段,具体鉴别损伤发生于何阶段尚有一定困难,应根据损伤的情况和部位,弹射跳伞时的条件、救生装备的种类、气象条件及着陆地形等综合判断。

三、治 疗 原 则

弹射脊柱伤与普通脊柱骨折外科治疗相同。值得注意的是,有的脊柱骨折早期症状轻微,甚至无症状,因弹射后未及时做详细影像学检查,被误诊,继后出现脊柱后凸、侧凸和局部压痛等。应采用合理治疗及注意适当的背肌训练,防止伤后腰背痛。

愈后医学鉴定,应注意稳定性脊柱骨折治愈后,飞行合格。各种类型的脊柱骨折治疗后,遗有功能障碍或伴有慢性腰背痛者,飞行不合格。不稳定性脊柱骨折经手术治愈后,无明显功能障碍者,可个别评定。椎旁留有金属内固定物者,不适合飞行工作。

四、预 防 措 施

1. **脊柱损伤危险预测** 通过脊柱损伤危险性预测,限制弹射救生装备,使弹射动力产生的弹射过载不致造成人体损伤。常用指标为动态响应指数(dynamic response index,DRI),DRI 是以人体单自由度集总参数模型为基础。用该模型可以模拟人对垂直向上的冲击性过载的反应。该模型把人体表示为由质量、弹簧和阻尼等元件组成的单自由度动力学系统(图 30-3),用此系统来模拟弹射时人体的动态响应情况。

它的动力学方程为:

$$\frac{d^2\delta}{dt^2}+2\omega_n\zeta\frac{d\delta}{dt}+\omega_n^2\delta=\frac{d^2z}{dt^2}$$

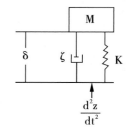

图 30-3 人体单自由度集总参数模型
图中:M—质量;δ—位移;ξ—阻尼;K—刚度;$\frac{d^2z}{dt^2}$—沿 Z 轴的加速度 按美国军用规范规定 $\xi=0.224$;ω_n(模型的固有频率)= 52.9 弧度/s 我国人体数据为:$\xi=0.3$;$\omega_n=65.9$ 弧度(10.5 Hz)/s

式中,d^2z/dt^2 是弹射过程中弹射动力系统沿 Z 轴方向施加于座椅的过载值,是随时间而变的。因此根据在弹射座椅上所记录的过载值曲线,先确定出不同时刻 t 的 d^2z/dt^2 大小,由上式可解出不同时刻 t 的位移量 δ,并由此得出最大位移量 $\delta\mathrm{max}$。然后可计算出 DRI。

$$DRI = \frac{\omega_n^n \delta max}{g}$$

式中，ω_n—模型的固有频率；δmax—脊柱的最大压缩位移；g—重力加速度。由于 $\omega_n = k/m$，$K \cdot \delta max = Fmax$，所以 DRI 可以表示为：

$$DRI = \frac{m \cdot \omega_n^2 \delta max}{mg} = \frac{K \cdot \delta max}{mg} = \frac{Fmax}{mg}$$

式中，δmax—脊柱的最大压缩位移；$Fmax$—脊柱压缩时所受到的最大力。

从上式可以看出，在动态情况下，DRI 值等于使脊柱达到最大动压量的作用力与人体重量（更确切地说是人体上部躯干重量）之比，即 DRI 表示人体脊柱在动态下承受的最大过载值。

由于弹射离机时除了产生 +Gz 方向的加速度外，同时会因气动力等因素的作用，产生 Gx、Gy 方向的加速度，且新型火箭弹射座椅还采用了推力矢量控制技术，故飞行员实际上会受到多方向的加速度作用。对于这种情况，采用多轴动态响应标准/指数（multi-axis dynamic response criterion/index，MDRC）来衡量乘员生理耐限的方法。

$$MDRC = \sqrt{\left(\frac{DRX_t}{DRX_L}\right)^2 + \left(\frac{DRY_t}{DRY_L}\right)^2 + \left(\frac{DRZ_t}{DRZ_L}\right)^2}$$

国家军用标准 GJB1282-91《人体向上弹射加速度耐限》规定，以脊柱损伤概率小于 5% 为标准，温度为 21 ℃时 DRI 值应不大于 18，74 ℃时 DRI 值应不大于 22。采用 MDRC 值评价时，MDRC 值应不超过 1。据此作为评价弹射座椅动力性能的生理卫生学指标。

2. 保持正确的弹射姿势　此为预防弹射脊柱伤最重要的措施之一。正确的弹射姿势概括为"四紧、三直"，即：两腿收回脚蹬紧，臀部后移背贴紧，肌肉紧缩头靠紧，咬牙闭眼臂夹紧，头直、身直、腿直。弹射姿势正确可以大大减少损伤概率。

3. 争取在有利的飞行条件下弹射　飞机处于低空、高速和复杂姿态下弹射容易弹射失败或受伤。因此，弹射前只要情况许可，飞行员应尽可能使飞机保持平飞状态，选择有利的高度和速度进行弹射。

4. 加强地面弹射训练　飞行人员要掌握弹射跳伞技能，遵守弹射跳伞规则，练习正确的弹射跳伞姿势，选择有利的弹射跳伞时机。

5. 预防穿盖弹射造成的损伤　由工业部门依照国军标 GJB4861-96《穿盖弹射生理卫生学要求及鉴定方法》的要求，采用微型爆破索系统、舱盖破裂系统和穿盖器等方法清理弹射通道。

（丛　红　王兴伟）

第三节　高速气流吹袭伤

高速气流吹袭在弹射击发后几十毫秒内迅速作用于人体，在人-椅露出座舱到离开飞机这段时间内作用最强。随着人-椅运动的减慢，其作用很快减弱。高速气流不但能吹落防护装备，还能引起人体损伤，其严重程度取决于速压，作用于人体的压力达数千千克。飞机速度超过 850 km/h 时，座椅不加高速气流防护装置，可致人体头颈部、胸腹部及四肢损伤。速度超过 1 296 km/h 时，重伤率为 100%。

一、形成过程及致伤机制

高速气流吹袭主要通过气流动压冲击、气流吹袭甩打和气动减速过载3个方面作用于人体。

1.气流动压的冲击作用 飞行员弹射出舱进入气流后,前面就会受到气流冲击的压力作用。单位面积上的气流冲击压力就是人体受到的动压。其大小与飞行速度(v)和空气密度(ρ)有关。飞行员受到的气流动压可根据伯努利方程(Bernoulli′s principle)得出。基本规律是,飞行速度越大,空气密度越大(即飞行高度越低),速压也就越高,作用于人体的压力可达数千千克。例如,气流速度为800 km/h时,其速压可达3 000 kg/m²

2.气流吹袭甩打 气流对人体活动部分产生惯性力引起甩打,活动性较大的肢体各部位,因形状、质量不同,产生的气动力不均发生相对运动造成扭伤、脱臼、撕裂和骨折等。

3.气动减速过载 弹射离机时产生的气动力减速过载峰值可达40～50 G。随着座椅运动速度的减小,过载值很快衰减,经过1～2 s以后,对人体就没有什么危险了。但是,高速气流作用在飞行员四肢和作用在座椅上的力非常不均匀。四肢受到向外和向后方向的力,与躯干和座椅相比,它有更快的减速趋向。当四肢甩打运动超出了关节的活动范围或四肢与座椅碰撞,即可造成四肢损伤。发生弹射事故时,四肢损伤是影响高速弹射成功率的最重要的因素。需要指出的是,减速过载的作用方向不是恒定的,在刚弹出座舱时是从背到胸,以后随着座椅运动相对位置的变化,过载作用方向也发生变化,对人体的影响也随之改变。

二、临床表现与诊断

(一)临床表现

1.颜面部、头颈部损伤 气流吹袭的动压作用,会造成颜面变形、眼结膜出血及眼角、嘴角的软组织撕裂等损伤;空气动力和冲击性加速度作用在头和颈部的不均匀而引起的张力、弯矩和剪应力(shear stress)造成颈椎损伤,严重时可造成致命伤。

2.内脏器官损伤 气流速度较低时,会有压迫感,疼痛感,当速度很高时,轻者内脏器官出现挫伤和瘀血;重者胸腹内压升高血液被挤压涌入头部,会使头部血管内压力突然升高而损伤。气流若从口鼻部冲入,可造成肺及胃的损伤;肝、心血管、肺等内脏器官出现破裂出血,肋骨骨折甚至死亡。

3.四肢甩打伤 由减速过载的作用使四肢产生甩打,甩打运动超出了关节活动范围或四肢与座椅碰撞造成损伤。最容易受伤的部位是四肢近体端,关节重伤和长骨骨折发生的概率几乎相等;下肢比上肢更容易受伤,主要是足和小腿的外旋所致,但由于座椅上一般有固定良好的脚卡和限腿带等,故下肢甩打伤不容易发生。

(二)诊断

根据弹射经历、临床表现、影像学辅助检查做出诊断。还应根据损伤的情况和部位,弹射跳伞时的条件、救生装备的种类及气象条件等综合判断。

三、治疗原则

飞行员在弹射救生完成后一旦发生气流吹袭伤应及时就医,依据损伤的类型和损伤轻重进行综合治疗。体表轻微外伤应进行清创消毒、止血包扎或缝合等一般常见外科处理方法进行治疗。如眼部充血或视力受损,应及时进行眼部检查并予以专科治疗(参见弹射伤治疗原则)。

四、预防措施

1.利用装备 对高速气流吹袭的防护措施主要是利用装备,如采用供氧面罩、头盔等可对头面部进行防护。采用限制固定装置可加强肢体的防护。一般下肢固定可用脚卡、限腿带或座椅的侧面向前延伸等,防止腿向侧方运动;上肢固定可用手臂限制器、防护板或防护网等限制装置。座椅稳定性好,有良好的固定限制设备,可大大减少甩打伤。K-36 弹射座椅在机速超过 850 km/h 弹射时,会在两腿之间自动升起导流板,可以降低作用于头颈部的气动阻力、头盔升力及气动侧力。也可以通过导流板并抬高双腿避免气流动压力直接冲击胸腹部,防止气流对胸腹部的损伤。未来第 4 代座椅设想通过帽边组件,使经过飞行员头部的气流转向,以降低作用在头颈部及头盔上的气动力。总之,对高速气流吹袭的防护是世界性的难题,目前尚未得到满意的解决。我军装备的第 3 代、第 4 代弹射救生装置采用的有限臂器、限腿带、抬腿装置和导流板等防气流吹袭设备。

2.妥善的固定 对气动减速过载的防护主要是加强头、颈部及四肢的固定,以防止减速过载作用时引起向前、向外运动而造成损伤。戴保护头盔,以防止头部的碰撞损伤。减少座椅的迎风面积,减小阻力使制动过载减小。另外还可以采用带斜喷口的火箭助推器,使在座椅运动方向上形成向前推的合力,以延缓人-椅系统的减速过程,降低飞行速度避免在大速度下弹射,也可降低减速过载。

(丛 红 卜伟平)

第四节 快速旋转对人体的损伤

一、形成过程及致伤机制

外形不规则的人-椅系统,在离机运动过程中,由于弹射动力和气动力作用,使外力矩不平衡产生旋转使弹射轨迹降低,局部过载增大,可能伤及人体。影响旋转的因素很多,其中与飞行高度和速度关系更密切。高度越高,空气越稀薄,其阻力也越小,只要作用力稍不平衡就极易引起快速旋转。

二、临床表现与诊断

快速旋转角加速度的作用,刺激人的前庭器官,引起自主神经反应,使人眩晕、恶心、呕吐或失去定向能力。还有径向加速度的作用,使血液向惯性力作用的方向转移。旋转对人体的影响与旋转速率、旋转中心、转轴轴向以及旋转持续时间等因素有关。一般说来,转速越快、时间越长,对人的影响也就越大;反之则小。旋转中心位于心脏处的旋转可引起血液向身体两端转移,头和下肢末端动静脉血压升高和充血,直至脑循环停滞引起昏迷。飞行速度超过 800 km/h 时,如果人-椅不稳定,产生的旋转角速度,可使人失去知觉甚至丧生。

三、治疗原则

见弹射跳伞伤治疗原则。

四、预防措施

人-椅系统的旋转不仅有可能造成飞行员损伤,更危险的是影响稳定减速伞的开伞、人椅分离等弹射救生分系统的工作。因此,工程界对此问题极为重视,已应用的防护措施如下。

1.调节火箭偏心距 通过偏心距调节手柄调整火箭喷口的角度,使火箭推力线通过设计中规定的人-椅偏心距范围,使火箭动力造成的人-椅系统转动符合设计要求。值得注意的是:目前我军使用的各型弹射座椅的偏心距调档表并未形成统一规范,飞行员改装飞机时要仔细阅读调档说明。

2.陀螺调节微型火箭 美国的 ACES-2 型弹射座椅安装的陀螺调节微型火箭可随机修正人–椅系统的不平衡力矩,从而达到稳定人–椅系统的目的。

3.达特制动系统 美国的 S4S 型弹射座椅安装的达特制动系统用一根绳索与座舱相连,绳索在与座舱断开连接之前会对人–椅系统施加拉力,从而帮助人–椅系统的稳定。

4.稳定伞的连接点靠近人–椅重心 其目的就是减小开伞力作用于人–椅系统的力矩。

5.旋转稳定系统 该系统由稳定伞、套筒式稳定杆、火药机构、传动机构及管路等组成,如 K-36 型弹射座椅。弹射击发后,控制机构将两组套筒式稳定杆伸出,打开稳定伞,两具稳定伞各自向外旋转。由于稳定伞是旋转的,因此可以很好地控制稳定杆的摆动,从而使开伞力仅沿稳定杆方向作用于人–椅系统。

6.可控推进系统 该系统有 4 个固定喷管,分别装在座椅后面的拐角上。装在座椅上的传感器感受座椅状态,控制系统据此控制喷管的工作,从而使人–椅系统处于稳定状态。

(丛　红　张慕哲)

第五节　开伞冲击伤

一、形成过程及致伤机制

降落伞充气张开时降落速度突然减慢,瞬间产生的冲击过载通过背带作用于人体,因开伞冲击过载过大,未能保持正确的开伞姿势,伞绳、伞背带钩挂抽打或缠绕,背带调节不当,受力不均匀等可造成损伤。其中,开伞冲击过载的大小与损伤程度呈线性关系。开伞冲击过载越大,造成的损伤程度也越严重。离机速度、开伞高度及飞机的飞行状态等对开伞冲击过载都有影响。在强大的冲击性过载作用下,不仅直接造成机械性损伤,还可能使供氧装备或其他防护装备破坏或脱落,造成缺氧、冻伤等严重的后果。如在空中发生旋转,还容易引起眩晕及定向障碍,影响着陆。飞机不利姿态弹射更容易造成开伞冲击伤。

二、临床表现与诊断

轻者为软组织扭伤、挫伤、擦伤等,多见于背带与人体接触的肩胛、胸腰、会阴等部位,约占开伞冲击伤的80%。重者为胸骨、肋骨或脊柱骨折,四肢骨折和脱臼,以及内脏器官损伤等。四肢骨折约占10%,胸骨、肋骨和脊椎骨折约占10%。当开伞时复合有横加速度作用,飞行员头部前倾或后仰,形成扭转力矩,可造成严重的颈椎骨折和脱位,倘若损伤脊髓神经和血管,则可导致高位截瘫或死亡。依据病史和临床表现,以及影像学检查可进行诊断和鉴别诊断。

三、治疗原则

见弹射跳伞伤治疗原则。

四、预防措施

1.提高装备性能 为了避免在高空、高速情况下过早开伞,减少开伞动载,提高跳伞的成功率,一般采用延迟开伞的方法。为了控制开伞高度和时间,飞行员救生伞上都配有自动开伞器,可按事先调整好的开伞高度和延迟时间自动打开降落伞。改进降落伞性能,使其能在较大速度下开伞而又不致产生过大的动载。

2.保持正确的跳伞姿势,开展跳伞训练　为了保证降落伞顺利张开和使身体在最有利的情况下承受冲击过载,要认真调整好背带系统,使之与身体接触部位受力均匀;开伞前应将两腿用力并紧,两手抱在前胸,全身缩紧,这样也可防止开伞时被操纵带抽打及伞绳挂住四肢而造成损伤。为了保证高空跳伞安全,需要进行高空跳伞训练,使飞行员掌握延时开伞的时间,熟悉个人防护装备的使用方法及保持正确的跳伞姿势和高空跳伞应注意的事项。

(丛　红　郑学文)

第六节　着陆冲击伤

一、形成过程及致伤机制

着陆冲击伤是由于跳伞着陆时运动速度骤然消失产生较大的着陆冲击过载所致。着陆冲击过载的大小取决于人体着陆速度和缓冲距离,它与着陆速度的平方成正比,与缓冲距离成反比。因而,凡是能使着陆速度加大或缓冲距离减小的因素,都可能致人体发生着陆冲击伤。着陆冲击损伤多发生于人体着陆接触地面瞬间。踝关节活动性较大,特别是外踝与距骨接触面小,经常有向外伸张的倾向。如果着陆时脚掌受力不均,发生扭转力矩,使外踝与距骨接触点及韧带受到很大的扭力,则极易引起踝关节的扭伤及挫伤,甚至造成腓骨下端骨折。

着陆冲击损伤的原因很多,归纳起来,主要与着陆姿势不正确和着陆环境条件不良有关。着陆姿势不正确多半是由于缺乏经验,技术不熟练或精神紧张,下降时过于兴奋,注意力分散,着陆时感到突然,没有思想准备,而不能保持正确姿势。其次为着陆时遇到意外情况,如气象条件变化,地面风速过大,背风或侧风着陆,难以保持正确姿势,甚至跌倒。着陆场地条件不良也是造成着陆外伤的重要原因。降落在枯树、山坡、乱石上,或水泥地、硬土、坚冰上,因为没有缓冲的余地,致使着陆冲击力过大,超过人体的耐限也可引起着陆冲击伤。

二、临床表现与诊断

着陆损伤发生最多的部位为下肢,其次为腰背、脊柱及骨盆。损伤类型以关节、韧带扭伤、挫伤较多,其中以踝关节扭伤最多,其次为膝关节扭伤、半月板损伤等。

在踝关节的骨折伤中,以腓骨、跟骨骨折居多,其次是距骨、胫骨骨折。若臀部接地常造成尾骨骨折、脊柱骨折或脱位等。脊柱压缩性骨折多发生在第12胸椎至第3腰椎($T_{12} \sim L_3$)。此外,降落伞拖拉外伤也是常见的损伤。除了冲击力直接作用引起的肢体及脊柱损伤外,由于组织器官在冲击时引起变形、移位和牵拉而造成的损伤也值得人们注意。相关试验及流行病学统计表明,人体坐姿着陆,过大的冲击力可造成脑震荡,大脑、心、肺、肝、脾等器官充血、水肿,甚至破裂出血。

依据病史和临床表现,以及影像学检查诊断和鉴别诊断。

三、治疗原则

见弹射跳伞伤治疗原则。

四、预防措施

防止着陆冲击伤的措施是综合性的,但最主要的防护措施是掌握正确的着陆姿势、排除拖拉并加强训练,以及选择合适正确地着陆场地。

1.**掌握并保持正确的着陆姿势** 掌握正确的着陆姿势,是跳伞者安全承受着陆冲击力的关键。我国采用半蹲式着陆姿势,是延长着陆时间,增大接触面积,降低冲击力的有效方法。半蹲式的正确着陆姿势是:身体端正,处于半蹲状态;两膝靠齐夹紧稍弯曲,腿稍向前伸,两脚并拢,脚跟在一条直线,脚掌与接触地面平行;两手握住操纵带,全身肌肉紧张,面向运动前方,目视着陆地点,接地有弹性。

2.**选择好着陆场地** 在紧急情况下跳伞,应注意观察将要着陆的周围环境,及早操纵降落伞,设法避开不利的着陆场地。

3.**佩戴个人防护装备** 飞行员的个人防护装备对于防止着陆外伤也起着很重要的作用。佩戴保护头盔,可以防止着陆时头部的碰撞外伤。

4.**加强跳伞训练** 跳伞训练的目的是消除跳伞的紧张情绪,熟练掌握正确的着陆姿势,体验着陆的冲击力。除了一般跳伞训练外,必要时还应组织专门的特殊环境跳伞训练,如夜间跳伞训练,高空、高原或复杂地形跳伞训练,海上或水上跳伞训练。

5.**其他** 加强心理训练等。

综上所述,弹射跳伞伤是航空救生领域中发生的冲击性加速度引起的生物动力效应。冲击性加速度是短时间或瞬间(通常<1 s)物体突然猛烈的加速或减速运动,其速度在数值或方向上发生改变时所产生的加速度。其特点是加速度峰值高、作用时间短。航空航天中所用的冲击性加速度通常用"G"表示,一个G表示物体在地球表面的真空环境内降落时的加速度大小,其值为9.8 m/s^2。随着航空救生技术的蓬勃发展,人们对生物体在航空动力特殊环境中的生理功能变化和预防措施等研究越来越深入,它已成为航空医学的重要组成部分,既属于特殊军事作业环境下创伤学的范畴,又属于生物力学的范畴。研究这一复杂环境下的人体损伤机制和预防措施等对保障飞行安全、提高战斗力都有十分重要的意义。

(丛 红 张慕哲)

参考文献

[1]张立藩,陈信.中国医学百科全书:航空航天医学分册[M].上海:上海科学技术出版社,1985: 81-124.

[2]《航空医学》编委会.航空医学[M].北京:人民军医出版社,1992:278-321.

[3]孙喜庆.航空航天生物动力学[M].西安:第四军医大学出版社,2005:99-137.

[4]陆惠良,费伊.航空救生学[M].北京:国防工业出版社,2006:11-31.

[5]孙喜庆,姜世忠.航空航天医学全书:航空航天生物动力学[M].西安:第四军医大学出版社,2013: 118-168.

[6]DEHART R L.航空航天医学基础[M].翻译组,译.北京:解放军出版社,1990:134-162.

[7]张云然,吴桂荣.高速气流吹袭人体力学效应与防护[M].北京:国防工业出版社,2010:1-10, 37-77.

[8]陆惠良.军事飞行事故研究[M].北京:国防工业出版社,2003:124-167.

第 六 篇

国防施工（坑道作业）创伤

第三十一章

国防施工（坑道作业）创伤概述

国防施工是部队训练之外经常承担的一项重大任务,是完成国防建设和支援地方经济建设的需要,是做好积极防御战略方针和重点设防、重点守备作战原则的重要保障。特别是一些工程部队常年战斗在国防施工第一线,国防施工创伤严重威胁作业人员健康与安全,降低作业能力。做好国防施工创伤的理论和实践研究是提高创伤治愈率、减轻作业人员痛苦、恢复和提高人员作业能力,圆满完成施工任务的重要保证,也是做好施工部队的综合卫勤保障的重要组成部分。各级国防施工部队的医疗和卫勤人员要认真学习、研究施工作业特点,加强组织领导,采取有效防控措施,积极做好国防施工创伤的现场急救与后期救治康复的研究和指导工作。

第一节　国防施工创伤的概念与简介

一、国防施工创伤的概念

国防施工的形式和内容多样,坑道作业是国防施工最主要的作业形式,本篇所指国防施工创伤特指坑道作业创伤。随着研究的不断创新与发展,在后期的编写中将不断完善和补充。坑道微环境具有空间小、污染大、空气不流通等特点,微环境中的粉尘、气体污染、细菌污染及光线、声音、通风状况等因素都对环境内相关人员产生影响,对作业人员健康和战斗力影响较大。

二、国防施工创伤简介

人类社会的发展史就是一部人类社会的战争史,有战争就有国防施工,有国防施工就有创伤的发生。国防施工创伤在国防施工过程中经常发生,是国防施工的主要危险因素。国防施工创伤的救治与后送是其卫勤保障的重点内容。

（一）分类

1. **纵向分类**　按照战争发展的历史进程,我们将国防施工创伤分为3个阶段。第1阶段是冷兵器时代国防施工创伤;第2阶段是火器时代国防施工创伤;第3阶段是现代国防施工创伤。

2. **横向分类**　坑道作业创伤是由上述微观因素和突发性外力因素等所致的人员作业能力的降低

或丧失,包括有形创伤、无形创伤和精神创伤3类。有形创伤主要有爆炸、坍塌、火灾、触电、物体打击、高处坠落、机械伤害、起重伤害、中毒和窒息、挤压等形式造成的人体外部伤害;无形创伤包括疲劳、疾病、有害气体、粉尘、噪声、振动等造成的长期、慢性的群体性损害或者称为职业病;心理创伤是由于生活单调、远离家庭、作业强度大、环境恶劣等因素造成的心理损害。

3. 致伤因素分类 根据致伤因素坑道作业创伤可分为3类:物理因素创伤、化学因素创伤、机械性事故创伤。

(二)坑道微环境特点

1. 坑道类别 坑道内部环境质量的好坏对进驻人员的健康尤为重要。根据坑道用途分为指挥坑道、屯兵坑道、卫生坑道和地下医院等。按通风状况分为密闭式、半密闭式和通风式坑道。国防施工一般都远离驻地,具有施工任务重、项目多、范围大、作业环境恶劣、有害因素复杂、机械化程度不高、施工难度大等作业特点,增加国防施工创伤救治难度,对救治技术要求较高。

2. 坑道微环境特点 坑道是构筑于国防要塞地域,有人员进驻的地下工程,在战争中有利于杀伤敌人,保存自己的深入地下或山腹的永备性工事,是参战部队战斗和日常生活、宿营的场所。由于坑道深入地下且与外界相对隔绝,形成一个相对独立的坑道微环境,具有许多自身的特点,具体体现在温度、湿度、风速、空气中氧气与二氧化碳含量等几个方面。

(1)坑道内温度 其温度较为稳定,不受或少受外界气温的影响,坑道内气温高低与同等深度的土壤温度有密切的关系。坑道深度越深温度变化越小,人员进入后有冬暖夏凉的感觉。地下15~30 m长期处于密闭而又无人居住的备用坑道,其坑内温度一年均可保持较为恒定的水平。坑道温度变化与进驻人员多少、通风量的大小有关。

(2)坑道内湿度 在无人居住的情况下,其高低因坑道所处地区和季节的不同而有异,特别是与坑道口的密闭性关系密切;在有人居住的情况下,其高低取决于进入人数及通风情况。通常情况下,室内相对湿度在35%~65%的范围对人体有良好的作用。

(3)坑道内通风 ①自然通风时,坑道内风速的大小取决于坑道的长短和出入口的分布位置以及外界气流等因素。②机械通风时,内部风速大小及其分布情况与通风量及通风方式直接相关。对于室内风速一般要求有微小的气流流动而又不为人所感觉,风速范围一般在0.2~0.4 m/s。

(4)坑道内空气 空气是人类赖以生存的重要环境因素之一,最主要的两个常规指标是二氧化碳(CO_2)和氧气(O_2)含量。正常空气中CO_2浓度为0.03%~0.04%,坑道内CO_2浓度与通风情况密切相关,当坑道密闭不通风时,CO_2浓度上升速度与密闭时间、每人所占空间、人员活动状态有密切关系。坑道内O_2浓度与CO_2浓度呈负相关,除人员消耗外,在坑道内点火做饭、燃烧物品、内燃机发电,以及长期密闭而又贮藏易腐烂物品时都能产生CO_2,消耗O_2。

3. 有害因素 施工期间的有害因素主要来源于施工过程和施工环境,可分为物理因素、化学因素和生物因素,各种因素可单独或综合造成危害。具体来说,主要有不良气候条件、异常气压、过度疲劳、粉尘、噪声、振动、有害气体、有害动植物、创伤或事故、心理因素等。救治特点:生活卫生条件差,防病任务艰巨;危害因素多,职业病高发;远离营区,医疗保障难度大;坑道作业创伤发生率较高,坑道内的细菌等污染也增加创伤救治难度,国防施工卫勤保障的主要任务是维护和促进坑道作业人员健康。

4. 防护政策 根据《中国人民解放军国防施工安全卫生、劳动保护条例》要求,要加强对施工安全卫生的领导,坚决贯彻"以预防为主,不断改善劳动条件,保护劳动者的安全、健康、促进生产发展"的方针。各级卫勤人员要预先制订计划,精心组织安排卫生保障力量,充分做好准备,认真落实各项保障措施。

(高钰琪 刘显胜 刘运胜)

第二节　国防施工(坑道作业)环境特点对人体和医疗卫生的影响

为履行新时期赋予军队的历史使命,部队除训练外还经常承担国防施工(坑道作业)任务,特别是工程部队常年战斗在国防施工(坑道作业)第一线。坑道是国防工程的骨干项目,国防施工(坑道作业)多远离部队驻地,作业环境中存在劳动环境差、环境通风不畅、潮湿、污染严重,而且坑道作业技术性要求高,体力劳动消耗大,不可预见的危险性大,易发生工伤等,危害健康的因素较多,医疗保障难度很大。做好施工部队的综合卫生保障是保障施工作业人员身体健康,增强部队战斗力,圆满完成施工任务的重要保证。

一、国防施工(坑道作业)地域环境特点及对人体的影响

施工期间的有害因素主要来源于施工过程和施工环境,可分为物理因素、化学因素和生物因素,各种因素可单独或综合造成危害。

(一)部队流动性大,对不同的地域环境适应能力要求高

由于施工任务需要,部队经常变换作业地点,从东部沿海到西部高原,从温暖的南方到寒冷的北方,从繁华的城市到偏僻的山区。地域变化使部队面对不同的环境,会遇到不同的气候条件,部队作业范围大,需要在不同气温、湿度、气压等复杂气候环境条件下进行作业。

施工过程中会遇到平原、高山、河流、沼泽、森林、草原等不同的生态环境和异常的气温、湿度和气流等不良气象条件,如人体在高温环境下劳动时,容易出现水盐代谢障碍,导致人员中暑。另外,高温还可引起食欲低下和消化不良,使神经系统受影响而导致注意力、工作能力、动作的准确性与协调性和反应速度降低,易引发工伤事故。在寒冷条件下易发生冷伤,在低气压下的高原施工导致高原反应。这些因素对人体健康都可构成威胁。

(二)施工难度大,意外伤害多

部队所承担的施工任务量大,需要一定的专业技能和专用设备,而除部分工程部队外其他部队专业施工机械少,普通战士又缺乏施工经验,多是从事体力劳动,容易发生疲劳性损伤,如果遇到塌方等事故还容易发生意外伤害。

(三)面临过度疲劳,生理心理压力大

人不能在给定的劳动强度下继续劳动称为体力疲劳(physical fatigue)。疲劳是机体发出的生理警告信息,以避免因持续劳动造成过度疲劳。一般部队承担的国防施工(坑道作业)任务建设项目工程量大,要求在一定时间内完成,因而具有时间紧、任务重的特点。如果长时间从事体力活动,易引起全身性疲劳的累积,在未获得适当休息时容易出现疲惫乏力、工效显著降低、失眠、消化功能紊乱、心理压力明显等过度疲劳的表现,而过度疲劳导致发生人为事故的可能性增大。

二、国防施工(坑道作业)微环境对人体的影响

国防施工(坑道作业)多在施工作业场地狭窄、通风不良、有害气体浓度高、潮湿的微环境中进行,因此影响人体健康的因素多

(一)粉尘

粉尘(dust)是固体物质粉碎过程中产生的固体微粒,能较长时间悬浮或重新扬起在空气中,随人

的呼吸而吸入人体。粉尘颗粒直径在 0.1～150 μm，含 5% 以上游离二氧化硅的粉尘称为矽尘。我国规定与施工作业有关的标准为：含有 10% 以上游离二氧化硅的粉尘最高允许浓度是 2 mg/m³；含有 10% 以下游离二氧化硅的水泥粉尘最高允许浓度是 6 mg/m³；含有 80% 以上游离二氧化硅的生产性粉尘含量不超过 1 mg/m³；游离二氧化硅含量在 10% 以下，不含有毒物质的矿物性粉尘最高允许浓度是 10 mg/m³。

部队国防施工过程中，粉尘问题比较突出。粉尘作用于鼻、咽、喉、气管、支气管黏膜，早期引起某些呼吸道刺激症状或炎症，如鼻炎、咽炎、喉炎和支气管炎等；粉尘黏附于皮肤还可引起皮肤疾病，如堵塞皮脂腺而使皮肤干燥、抵抗力下降，形成粉刺、毛囊炎等；长期吸入较高浓度粉尘可引起肺尘埃沉着病（pneumoconiosis；习称尘肺）；吸入含铅、砷、锰等有毒粉尘，能在支气管壁上溶解而被吸收引起全身中毒。

（二）噪声

噪声（noise）主要指爆破及施工机械发出的声音。噪声对机体的影响是多方面的，除听觉损害外，对神经系统、心血管系统、消化系统及其他系统也有不良影响。随着对噪声的深入研究，发现噪声对人的心理、生理、工作效率等有着广泛的影响，长时间停留在强噪声环境，听力明显下降，如不采取措施，听觉疲劳继续发展，可导致病理性永久性听力损失。

（三）振动

振动（vibration）是物体在外力作用下以中心位置为基准呈往返振荡的现象。振动的基本参数包括频率、速度、加速度、振幅和周期，其中频率、加速度和振幅有重要的卫生学意义。长期持续使用振动工具，可引起手臂血管、神经、肌肉、骨关节等各种类型的病损，40～300 Hz 的振动主要引起以末梢血管痉挛为主的一系列症状。全身振动可引起人体不适，干扰发音，影响注意力集中，引起空间定向障碍，降低工作效率和影响作业能力。长期慢性作用可出现各器官的症状，如眩晕、恶心、血压升高、心率加快、疲倦、食欲下降等，严重者可出现腰背痛甚至椎间盘突出、脊柱骨关节病变等。

（四）有害气体

施工人员有可能接触到一些有害气体（harmful gases），如炸药爆破产生的炮烟，特殊环境下提供能源的内燃机废气，坑道施工时接触到挥发性有机物等。在这些有害气体中，接触较多和危害较大的是一氧化碳（CO）、二氧化碳（CO_2）和氮氧化物（NO_x）等。氮氧化物的毒性作用方式主要是对肺组织产生强烈刺激和腐蚀作用，引起肺水肿。硝酸和亚硝酸吸入血液后，可使血管肌肉松弛，血压下降，并可与血红蛋白作用生成高铁血红蛋白，引起组织缺氧。CO 超过规定浓度则可能发生急性中毒，表现为头痛、头晕、恶心、四肢无力、额头紧迫感等，如继续加重可出现昏迷甚至死亡。我国《铁路隧道施工规范》《公路隧道施工规范》《煤矿安全规程》和《冶金地下矿山安全规程》对 CO、CO_2、NO_x 最大允许浓度的限定值分别是 CO 为 30 mg/m³，CO_2 为 0.5%，NO_x 为 5 mg/m³。

三、国防施工（坑道作业）对医疗保健、卫生防病的影响

（一）生活卫生条件差，防病任务艰巨

部队施工一般都远离驻地。野外施工时，人员只能居住于简易帐篷或临时宿舍，不能使用清洁的自来水，食品加工也只能使用野战炊事车或临时灶台，饮食饮水安全得不到保障，各项卫生制度难以落实。施工作业期间，由于环境条件差，人体的抵抗力下降，容易发生传染病的暴发或食物中毒等。有专家统计，在施工作业现场传染病发病明显高于平时，其中肠道传染病占总发病率的 80% 以上。有些施工点位于自然疫源性疾病流行区，普通人群缺乏相应疾病抵抗力，如果防护措施不力，容易引起自然疫源性疾病发生，若防病措施得不到严格落实，就可能引发传染病流行，造成非战斗减员。

（二）危害因素多

部队在坑道、隧道等施工中物理、化学性危害都很严重，尤其是干式凿岩，作业面粉尘浓度超过国

家允许卫生标准数十至数百倍,使施工人员产生眼结膜、鼻道和皮肤的刺激症状,长期吸入高浓度粉尘可损害呼吸道的净化功能,出现肺尘埃沉着病和晚发肺尘埃沉着病。在炎热的环境中施工,容易引起中暑和皮肤灼伤;在寒冷环境中施工,容易导致冷伤;在高原环境中施工,容易发生晕厥、肺水肿等高原性疾病。化学性危害中,常见有害气体主要是爆破炮烟,容易刺激人体而引起流泪、咳嗽等刺激性症状和头晕不适等。

(三)体力消耗大,身体抵抗力下降

由于施工部队体力消耗大,生活无规律,身体抵抗力下降,因此导致其他职业病高发,如胃炎、消化性溃疡、风湿病及腰腿痛等。

(高钰琪　刘显胜　刘运胜)

第三节　国防施工(坑道作业)主要致伤因素

国防施工(坑道作业)是一种高危险源的工程,创伤致伤因素主要包括:物理因素、化学因素及机械性事故、交通事故等因素导致的创伤。例如坍塌事故、涌水淹溺、高处坠落、火灾、物体打击、车辆伤害、机械伤害、起重伤害、触电、中毒和窒息等,且坑道地质结构复杂,坑道穿越断层较多,坑道内发生事故的可能性越大。

一、物理因素导致创伤

(一)坍塌事故致创伤

坍塌事故是指施工中遇软弱或破碎围岩发生突变时引起的较大及以上规模的土石塌方事故,是国防施工(坑道作业)中较为常见和严重的事故之一。伤员伤情十分复杂、多数为多发伤,其中骨折最多见。骨折涉及各个部位,以四肢居多,其他为脊柱、骨盆和多发骨折。其次为软组织伤及周围神经损伤。第3位是挤压综合征,重者引起人体内脏器官损伤,甚至死亡等重大人身伤害事故。因此在施工过程中必须高度重视坍塌伤害对施工部队官兵健康的影响。

(二)高处坠落伤

高处坠落伤是坑道作业常见的创伤。多由于坑道作业中发生意外事故导致从高处坠落导致,伤情严重程度与损伤环境、坠落高度、着地姿势、损伤类型等因素有关。其中坠落高度是损伤的主要决定因素,坠落高度越高、落差越大、速度越快,着地时人体对地面的冲击力就越大,地面对人体的反冲致伤力就越强,从而加重损伤。在各类损伤中,以骨折最为常见,随着落差的增大,损伤类型发生改变。一般来说,3 m 以上高处坠落者创伤中以颅脑伤最多,其他依次为下肢、上肢、脊柱,落差小于3 m,则以四肢骨折为主。综上所述,高处坠落致伤、致残、致死率高,伤情复杂,合并伤多,互相掩盖,容易漏诊,给临床救治带来极大困难。

(三)电击伤

电击伤(electrical injury)俗称触电,是指电流通过人体时引起的组织损伤和功能障碍,重者发生心跳和呼吸骤停。电击伤可以是全身性损伤和局部损伤,后者又称电灼伤。220～380 V 低压交流电触电最为常见,可引起触电者因心室颤动(简称室颤)而死亡。1 000 V 以上的高压电可导致严重烧伤或引起呼吸暂停、窒息。雷击属于高压电损伤范畴,一旦发生致死率、致残率高,给家庭和社会带来巨大的损害。触电对人体引起损伤的程度,与电流的性质(直流或交流)、强度、频率及电压的高低,接触部位的电阻,接触时间的长短、电流在体内的径路,以及触电时与人体功能状态等有关。

（四）涌水淹溺

涌水淹溺见于坑道涌水时候，人体淹没于水中，由于呼吸道被水、污泥、杂草等杂物堵塞，或喉头、气管发生反射性痉挛，引起窒息和缺氧，称为淹溺。由此造成呼吸、心跳停止而致死者称为淹亡。

（五）物体打击

多由于坑道作业过程中高空物体坠落、爆破飞石砸伤等原因导致，物体打击损伤是高能量冲击的损伤，往往导致多发伤。

二、化学因素导致创伤

（一）爆炸

国防施工（坑道作业）导致爆炸的因素很多，如瓦斯爆炸、火工品爆炸、爆破作业、盲炮处理、锅炉爆炸、容器爆炸、氧气瓶、乙炔瓶爆炸，以及其他因素均可引起爆炸，爆炸事故可能引起爆炸伤人，对人员及周边房屋财产造成损失，同时爆炸又可以引发飞石伤人。

（二）火灾

多由人为用火不慎或瓦斯爆炸等因素引发不同程度的火灾，火灾事故具有突发性、损害严重、复杂等特点，导致人员现场死亡或者不同程度的烧伤，根据烧伤面积及严重程度常将烧伤分为轻度、中度和重度、特重度烧伤类型。此外，火灾现场常产生一氧化碳、二氧化碳、氰化氢、硫化氢、二氧化铵等对人体有害的气体，引起机体中毒，严重者可能窒息死亡。有资料显示，发生火灾时因缺氧、烟气侵害而造成的人员伤亡可达火灾死亡人数的50%~80%。而且在火场逃离或救援过程中，由于未采取安全措施而盲目逃离，可导致严重的摔伤、扭伤、骨折，甚至因为脊柱骨折而出现高位截瘫或者死亡，同时火场上方伴随各种坠落物击伤、触电损伤等创伤的发生。

三、机械性事故导致的创伤

主要由于设备的机械性损伤，挖掘机、运输车辆等操作不当导致的事故伤等。机械性事故通常导致人员发生撞击伤、跌倒伤、碾压伤、挤压伤、撕裂伤等多种创伤。

四、交通事故伤

交通事故伤往往为直接损伤的碾压伤、撞击伤和间接损伤的牵拉损伤、挤压伤损伤。

（高钰琪　刘运胜　刘显胜）

参考文献

[1]陈景元.军队卫生学概论[M].西安:第四军医大学出版社,2007.
[2]贺福初.军事医学概论[M].北京:科学出版社,2011.
[3]曹佳,曹务春,粟永萍.程天民军事预防医学[M].北京:人民军医出版社,2014.
[4]王正国.实用创伤外科学[M].福州:福建科学技术出版社,2009.

第三十二章

国防施工(坑道作业)创伤分类与救治

国防施工(坑道作业)与矿山作业存在相似性,其作业地点为在地下,作业环境复杂多变,存在自然和人为两方面的多种创伤诱发因素。这些因素相互作用,造成国防施工(坑道作业)创伤的复杂性和特殊性,威胁作业官兵生命安全,影响国防施工(坑道作业)的有效开展。

第一节 国防施工(坑道作业)创伤分类

国防施工(坑道作业)创伤的形成因素来自塌方、瓦斯或粉尘爆炸、作业设备、高空坠落等,由这些因素产生的暴力作用于包括头部、胸部、腹部、四肢等身体多部位,造成多发伤和复合伤等创伤形式,且伤情多变。国防施工(坑道作业)创伤的类别依据创伤原因、表现、部位等可进行不同分类。

一、按创伤原因分类

(一)砸伤

因塌方或土石从高处掉落导致全身多部位的损伤,如四肢骨折、颅脑伤、胸腹伤和内脏器官损伤等。

(二)挤压伤

四肢躯干血肉丰富的部位受外部重物重力长时间压榨,造成筋膜间隔内肌肉组织缺血、变性、坏死,出现肢体肿胀,组织间隙出血、水肿,筋膜内压升高,急性肾功能衰竭,称为挤压综合征。

(三)摔伤

因高处跌落导致,通过着地部位直接摔伤和力的传导致伤,以脊柱和脊髓损伤、骨盆骨折为主,也可造成多发骨折、颅脑损伤、肝脾破裂。坠落点越高,损伤部位越多,伤势越重。

(四)机械伤

因作业设备绳缆切割造成切割伤,是强大暴力或较锐利损伤,造成四肢多发开放伤等。

(五)爆炸伤

因突然爆炸引发身体多处开放性损伤,爆炸破片传入体内,引起内脏器官损伤及出血,以及头、面、颈等部位广泛损伤等。

(六)电击伤

电流通过心脏,引起严重心律失常,甚至心室颤动,导致心脏无法排出血液,血液循环中断,心搏骤停。

(七)烧伤

因热力造成局部组织损伤,轻者损伤皮肤,出现肿胀、水疱、疼痛,重者皮肤烧焦,甚至血管、神经、肌腱等同时受损,呼吸道也可烧伤。烧伤引起的剧痛和皮肤渗出等因素导致休克,晚期出现感染、败血症等并发症而危及生命。

(八)其他

如中毒,包括一氧化碳、二氧化碳、氰化氢、硫化氢、二氧化氮等对人体有害的气体中毒。

二、按创伤表现形式分类

(一)闭合性损伤

闭合性损伤见于钝器伤、跌伤和撞伤,体表无伤口。受伤处肿胀、青紫,可伴有骨折及内脏器官损伤,由于多内脏器官损伤和骨折出血可出现休克。

(二)开放性损伤

开放性损伤见于锐器伤和其他严重创伤,体表有伤,感染的概率增高,失血较多。如有大动脉血管损伤,出血为喷射性,短期内会出现休克,需要立即止血、包扎。

(三)多发伤

多发伤指同一致伤因素同时或相继造成一个以上部位的严重创伤。多发伤时组织、内脏器官损伤严重,死亡率高。

(四)复合伤

复合伤是指由不同致伤原因同时或相继造成的不同性质的损伤。

三、按创伤部位分类

国防施工(坑道作业)创伤按创伤部位可分为:颅脑损伤、颌面颈部伤、胸部创伤、腹部创伤、骨盆部创伤、脊柱脊髓伤、上肢伤、下肢伤及多部位伤。

(高钰琪　李健杰　刘运胜)

第二节　国防施工(坑道作业)创伤与救治特点及难点

一、国防施工(坑道作业)创伤特点

国防施工(坑道作业)创伤的发生与包括工种、年龄、工龄、文化素质、受伤时间、伤部、伤势、环境等在内的自然和人为两方面多种因素相关。鉴于与矿山作业的相似性,国防施工(坑道作业)创伤特点可总结为:①突发性强;②致伤因素多元;③创伤发生率高于其他作业环境;④伤势严重、伤残率高,多伴随有创伤失血性休克,常以多发伤和复合伤形式出现,开放性损伤较多,伤口污染严重,并发症严重(合并急性呼吸窘迫综合征、急性肾功能衰竭、多器官功能衰竭等);⑤伤员死亡率高;⑥衍生伤害多。

(一)突发性强

由于国防施工(坑道作业)是一种高危险源的工程,且坑道地质结构复杂,坑道穿越断层较多,影响坑道作业事故发生的因素很多,因此,事故具有一定的偶然性和突发性,常常难以预测。但大多事故发生也与违章操作、疲劳操作,没有及时发现和清除隐患的因素有关,所以在事前必有蛛丝马迹可循,事后也能追查其必然因素和诱发因素,从中分析原因和吸取教训。

(二)致伤因素多元

国防施工(坑道作业)创伤是由坍塌事故、涌水淹溺、高处坠落、火灾、物体打击、车辆伤害、机械伤害、起重伤害、触电、中毒和窒息等物理因素、化学因素及机械性事故、交通事故等因素导致的综合性创伤。伤员受伤往往是各种因素综合作用的结果。

(三)创伤发生率高

国防施工作业对人身安全威胁较大,容易发生创伤,如某步兵团在为期半年的国防施工任务中,全团共发生创伤175例,发生率高达10%。创伤发生率的高低与部队承担的工种、作业强度与安全防护措施的落实程度有关。

1.工种与损伤 在诸工种中,排渣和打风钻作业时创伤发生较多。排渣作业中发生创伤58例,打风钻发生42例,分别占各工种创伤发生总数的33.14%和24.00%(表32-1)。

表 32-1 各工种作业创伤发生情况统计

项目	排渣	打风钻	加工料	备料	被覆	其他	合计
例数	58	42	22	20	19	14	175
百分比	33.14	24.00	12.60	11.43	10.86	8.00	100.00

2.创伤分类 在175例创伤中,扭伤居首位,占38.29%,其次为挫伤,占22.29%,砸伤占18.29%,居第3位(表32-2)。

表 32-2 175 例创伤分类及比例

项目	扭伤	挫伤	砸伤	擦伤	摔伤	崩伤	骨折	合计
例数	67	39	32	17	8	7	5	175
百分比	38.29	22.29	18.29	9.71	4.58	4.00	2.86	100.00

(四)伤势重、伤残率高

1.多发伤比例高 从致伤机制形式看,国防施工(坑道作业)事故致多发伤是一种高能量损伤,是一种或多种损伤方式并存的结果。如在683例坑道事故致多发伤中,创伤部位共计2 039处,平均3处,可分为骨折、关节损伤为主的多发性创伤和非骨折性多发创伤。多发伤以其独特、复杂的损伤过程往往伴随多器官、多组织联合损伤,产生多样、复杂的临床表现,给临床治疗带来不同困难和结果。

2.挤压伤和挤压综合征发生率高 如在坑道坍塌事故中,伤员由于受到长期挤压,挤压伤发生率高,并容易伴发挤压综合征。

3.伤残率高 由于伤情复杂多样且严重,故伤残率高,如各种严重骨折、颅脑创伤及粉尘污染等遗留的伤残。

（五）伤员死亡率高

伤者容易发生严重颅脑、脊髓创伤，休克，多器官、多组织损伤等严重创伤，而创伤往往伴发失血性休克，多器官功能衰竭，感染中毒休克，创伤窒息等问题，导致救治困难而死亡，其死亡率可达20%~70%。

（六）衍生伤害多

伤员较长时间埋于废墟中，伤员会由于完全性饥饿、不见光线而带来心理恐惧等衍生性伤害。

二、国防施工（坑道作业）创伤救治特点

由于国防施工（坑道作业）的复杂性、特殊性及其与矿山作业的相似性，国防施工（坑道作业）创伤具有发生率高、伤势严重、死亡率高、伤残率高、并发症多及衍生伤害多等特点。建立国防施工（坑道作业）创伤急救系统，制订基本工作流程，是提升国防施工（坑道作业）创伤救治效率和效果的关键。

国防施工（坑道作业）创伤的发生具有不确定性，伤员受伤程度和表现各种各样，加之现场情况错综复杂，所以救护工作非常重要而艰巨。针对国防施工（坑道作业）创伤发生特点，其救治工作分为组织指挥、医疗后送、复苏与救治3个环节，这些环节相互关联。

（一）组织指挥

组织指挥为首要环节，贯穿其他各项工作之中，通过统一组织指挥，建立各级救治机构分工协同机制，对救治工作实施程序化、标准化管理，实现伤员救治信息实时共享，提高国防施工（坑道作业）创伤救治工作效率。

（二）医疗后送

医疗后送贯穿于从创伤发生到伤员得到确定性治疗的全过程，合理划分国防施工（坑道作业）的创伤救治阶梯，确立分时分工、连续继承、治送结合的救治原则，使伤员救治能够有序组织实施。

（三）复苏与急救

复苏与急救分为现场院外急救和院内急救两个阶段。院外急救实施场所为创伤发生现场、医疗后送途中，院内急救实施场所为急诊科、病房或监护室等医院各科室。复苏与救治的基础环节是现场急救等非院内急救，实施时应遵循"先救命后救伤、先重伤后轻伤"的原则，首先处置呼吸、心搏骤停、大出血、窒息等危及伤员生命的伤情，然后再按先重伤后轻伤的顺序处置伤员，做到层次分明、轻重有别、先后有序。此外，在现场急救时还应注意评估环境风险，做好自我防护，在救治伤员的同时也要为其提供心理支持。

三、国防施工（坑道作业）创伤救治难点

国防施工（坑道作业）施工劳动强度大，创伤概率高，而且国防施工（坑道作业）创伤有其特殊的损伤机制、复杂损伤因素及特殊创伤类型，因此在创伤治疗上有其自身的特点和规律，对医疗救治技术要求高，也给国防施工（坑道作业）创伤救治带来一些难点问题。主要有以下几个方面。

（一）现场救治力量不足

部队外出施工机动性强，距部队营区远，施工作业范围大，施工点多、线长，加上基层部队连以下分队没有配备军医，只有1个卫生员能够实施现场医疗救治任务，一线保障力量非常紧缺。

（二）救治设备缺乏

我军目前下发一线部队急救药品、器材有限，可携带量少，急救药品、器材补给困难。部队可携带的医疗设备少。

（三）现场抢救条件差

创伤事故往往是在狭小、阴暗、潮湿的坑道环境中发生，如当隧道塌方造成人员被困时，抢救人员

进入坑道只能选择从联络通道、隧道另一端、隧道侧面、洞顶等处快速开挖 1 个断面合适的小导洞，通过相对狭小的通道进行，加上坑道内供风、供氧、照明、供应食物及药品、通风等条件有限，现场基础设施简陋，现场对受伤人员进行急救存在一定困难。救援人员和伤员还容易遭受塌方、飞石等 2 次打击的伤害。

（四）可依托救治力量有限

部队国防施工（坑道作业）多在远离部队医院或地方医院的偏远地域，加上交通条件落后，受伤人员就近转送当地医院治疗困难；可依托救治力量有限，伤员救治任务主要依靠自身保障力量完成。

（高钰琪　刘运胜　李健杰）

第三节　国防施工（坑道作业）创伤伤员现场急救

国防施工（坑道作业）创伤伤员救护的基础是现场急救，其技术包括止血、包扎、固定和搬运及心肺复苏等，综合了外科学、内科学、急救医学等多学科知识。与军事医学、野战护理学、卫生勤务学等多学科相互交叉渗透，在器材使用、方法选择、救治技术上具有重叠性，而运用时机、场所和效果呈现出多样性。

一、现场急救基本概念、特点和意义

（一）基本概念

国防施工（坑道作业）创伤现场急救是指进行国防施工（坑道作业）时，在施工（作业）现场对负伤人员实施自我或他人急救的活动，包括通气、止血、包扎、固定、搬运和心肺复苏。国防施工（坑道作业）创伤现场急救技术是国防施工（坑道作业）创伤分级救治的起点，是广大施工（作业）官兵必须掌握的一项基本技能。

（二）特点

国防施工（坑道作业）创伤现场急救具有以下特点。

1.突发性　国防施工（坑道作业）创伤往往在预料之外的几小时甚至几分钟之内突然、大量发生。伤员若得不到及时抢救，发生死亡或致残的概率极高。

2.复杂性　国防施工（坑道作业）创伤现场种类、程度、发生人员数量复杂多样，可能存在 2 种以上的复合伤。因此，现场急救情况复杂，难度大。

3.紧迫性　严重创伤抢救的"黄金时间"根据伤情不同分别为受伤后 10 min、30 min、1 h。赢得时间对抢救伤员生命十分重要。

4.独特性　国防施工（坑道作业）创伤在坑道环境下发生，由于发生环境的特殊性，其现场急救组织实施在遵循一般环境下现场急救原则要求的基础上还有其特殊性。

（三）意义

国防施工（坑道作业）创伤现场急救是保护施工（作业）部队有生力量的重要措施，是伤员首次急救的关键措施，是施工（作业）部队顺利完成任务的重要前提和基本保证。现场急救水平的高低直接影响整个急救的成败和好坏，及时准确地实施国防施工（坑道作业）创伤现场急救不仅能直接挽救伤员生命，而且为后继救治打下良好基础，对于挽救伤员生命，降低死亡率，减少伤残率，提高治愈率，维护施工（作业）部队战斗力具有重要意义。

二、现场急救技术

(一)通气

1.概述 气道(呼吸道)一旦发生阻塞(或梗塞),在数分钟内伤员即会因窒息、缺氧而死亡,抢救时必须分秒必争地除去各种阻塞原因,使气道通畅,称为通气(ventilation)或通气术。保持气道畅通是呼吸的必要条件。如伤员有反应但不能说话、咳嗽,出现呼吸困难,可能存在气道梗阻,必须立即检查原因并予清除。检查者将自己面颊部靠近伤员的口鼻处,距离大约3 cm,通过"一看、二听、三感觉"的方法判断是否有自主呼吸的存在。"一看"指看胸廓有无起伏,"二听"指有无呼吸音,"三感觉"指有无气流感。对呼吸存在的伤员评估呼吸活动情况,即频率、深浅度、节律有无改变,有无呼吸困难、被动呼吸体位、发绀及"三凹"征。如出现呼吸变快、变慢、变浅乃至不规则,呈叹息样,这些都提示病情危重。如呼吸已停止,应立即进行口对口人工呼吸。伤员的鼻咽腔和气管被血块、泥土或呕吐物等堵塞或昏迷后舌根后坠可引起窒息,需要立即设法重建气道,恢复通气。

2.原因 气道阻塞的直接原因为颌面伤、咽喉伤、颈部伤、气管支气管伤等。间接原因为中枢性昏迷、吸入性损伤、冲击伤(肺爆震伤)等。

3.判断 气道阻塞判断的具体依据如下。

(1)受伤史 有受伤史,并可见头面颈部某处有创伤等。

(2)无呼吸或有异常呼吸声 不同的异常呼吸声,提示不同的阻塞部位。①鼾声,由舌后坠所致;②喘鸣声,由喉头、上呼吸道阻塞所致;③漱口声,由咽部分泌物、呕吐物或血液存留所致;④呼哧呼哧声,由上呼吸道下部或支气管阻塞所致。

(3)其他 ①如自动呼吸仍存在,可见强烈的腹壁运动、肋间肌内陷、辅助呼吸肌的运动或气管牵引动作。正压换气时,有明显的阻力。②伤员面色及口唇发绀,呈现痛苦貌、躁动不安、脉搏快而弱,或不同程度的意识障碍等。呼吸困难、有痰鸣或气道阻塞呼吸急促声。

呼吸受阻后时间较长、窒息者,若不及时救治,则先呼吸停止、后心跳停搏。

4.方法 现场急救和各级急救站急救,对气道阻塞伤员,救护人员必须果敢地做出决定,以最简单、最迅速的方式予以通气,以解除梗阻,挽救生命。

(1)手指掏出法

1)适应证:适用于口腔内气道阻塞,多为颌面部伤。

2)步骤与方法:急救者用手指伸入口腔内将碎骨片、碎组织片、血凝块、泥土、分泌物等掏出。有条件时用吸引管吸净口内液体,止血,气道通畅呼吸正常后将舌迁出固定,将伤员置于侧卧或俯卧位才能后送。

(2)托下颌角术

1)适应证:适用于颅脑损伤或爆炸伤等致舌根后坠者,伤员深度昏迷而窒息。

2)步骤与方法:急救时将伤员取仰卧位,急救者用双手托起伤员两侧下颌角,即可解除呼吸道阻塞,声音转为正常;如仍有呼吸异常声,迅速用手指掰开上下颌,掏出或吸出口内分泌物或血液、血凝块。呼吸通畅后改俯卧位。

(3)垂俯压腹法

1)适应证:适用于爆炸伤或淹溺后等创伤,上呼吸道有液性堵塞物时。

2)步骤与方法:从背侧用双手围抱伤员上腹部,将伤员提起使其上半身垂俯,间歇用力压腹,促使上呼吸道堵塞物吐出、咯出。

(4)击背法

1)适应证:同垂俯压腹法。

2)步骤与方法:使伤员上半身前倾或半俯卧,急救者一手托住伤员胸部,另一手以掌重击背部,促使其咳出上呼吸道的堵塞物。

　　(5)环甲膜穿刺或切开术

　　1)适应证:适用于窒息伤员,情况特别紧急,上述两项措施不见效果,且伤员尚有自主呼吸而无法行气管插管通气情况下,为争取时间而进行的手术。

　　2)环甲膜穿刺术步骤与方法:①平卧,垫肩,头部后仰;②定位,甲状软骨与环状软骨之间正中处凹陷位;③局部常规消毒,局部麻醉;④固定注射器于垂直位置,注入2%利多卡因溶液1 ml,然后迅速拔出注射器;⑤左手示指和拇指固定环甲膜处的皮肤,右手持注射器垂直刺入环甲膜(到达喉腔时有落空感,回抽注射器有空气抽出,参见图32-1、图32-2);⑥再按照穿刺目的进行其他操作;⑦穿刺点用消毒干棉球压迫片刻。

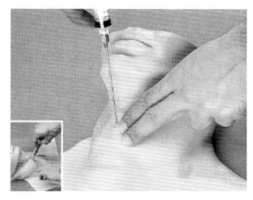

图 32-1　固定环甲膜

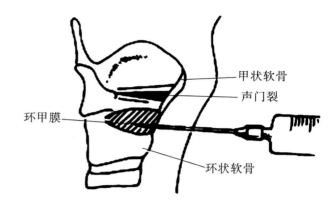

甲状软骨
声门裂
环甲膜
环状软骨

图 32-2　刺入环甲膜

　　3)环甲膜切开术步骤与方法:用剪刀片或其他锐利刀片横形切开甲状软骨和环状软骨间皮肤,长约3 cm;露出环甲膜,切开环甲膜长约1 cm;用刀柄或止血钳撑开切口,用吸痰管吸净气道内血液及分泌物,使气道空气通畅后放入气管导管或橡胶管;固定好气管导管或橡胶管。

　　(6)气管插管术

　　1)适应证:①心脏停搏需要持续胸外按压;②伤员神志尚清醒,但有呼吸窘迫或衰竭的体征;③伤员的气道保护功能丧失(如昏迷、心跳停止),咳嗽或吞咽反射消失;④由于舌或咽喉部肌肉失张力而致的呼吸道梗阻;⑤其他方法不能改善昏迷伤员的通气状况时;⑥全身麻醉或使用肌松剂。

　　2)物品准备:喉镜、气管导管、管芯、牙垫、喷雾器、10 ml注射器、吸痰器、吸痰管、胶布、无菌液状石蜡等。

　　3)步骤与方法:①摆放体位,伤员取仰卧位,清除松动牙齿及义齿,清除口腔异物或分泌物,用压额抬颏法,以寰枕关节为转折点使头部充分后仰,以便口、咽、喉呈一条直线(颈椎伤伤员除外)(图32-3A)。②面罩加压给氧,用简易呼吸器面罩加压给氧2~3 min,使血氧饱和度保持在95%以上,保证气管插管时体内具有一定氧含量。③暴露声门,打开喉镜,急救者用右手拇指、示指拨开伤员口唇及上下齿,左手紧握喉镜柄,将喉镜送入伤员口腔的右侧向左推开舌体后居中,以避免舌体阻挡视线(图32-3B、图32-3C)。缓慢地沿中线向前推进,暴露伤员的腭垂(悬雍垂,第1解剖标志)、再循咽部自然弧度慢推镜片,使其顶端抵达舌根,即可见到咽和会厌(第2解剖标志),行至会厌和舌根之间,左手上提,挑起会厌,暴露声门(图32-3D、图32-3E、图32-3F)。④插入气管导管,急救者用右手以握毛笔状持气管导管从口腔的右侧进入,将导管前端沿着喉镜气管槽插入口腔,对准声门后,轻旋导管进入气管内,直至套囊完全进入声门。将导丝拔除,继续将导管向前送入3~5 cm,插管时导管尖端距门齿距离通常在21~23 cm(图32-3G)。

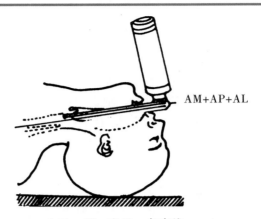

A.口、咽、喉呈一条直线
口轴线（AM）：自口腔(或鼻腔)至咽后壁的连线；咽轴线(AP)：从咽后壁至喉头的连线；
喉轴线(AL)：从喉头至气管上段的连线

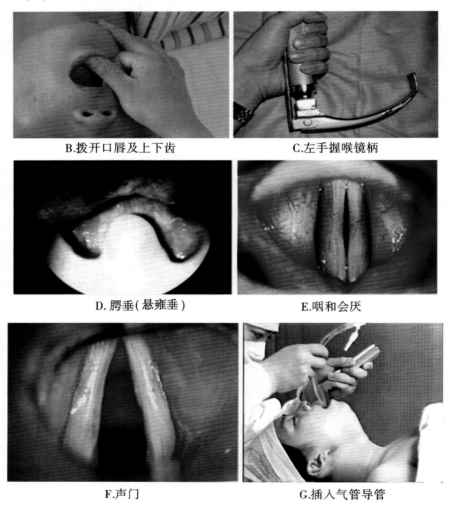

B.拨开口唇及上下齿　　C.左手握喉镜柄

D.腭垂(悬雍垂)　　E.咽和会厌

F.声门　　G.插入气管导管

图32-3　气管插管术方法

（二）止血

1.概述 在国防施工(坑道作业)现场，出血是威胁伤员生命的重要原因之一。出血发生后，需在最短时间内采用最有效的止血方法，降低伤员痛苦和生命危险。止血(hemostatic)是最基本、最紧急的急救技术，止血的目的在于控制出血，保存有效的血容量，防止出现低血容量性休克。

各种创伤一般都会有出血，创伤出血可分为内出血和外出血。内出血时血液流向内脏器官或体腔或组织间隙而不易被及时发现。外出血指血液自创面流出体外,显而易见。现场急救止血主要适用于外出血,是对周围血管创伤出血的紧急止血。对于伤员,除了判断有无出血外,还要判断是什么部位、什么血管出血,以便采取正确有效的止血方法。①动脉出血:血色鲜红,血液随心脏的收缩而大量涌出,呈喷射状,出血速度快、出血量大。②静脉出血:血色暗红,血液缓缓流出,出血速度较缓慢,出血量逐渐增多。③毛细血管出血:血色鲜红,呈渗出性,可自行凝固止血。若伴有较大的伤口或创面时,不及时处理,也可引起失血性休克。夜间抢救,不易辨别出血的性质时,应从脉搏的强弱、快慢,呼吸是否浅而快,意识是否清醒,皮肤温度及衣服被血液浸湿的情况来判断伤员出血的程度,并迅速止血。

现场止血术常用的有直接压迫止血法、指压动脉止血法、钳夹或结扎止血法、加压包扎止血法、填塞止血法、止血带止血法、加垫屈肢止血法和药物止血法等,使用时要根据具体情况,可选用 1 种,也可把几种止血法结合在一起应用,以达到最快、最有效、最安全地止血目的。

人体的血液有一定的路线,要准确地止血,就必须掌握主要动脉的压迫点(图 32-4)。常用的止血方法主要有以下几种。

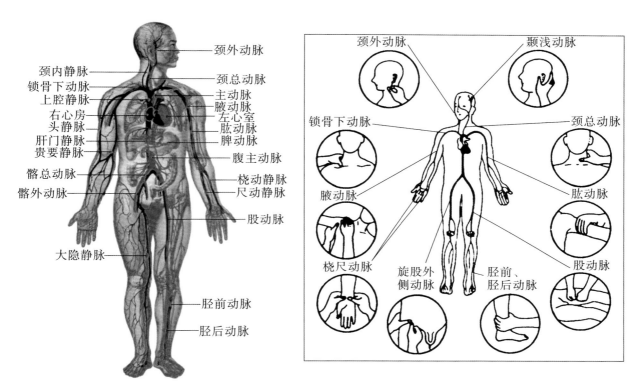

图 32-4 人体主要动脉行走路线及指压止血压迫点

2. 指压止血法 在伤口上方,将中等或较大的出血血管的近心端,用手指或手掌把血管压迫于深部的骨头上,以此阻断血液的流通,起到止血的作用。有时破损的动脉不止 1 条,必须仔细检查,压住每一条出血的动脉。此法止血只适用于应急状态下短时间控制出血,应随时创造条件,采取其他止血方法。

(1)头颈部出血 ①一侧头顶部出血,可用示指或拇指压迫同侧耳前方搏动点(颞浅动脉)止血。②一侧颜面部出血,可用示指或拇指压迫同侧下颌骨下缘、下颌角前方约 3 cm 凹陷处的搏动点(面动脉),压迫此点可控制一侧颜面出血。③一侧头面部出血,可用拇指或其他四指压迫同侧气管外侧与胸锁乳突肌前缘中点之间搏动点(颈总动脉)(图 32-5)。

(2)上肢出血 ①肩腋部出血,可用拇指或示指压

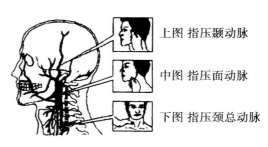

图 32-5 头颈部出血指压止血点

迫同侧锁骨上窝中部的搏动处(锁骨下动脉),将其压向深处的第1肋骨方向。②前臂或上臂出血,可用拇指或其余四指压迫上臂内侧肱二头肌与肱骨之间的搏动点(肱动脉)。③手部或手掌部出血,救护者用两手拇指分别压迫手腕横纹稍上方,内外侧(尺、桡动脉)各有一搏动点,即可止血,自救时可用健手的拇指和示指分别压迫上述两点(图32-6)。

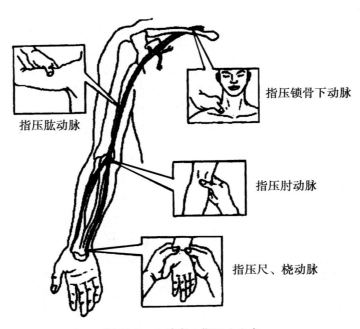

指压锁骨下动脉

指压肱动脉

指压肘动脉

指压尺、桡动脉

图32-6 上肢出血指压止血点

(3)下肢出血 ①大腿出血,可用双拇指重叠,用力压迫大腿上端腹股沟中点稍下方的搏动点(股动脉),或用手掌根部压迫止血。②足部出血,可用双手示指或拇指分别压迫足背近踝关节搏动点(足背动脉)和足跟内侧与内踝之间搏动点(胫后动脉)(图32-7)。

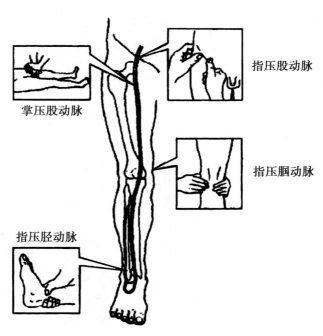

指压股动脉

掌压股动脉

指压腘动脉

指压胫动脉

图32-7 下肢出血指压止血点

3.加压包扎止血法 此法主要用于静脉、毛细血管或小动脉出血,出血速度和出血量不是很快、很大。止血时先用纱布、棉垫、绷带、布块等做成垫子放在伤口的无菌敷料上，再用绷带或三角巾适度加压包扎，松紧要适中，以免因过紧而导致血液循环障碍，造成局部组织缺血性坏死；包扎过松达不到控制出血的目的。

4.加垫屈肢止血法　此法适用于小腿、足、前臂或手部出血，并且没有骨折和大动脉损伤的出血。方法是先用棉垫、纱布或其他布类物品放在腘窝或肘窝处，然后屈膝或屈肘关节，再以绷带卷、三角巾或宽布带在小腿和大腿、前臂和上臂之间进行交叉缠绕，以拉近两部位之间的距离，压迫出血的血管而达到止血(图 32-8)。

5.止血带止血法　常用的止血带为橡皮止血带，在紧急情况下常选用绷带、布带(衣服扯成条状)、裤带、毛巾等布制止血带作为替代。

(1)注意事项　①要严格掌握止血带的适用情形，当四肢大动脉出血用加压包扎不能止血时，才能使用止血带。扎止血带尽量靠近出血伤口近端，避免不必要的过多的血运阻断。②止血带不能直接扎在皮肤上，应用棉花、薄布片作衬垫，以隔开皮肤和止血带。③止血带连续使用时间不能超过 5 h，避免发生急性肾功能衰竭、止血带休克或肢体坏死。每 30 min 或 60 min 要慢慢松开止血带 1~3 min。④松解止血带前，应先输液或输血，准备好止血用品，然后再松开止血带。⑤上止血带松紧要适当，包扎过松达不到止血的目的，如果阻断静脉而未阻断动脉，将使出血加重；过紧会影响远端肢体的血液供应，甚至会缺血坏死。应以上止血带后出血停止，并摸不到动脉搏动为度。

(2)橡皮止血带止血法　在肢体的恰当部位，如大腿的中下 1/3 处，上臂的中下 1/3 处，用纱布、棉布、毛巾或衣服等物作为衬垫后再上止血带。用左手的拇指、示指、中指持止血带的头端，将长的尾端绕肢体一圈后压住头端，再绕肢体一圈，然后用左手示指、中指夹住尾端后，将尾端从止血带下拉过，由另一端牵出，系成一个活结(图 32-9)。

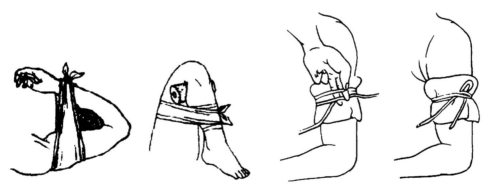

图 32-8　加垫屈肢止血法　　　　　图 32-9　橡皮止血带止血法

(3)绞棒式止血带止血法　在没有制式橡皮止血带时，可用三角巾、绷带、布条等绕肢体一周后打一个活结，并在一头留一个小套。然后，取一小截木棒穿过活结，稍向上提起并绞紧，将绞紧后的木棒插入小套内，并把小套拉紧固定即可(图 32-10)。

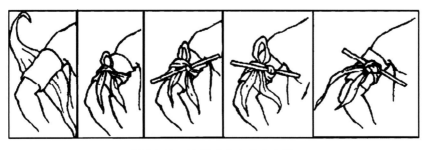

图 32-10　绞棒式止血带止血法

（4）弹性橡皮带止血法　其由宽4.5 cm、长110 cm、厚1.5 cm扁平橡胶止血带和金属扣组成，结构简单、携带和操作方便、重量轻、宽度较为合理。此种橡皮带可替代橡皮管止血带用于肢体手术止血，更适用于战伤四肢血管伤的暂时性急救。缺点为因无测压装置，压力不容易掌握。

（5）充气式压力止血带　此种止血带比橡皮管止血带增加了宽度，使肌肉受压面积受力均匀，还有压力显示器，可以调节止血带压力。充气式压力止血带的缺点为使用过久压力指针容易不准，连接管容易漏气。

（6）卡式止血带　卡式止血带是一种新型的机械法加压止血带，有快速自动锁紧和解脱机构，并适当增加带宽，既能快速有效止血，又能减轻对远端肢体的损伤，使用时伤员一只手即能操作，尤其适用于战时伤员的自救互救（图32-11）。

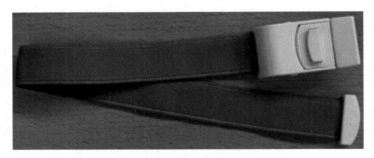

图 32-11　卡式止血带

（7）单手用止血带　单手止血带采用环行尼龙网收紧作用进行止血，可使单个伤员在没有协助的情况下完成一侧手臂或大腿伤口的包扎止血（图32-12、图32-13）。另外，棘齿状止血带可单手操作，便于伤员自用，易松解和再加压，适合长途后送时应用，止血效果较好。

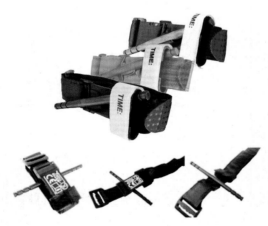

图 32-12　单手止血带

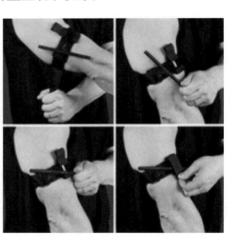

图 32-13　单手止血带操作

（8）全自动止血带　随着计算机技术的发展，一些与计算机技术相结合的全自动止血带相继应用于临床，如 ZKZ2A 型自控肢体止血带，专为战时止血带研制了自动语言报警系统，它随止血带一起使用，可同时输入数名伤员使用止血带的信息，并可设定报警时间，报警系统将自动提醒为伤员松解止血带。此种止血带特点是具有充气快、压力稳定、可数字显示和定时报警等特点，主要应用于手术肢体止血以及创伤急救等。ATS750 止血带系统是一种采用电脑数字控制，根据手术部位的需要设定压力，通过新型高效气泵快速充气于止血带内，从而压迫肢体，阻止血液循环，达到止血目的。ATS750 止血带系统具有压力低，设定手术时间长，止血更彻底等特点，尤其适用于小儿。ATS1000 型自动充气止血带，相比普通空气压力止血带，其具有技术先进，设计合理，调整简单，使用方便，易学易懂，仪器与气囊连接紧密、密度程度高、不易漏气，止血效果好等优点。最新型的数字式电动充气式止血带，可根据伤员血压变化自动充气与放气,并具有报警功能,平时使用效果较好,战时应用效果还有待进一步考证。

（9）血管内止血带　创伤急救用制式"血管内止血带",适用于临近躯干的大血管（如颈部、肩锁部、骨盆部等）损伤的止血,特点为既能阻断动脉腔内的血液流动,又不损伤血管壁,携带和使用方便,较好地解决了野战条件下往后方运送伤员时间长、就地救治血管创伤难等问题。

（10）多功能现役止血带　多功能现役止血带针对现役止血带使用的不便做了改进,作为各型止血带的附件,其定时报警功能可有效地避免不良事件的发生,并能减轻战时救治工作量。此装置还加入了身份识别、伤员寻踪等功能,全套装置分为单兵端、搜救端。但本装置目前功能仍较单薄,如能采用相关传感器,采集伤员生理数据,则能真正发展成为"战地即时寻踪救护系统"。

（11）止血带的衍生产品　近年来,随着军事理论的发展及高科技武器的出现,现代战争出现多维（海、陆、空、电、太空）、全方位、大纵深的特点,在短时间内伤员量骤增,复合伤、重伤员比例增加,战时一线救治任务繁重。因此,必须加强一线野战救治。同样,随着城市的发展和交通工具的进步,平时创伤的发生率也大大提高。随着材料技术的进步,人们发展了用于控制出血的一些新型材料和止血技术作为止血带的替代和衍生产品。

1）纤维蛋白绷带:干纤维蛋白敷料（dry fibrin sealant dressing,DFSD）是从人血浆中提取的纤维蛋白原和凝血酶制成的,含有纤维蛋白原、纤溶酶和促凝血蛋白等成分,可整体使用,也可切成小片单用。在海湾战争中由美军推出使用,据报道可使血液流失减少 50%~85%。

2）壳聚糖绷带:壳聚糖是一种生物活性材料,具有抗菌、杀菌作用,还可以促进组织修复和止血作用。该绷带由壳聚糖制成,可与血细胞形成血凝块,能在 30 s 内使 300 ml 血液凝固。Pusateri 等在猪严重损伤模型上验证了这个产品的有效性。

3）止血粉:Quikclot 是美国研制的一种新型止血粉,其止血机制非常简单,它像一块超级海绵,能在数秒内吸干伤口流出血液中的水分,而不吸收红细胞、血小板和其他凝血因子,使凝血因子浓缩并立即发挥止血作用。

（三）包扎

1.概述　包扎（dressing）是以无菌敷料或干净毛巾、衣物、布类覆盖伤口,外面用绷带或布条进行的一种创伤现场应急处理的重要措施,其在战伤救护中应用广泛。及时正确的包扎,可以达到保护伤口、减少感染、压迫止血、减轻疼痛,以及固定敷料和夹板等目的。相反,错误的包扎可导致出血增加、加重感染、造成新的伤害、遗留后遗症等不良后果。及时、正确的包扎需做到:一快（发现、暴露伤口快,包扎快）;二准（部位准确）;三轻（动作轻,不碰撞伤口,以免增加伤口出血和加剧疼痛）;四牢（牢靠、松紧适宜,打结时避开伤口和不宜压迫的部位）;五细（处理伤口要仔细）。

（1）包扎材料　目前,部队常用的制式包扎材料有:三角巾急救包、绷带、四头带等,均经消毒压缩后备用,其外包装在使用时可展开盖在敷料外以防雨水浸湿;胸壁有穿透伤时,可用外包装加强密封效果。其中,三角巾是我军制式急救包之一,它不仅是较好的包扎材料,还可固定夹板、敷料及代替止血带使用。其制作简单、使用方便,可用于身体各部位的包扎。缺点是压力较弱、不够牢固。使用时既可折叠成条带状作为悬吊带或做肢体的伤部包扎,又可展开用于包扎躯干或四肢的大面积创伤。绷带用途广泛,可根据不同部位使用不同的包扎方法。绷带包扎时,适当的拉力可保持伤口的敷料固定及达到加压止血的目的。其用于躯干及腹部伤的包扎效果不如三角巾。四头带多用于胸部及四肢伤的包扎,固定牢靠、不宜滑脱。此外,包扎还可使用一些相对干净的就便材料,如毛巾、手绢、衣物、被单等。

（2）包扎时注意事项　①包扎时不可用手直接接触伤口,紧贴伤口的敷料应是消毒敷料,紧急情况下亦可选用较干净的毛巾、衣服、被单等布料包扎,包扎时敷料应超出伤口边缘 5~10 cm。②根据包扎部位选用宽度适宜的包扎材料,操作时动作轻柔,从远心端到近心端,以促进静脉血液回流。③压力均匀、松紧适度,太松容易脱落,过紧则影响血运,并尽量使肢体保持功能位。④对头颅、腹部外露的组织应用凹形物保护。包扎四肢时,应将指（趾）端外露,以便观察血液循环。⑤绷带包扎时,为防止滑脱,应先环行缠绕数周以固定起点,以后每周覆盖上圈宽度的 1/3~1/2;包扎完毕,再环行缠绕2周,以保证固定充分。⑥在肢体的骨突出或凹陷处(内外踝、腘窝及腹股沟等),应先垫好棉垫再行包扎。⑦绷带的往返与交叉应呈一直线,固定结应在肢体的外侧面,不在伤口、骨突出处或易受压的部位打结。⑧遇有外露污染的骨折端或腹部内脏器官,不可轻易还纳。若腹腔组织脱出,须用干净器皿保护后再包扎。⑨解除绷带时,先松解固定结或取下胶布,然后用两手传递松解。紧急情况下或绷带被伤口分泌物浸透干固时可剪开。

2.三角巾包扎方法　三角巾包扎面积大,方便、易掌握,应用十分广泛。三角巾包扎还可根据头面部、肩背部、胸部、四肢、臀部等不同包扎部位的需要,将三角巾叠成燕尾状、双燕尾状或蝴蝶状等多种形状进行包扎,提高包扎质量(图32-14)。

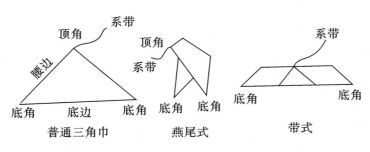
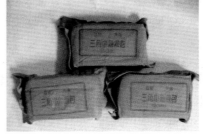

普通三角巾　　燕尾式　　　带式

图32-14　三角巾

(1)头面部三角巾包扎法　头面部三角巾包扎法适用于头顶部、颞部、眼部、前额部、枕部、耳部、面颊部、下颌部等伤口的包扎。包扎方法主要有帽式、风帽式、半帽式、斜帽式、面具式包扎法,包扎时应根据受伤部位及包扎范围选择合适方式。

1)帽式包扎法:先将纱布、敷料或替代物覆盖在伤口上,将三角巾底边中点置于眉间上部,顶角经头顶垂于枕后,底边分别经两耳上向后扎紧,压住顶角,在枕部交叉后再经耳上绕到前额打结。最后将顶角向上反折嵌入底边内(图32-15)。

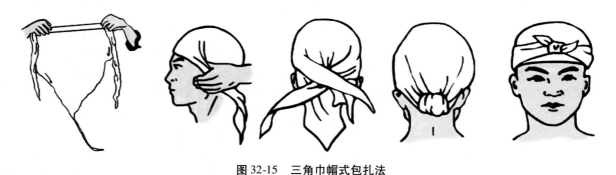

图32-15　三角巾帽式包扎法

2)风帽式包扎法:在三角巾顶角和底边中点各打一结,形似风帽,顶角结放于额部,底边结放于枕部,拉紧底边两端并分别向外反折,左右交叉包住下颌,最后绕到颈后打结(图32-16)。

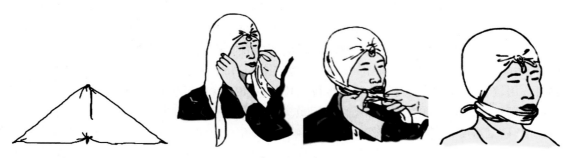

图32-16　风帽式包扎法

3）面具式包扎法：将三角巾顶角打结并使结头下垂，提起左右两角，形成面具样。用顶角结兜起下颌，罩住头面并拉向枕后，拉紧两端底边，交叉后绕到前额打结。提起布巾在相当于眼、鼻、口的对应部位处开窗（图32-17）。

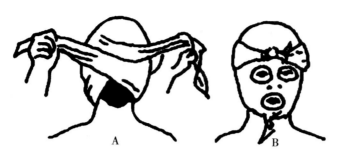

图 32-17　面具式包扎法

4）眼部包扎法：将三角巾折成4横指宽的条带，将条带的2/3向下斜放于伤侧眼部并从伤侧耳下绕脑后经健侧耳上至前额，压上端绕行，上端于健侧眉上向外反折后从耳上拉向脑后，两端相遇打结。包扎双眼时，可将反折上端斜行向下，压住另一伤眼，再经耳下绕至对侧耳上打结，分成"8"字形（图32-18）。

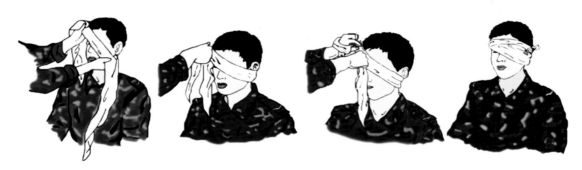

A.单眼包扎法

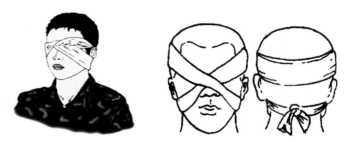

B.双眼包扎法

图 32-18　眼部包扎法

5）单侧面部包扎法：伤部盖敷料，将三角巾对折成一小三角巾，底边斜盖于伤侧面部，顶角经枕后绕至对侧与前底角在健侧颞部打结，拉紧另一底角，向内反折包绕下颌，于健侧耳前上方与另一底角打结（图32-19）。

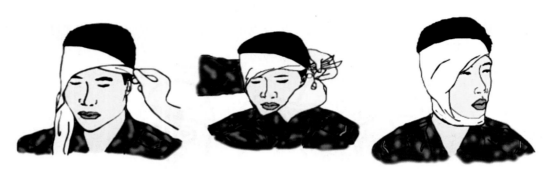

图 32-19 单侧面部包扎法

6)下颌包扎法:伤部盖敷料,将三角巾折叠为约 4 横指宽条带,取 1/3 处托下颌,长端经耳前绕头顶至对侧耳前,与另一端交叉,两端分别绕前额及枕后,相遇打结(图 32-20)。

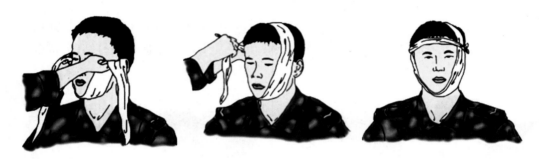

图 32-20 下颌包扎法

(2)肩部包扎法

1)单肩包扎法:将三角巾折叠成燕尾式,燕尾夹角约 90°,夹角对准颈部放于伤侧肩上,向后的一角压住向前的一角,并稍大于前角,燕尾底边两角包绕上臂上部并打结,拉紧两燕尾角,分别经胸背于对侧腋下打结(图 32-21)。

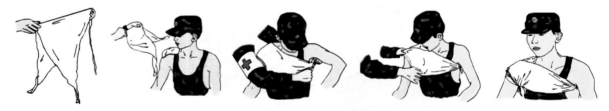

图 32-21 单肩包扎法

2)双肩包扎法:使三角巾两燕尾角等大,燕尾夹角约 120°,夹角朝上对准颈后正中,燕尾披在双肩上,两燕尾角过肩由前往后包肩至腋下与燕尾底边相遇打结(图 32-22)。

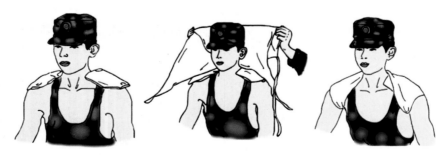

图 32-22 双肩包扎法

（3）上肢包扎法　三角巾底边的一端置于健侧肩部，屈伤侧肘90°左右，将前臂放在三角巾上，然后将三角巾向上反折，使底边另一端到伤侧肩部，绕至颈后与头端打结，悬吊上肢，最后折平三角巾顶角用安全针固定。上肢的悬吊可采用大悬臂带法和小悬臂带法，前者适用于前臂组织损伤和骨折，肱骨骨折时不能用，后者适用于锁骨和肱骨骨折，肩关节和上臂伤（图32-23、图32-24）。

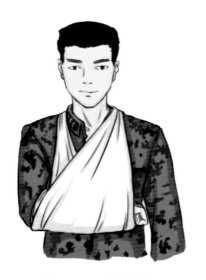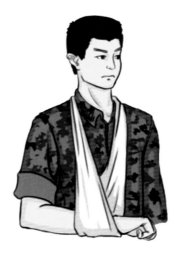

　　　　　图 32-23　大悬臂带法　　　　　　　　　　图 32-24　小悬臂带法

（4）胸背部包扎法

1）单胸（背）包扎法：将三角巾底边横放在胸（背）部，顶角超过伤肩，并垂向背部；两底角在背后打结，再将顶角带子与之相接。此法如包扎背部时，在胸部打结（图32-25）。口诀：顶角对准伤肩缝（患侧），底边围胸背后结，顶角系带要结牢。

2）双胸（背）包扎法：将巾打成燕尾状，两燕尾向上，平放胸（背）部；两燕尾在颈后打结；将顶角带子拉向对侧腋下打结。此法用于背部包扎时，将两燕尾拉向颈前打结（图32-26）。口诀：折成等大燕尾巾，顶角系带底边结，燕尾系带背后拉，套住系带结结牢。

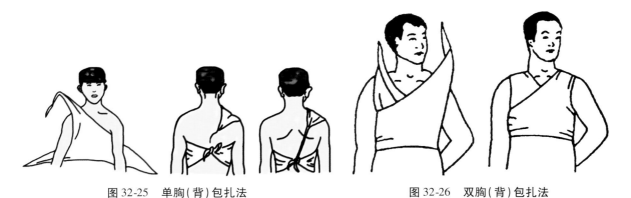

　　　　图 32-25　单胸（背）包扎法　　　　　　　　　图 32-26　双胸（背）包扎法

（5）腹部及会阴部包扎法　三角巾底边向上围住腰部，顶角向下盖住下腹部，两底角绕到腰后打结，顶角经两大腿间拉向后面，经一侧臀部上拉，遇底边打结（图32-27）。

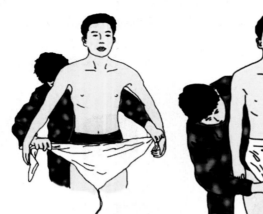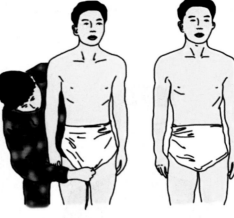

图 32-27 腹部及会阴部包扎法

（6）臀部包扎法

1）单臀包扎法：折三角巾成燕尾状，盖伤侧臀部的后片要大于并压着向前的小片，两燕尾角包绕伤侧大腿，于大腿内侧打结，两底边角分别过腰腹部在对侧腰部打结（图 32-28）。

2）双臀包扎法：多用蝴蝶巾式包扎法。将 2 条三角巾的顶角连接处置于腰部正中，底边的各一端绕向前在腹部打结，另一端分别自大腿内侧绕向前，与其底边打纽扣结（图 32-29）。

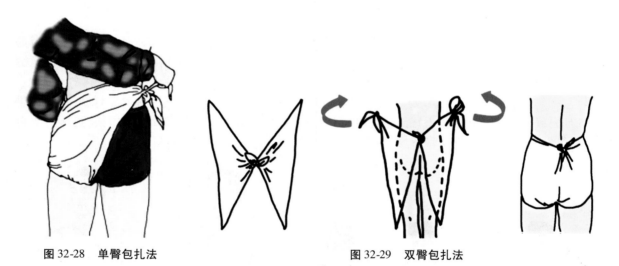

图 32-28 单臀包扎法　　　　　　　　　　　图 32-29 双臀包扎法

（7）膝（肘）部包扎法　将三角巾叠成适当宽度的带状巾，将中段斜放于伤口部，取带两端分别压住上下两边，两端于肘或膝后交叉，一端向上，一端向下，环绕肢体一周包扎，在肘或膝后打结，呈"8"字形，包绕打结（图 32-30）。

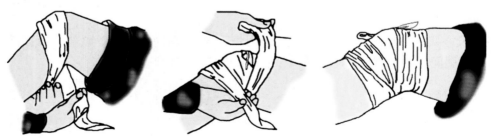

图 32-30 膝部包扎法

(8)手(足)包扎法　手心向下朝顶角方向平放在三角巾上,顶角返折覆盖全手及腕部,折叠手指两侧的三角巾使符合手的外形,然后将两底角拉向手背,左右交叉压住顶角后绕手腕打结。同法包足(图32-31)。

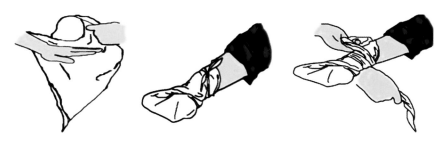

图32-31　手(足)伤包扎法

(9)残肢包扎法　①残肢风帽式包扎法分别将三角巾底边中央和顶角打结,成风帽状,然后将残肢伤端套入风帽内,再拉紧两底角,于近心端互相反折打结固定(图32-32A)。②残肢先用无菌纱布包裹,将三角巾铺平,残肢放在三角巾上,使其对着顶角,并将顶角反折覆盖残肢,再将三角巾底角交叉,绕肢打结(图32-32B)。

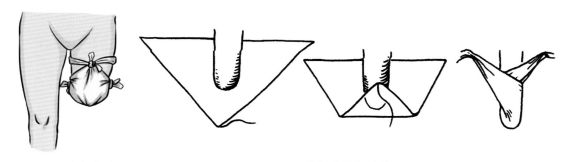

A.残肢风帽式包扎法　　　　　　　　　B.常规残肢包扎法

图32-32　残肢三角巾包扎法

(10)小腿部包扎法　脚朝向三角巾底边,把脚放到近底角底边一侧,提起顶角与较长一侧的底角交叉包裹,在小腿打结,再将另一底角折到足背,绕脚踝与底边打结(图32-33)。

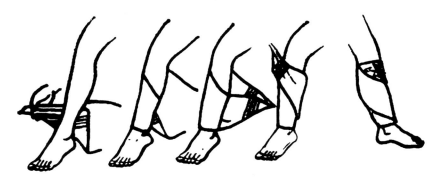

图32-33　小腿部包扎法

(11)大腿根部包扎法　把三角巾的顶角和底边中部(稍偏于一端)折叠起来,以折叠缘包扎大腿根部,在大腿内侧打结。两底角向上,一前一后,后角比前角要长,分别拉向对侧,在对侧髂骨上缘打结(图32-34)。

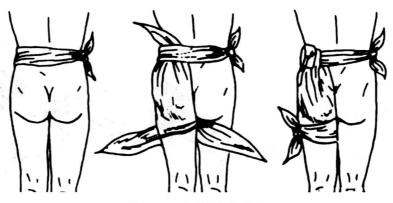

图 32-34 大腿根部包扎法

（12）腋窝包扎法 先在伤侧腋窝下垫上消毒纱布，带巾中间压住敷料，并将带巾两端向上提，于肩部交叉，并经胸背部斜向对侧腋下打结（图 32-35）。

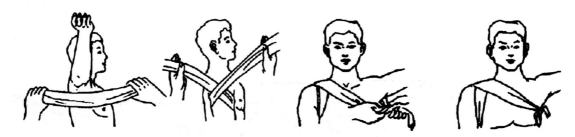

图 32-35 腋窝包扎法

3. 绷带包扎法 绷带种类较多，有棉布绷带、纱布绷带、氨纶弹性绷带、自粘绷带、石膏绷带等，其宽窄及长度亦有多种规格，我国标准绷带长 6 m，宽度有 3 cm、4 cm、4.8 cm、6 cm、8 cm、10 cm 等 6 种，可根据伤员的身材、伤口部位及大小等选用不同类型绷带。绷带包扎具有保护伤口、压迫止血、固定敷料和夹板的功能。

绷带包扎法适用于头面部和四肢的包扎，但不适用于躯干和腹部伤的包扎，这是因为绷带包扎时，如果包扎过松，敷料容易滑脱；包扎过紧，可影响伤员呼吸（胸腹部），且费时、反复缠绕会增加伤员的痛苦。

（1）绷带包扎的基本方法

1）环绕包扎法：环绕法是绷带包扎中最基本、最常用的方法。将绷带做环形重叠缠绕，下周将上周绷带完全遮盖，适用于额、颈、腕、腰等粗细大致相等的部位。为使绷带牢固，通常第 1 圈稍呈斜形，第 2 圈用环形并将第 1 圈斜角压于环形圈内，再重叠缠绕，最后撕开尾部打结（图 32-36）。

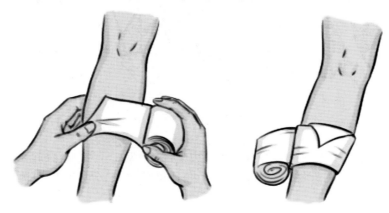

图 32-36 环绕包扎法

2）螺旋包扎法：用于躯干及四肢的包扎。先按环绕法缠绕数周，然后每圈压着前圈的 1/3 ~ 2/3 成螺旋形向上缠绕（图 32-37）。

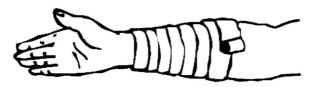

图 32-37　螺旋包扎法

3）螺旋折转包扎法：用于肢体粗细不均的部位。包扎时由细处向粗处缠，先做环形缠绕，绕到渐粗部位时，每圈均把绷带向下反折，盖住前圈的 1/3 ~ 2/3，由此自下而上缠绕即成（图 32-38）。

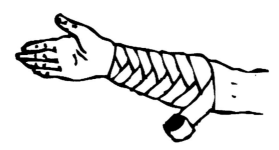

图 32-38　螺旋折转包扎法

4）"8"字形包扎法：常用于关节处。先用环绕法缠绕数周，斜过关节时，一圈向上、一圈向下做"8"字形来回缠绕（图 32-39）。

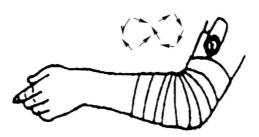

图 32-39　"8"字形包扎法

5）"蛇"形缠绕包扎法：适用于需由一处迅速延伸至另一处时，或简单固定敷料、夹板。与螺旋法基本相同，先做环形缠绕，然后斜行上缠，但每周互不遮盖（图 32-40）。

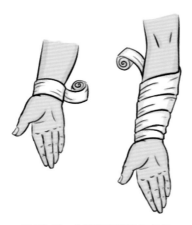

图 32-40　"蛇"形缠绕包扎法

（2）各部位绷带包扎法

1）头顶及额枕部绷带包扎法：有以下几种。

ⅰ. 单绷带回返包扎法：绷带经耳上由前额至枕部先环绕数圈，由助手将绷带固定于枕后。绷带由枕部经头顶到额部后，也由助手在额部将绷带固定，如此反复由前向后，由后向前，左右交替来回包扎，每圈均覆盖前次的 1/3～1/2，直到包绕整个头顶，最后再环绕头部数周于健侧打结（图32-41）。

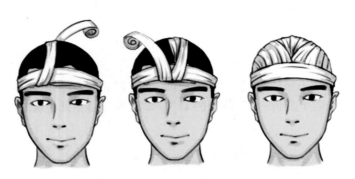

图 32-41　单绷带回返包扎法

ⅱ. 双绷带回返包扎法：此法优点是无须助手。①将2条绷带打结相连，打结处放于枕后；②分别经耳上向前于前额交叉，将第1条绷带经头顶到枕部，第2条绷带则环绕头部，并在枕部覆盖第1条绷带；③第1条绷带再由后向前经头顶到额部，第2条绷带从枕后绕到额部并覆盖第1条绷带；④如此反复交叉缠绕整个头部；⑤最后，将第2条绷带环绕头部数周，于枕后打结（图32-42）。

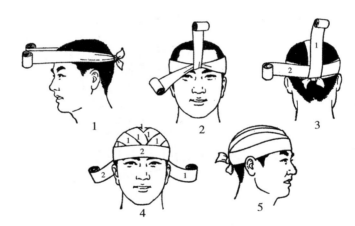

图 32-42　双绷带回返包扎法

ⅲ. 额枕部包扎法：额枕部伤口宜采用"8"字形绷带包扎法（图32-43）。

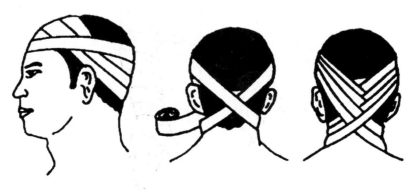

图 32-43　额枕部包扎法

2）眼部绷带包扎法：包括单眼包扎法和双眼包扎法。

ⅰ．单眼包扎法：将绷带环绕头部数周后，斜经头后到伤侧耳下，再斜行向上经颊部到鼻梁处覆盖眼部。再将绷带环绕头部一周，重复上述缠法。如此反复缠绕数圈，每圈覆盖上圈的1/3～1/2，直至伤眼包扎妥善，最后环绕头部数周打结（图32-44A）。

ⅱ．双眼包扎法：用绷带先环绕头部数周，以单眼包扎法包扎头后、耳下、颊部、鼻梁后，再环绕头部，经另眼到另侧颊部、耳下、头后而达前额。如此反复缠绕，每圈覆盖上圈的1/3～1/2，直到双眼均被妥善包扎，最后环绕头部数周打结（图32-44B）。

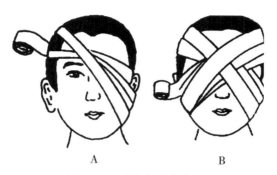

图32-44　眼部绷带包扎法

A.单眼包扎法　B.双眼包扎法

3）下颌部绷带包扎法：从一侧枕后开始，经枕骨粗隆、下颌部到对侧耳前，再经头顶、本侧耳前，绕下颌部到对侧耳前，经头顶到起始部，继续绕颈后到下颌侧方、颏部，再到颈后，成"8"字形环绕。如此反复缠绕包扎下颌（图32-45）。

4）耳部绷带包扎法　耳部伤口宜采用"8"字形绷带包扎法，如图32-46。

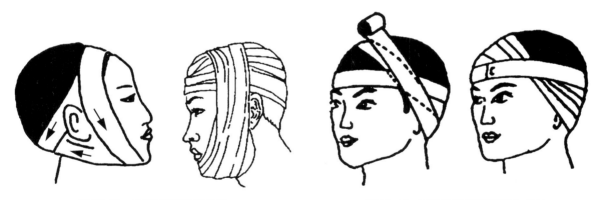

图32-45　下颌部绷带包扎法　　　　　　图32-46　耳部"8"字形绷带包扎法

5）肩部绷带包扎法：包括"人"字形包扎法和肩贴胸包扎法。

ⅰ．"人"字形包扎法：环绕伤侧上臂2～3周，经背部至对侧腋下，再斜经胸前至起始处，绕上臂向上至肩。如此反复缠绕至肩部完全包扎，每圈覆盖前圈的1/3～1/2。每次交叉重叠最好均在外前方，可在上臂及肩部外侧形成一直线，平整美观，也可自胸部开始，再到肩部成"人"字形包扎（图32-47）。

ⅱ．肩贴胸包扎法：用于肩关节脱位整复后或肩部手术后固定，也可用于肱骨外科颈、肱骨干及锁骨等骨折。包扎时将伤侧手放于对侧肩部、腋下衬垫。于伤侧腰部开始，将绷带斜向上经伤肩外侧及上臂，然后经肘的后上紧贴胸壁向后，环绕腰部而覆盖绷带起始部，再经伤侧肘及胸前，斜经背部至伤肩。如此反复缠绕，由外向内，自下而上，每圈覆盖前圈1/3～1/2，直至包扎妥善，最后于肘屈曲部环绕胸部打结。

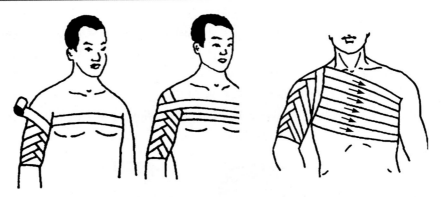

图 32-47 肩部"人"字形包扎法

6)腋部绷带包扎法:腋部伤口宜采用"8"字形绷带包扎法(图 32-48)。

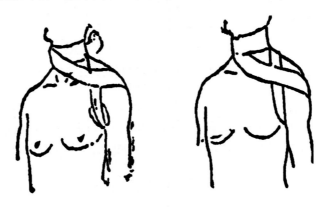

图 32-48 腋部"8"字形绷带包扎法

7)乳部绷带悬吊包扎法:采用"8"字形包扎法,用于乳部受伤时的包扎,如图 32-49。

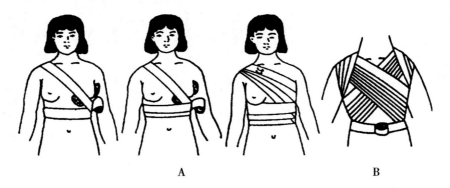

图 32-49 乳部绷带悬吊包扎法

A. 单乳包扎法 B. 双乳包扎法

8)肘部绷带包扎法:先环绕肘上 2~3 周后,斜经肘前向下,环绕肘下,然后斜经肘内侧及肘后至起始处。如此反复缠绕,直至肘内侧均被覆盖,于起始处环绕打结。膝部包扎法与肘部相同,在腘部交叉(参见图 32-39)。

9)前臂绷带包扎法:前臂部受伤时的包扎方法参见图 32-36 ~ 图 32-38、图 32-40。

10)手部绷带包扎法:包括半手套法及全手法(图 32-50)。半手套法即手掌及手指外露,利于观察末梢循环及活动,方法是先环绕腕部,再经手背向下至 4~5 指间,绕小指根部,然后经手背至腕部。全手法需环绕腕部,分别绕经其他手指,最后在腕部打结,具体方法如下。

ⅰ.折返法：先环绕腕部，反折绷带，经手背至指尖，继续绕过手指经指背、手掌至腕部。如此反复折返直至包盖所有手指。再环绕腕部固定反折部，然后斜经手背至指端，于指端环绕1周，用"8"字形缠法由指端向上，最后于腕部环绕打结。

ⅱ."8"字形法：先环绕腕部，斜经手背至虎口处，然后经手掌再至腕部和手背，在手背处与前层交叉。与前层交叉，再至手掌。如此反复缠绕，打结于腕部。

ⅲ.拇指及单指包扎法：以拇指包扎法为例，先环绕腕部，再经手腕掌侧、拇指桡侧，至手背虎口处，斜绕拇指端，做"人"字形包扎，经手背至腕，绕经拇指桡侧至拇指。如此反复缠绕，腕部打结（图32-51）。

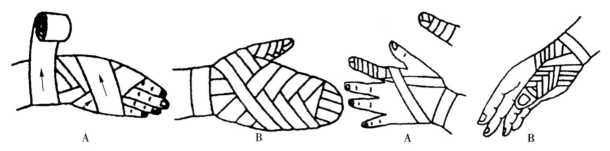

图 32-50　手部绷带包扎法　　　　　　　　图 32-51　拇指"8"字形包扎法及单指包扎法
A.麦穗包扎法　B.无指手套式包扎法　　　　　　A.单指包扎法　B.拇指包扎法

11）小腿绷带包扎法：小腿部受伤时的包扎宜采用"8"字形绷带包扎法（图32-52）。

12）足部绷带包扎法：先环绕踝部，经足背至拇趾基部，然后环绕足趾基部，斜经足背至开始处。如此反复缠绕，覆盖足背及足弓，并使足跟外露，最后于踝部打结（图32-53）。

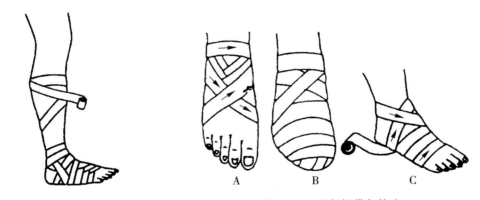

图 32-52　小腿"8"字形包扎法　　　　图 32-53　足部绷带包扎法
　　　　　　　　　　　　　　　　　　　A.麦穗　B.全足　C.足蹬带

13）腹股沟绷带包扎法：腹股沟部受伤时宜采用"8"字形绷带包扎法（图32-54）。

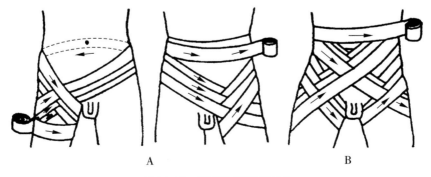

图 32-54　腹股沟绷带包扎法
A.单侧包扎法　B.双侧包扎法

14)关节绷带包扎法:适用于四肢各关节处的包扎,包括肘关节、膝关节、踝关节及足跟受伤时的包扎。在包扎部位上下将绷带一圈向上、一圈向下做"8"字形来回缠绕(图 32-55)。

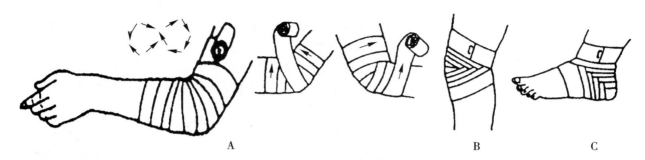

图 32-55 关节绷带包扎法
A:肘关节 B:膝关节 C:足跟

15)残端绷带包扎法:于残端近侧关节下方用绷带环绕数周后,先以螺旋法固定包扎残端的敷料,再在关节下侧环绕一周,然后将绷带反折由近端到远端,再由远端到近端。如此反复包扎,直至将残端完全覆盖(图 32-56、图 32-57)。

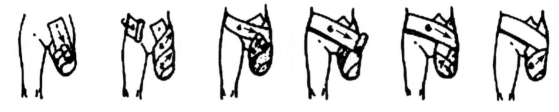

图 32-56 膝关节以上残端绷带包扎法

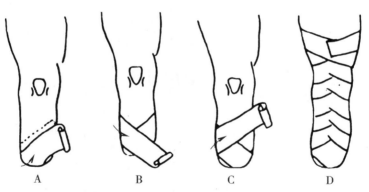

A B C D

图 32-57 膝关节以下残端包扎法

4. 多头带包扎法 多头带也叫多尾带,常用的有四头带、丁字带、腹带、胸带等。多头带用于不规则部位的包扎,如下颌、鼻、肘、膝、会阴、肛门、乳房、胸腹部等处。

(1)四头带 四头带是多头带中最方便的一种,制作简单,用一长方形布,剪开两端,大小按需要定,四头带用于下颌、额、眼、枕、肘、膝、足跟等部位的包扎(图 32-58)。

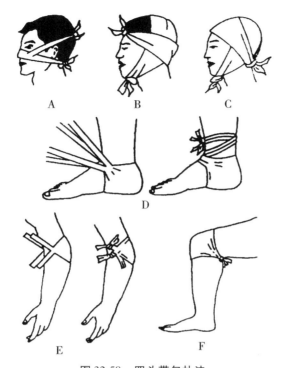

图 32-58　四头带包扎法
A.鼻部　B.头枕部　C.头顶部　D.足跟部　E.肘部　F.膝关节

（2）腹带　腹带用于腹部包扎。伤员平卧,松开腰带,将衣、裤解开并暴露腹部,腹带放于腰部,下缘应在髂上。将腹带右边最上边带子拉平覆盖腹部,拉至对侧中线,将该带子剩余部分反折压在左边最上边带下,注意松紧度适宜。将左边最上面带子拉平覆盖着上边带子的 1/2～2/3,并将该带子剩余部分反折。依次包扎各条带子,最后一对带子在无伤口侧打成活结。下腹部伤口应由下向上包扎。一次性腹带有布、松紧带及尼龙搭扣制成,使用方便,可用于各种腹部伤口(图 32-59)。

（3）胸带　胸带用于胸部包扎,其构造比腹带多 2 条肩带(图 32-60)。操作方法:平卧,脱去上衣,将胸带平放于背下;将肩带从背后越过肩部,平放于胸前;从上向下包扎每对带子(同腹带包扎)并压住肩带;最后一对带子在无伤口侧打活结。一次性胸带形同背心,方便适用。

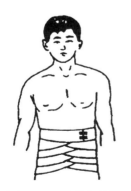

图 32-59　腹带包扎法

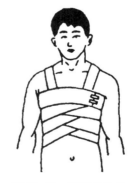

图 32-60　胸带包扎法

（4）丁字带　有单丁字带及双丁字带 2 种,单的用于女性,双的用于男性。丁字带用于肛门、会阴部伤口包扎或术后阴囊肿胀等(图 32-61)。

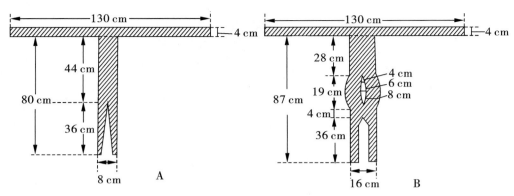

图 32-61 丁字带包扎法
A. 女用 B. 男用

5. 特殊部位伤包扎法

（1）脑膨出的包扎法 颅骨缺损,颅内压增高,使部分脑组织膨出伤口外,如不及时处理或处理不当,可能引起伤员死亡。一旦发生脑膨出,应立即用无菌纱布或用等渗盐水浸湿的无菌纱布覆盖膨出的脑组织,禁止将膨出的脑组织送还骨窗内,以保护脑组织,不让膨出的脑组织再受污染。其次,用碗或纱布棉圈等在脑组织周围做支架,防止脑组织受挤压而损伤。然后,在支架上盖上敷料,用三角巾或绷带轻轻包扎固定（图 32-62）。

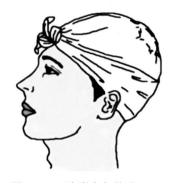

图 32-62 脑膨出包扎法

（2）开放性气胸包扎法 在胸部贯通伤、开放性气胸时,应立即以大块无菌敷料堵或三角巾包装袋内面封闭伤口,然后采用三角巾的胸背部包扎法包扎。这样既帮助止血,更重要的是可将开放性气胸变成封闭性气胸,防止纵隔扑动和血流动力学的严重改变,危及生命。在转送医院的途中,伤员最好取半卧位（图 32-63）。

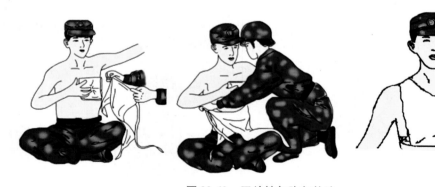

图 32-63 开放性气胸包扎法

（3）腹腔内脏器官脱出包扎法 首先以等渗盐水浸湿大块无菌敷料覆盖脱出的腹腔内脏器官,以避免粘连,造成肠浆膜或其他内脏损伤发生肠梗阻或远期并发症。其次,用大小合适的清洁器皿或用腰带做成略大于脱出内脏器官的环罩住脱出内脏器官,随即按腹部包扎法包扎（图 32-64）。

（4）异物插入体内的包扎法 刺入体内的刀或其他异物,不能立即拔除,以免引起大出血。应用大块敷料支撑异物,然后用绷带固定敷料以控制出血。在转运途中需小心保护,并避免移动。如异物插入眼球,严禁将异物从眼球拔出,最好用一只纸杯先固定异物,然后将无菌的敷料卷围住,再用绷带包扎（图 32-65）。

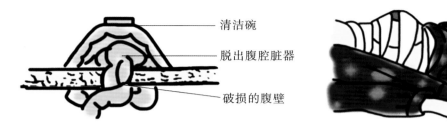

图 32-64　腹腔内脏器官脱出包扎法

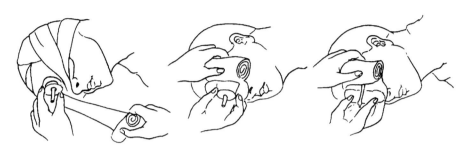

图 32-65　异物插入眼球包扎法

(四)固定

1.概述　固定(fixation)即对长骨、脊柱、大关节伤及肢体挤压伤和大块软组织伤必须给予固定制动,防止骨折断端移动,从而减轻伤员疼痛,也可有效地防止骨折断端损伤血管、神经等组织,并可防治休克,有利于伤员的转送。骨折是指骨的完整性或连续性受到破坏。骨折是创伤常见的损伤之一,由于国防施工(坑道作业)现场环境所限,难以对骨折进行完善处置,只能对其进行临时固定。骨折临时固定是在不进行整复的情况下,采用合适的木制或金属夹板、可塑性或充气性塑料夹板等制式材料,也可因地制宜,就地取材,利用就便器材(如三角巾、木棍、树枝、木板等)等或借助躯干、健肢对骨折断端进行临时性制动的各种措施。

(1)骨折原因　骨折原因包括直接暴力、间接暴力和积累性劳损。①直接暴力是指暴力直接作用使受伤部位发生骨折,常伴有不同程度的软组织损伤,如车轮撞击小腿,在撞击处发生的骨折。②间接暴力是指暴力通过传导、杠杆、旋转和肌肉收缩使肢体远处发生骨折,如跌倒时以手掌撑地,依其上肢与地面的角度不同,暴力向上传导,可导致桡骨远端或肱骨髁上骨折。骤然跪倒时,股四头肌猛烈收缩,可致髌骨骨折。③累积性劳损是指长期、反复、轻微的直接或间接损伤致使肢体某一特定部位骨折,如远距离行军容易导致第2、3跖骨及腓骨下1/3骨干骨折,称为疲劳性骨折。

(2)骨折分类　依据骨折端是否穿破皮肤、黏膜,将骨折分为开放性骨折和闭合性骨折。①开放性骨折也称为复杂骨折,指骨折时皮肤、黏膜被骨端穿破,与外界或空腔器官相通。开放性骨折极易被细菌侵入而发生感染,所以其后果比较严重。战时由火器所引起的骨折,多数是开放性的完全骨折,常伴有大血管、神经或内脏器官等的损伤,伤情较严重,急救时应特别注意,固定时需要先包扎伤口。②闭合性骨折也称为单纯性骨折,指骨折时皮肤、黏膜未被穿破,不与外界相通。

按骨质是否完全折断划分为:①不完全骨折,骨质未完全折断,如裂纹骨折、穿通骨折、"柳枝"骨折。②完全骨折,骨质完全折断,如横断骨折、斜形骨折、粉碎性骨折。

(3)骨折的症状与体征　①疼痛:疼痛剧烈,活动时加重,安静或固定后可逐渐减轻或消失;骨折处有明显压痛,根据压痛点可确定骨折部位。②畸形:指由于完全骨折和骨折段移位可使患肢外形发生改变,主要表现为缩短、成角或旋转畸形,多见于长骨骨折。③活动异常:正常情况下肢体不能活动的部位,骨折后出现不正常的活动。④骨摩擦音(感):是指骨折端在移动时相互摩擦所发出的声音,是骨折的确证之一。但此项检查可引起剧痛和组织损伤,故应尽量避免,以免加重伤员的痛苦和损伤。⑤功能障碍:由于骨折和疼痛所致,如下肢骨干的骨折则不能站立和行走,功能完全丧失。⑥肿胀:由于骨折端出血和局部软组织损伤的渗出液所致,局部可产生皮下瘀血、血肿和水肿。上述症状中,畸形、异常活动和骨摩擦音(感)是骨折的确证,具有以上 3 个骨折特有体征之一者,即可诊断为骨折。但骨折的异常活动和骨摩擦音或骨摩擦感应在初次检查伤病员时予以注意,不可反复多次检查,以免加重周围组织损伤,特别是重要的血管、神经损伤。值得注意的是,有些骨折如裂缝骨折和嵌插骨折,可不出现上述 3 个典型的骨折特有体征,应常规进行 X 射线拍片检查,以便确诊。如果没有上述确证或其不明显时,也不能轻易否定骨折的存在。根据伤情和症状,凡有骨折可疑时,应果断地依照骨折处理,以免延误或漏掉对骨折伤员的救护。

(4)骨折目的 骨折临时固定的目的主要是避免加重损伤、减轻疼痛和便于后送。骨折固定以后,骨折端就难以移动,可以避免锐利的骨折端刺破皮肤和损伤周围软组织、神经及大血管,减轻疼痛,在搬运和后送过程中,减少伤员的痛苦和避免加重伤情。

(5)骨折固定遵循的原则 骨折临时固定时应注意:①凡骨折与关节损伤,以及广泛的软组织损伤、大血管、神经损伤和脊髓损伤,固定骨折前,应注意伤员全身状况,均需在处理休克、预防感染的同时,进行早期固定。如疑有骨折,应按骨折处理。②如有伤口和出血,应先止血,再包扎伤口,然后再固定骨折。③在现场上主要是临时固定,其目的是制动。因此,对变形的肢体只进行大体复位,以便于固定,禁止对骨折断端试行反复的准确复位。固定必须牢固。④对开放性骨折,不要把外露的骨折断端送回伤口内,以免增加污染。⑤一般应就地固定(主要指大腿、小腿及脊柱等骨折而言)。固定前,不要无故移动伤员和伤肢。为了暴露伤口可以剪开衣服,以免增加伤员痛苦和加重伤情。⑥夹板的长度和宽度,要与骨折的肢体相称。其长度必须包括骨折部的上下两个关节。固定时,先固定上端,后固定下端,同时要固定上下两个关节。⑦骨的突出部位应加垫,以防止由于压迫而引起组织坏死。⑧固定应牢固可靠。不可过松,但也不能过紧,以免影响血液循环。四肢骨折固定时,要露出指(趾)端,以便观察血液循环情况。如发现指(趾)端苍白、发冷、麻木、疼痛、水肿和青紫等表现时,则应松开重新固定。⑨固定后,应给予标志,迅速后送。伤员需运送时,应注意外固定部位便于随时拆开,尤其对伴有伤口感染和肢体存在挤压者,以便迅速解除血液循环障碍。⑩离体断肢应包好随伤员一起后关,以便再植。以上骨折固定的一般原则和方法,适用于全身各部骨折。因此,在叙述各部骨折固定时不再重复。

2.上肢骨折临时固定技术

(1)锁骨骨折固定技术

1)双三角巾固定法:①伤员取坐位,抢救人员接近伤员。②打开三角巾,将小敷料放置于伤员肩前锁骨位置,将大敷料对折后放置于伤员两侧腋下。③2 条三角巾分别折成 4 横指宽带状,环绕两肩关节,于背部打结。注意 2 个结要打在同一个水平线上,结要尽可能打紧。④伤员挺胸,抢救人员用膝盖顶住伤员的背部,在伤员背后将两环余角拉紧固定。⑤伤员两肘关节屈曲,两腕于胸前交叉,用一根三角巾折成 4 横指宽的带状,由背后往胸前环绕并打结固定。⑥在胸前醒目处挂白色伤标(图32-66)。

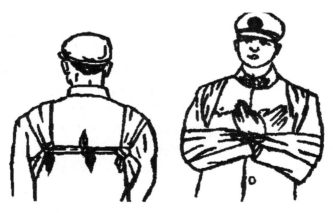

图 32-66　锁骨骨折双三角巾固定法

2）单三角巾固定法：①伤员取坐位，抢救人员接近伤员。②打开三角巾，将小敷料放置于伤员肩前锁骨位置，将大敷料对折后放置于伤员两侧腋下。③将三角巾底边朝内折2横指宽，沿伤员衣领平铺于肩部并压住两侧小敷料，拉住三角巾两底脚环绕两肩关节，穿过腋下压住大敷料于背后打结。注意要把结打在顶角上并压住顶角。④用膝盖顶住伤员的背部，用力将被压住的三角巾顶角往外拉出，向上环绕打结处并缠绕2圈，多余的顶角塞入空隙中。⑤伤员两肘关节屈曲，两腕于胸前交叉，用一根三角巾折成4横指宽的带状，由背后往胸前环绕并打结固定。⑥在胸前醒目处挂白色伤标（图32-67）。

3）"T"形夹板固定法：①伤员取坐位，抢救人员低姿匍匐接近伤员。②取夹板两块，制作成"T"形夹板，且宽度要过肩，长度要过腰在三端分别加衬垫，用绑带缠好。③将制作好的"T"形夹板放在伤员背部，用三角巾或绑带分别绕腰部及两腋窝固定。④在胸前醒目处挂白色伤标（图32-68）。

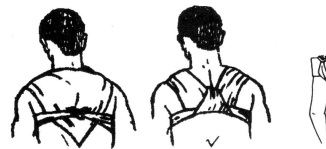

图32-67　锁骨骨折单三角巾固定法

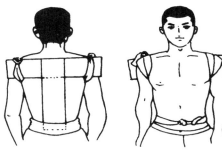

图32-68　锁骨骨折"T"形夹板固定法

4）锁骨骨折的"8"字形包扎固定法：如图32-69。

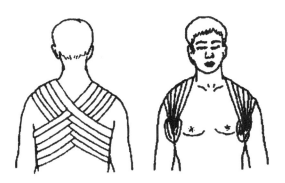

图32-69　锁骨骨折的"8"字形包扎固定法

（2）肱骨骨折固定技术

1）肱骨骨折三角巾固定：①伤员取坐位。②用1条三角巾折成4横指宽（10～15 cm）的条带，将伤员伤肢自然垂直成90°，用小悬臂带法托腕部于胸前。③取1块小敷料置于伤肢外侧，用1条三角巾折成4横指宽的带状，覆盖住小敷料于上臂内侧交叉，压住胸前靠内的那根小悬臂带，于对侧腋下打结。④在左胸前醒目处挂白色伤标（图32-70）。小悬臂带适用于锁骨和肱骨骨折、肩关节和上臂伤（肱骨骨折应先固定），将三角巾折成带状吊起前臂（不要托肘）。

2）肱骨骨折木制夹板固定：①伤员取坐位。②取长度适合的夹板1块，两端需过伤员肩关节和肘关节（也可用2～3块夹板固定。用2块夹板时，则放在上臂的内外两侧；用3块夹板时，则在上臂的前、后和外侧各放1块。外侧夹板长度应超过肩关节和肘关节）。③将夹板置于伤员伤肢外侧，于肩部和肘部加垫敷料。④用绑带（或三角巾）打结固定。先固定伤肢近心端，再固定伤肢远心端。⑤用1条三角巾折成4横指宽的带状，将伤员伤肢自然垂直成90°，用小悬臂带法托腕部于胸前。⑥用绑带（或三角巾）环绕伤臂，于内侧交叉，压住胸前靠内的那根小悬臂带，到对侧腋下打结。⑦在左胸前醒目处挂白色伤标(图 32-71)。

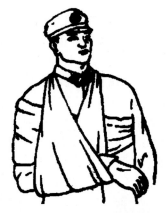

图 32-70 肱骨骨折三角巾固定法

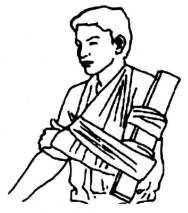

图 32-71 肱骨骨折木制夹板固定

3)肱骨骨折卷式夹板固定:卷式夹板也叫铝塑夹板或万能夹板,由聚乙烯交联发泡塑料包裹铝板而成,是一种新型的骨折固定器具。①伤员取坐位。②准备 1 块卷式夹板,先将其减半对折,内侧长度不超过腋窝处,外侧不超过肩关节,③将夹板每边沿中线弯折,幅度以伤者上臂为标准。④将夹板置于伤员伤肢外侧,于肩部和肘部加垫敷料。⑤用绷带(或三角巾)打结固定。先固定伤肢近心端,再固定伤肢远心端。⑥用 1 条三角巾折成 4 横指宽的带状,将伤员伤肢自然垂直成 90°,用小悬臂带法托腕部于胸前。⑦用绷带(或三角巾)环绕伤臂,于内侧交叉,压住胸前靠内的那根小悬臂带,到对侧腋下打结。⑧在左胸前醒目处挂白色伤标(图 32-72)。

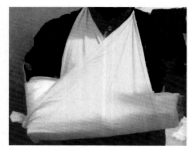

肱骨骨折卷式夹板固定

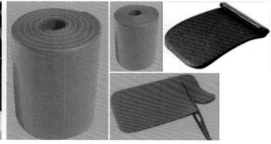

卷式夹板

图 32-72 肱骨骨折卷式夹板固定

(3)前臂骨折夹板固定技术

1)前臂骨折木制夹板固定:①伤员取坐位。②取长度合适的夹板 2 块(卷式夹板可以用 1 块),两端需过伤员掌心和肘关节。③于伤员掌侧、背侧各放 1 块夹板,肘部和腕部两侧加垫敷料。④用绷带(或三角巾)打结固定。先固定伤肢近心端,再固定伤肢远心端。⑤用远心端绷带(或三角巾)余头将手掌行"8"字形固定于一侧夹板,露出指头便于观察血液循环情况。⑥大悬臂带悬吊。三角巾顶角朝后,将前臂整体悬吊于胸前。⑦在胸前醒目处挂白色伤标(图 32-73)。大悬臂带悬吊适用于前臂伤和骨折(肱骨骨折时不能用),在骨折固定的基础上将肘关节屈曲吊于胸前,以防骨折端错位、疼痛和出血。

2)前臂骨折卷式夹板固定:①伤员取坐位。②准备卷式夹板 1 块,将其对折,调整夹板长度不超过掌横纹。③将夹板每边沿中线弯折,幅度以伤者前臂为标准。④肘部和腕部两侧加垫敷料。⑤用绷带(或三角巾)打结固定。先固定伤肢近心端,再固定伤肢远心端。一般均打结于外侧靠夹板处,打结后可将多余条带塞于节与夹板之间。⑥用远心端绷带(或三角巾)余头将手掌行"8"字形固定于一侧夹板,露出指头便于观察血液循环情况。⑦大悬臂带悬吊。三角巾顶角朝后,将前臂整体悬吊于胸前。⑧在胸前醒目处挂白色伤标。

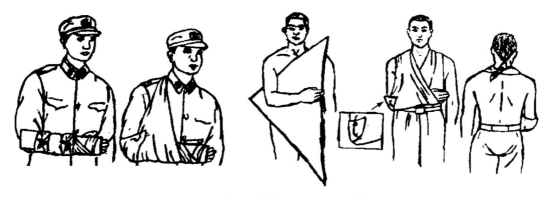

图 32-73　前臂骨折夹板固定法(大悬臂带悬吊)

（4）肘部骨折固定技术　取坐位,用 2 个夹板放上臂内、外侧,加衬垫后包扎固定;将患肢屈肘,用三角巾悬吊前臂,做贴胸固定;如无夹板,可用 2 条三角巾,1 条中点放上臂越过胸部,在对侧腋下打结,另 1 条将前臂悬吊(图 32-74)。

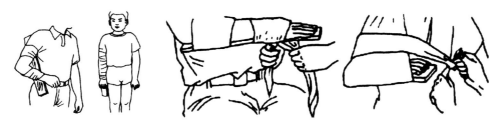

图 32-74　肘部骨折固定法

3.下肢骨折临时固定技术　下肢骨折主要指股骨或小腿骨折,尽量采用木制夹板或就便器材,或者采用健肢固定法。

（1）股骨骨折固定技术

1）股骨骨折夹板固定:①伤员取平躺卧位。②脱掉伤侧鞋袜。③准备夹板。如无长夹板,可用 2 块短夹板连接起来,如用卷式夹板可以用 2 个卷式夹板接起来。要求夹板长度为上至腋下,下过足跟。④准备绷带。将 3 条绷带一次性从膝下穿过(其中 2 条向上分别移动至骨折上下端),1 条从踝下穿过,2 条从腰部穿过(分别移至胸前、髋部)。⑤准备敷料。将夹板平放于铺好的绷带上,分别于夹板顶端、骨突出部加敷料。⑥打结固定。将夹板快速竖起,用膝关节顶住,开始打结固定。先固定骨折近心端,再固定远心端,然后固定其他部位。⑦脚功能位固定。固定完踝部的绷带,利用剩余部分绕过脚的前部,采用"8"字形固定。⑧检查固定牢靠程度。观察脚部皮肤颜色变化,防止扎得过紧。⑨将伤员鞋袜固定在夹板外侧或小腿中部。⑩加注标识。挂白色伤标于伤员左胸前(图 32-75)。

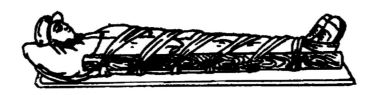

图 32-75　股骨骨折夹板固定法

2）股骨骨折便携器材固定:①伤员取平躺卧位。②脱掉伤侧鞋袜。③准备绷带或三角巾。将 3

条绷带(三角巾)一次性从膝下穿过(其中两条向上分别移动至骨折上下端),1条从踝下穿过,2条从腰部穿过(分别移至胸前、髋部)。④将枪支(木棍)放于伤肢外侧,枪托朝向腋下。⑤分别在伤口上下端及关节处加垫。⑥分别在伤肢上下端及腋下、腰、髋、膝、踝关节处用三角巾或裤带等打结固定。⑦脚功能位固定。固定完踝部的绷带,利用剩余部分绕过脚的前部,采用"8"字形固定。⑧检查固定牢靠程度。观察脚部皮肤颜色变化,防止扎得过紧。⑨将伤员鞋袜固定在枪支外侧或小腿中部。⑩加注标识。挂白色伤标于伤员左胸前(图32-76)。

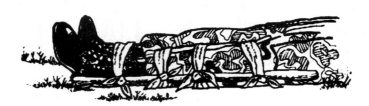

图 32-76　下肢骨折木棍简易固定

3)股骨骨折三角巾健肢固定:①伤员取平躺卧位。②脱掉伤侧鞋袜。③在两腿间的骨突出部(如膝、踝关节部)和空隙部位加垫。④然后用5条三角巾条带(或用绷带、米带和腰带等用品),按伤肢上下端、膝、小腿中端、踝关节将伤肢固定在对侧健肢上。⑤脚功能位固定。固定完踝部的绷带,利用剩余部分绕过脚的前部,采用"8"字形固定。⑥检查固定牢靠程度。观察脚部皮肤颜色变化,防止扎得过紧。⑦将伤员鞋袜固定在健肢外侧或小腿中间。⑧加注标识。挂白色伤标于伤员左胸前(图32-77)。

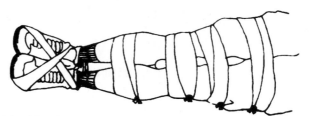

固定顺序:踝关节→小腿中段→膝关节→远心端→近心端

图 32-77　股骨骨折三角巾健肢固定法

(2)小腿骨折临时固定技术

1)小腿骨折木制夹板固定:①脱掉伤侧鞋袜。②准备绷带。将3条绷带一次性从膝下穿过(其中1条向上移动至大腿中部,1条向下移动至骨折近心端),2条从踝下穿过(其中1条向上移动至骨折远心端)。③准备2块夹板。要求夹板长度为上过大腿中部,下过足跟。放置于小腿内外侧各1块。④准备敷料。分别于夹板顶端、骨突出部加敷料。⑤打结固定。将夹板快速竖起,用两腿夹住,按近心端、远心端及其余从上至下的顺序打结固定。⑥固定完踝部的绷带,利用剩余部分绕过脚的前部,采用"8"字形固定。⑦检查固定牢靠程度。观察脚部皮肤颜色变化,防止扎得过紧。⑧将伤员鞋袜固定在夹板外侧或大腿中部。⑨加注标识。挂白色伤标于伤员左胸前(图32-78)。

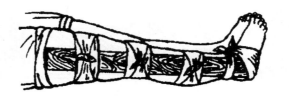

图 32-78　小腿骨折木制夹板固定法

2)小腿骨折卷式夹板固定:①脱掉伤侧鞋袜。②准备绷带。将3条绷带一次性从膝下穿过(其中

1 条向上移动至大腿中部,1 条向下移动至骨折近心端),2 条从踝下穿过(其中一条向上移动至骨折远心端)。③准备 2 块卷式夹板。将夹板沿纵轴向中间略做弯折以增加夹板硬度。④将夹板伤肢的内外两侧,要求夹板长度为上过大腿中部,下过足跟。足底余出部分向对侧弯折,包裹足底。⑤准备敷料。分别于夹板顶端、骨突出部加敷料。⑥打结固定。将夹板快速竖起,用两腿夹住,按近心端、远心端、其余从上至下的顺序打结固定。⑦固定完踝部的绷带,利用剩余部分绕过脚的前部,采用"8"字形固定。⑧检查固定牢靠程度。观察脚部皮肤颜色变化,防止扎得过紧。⑨将伤员鞋袜固定在夹板外侧或大腿中部。⑩加注标识。挂白色伤标于伤员左胸前。

　　3)小腿骨折健肢固定法:①脱掉伤侧鞋袜。②将两腿并拢。③准备绷带。将 3 条绷带一次性从膝下穿过(其中 1 条向上移动至大腿中部,1 条向下移动至骨折近心端),2 条从踝下穿过(其中 1 条向上移动至骨折远心端)。④在两腿间的骨突出部加垫。⑤打结固定。将夹板快速竖起,用两腿夹住,按近心端、远心端及其余从上至下的顺序打结固定。⑥固定完踝部的绷带,利用剩余部分绕过脚的前部,采用"8"字形固定。⑦检查固定牢靠程度。观察脚部皮肤颜色变化,防止扎得过紧。⑧将伤员鞋袜固定在夹板外侧或大腿中部。⑨加注标识。挂白色伤标于伤员左胸前。将伤员的鞋袜固定好。⑩加注标识。挂白色伤标于伤员左胸前(图 32-79)。

　　(3)踝、足部骨折固定技术　取坐位,将伤肢呈中立位;踝周围及足底衬软垫,足底、足跟放置夹板;用绷带沿小腿做环形包扎,踝部做"8"字形包扎,足部做环形包扎固定(图 32-80)。

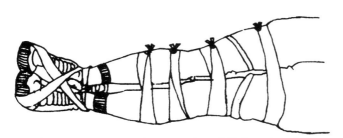
固定顺序：踝关节→远心端→近心端→膝关节→大腿中段

图 32-79　小腿骨折三角巾健肢固定法

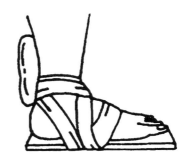
图 32-80　踝、足部骨折固定法

　　4. 脊柱骨折临时固定技术　凡疑有脊柱、脊髓损伤者,在急救和搬运时都必须十分小心,避免因搬动不当而加重脊柱的移位和脊髓损伤的程度。只要怀疑颈椎损伤,即应进行颈部固定。目前院前急救推广应用由高分子塑料制成的颈托,真空领围轻便易携,固定牢靠,也可选择使用。现场没有颈托时,可将伤病员移至木板上,取仰卧位,在其肩背部垫以软枕,使颈部略向后伸展,头两侧各垫枕头或沙袋,并将头用绷带固定在木板上,以免头部晃动。胸腰椎骨折固定应将伤员平卧在垫有软垫的木板上,应保持脊椎正常曲度,并用绷带将伤员固定在木板上,以免在搬运时骨折部位移动而使损伤加重(图 32-81 ~ 图 32-83)。

　　在以下的情况下,应常规对伤者进行颈托固定和腰椎的保护:①伤情一时不明者;②多发性损伤;③有意识改变,不能述说和定位者;④明确述说有颈部和腰部的疼痛、活动受限者;⑤四肢、躯干未见明显创伤,却有感觉和活动障碍者;⑥在锁骨上水平有钝器伤者;⑦怀疑有脊椎损伤者。

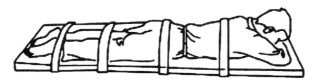
图 32-81　脊椎骨折固定法

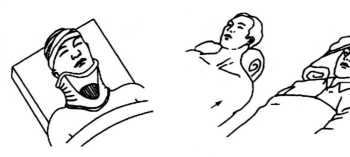

图 32-82 颈椎骨折用颈托固定

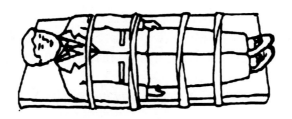

图 32-83 胸椎、腰椎骨折固定法

5. 骨盆骨折临时固定技术 可用三角巾包扎固定。将三角巾叠成带状,于腰骶部经髂前至小腹部打结固定,另取 1 块三角巾叠成同样宽的带状,将其中间置于小腹正中位置,拉紧三角巾两底角围绕髋部,于腰骶部固定或用固定器固定(图 32-84)。

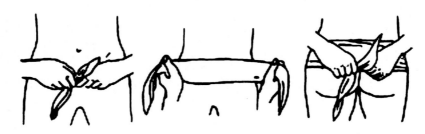

三角巾包扎固定

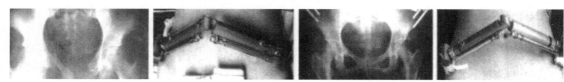

固定器固定

图 32-84 骨盆骨折固定技术

(五)搬运

1. 概述 搬运(handling)伤员的主要目的是使伤员能迅速得到医疗机构及时抢救治疗。国防施工(坑道作业)创伤伤员经现场处理后,须迅速脱离现场做进一步救治。根据现场实际情况和不同的伤病情正确地选择适当的搬运方法和工具,调整好搬运体位并做好固定措施,使受伤的部位不负重、不受压、不扭曲,动作要轻、快,避免震动,减少伤员痛苦,同时密切观察伤员伤情,及时做出处置,并争取在短时间内将伤员送往医院进行抢救治疗。

一般情况下,单个伤员的处置较简单,因为人力、物力均较充分,现场处置完毕后可尽快后送。但对于批量伤员,必须在现场将伤员进行初次评估及快速分类,合理组织分配救治力量,使全体伤员尤其是重伤员得到及时、有效的救治。

搬运后送的一般原则:①搬运前应先进行初步的急救处理,必须在原地检查伤口、包扎止血、固定等救治之后再行搬动及转运。②搬运时要根据伤情灵活地选用不同的搬运工具和搬运方法,最好首先用装备较齐的救护车运送伤员,以提高转运的效率、提高救治成功率。在救护车不能迅速到达的边远地区,宜选择能使伤员平卧的车辆转运伤员,条件允许时,最好采用航空救护。③颈部要固定,注意轴线转动,骨关节、脊椎要避免弯曲和扭转,以免加重损伤。尽量减少严重创伤伤员的不必要搬动,以免损伤加重和出血增加。④要有专业医务人员在转运中严密观察伤员生命体征变化,保持呼吸道通畅,防止窒息。寒冷季节应注意保暖,但意识不清或感觉障碍者忌用热水袋,以免烫伤。⑤伤员若无明显禁忌证,可以使用小剂量吗啡或哌替啶针镇痛,以减轻转运伤员途中的疼痛,防止创伤性休克。

国防施工(坑道作业)创伤常用以下搬运方法。

2. 徒手搬运技术

(1)拖行法　现场环境危险,必须将伤员移到安全区域。①位于伤员的背后;②将伤员的手臂横放于胸前;③抢救人员的双臂置于伤员的腋下,双手紧抓伤员手臂;④缓慢向后拖行;⑤或者将伤员外衣扣解开,衣服从背后反折,中间段托住颈部,拉住缓慢向后拖行(图32-85)。

(2)单人肩负法　适于体轻、清醒的伤员。如有脊柱骨折禁用此法。方法:将伤员掮在肩上,其躯干绕颈部,同时牵住其下垂之一侧上肢(图32-86)。

(3)单人背法(图32-86)

1)伤员清醒时,操作如下:①背向伤员,弯腰屈膝蹲在伤员两腿之间;②将伤员双手搭于双肩上;③用两手托住伤员的双腿;④站起行进。

2)伤员不清醒时,操作如下:①使伤员侧卧,侧卧背对伤员正面,一手拉住伤员上臂,一手抓住伤员臀后腰带或衣服,两腿夹住伤员两腿,合理翻身,将伤员背在背上;②以双手及两膝着地;③保持弓步姿势;④用两手托住伤员的双腿;⑤站起行进。

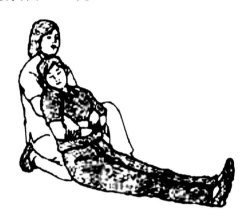

图 32-85　拖行法

(4)单人抱法(图32-86)

1)伤员清醒时,操作如下:①使伤员仰卧,双腿双手并拢;②在伤员一侧蹲下;③一手托住伤员背部,另一手托住伤员膝盖下侧;④嘱咐伤员将双臂抱住抢救人员颈部;⑤站起行进。

2)伤员不清醒时,操作如下:①使伤员仰卧,双腿双手并拢;②在伤员一侧蹲下;③将腰带结环,套于伤员臀部,然后斜套于抢救人员肩部;④一手托住伤员背部,另一手托住伤员膝盖下侧;⑤站起行进。

(5)单人扶行法　适于清醒、没有骨折、伤势不重、能自己行走的伤员。方法:救护者站在伤员身旁,将其一侧上肢绕过救护者颈部,用手抓住伤病者的手,另一只手绕到伤病者背后,搀扶行走(图32-86)。

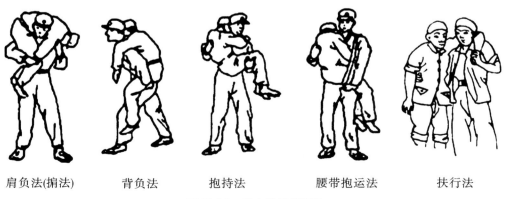

肩负法(掮法)　　背负法　　抱持法　　腰带抱运法　　扶行法

图 32-86　单人徒手搬运法

（6）双人椅托式搬运　①人员1的左手与人员2的右手互相拉紧,作为椅托;②人员1、2其余两手互相搭在对方肩上,作为椅背;③伤员坐在椅托上,靠住椅背,并以两手搂住人员1、2的颈部;④托起伤员前进。该方法可用于头、胸、腹部重伤员(图32-87)。

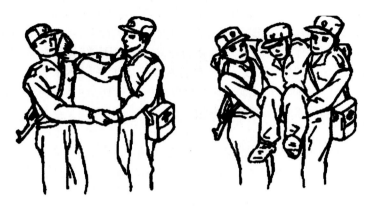

图32-87　双人椅托式搬运法

（7）双人拉车式搬运法　①人员1蹲在伤员的头侧,以胸部靠着伤员的后头部,两臂伸到伤员的腋窝下直到胸前,抱着伤员;②人员2背向伤员蹲下,用两手抱住伤员的膝部(可将两腿分开抱也可将两腿并拢抱);③由1人下口令,2人同时站起,抬着伤员前进。该方法可用于头、胸、腹部重伤员,但脊柱脊髓伤员忌用(图32-88)。

（8）双人轿杠式搬运法　2名救护者面对面各自用右手握住自己的左手腕,再用左手握住对方右手腕,然后,蹲下让伤员将两上肢分别放到2名救护者的颈后,再坐到相互握紧的手上(图32-89)。

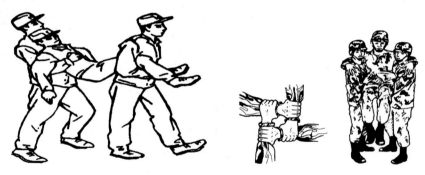

图32-88　双人拉车式搬运法　　　图32-89　双人轿杠式搬运法

（9）多人平抬式搬运法　有2人、3人或4人平抬式搬运法,3人或4人平抬式搬运法适用于脊柱骨折的伤者,用于中等距离(50～300 m)的搬运。应尽量将伤员抬高,并靠近胸部,以节省人力。①双人平抬法:2位救护者双手平抱伤员胸背部及臀部、下肢。②3人平抬式搬运法:3人或2人站在伤员的一侧,同时单膝跪地,分别抱住伤员肩背、臀、膝部,然后同时站立抬起伤员(或第3名救护者可站在对面,两臂伸向伤员臀下,握住对方救护者的手腕)。③4人平抬式搬运法:3名救护者站在伤员的一侧,分别在胸、腰(臀)、膝部,第4名救护者位于伤员的头部,4名救护者同时单膝跪地,分别抱住伤病者头颈、后背、腰(臀)、膝部,再同时站立抬起伤员[或在伤员两侧相对各2人,分别抱住伤病者肩背、腰(臀)、膝部](图32-90)。

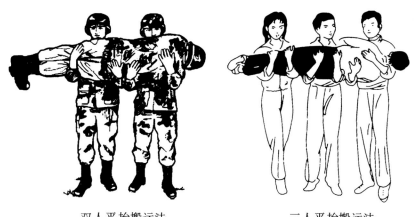

双人平抬搬运法　　　　　三人平抬搬运法

图 32-90　平抬式搬运法

3. 器材搬运技术

(1)就便器材搬运法　使用背包绳、雨衣(大衣、毛毯)拖拽是常用的搬运方法,具体实施步骤为:①给伤员包好雨衣(大衣、毛毯),使其仰卧;②将背包绳在其双侧肩周及后背处固定或在包裹处头端固定,留出牵引端,在伤员身体固定时在固定处加垫;③手持背包绳牵引端以高姿或低姿方式拖拽伤员前进,拖拽时可采用周期渐进式方法前进(一个周期:伤员与抢救人员位置重合——抢救人员拉牵引端前进——牵引端伸直——抢救人员回身拖拽伤员)。

除此之外,就便器材搬运还包括就地取材,制作使用简易担架搬运,如椅子、门板、毯子、衣服、绳子、梯子等(图 32-91)。具体方法和担架搬运方法相同。

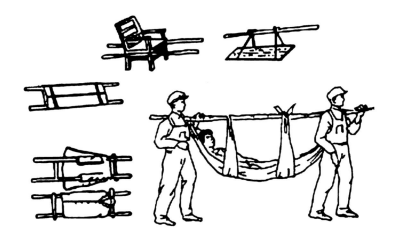

图 32-91　就地取材搬运伤员

(2)担架搬运法　担架搬运伤员总体分 4 个步骤,即抬上担架、调整体位、上固定带、起身前进。

1)抬上担架:方法步骤如下。

ⅰ.一般情况:①把担架打开放在伤员的伤侧,担架的头端靠近伤员的头部;②解除伤员装备;③人员 1、2 位于伤员的健侧,面向伤员蹲下;④人员 1 一只手要捧着伤员的头和肩,另一只手伸到腰部;⑤人员 2 一只手放在伤员臀部(和人员 1 并排),另一只手托着伤员小腿;⑥1 人下口令,2 人同时抬起伤员,轻轻放在担架上(图 32-92)。

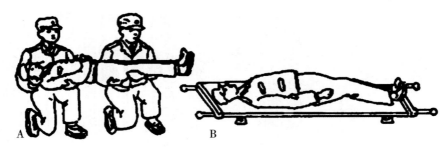

图 32-92　2 人搬运法
A. 抬起伤员　B. 放在担架上

ⅱ. 颈椎受伤伤员：①4 人同时进行；②人员 1 专管头部的牵引固定；③人员 2、3 托住躯干，人员 4 抱住下肢；④4 人动作一致抬上担架（图 32-93）。

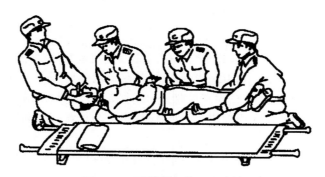

图 32-93　颈椎骨折搬运固定法

ⅲ. 胸、腰椎受伤伤员：①3 人搬运，蹲在伤员的一侧；②人员 1 托住头部和肩部；③人员 2 扶住腰部和臀部；④人员 3 扶住伸直而并拢的 2 个下肢；⑤动作一致抬上担架。

2）调整体位：方法步骤如下。

ⅰ. 颅脑伤伤员：①取俯卧位或侧卧位；②保护暴露的脑组织；③头部加垫，高于身体其他部位（图 32-94）。

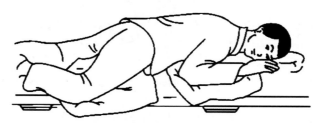

图 32-94　颅脑伤昏迷伤员搬运法

ⅱ. 骨盆骨折伤员：①取仰卧位；②髋关节、膝关节屈曲（膝下垫高）；③两下肢略外展（图 32-95）。

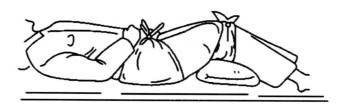

图 32-95　骨盆骨折伤员搬运法

ⅲ.胸部损伤伤员：①取半座位、斜卧位或侧卧位；②侧卧位时，伤侧在下，健侧在上。

ⅳ.腹部损伤伤员：①取仰卧位或斜坡卧位；②屈曲下肢，膝下垫高（图32-96）。

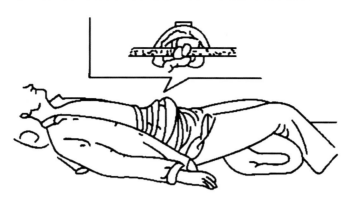

图32-96　腹部内脏器官脱出伤员搬运法

ⅴ.颈椎受伤伤员：①取仰卧位；②颈、肩部略垫高；③头颈两侧加垫固定（图32-97）。

ⅵ.胸、腰椎受伤伤员：①如使用硬质担架（制式担架或门板），则取仰卧位，并在胸、腰部垫一个高约10 cm厚的垫子；②如使用软质担架（简易担架），则取俯卧位。

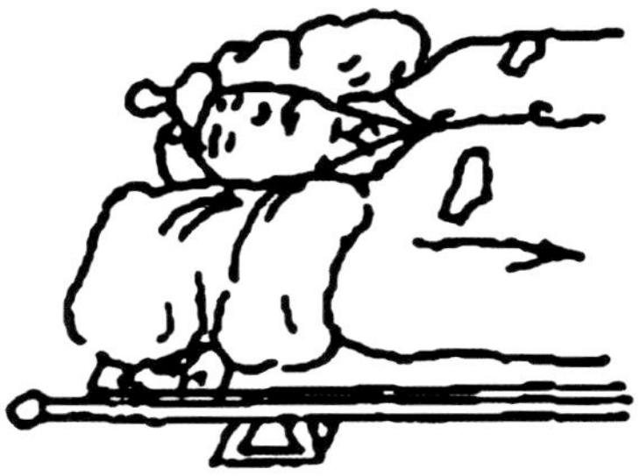

3）上固定带：调整好后送体位后，将担架上下两侧固定带系紧或扣紧，为保证伤员舒适性，可在固定带下加垫。

4）起身前进：①按前进方向，人员1位于担架前，人员2位于担架后，朝行进方向蹲下，手扶握把；②在平地、下坡行进

图32-97　颈椎受伤伤员头颈两侧加垫固定

时保证伤员头后脚前，由人员2观察伤情变化，发现异常，及时处置；③上坡或上车时，保证伤员头前脚后，即伤员头侧先上。

5）行进时应注意：如有第3名人员在场，可使伤员头前脚后；应尽量平稳，防止颠簸；确保伤员安全，防止再次负伤；寒冷季节注意保暖，防止受凉及发生冷伤。

4.特定情境下伤员搬运

（1）从驾驶室搬出　①1人双手掌抱于伤员头部两侧，轴向牵引颈部，可能的话戴上颈托；②另1人双手轻轻轴向牵引伤员的双踝部，使双下肢伸直；③第2、4人双手托伤员肩背部及腰臀部，保持脊柱为一条直线，平稳将伤伤员搬出。

（2）从倒塌物下搬出　①迅速清除压在伤员身土的泥土、砖块、水泥板等倒塌物；②清除伤员口腔、鼻腔中的泥土及脱落的牙齿，保持呼吸通畅；③1人双手抱于伤员头部两侧牵引顶部；④另1人双手牵引伤员双踝，使双下肢伸直；⑤第2、4人双手平托伤员肩背部和腰臀部；⑥四人同时用力，保持脊柱轴位，平稳将伤员移出现场。

（3）从狭窄坑道将伤员搬出　①1人双手抱于伤员头部两侧牵引颈部；②另1人双手牵引伤员双踝，使双下肢伸展；③第3、4人双手平托伤员肩背部和腰臀部，将伤员托出坑道，交于坑道外人员将伤员搬出。

5.搬运后送的常用制式工具　现已生产出了很多适合在各种条件下针对各部位搬运、固定的制式工具，可根据实际情况选用配备使用。

（1）帆布担架　是最为广泛应用的担架。现代的乙烯尼龙材料，管型构造的担架可适用于体重达150 kg的伤病员。通常在缺少空间放救护车担架床或担架不够用的情况下很有价值。缺点是不可直接放置有脊柱损伤的伤员（图32-98）。

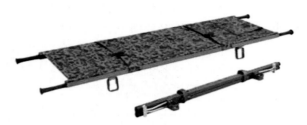

图 32-98 可折叠式帆布担架

(2)铲式担架 这种担架分成纵长的两块相等的铲式叶片,以便在伤病员位置不变动的情况下抬起。它的优点是可以在短距离垂直运送伤病员;缺点是由于它全部为金属制成,易受环境等因素影响(图 32-99)。

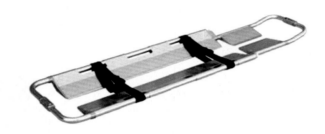

图 32-99 铲式担架

(3)篮式担架 外形像篮子,有 2 种基本形式:一种为金属框架细金属网,包括几个分离的腿;另一种为铝合金管聚乙烯壳,没有腿。篮式担架的优点是可以从任何地方完全固定伤病员。重量轻的聚乙烯担架非常容易滑动,因此可拖动伤病员经过不平的地面。注意在使用时要垫上床垫以保证伤病员的舒适(图 32-100)。

(4)救护车担架 救护车担架设计可承受体重 180 kg 以上的伤病员。目前有 2 种救护车担架,一种是提放担架,需要 2 人抓住两边将担架从救护车上拿下或放上;另一种为滚动担架,利用担架头端的特殊放置轮而放置或拿下担架。这种担架减少了提放和转弯时所需的救护人员人数。一般担架重量为 30 ~ 35 kg,由铝合金制成(图 32-101)。

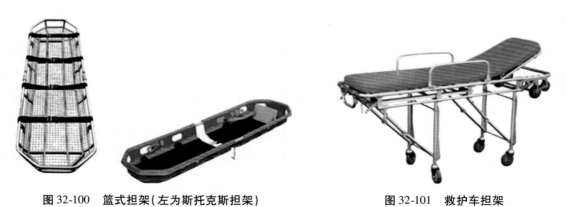

图 32-100 篮式担架(左为斯托克斯担架)   图 32-101 救护车担架

(5)真空担架 采用高质量耐用的尼龙布。担架根据人的体形制作成型并可适用于放射性 X 射线透视。救护人员可根据伤病员的伤势轻重使用气筒抽气,调节担架的软硬度。其操作安全,简便快捷。真空担架能根据伤员的身体轮廓塑造成型,从而达到快速、有效、方便的制动,减少伤病员身体承受的压力及搬运时间(图 32-102)。

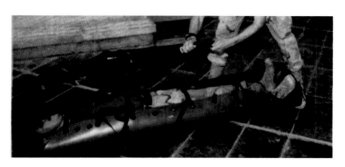

图 32-102 真空担架

(6)轻型担架 主要由管型铝合金外框、套在铝合金圆管两侧的乙烯尼龙帆布和一根长约
180 cm 硬质韧性带形高分子硬塑或尼龙组成。该担架长约 210 cm,宽约 55 cm,重量仅 4 kg,最大荷
重约 160 kg,可拆卸。当硬塑带交叉穿在 2 块尼龙布中间即可搬运伤病员。如将伤病员搬至病床上
时,只要抽去中间硬塑带即可在不移动伤病员的情况下撤去担架,可避免伤病员在搬动时的震动。该
担架优点是重量轻,可在同一水平上移动伤病员,同时可在担架上将伤病员扣好保险带后,向任何方
位搬动而不使其翻落。

(7)充气担架 与帆布担架相似,它可以将伤病员通过固定在担架上的充气囊充气后而捆绑,结
合捆绑带的使用,可同时起到固定躯体、四肢和防止坠落的作用,特别适合野外、战场和大批量伤病员
的情况下应用。

(8)浮力担架 这是一种特殊的担架,因放在水中有强大的浮力,足可以托起 1 个人的重量而不下
沉,故常用于抢救溺水者。该担架长约 185 cm,宽约 45 cm,重量 7 kg,最大荷重约 160 kg(图 32-103)。

(9)长板担架 由木质或高分子材料制成、全长约 185 cm,宽约 40 cm,厚 2 cm 的硬板。板上共
10 个对称、长约 10 cm、宽约 2 cm 的长形圆孔,可供搬运者握手和穿越、扣扎保险带之用。该担架适用
于因地震、火灾等造成房屋倒塌、通道阻塞后,伤病员由高空吊下的搬运。该担架能浮于水,可运用此
担架将伤病员搬运至岸上。由于长板质地坚固,适用于雪地长距离托拉运送伤病员,尤其适用于脊柱
伤者的搬运(图 32-104)。

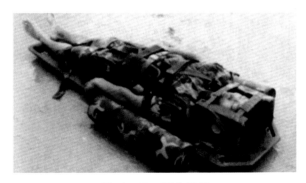
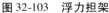

图 32-103 浮力担架

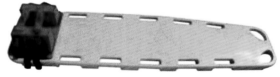

图 32-104 长板担架

(10)短背挡板 呈梯形状,有不同的规格,长度从头至腰下部,挡板上有 10 个圆孔。这种短背挡
板是一个很好的脊柱固定装置,用带子稳固地将伤病员扎牢后是一种极好的提携工具。驾驶员因车
祸受伤,并怀疑其颈、胸、腰椎损伤时,可将该板插入伤员背后,并加颈托固定后将其拔出。常可避免
因搬动不当造成脊柱脊髓损伤加重。

(六)心肺复苏

心肺复苏(cardiopulmonary resuscitation,CPR)即基础生命支持(basic life support,BLS),是对呼吸、
心搏骤停的伤员,立即实施心肺复苏,采用通气术打通气道,进行口对口(鼻)人工呼吸与胸外心脏按
压,并判断复苏效果。

1.适应证　各种原因引起的心跳骤停和呼吸停止或衰竭,如创伤、中毒、窒息、休克、触电、溺水、冷伤、挤压伤、烧伤、电击休克、麻醉或手术意外、呼吸肌麻痹等。

2.心跳呼吸骤停的判断

(1)心跳呼吸骤停的表现　突然意识丧失、大动脉(颈动脉、肱动脉、股动脉)搏动消失,呼吸停止、瞳孔散大、眼球固定、脸色苍白、发绀等。

(2)心跳呼吸骤停的判断　先检查伤病员有无呼吸,同时应注意心脏是否停跳,大动脉搏动是否存在。一旦发现伤病员心跳停止,应立即开始心肺复苏,切记不要等待医务人员或其他人员的到来,也不要等待做什么检查,否则将丧失抢救时机。

3.步骤与方法

(1)评估和现场安全　①确保现场对施救者和伤病员均安全,避免受伤。②轻拍伤病员的肩膀,并大声呼唤"你还好吗?""你能听见我说话吗?"③检查伤病员是否有呼吸。观察胸部起伏,时间为5 s,但不要超过10 s。如果伤病员没有呼吸或者没有正常呼吸(即只有喘息),必须进行呼救,寻求军医或他人帮助。④检查伤病员是否有脉搏。使用示指和中指找到气管后,将示指和中指手指滑到气管和颈侧肌肉之间的沟内,此处可以触摸到颈动脉的搏动,时间为5 s,但不要超过10 s。有搏动,施行人工呼吸;无搏动,施行心肺复苏术。

(2)开始进行 CPR

1)施救位置:跪于伤病员肩部,施救者与伤病员肩部垂直。

2)伤病员仰卧于硬板床上或地上,头部与心脏处于同一平面,双下肢抬高15°,以利于静脉回流和增加心排血量。

3)畅通气道,检查呼吸:无呼吸,打开气道;有呼吸,维持气道通畅及呼救;气道不通畅,打开伤病员口腔,检查呼吸道中有无异物,如有异物,将伤病员头部偏向一侧,清除其口腔及呼吸道中的异物,如口香糖、义齿等。气道通畅,检查颈动脉。压额抬颏法或双手托下颌法,保持呼吸道畅通,防止舌头因重力下垂阻塞气道。

4)人工呼吸:脸颊靠近伤病员口鼻,眼睛注视伤病员胸部,观察3~5 s。如无呼吸,打开伤病员口腔,并将伤病员鼻子捏着,以免从口部吹气时,由鼻腔漏气。密罩伤病员口部,深吹两口气,每次吹气1.5~2 s,须注意伤病员胸部有无起伏,并等伤病员第1口气完全排出后再吹第2口气(图32-105)。有条件时,可用简易呼吸器行面罩人工呼吸(图32-106)。

示指及中指先摸到喉结处,在向外滑至同侧气管与颈部肌肉所形成的沟中,按压观察颈动脉5~10 s。如有脉搏,继续反复施行人工呼吸,直到伤病员恢复自然呼吸为止,成人为12~16 次/min,儿童为15~20 次/min。

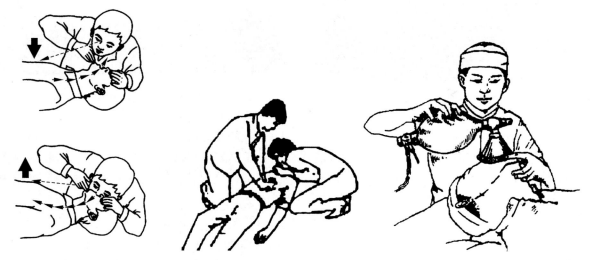

图32-105　口对口人工呼吸　　　　　　　图32-106　简易呼吸器行面罩辅助人工呼吸

5)胸外心脏按压:如无脉搏,准备实施胸外心脏按压术。沿伤病员肋骨下缘向上滑找到剑突头端起向上两指幅处,以另一手之掌根放至按压位置,注意不可按压剑突。

施救者手掌与手背重叠,两手交叉互扣,指尖翘起,避免接触肋骨,用手掌根部按在胸部的中央,胸骨下半部上,即乳头连线中下方位置。施救者两臂关节绷直,与伤病员身体呈垂直,肩膀在胸骨正上方,借助双臂和躯体向脊柱方向垂直迅速下压至少5 cm后迅速放松,注意手掌根部不离开胸壁,如此反复进行(图32-107)。胸外心脏按压的频率:成人为80~100次/min,年幼伤病员速率应加快,为100~120次/min,口诀:"一下、二下……十一、十二、十三、十四、十五"。

如为单人救治:成人每次胸外心脏按压30次,做人工呼吸2次(或2∶15),每次人工呼吸时间为1 s。如为双人救治:1人每次按压胸骨30次,另1人做人工呼吸2次(或1∶15),每次人工呼吸时间为1 s,协调配合,交替进行,交换用时<5 s。注意:双人以上进行CPR,按压者要大声计数,这样可以使给予人工呼吸的施救者预测给予人工呼吸的时间,并做好相应准备以尽量减少按压中断,同时还可帮助2名施救者判断何时应该交换角色。在做完4个循环后吹完两口气,需要检查脉搏3~5 s;若无脉搏则继续心脏按压,以后每4次循环或3~5 min检查1次。若有脉搏则检查呼吸3~5 s,若有呼吸及将伤病员置于复苏姿势,以避免呕吐物造成吸入性肺炎,若无呼吸则继续实施人工呼吸。

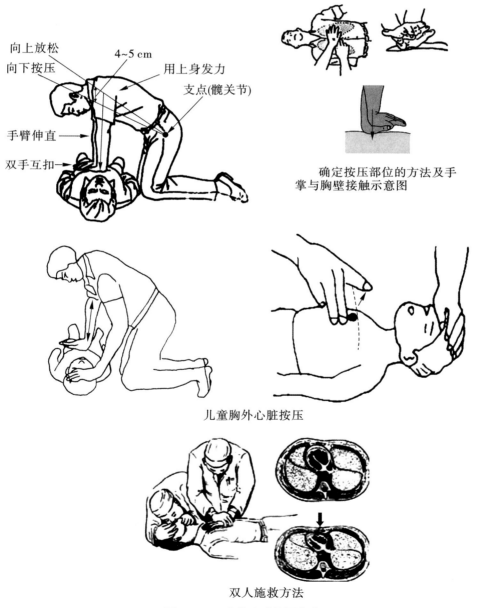

确定按压部位的方法及手掌与胸壁接触示意图

儿童胸外心脏按压

双人施救方法

图 32-107 胸外心脏按压方法

（3）CPR施行有效的判断　判断CPR施行有效的表现是：①大动脉能触到搏动；②收缩压≥8 kPa（60 mmHg）；③皮肤转红润；④瞳孔缩小，有对光反射；⑤自主呼吸恢复；⑥有知觉、反应及呻吟等。

4. 终止CPR的条件　已恢复自主的呼吸和脉搏；有医务人员到场；操作者已筋疲力尽而无法再施行心肺复苏术；心肺复苏术持续60 min之后，伤病员瞳孔散大固定，心电活动、呼吸不恢复，表示脑及心脏死亡。

5. CPR常见的错误　①观察呼吸和脉搏的时间不在5~10 s内。②手掌根部贴在胸骨外，手指压在胸部上，这样易造成肋弓或肋软骨骨折。按压时定位不准确，向下错位易使剑突受压或折断，导致肝破裂或发生血气胸。③按压用力不垂直导致无效按压。按压者肘部弯曲，用力不够达不到按压深度，放松时双手离开定位点，使下次按压部位错误引起骨折，放松时手未能抬起，使胸部仍承受压力，血液难以回到心脏。④按压速度不匀，影响按压效果。⑤胸外心脏按压前未检查呼吸道是否畅通。若口腔内异物能够快速清除则立即清除，若不能快速清除口腔内异物，要继续进行胸外心脏按压。⑥吹气过猛，容易造成胃胀气。⑦按压不及时，在心脏停止后的5 min内，由于某种原因而未及时实施有效的心脏按压而延误了宝贵的抢救时间，致使抢救失败。即使心跳恢复，也可能因大脑长时间的缺血、缺氧造成不可逆转的脑损伤，成为植物人。⑧操作时间过短，少于30 min而又未掌握有效按压指征，过早放弃也是错误的。特别是对于电击伤与溺水者。

6. 注意事项　①要确定伤病员是否为"三无"，即无意识、无呼吸、无脉搏后，再进行心肺复苏，胸外心脏按压术只能在伤病员心脏停止跳动下才能施行。②如果伤病员为"三无"，就要胸外按压必须与人工呼吸同步进行，以求达到最佳效，严格按吹气和按压的比例操作，吹气和按压的次数过多和过少均会影响复苏的成败，若伤病员仅无呼吸，脉搏正常，只需进行人工呼吸，通气时间间隔成人为5~6 s。③胸外心脏按压部位和动作必须准确，不准确会影响效果或容易造成其他内脏器官损伤。按压的力度要适宜，过大过猛容易使胸骨骨折，引起气胸、血胸；按压的力度过轻，胸腔压力小，不足以推动血液循环。④随时观察效果，按压无效应注意是否有气胸、心脏压塞、胸廓畸形、脊柱侧后突及血容量过低等。⑤严重张力性气胸、广泛肋骨骨折、血气胸、心脏压塞、胸廓或脊柱严重畸形、有大量腹水者禁忌行胸外心脏按压。⑥口对口吹气量不宜过大，一般不超过1 200 ml，胸廓稍起伏即可。吹气时间不宜过长，过长会引起急性胃扩张、胃胀气和呕吐，吹气过程要注意观察伤病员气道是否通畅，胸廓是否被吹起。⑦施行心肺复苏术时应将伤病员的衣扣及裤带解松，以免引起内脏器官损伤。

（高钰琪　李健杰）

参考文献

[1]王正国.灾难和事故的创伤救治[M].北京:人民卫生出版社,2005.

[2]邢娟娟,邓云峰,廖海江,等.事故现场救护与应急自救[M].北京:航空工业出版社,2006.

[3]秦天刚.建筑施工现场紧急救护常识[M].北京:中国建筑工业出版社,1999.

[4]总后勤部卫生部.战(现)场急救技术与防护[M].北京:解放军出版社,2007.

[5]陈玉广,刘立文.突发事故应急救护[M].北京:中国人民公安大学出版社,2009.

[6]葛伯兵,方旭东,刘克红.基层部队自救互救训练实践[J].解放军医院管理杂志,2013,20(6):585-586.

第三十三章

国防施工（坑道作业）创伤防控与护理

　　根据《中国人民解放军国防施工安全卫生、劳动保护条例》要求，要加强对施工安全卫生的领导，坚决贯彻"以预防为主，不断改善劳动条件，保护劳动者的安全、健康，促进生产发展"的方针。对施工部队的卫勤保障，首要任务是预防和控制作业创伤的发生，并对施工作业过程中发生的创伤伤员实施必要的救护，以保证施工部队指战员身体健康和施工任务的顺利完成。

第一节　国防施工（坑道作业）创伤防控

一、培养安全作业意识

（一）严格执行安全作业规程

　　国防施工作业是平时战备工作的一项重要内容，主要是构筑军事工程，如永久性防御工事、大型指挥所、海军码头、空军机场、导弹发射阵地、大型后方仓库及通信设施等。可见，国防施工（坑道作业）难度大，需要一定的专业技术和专用设备，工作内容复杂，涉及挖掘、爆破等，必须严格执行安全作业规程，才能有效减少作业创伤的发生。

　　1.严格遵守国家和军队有关安全工作法规　为保证安全工作，国家和军队都制定了诸多相应的法律、条例等，用于保障生产和工作的安全。下面重点介绍《中华人民共和国安全生产法》和《中国人民解放军安全工作条例》。

　　（1）《中华人民共和国安全生产法》　在该法中，首先明确要求安全生产工作应当以人为本，坚持安全发展，坚持安全第一、预防为主、综合治理的方针，强化和落实生产经营单位的主体责任，建立生产经营单位负责、职工参与、政府监管、行业自律和社会监督的机制。生产经营单位进行爆破、吊装，以及国务院安全生产监督管理部门会同国务院有关部门规定的其他危险作业，应当安排专门人员进行现场安全管理，确保操作规程的遵守和安全措施的落实。生产经营单位的安全生产管理人员应当根据本单位的生产经营特点，对安全生产状况进行经常性检查；对检查中发现的安全问题，应当立即处理；不能处理的，应当及时报告本单位有关负责人，有关负责人应当及时处理。检查及处理情况应当如实记录在案。生产经营单位的安全生产管理人员在检查中发现重大事故隐患,依照前款规定向本单位有关负责人报告,有关负责人不及时处理的,安全生产管理人员可以向主管的负有安全生产监督管理职责的部门报告,接到报告的部门应当依法及时处理。负有安全生产监督管理职责的部门依照有关法律、法规的规定,对涉及安全生产的事项需要审查批准(包括批准、核准、许可、注册、认证、颁发证照等,下同)或者验收的,必须严格依照有关法律、法规和国家标准或者行业标准规定的安全生产条件和程序进行审查;不符合有关法律、法规和国家标准或者行业标准规定的安全生产条件的,不得批准或者验收通过。对未依法取得批准或者验收合格的单位擅自从事有关活动的,负责行政审批的部门发现或者接到举报后应当立即予以取缔,并依法予以处理。对已经依法取得批准的单位,负责行政审批的部门发现其不再具备安全生产条件的,应当撤销原批准。

(2)《中国人民解放军安全工作条例》 2009年,我军颁布了该条例。条例明确了安全工作的基本任务是:"教育和督促军队人员树立安全意识,履行安全职责,遵守安全规定,落实安全制度,加强安全管理,预防和处理各类事故,保证部队战备、训练等各项工作的顺利进行"。安全工作必须贯彻预防为主的方针,遵循统一领导、各负其责、教育先行、严格管理、突出重点、综合治理、发动群众、坚持经常的原则。军队全体人员应当牢固树立安全意识,基层单位应当建立健全群众性安全组织。条例明确提出,在工作进程中,应当安全检查,及时发现、解决存在的问题,并规定了师、旅、团级单位每季度,营级以下单位每月应当进行1次安全工作分析。在安全教育方面,采取定期教育和随机教育的方式进行,通常师级单位每半年,旅、团级单位每季度,营级以下单位每月组织1次。安全工作检查采取定期与不定期相结合的方式进行,军、师级单位每半年,旅、团级单位每季度,营级以下单位每月应当组织1次安全工作检查。

2. 严格落实国防施工安全作业技术规程 在国防施工和坑道作业过程中,要遵守有关安全作业规程,如需要进行爆破任务时,必须严格遵守《爆破安全规程 GB6722-2014》的有关规定,从事爆破设计施工、安全评估与安全监理的爆破作业单位,应当按照有关法律、法规和本标准的规定实施爆破设计施工、安全评估与安全监理,并承担相应的法律责任。爆破前应对爆区周围的自然条件和环境状况进行调查,了解危及安全的不利环境因素,并采取必要的安全防范措施。应急抢险爆破可以不受本标准的限制,但应采取安全保障措施并经应急抢险领导人批准。邻近交通要道的爆破需进行临时交通管制时,应预先申请并至少提前3 d由公安交管部门发布爆破施工交通管制通知。爆破警戒范围由设计确定;在危险区边界,应设有明显标识,并派出岗哨。露天浅孔、深孔、特种爆破,爆后应超过5 min方准许检查人员进入爆破作业地点;如不能确认有无盲炮,应经15 min后才能进入爆区检查。

3. 普及施工作业安全操作要点 国防施工和坑道作业时,由于施工类型不同,作业地域不一,其安全工作控制要点具有很大的区别。实施作业人员创伤防控,必须针对不同工作,对全体成员普及安全操作要点。如进行坑道硐室施工时,其安全控制要点包括:对裸露岩石进行喷锚支护(shotcrete-bolt support),锚杆长度1.0~1.5 m,喷锚支护宜成梅花形布置,间距0.5~0.6 m。对大块岩石有可能出现崩塌应在下方采用立钢轨或钢支柱支撑、搭架,并在支架上填砼托帮。使用硐室进行钻孔施工时,每个作业班上班前都必须对安全情况进行严密的监护,发现问题及时处理,并做好安检记录。安排专业安全处理工每日定时进行安全检查,处理硐室边顶松石及安全支护。

(二)提高人员安全防护意识

1. 加强人员作业安全教育 井内坑道钻探施工,必须首先请矿山安全部门对所有进入坑道硐室的施工人员、技术人员、管理人员进行井下施工安全知识和安全规范、规章制度教育。必须委派1名有相应资质的专职安全员负责施工中的安全监督与检查。必须建立定期安全会、安全处理反馈制度,上下井签字制度,班前安全检查记录制度等。要总结汲取以往国防施工安全操作的经验教训,提高人员安全防护意识。

2. 加强人员心理教育 采用健康教育的方式,进行心理卫生疏导,以减轻群体心理压力(减轻官兵对施工的精神压力和恐惧心理),树立战胜困难的信心和勇气,提高官兵心理素质。例如高原国防施工,是时间紧、劳动强度大的军事作业,这种高强度的劳动加上恶劣的自然环境,有时会使官兵产生精神压力和恐惧心理，如果怀着这种心境上高原，势必增加高原反应的发生，所以要做好卫生宣传和健康教育工作，让官兵懂得初进高原时出现头痛、心慌、食欲缺乏等症状是机体正常的生理反应，通过提高身体素质和短期适应，能够减轻或消除这些反应。

3. 加强人员健康教育　此为提高施工人员卫生、保健意识，增强自我保健能力的有效措施，因此要积极开展好卫生知识宣传。健康教育的形式要丰富多样，既要有卫生宣传板报、讲课，还要播放相关录像材料，开展卫生知识竞赛等。教育的内容包括：《中国人民解放军国防施工安全卫生、劳动保护条例》的基本内容，安全卫生、劳动保护的意义；施工中粉尘的危害及控制方法；个人卫生、饮食饮水卫生、环境卫生以及野外工作中的劳动卫生知识；野外工作中常见多发病及传染病的防治知识；工伤及意外伤害的自救互救知识；野外工作地区的地理气候特点；当地居民的生活习惯；传染病流行情况；常见医学动物的危害及预防方法。

二、提高创伤防控能力

基层施工部队官兵在国防施工中易发生施工创伤，带来非战斗减员，严重影响官兵健康和施工任务的完成。提高施工创伤的自救互救训练技能，有利于增加基层官兵预防创伤性疾病能力和水平，是维护和提升部队遂行施工任务的基础。应根据施工特点探讨自救互救训练内容和管理方法，以便指导自救互救训练，有效地发挥医疗预防和急救效能，保障部队的战斗力。

（一）提高作业人员现场急救技术水平

1. 加强自救互救技术训练

（1）统一思想，加强组织领导　结合部队施工任务、训练等时机，充分利用部队内部电视台、黑板报等多种形式进行宣传教育，统一思想认识，使广大官兵认清自救互救在施工卫勤保障中的地位。积极协调训练部门，将基层自救互救训练作为一项专门工作来抓，纳入到年度训练计划中，统一部署，同步开展实施。成立由后勤部副部长、作训科长、战勤科长、卫生科长和卫生队长等组成的自救互救训练领导小组，明确目标与任务，严密组织，狠抓落实。通过机关和基层的共同努力，形成上下贯通、责任明确的训练领导体系。

（2）深化教育，强化官兵救护认识　通过组织讲课、学习相关资料、观看教学片等形式，使广大官兵了解复杂多变的施工环境，明确施工创伤的自救互救是平时卫勤工作的重要内容，增强官兵的训练热情，自觉投入到施工训练中。

（3）注重方法，提高授课质量　一是精心准备，提高自身授课能力。在卫生队军医中开展施工自救互救教学比武竞赛，让军医在单位内部试讲，从中选拔一些授课能力强、动作操作规范者担任教官。二是科学实施，提高教学质量。在授课时提倡教学的实用性、科学性，避免照本宣科。三是注意方法，组织好理论授课。在实践技能操作前，先讲解一些浅显易懂的基础医学理论，使大家了解必要的生理、解剖常识，让官兵不仅懂得怎么操作，还懂得为什么要这么操作；在讲解基本理论时，尽量多采用医学模型和挂图进行直观教学，避免空洞的医学理论说教，提高广大官兵的学习兴趣；在讲授救护技术时一般采用多媒体教学，利用国内外军事题材电影中战创伤救护的片段，进行直观教学，加深救护印象，教学效果明显。

（4）搞好协同，积极筹措器材　为确保训练时间充足，训练部门与卫生部门协同，在年度作训或新兵训练计划中给予高度重视，合理安排时间，指定专人负责；为避免与实际操作训练任务冲突，应采取灵活机动的方式，以营为单位进行滚动式训练。最后，卫生、训练部门对训练质量进行检查、考核，并将自救互救训练成绩与单位、个人年度考核成绩挂钩，训练成绩不合格的单位和个人不得评为先进，以调动官兵参训积极性，提高训练效果。三角巾、止血带、夹板等自救互救训练器材在训练中极易消耗，为了不影响训练进程和训练效果，可协调地方工厂和维修班，分别按照制式三角巾和夹板的规格、样式制作代替器材。

（二）提高部队创伤防控能力

1.加强连队卫生人员防控技术训练

（1）强化现场急救技术训练　在进行现场急救技术训练中,紧贴施工,突出重点,以新一代卫生训练大纲、《战伤自救互救手册》和配套光盘为标准严格规范训练内容、训练方法和训练程序,克服以往易训的多训、难训的少训等错误认识,保证训练质量。针对新兵和老兵的战伤自救互救水平参差不齐的情况,有针对性地分层次训练,要求新兵主要掌握基本动作要领,在会包、会扎、会救的基础上提高;要求老兵主要在训练规范上下功夫,熟练掌握标准,并为每个营培养6~8名、每个施工单位培养1~2名卫生救护骨干。

（2）强化作业安全知识训练　在进行国防施工和坑道作业创伤防控工作时,卫生人员要注意仔细观察部队人员施工作业动作要领,多和有经验的人员交流劳动心得,然后总结出具体的安全操作经验,利用顺口溜、口号标语等形式,普及到全体人员。以往部队有很多类似的经验,如打锤时的安全,提出了"掌钎掌得稳,落锤看钎顶,锤钎相结合,锤子就不脱"的顺口溜。爆破后的排烟安全,提出"炮响后生毒烟,进洞时有危险,烟不净不能往里钻,如要钻进去,重者要中毒,轻者要咳嗽几十天"的顺口溜。处理哑炮时的安全,提出"处理哑炮按规定,违反规定易送命,首先禁止铁棍掏,人数也得要减少"的顺口溜。为了推车时的安全,便提出"推车推得稳,拉车拉得准,路上要小心,防止碰脚跟"。照明方面的安全,提出"照明亮,走路清,防止石头碰眼睛"的顺口溜。通过这些形式,普及安全操作经验,提高人员安全防护意识,提高创伤防控能力。

2.加强部队卫生干部技术训练

（1）对军医普遍进行创伤外科基础知识训练　基层部队卫生干部技术状况参差不齐,尤其是一些新分配到国防施工部队工作的卫生干部,对国防施工作业特点了解不清,缺乏创伤救护经验。各部队举办野战外科学习班,分期分批组织军医轮训。通过训练,使部队卫生干部掌握环甲膜穿刺、清创、胸腔闭式引流等技术,掌握现场急救基本技术和早期休克的处置,并学习填写相关医疗后送文书。抓好外科四大技术训练,组织医护人员反复练习切开、缝合、结扎、止血,力求达到稳、准、快、好的要求。

（2）突出创伤防控训练重点　国防施工（坑道作业）发生创伤,多由冒顶事故、爆炸冲击波造成,包括挫伤、肢体骨折、多发伤,其中挫伤主要是冒顶掉落的石头砸伤人体所致;肢体骨折主要是肢体因砸压发生骨折,各个部位均可发生骨折,以四肢、躯干多见;多发伤主要是多种因素同时作用引起。出现挤压伤,要尽快解除重物压迫,减少挤压综合征的发生,如果挤压部位有开放创伤及活动出血者,应止血,然后迅速转往上级救治机构。

3.加强卫勤分队保障能力训练

（1）加强卫勤分队自身防卫能力　组织进行射击、投弹和防敌小股命令与偷袭的防卫演习,提高卫勤分队自身的防卫能力。各级卫勤部门有组织地进行爬山、带武器越野赛跑、军体等训练,以增强体质。

（2）进行卫勤分队的协同训练　根据各级救治范围,进行各级救治机构的综合协同训练,分别组织学习本级任务、编组、装备、救治范围。熟悉工作程序和工作方法,同时进行现场急救技术和动物外科手术训练。选定模拟现场,根据分级救治要求,选择救治机构配置地域,反复演练伤员自救互救,通过各级救治机构,师团救护所进行模拟动物手术。通过训练,提高各级卫勤领导的组织指挥能力和卫生人员急救技术水平,密切各救治机构、各部门之间的协同关系。

（三）科学组织部队作业创伤防控工作

1.建立国防施工作业创伤防控组织

（1）加强组织领导　明确任务后,要成立由部队领导、卫勤领导及相关部门负责人在内的卫生工作领导小组,做好卫生保障的统筹协调,制定并下发如卫生预案、方案等一系列文件,明确各部门和人员职责,确保施工部队能上得去、留得住、干得好。

（2）卫生力量组成　施工部队要根据施工时间长短、任务特点、参加人员数量等抽调业务精、经验丰富、责任心强的医务人员随行保障,一般应有内外科医生、防疫军医、卫生员（护理人员）等组成。

（3）医疗、防疫药械配置　医疗、防疫药品和器材是卫勤保障的物质基础，部队外出施工必须携带必要的诊疗器材，如移动式 X 射线机、清创缝合手术包、输液设备、输氧设备、急救包、骨折固定包、医疗保健箱、担架等，有条件的单位应当派出救护车保障，便于伤病员后送。药品准备应以常用药材和特殊药材为主，常用药材主要有呼吸系统用药、消化系统用药、抗生素、解热镇痛类药、维生素类、创伤用药等药材，该类药材按平时药材消耗量的 5 倍准备。特殊药材如高原特殊药、冷伤或中暑防治药、急救药品等，可按估计相应疾病的发病率准备。防疫药品、器材包括便携式检水检毒箱、常用诊断试剂、消杀灭药品和施用器械等可酌情准备。同时疏通药品、器材补给渠道，做好施工期间的药材补给工作。

2.加强国防施工作业创伤防控预案建设　凡事"预则立，不预则废"。卫勤在各种紧急情况下，没有更多的时间去全面研究应对紧急事态的思想原则、基本组织形式和基本工作方法。为争取卫勤应急处置的主动权，以最快的速度从常态转入应急状态，从平时工作转入应急处置工作，必须利用平时的稳定时期，在对卫勤组织指挥与保障规律认识和科学预见的基础上，对各种紧急事态可能采取的方式方法进行规范和描述，在紧急事态发生以前建立起一套基本的应对方式、方法和技术、物资准备方案。一旦发生紧急事态，能够有一个基本的遵循和参照，才有可能实现快速、有序、高效地响应与处置。否则，将会陷入被动和混乱的局面。

部队预案是指部队卫勤分队所制定的具体应对紧急事态的行动预案，一般偏重于工作程序、工作方法的规范，类似于程序法。从总体上对紧急事态应急处置的基本任务、思想原则、责任区分、指挥体系、保障体系、基本程序等做出规定，明确具体编组形式、任务区分、保障方式等。通常包括预案编制的目的依据、适用范围、事件背景与想定、基本任务、力量编组与任务区分、指挥与保障关系、应急机动、应急处置、动态监控、相关保障等内容。

3.合理组织国防施工作业创伤伤员医疗后送　要采取多种保障方式，提高一线保障能力。可在施工地建立卫生所，负责现场疾病的救治、卫生防病、官兵保健等工作。卫生所设立医疗观察床位和诊疗室，同时医护人员要经常巡诊，掌握官兵的健康状况，检查督促各单位卫生状况，及时为工地官兵提供便利的医疗服务，并根据情况向上级业务部门提出医疗保障建议，增强医疗保障工作的预见性和主动性。

上级医疗部门应派医疗小分队对施工部队进行巡诊，通过巡诊解决工地卫生所无法解决的一些技术难题，同时监督和指导卫生所医务人员的工作，提高他们的工作责任心和医疗防疫技术水平。

进驻施工点后，要及时疏通医疗后送线，距离部队较近的可直接送卫生队或体系医院。如果施工地很远，部队要及时调整军内转诊隶属关系，或借助地方医院建立临时应急后送点，以恢复脱节的医疗后送线，完善医疗服务体系。

伤员转送过程中，实行就近转送医院的原则。但在医院的选配上，应根据伤员的人数和伤情，以及医院的医疗特点和救治能力，有针对性地合理调配，特别要注意避免危重伤员的多次转院。

4.分级巡诊，把握医疗保障的主动权　巡诊工作包括工地的本级巡诊和上级医疗部门的巡诊，是落实防治工作的有效途径，也是做好医疗保障工作的重要环节。通过分级巡诊，能全面、准确地了解工地的医疗保障工作情况，把握医疗保障工作的主动权，为圆满完成国防施工中的卫勤保障工作打下坚实的基础。

（1）连队卫生员巡诊　各连卫生员的经常性巡诊，可以掌握战士的健康状况，随时检查督促各单位卫生状况，及时为工地官兵提供便利的医疗服务；还可以根据掌握的第一手资料，向工地首长及上级业务部门提供信息，提出医疗保障建议，以增强医疗保障工作的预见性和主动性。因此，工地的本级巡诊，是做好医疗保障工作的基础和切入点。

（2）上级卫生部门的巡诊　往往由派出的医疗小分队实施，是工地医疗保障工作的补充和提高。通过巡诊可以解决许多问题。首先，能进一步提高工地的医疗保障质量。由于上级医疗小分队技术力量较强，携带较先进的器材，能解决医疗点无法解决的一些难题，让官兵不出工地便能享受到优质的医疗服务。其次，可加强对工地的检查和督促。通过检查工地医务人员的工作情况，提高他们的工作责任心和积极性，并督促各单位认真落实各项医疗卫生制度，协助改善部队的生活、环境卫生质量。

5.参加施工的人员应加强体质锻炼提高抗病能力 进入热带或寒带地区施工的部队应当进行热习服或耐寒锻炼,提高官兵热耐受和抗寒能力,以预防中暑或冷伤的发生。平原地区的部队进入高原地区施工容易发生不同程度、不同类型的高原病(高原适应不全症),要采取措施提高指战员的高原习服能力。部队在任务明确后,在平原地区可采取综合性锻炼方法提高人体心肺功能,有助于机体对高原低氧环境的习服。有条件的单位可使用模拟器械进行低氧习服训练,一些药物如复方党参片、乙酰唑胺等经实践证实能提高缺氧耐力、减少或减轻高原病的发生,有利于高原习服。

（高钰琪 陈光伟）

第二节 国防施工（坑道作业）创伤护理

一、临 床 护 理

国防施工和坑道作业创伤的临床护理与普通的临床护理并无太多的不同,主要的工作包括保持呼吸道通畅、建立静脉通道、清创等。

（一）保持呼吸道通畅

国防施工(坑道作业)时,易出现各种原因引起的呼吸道损伤。如坑道作业瓦斯爆炸时,伤病员吸入热空气和热粉尘,由于受到烟雾和热力等损害,造成水肿和呼吸困难。保持呼吸道通畅非常重要,必要时行气管切开,对未行气管切开吸入性损伤伤病员,去枕平卧,肩部和颈下垫高,使颈部处于过伸位,保持气道通畅,持续低流量吸氧(2 L/min)以改善缺氧状态。伴 CO 中毒者,给予高浓度吸氧(6 L/min)或行高压氧治疗。气管切开后每6 h 超声雾化吸入,雾化液的配制为蒸馏水加入药物,避免使用生理盐水,以防引起支气管水肿,定时冲洗内套管,定时气管内滴药,必要时吸痰,吸痰时严格无菌操作,一次吸痰时间不超过15 s,每次吸痰前后加大吸氧浓度。

（二）建立静脉通道

保证按计划输液,防治休克发生。同时密切观察病情,测脉搏、呼吸、血压每小时 1 次,留置尿管保持引流通畅,观察每小时尿量,尿量维持在 80 ml/h 左右。

（三）清创

创伤后创面早期处理分两步。①早期清创适用于轻度伤员,全身情况稳定者,实行简单清创。②重度伤员清创在伤后8 d 或 3 d 回吸收起开始之前,注意给予伤病员保暖,减少对伤病员的刺激,清创中注意观察伤员生命体征的变化,室温保持在 30~32 ℃,操作要迅速轻柔,先要做好准备工作,参加人员不宜太少,以缩短清创时间,对于嵌入创面的煤尘颗粒应尽可能清除,但不要勉强,只求"有效",不求"彻底"。全面衡量利弊关系。

（四）严密全程监测,及时发现合并伤

根据伤情特点,重点实施护理,各护理小组分担不同伤情的伤员,制订特护计划,对伤员进行特别个体化护理。严密全程监测,详细检查有无颅脑、骨骼、内脏器官损伤,及时发现病情突变,报告主管医生进行处理。

二、营养护理

国防施工和坑道作业时,若出现大的事故,可能造成人员压埋,食物无法补充,出现创伤和机体应激的综合情况。在进行营养护理时,要做好饮食护理计划,针对不同阶段的饮食进行相应调节。

(一)制订伤病员饮食护理计划

对于被困坑道下人员,可能长期未进食,饥饿情况下,机体处于应激状态,由于内环境的严重紊乱,使体内儿茶酚胺分泌增加,导致胃肠黏膜血管强烈收缩,局部血流量锐减,胃肠黏膜细胞缺血缺氧,屏障作用受到严重损害。据一次矿井事故报道,3 名矿工被困 25 d 未进食,使胃肠动力下降,消化道腺体分泌功能降低,导致消化功能下降;加之肠黏膜屏障受损,可能致肠道细菌移位。在疾病状态下,尽早采用胃肠内营养,对恢复和维持胃肠道的生理功能较静脉疗法有益。在认识到 3 名伤病员肠内营养的重要性后,医院救治小组的医生、护师和营养师为伤病员制订了详细、缜密的营养支持计划。在计划中既考虑到伤病员胃肠功能的安全恢复,又考虑了整个机体康复所需要的能量和营养要素。营养师先根据每个伤病员情况制定每日总热量。然后,根据伤病员肠道恢复情况将饮食分为静脉高营养和静脉外营养。静脉外营养从少量米汤开始缓慢过渡到流质饮食、半流质饮食、软食和普食共 4 个阶段,并对伤病员的饮食进行全程、全方位的管理。

(二)静脉高营养的原则

根据长期未进食伤病员的具体情况,静脉高营养的原则为静脉高营养的总热量、蛋白质、脂肪和糖类从基本生理需要量逐步过渡到正常需要量。避免渗透性利尿和加重心、肝、肾负荷。静脉滴注丙氨酰谷氨酰胺保护胃肠黏膜功能。纠正水、电解质、酸碱平衡紊乱,按正常生理需要量经胃肠和静脉补充水、电解质。按正常生理需要量补充水溶性维生素及微量元素。为纠正低钠性脱水,补充生理盐水。为提高机体免疫力,给予静脉输入免疫球蛋白。

三、心理护理

(一)心理护理是进行临床治疗的重要辅助手段

随着医学模式的转变,"生物-心理-社会医学模式"成为现代医学的主导。新的医学模式要求护理工作者不但重视其所患疾病,更应具备良好的心理干预技巧,充分减轻或消除伤病员的心理压力,有利于疾病的早日康复。瓦斯爆炸烧伤伤病员面临创伤和死亡的威胁,害怕伤残,以致不敢面对现实、焦虑躁动不安、极度恐惧、悲观、绝望甚至产生依赖心理,护士要多和伤员交流,以温和的语言予以心理疏导,调动伤病员自我调节能力,树立战胜疾病的信心。通过躯体放松和心理放松,缓解伤病员的焦虑、紧张、改善睡眠,在一定程度上促进病情恢复。帮助伤病员合理宣泄。宣泄是从应激创伤中恢复的必不可少的过程,在重新掌握情绪和消除无助感方面起着重要作用。

(二)心理护理必须及时进行

心理干预是一场看不见的救灾,同样需要争分夺秒,通过各种途径对伤员实施有效的心理干预,给予他们精神抚慰,让伤病员迅速走出心理阴影,振奋精神,安心养病。对于病情和思想负担较重的伤病员应尽量住单间,医护人员应以熟练的操作技能赢得伤病员的信任。避免或减少探视,以防突然兴奋或激动影响伤病员情绪,加强家庭和社会的支持,让其解除心理及经济方面的担忧,早日康复回归社会。

(高钰琪　陈光伟)

参考文献

[1]刘喜元,尹芳秋,许崇亮,等.部队基层卫生勤务学[M].2版.北京:解放军出版社,2007:162.

[2]王谦,陈文亮.非战争军事行动卫勤应急管理[M].北京:人民军医出版社,2009:72.

[3]葛伯兵,方旭东,刘克红.基层部队自救互救训练实践[J].解放军医院管理杂志,2013,20(6):585-586.

[4]孙儒.高原施工部队卫生保障的几个问题[J].解放军预防医学杂志,1996,14(3):209-210.

[5]何玉洁.突发性矿难伤的院前急救与护理[J].中国医药指南,2013,11(10):345-347.

[6]李娟,江华容,李雪,等.矿难井下25 d未进食矿工获救后的营养支持护理[J].护士进修杂志,2011,26(19):1811-1812.

[7]武瑞丽,武玲娥.矿难伤员的临床护理和心理护理探讨[J].中国医药指南,2011,9(11):156-158.

第七篇

军事训练创伤

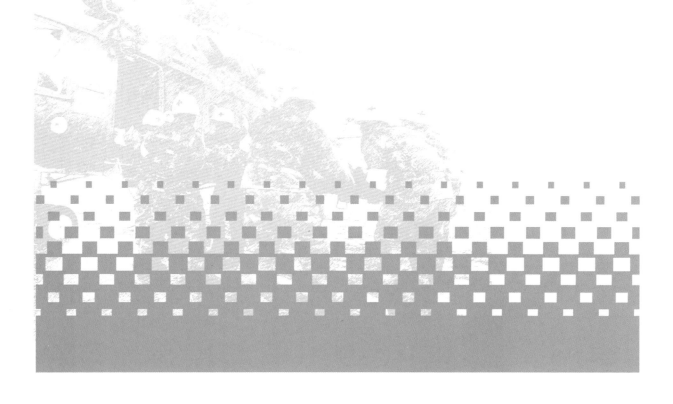

第三十四章

军事训练创伤概论

军事训练创伤(military training in trauma),亦简称军训伤。军事训练创伤是指军事训练直接导致参训人员的组织器官功能障碍或病理改变,是军事训练医学的重要内容。军事训练医学是军事训练与医学相结合的一门交叉边缘学科,它专门研究与军事训练有关的医学问题,并运用现代医学的基本理论和技能对军事训练进行监督和指导,防治军事训练创伤,以求达到降低军训伤的发生率、致残率,提高复训率及增强机体抗损伤能力的目的。它是一门综合性学科,与基础医学、临床医学、预防医学、康复医学、运动医学等多学科密切相关。军事训练创伤的防治是军事训练医学实际应用的主要内容和研究范畴,是和平时期军事医学所面临的重要课题。

军事训练创伤就其本身而言,与一般运动损伤不同,与运动员的损伤更不相同。运动员往往从事某一单项的运动训练,同时其大多数经过挑选,具有良好的身体素质和训练条件,其损伤具有明显的个性特点,防治措施常常因人因项目而异。而军事训练创伤则以共性损伤为主,具有典型的流行病学发生规律。

军事训练创伤的防治不仅是一个医学问题,同时还是一个重要的军事问题。其直接影响军队的训练和出勤,损害官兵的健康和影响军队的作战准备过程,造成时间和经济的损失,故军事训练创伤的防治工作显得尤为重要,不仅可以较大程度地减少损伤的发生率,而且对于提高伤后的复训率和降低伤残率均具有十分重要的意义。

军事训练是和平时期部队的中心任务,是提升部队战斗力的根本途径。随着部队现代化、正规化建设的不断加强,进一步做好军事训练健康保护工作就更有意义。本篇将重点从军事训练创伤概念、发展简史、现代流行病学的角度,针对影响我军军事训练创伤发生的主要因素、军事训练创伤诊断标准、总体防治原则的制定、我军军事训练创伤的流行病学特征,以及当前正在部队训练中推广应用的常见军事训练创伤的 0 期诊断技术与预防措施等进行阐述。

军事训练是军队履行职能的重要保证,是和平时期部队工作的中心。如何扎实有效地搞好军事训练创伤的防治,已成为广大参训官兵及医务人员十分关注的问题。认真抓好以防治训练伤病为重点的训练卫勤保障工作,对于保证军事训练质量和效果,激发广大官兵爱军习武的热情,维护部队健康,提高部队训练水平,增强部队战斗力,都具有十分重要的意义。因此,为适应军事训练卫勤保障工作的需求,使现代医学理论与实践在军事训练健康保护中发挥更大的作用,以及科学军事训练得到更全面的医学支持,明确和了解军事训练创伤医学的概念、发展及工作特点是十分重要的。

第一节 概 述

军事训练创伤医学是一门军事训练与创伤医学相结合的交叉边缘学科,是专门研究与军事训练相关医学问题的学科。运用现代医学的基础理论与技术,对军事训练进行监督和指导,防治军事训练创伤和相关疾病,达到降低军事训练创伤的发生率和致残率,提高复训及抗创伤能力的目的。军事训练创伤医学同时也是一门与战创伤学、基础医学、临床医学、预防医学、康复医学、心理学、运动医学和军事医学等多学科密切相关的综合学科。军事训练创伤的防治是军事训练创伤医学实际应用的主要内容和研究范畴,是和平时期军事医学所面临的重要课题。

一、军事训练创伤的基本特点

军事训练与运动训练之间既有难以分割的联系,又存在明显不同的特点。军事训练实际上是一种军事劳动,其损伤实质上属于一种劳动损伤;体能训练仅是军事训练中的一项重要训练课目,而更多的军事训练项目本身就是一种军事技术,如400 m和500 m障碍跑及投弹、武装越野、奔袭等课目,则更是接近于实战内容。至于现代军队的其他军事训练课目,无论在训练内容,还是训练环境方面,就更具备显著的军事特点了。

就其本身而言,军事训练创伤与一般运动损伤不同。运动员往往从事某一单项的运动训练,且大多经过严格挑选,具有良好的身体素质和训练条件,其创伤具有明显的个性特点,防治措施因人和项目而异,而军事训练创伤则以共性损伤为主,具有典型的流行病学发生规律和特点。

军事训练创伤的防治不仅是单一医学问题,同时还是一个重要军事问题,其直接影响军队训练和出勤,损害人员健康,影响军队的作战准备过程,造成时间和经济的损失,故军事训练创伤的防治工作显得尤为重要,它不仅可以较大程度地减少伤病的发生,而且对于提高创伤后的复训率和降低伤残率均具有十分重要的意义。

另外,随着部队装备的不断更新与发展,是否意味着军事训练创伤医学的问题不那么重要了呢?其实不然。军队装备的高度机械化和自动化,只是从一个方面减轻了官兵的军事劳动强度,但由于机动性也随之大幅度增强,又从另一方面给官兵增加了新的负担。与此同时,未来战争所出现的极端严酷的战场环境,对官兵的体能、心理和士气提出更高要求。要想尽快适应和泰然处之,必须经过严格的模拟实战条件下的刻苦训练。目前,现代军队350余种军队职业中,约有1/3的职业仍然需要高强度的军事体力劳动,如举高、推拉、投弹、装卸和零距离负重,其中有70余种专业还需要超重的举高要求。

随着现代战争机动性的加强,经常进行阵地转移的同时,还要进行伪装实施防御警戒、构筑工事、故障维修、通信联络等,每天搬运数吨重的炮弹,可能在作战起始的若干天内片刻的休息时间也难以保证。要完成这样繁重的军事劳动(作业),如果没有良好的体能素质,发生各种伤病就在所难免了。这就要求高质量的体能素质训练,否则难以完成所承担的军事任务。因此,如何发挥人的主观能动作用,使体能训练更加合理化,避免和减少训练伤的发生,提高训练质量和水平,逐渐被人们所重视。由此可见,军事训练创伤医学的问题不但不会随着军队装备的不断更新而消失,反而会因训练内容复杂性及技巧性方面的要求更高更规范而更为重要和专业化了。所以,在现代化军队建设进程中,军事训练创伤医学的发展是卫勤保障跟进中的重要部分。

二、军事训练创伤医学的发展简史

军事训练创伤的防治是军事训练医学的主要研究范畴。只要有军队存在,就会有军事训练创伤发生,就有值得军事训练创伤医学研究的课题。

1855 年,普鲁士军医 Breithaupt 首先报道了士兵长途行军后出现足部肿胀的症状;1897 年经
Stechouw 以 X 射线摄影证实为跖骨骨折所引起的肿胀,被称之为"行军骨折"。1943 年,Hartley 就此
提出应力性骨折(stress fracture,SF)的理论,揭开了军事训练创伤研究的序幕。

1963 年 Johnson 及 1971 年 Sweet 应用组织学活检的方法分别对应力性骨折的发生发展和病理过
程进行了深入的研究,并据此提出了诊断方法和诊断依据。

20 世纪 70 年代,美国和以色列军队医学研究人员在对应力性骨折的研究中引入了流行病学病因
研究方法,并得出应力性骨折的流行病学分布特征与研究人群、研究手段、训练状况有关。尽管外军
的军事训练创伤的研究起步比较早,但大都为针对某种伤病而研究,没有明确军事训练创伤的定义、
研究范畴及诊断标准,因此限制了军事训练医学的发展。

20 世纪末,国外在军队训练伤的研究方面,将训练伤的流行病学调查与应力性骨折(stress
fracture,SF)的病理学及生物力学、预防研究和训练心理学的研究结合起来,以预防为重点,在消除损
伤危险因素、制订合理的训练计划,进行有效卫生监督、严格限制训练强度、保障睡眠和进行防护知识
教育等方面加大了经费和人才的投入,拓展了军事训练创伤研究的深度和广度。

1984 年,济南军区第 150 医院黄昌林等首次报道了 3 例正步训练所致股骨下段疲劳骨折,并同时
在国内开创了模拟军事训练创伤动物试验研究的先河。

1989 年 5 月 29 日,总后勤部卫生部批准"全军训练伤防治研究中心"在济南军区第 150 中心医院
组建[(1989)卫医字第 085 号批件],同年该中心的课题项目"步兵基础训练所常见骨关节损伤的防
治"系列研究获"军队科学技术进步二等奖",这是军事训练创伤医学研究首次获得的最高奖项。

1990 年 11 月 11 日,总后勤部卫生部在中国人民解放军军事医学科学院召开了首次全军军事训
练创伤防治研讨会,后被称之为我军第一届军事训练医学学术会议。

1991 年 10 月,由全军军事训练伤防治研究中心编写出版的《军事训练伤防治知识 100 问》下发全
军部队。随后各战区均有多批量的有关军事训练创伤防治的各类小册子、光盘、宣讲教材等普及读物
相继发放部队,通过训练伤防治知识的普及教育,对提高参训官兵的防伤知识水平,形成良好的自防
群防氛围,发挥了重要作用。

1994 年 5 月,在德国奥格斯堡召开第 30 届国际军事医学大会,王正国院士代表全军训练伤防治
研究中心发言,在国际上首次提出"新兵骨应力性塑型改建"的理论,获得提名奖,得到各国军事医学
专家的首肯,其主体论文同年全文刊载于联合国军事医学委员会的官方权威杂志《国际军事医学论
坛》(International Review of The Armed Forces Medical Services)。1997 年 12 月,该中心的指令性基金
课题"陆军士兵基础军事训练所致骨关节损伤的机制及防治系列研究"获国家科技进步二等奖,系目
前我军相关研究所获得的国家最高奖项。这些基础理论研究的成果不仅解决了来自训练场的实际问
题,而且极大地推动了军事训练医学的发展与进步。

我军军事训练医学研究经历了一个由"为伤病而研究"逐步向"为士兵、为提高战斗力而研究"的
转化过程。以流行病学研究为基础,从预防、医疗、保健一体化角度出发,从预防伤病、医治伤病向增
强参训人员健康保护和抗伤病能力及作战能力的方向转移,全面提高军事训练创伤的整体防治水平。
通过实践证明:要想提高军队军训伤的整体防治水平,就要创建一个全军的军事训练医学理论体系,
要创建军事训练医学理论体系,必须首先创立一个新的医学学科"军事训练医学"。

1999 年 8 月,由全军军事训练医学研究所牵头,组织全军 40 余名军事训练医学专家参与编写并
由人民军医出版社出版的百余万字专著《军事训练医学》。该书作为第一部军事训练医学专著,在其
第一篇"军事训练医学的理论基础"中的第五章专门阐述了军事训练医学与流行病学的相关性,详尽
介绍军事训练医学流行病学的基本原理和方法、流行病学在训练伤防治研究中的应用及其临床医学、
预防医学、康复医学、运动医学、心理学等多学科的基础知识,同时又尽可能以总结我军在军事训练医
学领域中的实践经验为主,参阅了大量国内外最新研究成果、先进理论和技术,全面地反映军事训练
医学理论与实践的完整性、新颖性和实用性,系统阐述了军事训练医学的基础理论与实践知识。本书
共分 3 篇 47 章,第一篇为军事训练医学的理论基础,第二篇为军事训练医学总论,第三篇为军事训练

医学各论。本书结构严谨,内容丰富,科学性强,实用易懂,既可作为广大基层卫生人员的专业教材,也可作为专业医务人员的工具参考书,是我军第一部关于军事训练医学的专著,填补了我军在军事训练医学方面无专业教材的空白。本书对于促进军事训练医学的发展,提高部队的训练水平,防治训练伤病具有十分重要的意义。《军事训练医学》的出版问世,展示着这一新学科的创立,标志着我军军事训练医学全面走向正规化、专业化发展的道路。

1999 年 11 月,在全军第四届军事训练医学学术会议上,经全军医学科学技术委员会批准,正式成立了"全军军事训练医学专业委员会",隶属于全军战创伤专业委员会,从此军事训练医学学科有了自己的学术组织。

2001 年 1 月 22 日,总后勤部卫生部批准"全军军事训练伤防治研究中心"晋升为"全军军事训练医学研究所"(批准文号:[2001]卫医字第 9 号),标志着全军军事训练创伤防治研究工作进入新的历史阶段。

2001 年 4 月 2 日,由总后勤部卫生部批准,向全军发布了全军军事训练医学研究所制定的军用标准(WSB 38-2001)《军事训练伤诊断标准及防治原则》(以下简称《标准》),并于 8 月 1 日实施。《标准》将军事训练创伤的定义在原有的基础上进一步扩展,明确了本学科的专业技术规范,规定了全军统一的军事训练创伤的定义、诊断与分类标准及防治原则,使之更加适合我军军训伤的诊断与防治,更加强化了部队对军事训练的健康保护意识。

2002 年,为适应我军新时期卫勤保障工作的需要,由全军军事训练医学研究所牵头负责,在全国各战区、各军兵种共设了 12 个训练伤监测(控)点,在国内外率先建立了全军级军事训练创伤防治监控系统。实践证实这是有效预防与控制全军军事训练损伤的重要举措。

2003 年 11 月,由中国人民解放军总参谋部和总后勤部联合以命令的形式发布了《军事训练健康保护规定》(以下简称《规定》)。《规定》是军事训练健康保护的依据,是为减少军事训练创伤的发生,维护官兵在军事训练中的安全与健康,提高部队参训率和训练质量,保证训练任务的顺利完成而制定的,《规定》明确了军事训练健康保护范围,使我军军事训练医学研究得以扩展,成果得以应用。

2004 年,为适应我军新时期军事斗争准备和海训官兵健康保护的需要,南京军区第 101 医院联合第二军医大学、海军医学研究所等单位的 50 余名专家学者编写了《濒海军事训练医学》,其内容主要涉及沿海陆地及海洋的地理、气候、流行病学特点,部队濒海军事训练卫生和常见伤病的防治等,并侧重阐述部队渡海登岛军事训练中出现的各种医学问题及对策,具有较强的针对性和现实意义。

2007 年 8 月,第三届中德双边军队军事医学研讨会在西安召开,系国际上首次以"军事训练医学"为主题召开的会议,会上德方报告了 5 篇论文,中方报告了 6 篇。这表明国际军事医学领域已十分重视军事训练医学的研究,也标志着我军在军事训练创伤防治研究方面进入国际先进行列。

三、我军军事训练医学研究的工作特点

军事训练创伤及其相关疾病诊断治疗及预防的研究涉及整个军事医学。军队医务工作者创造性地应用医学的最新知识,从预防、医疗、保健一体化的角度出发,并从预防伤病、医治伤病向增强参训人员体能健康和提高抗伤病能力和作战能力方向转移,科学地选择自身发展的道路,形成了我军军事训练医学研究自身的工作特点,主要包括以下几个方面。①预防是军事训练医学研究工作的"重中之重",其预防研究大多开始于以现代流行病学为基础的调查研究,从致伤因素入手,针对致伤因素、宿主因素及环境因素的缺陷及不足,提出适合军队特点的行之有效的一、二、三级预防措施。②临床应用性研究是军事训练医学的重要内容,军事训练创伤主体上所指的是运动系统的急性和慢性损伤,故主要涉及矫形外科学、创伤外科学、运动医学及传统医学、临床护理学、疼痛治疗学和康复医学等学科,重点在诊断治疗、功能康复等方面。从临床角度出发,探讨致伤机制及影响致伤的内外因素,研究训练中发生的新伤型,提出适应军队的特点,既能提高复训率,又能降低致残率的新术式或非手术方法,重视临床护理,研究其临床护理的心理诊断和治疗手段,强调康复医学的作用,这些均是我们研究工作的重要内容。③军事训练非运动系统损伤及相关疾病同样是研究的重要内容,训练中常发生的

过度训练、过度紧张、低血压、高血压、血尿、胃肠神经官能症、肝区疼痛综合征、高原适应不全症以及特发的如横纹肌溶解症等运动性内科疾病的防治,不仅是和平时期军事训练中需要研究的问题,而且对未来战争中此类伤病的预防与治疗也都具有十分重要的意义。④强化基础研究是军事训练医学发展的重要环节,主要包括通过模拟训练的运动试验,采用不同的训练方法,现代的观测和检测手段,研究运动系统结构功能形成及其损伤的过程,以掌握了解其损伤发生的机制及各种影响因素,提出合理的训练模式,指导正确运用各种治疗手段。同时,通过现代分子生物学、细胞生物学及基因技术研究,开发新药、新技术,以促进创伤后机体的快速恢复和增强抗损伤能力。⑤训练心理健康保护也是军事训练医学的重要研究内容,随着生物-心理-社会医学模式的确立,新的健康观应运而生,从身体、精神、社会适应3个方面去进行军事训练的健康保护,才是完整的保护,故军事训练心理学将是未来深入研究的重要课题。按照参训者不同的心理特点及发展规律,通过各种有益的教育与训练,以及社会良好的影响来培养和维护健全的人格与社会适应能力,使其在训练中保持良好健康的身心状态,全身心投入训练,以适应军事群体和环境;在训练中取得正确的认识,以便迅速做出正常有效的反应;培养自信心和自我控制能力,改善人际关系,以消除孤独感,降低由此而导致的训练损伤,提高训练水平和作战能力。⑥训练伤防治知识的普及教育也是军事训练医学的研究内容,我军已十分重视参训官兵的防治知识教育,特别强调训教官的防治知识水平的提高。在这方面已有了长足进步,创造了自防群防的良好氛围,故强化这方面的研究和应用也是十分重要的。

四、我军军事训练医学理论体系的形成与发展

我军军事训练创伤防治工作的实践证实:只有创建我军军事训练医学的理论体系,才能真正做到运用现代医学的基本理论和技能对军事训练进行有效的监督和指导,达到提高军事训练创伤整体防治水平的目的。为此,我们首先是创立军事训练医学这一新的学科,为整个理论体系奠定专业理论基础;二是编制全军统一的《军事训练伤诊断标准及防治原则》,以明确军事训练创伤的定义、诊断与分类,并规定必须执行的防治原则,为本体系确立统一的专业技术规范;三是全面推进全军的军事训练医学教育,使本体系形成巨大的预防资源;四是军事训练医学心理学的提出、研究与应用,拓宽本体系的专业理论范畴;五是军事训练创伤监控及信息系统的建立,为本体系提供研究与实践的技术平台;六是组织军事训练医学学术组织及增进相互交流的活动,以扩展防治队伍,推动本体系专业理论的深化;七是加强军事训练医学的基础研究,形成军事训练医学理论体系可持续发展的良好趋势。

五、全面推进军事训练医学教育

在我军军事训练医学理论体系的形成与发展过程中,一大特色是全面推进全军的军事训练医学教育。一是在全军范围内进行全方位、多层次、定期的军事训练创伤知识的普及教育;二是每年举办一期全军一类继续医学教育项目——"现代军事训练医学的理论及应用"培训班,培训军队中高级以上专业技术干部;三是进行军事训练医学专业博士、硕士研究生教育。

自1993年开始,全军军事训练医学研究所在全军范围内进行全方位、多层次的军事训练创伤知识的普及教育,率先出版发行了《军事训练伤防治知识100问》《军事训练相关内科疾病防治知识96问》《军事训练医学心理学知识66问》和《军事训练伤诊断与分类标准(试行)》等6个版本的知识丛书;2008年,编写出版了《军事训练伤防治手册》并下发全军作战部队和部分武警部队。据不完全统计,目前全军军事训练医学研究所在全军范围内正式出版和内部发行的此类科普小读本已达20余种,对军事训练创伤的防护指导起到了积极作用,进一步提高了基层部队的防范意识。每年通过全军远程医学信息网及各战区、军兵种、各级医院组织的医疗小分队,深入基层部队进行各类军事训练创伤防治专题讲座达千余次。用知识武装部队,形成良好的群防自防氛围,保护军事训练健康,保障战斗力,维护战斗力。

2001年以来,在总后勤部卫生部卫生防疫局的指导和支持下,全军军事训练医学研究所通过每年

举办一期全军一类继续医学教育项目——"现代军事训练医学的理论及应用"培训班,培训作战部队中、高级专业技术干部。这些技术骨干又把现代军事训练医学的理论及知识具体运用到军事训练实践中,通过知识的辐射作用,扩大了我军军事训练医学教育的范围和影响。

全军军事训练医学研究所是我军唯一专门培养军事训练医学高层次人才的教学基地,经总后勤部批准,全军军事训练医学研究所分别于 1995 年和 1998 年,开始硕士、博士研究生教育,多年来培养了一大批军事训练医学硕士、博士研究生,为军事训练医学理论体系研究的可持续发展提供了优秀的高学历人才条件。

六、军事训练医学心理学的提出、研究与应用

军事训练医学心理学是军事心理学以及军事训练医学的重要分支,是研究参训个体、群体的心理特点及其规律,并以此对军事训练中所发生的心理学问题提供医学指导,达到提高训练水平、降低训练伤发生率、促进训练任务顺利完成的目的。军事训练医学心理学主要包括 3 个方面内容:研究军人掌握军事知识和战斗技能的心理规律,以促进训练任务的完成;研究各类参训人员的心理特点,以提高训练水平;研究培养军人在作战中所必备的心理品质的途径,提出军人心理训练的方法。军事训练医学心理学已成为部队医务工作者广泛关注的一门新的学科,特别是近年来,全军军事训练医学研究所通过对军事训练创伤致伤因素的研究,探讨训练伤发生与其心理因素间的相关关系,取得了较大的进展。同时,军事训练医学心理学研究军人心理训练方法,以培养部队官兵在未来作战中所必备的心理素质和意志品质。

军事训练医学心理学具有以下特点:①时间。军训伤的发生率与士兵入伍时间、开训时间明显相关。通过对新兵下肢应力性骨折发生率的动态观察,发现新兵基础训练过程中的第 2、4 周是下肢应力性骨折发生的高峰期,而第 1~3 周恰好是新兵训练心理状态的不稳定期,易发生训练心理适应不良症或不同程度的心理障碍(mental disorders)等。同时还发现我军非稳定性个体一般占 18%~19%,但新兵却可达 25%~30%。②人群。由于各参训人群接受训练内容、强度及个体"易感性"的不同,军训伤发生过程中不同心理因素的影响均不相同。曾有学者对 1 152 名军人心理健康状况的随访研究发现,心理问题的发生与职业有关,尤以通信兵、防化兵和驾驶员为主;军人心理障碍的发生与城乡差别有一定联系,城镇兵的军训伤发生率低于农村兵,并认为,城乡生活环境存在较大的差异,城镇学校环境较好、体育设施也较完善等都有利于训练技巧及要领的掌握;另外,城镇生活变化大,与外界接触广泛,使城镇兵能较快适应部队的环境及建立良好的人际关系,而农村入伍的士兵普遍存在一定的心理健康问题,其原因可能与农村经济基础及医疗条件差、文化程度相对较低及缺乏心理卫生常识及防伤知识掌握等有关。另外有研究还表明,军人心理障碍的发生与年龄偏大、军龄较长及精神病家族史有一定相关性。心理障碍与军训伤的发生密切相关,心理障碍者是军训伤发生的高危人群。③环境。坑道、高海拔、严寒、酷暑、噪声、有毒物质、射线、加速度、振动、睡眠缺失或疲劳等特殊作业环境常常能够见到军人的身影。这些环境十分艰险,不但能严重影响作战能力,甚至危及生命,给军人心理带来巨大的影响和压力。研究这些环境的特点,制定职业标准和训练标准,有助于寻求有效的防御措施,维护心理健康,保障战斗力。

心理障碍是指一个人由于生理、心理或社会原因而导致的各种异常心理过程、异常人格特征的异常行为方式,是一个人表现为没有能力按照社会认可的适宜方式行动,以致其行为的后果对本人和社会都是不适应的。当心理活动异常的程度达到医学诊断标准,我们就称之为心理障碍,心理障碍强调的是这类心理异常的临床表现或症状,不把它们当作疾病看待。此外,使用心理障碍一词容易被人们所接受,能减轻社会的歧视。

在新兵军事训练心理适应不良症的研究中,全军军事训练医学研究所以下肢应力性骨折与新兵基础训练心理特点为研究对象,发现下肢应力性骨折与训练期间参训新兵心理因素中焦虑、恐惧、躯体化因子明显相关,表明下肢应力性骨折与新兵军事训练心理适应不良症密切相关,也表明军事训练创伤与新兵军事训练心理适应不良症密切相关。同时该研究还进行了现场人群的心理干预对照实

验,结果表明,实验组与对照组的开训前SCL-90自评症状量表得分及阳性项目平均分之间比较无明显的差异,而两者应力性骨折发生率具有显著性差异,说明心理学干预对新兵在基础训练期间保持良好心理健康水平是十分重要的。

同时,军事训练医学心理学注重研究军事训练中常见的心理障碍及干预方法。军事训练是培养军人掌握军事技能,提高军事素质和心理素质的重要过程,在训练过程中产生的常见心理障碍有:焦虑、抑郁、强迫、应激障碍等,这些心理障碍可导致军事训练心理适应不良症,如参训个体为保持自身与环境的协调,进行自我调整时,主动或被动地改变自身的认知结构或行为模式的能力较差,以致在短时间内出现一系列心理适应不良的现象。军事训练心理适应不良症一般多发生于新兵训练期间,是导致新兵军事训练损伤发生率高的重要因素,训练前后积极进行防治和疏导,对提高训练效果,防止意外伤害具有十分重要的意义。针对这些现象,全军军事训练医学研究所积极开展心理知识普及教育、分层次培训心理辅导骨干、加强官兵心理适应性训练等,培养官兵良好的心理素质,使其心理和身体能适应战场上的复杂情况,从而减轻刺激因素对官兵的影响。部队可以按照人的不同心理特点和心理发展规律,通过各种有益的教育与训练及良好的社会影响来培养和维护健全的人格和社会适应能力以适应群体和环境,使其在训练中取得正确认识,以便很快做出正常的反应,培养个人在训练中建立自信心和自控力,改善人际关系,消除孤独感,使新兵及其他参训者在训练中保持心理健康。对于确实难以参训的"高危"个体应进行组织调整。同时,积极做好训练中的心理干预工作,对降低军队总体伤病发生率起着不可忽视的作用。对基层指挥员,除提高文化素质和水平外,还应加强现代化意识和心理科学水平,在强化政治思想工作的同时,做好心理工作。军队的现代化既表现在技术装备上,更表现在人员素质的提高上,带兵的班、排长直接对士兵进行有针对性心理疏导是最有力的心理干预,同时,基层部队也应配备专职或兼职心理医生,对出现训练性心理危机的战士进行及时的心理危机干预,通过交谈、引导、沟通、疏导、抚慰等明确有效的措施,帮助心理遭遇短期失衡的当事人进行情绪的释放、宣泄和重新调整,也就是给予当事人适当的心理援助,使之走出心灵的阴霾,尽快摆脱困境,防止精神崩溃,走向极端,最终战胜危机,重新适应军事训练生活。

近年来,全军军事训练医学研究所在军事训练医学心理学的"新兵军事训练心理适应不良症的发生机制、特征及其防治研究"及"军事坑道作业部队士兵心理健康状态与个性特征的研究"中分别获军队科技进步二等奖和三等奖。研究成果针对入伍训练阶段不同的心理特点与过程,从生物、心理、社会医学模式的角度出发,采用"军用标准"(简称军标)所规定的心理量表,对入伍新兵进行前瞻性流行病学调查,在全军首次提出了"军事训练心理适应不良症"的诊断,分析发病机制,提出防治原则。目前,军事训练医学心理学为提高部队军事训练质量和官兵的心理应激水平,开展了心理应激之蛋白组学研究,取得了一定成效。

七、建立全军军事训练创伤监控及信息系统

2001年,在总后勤部卫生部卫生防疫局的支持和指导下,由全军军事医学研究所牵头,在全军范围内建立军事训练创伤监控及信息系统,这是预防与控制军事训练创伤的重要举措,也是军事训练医学理论体系中实际应用的重要组成部分。本系统的建立,对于促进部队训练水平的提高、推动军事训练医学研究的深入开展以及加强全军训练伤防治工作的监控与指导,都具有重要的现实意义。一是实现了对全军训练伤防治工作的宏观监控与指导;二是促进了基层部队训练伤防治工作水平的全面提高;三是推动了军事训练医学研究工作深入开展与应用。

军事训练创伤的防治是一项长期而艰巨的工作。以往基层部队的军事训练创伤防治工作,主要是依靠各单位的卫生和防疫部门负责监督、管理。由于各部队对训练伤工作的重视程度和防治技术掌握等方面的差异,在上报的训练伤数据、资料时,不可避免地存在着错、漏、误的情况;另一方面,全军军事训练医学研究所因人力、物力等因素的影响,也只能以所属保障体系部队为主开展训练伤调研工作。在这种情况下,资料的收集和调研的范围都受到了一定的限制,上级防疫部门和研究机构也很难对全军军事训练创伤防治工作做出全面、准确的评估,仅能对基层部门训练伤工作实施有限的监

测,而难以实现全面的监控。

　　全军军事训练创伤防治监控及信息系统建立后,在全军各军区、军兵种的基层部队均设立了军事训练创伤防治监控点,作为监控及信息系统中负责技术指导的主管机构的全军军事训练医学研究所,可根据上级防疫部门的指示和要求,按正规渠道,有计划、有目的地定期深入各监控点部队,在全军范围开展训练伤调研和指导工作。另外,由于各监控点基本设立在各大战区及各军兵种的重点作战部队,无论在人员编制、武器装备方面,还是在训练课目和强度方面都具有较强的代表性。所以,通过对各监控点部队的现场调查即可全方位、多层次地获取伤情资料和相关信息,并且更具有普遍性和真实性。其总的训练伤发生率也基本反映了部队的训练伤发生与分布情况。近十年来的工作实践表明,所取得的数据准确可靠,其结果直观地向各级职能部门反映了军事训练中的创伤发生情况及相关资料信息,有利于相关单位迅速控制与调整训练计划,防止训练伤大面积的发生。同时,全军军事训练医学研究所对相关数据进行汇总做出综合分析报告,有利于总部对全军武装力量军事训练创伤防治工作的监控及指导。

　　2003年,在总后勤部卫生部卫生防疫局的直接领导下,全军军事训练创伤监控及信息系统在组织构成上每年度更换约30%个监控点,使之逐步深入全军作战部队的同时也达到技术轮训的目的;并由全军军事训练医学研究所与监控点部队(师旅级及部队各战区特种大队等)卫生职能部门签订工作协作合同书,使各监控点不仅扩大了工作范围和职能,有利于现有的军事训练创伤防治资源的开发与利用,同时还担负起对下一级基层卫生人员培训、宣教等工作,使部队的整体防治水平得到全面的提高。这样一来,承担军事训练创伤监控任务的部队就达40余个建制单位。全军军事训练医学研究所对每年通过监控点提供的监控数据进行分析总结,并及时向上级部门汇报,以便指导全军的训练伤防治工作。

　　全军军事训练创伤防治监控及信息系统的建立,促进了基层部队训练伤防治工作水平的全面提高。首先,上级防疫部门和全军训练医学权威机构可对其直接进行监督和指导,并根据制定的工作章程,下达具体任务要求与工作指标,如按《军事训练伤诊断标准及防治原则》的要求,统计上报所属部队年度训练伤发生率,定期派人深入连队督查训练伤预防工作等。从而使基层卫生干部感到训练伤工作有章可循、有事可做,充分调动其防伤工作的积极性。其次,根据军事训练创伤防治监控系统的工作章程要求,由全军军事训练医学研究所负责对各监控点的专业卫生人员进行训练伤防治技术培训。

　　建立全军军事训练创伤防治监控及信息系统后,在上级防疫部门协调下,军事训练医学研究机构同各监控点部队,在开展训练伤科研工作方面建立了密切的协作关系。研究机构可结合部队装备的更新、训练计划的调整以及任务的变化等情况,有计划、有目的地派出科研人员深入各监控点和基层部队开展现场调研,及时掌握部队训练伤的发生情况,了解各种致伤因素,发现新的伤型。另一方面,基层部队也能将所掌握的各种资料、信息尽快地反馈给科研机构。通过深入现场和相互协作,使训练伤研究课题的选择更加贴近部队实际,有力地推动了训练伤研究工作的深入开展。

　　因此,全军军事训练创伤监控及信息系统的建立,有利于军事训练医学的发展与进步,有利于研究成果的推广应用。军事训练医学的研究离不开部队,离不开参训官兵,研究课题的立题从部队中来,研究成果必须到部队中进行验证完善和推广应用,解决部队训练中的实际问题。多年来的工作表明,全军的各级监控点实际上已成为军事训练创伤防治体系中的理论与应用实验基地,为军事训练医学的研究、理论体系的形成与发展提供了良好的工作平台。

八、成立军事训练医学专业学术组织

　　1990年11月,总后卫生部在北京军事医学科学院召开了首次全军军事训练创伤防治研讨会,会议提出必须编制全军统一的军事训练创伤的诊断和分类标准,后被称为第一届军事训练医学学术会议。1999年经全军医学科学技术委员会批准,在全军第四届军事训练医学学术会议上,正式成立了"全军军事训练医学专业委员会",该专业委员会隶属全军战创伤专业委员会。从此,军事训练医学学科有了自己的学术组织。全军军事训练医学研究所一直是该专业委会主任委员单位和常务机构,也是全军唯一从事军事训练医学研究的专门机构,组建以来,该机构十分重视开展学术交流活动。

专业委员会的宗旨是充分实施国家和军队有关军事训练的条令条例及各项规定,加强各级卫生职能机关、军医大学、医院及基层部队之间的学术联系和技术合作,促进我军军事训练医学的学术交流与发展。

专业委员会工作形式是组织举办全军军事训练医学学术会议、召开委员会工作会议,会议每2年举办一届。在总后卫生部卫生防疫局的主持与支持下,近3年来每年召开一次学术会议,是全军最为活跃的学术组织之一,自2001年以来,在人民军医出版社的支持下每年定期出版一期军事训练医学专刊。

军队医院是军事训练创伤防治体系中的重要中间环节。由于军队医院既可从上级职能部门得到技术指导和理论支持,又要直接为部队提供优质的医学服务,同时也可摸索预防、医疗、保健一体化的新路子。为此,专业组成员中的70%均来自各级军队医院。

通过一系列的学术组织及活动,既充分体现我军军事训练医学的最高学术水平,又集合了全军致力于军事训练医学的精英力量;既有利于军事训练创伤防治新技术在部队的推广应用,又推动了军事训练医学理论体系专业理论的深化。

九、加强军事训练医学的基础研究

我军军事训练医学的基础研究,开始于采用各类模拟的动物实验模型,针对不同训练模式对骨、关节软骨、骨骼肌、肌腱塑形改建及其损伤的影响,为参训官兵在军事训练中快速提高体能储备及抗损伤能力,提供科学的训练方法和技术指导。提出了"强化循环训练法""创伤在运动中愈合,功能在训练中重建"等理念。其中关于骨应力性塑形改建的理论,揭示了新兵"学生腿"向"士兵腿"的转变过程,从而达到降低应力性骨折发生率和提高训练成绩的目的。

针对部队体能考核项目"单腿深蹲起立"的过度训练所致膝关节过劳性损伤现象,进行了军事训练所致膝关节软骨损伤机制及早期诊断的实验及应用研究,明确了膝关节软骨损伤的始动机制,提出军事训练中的关节软骨过劳性损伤多为软骨细胞损伤;证实该训练一次动作操作次数超过20~30时,极易造成严重的不可逆的软骨损伤。并建立了早期诊断方法,提出采用膝关节不载荷条件下增强下肢肌肉爆发力的训练方法取代"单腿深蹲起立"训练。目前新训练大纲已将此考核项目废止。

全军军事训练医学研究所黄昌林等进行了不同训练模式对骨骼肌(腱)组织结构影响的实验研究。通过动物实验,考察了不同耐力训练模式对运动系统中跟腱、骨骼肌塑形改建的影响,从而为军事训练中如何快速有效提高作训人员运动系统抗应力及抗损伤能力提供科学的训练方法和理论依据。研究发现,在模拟训练过程中,跟腱的组织结构出现由以损伤为主到修复、重建占主导的动态变化过程,循环训练模式下损伤表现出现早、程度轻、持续时间最短;跟腱胶原蛋白总量在训练过程中保持不变,而Ⅲ型胶原的表达呈现训练早期增强,随塑形改建的进行又逐渐减弱的规律;跟腱的生物力学性能在训练过程中出现由下降到上升的动态变化;跟腱在训练周期的第4周存在结构薄弱期,循环训练8周组的大鼠跟腱各项力学性能有明显的提升。研究还发现,跑步、游泳和强化循环训练,3种耐力性训练都能有效地提高大鼠骨骼肌的有氧代谢能力。其中,强化循环训练能较单纯游泳与跑步训练更好地促进骨骼肌的塑形改建,更好地提高骨骼肌的功能。从而证实,在模拟训练条件下肌腱组织的塑形改建过程中,胶原的生成与破坏、合成与降解是相平衡的过程。正常跟腱的胶原主要是Ⅰ型胶原,Ⅲ型胶原含量很少;训练早期Ⅲ型胶原的含量增加提示应力作用下胶原代谢活动加速,促进组织结构发生改建。随着时间延长,Ⅲ型胶原含量逐渐转化为Ⅰ型胶原;训练后成纤维细胞、糖胺聚糖变化也呈现增多趋势;肌腱应力改建后力学性能提高不是通过组织的增生肥大而是由于胶原纤维的聚合方式,空间排列的变化所导致。用原子力显微镜(atomic force microscope,AFM)观察,可见蛋白多糖-胶原纤维之间存在多维网状编织,训练后这种编织加强。在重复应力刺激下,肌腱中损伤和修复过程彼此交替、共存,在应力改建的早期,生物反应以损伤为主,肌腱力学性能存在薄弱期,随改建进行,修复反应起主导作用,肌腱的力学性能得到提升。不同的应力作用方式下肌腱的改建过程也不相同,对肌腱改建产生积极影响的是载荷重复的次数,而不是载荷单次的大小,长期重复应力刺激可以显著的提高肌腱的刚度与强度,增强其抗疲劳能力。同样的规律也存在于骨骼肌的塑形改建过程中。强化循环训练可以加速跟腱与骨骼肌的塑形改建,有利于发展骨骼肌的有氧代谢能力。能够加速肌腱胶原及蛋白多糖的转化,首先产生大量的Ⅲ型胶原,并逐渐转化为Ⅰ型胶原;训练可能主要引起胶原和蛋白多糖成分改变而不是胶原、蛋白多糖总量改变。训练后跟腱的极限应力增加,肌腱能够承受更大的牵张应力;刚度增加则肌腱传导力的作用增强,更有利于肌肉做功,同时肌腱抵抗疲劳损伤的能力增强。蛋白多糖-胶原纤维之间的多维网状编织,训练后编织加强,这可能是肌腱-应力适应的结构学基础。这些发现对预防军事训练损伤有着积极的意义。

关于军事训练及作业性下腰痛的研究,全军骨科研究所侯树勋等,从炎症介质、病理形态学、免疫学以及振动因素等方面针对椎间盘源性腰痛做了相关研究,指出腰椎间盘纤维环后方的高强度区(high-intensity zone, HIZ)实质上是椎间盘后方的血管肉芽组织,并针对驾驶员容易患下腰痛情况研制了驾驶员腰椎保护带。全军军事训练医学研究所针对训练性下腰痛,采用CYBEX(运动器材品牌名称)等速测试等技术,分析躯干肌生物力学特点,并对与之相关的腰椎曲度、骶棘肌横截面积变化以及防治干预进行了研究。结果提示:训练性下腰痛患者均存在着明显的躯干肌力失衡,这与我军目前军事训练中过分强调腹肌训练,而又忽视腰背肌训练有关。因此,如果能在训练中增添腰背肌力量训练项目将会在下腰痛的防治上起重要作用。

近年来,针对军人为适应未来战争,如何增强体能储备及提高抗疲劳、抗损伤、抗心理应激能力的问题,采用基因、蛋白芯片技术进行相关的基础研究,取得了突破性进展。这些成果不仅解决了来自训练场的实际问题,而且形成了可持续发展的良好趋势,极大地推动了军事训练医学理论体系的发展。

全军军事训练医学研究所通过对我军汉族新兵 α-辅肌动蛋白3(α-actinin 3, ACTN3)、α2A肾上腺素能受体(α2A adrenergic receptor, ADRA2A)、睫状神经营养因子(ciliary neurotrophic factor, CNTF)基因多态性的频率分布特征及其100m短跑、5 000 m长跑成绩和个人握力体重指数进行分析,同时与国外相关研究结果进行比较,深入探讨了中国汉族男性新入伍军人 α-辅肌动蛋白3(ACTN3)基因、α2A肾上腺素能受体(ADRA2A)基因和睫状神经营养因子(CNTF)基因的遗传多态性特征及其分别与速度、耐力和力量素质的相关性。研究证实:①ACTN3基因多态性可作为预测个体速度素质的基因标记;②ADRA2A基因位点T6623A多态性可作为中国汉族男性新入伍军人个体耐力素质的基因标记,而位点G6412C和C6645C多态性不是预测个体耐力素质的基因标记;③CNTF基因从种族单一性、样本数量和年龄段的选择等因素考虑,研究结果可以作为中国汉族男性新入伍军人CNTF基因A/G多态频率分布的代表。CNTF基因的多态性不能作为中国汉族男性新入伍军人预测个体力量素质的基因标记。

全军军事训练医学研究所还通过对脉冲电流经皮刺激运动疲劳大鼠肝区抗疲劳作用及其机制的实验研究,观察了不同频率脉冲电流经皮刺激大鼠肝区对其运动疲劳的恢复作用。从不同频率脉冲电流对肝组织内抗氧化指标、肝糖原含量,肝组织 Bcl-2(B-cell lymphoma, B 细胞淋巴瘤)和 Bax(B-cell lymphoma-associated X, B 细胞淋巴瘤相关 X)的表达及肝超微结构的影响,探讨了其作用机制。结果显示:①适宜频率的脉冲电流可明显减轻运动疲劳所致的肝损伤,在运动疲劳发生发展过程中具有延缓运动疲劳发生,促进运动疲劳恢复,加速乳酸清除等作用;②脉冲电流经皮刺激运动疲劳大鼠肝区可提高肝抗氧化酶的活性,促进机体自由基的消除,促进肝糖原合成,具有延缓运动疲劳发生,促进运动疲劳恢复的作用;③运动疲劳使肝细胞 Bax 的表达显著升高,Bcl-2 的表达显著降低,诱导肝细胞凋亡,损伤肝组织,脉冲电流经皮刺激运动疲劳大鼠肝区可以降低肝组织 Bax 的表达,提高 Bcl-2 的表达,维护肝组织正常结构。

末端病是一种肌腱或韧带在骨骼附着部位因劳损而引起的退行性病变。常见于四肢末端和关节部位,目前尚缺乏有效的防治手段,且康复较为困难。为了对末端病的预防、诊断、治疗标准化提供参考依据,全军军事训练医学研究所对网球肘、肩周炎、髌腱炎、跟腱止点末端病、腘绳肌坐骨止点末端病、棘上韧带炎等6种末端病进行了相关研究。探讨了末端病有效、可行的造模方法和发病机制及中药对末端病的防治作用。实验分两部分：①末端病造模方法、发病机制的实验研究。研究发现，电击跳跃法造模8周后，末端区出现了明显的病理变化，跟腱纤维排列紊乱、断裂、跟腱玻璃样变和纤维样变，腱围增厚和纤维化和适应性反应，潮线涨潮、纤维软骨区、钙化软骨区和腱骨软骨面增厚，骨髓腔呈明显增生、跟腱腹侧部软骨细胞增多，新生胶原生成。这与文献中报道的一致，说明"电击跳跃法"是有效、可行的末端病造模方法，可以为末端病的研究提供理想的动物模型。末端病可能是由反复的、高强度的运动负荷导致腱围、跟腱及末端区血液循环障碍引起末端区变性而末端区塑型改建失代偿的一种慢性疲劳性损伤。②末端病发病过程中血管内皮细胞(VEC)功能改变及中药对其影响的实验研究。结论显示，末端病发病过程中血管内皮细胞受损，中药"促骨塑颗粒"可保护血管内皮细胞，改善局部血液循环，对末端病的发生有防治作用。从而证实，全军军事医学训练研究所自行设计"电击跳跃法"可以为末端病的研究提供理想的动物模型；末端病可能是由反复高强度运动造成血管内皮受损致腱围、跟腱及末端区运动性缺血缺氧，进而引起末端区变性而末端区塑型改建失代偿的一种慢性疲劳性损伤；中药促骨塑颗粒可以通过对血管内皮细胞的保护，有效预防末端病的发生。

十、军事训练医学的未来发展研究方向

在构建有我军特殊、适应未来信息化、高科技战争需求的军事训练内容体系过程中，军事训练医学发挥着不可替代的指导和建设性作用，其未来研究发展将对提高军队战斗力、适应未来战争具有重大作用。

全天候作战、跨时空机动、远程立体打击等作战特点，电子战、反恐战、心理战、敌后作战、侦查与反侦察等作战样式已经成为未来战争的主体，对参战人员的身体素质、体能储备及心理素质具有极高的要求。为了适应未来战争需要，我军正处在现代化发展的高速阶段，军用武器装备的高新技术密集，多种作战样式的综合运用，实兵实弹军事演习、比武演练，多兵种参与大型军事活动增加；集基地化、模拟化、实战化、多样化于一体的训练形式，使军人在酷似实战环境中进行多课目、长周期、高强度的综合性演练增加，军人的训练任务越来越繁重，训练标准更高，训练强度更大，心理精神压力更大；未来战争对体能要求已经由过去的基础体能发展为对专业体能和综合体能的要求，军人的体能已经成为未来战争下战斗力构成中不可忽视的重要因素，军人的体能素质要求更高；随之而带来的军事训练创伤及相关军队职业性肌肉骨骼疾病的发生率逐年攀高，心理健康问题导致训练伤疾病呈上升趋势，传统的军事体能训练模式已不能满足未来战争需要，严重影响了军队战斗力生成。随着军人训练中一些新型训练伤的发现，强化训练所致训练伤发生率的增高，军事人员体能储备能力的不足，训练伤及相关疾病问题日渐增多，已对军事训练医学提出了新的挑战，军事训练医学未来研究发展任重而道远。

据2009年度流行病调查发现，全军军事训练创伤发生率较2008年上升了6个百分点，而且军人职业病特别是职业性肌肉骨骼疾病(occupational musculoskeletal diseases，OMD)的发生呈上升趋势。无论是战时还是平时，军人这项职业都有其相应的职责和使命，且战时舍生忘死不说，仅和平时期的日常军事训练和作业、担负抢险救灾等急难险重任务时，各种军事训练创伤和职业性伤病都会成为影响人员健康和部队战斗力的重要因素。

为此，我们将继续进行现代军事训练创伤的全面防治研究，不断加强基础研究，全面完善我军的军事训练医学理论体系。军事训练医学研究主要从以下几个方面作为未来发展的主攻方向。

(一)加强预防研究，提高预防深度和融入新理念

预防是军事训练医学研究的"重中之重"，是军事训练医学的最大的特色。由于我军正处于现代化发展的高速阶段，军事训练内容不断更新和扩展，训练标准更高，训练强度更大，军事训练创伤的发病率近几年逐年升高，训练伤新型疾病增加，训练伤疾病发生机制和起因呈复杂化、多元化，因此加强军事训练创伤的预防研究十分必要和重要。

军事训练医学预防的未来发展将以现代创伤流行病学为基础,并强调充分结合军队卫生学、营养学、军事人体工效学进行研究,在基础研究和临床研究方面不断深入,扩展预防研究的深度和广度,从传统单纯降低训练强度来控制训练伤发生率增高中解脱出来,拓展为多门学科相结合综合性地降低训练伤发生率;提出为未来、为士兵而研究的理念,达到提高体能储备及训练水平之目的。

(二)加强基础理论研究,建立科学高效的体能训练模式

加强基础理论研究是军事训练医学发展的重要环节,在现代战争高科技化、局部化特点下,身体素质好的士兵是决定未来战争胜负的关键;为适应现代高科技战争的需要,提高军人体能训练的科学化程度、高效率地增强士兵的体能战斗力素质,军事训练医学已成为一项挖掘和强化军人综合生物学素质的系统工程,成为军事体能训练的新趋势。因此,如何更加科学有效地提高士兵的身体素质、提高体能储备,对作战部队人员的作战和训练运用具有关键性作用。

军事训练医学基础理论将进一步进行运动系统在强化体能训练过程中其组织结构发生塑形改建规律的研究,并对其损伤的发生机制和防治措施进行系列研究,寻求一种方便快捷的早期诊断方法和预防措施;深入探讨适用于不同兵种、不同环境条件的体能训练模式,提出科学的训练方法;采用体能相关基因多态性特点对作战部队官兵进行血清基因多态性的检测,评价、量化作战部队士兵适应作战及训练需要所储备的体能要素。进行以上研究,以期达到强化训练,在短期内提高训练成绩、减少损伤、快速储备体能的目的,建立我军军事体能优秀人才的选拔量化标准和科学高效的体能训练体系,促进我军体能建设标准化、规范化、科学化,使我军的训练伤防治研究体系趋近完善。同时,通过分子生物学、细胞生物学研究,开发新技术,以促进军事训练创伤后的修复和功能重塑过程;合理运用现代医学的技术和方法,对运动训练进行有效的监督和指导,降低训练损伤的发生率,对提高军事训练效果,提高部队战斗力具有重大意义。

(三)开展干细胞干预治疗研究在军事训练创伤防治中的应用

随着医疗技术的飞速发展,干细胞的研究作为一个新型的学科迅速发展起来,干细胞已成为生命科学领域最令人瞩目的研究项目之一。干细胞具有自我更新和多分化潜能,无论在组织工程、细胞工程方面,还是在基因治疗等方面均具有广阔的应用前景。骨髓间充质干细胞(bone mesenchymal stem cells,BMSC)所特有的生物学特性及潜在的能力,已经成为干细胞研究领域的新热点,BMSC可被诱导分化为骨、软骨、肌肉、肌腱、心肌、神经等组织,使之成为组织工程的种子细胞,可用于创伤性疾病及其组织缺损的修复与重建,具有广泛的临床应用前景,然而对于军事训练创伤的治疗研究却鲜有报道。

末端病是军事训练损伤中常见的慢性疾病,通过对部队流行病学调查发现,末端病占军事训练所致软组织损伤的30%左右。由于长期以来对本病认识不足,缺乏有效系统的预防治疗措施,致使末端病成为军事训练创伤的一个重要组成部分,目前国内外针对末端病的治疗研究较少,缺乏成熟有效的治疗方法,因此将干细胞创新性地引入对军事训练创伤末端病治疗的研究具有重大意义,可以寻找有效的跟腱末端病治疗手段对末端病进行防治。军事训练医学未来发展将开展热点学科干细胞干预研究在军事训练创伤防治中的应用,重点进行骨髓间充质干细胞对末端病的全面研究,从而提高末端病治愈率,降低发病率,保护广大军人的身体健康。

(四)加强军事训练致器官损伤的研究

近几年,为了适应各种作战环境,军事人员在高温中训练强度增加,军事训练致器官损伤的发病率逐渐升高,特别是夏季训练中暑后横纹肌溶解症(rhabdomyolysis,RM,也称横纹肌溶解综合征)。

横纹肌溶解症是因各种原因引起的骨骼肌急性破坏和溶解,导致体内电解质紊乱、低血容量、代谢性酸中毒、凝血障碍及肌红蛋白尿性肾功能衰竭等一系列病变的综合征,最大特点是易引起急性肾功能衰竭,发展迅速,易诱发弥散性血管内凝血(disseminated intravascular coagulation,DIC),可进一步引起全身多器官功能障碍,病情极其凶险,死亡率极高;中暑是横纹肌溶解症的重要因素,但具体机制尚未完全清楚,因此进行中暑引起横纹肌溶解症研究十分必要。军事训练医学将加强军事训练致器官损伤疾病的研究,重点进行中暑引起横纹肌溶解症发病机制和防治的全面研究,从而降低其发病

率,提高治愈率,避免广大军人面对死亡威胁和身心的巨大损伤。

(五)加强军事训练及作业职业病的研究

加强军事训练及作业职业病的研究重点是进行职业性肌肉骨骼疾病(occupational musculoskeletal diseases,OMD)的发生机制、界定及其防治方法的全面系列研究,有效降低职业病的发病率。

随着我国现代化军事的发展,军事作业的内容及训练强度不断增加,职业病在军队人员中发病率逐年升高,严重威胁到军人的身体健康,影响我军的战斗力,并间接地使我国现代化军事发展遭受巨大的损失。OMD是严重威胁军人健康、影响军事训练及作业的常见疾病。目前,我军对OMD尚无系统性的研究,而且部分此类严重伤病者既不能评残,又不能列入职业病范畴,使军人的既得利益受到很大伤害。因此有针对性地开展军事作业职业病防治研究十分必要,尤其应注重加强职业性肌肉骨骼疾病方面的研究。

现阶段,OMD诊断依旧缺少客观的、特异性的诊断指标,其引起肌肉骨骼发病的机制依然不明确,国内外对此尚无明确的研究成果,对军队OMD的防治和治疗造成了巨大的影响,所以对其发生机制和防治的研究迫在眉睫。因此,军事训练医学将加强军事作业职业病防治研究,重点将对OMD的发生机制、界定、早期诊断和预防进行全面的系列研究,建立动物和人体实验模型,确定早期诊断方法,并进一步研究训练及作业模式、心理调适、药物及物理治疗等方法在防治OMD中的作用与效果;加快OMD防治知识的各类教育读本及教案的确立与实施,从而对军人OMD进行早期诊断,全面防治和治疗,降低军事训练人员职业病的发病率,保护军事作业人员的身体健康。

(六)加强军事训练医学心理学研究,提高军人心理应激适应能力

在未来研究方向中,我军军事训练医学心理学工作应在"十一五""十二五"期间研究基础上,除了继续深入部队训练现场进行访谈及心理测量外,还需采用心智性操作及其他现代科技等测量手段及心理训练和干预方法,进行前瞻性流行病学调查研究,以及广泛地进行大面积、大样本现场对照实验并实施应用,以达到提高部队战斗力,全面实施部队军事训练健康保护的目的,同时强化为部队打得赢服务意识,重视特种部队认知结构及行为模式的特点形成过程与规律的研究,以期为提高军队对抗损害型应激能力的储备奠定理论基础,探索和确立适合我军特点的、行之有效的心理训练及心理干预方法。在训练伤的心理研究中,还应注重人格特征、认知模式、行为品质等方面的研究。随着现代科技的进步,各种高新科技武器逐渐出现并应用于特种部队,这种武器在带来强大威慑力和杀伤力的同时,也给武器的使用者带来新的思维方式冲击和心理压力。面向战场,研究高新武器的出现对人心理造成的影响及如何预防和缓解这些负性影响,亦将是现代军事训练医学心理学重要的组成部分。

近几年,我军非战争军事行动任务增多,这些高应激环境下导致的创伤后应激障碍(post-traumatic stress disorder,PTSD)也时有发生,而目前我军尚无与实际情况相符合的、适应于平时与战时的创伤后应激障碍诊断标准和心理干预及训练原则。因此,在接下来的研究中,军事训练心理学将通过临床流行病学调查,结合模拟动物实验及相关人群试验,研究创伤后应激障碍综合征血清蛋白质谱的特征,探寻心理干预与心理训练对创伤后应激障碍综合征血清蛋白质谱变化的影响,为临床诊断PTSD确立可信的依据,并制订可行有效的心理干预及心理训练方法。

军事训练医学心理学如同很多新兴学科一样,是一个应用性强、研究范围广、多学科交叉的学科,有待继续深入研究。

(七)加强现代康复医学应用性研究

著名医学家、世界卫生组织顾问方心让教授指出:"没有康复的医疗是不完整的医疗。"随着我军现代化的发展,康复治疗已经成为军事训练医学不可缺少的组成部分,并且在军队训练伤和职业病防治中起着重要的作用。

军事训练医学未来训练伤防治工作将加强现代康复医学的研究,注重预防性康复研究。物理治疗是与现代康复医学结合应用的新技术,并且起着越来越重要的作用。现代肌肉和软组织损伤的康复治疗是军事训练医学防治的重点。肌内效贴布是一种具有良好伸缩性的特殊贴布,它可以有效地支撑肌肉组织、消除肿胀及减轻疼痛,从而促进身体自然康复。肌内效贴布在国外被广泛使用,而国

内仅少数运动队在使用,且产品需要进口,价格昂贵。康复机器人是21世纪发展最迅速的设备,是康复医疗现代化高科技的体现,康复机器人的应用旨在利用机器人原理,辅助或者替代患者的功能运动,恢复患者的运动及运动控制能力。因此,军事训练创伤防治中康复医学未来发展的研究重点将分为以下方面:①进行物理治疗肌肉损伤的离体基础研究;②开展软组织损伤的康复研究,重点进行研制具有自主知识产权的"软伤贴",并对其在软组织创伤中的防治作用进行研究;③进行康复机器人的研制及应用研究。

在军队职业病的防治方面,康复同样起着重要的预防和治疗作用,但军队职业病依然缺乏完整的康复评定系统,康复治疗规则混乱,康复训练器材功能单一。为避免和减轻职业病患者的残疾程度,有效改善职业病患者机体功能,军事训练医学未来将对军人职业病康复进行以下几个方面的研究:①职业病康复评定系统的研制及应用研究,评定系统内容包括躯体功能、社会功能、职业功能和心理功能,覆盖了军人职业病康复评定的主要方面;②针对军队常见职业病,对康复介入时机、康复介入标准、康复原则与主要方法以及相关注意事项等进行研究,为制定军人职业病康复治疗规范奠定基础;③进行新型职业病康复器械多功能悬吊器的研制及应用研究,新型职业病康复器械多功能悬吊器是基于现代康复理论最新成果的训练设备,既有诊断功能,更有治疗作用,同样对军事训练创伤常见病软组织创伤具有一定的应用价值。

军事训练医学未来应充分结合和利用现代康复医学,以开创我军具有特色的康复医疗新局面,提高军人伤后复训率和降低致残率,达到提高部队战斗力的目的。

(八)加强医学影像学在软组织创伤早期诊断和防治原则研究中的应用

随着医学高新技术的发展,医学影像学在诊疗疾病中发挥的作用越来越大,超声诊断是在现代电子技术发展基础上,将雷达技术与超声原理相结合,应用于临床医学的诊断方法,随着电子技术的发展和高分辨率超声的问世,超声诊断水平迅速提高,但是在军事训练创伤诊疗方面的研究比较少。

软组织创伤是军事训练创伤的常见疾病,但目前诊疗手段比较单一。磁共振成像检查是软组织创伤的主要诊断手段,但设备庞大,价格昂贵,超声波用于软组织创伤的诊断是一项新技术,国外有文献报道其准确性类似于磁共振成像,但尚未见系统研究。便携式超声波具有携带方便等优点,非常适合于部队在野战条件下使用。低强度超声波具有促进骨折愈合作用,但低强度超声波能否促进软组织创伤修复,仍存在较大争议。因此,军事训练医学影像学研究将重点进行便携式超声波对软组织创伤的诊断作用和低强度超声波对软组织创伤修复的促进作用,此研究具有重大诊疗价值,可以为军训软组织创伤提供一种快速的诊断和治疗方法。

(九)加强军事训练特殊损伤类型的研究

随着部队武器装备的现代化发展,新型武器和大规模高科技武器的使用,军事训练中将出现新型的伤病。

近几年,化学武器出现了破坏三防装备的毒剂,具有较强的穿透力和腐蚀性,生物武器杀伤潜力大,杀伤面积效应大,高科技武器如激光、微波、粒子束武器、次声武器等,具有穿透力强,杀伤强度大,范围广,对此防护非常困难,一旦发生泄漏或军事训练演习中使用不当,军人的生命安全将受到极大的威胁,为此,如何防治这类损伤亦成为我们未来研究的一项重要内容。

军事训练特殊损伤类型的研究,未来将重点进行高科技和新型武器伤害的防治研究,全面研究此类型损伤的发生、发展规律和机制,包括局部伤害及全身反应的发展过程,影响或调控伤害发展的因素,从宏观到微观不同层次上研究防治的新途径和新方法,从而避免此类武器对军人身体的巨大损伤,保护广大军人的身体健康。

(十)加强祖国传统医学在军事训练创伤防治中的应用研究

中医是中华民族的传统医学,已经有数千年历史,在军队防治疾病中曾经发挥着极为重要的作用。面对医学现代化高速发展的今天,军事训练医学未来发展也必须继承和发扬祖国传统医学博大精深的理论和丰富的实践经验,加强祖国传统医学在军事训练创伤防治中的应用研究,丰富和发扬中医学,促进中医学的现代化,并注意吸收和拓展中医学新成果在军事训练医学领域的应用,从而寻找到军事训练损伤及疾病防治的更加有效的途径。

军事训练医学的未来发展将加强对祖国传统医学研究,重点有以下几个方面:①继承、挖掘、总结祖国传统医学宝库,深入进行继承理论的研究,使之有所发展,继而推动临床应用的进展;②重点开展中西医结合方法在军事训练创伤防治中的研究,以提高伤后复训率和降低致残率,为部队建设服务;③加快中医药剂型改革的步伐,研制一批高效的中药新药,尽快用于军训伤防治的临床应用;④培养和造就一支适应我军中医、中西医结合特色技术建设需要的人才队伍。

（黄昌林）

第二节　军事训练创伤与现代流行病学

流行病学是人类与传染病长期斗争实践的产物,并在其进步与发展中所形成的一门医学学科。现代军队流行病学主要研究疾病在军队中发生与流行的现象和规模以及相应的预防措施。军事训练创伤与一般运动损伤不同。运动员往往从事某一单项的运动训练,且大多经过严格挑选,并具有良好的身体素质和训练条件,其损伤具有明显的个性特点,防治措施因人因项目而异,而军事训练创伤则以共性损伤为主,具有典型的流行病学特征。而且从军事训练医学的发展史中可以看出,它的每一步发展与进步均离不开流行病学的理论指导和应用支持。

一、军事训练医学发展史中的流行病学研究

1855 年,普鲁士军医 Breithaupt 首先报道了士兵长途行军后出现足部肿胀的症状;1897 年经 Stechouw 以 X 射线摄影证实为跖骨骨折所引起的肿胀,被称之为"行军骨折"。1943 年,Hartley 就此提出应力性骨折(stress fracture,SF)的理论,从此揭开了军事训练创伤研究的序幕。

20 世纪 70 年代,美国和以色列军队医学研究人员率先在对应力性骨折的研究中引入了流行病学病因研究方法,并得出应力性骨折的流行病学分布特征与研究人群、研究手段、训练状况有关。尽管外军的军事训练创伤的研究起步比较早,但大都为针对某种伤病而研究,没有明确军事训练创伤的定义、研究范畴及诊断标准,因此限制了军事训练医学的发展。

20 世纪末,国外军队在训练伤的研究方面,将训练伤的流行病学调查与应力性骨折的病理学及生物力学、预防研究和训练心理学的研究结合起来,以预防为重点,在消除损伤危险因素、制订合理的训练计划,进行有效卫生监督、严格限制训练强度、保障睡眠和进行防护知识教育等方面加大了经费和人才的投入,拓展了军事训练创伤研究的深度和广度。

1999 年 8 月,人民军医出版社出版了《军事训练医学》,在其第一篇《军事训练医学的理论基础》中的第五章专门阐述了军事训练医学与流行病学的相关性,并详尽介绍军事训练医学流行病学的基本原理和方法、流行病学在训练伤防治研究中的应用及其三级预防原则。

2001 年 4 月 2 日,由总后勤部卫生部批准向全军发布了全军军事训练医学研究所制定的军用标准(WSB 38-2001)《军事训练伤诊断标准及防治原则》,并于同年 8 月 1 日实施。其将军事训练创伤的定义在原有的基础上进行进一步扩展,明确了本学科的专业技术规范,规定了全军统一的军事训练创伤的定义、诊断与分类标准及防治原则,使之更加适合我军军事训练伤的诊断与防治,更加有利于我军军事训练医学流行病学研究的科学发展及应用研究。

二、我军军事训练医学流行病学研究的工作特点

军事训练创伤及其相关疾病诊断、治疗及预防的研究涉及整个军事医学。我军医务工作者创造

性地应用医学的最新知识,从预防、医疗、保健一体化的角度出发,从预防伤病、医治伤病向增强参训人员体能健康和提高抗伤病能力和作战能力方向转移,科学地选择自身发展的道路,形成了我军军事训练医学研究自身的工作特点。主要包括以下几个方面:①预防是军事训练医学研究工作的"重中之重"。为此,军事训练创伤的预防研究大多开始于以现代流行病学为基础的调查研究,从致伤因素入手,针对致伤因素、宿主因素及环境因素的缺陷及不足,提出适合军队特点的行之有效的一、二、三级预防措施。②临床流行病学研究也是军事训练医学的重要内容,军事训练创伤主体上所指的是运动系统的急、慢性损伤,故主要涉及矫形外科学、创伤外科学、运动医学及传统医学、临床护理学、疼痛治疗学和康复医学等学科,重点在诊断、治疗、功能康复等方面。从临床角度出发,探讨致伤机制及影响致伤的内外因素,研究训练中发生的新伤型,提出适应军队特点的防治措施;采用既能提高复训率,又能降低致残率的新术式或非手术方法,重视临床护理,研究其临床护理的心理诊断和治疗手段,强调和评价康复医学的作用与价值,这些均是我们研究工作的重要内容。③军事训练中非运动系统损伤及相关疾病同样是研究的重要内容,训练中常发生的过度训练、过度紧张、低血压、高血压、血尿、胃肠神经官能症、肝区疼痛综合征、高原适应不全症以及特发的如横纹肌溶解症等运动性内科疾病的防治,不仅是和平时期军事训练中需要研究的问题,而且对未来战争中此类伤病的预防与治疗也都具有十分重要的意义。④强化基础研究是军事训练医学发展的重要环节,主要包括通过模拟训练的动物实验及现场人群对照试验,采用不同的训练方法、现代的观测和检测手段,研究运动系统结构功能塑形改建及其损伤的过程,以掌握了解其损伤发生机制及各种影响因素,提出合理的训练模式,指导正确运用各种治疗手段。同时,通过现代分子生物学、细胞生物学及基因技术研究,开发新药、新技术,以促进创伤后机体的快速恢复和抗损伤能力的增强。⑤军事训练医学心理学也是目前军事训练医学的一个重要研究内容和热点,随着生物-心理-社会医学模式的确立,新的健康观应运而生,从身体、精神、社会适应3个方面去进行军事训练的健康保护,才是完整的保护,故军事训练心理学将是未来深入研究的重要课题。它从一开始就是应用现代流行病学的现场观测和实验来进行研究的。按照参训者不同的心理特点及发展规律,通过各种有益的教育与训练以及社会良好的影响来培养和维护健全的人格和社会适应能力,使其在训练中保持良好健康的身心状态,全身心投入训练,以适应军事群体和环境;在训练中取得正确的认识,以便迅速做出正常有效的反应;培养自信心和自我控制能力,改善人际关系,以消除孤独感,降低由此而导致的训练损伤,提高训练水平和作战能力。⑥军事训练创伤防治知识的普及教育和对基层部队医务工作者的继续教育也是军事训练医学重要的研究及应用内容,我军已十分重视参训官兵的防治知识教育,特别强调训练教官防治知识水平的提高,创造了自防群防的良好氛围;同时在继续医学教育方面已加强了现代流行病学的教育和知识更新,使基层部队医疗机构对军事训练创伤的实际监控水平有了很大的提高,故强化这方面的教育和研究应用是十分重要的。

三、现代流行病学在军事训练医学研究中的实际应用

军事训练医学流行病学是运用现场观察和现场实验的方法研究参训人群中军事训练创伤和健康的动态分布及其影响因素,借以探索伤因和流行规律,拟定评价防控军事训练创伤、增进健康保护的对策和措施的学科。

流行病学的基本方法一是现场观察,也称流行病学调查分析;二是现场实验。

流行病学调查分析,可了解某种疾病或损伤、某种健康状态或某种生理特征在不同时期、不同地点和具有不同特征的人群组中的分布差异,进而分析分布差异的原因,探索伤因或有关因素,并拟定和考核措施的效果。现场观察有现况调查、回顾性调查及前瞻性调查等。

对军事训练创伤当前情况的调查称为现况调查,它主要分析某一特定时间的损伤发生率。现况调查又有普查及抽样调查之分。在某种损伤发生以后追溯伤因的调查,称为回顾性调查。卫生防疫部门经常进行的个案调查及暴发调查,在性质上往往属于回顾性调查,可为探索病因及流行因素提供线索和依据。另有前瞻性调查,是将一定范围内原无某种损伤的人群,按其是否暴露于某一个或一组

已知可疑伤因,分成暴露组及非暴露组,随访观察并比较一定期间内此两组人群的某种损伤发生率、致残率或死亡率,从而确定所暴露的因素是否与所调查的军事训练创伤相关。

为了进一步证实流行病学调查所获得的线索与某种军事训练创伤的关系,可通过流行病学的另一个基本工作——现场实验来证实或否定。现场实验是指将一定范围的实验人群随机分为两组,一组为实验组,另一组为对照组。实验组人为地给予某种干预措施,而对照组不给予干预措施或必要时给予象征性的安慰措施。两组对象均不知道自己属于何组,以免产生主观偏见而影响实验效果。然后随访观察、登记并比较两组出现的损伤病例或某种生理特征人数的差异,以确定某因素或某措施的作用。这样的现场实验必须执行双盲原则,故称之为双盲试验。

现代流行病学的工作内容可以概括为描述、分析、实验及理论研究4个方面,相应地称为描述流行病学、分析流行病学、实验流行病学及理论流行病学。前两者属流行病学调查分析。

为使流行病学调查分析能切实有效,调查前必须制订调查计划。首先明确调查目的和要求获得的指标,如了解某种军事训练创伤的发生率,某因素与某种损伤或健康保护的联系,某项措施对防治某种伤病的效果等。

为使需要的内容正确记录下来,在开展调查前应根据调查目的确定调查项目和调查表。调查表设计得适当与否,关系到调查工作的成败。拟调查表时应先对调查的问题做周密的考虑。调查表内不必要的项目一条也不列入;必需的项目一条也不缺。每一项调查项目必须有明确的目的。一个问题可能有几种答案的调查表就容易使受调查者出现误解问题的现象,所得到的答案难以进行统计学分析。另外调查表还应留有一定的空白以便记录受调查者主动发表或补充的意见。调查表所记载的不只是问题的答案,现场亲眼见到的有关资料也要记在调查表上。实际计量的资料较目测的资料好。一个好的调查表,有时不可能一次就拟好,最好是先拟调查表试用,经过几度修改的调查表,可能比较完善。调查表可以一人一表、一个班排一表或一个连队一表,视需要而定。调查表如果设计得好,可以使调查人员不费劲地得到需要的数据,而被调查者亦不感到困扰。调查表要妥善保存,作为永久性档案。流行病学调查的成败,与调查人员的工作质量关系很大。既要尊重客观事实,如实记录,又要尽一切可能取得第一手资料,一时取不到的资料可随后设法补齐。

除了由调查人员和被调查者面对面的调查外,项目简明的调查亦可通信调查或电话调查。此外,根据具体情况,有的还需要进行必要的现场察看和实验检查。

总之,制订调查表是整个调查计划的第一步,也是最重要的一步。其既要确保目的与指标的完成,还应考虑所具备的人力、物力条件及所确定的调查范围、对象、人数和采用的方法等要求,以保证分析结果不发生偏差。

资料分析的原则是按不同的特征分组比较。如按不同时间、不同部队及有不同特征的人群(性别、年龄、职业、生活习惯、以往史、家族史)分组。分组的粗细可按具体需要、资料的多少及详细程度而定,但分组后每小组的资料量应能满足统计学的要求。然后计算各小组的有关率,如发生率、致残率、罹患率、患病率、死亡率及有关的比较比例,并对各组的率或比的差别进行显著性检验,如卡方检验、t检验及相关或回归分析。随着现代科学的发展,流行病学分析不但对单因素进行研究,还可同时研究多因素的作用。例如,可对多因素作判别分析、多元回归及主成分分析等,来反映哪些因素与之有关及其关系的密切程度。通过流行病学分析可以探索与某种军事训练创伤发生、群发或难以控制等问题的相关因素。

此外,尚可分析有或无某因素者之间发生某种军事训练创伤概率相差的倍数,即相对危险度或相对危险性,同时还可以分析由于有或无某因素所致军事训练创伤的发生率或致残率下降或上升的数字即特异危险度(特异危险性)或归因危险度(归因危险性)。

现代流行病学在军事训练创伤的伤因分析中常从以下5个方面来确定其因果相关关系:①相关的一致性,即不同的研究结果产生的一致的联系,尽管研究的调查方案不同,但对不同人群的相关调查结果一致。②相关强度,指所发现的相对危险度的大小。相对危险度越大,因果关系的说服力就越大。此外如能证实存在剂量效应,则因果相关的可能性更大。③相关的特异性,指某种特定的暴露引起一种军事训练创伤的程度。不过由于一种暴露可以引起几种军事训练创伤,所以相关的特异性不高不足以否定因果联系。④时间先后,乃指对该因素的暴露必须先于军事训练创伤的发生,亦即先因后果。⑤相关的连贯有理性,指在生物学上要言之有理,即这种联系必可在动物模型中确立,或与现代知识协调。

军事训练创伤流行病学的现场调查主要包括个案、现况调查两个方面,其中现况调查又包括:①普查;②抽样调查;③暴发调查;④回顾性调查;⑤前瞻性调查。

军事训练创伤的个案调查是基层部队军医的日常工作,是获得军事训练创伤流行病学第一手资料的重要环节,因此医疗登记应尽可能完善准确。一个完整的军事训练创伤病例的登记内容不仅要包括姓名、单位、年龄、军龄、职务,还要记录受伤的时间、地点、受伤时所进行的训练课目或可能与致病有关的因素等,更重要的是诊断准确、完善,要符合我军现行的军事训练创伤的诊断标准(中国人民解放军总后勤部卫生部标准:训练伤诊断标准及防治原则 WSB-2001)。严格按照诊断标准规定的诊断原则,综合伤史、专科体检、辅助检查结果,按世界卫生组织编写的第十版《国际疾病分类中-10》诊断名称进行诊断。另外个案调查中每一项完整的诊断还应包括准确的具体部位、侧别和损伤性质。如长距离跑训练后出现左小腿中上段内侧的肿痛,经 X 射线检查证实有骨膜反应时不应仅记为胫骨骨膜炎,应记为胫骨应力性骨折(左、中上段)或左胫骨中上段应力性骨折。

现况调查是指同时调查人群中的军事训练创伤和各项可能的致伤因素,以观察军事训练创伤与各因素的关系。对总体的全部个体现况调查称为普查;对总体的部分个体进行调查称为抽样调查。现况调查仅反映调查时的现况或发生率,故亦称为横断面调查。

军事训练创伤的现况调查不一定能确定伤因,但可以获得损伤与某因素或某些因素有联系的资料,为进一步进行专题研究提供线索。

现况调查的主要内容有:调查对象是否致伤及有关因素如性别、年龄、民族、军兵种、营养状况、免疫状态、遗传素质、生活环境和训练项目、训练作业环境,训练设施等基本情况的调查。

军事训练创伤普查是流行病学在军事训练医学研究的重要应用方法,特别是在新兵入伍训练阶段、达标考核前后阶段及新兵补入分队的前期阶段,采用军事训练 0 期诊断技术(在后另有章节专门论述)进行普查,将对预防军事训练创伤的发生及降低致残率、提高复训率具有十分重要的意义。

与普查相比,抽样调查具有省时间、省劳力、省经费、省材料等特点,因而使流行病学调查工作容易做到精确细致。

为使抽样调查能以少窥多,以部分估计总体,抽查的样本要有相当大的代表性。为此,抽样时必须注意确保总体的每一个成员都有同样被抽取的机会;调查材料必须充分均匀;样本必须够大,抽样必须随机。

最常用的抽样方法有等概率的随机抽样、系统抽样、分层抽样和整群抽样等 4 种。应用时应切记随机并非随便。应用随机数表是适用于军事训练创伤的流行病学抽样调查的一种简便随机化的方法。

系统抽样是指对全部对象系统地每隔若干抽取一个对象。例如某连在进行抽样调查,可按序列每隔两个班抽出一个班,这个班就是调查对象,被抽到的班,不论有几名士兵,不问军衔、职别,全班均要调查,尽可能不漏一个。

分层抽样是先将总体按不同特征分层,然后分别进行各层随机抽样或系统抽样。例如士兵可按军衔等级、专业兵种进行分层。这种抽样方法要求同层内成员特征的一致性越高越好,如果层内的差异太大,则分层抽样就少有或完全没有优越性。

暴发调查是在某种军事训练创伤发生暴发后为阐述暴发的原因,防止类似事件的重演而进行的调查。例如某团新兵投弹达标考核中一次出现多名(5 名以上)右肱骨下 1/3 外旋型应力性骨折(即投弹骨折)时,或夏季训练中出现中暑的暴发群发现象时,都应立即组织暴发调查。调查前需对此次暴发的时间、地点和发病情况作一般性了解,对暴发原因提出初步假设。根据初步了解的线索拟定调查表进行实地调查。调查的对象应包括发生暴发范围内的伤者以及非伤者。暴发调查应在发生暴发后尽快进行,暴发原因确定以后,需找出造成这一因素的具体原因,以便制订防止此类事件发生的有效措施。

　　回顾性调查亦称病例-对照调查,是指在军事训练创伤发生之后,回顾病例组发生前的有关因素的一种调查,与条件相同的对照(非此类损伤者)组相比较,以此推论可能的相关因素。但回顾性调查只能提供病因的线索,一般不能直接得出因果关系的结论。对回顾性调查下结论时,必须特别谨慎,时间上的先后联系不一定表示有因果关系。下结论时还必须考虑多方面的证据,联系与事实吻合的程度,重复观察时结果是否一致,与用其他方法所得的证据有无矛盾等。

　　回顾性调查的优点是方法简便易行,无须大样本,很快得出结果,可作为病因调查初期研究的一种方法,一次调查可以同时回顾调查多个因素,多适用于对军事训练创伤的调查研究。这是因为回顾性调查常以配对方法进行,其要求对每个病例配以年龄相仿,性别、种族、单位、职业相同,文化水平、社会经济地位等要求基本相同的对照;另外病例数与对照数的比至少是1∶1,也可以是1∶2或一个病例比更多的对照;这一些在部队是很容易做到的。

　　分配配对调查的资料,可以成对地进行。如 a 代表病例及对照都具备某因素的对子数,b 代表对照有此因素而病例无的对子数,c 代表病例有此因素而对照无的对子数,d 代表病例与对照均无此因素的对子数(表34-1)。

表 34-1　配对资料整理格式

对照组	病例组	
	有某因素	无某因素
有某因素	a	b
无某因素	c	d

$X^2 = (|b-c|-1)^2/(b+c)$　　自由度 = 1

　　有此因素者成为病例的概率为无此因素者成为病例概率的倍数为相对危险度或相对危险性,即 $RR = c/b$。

　　前瞻性调查是将一定范围的未发生某种军事训练创伤人群划分为暴露于某因素(即具有某种可疑伤因)的组和非暴露于某因素(即无某种可疑伤因)的组,经随访一定期间,观察并记录各组发生此类军事训练创伤的例数,并对两组的某训练伤发生率作比较,以研究某因素是否与某伤的发生有相关关系的一种调查。前瞻性调查的病例组和对照组亦可看做是两个队列,故前瞻性调查亦可称队列调查。前瞻性调查是军事训练医学流行病学研究的一种常用的手段与方法。

　　例如,调查新兵入伍训练阶段错误的投弹辅助训练方法(如将背包带一头拴系在树干上,另一头拴系在手榴弹柄上进行投弹训练)与投弹骨折(肱骨下 1/3 外旋型应力性骨折,以下简称"投弹骨折")的发生有无联系,登记时应包括所有在训练前有错误辅助训练的新兵,同时又登记所有在训练前无错误辅助训练的新兵,然后分别观察其发生和未发生投弹骨折的人数(表34-2)。

表 34-2　新兵投弹骨折与错误辅助训练的关系比较

组别	已发生投弹骨折	未发生投弹骨折	合计
有错误辅助训练(暴露组)	a	b	a+b
无错误辅助训练(对照组)	c	d	c+d
合计	a+c	b+d	a+b+c+d

　　要比较的是与 $\frac{c}{c+d}$,如果显著地大于 $\frac{c}{c+d}$,说明训练前或训练期间新兵的错误辅助训练与其发生投弹骨折有相关关系。

(黄昌林)

第三节　影响军事训练创伤发生的主要因素

　　军事训练创伤的致伤因素存在着复杂、多元性的特点,总的来说可归结于人、物、训练课目等3个方面的主要因素及其之间相互关系所形成的综合因素。

一、人 的 因 素

　　人的因素主要包括各级司令机关主管军事训练及其健康保护工作的领导和执教军官、各级后勤(联勤)机关卫生部门负责军事训练健康保护工作技术指导和卫生监督的军医等相关人员以及参训官兵3个方面的人为因素。因此,如何发挥人的主观能动作用,提高科学施训执教及管理水平,最大限度地避免和减少训练伤病的发生,以提高训练质量和水平,已逐渐被人们所重视。

(一)主管与执教者

　　主管军事训练部门的领导及执行教官必须严格按照军事训练健康保护规定进行组织计划和现场指挥,实施科学训练,合理安排训练进度和强度;一般应严格按"军事训练与考核大纲"的规定进行训练和定期考核,不宜搞突击达标或考核。认真做好考核前的动员工作,将实施计划告诉每一个参训人员,包括课目内容、强度、安排次序等,做到人人心中有数。否则将成为军事训练创伤发生的重要因素。

(二)卫生宣教与监督者

　　各级卫生部门必须定期开展军事训练健康保护宣传教育和军事训练创伤防治技术指导,在军事训练全过程中实施卫生监督,认真按时做好伤情上报。这将对军事训练健康的全面保护起到重要作用。进行相关心理量表等测试工作,客观和系统地评价参训群体和个体的心理健康水平,有利于进行团体干预和重点个体防护。

(三)参训人员

　　参训人员的自身条件主要包括年龄、性别、体重、发育及健康状态、文化及防伤知识掌握程度、体能及心理素质水平等,这些均是影响军事训练创伤发生的重要内在因素。正确地应用各种治疗手段,提高训练水平和作战能力。

二、物 的 因 素

　　物的因素主要包括训练设施和训练环境两个方面的因素,特别是两者之间的相互关系,已成为军事训练创伤重要的外在致伤因素。

(一)训练设施

　　军队装备的高度机械化和自动化,只是从一个方面减轻了官兵的军事劳动强度,但由于机动性也随之大幅度增强,又从另一个方面给官兵增加了新的负担。

　　队列训练场地不平整、有浮土,跑道过硬、过滑;障碍训练设施质量低劣,有破损、未做定期维修,部分木制设施以水泥制品代替;器械训练场地器械安放不牢固,用砖石等硬物装饰坑沿,沙子厚度低于30 cm,未保持松软状态等。以上因素,都会对军事训练效果产生影响。

　　在实施军事训练计划的前后,必须加强对训练场地、设施、器材装备的管理,保持训练场地设施及器材设备的完好率,并进行不断的完善和定期维修。这些都将对预防训练伤病发生起到不可忽视的作用。据统计,有70%以上的软组织损伤都与准备活动不够充分有关。

（二）训练环境

一般环境因素主要包括气候天气、野外行军、乘车乘船乘机等；特殊环境因素主要包括寒区、热区、高原、山岳丛林地区以及包括海、空军等兵种的专业训练环境因素。

另外，增设基层单位的相应室内体能训练环境与设施，更有利于参训官兵体能素质的提高，将会较大程度地降低军事训练创伤的发生。

三、训练课目因素

科学制订和实施训练计划，提倡"循环训练法"，就是在传统循序渐进原则的基础上，强调"循环"的意识。具体做法是训练按照小强度、大强度、小强度，上肢运动、下肢运动、上肢运动，室外操课、室内授课、室外操课的循环变化规律和方式组织实施。单位循环不超过 2 h，以避免因长时间单一动作重复训练所导致军事训练创伤的发生。训练课目因素主要包括训练的内容、强度、时间、频率、难易程度等因素。

（一）训练内容

不同的训练课目往往是引发相应的军事训练创伤的直接致伤因素。如行军训练所致的蹠骨骨折，常称"行军骨折"；投掷手榴弹训练所致肱骨骨折，也常称"投弹骨折"；跑步训练所致的膝关节创伤性滑膜炎，常称为"跑步膝"等。

训练中出现肢体疼痛或关节周围肿胀是应力性骨折或其他训练伤的重要先兆，凡在一个训练时段中，当其发生率分别超过 10% 和 20% 时，应及时调整训练内容、时间及强度，以避免过多的伤病发生。

（二）训练强度、时间和频率

长时间高强度、高频率训练是引发军事训练创伤群发、高发的主要致伤因素。如新兵入伍训练阶段，体能训练所致下肢疲劳性骨折，夏季训练所致中暑合并横纹肌溶解症的发生等。在过去的战争中，炮兵阵地一般比较稳定、安全。而如今为防止敌炮还击，需要经常转移阵地，预计 24 h 内需转移 8 次。除此之外，还要进行伪装、实施环形防御警戒、构筑工事、机动转移、故障维修、通信联络，每天搬运数吨重的炮弹，同时防御抗击敌方昼夜的连续进攻，可能在作战的前 5 h 内片刻的休息时间也难以保证。要完成这样繁重的军事劳动，如果没有良好的体能素质，发生各种伤病就在所难免。而良好的体能素质必须通过高强度、高频率和长期的训练才能获得。因此如何科学合理地按计划训练尤为重要。

（三）训练难易程度

高难度训练课目是导致意外军事训练创伤的重要因素，而且一般伤势较重，而且大多发生于年度考核阶段。如障碍、软梯攀爬、抗运动病训练等。通过模拟训练的运动实验，采取现代的观测手段，研究运动系统组织结构功能重塑及其损伤的过程，以掌握了解其损伤发生机制及各种影响因素，提出合理的训练模式，正确地应用各种治疗手段，以降低军事训练创伤的发生。

（黄昌林）

第四节　《军事训练伤诊断标准及防治原则》的编制及应用

运用流行病学的方法进行致伤因素的研究是我军军事训练医学研究的一大特色，主要针对致伤的外在和内在因素进行调查分析。但由于缺乏统一的军事训练创伤诊断标准，使各类伤情报告、资料统计、成果推广存在难以比较与表达的问题。由于缺乏统一的防治原则,难以有效控制军事训练创伤的发生,这些因素都不利于军事训练医学的进一步发展。为此,1990 年在军事医学科学院召开的我军第一届军事训练创伤防治研讨会上,就提出必须编制全军统一的军事训练创伤的诊断和分类标准。经 10 余年不断地修订与完善,于 2001 年 8 月 1 日,由总后勤部批准发布了军用标准《军事训练伤诊断标准及防治原则》(以下简称《标准》)。2008 年又将 ICD10 中与军事训练密切相关的 1 550 种损伤和疾病在全军中心医院以上医疗机构住院伤病员的信息统计中予以单列,使之更加适合我军军事训练创伤的诊断与统计,更强化了部队对军事训练的健康保护意识。

在原拟草案时,曾将军事训练创伤定义限定为骨骼、肌肉运动系统的损伤。根据多年深入全军百余个师、团建制单位所获得的近 20 万名官兵的流行病学调查资料经分析发现,军事训练创伤并不仅局限于运动系统,比如,中暑实质上是夏季军事训练中一种高发、群发的器官损伤。因此,现《标准》定义为军事训练创伤是军事训练直接导致参训人员的组织器官功能障碍或病理改变,简称"军训伤"。《标准》同时规定了军事训练创伤的诊断标准与防治原则,适用于军事训练创伤的诊断、预防及治疗。

在编制《标准》时,强调诊断依据必须充分考虑到以下两点:①应以现代外科诊断技术为理论基础;②应紧密结合军队特点。《标准》中的诊断主要依据伤史采集、专科体检、辅助检查结果,并以前两者为主要指标进行综合判断。《标准》中还以附录的形式,规定了常见军事训练创伤的诊断要点,如应力性骨折的诊断等,确定了军训伤软组织、骨关节和器官损伤的分类方法。

军事训练创伤的预防原则主要包括:①落实《军事训练健康保护规定》,实施科学训练方法。强调"循环训练法",就是在传统渐进原则的基础上,强调了"循环"的意识,具体做法是根据训练课目负荷大小及特点,根据训练强度按照小—大—小,训练部位按照下肢—上肢—下肢,训练场所按照室外操课—室内授课—室外操课的循环步骤组织实施,每单元时限不超过 2 h。②加强军事训练期间的医学教育与监督。附录规定,当某一训练时段出现肢体疼痛发生率超过 20% 或关节周围肿胀超过 10% 时,可作为军事训练创伤的预警指标进行医学监督。③强调军事训练期间的心理知识教育与心理指导。

军事训练创伤的总体治疗原则是:首先解除致伤因素,及早确定诊断并进行必要的止血、包扎和固定等急救处理;根据不同的伤情,采取相应的治疗方案,妥善处理合并伤,防治并发症;尽可能地降低伤残率。

《标准》历经不断地修改完善,已经成为我军军事训练医学理论体系的重要组成部分,对降低军事训练创伤发生率、增强部队对军事训练的健康保护意识有着深远意义。

一、编制《军事训练伤诊断标准及防治原则》的基本原则

制定全军统一的军事训练创伤的诊断、分类标准及防治原则,对于军事训练创伤的防治与研究具有十分重要的实际意义。因此,全军军事训练医学研究所按照总后勤部的立法计划,依据《中国人民解放军军事训练条例》《中国人民解放军内务条令》及《军事训练健康保护规定》编制起草了《军事训练伤诊断标准及防治原则》(以下简称《标准》),并于 2001 年 8 月 1 日由总后勤部批准颁发全军执行。

编制制定的基本原则:首先必须确立军事训练创伤的定义,其次必须符合部队卫生工作实际,而且不可能完全按临床工作那样进行诊断。由于军事训练创伤是一种军事劳动损伤,其发生机制、影响因素都有特定的规律和典型的流行病学特点,因此应根据其规律及特点,重点依据伤史采集、专科体检,全面认识军事训练创伤,并强调早期诊断,甚至 0 期诊断,以利于伤前的预防。

(一)军事训练创伤的诊断原则

军事训练创伤的诊断必须根据伤史采集、专科检查、辅助检查结果,并按照世界卫生组织《国际疾病分类-10》第 10 版诊断名称进行综合诊断。其原则是:①伤史采集中必须有明确的参训史,直接因军事训练而致伤。②专科体检应力求全面、准确。如软组织损伤应检查皮肤、皮下组织、肌肉、肌腱、韧带及神经等组织的局部破损、出血、肿胀和肢体功能情况等。下腰部损伤多发,应重点检查疼痛部

位、性质和有无下肢运动、感觉功能障碍情况;骨关节损伤应检查肢体局部疼痛、肿胀、瘀血、畸形及功能障碍。开放性伤可出现出血及骨关节外露等。由于应力性骨折常为隐形骨折,应结合 X 射线或磁共振成像等检查;器官损伤主要包括眼、耳、鼻、口腔等器官及头、胸、腹等部位的损伤,多为训练中的意外事故所致;开放伤有爆炸伤、枪弹伤等火器伤及锐器伤史,可为非穿透性或穿透性损伤。闭合伤有爆震及钝器伤史,多为冲击性或对冲性损伤,应检查相应器官的功能和结构完整性。另外,夏季军事训练中常发生的中暑亦属于器官损伤。③辅助检查可结合 X 射线常规检查,以排除骨质改变,必要时辅以 CT、磁共振成像及彩超等设备和实验室等检查。

(二)军事训练创伤的分类原则

为便于统计学处理和部队的实际应用,根据诊断标准的编制将军事训练创伤分成 3 大类,其分类原则如下:①软组织损伤,擦伤(主要指皮肤)、挫伤(主要指肌肉,包括拉伤)、撕裂(脱)伤(肌肉、肌腱、皮肤,不包括伴有骨质的损伤)、下腰部损伤(急性、慢性等损伤,包括腰椎间盘脱出症等)、炎症(腱炎、肌纤维组织炎、滑囊炎及滑膜炎);②骨关节损伤,骨折(急性、疲劳性骨折)、扭伤(主要指关节)、脱位;③器官损伤,主要包括头、胸、腹部及眼、耳、鼻、口腔等器官。

编制《标准》的附录 A 中,还规定了各分类常见军事训练创伤的诊断要点,以便于分类的准确进行。

(三)军事训练创伤的总体预防原则

预防军事训练创伤的发生是我们进行其防治工作的目的,是"重中之重"。由于军事训练创伤存在着十分复杂的内在和外在致伤危险因素,目前很难针对某一具体伤病提出准确的预防措施,故制定总体性预防原则就显得十分重要。

1. 落实军事训练健康保护规定,实施科学训练

(1)把握科学训练的原则　各级军训部门在制订具体训练计划时,应征求同级卫生防疫部门的意见,要求军政主管必须了解和掌握训练伤防治知识。这是预防训练伤发生的重要保证。

(2)提倡"循环训练"原则　即在循环中体现渐进,强调根据训练课目负荷的大小及特点,按照强度大—小—大、下肢运动—上肢运动—下肢运动、室外操课—室内授课—室外操课的循环变化规律进行统筹安排,交替穿插进行,同一课目训练每单位时间不超过 2 h。

(3)坚持计划训练的原则　一般应严格按上级军事训练大纲的规定进行训练和定期考核,不宜搞突击达标或考核。遇到必须突击验收考核情况时,应在尽可能科学合理安排训练、考核计划的同时,认真做好以下工作:①做好考核前的动员工作;②加强卫生监督;③加强考核前和考核中的安全防护。

(4)强调训练前后的热身和放松原则　训练或考核前的热身运动(即准备活动)和其后的肌肉放松活动必须充分。训练前进行 10 ~ 15 min 的热身活动正是为更好地完成训练任务而进行的适应性准备,它是预防损伤、提高训练效率的重要措施。训练后进行 10 ~ 15 min 的放松运动有利于机体从训练时的紧张状态逐步恢复到训练前水平。

(5)保证足够睡眠的原则　训练期间应保证参训人员每天有足够的睡眠时间(6 h 以上),人体疲劳后表现为食欲减退、头昏、无力、困倦、易激动等,常导致训练成绩骤降,同时由于神经系统功能显著改变而致注意力分散,在训练中极易发生意外损伤。

(6)加强训练场地、设施、器材装备管理的原则　在军事训练计划组织实施的过程中,必须加强对训练场地、设施、器材装备的管理,并不断完善和定期维修,保持训练场地、设施及器材设备的完好率,对预防训练伤发生起着不可忽视的作用。

2. 军事训练期间的医学监督和教育

(1)做好开训前的健康检查及准备　对参训群体和个体的身体素质、体能条件尽可能做到正确评估。对患有急慢性病者应暂时停训,积极接受相应诊断与治疗,对个别体弱或技能差者应采取因人施教,区别对待。

(2)重视共同科目训练的医学健康保护　军队医务人员要深入训练场,对共同科目训练中的队列、基本技术、战术基础及体育训练 4 个方面应予以足够的重视,军事训练创伤多发生在这些课目的训练中。

（3）野外训练的医学监督及工作要求　对野外训练的营区必须预先进行卫生流行病学侦察，并对有害因素采取防范措施，尽量避开自然疫源地。演习场和实弹射击场必须设置急救小组，备齐急救药材和后送工具。

（4）行军训练中的医学健康保护指导　行军训练特别是长距离徒步行军训练的健康保护是十分重要的，行军训练的单兵负荷应适当，个人装备的佩戴应均衡，按照两头稍慢、中间稍快、步速均匀的原则行进，并控制好行程、速度和休息时间。夏季与冬季行军时应做好防暑和防冻工作。

（5）训练中危险信号的医学监督　训练中（特别在开训前4周或新兵入伍训练阶段的前8周）出现肢体疼痛或关节周围肿胀是应力性骨折或其他训练伤的重要征兆，当其发生率分别为20%和10%时，应及时调整训练内容、时间及强度。

（6）定期分阶段进行军事训练防伤知识的科普教育　通过教育，可以使参训官兵对常见军事训练创伤有一定认识，以便进一步掌握其发生规律，增强防伤及自我保护意识，并形成良好的自防群防氛围，从而较大限度地降低军事训练创伤的发生。

3.强调军事训练期间心理知识教育与心理指导

（1）重视军事训练期间的心理卫生监测　加强参训官兵心理卫生监督，并进行有针对性的人格、智商等心理量表测试工作，客观、系统地评价参训群体和个体的心理健康水平，建立重点个体的心理健康档案，使之成为军队军事训练期间的经常性工作。

（2）军事训练期间的心理健康保护　加强新兵入伍训练阶段及训练考核期间的心理健康保护是预防军事训练创伤发生的重要环节。

（3）训练中的心理学干预　建议在基层指挥员中除提高军事、文化素质和水平外，还应加强现代化意识和心理科学水平，在强化政治思想工作的同时，做好心理指导工作。

该《标准》由中国人民解放军总后勤部卫生部批准，2001年4月2日发布，于2001年8月1日正式实施。其主要创新点：①首先在全军统一规定了军事训练创伤的定义及诊断标准；②首先提出军训伤的诊断依据为伤史、专科体检、辅助检查结果，并以前两项为主的指导思想，使该标准更适应部队的实际特点；③本标准首先在全军统一规定了军训伤的分类原则，将其分为软组织损伤、骨关节损伤及器官损伤三大类，充分体现了较强的科学性，有利于数据的提取与比较；④本标准首次在全军规定了军事训练创伤的防治原则，还特别强调心理知识教育与心理指导，使之在全军范围内有效地控制了军事训练创伤的发生；⑤从制定、试用到颁发执行的整个过程中，始终强调其实用性，易操作性，坚持从实践中来到实践中去的原则，故在较短时间内即在全军普及应用；⑥本标准首先提出军事训练创伤的预警指标，提出训练中出现肢体疼痛或关节周围肿胀是应力性骨折或其他训练伤的重要先兆，其发生率分别为20%和10%时，应及时调整训练内容、时间及强度。

二、掌握0期诊断技术、实时执行军事训练创伤监控与预防

为适应我军新时期卫勤保障工作的需要，建立部队军事训练创伤的监控及防治信息服务系统就显得尤为重要。早在2001年我军就正式颁布了中国人民解放军总后勤部部标准《军事训练伤的诊断标准及防治原则》（WSB 38-2001）以后，全军军事训练医学研究所在上级相关部门的支持和指导下，首先在全军范围设立了10余个军训伤监控点（示范试点），而且在组织构成上采取每年度更换30%监控点的方法，使之逐步深入全军作战部队，同时达到监控技术轮训的目的。实践证实，在监控工作过程中各卫生职能部门既扩大了工作范围和职能，又更有效地开发利用了现有的预防资源，使部队军训伤的整体防治水平得到了较为全面的提高，并取得了相应的工作经验积累。特别是2013年我国执行新的夏秋季征兵工作以后，部队在训练课目、强度和要求方面均有了新的调整，军事训练创伤的分布及特点等也发生了新的变化。为了适应这些变化，目前我军已建立了全军的军事训练创伤监控网络信息管理系统，这必将对于促进军事训练创伤防治水平的提高、推动军事训练医学研究的深入开展，具有极其重要的现实意义。

其一,实时执行军事训练创伤监控,是实施军事训练创伤预防和健康保护的重要举措。

目前已改为夏秋季征兵,气候环境、兵源及学历等因素与往年相比有很大的不同。故实时进行军事训练创伤监控管理,能够及时收集军事训练过程中真实发生的各类军事训练创伤发生的具体数据,并迅速向军事训练主管部门和机关对训练计划提出合理调整和科学改进的建议,是实施军事训练创伤预防和健康保护的重要举措。

其二,掌握军事训练创伤0期诊断技术,是保证基层部队所提供军训伤信息数据报告准确、有效的关键技术。

军事训练创伤0期诊断技术是一种可以在某种军事训练创伤发生前,通过进行某些机体表观的一些检测即可以预测出某种军事训练创伤发生的技术。军事训练创伤信息数据的采集,第一步即为军事训练创伤的诊断;实时军事训练创伤监控目的在于预防,因此军事训练创伤0期诊断技术的掌握,可以有效地实施军事训练创伤的预防,各军事训练创伤的0期诊断在军事训练创伤信息数据报告的准确、实效性中起着关键的作用。军事训练创伤0期诊断主要依据伤史采集和专科体检来进行。

其三,建立和健全军事训练创伤预防信息反馈系统,为报告单位及时提出警示及相应预防指导,是全军监测系统表现预防价值的核心环节。

军事训练创伤监控系统应由信息收集、信息处理及信息反馈3个环节组成,信息反馈环节是该监控系统的收效环节。在信息收集及接收0期军事训练创伤的信息后,应在尽快迅速将信息进行处理,并通过信息反馈系统给报告单位发出军事训练创伤的警示和预防的技术指导,以求迅速和最大限度地降低军事训练创伤的发生。

(黄昌林)

第五节　军事训练创伤与现代医学体系相关性特点

军事训练创伤防治及健康保护的研究和实际应用促进了军事训练医学这一学科的形成、发展与进步。目前,在我国强军目标的指引下,全军各部队正按照"能打仗、打胜仗"的要求,全面开展实战化训练。随着部队现代化、正规化建设的不断加强,对进一步加强做好军事训练健康保护工作提出了更高的要求。如何在军事训练中减少和避免各类军事训练创伤的发生,为部队战斗力保驾护航,认真做好以防治军事训练创伤为主体的医学研究是值得我们高度关注的一个重要课题。为促进军事训练医学更加适应未来战争新的要求,必须全面掌握与军事训练医学密切相关的现代医学体系的进步、发展和特点。

一、军事训练创伤的野战外科学特点

野战外科学作为创伤外科学在军队中的应用与发展,不仅成为外科学的一个分支和军事医学的组成部分,也是军事训练医学的重点。其任务与目的仍然是解除伤员痛苦,缩短治疗时间,提高治愈率和复训率,降低死亡率和残疾率,维护训练水平和部队战斗力。最重要的一点,即是根据军事训练创伤的防治原则,应用包括医学、生物力学、组织管理学、流行病学、心理学等诸多学科的知识,预防军事训练中可能发生的各种损伤及意外事故,降低部队和平时期的非战斗减员。

根据军事训练医学研究的内容和特点,目前野战外科学又被赋予了更为广泛的内容。以往野战外科学中的战伤概念不包括因各种意外损伤(如枪支走火、车祸、火灾等)所致的非战斗减员,但按军用标准《军事训练伤诊断标准及防治原则》的规定,这些意外的损伤已归入了军事训练创伤的范畴。随着部队装备的不断更新与加强,各种新式武器的不断研制与应用,在学习、掌握这些新式武器装备的过程中,极有可能发生一些未曾预料和遇见的各种各样的意外损伤,如何预防、治疗这些损伤,又给野战外科学提出了新的研究课题。由此可见,部队训练内容、程度及技巧性方面越专业化,军事训练的创伤性损伤也将越复杂和越多样化,而由此也就将更加促进野战外科学在军事训练医学中的进一步发展与应用。

随着国际形势的发展,今后一段时间内我军面临的主要任务将是应付局部或地区性的冲突及各种突发事件,包括和平时期的抢险救灾、维护社会稳定、防暴等,要求部队具有极好的应急快速反应、快速机动、连续作战等能力。这对军事人员的体能素质、协调反应能力、心理承受能力提出了更高的要求,而所有这些只有通过加强平时的训练才能得以提高。如何进一步提高训练质量和水平,减少或避免训练伤病的发生,减少各种意外事故的发生,就成为野战外科学在军事训练医学中的主要任务。

目前我军的军事训练医学研究已得到了较大的发展,取得了一系列的研究成果,并在部队中得以推广利用,取得了良好的应用效果。但与一些发达国家相比,无论在研究的深度和广度,还是在经费的投入与人才的培养等方面,都有不小的差距。因此,必须依据我们国家与军队的实际情况,根据当今的实际形势与任务,把握好训练医学的研究方向,科学地选择自身的发展道路,为野战外科学在未来战争中的应用做好理论和实践上的技术准备,更好地为我军现代化、正规化建设服务。

(一)军事训练中的意外损伤

军事训练中由于意外情况(如走火、车祸、塌方等)可导致头、胸、腹等重要人体部位及器官的损伤。

1. 颅脑伤 多见于工事和建筑物倒塌、击伤、坠伤、车祸等原因。其严重程度与暴力作用于头部的位置、力量大小和方向及颅脑解剖生理有密切关系。除暴力直接作用造成头颅局部直接损伤外,颅腔内容物还可产生剧烈的直线加速和减速运动及旋转运动,因而发生的损伤复杂而广泛。救治是否及时、得当,关系到伤员的存亡,因此,必须提高颅脑伤的诊断、救治水平,最大限度地降低伤死率和致残率。

(1)颅脑伤的诊断要点 主要包括:①伤史采集,应仔细询问伤史,检查头部伤痕,结合受伤机制,初步判断有无颅脑损伤。②专科体检,一般应首先测量血压、脉搏、呼吸等生命体征,判断有无休克、颅内压增高和脑损伤等特征。然后进行神经系统的重点检查,检查意识状态、眼球活动和瞳孔变化、肢体运动、反射情况、有无脑膜刺激征等,做出神经系统的定位诊断。③辅助检查,根据伤情轻重和症状特征,可选择摄 X 射线颅骨平片、头颅超声图、脑血管造影等检查,以确定诊断。如有条件可行头颅 X 射线计算机断层成像(X-ray computed tomography,CT)或磁共振成像(magnetic resonance imaging,MRI)检查,对确诊颅内血肿及脑实质损伤有一定的帮助。

通过以上初步诊断,凡有意识状态进行性恶化,生命体征表现有脑受压,出现新的或加重的神经系统体征如偏瘫、失语等,应考虑有颅内血肿的可能。对一些原发性脑损伤较轻,伤后长时间无明显好转但也无恶化的伤病员,应密切注意可能有急性或慢性颅内血肿存在。

根据上述检查,颅脑损伤分为轻型、中型、重型、特重型 4 类。①轻型颅脑损伤(单纯脑震荡),昏迷时间在 0.5 h 内;只有轻度的头痛、头晕等自觉症状;神经系统和脑脊液检查无明显改变;无颅骨骨折或可能有颅骨骨折。②中型颅脑损伤(轻度脑挫裂伤),昏迷时间不超过 12 h;生命体征有轻度改变;有轻度神经系统阳性体征;无颅骨骨折或可能有颅骨骨折。③重型颅脑损伤(广泛脑挫裂伤、脑干伤和颅内血肿),昏迷时间在 12 h 以上,或意识障碍有进行性加重或有再昏迷的表现;生命体征有明显变化,有明显的神经系统阳性体征;可有广泛颅骨骨折。④特重型颅脑损伤(脑原发伤重,或伴有各部位的脏器官损伤、休克等),伤后有深昏迷;有大脑强直,或已有脑疝,包括双侧瞳孔散大;生命体征严重紊乱,或呼吸已近停止。

(2)颅脑伤的处理原则 主要包括:①在急救颅脑伤时,要在不再加重脑组织损害的原则下,进行妥善的加压包扎、止血和防止伤口感染。对昏迷伤员要预防窒息;为了保证呼吸道通畅,要采用半俯卧位(昏迷体位)迅速后送。②当颅脑伤伤员合并胸腹部伤或大血管伤时,应首先处理此类伤员,但当发现有颅内血肿且已形成脑疝时,颅内血肿清除术和合并伤的手术应同时进行。在情况许可下应尽早进行一次彻底的清创术。彻底清创术的要求是:完全摘除伤道内的异物、凝血块、碎骨片和碎化脑组织,使伤道敞开,脑组织恢复搏动和彻底止血。③当伤道内或颅内血肿形成脑疝而危及生命时,要当机立断立即扩大射入口和骨窗或另行颅骨钻孔探查,清除血肿。在缺乏彻底清创条件时,不要向脑伤道深部进行探查,以免发生难以控制的出血。头皮明显的活动性出血则给予结扎止血。④手术前后要加强控制脑水肿和颅内感染的措施。应用确实有效的脱水利尿剂和抗生素。加强护理工作,对昏迷、瘫痪者应注意防治肺部并发症、尿路感染和褥疮。恢复期应加强功能锻炼,使伤员早日康复。

2. 胸部伤 胸腔内有与生命攸关的两个重要器官:心与肺,任何胸部伤妨碍它们的功能,便可立刻威胁生命。在外伤死亡的伤员中,约25%死于胸部伤,特别是伤后几分钟到几小时死亡的伤员中,胸部伤尤为多见,余下外伤死亡的伤员中,约有50%亦与胸部伤有关。若能及时诊治,则几种简易的措施便可使80%以上这类危重伤员得以存活。

(1)胸部伤的诊断要点 主要包括:①伤史采集,早期威胁生命的严重胸部伤主要有5种,大量血胸、张力性气胸、开放性气胸、心脏压塞和呼吸衰竭。这些胸部伤一般无须特殊检查,从受伤史及专科体检便能基本确定诊断,故一般胸部伤伤员可先进行伤史采集,重点了解受伤时间、地点,受伤时的体位,致伤物与类型及伤后出现的症状,包括咯血、呼吸困难、胸痛和昏厥等,初期处理及后送经过等。②专科体检,是整个检诊工作的基础。检查时,伤员要除去衣物,按顺序进行,即对胸部进行全面而系统的物理检查,防止漏诊。测血压,确定有无休克,特别注意有无大量血胸、张力性或开放性气胸和心脏压塞等体征。肋骨骨折者胸壁挤压试验可呈阳性,多发骨折应注意观测有无反常呼吸;但遇危及生命的严重胸部伤,则应先做专科体检,并同时实施急救措施,然后再详尽采集伤史。③辅助检查主要包括X射线、超声、心电图、血气分析、胸部CT等;另外食管、支气管、心血管造影以及胸腔穿刺、心包穿刺、支气管镜等检查均可协助胸部相应创伤的诊断。

(2)胸部伤的救治原则 胸部伤的救治原则在于及时纠正呼吸和循环功能紊乱,主要包括以下几个方面:①恢复胸壁的完整性,多数的、系列的肋骨骨折,应加以稳定;胸部穿透伤要立即包扎封闭;在开放性气胸封闭后,应行闭式引流术。②保持呼吸道通畅,清除呼吸道的血液和黏液,必要时行紧急气管插管术或切开术。③补充血容量及止血,对伴有出血性休克的胸外伤伤员,要及时止血、输血,必要时可通过2~3条静脉进行输血补液。有心脏大血管伤时,休克发展迅速,应争取时间,在有充分血源条件下开胸止血。④解除胸腔内和心包内压力,有气胸时要先以胸腔穿刺术或闭式引流术予以解除。有急性心脏压塞时,用心包穿刺术抽出心包积血予以减压。如在心包穿刺术后,急性心脏压塞症状一度改善,又出现压塞症状,则要及时手术,开胸止血。⑤适时地进行开胸手术。

3. 腹部伤 腹部伤的发生率为5%~8%,一般伤情均较严重,死亡率高达20%。危险主要来自两个方面,即腹腔实质性内脏器官或大血管损伤引起的大出血,空腔内脏器官破裂造成的腹腔感染。因此,早期正确的诊断和及时适当的处理,是降低腹部伤死亡率的关键。

(1)腹部伤的诊断要点 主要包括:①伤史采集,详细询问受伤时间、部位、外力方向,伤后腹痛部位、程度、性质,有无呕吐、便血、血尿及虚脱。②专科体检,应注意创口有无内脏器官脱出或内脏脏器内容物流出,有无腹式呼吸运动受限、腹胀、压痛、腹肌紧张、移动性浊音、肠鸣音减弱或消失等内脏器官损伤及腹腔大出血表现,必要时还应做直肠指诊;当出现早期休克或有持续性腹痛伴有恶心、呕吐等消化道症状者,或有固定腹部压痛和肌紧张并出现移动性浊音或有呕血、便血或血尿者,均应考虑有腹部内脏器官损伤。③辅助检查一般可采取血、尿液化验检查,如发现红细胞、血红蛋白与血细胞比容下降,表示有大量失血;血或尿淀粉酶升高提示胰腺损伤或胃肠穿孔,血尿是泌尿系统损伤的重要标志。另外,X射线检查,腹腔游离气体为胃肠道破裂的确证;肠间隙增宽,充气的左、右结肠与腹膜脂肪线分离,提示腹腔内积血;腰大肌影消失,提示腹膜后血肿;胃左移、横结肠下移、胃大弯有锯齿形压迹是脾破裂征象;右膈升高、肝正常外形消失及右下胸肋骨骨折,提示有肝破裂。当怀疑有腹腔内出血或空腔器官穿孔者应进行腹腔穿刺检查。若能抽出0.1 ml以上的不凝血液,即可诊断为腹腔内出血;若抽出物为胆汁或胃肠内容物,则确诊胃肠道穿孔。同时还应强调,当腹穿阴性结果亦不能完全排除内脏器官损伤。④B型超声波、CT及磁共振成像检查,用于诊断肝、脾、胰、肾的损伤。

(2)腹部伤的处理原则 主要包括:①发现出血血管,可在破损处或近心端用血管钳暂时止血,穿破的胃肠道可用肠阻断钳暂时钳住,避免肠内容物外流。②损伤内脏器官的处理次序,应先实质性内脏器官后空腔内脏器官。腹内实质性内脏器官与血管损伤的大出血休克,应边抗休克边行手术止血。术中发生休克,应暂停手术,配合手术台下迅速抗休克。③手术方式应简单安全,有时宁做二期手术,而不去冒一次完成的风险。手术探查要系统、仔细、避免漏伤,术后要有充分引流。④只要怀疑胃肠道损伤就应开始抗生素治疗。预防性使用抗生素应合理配伍,兼顾需氧和厌氧两类细菌。

(二)特殊部位的军事训练创伤

军事训练中亦常发生一些特殊器官的损伤,并多发生于眼、耳及颌面部位。由于其部位与功能上的特殊性和重要性,即便是轻微的损伤,亦可造成严重的功能障碍,对部队的战斗力影响很大。

1.眼部伤 眼部伤是指眼球及其附属器在各种外在致伤因素作用下所导致的损伤。眼是一个精密的器官,许多看起来很轻微的损伤,如果处理不当,常常可以造成严重的后果。所以第一次损伤的修复十分重要,如有缺陷,则后来的治疗有时是很难补救的。为了拯救伤眼的视力,眼伤处理愈早愈好,如在伤后24~36 h内能得到专科处理,效果最好。处理是否得当,取决于检诊是否正确。

(1)眼部伤的诊断要点 主要包括:①伤史采集,询问训练损伤原因,应包括致伤物种类、方向、速度和距离,受伤时间,伤后眼部症状及视力变化,伤后处理;②专科体检,包括视力、眼底、眼压、视野检查及裂隙灯下检查。特别注意的是在检查球壁有裂口的伤眼时,不论是检查或治疗,均忌压迫眼球,以防眼内容物再度脱出;③辅助检查,X射线、CT及超声检查可了解眼内异物,其他还有眼压描记及荧光染色检查可协助诊断。

(2)眼部伤的救治原则 主要包括:①眼部伤的救治以伤后24~36 h最有效,后送时如眼睑裂口未对合,应取纱布棉垫遮盖伤眼,然后轻轻包扎双眼,并嘱不要挤眼及揉眼;②进行眼部伤的分类分级救治;③眼部伤的主要救治措施包括冲洗、止痛、止血、散瞳、降眼压、抗感染、创伤缝合与包扎处理。

2.耳部伤

(1)耳部伤的诊断要点 主要包括:①伤史采集,应尽可能了解受伤经过及可能致伤因素、受伤姿势及周围环境,有无耳部疼痛、听功能变化,有无眩晕、恶心、呕吐,有无面瘫。②专科检查,检查耳郭及外耳道软组织有无局部出血、耳郭破裂或形成血肿;检查有无外耳道、中耳、内耳等的损伤;耳镜检查耳道各部及鼓膜破裂程度。③辅助检查,X射线、CT检查可确定骨折部位,音叉检查可鉴别耳聋性质。

(2)耳部伤的处理原则 单纯耳部伤伤病员可送到有专科技术力量的一、二线医院处理。耳部伤常同时并发颅脑及颌面伤。颞骨骨折所致脑脊液耳漏及迷路窗破裂所致外淋巴漏出均可导致严重的颅内感染。因此,所有严重颅脑及颌面部创伤均需经耳科军医检查,以便尽早发现被掩盖的耳部损伤。在未排除脑脊液耳漏和外淋巴瘘的情况下,不要进行耳内滴药及冲洗等治疗措施。全身使用抗生素预防和治疗感染。

3.口腔颌面部伤 口腔颌面部是人体的重要部位,颌面部又是暴露的部分,不论在平时或战时,都易遭受损伤,口腔颌面部损伤后,对生理功能与面容都有较大的影响,可使进食、咀嚼、言语等功能发生障碍。如累及呼吸道或较大血管,则可出现窒息或大出血而危及生命。所以口腔颌面部损伤的救治工作,对保障部队的战斗力是至关重要的。

(1)口腔颌面部伤的诊断要点 主要包括:①伤史采集,军事训练中颌面部损伤多为偶发事故伤,询问伤史应注意了解伤因、受伤特点、伤后处理及功能有无障碍,有无休克、昏迷等情况。②专科检查,检查判断损伤性质(闭合、开放、贯通、非贯通伤等),有无组织缺损及功能障碍。查明骨折部位及类型,检查咬合功能,有无张口、咀嚼、语言、吞咽功能障碍及异物存留等,有无合并伤。③辅助检查,X射线及CT检查可明确骨折部位及移位情况,涎腺造影可协助诊断腮腺及导管有无损伤。

(2)口腔颌面伤的救治原则 主要包括:①保持呼吸道通畅,防治窒息,必须尽早发现创伤,果断处理。头偏向一侧,松开上衣领胸部的衣扣。取出口咽部及气管、伤口内异物。防止舌后坠。必要时气管内插管或气管切开。②止血和抗休克,可采用指压止血、填塞止血或结扎止血,同时输血输液维持有效循环血量。③防止感染,应从急救阶段开始就注意保护伤口、口腔清洁及应用抗生素,迅速后送,争取早期专科处理。及时合理地清创是防治颌面部感染的重要措施。

（三）模拟实战演习中的火器创伤

火器创伤多见于军事训练中的意外走火、爆炸等原因。速度较高的投射物击穿人体后，在伤道内可形成暂时空腔（也称瞬时空腔或临时性空腔），腔内压力瞬间可高达 10 100 kPa（100 atm），由此造成软组织的挤压、撕裂和挫灭，并可发生粉碎性骨折。在高压作用下，还可将组织碎屑挤压至血管内，从而造成肺、脑等并发症。同时因暂时空腔回缩后形成负压，可引起相应组织或器官的继发损伤，并伴发严重感染。一切火器伤都是污染的，因而对伤道的初期外科处理主要是清创术。抗生素的早期应用可推迟发生火器伤感染，但绝不能代替良好的清创术。军医的责任就是在初期外科处理中能够严守无菌操作原则，做好清创工作。清创术要求在伤后尽早（6~8 h 内）进行，并力求彻底。清创术主要包括：切开深筋膜以减轻筋膜间隙内的压力，切除失活组织、取出异物、彻底止血和充分冲洗伤道以减轻污染的程度。清创后的伤口，除个别情况和特殊部位外，一般都不允许进行一期缝合，否则可导致严重感染。经初期处理后的伤口，要充分引流，良好制动。有骨折的火器伤，固然要制动，没有合并骨折的广泛软组织伤，同样也需要制动。

在火器伤的后续治疗中，要积极创造条件，不失时机地做好消灭创面工作，依伤后处理的时间和伤口局部情况可分别采用各种缝合（包括延期缝合、早二期缝合及晚二期缝合）和创面植皮等方法以闭合创面。

二、骨科学是常见军事训练创伤诊断与治疗的理论基础

骨科学是专门研究运动系统创伤和疾病的预防、诊断、治疗和康复的临床实践及基础理论的学科，所谓运动系统包括骨、软骨、关节、肌肉、肌腱、筋膜、腱鞘、韧带、神经、血管、皮肤等结构，具有相当丰富的内容。它从组织的发生、正常结构到病理改变，从基础到临床，研究运动系统的创伤、炎症、肿瘤、畸形及其他疾病的病因、病理、诊断、治疗及预防。目前现代骨科学正处在一个快速创新发展的时期，各种基础理论被广泛研究并应用于临床，使骨科的诊治水平有了很大的提高。如骨应力性塑形改建的理论研究、各类新型骨折内外固定器材的材料学及生物力学的应用性研究，使骨骼创伤的发生、骨不连接及畸形愈合的发生率和致残率大为降低。无论在平时，还是在战时，军事训练创伤中的运动系统伤病发生率均占首位，因此骨科学的发展与进步，必将促进军事训练创伤医学的发展与进步，更好地服务于广大参训官兵。这一点特别在我军正在执行和应用的军用标准《军事训练伤诊断标准及防治原则》中不难看出，现代骨科学已成为军事训练创伤诊断与治疗的重要理论基础。

三、运动医学在军事训练创伤中的地位与作用

军事训练创伤与运动医学有着密不可分的关系，虽然军事训练是一种军事劳动，但其中军事体能训练就包含着丰富的体育运动课目，研究运动医学对了解军事训练创伤的发生与发展有很大的帮助。

运动医学以基础医学、医疗预防为基础，是专门研究运动对机体影响的综合学科，以提高运动水平、训练成绩为目标，两者各有所侧重，互为渗透。故运动医学的发展与进步将对现代军事训练医学的形成、发展，特别是如何在快速提高体能储备、提升部队战斗力等方面发挥重要作用。

其一，军事训练中的体育运动课目与运动医学的体育运动课目有着共同或类似的部分。如部分田径、单双杠、球类等运动训练课目。因此，如何应用现代运动医学理论指导，采取科学合理的训练方法，既可防治类似或同样的创伤与疾病，又可大幅度地提高训练成绩与效果。

其二，军事训练医学与运动医学同是以研究人体为对象，但前者以军事集团及人员的军事训练为内容，后者则以运动员及体育训练为内容，研究范围不同，目的也有所不同。运动员一般是经过某项运动项目筛选，多从事某单一项目的训练，身体素质较好，发生疾病与损伤有明显的个体特点和职业特点，故在临床医疗上是其强项。而部队军事训练以提高部队战士体能水平为目的，具有群体特点。由于军事参训人员众多，个体素质有一定的差异，发生创伤有着明显的流行病学规律。军事训练创伤

的研究表明,军队是特殊的劳动人群,军事训练创伤实际上是一种劳动损伤,其发生机制、影响致伤的内外因素具有明显的共性规律,故通过流行病学调查,掌握其群体军事训练创伤的发生发展规律,其研究的重点及强项在预防。故运动医学将在如何降低军事训练创伤的致残率及提高复训率方面发挥重要作用。

其三,运动医学和军事训练医学中相关创伤基础研究,近几年来随着先进技术手段和多学科知识的广泛渗透,对人体运动器官和运动创伤的研究日益深入。运动医学对提高运动员身体竞技水平发挥了重要作用。近几年来,我军结合运动医学研究成果,如运动医学研究证实基因与人类运动能力及损伤修复能力存在显著关系,并确定生长分化因子-5(growth differentiation factor-5,GDF-5;又名软骨起源发生蛋白1)是转化生长因子超家族中的一员,对于肌腱、韧带和骨的形成具有重要的意义。我军军事训练医学研究所流行病学调查证实,应力性骨折、膝关节滑膜炎及腰椎间盘突出症为我军目前3个高发的军事训练创伤,为此针对性地进行了相关基因多态性的基础研究,并结合部队实际进行了相应转化预防的应用研究以及与常见军事训练创伤的相关性研究,以探讨其基因层面的致伤机制。研究证实,GDF-5基因(+104T/C)位点多态性与应力性骨折、膝关节滑膜炎、腰椎间盘突出症存在明显相关性。根据此项研究,将可制成高通量基因芯片应用于新兵体检筛查及特殊兵种选拔等领域,在大幅度提高训练强度的同时,又可最大限度降低淘汰率,同时为进一步进行相应的基因治疗或基因预防研究奠定基础。

四、人体工效学在军事训练创伤预防中的应用前景

在现代战争中,军人常常同时承受多种复合因素的作用,军事劳动任务的社会性与生物学防御反应之间存在特有的冲突,既存在信息应答负荷,又有形势应激负荷。为了提高军事专业人员的战斗力,职业选择和合理分配工作以及人—武器—环境系统的合理匹配具有重要意义,军事技术装备微环境符合生理卫生标准已成为必不可少的条件。使军人能尽量适应特殊工作的要求,并且从人体工效学的观点出发创造更好的工作环境,是现代军事训练提高战斗力、避免过度使用性损伤(overuse injury,OUI)、预防军事训练创伤发生的需要,从而决定了人体工效学在现代军事训练中的重要作用和广阔的应用前景。

(一)军事人体工效学的研究现状

军事劳动作为一种特殊职业,工效学特点有着其特殊性的一面,在现代高科技战争条件下,充分发挥武器装备的威力和人的工作效率,创造人—武器—环境相互作用的最优适应,已成为军事人体工效学的重要研究内容。美国陆军已先后成立了美陆军人体工程研究所、美陆军环境医学研究所人体工效学研究室及陆军医学发展部,对人体耗能影响因素、人体耐受限度进行了较为深入的研究,同时从减少对人体的影响,提高人体的适应性,有效发挥作战效能出发,对武器装备设施也展开了广泛研究,西德国防军中央卫生勤务研究所设立了医学军事工效系,主要研究医学工效学、医学技术工效学和服装生理学,其下设3个小组:①特殊军事生理学组,研究军事劳动的特点及对士兵的生理学影响;②医学技术工效学组,研究武器系统对士兵的影响,目的在于提高士兵的劳动能力而不危害健康;③服装生理学组,研究服装和个人装备对士兵的健康和劳动能力的影响。西德海军航海医学研究所于1965年成立,该所有4个研究室,第一研究室是航海医学研究室;第二研究室是生理学研究室;第三研究室是潜水高压医学研究室;第四研究室是人体工效学研究室,设有医学人体工效学组、心理学人体工效学组、工艺学人体工效学组和电子学组,主要研究士兵如何能更好地用他们的技术系统来完成军事任务,了解和掌握先进的技术和完成军事工作的能力之间的相互作用,其目的在于提高技术系统的效率,并通过训练来提高人的工作能力。英军近年来主要研究影响战斗力的人体因素中的信息处理问题。

在军事劳动中发挥人的主体因素方面的研究是当今外军研究的热门课题,主要包括:①酪氨酸在持续性军事活动中的潜在作用,提出酪氨酸(tyrosine,Tyr)能对抗任何应激引起的操作下降和情绪低

落;②军事劳动时间的安排,指出合理安排工作日和休息时间,可预防和消除静力负荷的不良影响,对于体力劳动,以休息次数少、时间长为宜,而脑力劳动则相反;③关于精神体力劳动能力的生化评估,认为嗜酸性粒细胞数、酪氨酸浓度和多巴胺 p 羟化酶浓度是精神体力劳动能力的最佳评价指标;④提高士兵机体抵抗力的药物研究,得出了漏芦提取液和细胞色素 C 对提高机体抵抗力最佳的结论;⑤人—机—环境系统相互作用的研究,指出在武器作战系统中人不仅是操纵者,而且主要作为控制者和监视者,在人机系统中起主导作用。另外,还有特殊军事环境如冷、热、辐射等对士兵机体功能的影响,个人防护服对保持人工作能力的作用等也进行了较为深入的研究。

我军军事人体工效学研究与外军相比,还缺乏符合我国国情的工效学基本数据和标准,从而为其发展提供了极佳机遇。我们必须正视现实、分析现状、提高认识、谋划未来、发展优势,尽快使我国军事人体工效学研究进入新的发展时期,形成具有中国特色的军事人体工效学发展道路。

(二)人体工效学在军事训练中的应用前景

军事训练的目的是培养政治合格、技术过硬、战术灵活、身体健康、具有战斗力的现代军人,以充分发挥武器装备的威力和人的工作效率,适应现代高科技战争的需要。人体工效学在军事上的应用有助于作战效能的科学发挥,提高战斗力,预防军事训练创伤的发生,因此具有广阔的应用前景。

第一,运用人体工效学的理论知识,研究人的主体因素,探索提高参战人员的体能、认知能力、心理素质、适应性等途径,提高作战能力,为卫勤保障服务。

第二,根据人-武器-环境相互作用的最佳匹配条件,改进和研制设计合理、有利于发挥操作者的作战效能、对人体影响小的现代高科技及威力强的武器装备,改进和提高抗荷装备的性能。

第三,制定符合各国军情的工效学基本数据和标准,研究与武器装备和军事环境有关的人体生理功能最适范围和耐受限度,为军事劳动场所的规划和布局及训练设备的改进提供科学依据,以预防军事训练创伤的发生,提高军事训练效能和作战能力。

第四,以人体工效学原理为依据,进行军事训练的卫勤保障和卫生监督,实行多方位参与和支持,以高效、安全为目的,不断改进、更新训练方式和方法,制订更科学、更有效的军事训练计划和方案。

第五,根据人体工效学的基本原则,使军事技术装备微环境标准化,制定各种综合多因素、多层次的标准化指标及环境控制标准,以提高军事专业人员的工作效率。

第六,开展军事训练健康保护的医务监督及其个人防护装备的研究,以利于兵员选择,寻求提高兵员适应能力和工作效率的措施,评定环境因素的生物效应。

总之,人体工效学作为一门边缘性学科,在军事训练中的广泛应用,将为提高战斗力、预防军事训练创伤的发生开辟广阔的天地。我军军事人体工效学研究起步较晚,尚有许多未知的东西需要研究和探索。我们必须正视现实,努力扩大与国内外的交流与合作,加强基本建设,有意识地开展认知科学的学习和研究,为快速、高效提高军人作战能力进行不懈的探索。军事训练是和平时期部队最基本的实践活动和经常性中心工作,是生成和提高战斗力的基本途径。目前,我国军队在强军目标的指引下,各部队正按照"能打仗、打胜仗"的要求,全面开展实战化训练。为此,我们应尽快加强军事人体工效学研究力度,更好地为巩固和提升部队战斗力服务。

五、康复医学在军事训练创伤防治中的应用特点

军事训练创伤的防治中,人们往往容易忽视参训人员受伤后的康复过程。由于部分军事训练创伤较为严重,故进行某种形式的康复治疗是不可缺少的。如果创伤造成参训人员至少 3 d 停止训练,那就必须检查以确定其功能是否受损。这主要包括力量、灵活性、耐力以及协调性等方面的测定,以有助于判断其是否有能力短期内安全地恢复训练。康复的目的不仅是使拮抗肌的力量均衡,而且也使双侧肌肉力量均衡。其目的是一定要使功能在最短的时间内尽可能恢复到最佳状态,同时要预防创伤复发或继发更严重伤害。为此,康复医学在军事训练创伤的防治过程中应强调康复治疗性操练的重要性。

（一）康复治疗性操练的定义

康复治疗性操练定义是使受伤者原已有的军事活动功能改善或恢复所进行的身体操练。为了能在受伤之后重新参加高强度军事训练而进行的康复治疗性操练应必须首先遵循SAID原则。SAID是指按需要做特殊的适应(specific adaptation to imposed demands,SAID)，意思是操练项目必须使伤者适应军事训练的要求。

这些操练可以是主动的，也可以是被动的。主动性操练时无论有无阻力，是否增加重物，都是受伤者自己进行的有目的性的随意运动。它可以是静止的、动态的或等动力学的。静止操练是没有关节活动的运动，肌肉长度不变，即为等长收缩。动态操练产生关节运动，收缩的肌肉变短，即为等张收缩。等张收缩操练指关节运动以可控的速度进行。当伸张的肌肉开始收缩时，即出现同心收缩，当紧张的肌肉放松时即出现偏心收缩。肘上抬时肘关节的弯曲产生同心收缩，偏心收缩的例子是做完引体向上后从肘弯曲缓慢将身体降到伸展位，因为这样肌肉在伸长时仍保持紧张。被动操练是由旁人或体疗器械帮助受伤的参训人员进行的操练。被动操练利用某种外力，尽可能不使受伤者的肌肉参与。它也可以是强迫或非强迫的，非强迫性操练中保持正常的关节运动的大部分肢体不致产生痛感，而强迫性的被动操练则超出自由运动的范围，常可造成不同程度的疼痛不适。但此类操练必须是安全的，但也是必要的。

（二）康复治疗性操练的基本模式

通过专门装置和设备来改善受伤者的肌力强度已逐渐被广泛应用，正确了解不同强度的操练模式及应用，才可有效地完成康复治疗程序。

1. **等长收缩操练** 此操练多为重复性和短暂性，故又称短暂等长操练。这种操练对关节活动没有作用，肌力集中表现在关节活动范围的一个点上，其抗力强度虽不使关节发生活动，但能承受最大负荷。其为静力性收缩，可延缓和减轻肌肉的失用性萎缩。这种操练不宜长时间进行，否则可引起心血管系统的病理改变。

2. **等张收缩操练** 此操练应用最为广泛，可谓基本模式。这是在操练时肌张力基本不变，但肌长度发生改变，产生关节活动。在运动操作过程中分别产生肌肉的等张缩短（向心性收缩）或等张延伸（离心性收缩），并且使动作速度得到控制。

3. **等动操练** 此操练采用一专门装置来控制操练速度，根据所得到的不同抗力，调节不同速度进行操练。如CYBEX（运动器材品牌名称）或BIOBEX（运动器材品牌名称）等动功能评定及训练系统仪，不仅能客观而准确检测各关节的功能，还可了解被测试者的特长与不足，解决肌力平衡或肌力协调训练的问题，帮助确定操练的时间和内容。

运动功能评定及训练系统仪的另一个主要功能是肌肉训练，其所产生的阻力是根据受伤者的不同运动力量而产生的，可有多种运动速度提供选择，使不同的肌群接受不同的力量训练，而且安全可靠。用此装置进行康复治疗性操练，受伤者的肌力恢复远远超过一般负重性操练。

（三）康复治疗性操练的指导原则

军事训练创伤的康复主要在于肌肉功能的恢复。在康复阶段，无论是伤后还是手术后，康复的效果通常将决定受伤者今后参加军事训练的程度及能否成功。故在训练开始前，有必要进行动员，要使受伤者确信其肌肉力量和运动功能仍然完好，而且可以通过操练能很快恢复，这一点对于受伤者无论在心理上，还是生理上都是十分重要的。

具体操练的指导原则主要包括以下几个方面，这样执行起来将有利于康复治疗性操练在部队各级卫生机构得到全面有效的开展，使各类不同程度的军事训练创伤伤病员能在最短的时间内得到康复，并尽可能地恢复到伤前的最佳功能状态。

其一，明确操练目的、了解操练模式和具体实施方法的原则，使之全身心地投入康复治疗性操练。

其二，强调创伤在运动中愈合，功能在训练中重建的原则，以促进组织功能结构的尽快修复及塑形改建。

其三，坚持操练项目与军事训练课目（特别是共同科目训练）紧密相关的原则，使之尽快达到恢复常规军事训练的状态。

其四,规定操练必须安排在受伤者伤情允许范围内进行的原则,切不可操之过急。

其五,坚持循环操练原则。循环操练是公认的可以激发最大效益的科学训练方法,其目的是促使全身各部位全面均衡地发展。循环操练是以坚实的生理学原理为基础的。运用恰当器械的循环操练可增强肌肉力量和耐力、有氧无氧能力和柔韧性等体能素质;应用强化循环训练的方法,更使体能素质得到全面均衡地康复及增强。

其六,重视重复操作的原则,掌握节奏,避免情绪和肌肉处于持续紧张状态,重在达到增强体质的目的。

其七,辅以物理治疗的原则,物理治疗(physical therapy)是应用天然或人工的物理因素作用于人体以进行治疗、康复、预防、保健的方法。军事训练创伤的物理治疗是指针对不同的创伤特点,采用不同类型或不同剂量的物理治疗方法进行治疗。天然物理因素包括日光、海水、空气、泥沙等。人工物理因素包括电、光、声、磁、热、冷及冲击波等。物理治疗是军事训练创伤常用的治疗方法。物理治疗学以独特的操作方式和疗效,解决骨关节与软组织在修复过程中的某些问题。例如,组织水肿、肌腱与肌肉损伤、疼痛、伤口不愈合、局部炎症、瘢痕增生、周围神经损伤、骨折愈合等。

选择适当的物理治疗方法辅以康复治疗性操练可改善原创伤局部组织血液循环和代谢,加速损伤组织的修复,起到抗炎、消肿、止痛、缓解肌肉痉挛和改善功能的作用。

六、军事训练医学心理学概念的提出与应用

早在20世纪80年代末,在我军军事训练医学理论体系的形成与发展中,军事训练医学心理学的概念就被提出。军事训练医学心理学是军事医学心理学的重要分支,是军事训练医学的重要组成部分。它是专门研究军事训练中的个体、群体和集体心理活动及其规律的学科。军事训练医学心理学主要包括3个方面的内容:研究军人掌握军事知识和战斗技能的心理规律,以促进训练任务的完成;研究各类参训人员的心理特点,以提高训练水平;研究培养军人在作战中所必备的心理品质的途径,提出军人心理训练的方法。

(一)军事训练中参训个体、群体和集体的心理特点

由于各军兵种、各部队所担负的任务不同,所使用的武器装备也不同,训练的内容和要求也不同,而且在同一部队、同一训练内容中,由于每个军人的身体素质、心理承受能力不同,训练过程中的心理反应也会不同。因此分别研究参训个体、群体和集体在训练中的心理过程与特点是十分重要的。

1.个体的心理特点　调查资料表明,我军参训个体在军事训练过程中处于良好稳定的心理状态者达80%~90%,说明我军基层思想政治工作和干部心理疏导能力是十分有力的。但其中新兵非稳定心理状态者所占比例却比较高,为25%~30%。美军有关资料表明,其新兵因心理因素所导致的初期减员率高达40%以上。故各国军队十分重视对新兵心理过程进行早期调适。一般新兵个体在心理上有以下特点:①在训练中因恐惧出现焦虑、担心、吃惊、难受甚至害怕,严重者可在完成一些军事训练课目或具体在某一较难掌握要领的动作时,部分或完全丧失操作能力;②过度紧张往往是新兵在训练中,特别是单兵演练时的一种几乎共有的心理反应,对训练中的正常心理过程产生较大的干扰,导致不良心理症状加重及"心智性"操作能力障碍;③自卑心理,部分新兵对自己缺乏信心,对自己的能力没有恰如其分的估价,他们在训练中尤为怕挫折、怕失败、怕批评、怕指责,在这种心理状态影响下,很难充分发挥自己的技能。

2.群体的心理特点　群体是按某种或某些特征结合在一起的共同体。在军队一般指"班"以下的战斗小组,或在训练中临时组合的、为完成某一训练课目及演练任务的小组合。群体的心理特点主要表现为以下几点:①组成群体的各个成员有相互依存的关系和感情;②群体内有一定的结构与分工,有共同的训练目的;③在群体内,每一个成员都承担不同的角色内容,而且角色转换频繁。

群体对成员有一定的影响,可以产生一定的心理效果。例如:①归属感,参加某一群体后,群体内

各成员发生相互影响,使彼此都感到属于某一群体,即成员产生了一种归属感;②认同感,群体内各个成员对一些重大事件,产生共同的认识与评价,即群体的认同感;③支持感,当成员的行为符合群体的规范,并在训练中取得明显成绩时,其会感受到一种力量的支持。

3. 集体的心理特点 集体是一般群体发展到高级阶段的组织形态,一般指"班"以上的编制单位。军人集体在组织严密性、协调统一性、纪律性、心理凝聚力方面都必须明显高于一般的集体。因此如何强化个体的心理沟通,形成集体的共同思想风格和心理倾向,是十分重要的。

(二)军事训练心理适应不良症的发生原因及防治

军事训练心理适应不良症主要是指参训个体在保持自身与环境之间的和谐,进行自我调整的过程中,主动或被动地改变自身的认知结构或行为模式的能力较差,以致在短时间内对军事或非军事环境的变化出现一系列心理适应不良的现象。其与心理障碍有质的不同,一般多发生于新兵入伍训练阶段,同时也是导致部队军事训练创伤发生率增高的重要因素之一。因此,对症进行军事训练医学心理学防治及干预的应用研究具有十分明显的现实意义。

1. 军事训练心理适应不良症的发生原因

(1)自身因素 各国军队十分重视心理因素对军事训练效果影响的研究,以区分训练中可能出现情感、性格障碍或不能很好适应军事生活的个体。他们设计重要预测因素(即问卷答题)来评价参训个体,认为这些因素是影响基本战斗训练任务完成及可能致病的因素,并与个性心理特征密切相关。而个性心理特征是指个体在心理过程中所表现出来的经常的、稳定性的行为特点,它表明一个人典型的心理活动和行为,包括能力、气质和性格。只有当人与环境积极作用时,个人认识到自己的个性心理特征与环境不相匹配而必须调整时,它就可以缓慢、逐步地发生变化。能自觉改变个性心理特征,称为"个性再塑造",如遇特别重大事件的强烈刺激,也可以使某些人的个性心理特征发生变化。它在心理过程中体现又反作用于心理过程。由于自身因素"个性再塑造"的心理过程过于缓慢,并难以自觉改变其原有的个性心理特征,如发生在训练过程中,则极易发生训练心理适应不良症。必须改变某些不利于训练的行为特点,掌握科学知识,并改变自己个性心理特征才可改变自己的行为特性。

结合我们调查的结果,发现我军非稳定型个体一般占18%~19%,而且非稳定型个体均是发生军事训练创伤的高危个体。

(2)环境因素 部队是以青年为主体的特殊群体,战斗、工作及生活紧张艰苦,各种生理、心理及社会的应激源不断冲击这个情绪变化大、易于激动的群体。流行病学调查表明,军事训练环境无疑会对新兵的心理和生理产生较大影响,并强调指出新兵必须适应新的生活条件、人际关系、技术装备和非一般的可变性因素,同时必须对自己的职责高度负责。整个适应过程具有多层次和多功能性质的特点,这种心理适应不良的表现几乎贯穿整个新兵入伍训练阶段。

(3)人为因素 人的许多需要都是在人际交往中得到满足的。如果人际关系不融洽,就意味着心理需要可能被剥夺,或满足需要的愿望受挫折,因而会产生孤立无援或被社会抛弃的感觉。反之则会因有良好的人际关系而得到心理上的满足。

我们发现,军事训练中的非稳定型个体往往表现出以下几种情况:①被领导者的角色适应能力差,特别是面对班、排干部和老兵时表现为紧张、害怕、自卑、缺乏自信心和主观能动性;②自幼性格内向,易产生压抑、强迫等情绪倾向,表现为与战友、班排干部的人际关系不协调、不融洽,往往不敢或不愿主动交往。另外,班、排干部工作方法简单粗暴,忽视经常性思想和管理工作,使个别成绩差、身体素质差的新兵表现为失落、失望的情绪,出现寻找机会私自离队,甚至自残的思想倾向,此类情况极易导致严重心理障碍。

2. 新兵训练心理适应不良症的临床特点 在2012年之前的新兵入伍训练阶段,据流行病学调查证实,恐惧、焦虑、躯体化等因素与军事训练心理适应不良症密切相关,其中躯体化因素主要反应为主观的身体不适感。当时新兵入伍训练阶段正值冬春季之交,上呼吸道感染及胃肠道不适甚多,故反映出躯体化因素明显。加之焦虑及恐惧因素的影响,训练中新兵极易出现疲劳,继而发生肌肉的不协调收缩,这正是导致军事训练创伤易于发生的重要相关因素。

2013年后我军由原来每年冬春季征兵改变为夏秋季征兵。据最新流行病学调查表明,夏秋季新兵入伍训练阶段与军事训练心理适应不良症密切相关的心理因素主要为恐惧、焦虑、人际关系不良等因素。由人际关系不良因素取代了以前的躯体化因素,该因素的主要影响在于加重了恐惧和焦虑影响分值。故焦虑和恐惧因子是重要的相关因素,两者往往相互联系。前者是对外部事件或内在想法与感受的一种不愉快体验,涉及轻重不等但性质相同,相互过渡的一系列情绪变化,如不安和担忧、害怕和惊慌,甚至极度恐惧。从新兵军事训练创伤的总体伤因分析可以看出,主要有3种情况最为多见:①由焦虑变害怕所引起的反应迟钝,此类易受暗示干扰;②由恐惧导致的感觉与运动能力不协调;③由恐惧引起意志与精神生理的失调。

3.心理治疗、疏导与干预

(1)针对性心理治疗　心理治疗是一种应用心理学的原则和技术,通过心理工作者的语言、行为及人际关系的交往,改善其情绪和认识,增强其战胜心理障碍的信心和能力,改善心理状态和行为方式的治疗方法。对军人而言,具体的做法在于:①正确启发、诱导军人正确认识事物的性质和规律,发挥主观能动性,消除或缓解症状;②消除训练中的消极情绪,调整紊乱的行为方式,以便更好地适应训练和社会环境,减少训练伤的发生;③促使人格向积极方向发展,增强自我克制能力和社会适应能力;④配合药物治疗,可以巩固和提高治疗效果;⑤帮助其认识和摆脱导致该症形成的心理因素。

(2)心理疏导　亦称"疏导疗法",是指心理工作者针对心理适应不良者,采用语言、动作、感觉和想象的方法,使其压抑在内心的郁结得以宣泄和解脱,心理冲突得以缓解和消除的心理治疗技术。具体的方法是在建立信任的基础上,先用语言启发或暗示,鼓励其尽量倾诉内心的痛苦体验,然后做出分析诊断,再与其一起讨论其心理障碍产生的根源及形成过程,使其建立正确的认识;激发和利用其内部有利因素,培养自我领悟、自我认识、自我矫正的能力,引导其认知活动朝着有利于问题解决的方向发展,促进自身心理的转化;阐述解决心理适应不良的具体方法,并要求其实践。与此同时,心理工作者所采取的一切方法均应取得心理适应不良者的认可,在指导实践中尽量做到具体、善诱,必要时亲自示范。理性教育是心理疏导的基础,在进行解释、说服、保证、劝告、制止、转移、暗示、讲理等过程中,改善参训人员的心理状态,以解决他们面临的心理问题。

(3)心理干预　主要指采用心理学手段使人与环境之间和谐,并保持和谐人际关系的过程。军人在从事军事训练过程中,不仅同化外界信息,而且还主动地或被动地改变自身的认知结构或行为方式,遵守军队集体的社会规范,协调个人与集体其他成员的人际关系,适应军事环境和非军事环境变化。军队内部环境的社会调适,主要通过班长、排长直接对士兵,特别是对新兵进行针对性心理疏导。解释、劝说和治疗是最有力的心理干预,是降低心理适应不良症发生率的重要环节。

4.心理训练

(1)心理训练的基本概念　军队心理训练是指对军人个体和集体的心理活动进行有目的、有计划地训练,目的在于提高军人的特殊能力,培养和发展军人自控、机警、勇敢和坚定的意志力,使其心理符合战时需要。心理训练可预防在战争关键时刻可能出现的惊恐、动摇、抑制等消极的心理状态。同时通过心理训练提高军人心理的稳定性,使其在艰难困苦甚至流血牺牲面前,在战斗高度紧张和体力大量消耗的时候,保持稳定的心理状态;并使军人形成良好的心理素质,能在任何环境里经受长时间的体力和心理负荷,不丧失争取胜利的意志和信心。另外,还能使军人集体形成"协同心理",培养集体的团结互助精神,以增强军人集体的凝聚力。

简单地说,心理训练就是指有目的、有计划地进行心理训导的过程。对军人而言,其目的是使军人熟悉、适应某些不良的军事环境,提高其特殊能力,培养和发展军人无论在任何情况下都能保持沉着、机警、积极、稳定的心理状态,以使其适应平时与战时心理需要的过程。心理训练可分为一般心理训练、专业心理训练和特殊心理训练3种。

(2)心理训练的原则　主要包括:①同步性,即心理训练必须与其他军事训练同步进行,以使心理素质与其他素质协调发展。②科学性,即依照心理发展规律来确定心理训练的内容和方法,进行科学的心理训练,使训练向健康的方向发展。人的心理承受能力如同生理承受能力一样,有一个"极点",这个"极点"的阈值可以在一定范围浮动,只有遵循科学规律进行心理训练,才有可能使参训者超越自己的"极点"。③个体性,即心理训练与其他训练方法最大的不同,就是应该结合个体的心理特点进行。训练应因人而异,甚至进行个体封闭式训练。④主动性,即心理训练应严肃认真,符合真实状态,使其主动参与、自觉配合,方能见效。⑤从严性,即心理训练应注意充分调动参训人员的主动性,使其逼近实战环境。⑥渐进性,即心理训练必须遵守渐进的原则,同时在渐进中体现循环,反复训练,逐渐增加难度,不断提高训练水平。

　　(3)心理训练的方法　目前各国军队常采用的军人心理训练方法有模拟训练法、合理冒险训练法、生理调控训练法和表象训练法等。另外,还有智力训练、身心恢复训练、心理耐受训练、心理适应能力训练、心理活动能量训练、战斗心理准备训练、战斗动机训练、野战生存能力训练、情绪稳定性训练、性格品质训练和战斗意志品质训练等。随着现代技术在军事行动中的不断应用,军人心理训练的意义越来越重要,训练的手段和方法也将越来越丰富。

(黄昌林)

参考文献

[1]黄昌林,黄涛,张莉,等.军事训练医学[M].北京:人民军医出版社,1999.
[2]贺福初.军事医学概论[M].北京:科学出版社,2011.
[3]陈文亮.现代卫勤前沿理论[M].北京:军事医学科学出版社,2006.
[4]黄昌林,张莉,薛刚,等.《军事训练伤诊断标准及防治原则》的编制应用研究及其意义[J].解放军医学杂志,2004,29(4):286-288.

第三十五章

共同科目训练常见创伤的诊治与预防

　　我军共同科目训练是指要求全军所有部队、每个军人都必须完成的训练项目,主要包括军事体能、队列、军事理论、轻武器使用及单兵战术基础5个方面。随着新军事变革在我军的深入开展,我军部队构成虽然已发生了巨大变化,但是在每年度的军事训练过程中,共同科目训练将贯穿始终。其具有时间长,强度大等特点,几乎所有的军事训练创伤都可能在共同科目训练中发生。因此,落实共同科目训练的健康保护是十分重要的,是控制及降低军事训练创伤发生率的关键。共同科目训练所致的常见创伤亦可按军用标准《军事训练伤诊断标准及防治原则》的规定,将其分成骨与关节、软组织和器官创伤等三大类。

第一节　骨与关节创伤

　　骨与关节创伤是共同科目训练中较为常见的创伤,特别易发生于入伍训练阶段的新兵。据全军军事训练医学研究所近两年流行病学调查资料显示,我军执行夏秋季征兵以来,军事训练所致骨与关节创伤发生率呈上升趋势,2013年其创伤发生在3类创伤的构成比中,由2012年31.8%上升至57.7%。这与大部分参训新兵入伍前两年未接受中学体育教育和未进行相应体育锻炼明显相关。

一、应力性骨折

【概述】

　　应力性骨折(stress fracture,SF)亦称"疲劳骨折""行军骨折"等,是军事训练中,尤其是新兵入伍训练阶段较为常见的骨骼创伤之一,并较集中地分布于下肢骨骼,创伤的主要部位为股骨中下或胫骨中上1/3处。目前国内外报道最高发生率为31%~32.5%。应力性骨折是由于低于骨骼极限强度的应力反复持久地作用于骨骼皮质的重要区域,产生局部额外的细胞微损伤及吸收坏死,故当这种微损伤的逐渐累积超过其机体骨自身的修复能力,也就是骨创伤大于骨修复时,即可发生骨骼的整体性破裂。骨折早期多为隐性骨折,X射线难以发现,但可发展成不完全骨折,甚至为完全性骨折。此类骨折在军事训练中具有一定自然疾病史,一旦发生对军事训练的影响较大,可导致军队和平时期的非战斗性减员,个别完全骨折亦可造成严重的伤残。

【伤史采集与特点】

发生于新兵入伍训练阶段的下肢应力性骨折多具有明显的临床流行病学特点,故对伤史的采集与特点分析,应予以足够重视。

我军流行病学调查资料表明,应力性骨折主要多发生于开训的前 4 周,新兵入伍训练阶段的第 2~4 周为高发,第 6~8 周又将进入一个高发期,可能与补录分级训练前达标考核的训练量加大有关。

美军报道,应力性骨折多发生于开训的前 3 周,而以色列的报道均为 5~8 周高发。这可能与训练计划的内容安排及种族差异有关。

应力性骨折可见于任何承受应力的骨骼,但主要集中分布于下肢长管状骨,且以胫骨最为常见,其次为股骨、跖骨、跟骨。其他的如跗骨、椎骨、髂骨、耻骨、肋骨、尺桡骨、舟骨、肱骨、锁骨等部位也时有发生。左右两侧肢体骨的发生概率未见差异,多发性病例趋多,占 15%~77%,这与敏感的磁共振成像检查技术的广泛应用有关。

关于应力性骨折单位及人群分布特点,我军报道陆军部队其发生率高于其他军兵种部队,其中以步兵为高发。美军 Tomlison 报道战斗分队高于支持分队,而以色列 Fineston 的前瞻性研究认为计划外训练较多的单位应力性骨折的发生率较高。

值得注意的是在伤史采集中,常常发现应力性骨折伤员多主诉四肢部位无明显原因的较为固定的疼痛,而且疼痛随着训练强度加大而加重,休息后自觉减轻,疼痛或局部肿痛出现前多有数周强度较大的训练,特别是频繁的 5 km 越野跑,每周达 4 次以上;反复单一长时间的正步训练等。另外,详尽地了解有无带伤患病的训练史、着鞋不适、是否体格健壮及既往体育竞技水平高低等情况,这些情况的掌握均有利于应力性骨折发生的分析判断(图 35-1、图 35-2)。

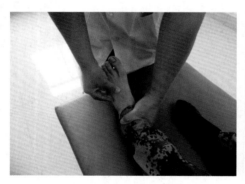 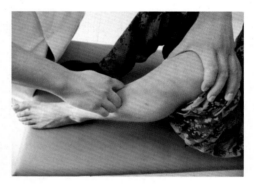

图 35-1　第 2 跖骨部位压痛　　　　　　　　图 35-2　胫骨前缘压痛

【专科体检】

如已发生骨折,专科体检与急性骨折相同。但长管状骨的隐性骨折,则应采用拇指按压划痕法进行专科体检。即体检军医用自己的拇指掌面沿骨干长轴进行按压划痕触诊,当伤者主诉有局部固定压痛点并出现纵向叩击痛时,或该痛点伴有不同程度的软组织肿胀,多提示有骨折发生。

【辅助检查】

早期 X 射线检查一般无明显骨折征象,严重者可有骨裂或骨膜反应,必要时进行 MRI 检查。

【诊断】

结合伤史采集,凡主诉四肢某部位无明显原因的较为固定的疼痛,而且疼痛随强度加大而加重,休息后自觉减轻者;根据专科检诊和辅助检查的结果,即可明确应力性骨折的诊断。

【现场处置与治疗】

1. **现场处置**　当训练中出现肢体,特别是邻近关节部位疼痛或伴有肿胀时应予以高度重视,因为这是发生应力性骨折的重要先兆,应予以 3~7 d 不等的停训或调整其他训练课目。如已发生完全性骨折者,应给予临时夹板或石膏固定患肢,立即转送给上级医院。

2.治疗 军事训练所致应力性骨折的临床治疗与一般四肢骨折相同。

(1)非手术治疗 一般根据常规 X 射线检查的结果拟定治疗方案,如隐性骨折,无须固定或牵引肢体,停训休息即可,也可辅以各类电脉冲磁场骨折刺激治疗仪进行多功能物理治疗。原则是防止损伤加重及促进骨骼修复。

对于明确 X 射线征象为不完全或无移位性完全骨折,可按一般暴力损伤所致骨折的非手术治疗原则进行处理。

(2)手术治疗 大多数的应力性骨折无须手术治疗,仅对以下几种伤情选择手术治疗:①凡完全骨折手法整复失败和估计复位困难者,均可采取切开复位内固定手术治疗;②对邻近关节的应力性骨折,可采用借助移动式电视 X 射线机下闭合穿针内固定或外固定架固定的手术治疗;③凡陈旧性应力性骨折,骨折已趋愈合,骨膜反应明显或骨痂包块已形成,但仍存在局部顽固性疼痛,特别伴有髓腔内压增高者,可采取切开钻孔减压的手术治疗,并且取活组织病理检查,根据情况辅以物理及药物对症治疗。

【0 期诊断技术及预防】

1.0 期诊断技术 长管状骨采用拇指划痕法,即沿骨干纵轴方向触诊,可发现局部固定压痛点,并可触及该处是否伴有不同程度的软组织肿胀。短管状骨采用间接施压法,如握持远端足趾,沿骨干纵轴方向向近端施压,可出现跖骨干上固定位置的疼痛或疼痛加重,辅以触诊可发现有无伴有肿胀。结合伤史采集及其特征,即可确诊为 0 期应力性骨折。

2.预防

(1)执行"循环训练法"原则 在军事训练中,特别在新兵入伍训练阶段,把握科学训练原则,科学合理地进行计划安排和组织实施,执行"循环训练法"原则,注意在以往传统的"渐进"概念基础上,增强"循环"训练的意识,克服下肢长时间反复单一动作的超负荷训练,此将对降低应力性骨折的发生率产生极为重要的作用。

(2)医务监督 对军事训练中危险征兆的医务监督是预防应力性骨折的重要环节,掌握 0 期诊断技术,是实施医务监督的重要手段。当出现邻近关节部位的疼痛和肌肉肿胀分别达到 20% 和 10% 时,应及时调整整个受训部队的训练内容、时间和强度。

(3)防伤知识教育 加强对参训官兵的防伤知识教育,提高其自我保护意识,将对预防应力性骨折的发生起到非常重要的作用。

(4)心理咨询和疏导 健全和加强军事训练中的心理咨询和疏导,即采用心理学干预的手段促使参训官兵保持良好的心理状态,将为应力性骨折发生率的降低产生重要影响。

如全军军事训练医学研究所的一组应用心理学干预降低新兵下肢应力性骨折发生率的现场对照研究结果表明,焦虑、恐惧、躯体化因子与应力性骨折的发生明显相关($F = 175.362\,4, P < 0.01$);实验组经每周进行心理干预后,非稳定型状态人数明显下降,下肢应力性骨折为 37 例(11.28%),而对照组为 74 例(21.96%)。研究证明了新兵入训练阶段加强心理疏导的必要性和可行性。

(5)提高诊治水平 提高基层医务人员对应力性骨折的诊断水平,达到早期正确诊治的目的,同样也是预防应力性骨折,特别是预防完全性骨折发生的技术关键。

(6)全面加强身体素质的体育训练 参训官兵在力量、速度、耐力、灵敏和柔韧性等方面得以全面提高,从而较快地提高军事训练水平,有利于训练中各项课目动作要领的熟练掌握,这对于降低应力性骨折的发生率是十分重要的。如正步训练所致的股骨应力性骨折往往发生于一些身体素质欠佳的新兵,除骨骼本身的因素外,正确动作要领的灵活熟练掌握是预防发生骨折的重要措施。当踢腿后用力踏击地面时,躯干不能迅速随之前移,必然在下肢诸肌及肌腱的起止点及韧带的附着处产生较大剪应力(shear stress),反复应力的作用极易导致股骨下段和胫骨上段的应力性骨折发生。

【主要研究及进展】

我军在应力性骨折研究方面近几年来已有了相当水平的发展,基本以临床流行病学为主体,主要通过现场流行病学调查进行训练伤发生率、时间、部位、单位及人群分布特点、危险因素、现场干预试验等方面的研究。外军除此之外,还在生物力学及病理生理学等方面进行了不少值得我们借鉴的工作。但总的看来,调查及研究多侧重于损伤的一面,而对骨应力性塑形改建的一面认识不足,为此全军军事训练医学研究所的一组研究报道《骨应力性塑形改建的理论及应用研究》,就是针对在新兵入伍训练阶段常发生的,并较集中分布于下肢长管状骨的应力性骨折所进行的研究。其主要目的在于掌握骨应力性塑形改建在新兵训练中的变化规律及特点,促进其改建过程,增强抗骨折能力,克服以往研究中侧重于损伤的一面及单纯减轻训练强度和时限的不足与缺点,并进而提出一种新的训练模式,达到既能降低应力性骨折的发生率,又能提高训练水平的目的。该研究系一组包括动物实验及现场流行病学干预研究的系列课题,采用分组模拟训练的动物实验方法,将288只兔随机分成每日训练2 h及4 h的两个小组,又分别按跑台速度每分10 m、15 m、20 m分成3个小组,总共6个实验小组,置兔于训练跑台,进行跑步训练。每小组每周各处死8只兔,切取整段股骨,经大体观察后,其中4只兔的8根股骨下段进行常规病理切片检查。另4只兔的8根股骨用NJ-50B型扭转实验机测量骨折所需的扭力值。部分标本取样进行电镜检查。病理学检查发现,部分样本存在不同训练时限出现下列情况:①骨皮质密度较正常变疏松,或局灶性黏液样变性区(在骨修复过程中,骨生成细胞具有多方向分化的能力。在局部应力大而血液供应差的区域,骨生成细胞可以向软骨细胞分化,因此出现局灶性淡蓝色或淡紫色"黏液样"变性区),以上变化多见于第1~2周。②成骨细胞密集成团状,或可见到骨样组织,多见于训练第2周。③骨干表面可见到波纹状不规则的钙化线(与同期未训练的正常标本所见有规律的钙化线不同)。在样本中发现1种以上镜下现象者,以1个应力性骨折阳性结果计算。

结果表明:随着训练时限及强度的加大,各组标本应力性骨折(stress fracture, SF)阳性率增加,每天2 h各组的SF时间分布曲线逐渐趋向双峰状,其高速度组的第2个高峰较中速组提前1周出现;而每天4 h各组SF时间分布趋势与每天2 h的高速度组相似(高峰期提前)。

扭断试验结果表明:每天2 h的低、中速度组,经6周训练扭断力值较第1周无明显提高($P>0.05$),而其高速度组,则提高显著($P<0.05$);每天4 h的各组经训练股骨扭断力值均显著提高($P<0.05$)。

针对上述模拟训练的运动实验结果,还进行了分3组经3种方法训练的动物实验。该实验选择大白鼠为实验动物,随机分成跑台、游泳及强化循环组。总共选择180只大白鼠,循环组在跑台上以每分15 m的速度进行跑步训练,每日45 min,休息15 min后再游泳训练45 min,实验选择胫骨上段为观测部位,每组每周处死10只大白鼠,其中16个胫骨标本进行病理学检查,4个胫骨标本进行电镜检查。

病理学检查结果表明:各组的胫骨标本经实体显微镜大体观察及病理切片检查的SF的表现及统计均同前兔实验。强化循环训练组SF的发生率(11.5%)明显低于其他两组(22.9%,18.8%)。同时还观察到,随着训练周次的增加,密质骨的骨板分层有增多的现象,未经训练或短期(1周左右)的鼠胫骨骨板一般为1~3层,训练3周可增加到4~6层,如果将大于4层者计为1个密质骨的骨板分层完成数,强化循环训练组的密质骨的骨板分层完成率(47.1%)明显高于其他两组(26.1%,21.9%)。

另外,该课题还进行了有关骨应力性塑形改建的骨形态计量学的深入研究。由于骨形态计量学是新兴的一种骨组织形态学研究方法,采用不脱钙骨切片技术,较大程度地减少了骨组织的形态破坏和骨质丢失,且它是直接研究骨组织本身,观察骨内变化的组织定量分析法,较常规脱钙骨切片病理观察能更客观准确地反映骨结构的变化。它在基础研究、临床病理定量分级诊断中发挥着重要作用,渐渐得到广泛应用。

通过48只大白鼠随机分为跑台组和循环训练组,训练6周。每周取鼠胫骨上段标本进行骨形态计量学观察。第4、5周,循环训练组反映骨形成的皮质骨厚度(cortical thickness, CT)、骨小梁平均骨壁厚度(mean wall thickness, MWT)、类骨质表面占全部骨小梁表面的百分比(trabecular osteoid surface, TOS)较跑台组增加显著($P<0.05$)。反映骨破坏吸收的骨小梁吸收表面,即Hows hip隐窝占全部骨小梁表面的百分比(trabecular osteoid surface, TOS)在循环组第4周升高后持续降低,而在跑台

组则持续增加。结果揭示循环训练能缩短骨塑形改建时限,有利于新骨形成,增强骨的力学性能。更客观地说明了运动对骨应力性塑形改建的影响及量效关系,对应力性骨折的机制研究提供了依据。

结合现场实验研究,该研究对某部 1 129 名新兵为期 12 周基础训练中下肢长管状骨的骨应力重塑重建(bone stress remodeling reconstruction,BSRR)规律进行前瞻性流行病学调查。调研采取每周末集中各连新兵由专科医师逐个地进行伤史采集和专科体检,必要时进行 X 射线等辅助检查。

目前应力性骨折公认的早期诊断标准是磁共振成像检查,但由于设备昂贵,尚未普及到基层部队。

该研究明确提出在新兵入伍训练阶段其下肢长管状骨均要经历大约 9 周的骨应力性塑形改建期,其间第 2、7 周出现的 SF 高发和双峰现象,可随训练强度和时限的加大或减少而提前或延迟出现,提示在 SF 高峰期采取大幅度减轻训练强度或停训某课目会导致该期的延长。

根据上述理论及观点,提出以"强化循环训练法"代替传统的"循序渐进训练法",并对某部 1 348 名新兵进行前瞻性现场干预研究。

该干预研究以某部两个全训团的 8 个新兵连的所有新兵为研究对象,随机按连建制分成实验组及对照组。干预性措施的制定及实施与师团作训部门共同协作,制订出"强化循环训练"计划表。实验组将训练强度及时限较原正课增加 20%,按大—小—大强度,上肢—下肢—上肢运动,室外—室内—室外操课的原则,以日为小循环,周为大循环,单位循环量准确到每 2 h。于新兵入伍训练前以师作训科的名义下发各受训连队,对照组则下发以原"循序渐进"为原则的训练计划,实施及资料的整理严格按临床流行病学的原则与方法进行质量控制。而训练成绩按体能成绩总评分=(引体向上得分+双杠臂屈伸得分+100 m 跑得分+3 000 m 跑得分+立定跳远得分)/5 进行统计。

结果表明:实验组的应力性骨折发生率(8.2%)明显低于对照连队(16.7%),其骨应力性塑形改建时限(2~7 周)较对照组队(3~10 周)缩短,而且实验组应力性骨折发生率由去年同期的 16.9%~26.3%下降为 10.3%~12.3%,因应力性骨折住院的伤员大幅度减少。实验组训练成绩与对照组比较,其训练成绩与质量也明显提高。

我军进行的新兵入伍训练期间心理特点与其下肢应力性骨折发生率的相关关系研究,从应用现代医学模式的观点重新认识应力性骨折的角度出发,采用 SCL-90 症状量表(symptom checklist 90),通过对某部入伍的 1 256 名新兵进行前瞻性流行病学调查,了解参训个体的心理特点和过程,并逐周检诊应力性骨折的发生情况,研究其间的相关关系。结果表明:焦虑、恐惧、躯体化因子与应力性骨折的发生明显相关($F = 175.362 4, P < 0.01$)。该研究认为必须运用生物-心理-社会这个现代医学模式的理论和观点去探讨、认识、研究新兵应力性骨折的发生机制。特别是在社会大环境因素影响下,只有采用新的医学模式手段,才能使应力性骨折的研究更深入、更全面、更具科学性和可信性。新兵应力性骨折绝不单纯是个别肢体的损伤,而是整个机体协调统一的破坏,应该看到人是一个多方面相互协调并和环境保持一致的有机体。因此在新兵训练中既要重视体质训练,也要重视心理训练,以确保新兵身心健康。并认为应用心理学干预手段,即针对性心理咨询、心理疏导等方法,均具有明显降低下肢应力性骨折发生率的作用。同时强调在军事训练中既要重视我军优良传统教育,更要强调应用现代化的选才手段、管理模式和科学的训练方法,只有这样才能确保兵员素质,提高部队战斗力。

另外,该项研究还建议新兵入伍训练阶段,应加强对参训官兵有组织的心理卫生监测,客观和系统地评价参训群体和个体的心理健康水平,建立重点个体的心理健康档案,为军队两个经常性的工作,剖析各层次的心理特点,提供客观依据。

建议通过各种有益的教育与训练及良好的社会影响来培养和维护健全的人格和社会适应能力,培养个人在训练中建立自信心和自控力,改善人际关系,消除孤独感,使新兵及其他参训者在训练中保持身心健康,达到最大限度地降低训练损伤和应力性骨折发生率的目的。

建议在基层指挥员中除提高文化素质和管理水平外,还应加强现代化意识和心理科学水平,在强化政治思想工作的同时,做好心理工作。部队的现代化既表现在技术装备上,更应表现在人员素质的提高上。

二、投弹骨折

【概述】

投弹骨折亦称"投掷骨折"（throw fracture），是指在完成投掷手榴弹过程中发生于肱骨部位的骨折损伤，多发生于部队的投弹训练中（图 35-3、图 35-4），是军事训练中较为常见的严重损伤之一。

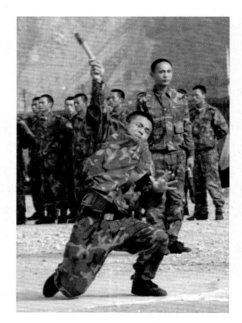

图 35-3　投掷训练

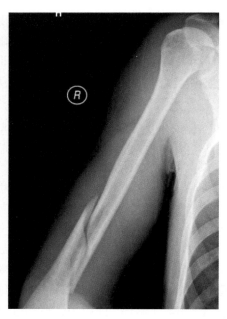

图 35-4　投弹骨折 X 射线检查

首次投弹所造成的骨折多为肱骨大结节或内外上髁的撕脱性骨折，占 10% 左右，而多数投弹骨折是发生在经过一段较长时间的训练之后，实质上是发生于肱骨干的应力性骨折，肱骨中下段外旋型应力性骨折是其多发的损伤形式，约占 90%。发生在肱骨中下段的投弹骨折，常常合并桡神经损伤，出现典型的腕下垂体征。

【伤史采集与特点】

投弹骨折发生于首次投弹训练较为少见，多发生于新兵入伍训练阶段，并多发生在达标考核中。伤者大多入伍前体能素质较差，骨折发生前均有不同程度的肘、上臂或肩部肌肉肿痛的现象，一般首次立姿投弹成绩在 20 m 左右。

【专科体检】

投弹骨折一般诊断并不困难，局部肿痛，伤肢肢体有环形压痛，上臂成角畸形，触摸疼痛剧烈，有异常动度和骨摩擦音，专科检诊即可诊断骨折。投弹骨折偶有合并桡神经损伤者，出现典型的垂腕和伸拇及伸掌指关节功能障碍，第 1、2 掌骨间背侧皮肤感觉丧失等症状，故对投弹骨折伤病员不可遗漏上肢神经功能的专科检诊。

【辅助检查】

X 射线检查不仅可以确诊骨折，而且可明确骨折具体部位、类型及移位情况，为治疗方法的选择提供依据，X 射线检查可显示患肢骨折且多呈螺旋形，磁共振成像检查可早期发现。

【诊断】

投弹骨折一般诊断并不困难，局部肿痛，伤肢肢体有环形压痛，上臂成角畸形，触摸疼痛剧烈，有异常活动度和骨摩擦音，专科检诊即可诊断骨折。

【现场处置与治疗】

1. 现场处置　对参训人员中疑为骨折者,可做临时固定,目的是防止因骨折断端活动而造成新的损伤。减轻疼痛,预防休克,这对骨折的治疗起到重要的作用。现场固定的范围应包括骨折处的上下两关节,对开放性骨折(骨折断端穿出皮肤)必须先行止血、包扎,再固定骨折肢体。固定的材料可用绷带、棉垫、木夹板等,亦可采用树枝、竹竿、木棍、纸板、书卷、雨伞、衣服、腰带等代用品,固定夹板与肢体之间要加棉垫、衣片等衬垫,防止皮肤受压损伤。四肢固定要露出指或趾尖,便于观察血液循环。如无固定器材,可利用躯干固定,将上臂用皮带或布带固定在胸部,并将伤侧衣襟角向外上反折,托起前臂后固定。固定完成后,如出现指端苍白、青紫,肢体发凉、疼痛或麻木,表明血液循环不良,应立即检查原因。如为缚扎过紧,需放松缚带或重新固定。

2. 治疗

(1) *非手术治疗*　投弹骨折一般多采用非手术治疗,手法整复并辅以上肢管形悬吊石膏外固定是其最常用治疗方法之一。

手法整复应强调在臂丛麻醉下施行,伤员处于坐位为宜,伤肢放置于肩关节自然下垂或外展90°、前屈30°~45°,肘关节屈曲90°,腕关节0°,前臂旋后中间位。然后用一布带经过伤侧腋窝,绕经胸前及背后向健侧牵引固定。作为对抗牵引,用一扩张木板撑开布带,助手一手将肘关节屈曲90°,另一手握住肱骨远端缓缓牵引伤肢,逐渐纠正骨折端重叠、成角及旋转移位,以便手法整复骨折端侧方移位。助手的人力牵引亦可在专门骨科手术床上应用上肢螺旋牵引架进行,牵引效果更好。复位或大致复位,即可采用悬吊石膏外固定。

(2) *手术治疗*　投弹骨折一般无须采用手术治疗,但因骨折端间嵌入软组织,或手法整复外固定失败,达不到功能复位的要求者;或开放性骨折创口污染不重,经彻底清创后不会发生感染者;另外,如合并桡神经或血管损伤需要进行一期手术探查修复者,均可采用手术开放复位内固定或外固定架治疗。

开放复位手术一般多采用钢板螺丝钉或加压钢板螺丝钉固定手术治疗,如普通钢板固定则应加用上肢石膏托外固定。另外,对于长斜形或长螺旋形骨折,将骨折端复位用2~3枚螺丝钉或加压螺丝钉内固定,术后加外固定,亦可取得良好的治疗效果。

主要并发症的处理主要包括:①桡神经损伤的投弹骨折,多发生于肱骨中下1/3部位,易因骨折端的挤压或挫伤引起不完全性桡神经损伤,一般于2~3个月如无神经功能恢复表现,再行手术探查。在观察期间,将腕关节置于功能位,使用可牵引手指伸直的活动支架,自行活动伤侧手指各关节,以防畸形或僵硬。伤后检诊为完全性桡神经损伤,应一期手术内固定的同时行神经修复。②血管损伤在肱骨干骨折并发症中并不少见,一般肱动脉损伤不会引起肢体坏死,但可造成供血不足,所以仍应手术修复血管。③骨折不连接在投弹骨折亦有见到,多见骨折端的分离移位复位较差、过早拆除外固定、手术时损害了血供、适应证选择不当、内固定不合要求及术后感染、骨折端间嵌有软组织、肱骨三段或多段骨折未能妥善处理。一般采用植骨加内固定治疗。④伤后或术后出现畸形愈合亦不少见,由于肩关节的活动范围大,投弹骨折愈合后虽可能存在轻度的成角、旋转或短缩等畸形,大多不会影响伤肢的运动功能;但如投弹骨折移位特别严重,达不到骨折功能复位的要求,即将对患侧上肢生物力学关系、肘或肩关节造成严重的功能障碍或病理改变。因此对此类伤员,应该及时进行截骨等手术,尽早矫正畸形。

【0期诊断技术及预防】

1. 0期诊断技术　采取"拇指划痕法",进行0期投弹骨折的诊断,即沿投弹侧上臂肱骨外侧中下段骨干纵轴方向由上至下进行划痕按压触诊,如发现局部固定压痛点,并伴有不同程度的软组织肿胀者,即可诊断为0期投弹骨折(图35-5)。

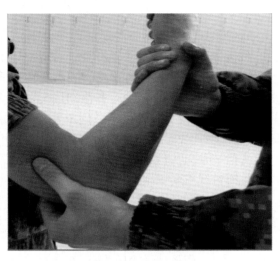

图35-5 投掷骨折0期诊断

2. 预防

（1）制订合理训练计划 强调循环训练法,科学组训、组考。训练前应强调进行一系列包括肩、肘、腕、手等关节及腰腿肌肉、肌腱等部位的拉伸准备活动。强调实施循环训练法,投弹后应充分放松肌肉,适当进行调整性训练,避免连续超过2 h单一投弹动作的疲劳训练,同时反对考核前的突击疲劳训练。否则极易导致投弹骨折的发主。

（2）正确掌握投弹动作的技术要领 预防投弹骨折的关键在于正确掌握投弹动作的技术要领。克服训练中过分强调上臂及前臂肌肉力量训练,这样极易造成肌肉的过劳性损伤,投弹时充分强调腿部及腰部肌肉力量的协同运用（图35-6、图35-7）,强调纠正在上臂外展90°、肘屈曲90°时,将手榴弹投出的错误动作。另外,还应强调严禁错误的辅助训练方法,如用教练弹砸地、扔大锤砸地等练习;或将背包带一端绑在树干上,另一端绑在手榴弹柄上进行投弹动作练习（图35-8～图35-10）。

（3）加强卫生监督 基层医务人员经常深入训练场,针对体能素质较差特别首次投弹成绩在20 m左右者,依据"投弹骨折"的0期诊断技术进行早期诊断监控和预防。如其发生率较高,应及时向同级军事训练主管部门提出降低训练强度、暂停投弹训练或调整为其他以下肢训练为主的训练课目等建议。

（4）强调对参训官兵进行军事训练期间心理指导和干预 增强自我防护意识和技能,从思想上重视军事训练创伤的预防,尽力克服参训官兵的紧张情绪,做好心理疏导,减轻心理压力。

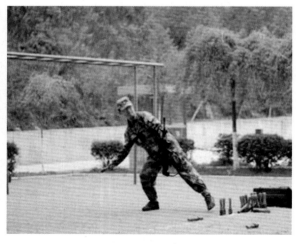

图35-6 投弹正确姿势一

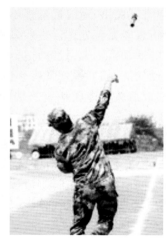

图35-7 投弹正确姿势二

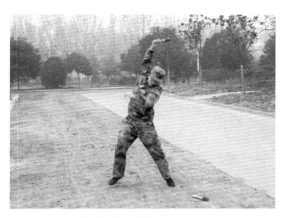 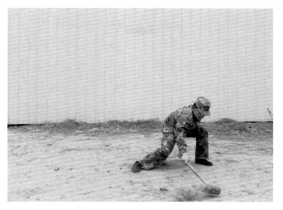

图 35-8　错误的辅助训练方法(教练弹砸地)　　图 35-9　错误的辅助训练方法(扔大锤砸地)

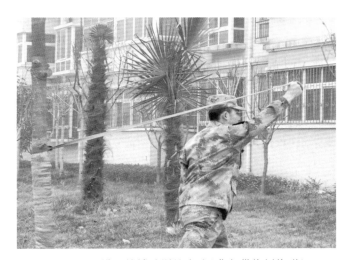

图 35-10　错误的辅助训练方法(背包带绑树绑弹)

【主要研究及进展】

关于投弹骨折致伤机制、影响因素及其防治的研究,早期以日本田平、大井等学者的肱骨上端固定、下端外旋而"屈曲"的观点为主体,后逐渐被运动医学界所承认。近60年来,我军的医务工作者首先从大量临床病例中进行总结分析,从预防的角度出发进行有关问题的探讨,并且通过模拟的动物实验及新鲜尸体肱骨扭力骨折实验进行了相关研究。研究发现,投弹骨折的发生可能与下面的几种因素有关。

其一,肱骨下段起外旋拮抗作用的肌群发生了不协调的超前收缩所造成。投弹是一项协调的全身性运动,参与肌群较多,最后以挥臂时内旋肌力在协同拮抗的外旋肌力的共同作用下将弹投出。但根据 X 射线检查分析证实,投弹所致肱骨干骨折为外旋应力性骨折,骨折线均由外上后方斜向内下前方,多表现为向外成角。说明在骨折瞬间,原加力于肱骨下段起外旋拮抗作用的肌群发生了不协调的超前收缩所造成。

其二,局部肌肉损伤、肿胀是导致其不协调的反向强力收缩的重要原因,是投弹所致肱骨干骨折的外旋暴力来源。

投弹单一动作的反复超负荷训练和不科学的辅助训练,极易导致肱桡肌、喙肱肌以及三角肌前部纤维的过劳性损伤。这种损伤、劳损和水肿必然导致局部微循环障碍,使该处代谢产物增多,形成局部酸性环境,造成细胞外 Ca^{2+} 浓降低,从而使运动终板的递质释放受到抑制,终板膜去极化发生障碍,其电位幅度减弱,导致肌肉动作电位发生障碍,使损伤肌肉收缩延缓或无力。同时由于伤处局部微循环障碍,导致突触后膜对 Na^+、K^+ 通透性增加,出现突触后膜超极化,产生抑制性突触后电位,同样也会使导致肌肉的动作电位发生障碍,使肌肉延缓无力。故可以认为局部肌肉损伤、肿胀是导致其不协调的反向强力收缩的重要原因,是投弹所致肱骨干骨折的外旋暴力来源。

其三,超量单一动作的重复训练。肱骨髓腔内压增高是投弹所致肱骨疲劳骨折的基本条件。

实验研究证明:家兔经超量的被动强制性"训练"后,除引起局部肌肉肿胀的同时,还伴有明显的肱骨髓腔内压力增高现象。由此论证:骨内压增高,将会导致局部骨组织缺氧、水肿及早期局灶性的硬化或坏死和其他病理变化,使骨质清除速度超过骨质修复速度,此时极易发生骨折,故肱骨髓腔内压增高是投弹所致肱骨干骨折的基本条件。

三、膝关节创伤性滑膜炎

【概述】

膝关节是人体关节面最大、滑膜组织最多、杠杆作用最强、负重较大且容易损伤的关节,是军事训练创伤的好发部位。如创伤性滑膜炎、半月板损伤、前后交叉及侧副韧带损伤、髌骨软化症等均是膝关节的常见好发创伤。

膝关节创伤性滑膜炎(traumatic synovitis of knee joint)是指膝关节囊纤维的内衬滑膜在外伤后引起的滑膜非感染性炎性反应,也是关节软骨损伤后所致关节滑膜组织炎性反应,是训练中最常见的过劳性损伤之一,常被称为"髌股关节疼痛综合征"(patellofemoral pain syndrome,PFPS)"良性关节痛""跑步膝"(runner knee)或"创伤性滑膜炎"等。其约占膝关节损伤的55.6%,主要表现为关节滑膜组织充血肿胀、疼痛、渗出增多、关节积液、活动下蹲困难、功能受限等症状。

【伤史采集与特点】

大多数膝关节创伤性滑膜炎无明显的外伤史,多发生于正步、跑步等队列训练时(图35-11、图35-12),由于要领掌握不当,踢腿后躯体未能及时前移以及反复单一动作重复性过劳损伤,均可影响关节本身的协调性,使其关节软骨首先遭受慢速压磨损及关节内滑膜损伤,导致创伤性滑膜炎的发生。

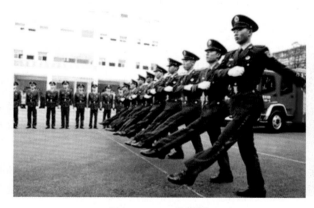
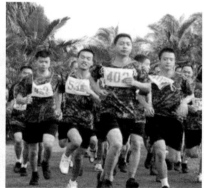

图 35-11　正步训练　　　　　　　　图 35-12　跑步训练

【专科体检】

军事训练所致膝关节创伤性滑膜炎的重要体征是关节的疼痛和肿胀。检查发现膝关节屈伸活动受限、下蹲困难并伴有疼痛,关节周围可有局限性压痛点。浮髌试验阳性,提示慢性创伤性滑膜炎,可能无明显外伤史,主要表现膝关节发软及活动受限,肿胀持续不退,不敢下蹲,训练强度增高时肿痛加重,休息后减轻等症状。

【辅助检查】

X 射线检查可显示膝关节骨与关节结构无明显异常或骨赘形成。磁共振成像检查,可显示关节滑膜组织的炎性病理改变,关节积液及软骨损伤等影像学改变。关节镜检查表现为滑膜充血、水肿,关节滑液略呈混浊状,病程长者可有滑膜粘连、炎性增生等病理改变。

【诊断】

膝关节创伤性滑膜炎依据病史及专科体检,可做初步诊断,必要时可进行磁共振成像检查,或结合膝关节镜并切取滑膜组织进行病理检查即可明确诊断。

【现场处置与治疗】

一般可根据伤情、伤势采取冷敷、关节积液抽取、加压包扎、制动等对症治疗。

1.非手术治疗　膝关节创伤性滑膜炎非手术治疗只是一种辅助治疗措施,主要是通过关节部位的休息、固定和积极自主的股四头肌锻炼,为关节积液的吸收创造条件,避免演变为慢性滑膜炎。关节积液较多者可穿刺抽尽积液,加压包扎并辅以理疗,进行股四头肌锻炼。

2.手术治疗

(1)关节冲洗术　关节冲洗是治疗膝关节创伤性滑膜炎的方法之一。目前认为一次性过氧化氢、生理盐水灌注冲洗较其他冲洗方法(如低分子右旋糖酐、生理盐水等冲洗)效果更理想,可明显提高关节腔内氧分压,促进滑膜组织修复和炎症消退。其治疗机制是:①过氧化氢释放出的游离氧改善了组织间低氧环境,使关节内正常能量代谢得以恢复,促进了滑膜绒毛组织的水肿消退,减少渗出;②物理冲洗作用降低了关节腔内压,清除了致痛物质和炎性渗出物,减少对滑膜组织的毒性作用。

(2)膝关节镜手术治疗　主要针对反复发作者或伴有明显软骨损伤者实施微创手术,是目前诊断和治疗膝关节创伤的最佳技术方法。

【0 期诊断技术及预防】

1.0 期诊断技术　结合伤史,针对无明显外伤史及反复发作出现膝关节肿痛者,首先进行肢体周径测定:选择肌肉萎缩或肿胀明显的平面(一般可取髌骨上缘 10 cm 处),测量其周径,并测量健侧对称部位周径,分别记录,以资对比。若相差 1.5 cm 左右,可视之为 0 期膝关节损伤。同时进行浮髌试验检查,如上下浮动不超过 5 mm 者,可确诊为 0 期膝关节滑膜炎(图 35-13)。

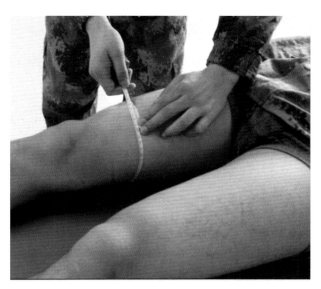

图 35-13　膝上 10 cm 肢体周径测定

2.预防　①重视膝周肌肉的力量性和协调性训练。特别是股四头肌的绝对肌力的训练,将对增强膝关节的稳定性,预防关节损伤、保护膝关节产生重要作用。②强调"循环训练法",并严格要求熟练掌握动作要领。③加强自我保护意识训练,提高对突发情况的快速判断、反应能力,如摔倒前的就地翻滚自我保护动作练习,以防膝关节扭伤。④明确膝关节损伤时,轻者一般采取冷敷、加压包扎等对症治疗,予以适当调整训练课目,重者则停训休息;已出现关节积液者应尽早在无菌条件下抽吸积液并加压包扎;特别严重者应立即转送上级医院诊治。

【主要研究及进展】

军事训练所致膝关节创伤性滑膜炎以往称为良性关节痛,随着膝关节外科领域的迅速深入发展,对该病认识从观念上有了较大的改变。很多学者从不同方面对其疼痛机制、致痛原因、治疗方法进行了更深层次的研究和探索。前期的研究提示,软骨组织在遭受异常载荷当时发生组织完整性的破坏模式,很可能影响到软骨以后的退变发展过程。因此,明确异常力学载荷造成关节软骨即时损伤的机制,对于退变性关节疾病发生、发展过程的把握及临床处理方案的制订都具有重要的意义。

全军军事训练伤研究所在确切了解异常力学载荷造成关节软骨即时损伤机制的基础上,结合实际情况选取非生理性应力负荷作为研究范围,这类负荷依据加载速率可分为快速压缩和慢速压缩两类。快速压缩代表了在运动意外或车祸等情况下发生的急性关节创伤;慢速压缩则出现在肥胖、关节面异常排列时的负重,以及一些特殊职业和运动时。针对关节软骨组织损伤进行了《不同应力载荷模式致牛关节软骨细胞及基质损伤的差异》的研究,研究发现快速压缩时,外加应变因素支配了软骨组织的形变,基质应力增高程度剧烈,当基质应力超出张力胶原网的承受能力时,就会导致胶原结构的破坏,进一步导致蛋白多糖等基质成分的流失。慢速压缩时软骨形变主要源于胶体扩散,胶原构架的变形缓慢,相关的液体流动较为充分,应力分布比较均衡,不会出现局部应力过高的情况。相应的,由于液体渗出较多,胶原构架变形也持久,基质空间变化大,位于基质结构保护下的软骨细胞也要承受较大的变形力,所以细胞受到的影响也较快速压缩且重。

针对软骨损伤的治疗方法虽然有很多,但均存在着不足之处。目前,国内外研究较多并提出的最新手术方法是软骨再生技术。软骨再生技术是通过组织工程学的方法,使得人体组织再生修复成为一种现实可行的选择。通过定制、移植自体软骨而获得软骨缺损的修复和功能重建,将使软骨损伤或缺损得以完全治愈和持久康复的可能,该研究还有待于进一步的研究及临床验证。

四、膝关节半月板损伤

【概述】

膝关节半月板是位于膝关节内,股骨髁与胫骨髁之间的纤维软骨组织,其周缘厚、内缘薄,平面观似半月形,故名半月板。内侧半月板较大,呈"C"形,外侧半月板小而厚,近似"O"形。由于半月板有加深的关节窝,富有弹性等特征,可稳固关节,缓冲股、胫骨两端关节面在运动中的相互撞击,起着保护关节软骨的重要作用。故不难看出,在军事训练中,半月板损伤(meniscus injury)是膝关节好发损伤之一。

当膝关节进行屈膝运动时,内外侧半月板将随之向后移动,伸膝关节时则随之前移。而当膝关节旋转时,则出现一侧半月板向前滑动,另一侧半月板向后滑动情况。特别当膝关节由半屈曲位突然迅速旋转至伸直位时,因半月板未能即刻复位而受到股骨髁的挤压与切变,常易导致内外侧半月板损伤。故此类损伤多发生在军事训练中的战术动作、夜间奔袭、400 m障碍跑及球类辅助训练等(图35-14、图35-15)。

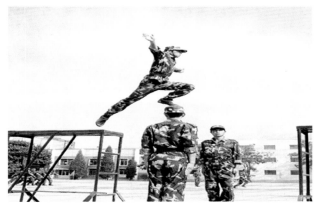

图 37-14　400 m 障碍训练

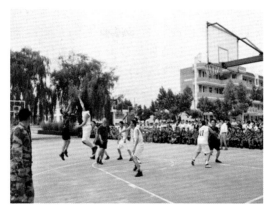

图 35-15　篮球运动

【伤史采集与特点】

大多数有膝关节屈曲位旋转致伤或直接暴力致伤史,主诉受伤时觉关节内有响声或撕裂感,膝关节不能完全伸直,伤后膝关节肿胀、疼痛。随时间推移肿胀消退,疼痛减轻,但不能完全缓解,疼痛部位固定。常有关节弹响,偶有"交锁"现象,常可自行"解锁"。自感伤肢乏力,上下楼梯时明显,出现"打软腿"现象,久之,可出现大腿肌肉萎缩。

【专科体检】

1. 麦氏试验(McMurray's test)　又称"旋转挤压试验",为检查半月板有无损伤最常用的方法。检查时患者取仰卧位,检查者一手按住患膝,另一手握住踝部,将膝关节完全屈曲,足踝抵住臀部。然后将小腿极度外展外旋,或内收内旋,在保持这种应力的情况下,逐渐伸直,在伸直过程中若能听到或感到弹响,或出现疼痛均为阳性。说明内侧或外侧半月板有病变。若发生在膝关节完全屈位为后角损伤,发生在接近伸直位为前角损伤(图 35-16)。

2. "被动过伸过屈"疼痛试验　方法是进行过伸膝关节时,一手托住足跟部上抬,另一只手按住胫骨上端前方向后压;进行过屈试验时,一手握住足踝部用力向后推,使足跟部贴近臀部。此试验还可将控制在外或内旋位检查,如出现疼痛,则分别提示内半月板前角或后角损伤。

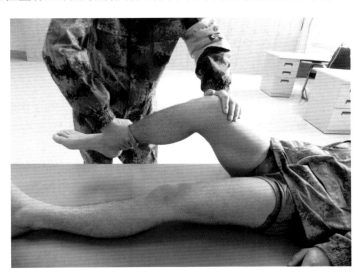

图 35-16　麦氏试验

【辅助检查】

1.X射线检查 对半月板损伤无确诊意义,主要实用价值在于排除合并骨软骨损伤,关节游离体、骨肿瘤及严重的骨关节炎等,故应作为常规性辅助检查。

2.磁共振成像(MRI) 检查诊断价值较高,可提供较为准确的半月板损伤影像学病理改变。

3.关节镜检查 诊断半月板损伤具有极高的准确率,可同时进行有效的手术治疗,对提高军事训练所致半月板损伤的复训率和降低致残率具有重要的应用价值。

【诊断】

结合伤史,并通过上述专科体检中的麦氏试验及相关的辅助检查,多可确诊。

【现场处置与治疗】

避免继续运动,坐地休息,出现"交锁"时,自行活动膝关节解锁,有条件的给予弹性绷带加压包扎等。

半月板损伤能否愈合,取决于受伤部位的血运状态。从半月板损伤的自然愈合过程来看,半月板外周约1/5的撕裂以及无血运区通向滑膜的裂伤均有修复可能,而无血运区的单纯裂伤则不能自然愈合。半月板损伤的修复包括损伤局部的愈合和损伤半月板切除后的再生,提供充足的营养是修复的决定因素之一。但愈来愈多实验结果证实,期待半月板再生而达到其功能恢复几乎不可能,与此相反,保留半月板并促进其裂伤的愈合,则显示了一定的可行性。因此早期诊断,及时治疗,尽量保留半月板,是治疗半月板损伤、最大限度恢复功能的关键所在。

1.非手术治疗 主要适用于损伤急性期,包括卧床休息,抽吸关节内积液,弹性绷带加压包扎等。无早期手术指征者急性反应消退后,可用长腿石膏管型固定6~8周,鼓励股四头肌锻炼。拆除石膏后积极进行关节功能锻炼及其他康复措施。

2.手术治疗

(1)手术治疗指征 主要包括以下几点:①对无交锁、症状轻微的病例不急于手术;②对有变性关节炎或退变性半月板撕裂的中老年伤者,手术宜慎重;③对交锁、肿胀、疼痛等症状显著者,可积极考虑手术治疗。

(2)手术方法 目前主要为膝关节镜微创手术,其半月板手术主要包括以下3种:①撕裂缝合术,半月板边缘撕裂无论从实验或临床均已证明可以愈合。因此,关节镜下缝合术逐渐被采纳。②部分切除修整术,桶柄状、鸟嘴状及放射状撕裂均可行关节镜下半月板部分切除修整术。③半月板全切除,半月板撕裂严重而就诊又较晚者,或半月板已纤维变性者,应行全切除术。但需注意切断前角附着部的韧带组织,切忌伤及前交叉韧带,外侧手术要注意勿损伤关节软骨面。在剥离半月板体部和后部滑膜时,防止损伤血管、神经。最后应在关节镜下详细检查半月板切除是否完整,特别注意有无后角组织残留于关节内。

【0期诊断技术及预防】

1.0期诊断技术 首先应进行肢体周径测定(方法同前),被确诊为0期膝关节损伤后,结合伤史,并通过上述专科体检中的麦氏试验及其他相关试验,阳性或可疑阳性者均可诊断为0期膝关节半月板损伤。

2.预防 ①重视膝周肌肉的力量性和协调性训练,特别是股四头肌的绝对肌力训练,将对增强膝关节的稳定性、预防半月板损伤、保护膝关节产生重要作用。同时可进行一些必要的身体素质和技巧性训练,以增加身体协调性,提高对意外情况的应激反应能力。②加强自我保护意识,提高对突发情况的快速判断、反应能力,如摔倒前的就地翻滚自我保护动作练习,使之成为无意识的习惯动作。③根据人体工效学原理,加强卫生监督,改善训练场地和训练设施,尽可能创造舒适、安全的训练环境。④加强防伤知识教育,提高基层卫生人员主动防伤意识。⑤科学训练,掌握强度,规范训练过程。严格按照准备、实施和结束三阶段训练,以降低机体疲劳程度。

【主要研究及进展】

半月板损伤是常见膝关节疾病,近年来国内外很多学者对其进行了深入研究,并获得突破性进展。在基础研究方面,国内学者李瑞锡通过对半月板相关结构及其血供的观察,认为膝横韧带可使内外侧半月板形成一个功能整体,具有预防损伤作用。半月板股骨韧带的出现可能是外侧半月板极易损伤的原因之一。有人对成年犬和幼犬半月板切除后再生现象进行了实验研究,结果提示尽管再生组织从外形和组织成分上与正常半月板极为接近,但不具备半月板的生物力学性能,无法避免关节软骨退变,且幼犬关节软骨退变远较成年犬严重。另有实验证实,不但半月板滑膜缘的撕裂可完成自然愈合过程,而且无血运区通向滑膜的裂伤也有修复可能,而无血运区的单纯裂伤不能自然愈合。在检查手段方面,MRI 和关节镜检查愈来愈显示出其强大优势。在治疗方法方面关节镜下损伤半月板缝合术和部分整形切除术已被更多人所采纳,使手术趋于显微化。

　　如何尽量保留半月板,或在不得不行全切除的情况下如何防止或延缓骨性关节炎的发生,将是今后探索的重要内容。国内近年的有关实验(犬)研究可概括为 3 类:①促进无血运区裂伤的愈合,无论是通道的滑膜植入,或单纯建立边缘与裂伤的通道均可获得愈合。②半月板再生,再生的半月板在结构上以及生物力学性能上均不等于原半月板,且在再生形成之前,关节软骨退变已出现。但如在全切除后以滑膜瓣翻转填充于原半月板处,则可较迅速地出现再生,此前软骨退变尚不明显。③异体半月板移植,将异体半月板置于培养液内两周后植入膝关节内,其边缘与滑膜愈合,前后角均有血管长入,而且细胞始终处于存活状态,并有合成和分泌的功能,胶原纤维排列和结构也未见异变。此外,观察中始终未见以淋巴和单核细胞为主的浸润,移植物也未见破坏,关节软骨退变始终不明显。

　　以上各种试验均显示出异体半月板移植的可行性,但需要更进一步的研究,使其过渡到临床成为现实。该法在技术细节上难度较大,例如滑膜瓣的固定、异体半月板的保存及固定等,不可能一蹴而就。

附录

　　军事训练致膝关节损伤中,膝关节滑膜炎和半月板损伤约占 90% 以上,但前后交叉韧带及侧副韧带、髌骨软化症等也时有发生。其 0 期诊断技术同其上膝关节滑膜炎和半月板损伤所述,均应结合伤史进行全面的专科体检。首先进行肢体周径的测量,选择肌肉萎缩或肿胀明显的部位(或选择髌骨上缘 10 cm 处)测量周径,并测量健侧对称部位周径,分别记录,以资对比。若相差 1.5 cm 左右,可视之为 0 期膝关节损伤。同时进行侧方加压试验,若呈阳性或者弱阳性,即可确诊为 0 期膝关节内外侧副韧带损伤(图 35-17);若抽屉试验呈阳性或者弱阳性,即可确诊为 0 期膝关节前后交叉韧带损伤(图 35-18);若压髌研磨试验呈阳性或者弱阳性,即可确诊为 0 期膝关节髌骨软化症(图 35-19)。

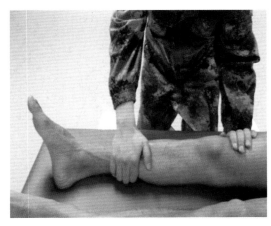

图 35-17　侧方加压试验

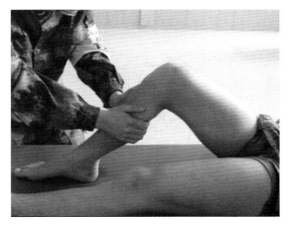

图 35-18　抽屉试验

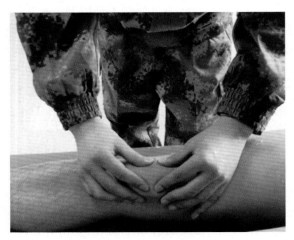

图 35-19　压髌研磨试验

五、腕舟骨骨折

【概述】

腕舟骨骨折(scaphoid fracture)是军事训练中较为常见的骨损伤之一,其在上肢骨折中仅次于尺桡骨、肱骨骨折,好发于军事训练中的战术基础及体能训练。舟骨骨折占全部腕骨骨折的71.2%,骨折易发于舟骨腰部,约占70%,多因训练中摔倒时手掌撑地所致(图35-20)。由于舟骨位于腕关节的外侧柱,其长轴由后内上方斜向前外下方相邻骨构成关节,其上、下、内面为关节面,与相邻骨构成关节,掌、背、外侧为非关节面,除外展拇短肌有少量肌纤维起自舟骨结节外,无其他肌肉附着。所以舟骨的运动完全是被动的。可以看出,在训练中不慎摔倒,并以手掌腕关节呈桡偏、背伸的状态下撑地,使舟骨遭受桡骨下端关节面背侧缘或茎突缘的强暴力碰击,极易导致其骨折。舟骨骨折按部位可分腰部、腰部近端和结节骨折,偶有合并其他腕骨经舟、月骨周围脱位者。

舟骨的血液供应来自尺、桡动脉的分支,自附着于舟骨结节与腰部的韧带进入,其近侧1/3均被关节软骨所包绕而没有血管,故不同部位的舟骨骨折由于影响血液供给的部位不同,必然影响愈合的速度,完全丧失血液供应的近侧骨片还可能发生缺血性坏死。

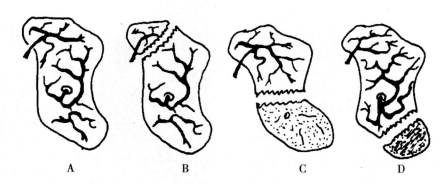

图 35-20　舟骨骨折及血液供应
A.正常　B.结节骨折　C.腰部骨折　D.近端骨折

【伤史采集与特点】

腕舟骨折在军事训练中大多因跃进、卧倒或摔倒时用手掌撑地而导致,伤者大多主诉腕关节活动时疼痛,拇指活动稍受限,局部肿胀常不明显。部分腕舟骨折者主诉伤史往往不明确,往往因为伤后腕部疼痛、功能受限逐渐加重来医院就诊而被发现。值得注意是,不可因为伤后早期 X 射线检查排除骨折,临床无异常发现而忽略认真进行专科体检和相应的辅助检查,此极易导致继续延误骨折诊断与治疗。

【专科体检】

凡伤后出现腕关节"鼻烟壶"处及舟骨结节处局部肿胀、疼痛、腕关节活动受限或腕关节活动后疼痛加重者,均应对伤者进行认真专科体检。首先是排除伤腕"鼻烟壶"处及舟骨结节处是否有肿胀和压痛。另外,分别捏住第 1、2、3 掌骨沿其纵轴方向上间接推压或叩击,凡出现舟骨部疼痛者均应尽早进行相应的辅助检查,以明确诊断。

另外,还可进行腕舟骨移动试验(scaphoid mobile test,SST)的专科体检,即将患侧腕关节被动尺偏,检查者一手握住患侧腕部,用拇指压迫舟骨结节,另一手握住患侧手掌使腕关节逐渐转向桡侧。此时,如舟骨正常,检查者的拇指可明显感到舟骨结节向掌侧突出,似有压迫拇指的感觉,判定为阴性;如骨折,则无上述感觉而使患侧腕部产生剧痛,则判定为阳性,提示可能已发生腕舟骨骨折。

【辅助检查】

常规腕关节正、侧、斜位的 X 射线检查可以清晰显示关节间隙,腕骨夹角以及其他腕骨结构,对腕舟骨骨折有明显诊断意义。但发生于舟骨腰部的骨折早期往往呈微小裂隙状,X 射线检查常因投照技术、体位、角度等因素的影响,容易发生漏诊。故一旦疑有腕舟骨骨折,可选择 MRI、CT 等灵敏度高的检查方法进行辅助检查,以利于早期诊断和治疗。当无上述检查条件时,可在 2 周后再次行 X 射线检查,因为随着时间的推移,舟骨折断端因血供差而导致骨折间隙扩大,此时 X 射线检查即可清晰显示骨折征象。

【诊断】

结合伤史采集,并通过上述专科体检及相关的各类辅助检查,即可进行诊断。

常规 X 射线检查常可发现移位明显的腕舟骨骨折,但如上所述的综合因素容易发生漏诊,造成治疗延误,导致骨不连、骨坏死等并发症的发生,严重者将造成腕关节的功能伤残。因此早期明确诊断,积极得到早期处治及预防就显得尤为重要。另外,还可进行健侧腕关节对照 X 射线检查,因舟骨偶有 2 个骨化中心,可形成先天性双舟骨,同时也可结合对侧及有无外伤史,予以鉴别。

【现场处置与治疗】

1. 现场处置　一旦经询问伤史和专科体检,疑有可能发生腕舟骨骨折者,应立即停止训练,尽早进行 X 射线等辅助检查。必要时应尽早转上一级医院进行诊治。

2. 治疗

(1)非手术治疗　新鲜的腕舟骨骨折治疗原则是早期采取严格、正规地固定制动。一般采用短臂石膏管型或成型热塑夹板支具固定,固定范围从肘下至远侧掌横纹,特别拇指近节指骨也应包括固定之中;其他手指应坚持屈伸功能锻炼,以防止掌指关节僵直,常见的腕舟骨腰部骨折固定 2 ~ 3 个月,固定时间长短可根据定期的 X 射线检查结果而定。陈旧性舟骨骨折估计可能愈合者可采用上述石膏管型固定。

另外,舟骨骨折还可同时采用圆形纸垫加压法进行治疗。其方法是在伤者伤侧腕"鼻烟壶"处使用圆形纸垫加压,再结合短臂石膏管型热塑夹板支具固定,将腕关节固定在尺偏位。固定范围应包括腕、拇掌指和拇指间关节。由于腕关节被推向极度尺偏位置上固定,这样就使第一掌骨与桡骨几乎在同一轴线上,拇指的伸屈肌收缩活动时就对舟骨骨折线产生了一种纵向挤压力,同时有"鼻烟壶"的圆形纸垫正好压在舟骨结节上,也可以迫使骨折线靠拢,达到骨折愈合的目的。

陈旧性舟骨骨折,如骨折断端硬化、假关节形成、骨不连时,经详细询问伤史及预后情况,结合专科体检结果,认定该骨折对腕关节活动功能影响不大,又无疼痛,则不必治疗。如同先天性双舟骨畸形没有任何症状一样,无须治疗,可继续参加训练,但要嘱其在军事训练中注意对手腕部的保护,防止再受创伤。

(2)手术治疗　凡陈旧性舟骨骨折出现延迟愈合和不愈合伴有临床症状影响功能者,均可考虑手术治疗。手术方法有以下 7 种:①坏死小骨片取出术,舟骨近端 1/3 骨折,由于血液供应破坏严重,容易导致近侧游离小骨片缺血性坏死,必要时可自掌侧切口进入,自桡侧腕屈肌腱与拇长屈肌腱之间切开腕关节囊,将手腕置于背屈位即可取出坏死骨片。②Matti 植骨术,背侧入路,切除骨折部纤维组织,开槽植骨。③Murray 植骨术,背侧入路,不切除骨折部纤维组织,从舟骨结节钻孔通过骨折部,孔内插入骨条植骨。④Russe 植骨术,掌侧入路,暴露舟骨掌面,切除骨折部纤维组织,开槽植骨。此法优点是不干扰舟骨的主要血供。⑤螺丝钉内固定术,掌侧或背侧入路,切除骨折部纤维组织,放置植骨块,予以螺丝钉内固定。⑥舟骨全切除术,其中大部分手术后均需较长时间石膏持续固定,有报道竟达服役期的一半之久,不适合军队环境及其特点的要求。⑦关节镜手术,关节镜技术能够利用微创切口在直视下准确复位腕舟骨骨折,可以最大限度减少切开复位手术中破坏血供及软组织损伤等缺点,且能够较早功能锻炼。但该手术技术含量较高,需要医师在完全掌握切开复位手术技术后才可开展。

目前对陈旧性腕舟骨骨折,多采用自体骨植骨手术,但仍尚有部分骨折不愈合,遗留关节肿痛、活动受限等典型的创伤性关节炎症状。近年来提出的带血管筋膜瓣移植治疗腕舟骨骨折虽然在提高骨折愈合率、改善局部血液循环、减轻创伤性关节炎等方面有一定临床价值,但其操作相对复杂,手术创伤较大,易引起腕桡侧软组织瘢痕挛缩等后遗症。

【0 期诊断技术及预防】

1.0 期诊断技术 结合伤史采集,经专科体检发现其患侧腕"鼻烟壶"处轻度压痛,或捏住第 1 掌骨沿其纵轴方向上间接推压或叩击,凡出现舟骨部疼痛者即可诊断为 0 期腕舟骨骨折。

2. 预防 ①加强对参训官兵自我保护意识的训练,克服跌倒时用手撑地的习惯意识是针对伤因进行预防的良策。②早期正确诊断、及时治疗是预防创伤性关节炎的关键。另外大部分腕舟骨骨折早期 X 射线检查可能难以发现,故临床上新鲜舟骨骨折常常因漏诊而造成治疗上的困难,应引起足够的重视。因此不可忽视伤后 2 周的 X 射线检查,应作为常规例行检查,否则极易延误诊治而导致骨不连接、骨坏死及创伤性关节炎的形成。

【主要研究及进展】

腕舟骨骨折后继发骨折端的骨吸收、囊性变,直至坏死硬化的缺血性病理改变一直是临床医学研究人员关注的课题。早在 1966 年,Taleisnik 对舟骨骨内外血供情况进行了详细研究,发现从桡动脉或其掌浅支由近向远发出掌侧支、背侧支和远侧支 3 支血管,在舟骨结节附近及腰部水平穿入舟骨。在11 具标本中仅有 1 具标本见到桡动脉的掌腕支发出一细支进入舟骨近端。最大的侧掌支在舟骨结节的近外侧进入后发出 3~4 支血管向近内侧走行,是舟骨近侧 2/3 的主要血供者;背侧支在背面入骨后有少量分支和侧掌支血管相吻合;远侧支只供应舟骨结节周围区。关于舟骨不愈合后腕关节功能结构的生物力学研究也有了新的进展。如按照 Taleisnik、Linscheid、Flatt 和 Kauer 等人的理论,舟骨架连远近两排腕骨,起到撑开头状骨-月骨-桡骨长链结构的作用;同时它又如"曲柄连杆",远排腕骨通过它带动近排腕骨运动。如其作用机制受损(如舟骨骨折不愈合),会导致月骨掌向平移和背向旋转移位,腕关节发生"塌陷",即称为背屈不稳(dorsiflexion instability,DISI)型腕关节不稳。

目前,大多数学者将以下几点定义为腕舟骨骨折"不稳定":①任何形式骨折移位>1 mm;②舟月角> 60°或头月角> 15°;③侧位舟骨曲度(ISA)>(25±5)°或后前位舟骨外侧角(lateral scaphoid angle,LSA)>(35±5)°;④近月骨周围近端骨折脱位伴近断端处骨缺血。Herbert 则将骨折移位< 1 mm 亦定义为不稳定,仅将上述 A1、A2 定义为稳定性骨折。

关于陈旧性骨折的治疗,目前多主张手术治疗。有关桡骨茎突切除术的问题,黄昌林等报道一组54 例军人病例分析显示,桡骨茎突切除术后 3 周即可进行恢复训练,优良率达 90.7%。该技术是适合军队治疗此类骨折的一种较为理想的手术方法,并在军队医院实际应用的功效已逐渐得到了人们的共识。该手术方法具有以下临床意义:①解除了桡骨茎突与骨折断端的摩擦,因而疼痛消失,功能改善;②通过切除桡骨茎突关节面可吸收来自头状骨的压力;③切断腕侧副韧带可消除其对舟骨骨折块的牵拉,预防将来在该部位发生创伤性关节炎的可能。

施行该手术应注意的几个问题:①适应证的选择,桡骨茎突切除手术仅限于估计愈合困难或非手术治疗效果不佳的腕舟骨腰部骨折及结节部骨折;②切除范围,一般以不超过桡骨远端关节软骨面的外 1/3 部分为宜(图 35-21),术中还可活动腕关节以观察其舟骨骨折端与桡骨关节面是否不再发生接触;③手术的同时应对关节内软骨面凸起部分进行修整(包括腕舟骨腰部或结节骨折的裂缝处),并将增生变性的滑膜组织一并切除,此将对术后减轻疼痛、改善血液循环、预防创伤性关节炎及促进骨折愈合均有重要意义。

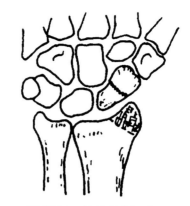

图 35-21　桡骨茎突切除

由于大多舟骨骨折部位的血运较差,因此无论是非手术治疗,还是手术治疗,其骨折的实际愈合时间均较长,往往达 3～12 个月。由于军队限于环境与条件的影响,绝大多数伤病员确诊住院治疗时间已超过 6 周,部分已出现囊性吸收,多为陈旧性骨折,故其诊治技术仍是军事训练医学中值得探讨的问题。

六、肩关节脱位

【概述】

肩关节脱位(scapular dislocation)在各种关节脱位中最常见,约占全身关节脱位的 50%。特别在军事训练创伤中,肩关节脱位居所有关节脱位的首位,占关节脱位创伤的 63%,多发生于单双杠、格斗和低姿匍匐前进等训练。大量流行病学统计资料表明,肩关节脱位是内外因素共同作用的结果,而且影响肩关节脱位的内在因素比外在因素更为重要。

肩关节包括盂肱关节、肩锁关节、胸锁关节以及两个接合部(肩胛胸廓间和喙突肩峰下接合)。肩部的活动与稳定功能是由其各个组成部分联合提供,习惯上将盂肱关节称为肩关节。肩关节脱位是指正常的盂肱关节关系发生位移改变,是人类最早熟悉和最早见诸记载的骨关节损伤之一。

肩关节脱位根据脱位后时间的长短及复发次数分为新鲜性、陈旧性、习惯性 3 种;同时根据肱骨头位移情况可分为前、后、上、下脱位 4 种,其中前脱位又分为喙突下、盂下、锁骨下、胸部内脱位(图 35-22)。由于各自病理改变不同,治疗方法也不一样。肩关节属球窝关节,其特点是活动范围大而稳定性差,故较易脱位。在军事训练创伤中以前脱位为最常见,且常合并有肱骨上端骨折,初次脱位后若处治不当极易导致习惯性肩关节脱位。

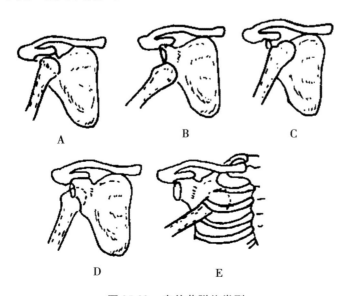

图 35-22　肩关节脱位类型

A. 喙突下　B. 肩盂下　C. 锁骨下　D. 后脱位　E. 胸部内

盂肱关节由肩胛骨关节盂与肱骨头构成,呈"球窝"状,为多轴关节,可做各向运动。由于肱骨头的半球形关节面大于关节盂的关节面,虽然在关节盂四周有盂唇附着而略增加了关节盂的深度,但仍只有 1/3～1/4 的肱骨头关节面与之相接触,因此盂肱关节的活动范围相当大。如再加上肘关节和腕关节的活动度,使手可触到身体的任何部位。盂肱关节囊相当松弛,其下部向下突出,手臂下垂时形成皱褶,而手臂外展时皱褶消失,使盂肱关节可适应上述大范围的运动。关节囊上部附着于关节盂周缘,并将盂上结节包于囊内,由该结节起始的肱二头肌长头腱也被包入囊内,并经由结节间沟穿出关节囊。关节囊之下部附着于肱骨解剖颈,但可抵达外科颈。关节囊的前面部分增厚,形成盂肱上、中、下韧带,可增强关节的稳定性。肱二头肌长头腱及肱三头肌的长头组成盂唇结构的一部分,有增强盂唇的作用。肱骨头前方的稳定是由止于肱骨小结节的肩胛下肌腱来保证的,而肱骨头后方的稳定取决于冈下肌及小圆肌腱。盂肱关节囊上壁有喙肱韧带和肌腱的纤维加入。肩部的运动由许多肌肉控制,根据其起止点的不同,可将其分成 3 组:第 1 组起于肩胛骨止于上肢的肌肉,有冈上肌、冈下肌、小圆肌、大圆肌、肩胛下肌 5 块肌肉;第 2 组起于躯干止于肩胛骨的肌肉,有提肩胛肌、大小菱形肌、斜方肌 4 块肌肉;第 3 组起于躯干止于上肢的肌肉,有胸大肌、三角肌、背阔肌、前锯肌 4 块肌肉。肩部肌肉的协调收缩,使肱骨头在任何位置上均紧贴于肩胛盂面,两者之间的位移始终被控制在 1.5 mm 之内。

肩关节前脱位多为间接暴力所致,两种途径会致伤:①传导暴力,发生于前外侧位跌倒时,手掌撑地,躯干向前外侧倾斜,肱骨干外展,传导暴力使肱骨头冲破关节囊前壁,向前脱位;②杠杆暴力,当上臂过度外展外旋后伸时,肱骨颈或大结节抵于肩峰,构成杠杆的支点作用,使肱骨头脱位。军事训练所致的肩关节脱位多属于此种创伤类型。肩关节后脱位在军事训练中较为少见,多系上臂在强力内旋状况下跌倒以手掌撑地,暴力传导使肱骨头后脱位,也可由直接暴力所致。

【伤史采集与特点】

肩关节脱位多发生于单双杠和低姿匍匐前进、超越障碍等专业体能训练课目,如双杠上练习屈体前滚动作时,双手握杠未能同时放开,由于一手放杠过慢,结果使过慢侧肩关节极度外展、外旋,躯干也因惯性同时压向此侧,形成损伤"暴力",导致肩关节脱位发生。再如低姿匍匐前进训练时,未能正确掌握动作要领,胸部压得过低,紧贴地面,上臂过度外展,肘部屈曲时,使肩关节处于外展、外旋位置,加之躯干向前用力,同样可致肩关节脱位。肩关节于外展、外旋位受伤,伤后出现肩部肿痛、畸形及弹性固定,即应考虑脱位发生,且常为向前脱位。有时上臂处于体侧而强力外旋,外力直接施于肩部后方,也可造成肩关节脱位。

一般当发生肩关节前脱位时,伤者多主诉肩部外伤后出现肩部肿胀、疼痛、畸形、活动障碍等创伤症状,伤员喜欢用健手扶托伤肢前臂。当肩关节后脱位时,伤者临床症状不如前脱位明显,易误诊。伤者多主诉肩后疼痛、活动障碍,伤员常将伤肢抱在胸前。

【专科体检】

1. 肩关节前脱位 专科体检时,常可发现以下典型体征:①方肩畸形,同时可触及肩峰下空虚感,从腋窝可摸到前脱位的肱骨头;②上臂外展内旋畸形,弹性固定;③自肩峰至肱骨外髁长度较健侧者长,直尺检查可放平;④Dugas 征阳性,伤侧肘关节内侧贴着胸壁,伤肢手掌不能触摸健侧肩部,反之伤肢手掌接触健侧肩部时,伤侧肘部即不能与胸壁接触;⑤有时还可合并有腋部神经、血管损伤的表现。

2. 肩关节后脱位 专科体检时,常可发现以下典型体征:①肩峰异常突出,伤肩后侧隆起,前部平坦,有时在肩后侧肩甲冈下或肩峰下可摸到后脱位肱骨头;②肩关节脱位侧上臂呈内收、内旋位或中立位,并呈现其上臂外展、外旋活动受限等症状。

【辅助检查】

X 射线是辅助检查中最常用的检查方法,可确诊肩关节脱位类型,并能诊断有无合并骨折及检查复位后情况。X 射线检查需强调阅片要认真、全面,特别对于肩关节后脱位的诊断就显得尤为重要。肩关节 X 射线检查按投照位置分类,可分为前后位、侧方穿胸位和腋窝位 3 类,但由于脱位后的疼痛和肌肉痉挛,常无法进行腋窝位投照。但穿胸位 X 射线片也可明确脱位方向。肩关节脱位时 Moloney

线可发生中断或增宽(正常人肩胛骨外缘与肱骨颈内侧皮质可连续成为一柔顺的抛物线,即 Moloney
线)(图 35-23)。

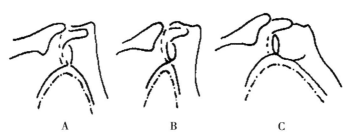

图 35-23　穿胸位 X 射线检查所示的 Moloney 线
A.正常　B.后脱位　C.前脱位

另外,肩关节后脱位的 X 射线检查还具有如下 4 个特征:①肩关节后脱位时肱骨处于内旋位,肱
骨颈因而"消失"。②肩胛盂是前倾的,如肱骨头因后脱位而内旋,在肱骨头内缘与肩胛盂前缘之间的
间隙增宽。Arndt(1965 年)认为如该间隙宽于 6 mm,即可诊断为后脱位。但如伴有盂后缘骨折并有
移位,或摄片时体位不正,均可影响该特征的观察。③正常肱骨头与肩胛盂的椭圆形重叠影消失。
④肱骨头与关节盂的关系不对称,肱骨头偏高或偏低,肱骨头内缘较扁,且与盂前缘不平行。凡 X 射
线检查中出现上述特征者均可诊断为肩关节后脱位。当然随着现代医学影像技术的进步,CT 及 MRI
检查可提供尽早地明确诊断。如肩关节脱位超过 3 周未复位,称为陈旧性肩关节脱位,如肩关节脱位
整复后未得到适当有效的固定,保持肩关节稳定性的解剖因素受到破坏,造成脱位反复发生,即称为
习惯性肩关节脱位。

【诊断】

结合伤史采集,并通过上述专科体检及相关的各类辅助检查,即可进行诊断。

【现场处置与治疗】

1.**现场处置**　一旦经询问伤史和专科体检,疑有可能发生肩关节脱位者,应立即停止训练,尽早
进行 X 射线等辅助检查。尽快给予手法复位,必要时应尽早转上级医院进行诊治。

2.**治疗**

(1)非手术治疗　肩关节脱位在进行整复操作前应明确以下几点:①肱骨头所处位置;②是否有
合并骨折;③脱位的种类(新鲜性、陈旧性、习惯性);④全身情况及局部有无先天性或其他病变;⑤创
伤距接受诊治的时间;⑥有无合并血管、神经损伤等。手法整复应坚持无创整复原则,即在无痛情况
下进行复位。一般可采用血肿内麻醉,如药物过敏,局部皮肤有损伤或脱位时间超过 24 h 者,均不宜
做血肿内麻醉,可选择全身或臂丛麻醉。操作手法要轻柔准确,切忌暴力,以免发生合并伤。

一般肩关节前脱位常采用以下几种手法复位:①牵引推拿复位法,仰卧位,自伤侧腋下经胸前及
背后绕套一布被单,向健侧牵引固定,作为对抗牵引;一助手握伤肢腕及肘部,沿上臂弹性固定轴线方
向(即 60°外展位)牵引并外旋;术者用手自腋部将肱骨头向外后推挤,即可复位。此法最常用、安全、
简便。②手牵足蹬法(Hippocrates 法),仰卧位,麻醉后,术者立于伤侧,面对伤病员,两手握住伤肢腕
部,并以与伤肩同侧的足跟伸至伤侧腋下向上蹬住附近胸壁,使之在牵引过程中,足跟挤压肱骨头而
复位。如 1～2 min 内无复位感,可将伤肢做内外旋转动。此法效果较好,简便、易行、省时、省力。
③牵引回旋法(Kocher 法),仰卧位,肘关节屈曲,术者一手握住伤病员手腕,另一手握住肱骨下端,在
轻度外展位持续牵引,助手用手或布带兜住伤病员侧胸壁做反牵引。保持牵引 1～2 min 后,轻柔外旋
上臂至正常外旋度 80% 左右。在继续牵引下逐渐内收上臂使肘部向体前中线靠拢,达极度内收位后,
迅速内旋上臂即可复位。此法有引起肱骨外科颈骨折或神经血管损伤的危险性。对伴有肱骨大结节
骨折或骨质明显疏松者,或脱位时间大于 24 h 者以及肌肉紧张严重者应慎用。④牵引内收法
(Depalma 法),伤病员仰卧,在屈肘位于体侧持续牵引上臂,在牵引下将上臂内收,多可复位。如仍未

复位,则在继续牵引下内外旋转上臂,以解脱可能存在的软组织嵌顿,而使肱骨头滑入盂窝。⑤俯卧悬锤法(Stimson法),伤病员俯卧于诊疗台边缘,伤肢自台缘下垂,腕部悬以10 kg重锤做牵引。保持该姿势10~20 min,一般可自行复位。偶需缓和地做内外旋活动以促进复位,此为创伤最小的复位方法。⑥屈肘拔伸法(Post法),伤病员取坐位,上臂稍外展、屈肘,术者一手握住伤侧手腕,另一手于肘窝处向下持续加压1~2 min后使上臂外旋,有复位手感后内旋上臂即复位完成。

肩关节后脱位复位较为容易。在无痛情况下,伤者取坐或仰卧位,助手用一手向后压住肩胛骨作为固定,另一手用拇指向前下推压肱骨头;术者两手握住伤肢腕部,沿肱骨纵轴轻度前屈牵引,并外旋上臂即可复位。整复后做各个方向的活动,保持上臂外展30°~35°,后伸30°和轻度外旋位。外展架固定3周后开始功能锻炼,3个月内禁止伤肩进行高强度训练。

陈旧性肩关节脱位手法复位成功率低,并发症多。一般主张6周后不宜再尝试手法复位,以免导致骨与软组织(包括血管、神经)继发损伤。

肩关节脱位复位成功的临床征象主要包括以下几个方面:①术者感觉到肱骨头滑入盂窝时的还纳感;②方肩畸形与肩峰下空虚感消失,肩部恢复圆隆饱满;③肱骨头的异位隆起消失;④Dugas征阴性;⑤X射线片证实盂肱关节恢复正常。

另外手法复位失败的原因大多是:①麻醉欠佳,肌肉没有充分松弛;②伴有肱骨外科颈或解剖颈骨折;③旋转袖嵌在盂窝前方与肱骨头之间如一隔帘,阻碍复位;④关节囊下部吸入关节间隙;⑤肱二头肌腱向后滑脱而介于盂窝与肱骨头之间;⑥囊外脱位而关节囊和(或)肌层破口较小,肱骨头像纽扣样穿过软组织破口而无法还纳等。

肩关节复位后的处理主要包括伤肩制动固定和功能锻炼两方面,一般多采取正规三角巾固定3周,固定期间坚持手、腕、肘部的功能锻炼。3周后去除三角巾,进行伤肢功能活动及爬格等锻炼,6周后允许持重和抗阻力锻炼。对40岁以上伤病员强调非严格固定和早期肩部有限活动,以防肩关节粘连。

我军军事训练所致肩关节脱位伤病员虽亦不罕见,但后继发习惯性肩关节脱位者却众多,主要原因是上述两个方面处理不当的问题:一是复位后制动固定方法不规范,二是固定时间不足。习惯性肩关节脱位一旦形成,虽然手法复位容易,而且大多伤者还可以自行手法复位,但经常复发,影响训练质量。特别在进行军事训练过程中突然发生,常可对其身体造成更为严重意外伤害。

(2)手术治疗　新鲜性肩关节脱位手术治疗的指征主要包括以下4种情况:①整复困难或失败;②合并肱骨大结节骨折,肱二头肌长头腱向外后移位,挤压于盂头之间影响复位;③合并肱骨外科颈骨折手法复位失败;④合并肩胛盂骨折,整复后不能维持复位。

陈旧性肩关节脱位伤者常因伴有骨折、手法复位失败、脱位超过2个月者及习惯性肩关节脱位反复多次发生的伤者均应选择手术治疗。

综上所述,无论是新鲜性的肩关节脱位,还是陈旧性的肩关节脱位;无论是肩关节前脱位,还是肩关节后脱位;或者是习惯性肩关节脱位,只有具备了手术治疗的适应指征,均应尽早手术,以获得满意的肩关节功能康复。由于具体各类手术方法均与创伤骨科学所述基本雷同,故此处不再赘述。

【0期诊断技术及预防】

1.0期诊断技术　凡有明确的外伤史,主诉伤肩肿痛,主被动活动均稍受限者,多可做0期诊断。一般前脱位者常以健手托其患侧前臂,头和躯干向患侧倾斜;后脱位者常将伤肢抱至胸前。以上即可诊断为0期肩关节前或后脱位。

2.预防　肩关节脱位是我军军事训练中最常见的关节损伤之一,后继发习惯性肩关节脱位者却众多,主要原因一是复位后制动固定方法不规范,二是固定时间不足。因此针对肩关节脱位应采取有效措施,把握关键环节,既要预防肩关节脱位,又要警惕习惯性肩关节脱位的发生。①把握科学训练、规范训练环节,做到有计划训练,正确掌握动作要领,克服恐惧害怕心理,尽量减少操作失误。②重视训练前的热身运动,通过热身使全身关节、肌肉和内脏器官功能得到更好地动员,从而使正式训练时身体保持最佳状态,使肩关节的灵活性、柔韧性和适应性得到充分提高,降低发生关节损伤可能性。③把握好首次脱位后处理环节是预防习惯性肩关节脱位的关键。要求卫生专业人员对首次脱位伤病员复位后,必须给予良好的关节固定和制动,3 周后方可进行渐进性肩关节功能锻炼。

【主要研究及进展】

对肩关节脱位临床上整复手法多样,但是存在各种不同的弊端,有些手法费时费力且较为烦琐、不易掌握。一些整复方法为使脱位的肱骨头还纳而采取加大力度的牵引,并利用杠杆作用加力,极易造成肱骨大结节撕裂,甚至导致肋骨骨折等并发症。此外,肩关节脱位经常伴有血管、神经损伤,因此在复位之前除必须检查神经、血管的情况外,而且复位中必须避免外力过大,导致加重或引发血管、神经损伤等并发症。对肩关节脱位必须强调根据不同类型选择适当整复手法,严禁实施暴力的过度牵引。

Itoi 等先后比较内旋和外旋法在肩关节脱位中的应用研究,证实外旋并发的唇板撕裂明显低于内旋,复发率也显著低于内旋。为了提高复位疗效,减轻患者的痛苦,减少并发症,降低复发率,目前采用外伸旋托复位法较多,其原理是顺应肩关节脱位的病理机制,上肢外展做持续牵引,使肩关节周围肌肉得到松弛,使脱位的肱骨头自锁骨下等处离开,至肩胛盂前下缘。当肩外展前倾,肱骨头下移后旋,可避开肱二头肌的缠绕,采用上举肩关节,通过松弛三角肌,缩短内收肌群力臂乃至使内收肌力通过肩关节盂,因而减少了阻碍肩关节复位的张力。此种手法轻柔、单人可操作、伤病员痛苦小,其复位疗效满意。

以往习惯性肩关节脱位手术治疗大多采取紧固关节囊壁、紧缩相关肌肉肌腱及肩盂骨阻滞、截骨手术等方法,手术后大多遗留肩关节外展外旋功能障碍而不能恢复正常的军事训练。为此黄昌林等通过动物实验和生物力学分析设计出的一种治疗习惯性肩关节脱位的新术式,即肌止点移位动力性增强肩部稳定性手术。该手术较成功地解决了传统手术易遗留肩关节外展、外旋受限的问题。具体手术方法如下:取三角肌前切口,即从位于锁骨外 1/3 始向内至其中点,然后沿三角肌的前缘向下延伸,显露并游离三角肌和胸大肌(注意保护头静脉),从锁骨切断三角肌前部的部分纤维,约 2.5 cm 宽,并将该肌肉向外侧牵开,显露肱二头肌的短头和喙肱肌(注意保护位于三角肌深面的腋神经)。向内牵开上述两肌,显露肩胛下肌并检查损伤变性程度,随后在该肌外侧部用 7 号丝线分别纵向做两个"8"字缝合,紧缩肩胛下肌约 1 cm。在切口远侧,将附着于肱骨上的胸大肌及其腱膜上部切断,宽约 2.5 cm,并予以充分游离。然后将其向上移位缝合于肱骨大结节外侧的骨膜下,原显露手术时切断的三角肌前部的部分纤维,向内侧移位缝合于锁骨中点的骨膜下。术后三角巾贴胸固定 4 周,4 周后同前进行康复训练(图 35-24)。

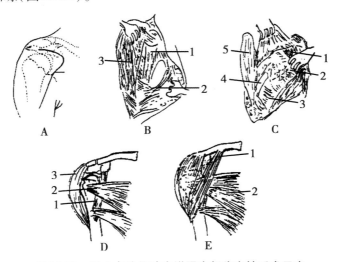

图 35-24　肌止点移位动力增强肩部稳定性手术示意
A. 手术切口　B. 显露肱二头肌短头及喙肱肌(1. 肱二头肌短头;2. 胸大肌;3 三角肌)　C. 显露肩胛下肌(1. 肱二头肌短头;2. 肩胛下肌"8"字缝合;3. 胸大肌;4. 肱二头肌长头;5. 三角肌)　D. 胸大肌止点移位(1. 肱二头肌短头;2. 胸大肌止点移位;3. 三角肌)　E. 三角肌止点移位(1. 三角肌止点移位;2. 胸大肌止点移位)

七、肘关节软组织钙化骨化病

【概述】

训练性肘关节软组织钙化骨化病(ossification of the elbow joint and soft tissue calcification disease)是指直接因军事训练导致的肘关节创伤后所继发的肘关节周围软组织钙化骨化、瘢痕增生、挛缩、炎症,从而造成肘关节屈伸功能障碍、强直的一系列疾病的总称。常可分为肘侧副韧带钙化、肘关节囊钙化及骨化、肘后骨膜下化骨等3种类型。

【伤史采集与特点】

伤者一般均有在军事训练过程中发生过严重肘关节创伤或脱位史,特别应重点询问伤病者在拆除外固定后及康复期内是否接受过的被动按压及暴力推拿按摩史。如采用在单杠上以双手握杠悬吊,让自身重力对伤肘施压进行拉直训练;或以提重物,如用盛满水的水桶,对屈曲的伤肘进行强迫拉伸训练等。这些错误的做法均是导致训练性肘关节软组织钙化骨化病形成和肘关节严重伤残的重要原因。

【专科体检】

进行专科体检时重点观测肘关节周围软组织有无肿胀、肌肉有无萎缩及其肿胀或萎缩程度。测量肘关节屈伸度数,了解肘关节屈伸受限及强直程度,认真进行关节囊触诊,判断其囊壁是否增厚变硬,是否可触到钙化、骨化的硬结(图35-25、图35-26)。

病例介绍:伤者在超越障碍训练中摔倒导致右肘关节脱位,经手法复位后,予以右上肢石膏托屈肘90°外固定3周,3周后拆除石膏开始康复功能训练。为伸直肘关节多次采用在单杠上以双手握杠悬吊,让自身重力对伤肘施压进行强行拉直肘关节的练习。现已伤后月余,经专科体检肘周软组织稍有肿痛,肌肉约显萎缩,右肘伸直位150°,屈曲位80°,X射线检查尚未见明显异常。被诊断为0期训练性肘关节软组织钙化骨化病。经早期正规治疗痊愈,恢复正常训练。

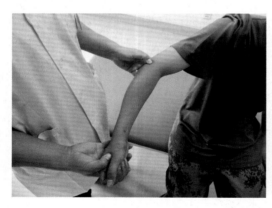 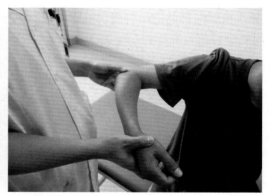

图35-25　专科检查(1)　　　　　图35-26　专科检查(2)

【辅助检查】

X射线检查可明确显示肘侧副韧带钙化、肘关节囊钙化及骨化、肘后骨膜下化骨等3种不同类型的肘关节软组织钙化骨化病征象。MRI、CT等影像学检查有利于早期诊断。

【诊断】

结合伤史采集,并通过上述专科体检及相关的各类辅助检查,即可进行诊断。

【现场处置与治疗】

1.现场处置　0期诊断确立后应即刻告知伤者,严禁伤后或去除制动后的被动暴力性功能操练,如单杠上悬吊、提重物悬垂等被动拉伸以及强力推拿按压肘关节等操作。同时予以留队治疗,以抗阻伸屈练习为主,注意严禁热疗。

2. 治疗

(1)非手术治疗　首先是在专科医师的指导下进行肘关节主动抗阻屈伸功能操练,然后根据具体伤情伤势进行无创轻柔手法的被动伸屈练习,严禁暴力推拿。另外治疗期间可辅以如双氯芬酸二乙胺乳胶剂等外用药物的应用,配合适当的康复物理疗法进行联合治疗,但进展期内禁止热疗。

(2)手术治疗　凡非手术治疗无效,钙化骨化病理过程已完结,一般 X 射线检查已显示其分型明确,呈成熟期影像学表现,边界清晰光滑,均可予以手术治疗。可手术切除钙化骨化组织,松解关节囊及其周围韧带组织。

【0 期诊断技术及预防】

1. 0 期诊断技术　结合伤史采集,凡具有明确肘关节外伤及伤后接受过被动暴力推拿、按压、拉伸"治疗"者,专科体检见肘关节周围软组织稍有肿痛,肌肉约显萎缩,肘关节伸屈功能轻度受限,X 射线检查尚未见明显异常,均可诊断为 0 期训练性肘关节软组织钙化骨化病。

2. 预防　①适当主动地加强肘关节周围肌肉的肌力训练,以保持关节稳定性及抗损伤能力,纠正不正确的动作技术要领,防止暴力扭伤和直接撞击损伤。②肘关节损伤明确诊断后应即刻冷敷,必要时予以石膏或支具制动 2～3 周,然后在医师指导下进行主动的功能操练。③肘关节损伤后的康复期功能操练切忌采取被动、过度拉伸及暴力推拿的锻炼方法,以最大限度地预防训练性肘关节软组织钙化骨化病的发生。

【主要研究及进展】

肘关节周围软组织是钙化骨化病的好发部位之一,其确切发病机制还不清楚,常与肘部的创伤有关。肘关节损伤后继发钙化骨化病者约占肘关节损伤的 3%,但军队 85% 的关节周围软组织的钙化骨化病伤者均来自肘关节脱位创伤,而且肘关节骨折合并脱位者发病率更高,尤以肘关节脱位合并桡骨小头骨折发生率为最高。由于肘部肌肉常常也受到损伤,骨折脱位可使骨膜掀起、撕裂。肌肉内血肿有可能包含碎裂骨膜或骨片,其释出成骨细胞。也可能在血肿机化过程中纤维细胞演变成骨细胞,形成异位骨化。但有人认为,由于骨质创伤,促使其周围骨成形蛋白(bone morphogenetic protein)转移到肌肉等损伤软组织中,软组织内血管周围的间叶细胞在骨成形蛋白的刺激下演变为成骨细胞、骨细胞,造成异位骨化。在肘关节损伤后康复期或烧伤后瘢痕挛缩,进行强制被动活动和按摩,或利用悬吊重力牵拉以增加肘关节伸屈度;脊髓损伤合并四肢瘫及脑外伤昏迷伤病员昏迷期,给伤病员做被动活动或因不自主抽搐痉挛,也可以引起肘关节创伤而发病。然而有些钙化骨化病局部外伤并不明确,或者十分轻微,局部肿块可带来鉴别诊断问题。

早期肘关节解剖研究认为,肘关节不适宜进行关节镜手术,因为关节镜有可能造成神经、血管创伤的危险远远大于经关节镜诊治所能带来的益处。近年来,随着器械和技术的进步,新手术入路的选择及对肘关节解剖的深入研究,肘关节镜手术的危险程度已大大降低,手术指征也扩展到游离体、滑膜炎、骨赘增生和肘关节周围软组织钙化骨化病所导致的肘关节伸屈功能障碍及关节强直等多种肘关节创伤和疾病,为该类肘关节创伤或相关疾病的治疗及康复带来了希望。

(黄昌林　郭延岭)

第二节　软组织创伤

软组织创伤(soft tissue trauma)是共同科目训练中较为常见的创伤,特别易发生于入伍训练阶段的新兵。据全军军事训练医学研究所近两年流行病学调查资料显示:随着我军执行夏秋季征兵以来,军事训练所致软组织创伤发生率呈明显下降趋势,2013年其创伤发生在3类创伤的构成比中,由2012年的57.1%下降至32.8%。这与大部分参训新兵入伍前两年未接受中学体育教育和未进行相应体育锻炼所导致的应力性骨折发生率明显上升密切相关。共同训练所致的软组织创伤大多为俯卧撑、障碍、往返跑及球类辅助等训练所造成,一般伤情伤势较轻,早期发生容易被忽视,严重者常遗留伤残,故对于共同科目训练所致的软组织创伤的早期防治就显得尤为重要。

一、俯卧撑训练所致的臂丛神经损伤

【概述】

臂丛神经损伤(brachial plexus injury)是俯卧撑训练较为常见的创伤之一,绝大多数在俯卧撑训练中发生,也可发生于单双杠、投弹、低姿匍匐等训练。多发生于新兵入伍训练阶段,或补入专业分队训练的初期。

【伤史采集与特点】

如果在进行俯卧撑训练时,动作要领掌握不好,将肩部长时间处于过度外展或外旋位进行单一动作的反复练习,容易造成胸小肌的疲劳损伤与肿胀,从而导致臂丛神经在胸小肌间隙遭受反复卡压与磨损,导致神经纤维发生损伤与变性,甚至造成脱髓鞘等病理改变。使之出现不同程度的上肢放射痛、无力、麻木,肩外展受限,手指活动不灵活等,其中以正中神经、尺神经损伤症状最为多见(图35-27)。

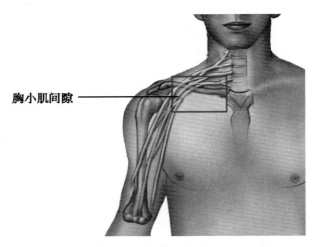

胸小肌间隙

图35-27 臂丛神经解剖

【专科体检】

主要结合伤史采集,进行双手及上肢运动及感觉神经的专科检查。俯卧撑训练所致的臂丛神经损伤有以下3种类型。

1. 全臂型 极为少见,偶有发生。整个上肢肌肉全部瘫痪,感觉(包括痛觉、触觉、温冷觉、位置觉、两点辨别觉)全部丧失。自主神经功能紊乱、水肿,皮肤干燥、粗糙脱屑和脱毛。

2. 上臂型 此型较少见,为$C_{5\sim6}$神经根在厄氏点处的损伤。由于厄氏点位于肩胛上神经近侧,胸长神经、肩胛背神经的远侧,故前锯肌与大、小菱形肌不受影响,但肩部可出现三角肌、小圆肌、冈上肌、冈下肌、胸大肌锁骨头瘫痪。上臂出现肱二头肌、肱桡肌瘫痪。前臂出现旋后肌、旋前圆肌、桡侧伸腕肌瘫痪。因相应未瘫痪肌的作用,患侧上肢将呈现上肢内旋、肘关节向后伸直、前臂旋前手尺偏等臂丛神经上臂型损伤的典型症状。

3. 下臂型 较为多见,但症状一般较轻。主要症状为手内肌瘫痪,有爪状畸形,在臂丛下干损伤时,手指屈肌和伸肌瘫痪,前臂尺侧麻木,手掌侧尺侧1~5个手指麻木,手背侧尺侧半麻木,臂内侧条状麻木区,可出现Horner综合征。

【辅助检查】

一般多辅以肌电图检查,凡肌电图显示去神经性纤维颤动电位,表示脊神经后支的运动神经纤维损伤,为椎间孔内臂丛损伤。凡显示无正常电位,表示椎间孔外臂丛损伤。凡受神经根支配的任何肌肉存在主动运动,则显示肌肉主动收缩电位,表示不完全性神经根损伤。肌电图检查一般在损伤3周内进行,经治疗后3个月复查,观察有无神经功能恢复。

【诊断】

臂丛神经损伤主要依靠伤史采集、了解临床表现及通过专科体检,分析体征变化,必要时结合辅助检查进行综合诊断。

【现场处置与治疗】

1. 现场处置　参训者俯卧撑训练后出现上肢运动或感觉不适的体征与症状时,应及时停训或调整训练课目,局部制动。

2. 治疗　多采取相应的物理治疗,如电刺激、针灸等,以及营养神经类的药物治疗。伤情伤势特别严重,经保守治疗无效者应考虑手术探查及切开减压等手术治疗。

【0 期诊断技术及预防】

1.0 期诊断技术　伤者如在俯卧撑训练后出现不同程度的部分手指感觉运动功能减退,如出现环、小指麻木,并经手指间夹纸试验为阳性者,即可确诊为 0 期臂丛神经损伤。

2. 预防　①强调参训者熟练掌握正确的动作要领。防止练习时肩部及上肢过度外展,克服为追求次数而导致的动作完成不充分、频率过快的现象。②全面加强身体素质训练,特别是身体的柔韧性训练,对预防此类损伤是尤为重要的。③凡被确诊为 0 期臂丛神经损伤者,近期(3～4 d)内应停止俯卧撑训练,并辅以相应的物理和药物治疗。

【主要研究及进展】

电生理检查术(electrophysiological examination technique, EMG)在臂丛神经损伤中有着广泛的应用意义,可以帮助医务工作者进行定性和定位诊断。但是对于俯卧撑训练所致臂丛神经损伤在其防治研究方面的进展主要反映在其 0 期诊断技术的建立和实际应用方面,已明显降低了其发生率,另外,结合促进神经康复的物理治疗,达到了"未病先治"的目的和预防效果。

二、俯卧撑训练所致的上肢横纹肌溶解症

【概述】

横纹肌溶解症(rhabdomyolysis,RM;也称横纹肌溶解综合征)是指由于运动、感染、挤压等多种原因导致的横纹肌损伤,细胞膜破坏,释放大量肌红蛋白、肌酸激酶、乳酸脱氢酶和电解质等细胞内容物进入外周血的综合征。俯卧撑训练除导致臂丛神经损伤外,不科学的高强度训练还可导致上肢横纹肌的创伤,特别是前臂肌群,严重者可导致横纹肌溶解症的发生,并对肝、肾等器官造成不同程度的功能障碍或病理改变。该症发生率虽然不高,但预后极差,故应在其防治工作上予以足够的重视。

【伤史采集与特点】

俯卧撑训练所致的上肢横纹肌溶解症大多发生于上肢准备活动不充分及过度训练者,并且不少是发生于考核和演练过程中的成绩优秀者,考核成绩多在 100～150 次。一般在高强度训练的次日前臂出现肌肉肿胀及瘀血,并出现呈酱油色样的肌红蛋白尿,同时伴有全身乏力、恶心、呕吐等症状。

【专科体检】

体检时双上肢明显肿痛、压痛或瘀血,肌肉收缩力量下降。受损肌肉无力,触诊肌肉有"注水感"。

【辅助检查】

一般多进行尿液检查,典型的肌红蛋白尿的尿色为棕色、褐色。血生化指标[血清肌酸激酶(creatine kinase, CK)、丙氨酸氨基转移酶(alanine aminotransferase, ALT)、天冬氨酸氨基转移酶(aspartate aminotransferase,AST)、乳酸脱氢酶(lactate dehydrogenase,LDH)及肌酸(creatine,Cr)等均升高]检测,肝、肾功能检查。必要时可行 MRI 判定不同肌肉组织的创伤度,从而协助诊断。

【诊断】

一般经伤史询问,结合患者的病史及体格检查,肌肉硬度的变化可对诊断提供重要线索,但横纹肌溶解症的最终诊断依赖于实验室检查。

【现场处置与治疗】

1.现场处置 凡确定为0期诊断伤者应立即停止训练,并予以上肢制动,留队观察治疗。必要时卧床休息。患肢抬高,严禁按摩、热疗等康复治疗,特别注意观察尿量、颜色变化并进行相应尿液检查。

2.治疗 对俯卧撑训练所致的横纹肌溶解症的治疗应包括:①病因治疗;②横纹肌溶解症本身的治疗;③并发症的治疗。治疗主要针对保护肾功能。补液是治疗横纹肌溶解症最重要的环节,也是防止急性肾功能衰竭的关键,补液的速度取决于肌红蛋白尿的严重程度,保持尿量至少300 ml/h,以改善肾缺血,增加肾小球滤过率,防止肌红蛋白管型形成。同时给予伤者充分的营养支持,补充足够的热量、适量的维生素和微量元素,以促进损伤细胞的修复。

目前多采取以下治疗措施:①补液及碱化尿液;②纠正高钾血症及高磷酸盐血症;③当出现血钾过高或者容量过载时可用透析;④必要时行筋膜切开术。

【0期诊断技术及预防】

1.0期诊断技术 俯卧撑训练后出现上臂,特别是前臂局部肌肉肿痛、尿液色泽较前变深,甚至呈褐色,即可诊断为0期俯卧撑训练所致的横纹肌溶解症。

2.预防 避免在炎热潮湿的环境下进行训练,训练前应补充足够的饮用水。避免酒后进行俯卧撑训练,否则易造成因缺钾而引发的横纹肌溶解及肌红蛋白尿。强调参训者熟练掌握正确的动作要领,防止过度训练。

【主要研究及进展】

随着人们各种运动、健身活动的普及,以及全球气候变暖,人的热习服能力下降,横纹肌溶解症的诊断率越来越高,但发病率仍远被低估。部分敏感人群易发病而且出现严重并发症,且高强度军训后的横纹肌溶解症引起急性肾功能衰竭(acute renal failure,ARF)的发病率高。其主要发病机制有:肌肉缺血和缺血再灌注损伤,引起组织内ATP耗竭,可产生炎症介质,并介导毛细血管通透性增高,引起局部水肿以及激活中性粒细胞,进一步加重肌肉的损伤;细胞内钠和钙超载荷,加剧细胞已存在的能量危机,最终导致细胞死亡。横纹肌溶解症所致急性肾功能衰竭的重要因素是低血容量或脱水、酸性尿。缺血性肾损伤、肾内血管收缩、肌红蛋白管型阻塞肾小管以及肌红蛋白在尿液酸性环境下的直接肾毒性是发生急性肾功能衰竭的主要机制。故此症的防治应重在预防及0期诊断。

三、肩袖损伤

【概述】

肩袖(rotator cuff)又称肩腱袖,亦称旋转袖,是由起于肩胛骨,附着于肱骨头周围,覆盖于肩关节前、上、后方的肩胛下肌、冈上肌、冈下肌和小圆肌组成的一组具有相似功能的肌群。4块肌肉的腱性部分在肱骨头解剖颈处形成袖套状结构,肩袖在肩关节运动中起支持和稳定肩肱关节的作用,并可使肩关节内旋和外旋。肩袖上方为喙肩穹,其间有肩峰下滑囊相隔。当肩关节外展上举时,肩袖肌肉的收缩使肱骨头固定于肩盂上,避免三角肌强有力的收缩使肱骨头直接撞击在肩峰或喙肩弓处。肩盂关节面平而浅,肱骨头球状关节面是肩盂面积的3倍,盂肱关节在三维方向具有6个自由度活动范围。关节囊和关节周围韧带相对比较薄弱,盂肱关节的稳定性主要靠肩袖承担。这些解剖特点是肩袖组织易发生损伤和退变的内在因素。肩袖断裂分为完全断裂和部分断裂两大类,部分断裂仅发生在肩袖某一部分,以冈上肌腱的部分性或全部撕裂为主。完全断裂是整层肌腱袖破裂,关节腔与肩峰下滑囊直接相通。肩袖损伤(rotator cuff injury)包括肩袖关节面的断裂、肩袖滑膜面的断裂、肩袖组织内部平裂成几层、肩袖组织内部的纵行破裂等4种病理类型。

【伤史采集与特点】

在军事训练中,肩袖损伤具有急性、重复、累积性损伤史的特点。好发于俯卧撑、单双杠训练、投掷手榴弹等较长时间使用臂力、动作难以协调的训练,也可发生于超越障碍、抗运动病、搏击格斗、攀登等训练因意外肩部摔伤或手肘撑地而引起。创伤是军人肩袖损伤的主要原因,特别是当跌倒时手外展着地,或手持重物、肩关节突然外展上举或扭伤最为多见。

伤者大多主诉疼痛区域分布在肩前方及三角肌区,急性期呈持续性剧痛,不少伤者还有撕裂或折断感,数小时内疼痛可缓解。此后 6 ~ 12 h 内再做肩关节活动时又觉疼痛,而且夜间疼痛可加重,不能卧向患侧。由于将上臂外展过肩会产生疼痛,伤者往往有将上臂垂于体侧及肩部活动后或增加负荷后症状加重等情况。慢性期呈自发性钝痛。病史超过 3 周以上者,肩周肌肉均有不同程度的萎缩。病程超过 3 个月者,肩关节活动范围有不同程度的受限,并主诉肩外展、外旋及上举功能明显受限。因此在伤史采集过程中应根据伤病员主诉的肩部疼痛情况,详尽地询问外伤过程以及参训课目是十分重要的。因为只有了解这些训练是否需要肩关节内收、外展,或旋转时用力,才能分析出动作是否可能存在不协调,而造成了肩袖瞬间承受应力突然增大的致伤原因。当作用力超过其自身的抗拉强度时,则即可导致肩袖部分或完全的断裂损伤。故依据全面的伤史采集及其特点的分析,将有利于早期诊断。

【专科体检】

肩袖创伤从伤情上判断可分为 4 种类型,从伤势上可分部分和完全断裂两种损伤。故专科体检主要包括以下几种方法和试验。①触痛试验,肩袖损伤后在局部有触痛。冈上肌受累时,压痛在大结节顶部;冈下肌受累,压痛在大结节顶部的外侧;裂口影响二头肌腱时,触痛在结节间沟处,肩胛下肌腱破裂时触痛在前下方。②弹响试验,伤者在上举及旋转上臂时可感到有响声,将手放在伤病员肩部,令其上举及旋转能感觉到弹响,被动活动时弹响可以加重。③肌萎缩观测,主要采取与健侧对照观测的方法,伤侧急性期 2 ~ 3 周后即可出现冈上及冈下肌萎缩,尤以冈下肌为明显,病程愈长萎缩程度愈重。三角肌可因萎缩而扁平,但不如冈下、冈上肌明显。④肩关节外展功能紊乱试验,当肩袖创伤断裂口较大时,伤者不能外展上臂,而只能以耸肩来代替,缺乏外展力,这是由于旋转袖不能稳定肱骨头,因此三角肌收缩时,肱骨沿其垂直轴向上,迫使肩胛骨在胸壁上抬起并旋转所致。⑤疼痛弧征试验(pain arc experiment),即伤者在站立位接受检查,检查军医用手固定其伤侧肩胛下角,并令其外展患肢,在肩关节外展于 60° ~ 120° 时,疼痛明显加重,超过 120° 后疼痛渐退,160° 时无痛,当患侧上肢放下时,同样于该范围出现疼痛,此为疼痛弧征试验阳性。这是由于外展上臂时肩袖撕裂部分挤入喙肩韧带下方而导致疼痛。⑥患臂坠落试验(arm drop text),即被动抬高患臂至上举 90° ~ 120° 范围内,撤除支持,若患臂不能自主支撑而发生坠落及疼痛为阳性,提示肩袖损伤。⑦撞击试验(impingement test),即体检军医向下压迫伤者肩峰,同时被动上举患臂,让伤者肱骨大结节与其肩峰进行撞击;该试验如肩峰下间隙出现疼痛或疼痛加重,或伴有上举不能时为阳性,提示肩袖损伤。⑧肌力检测,主要包括肩胛下肌、冈上肌、冈下肌及小圆肌的检查。冈上肌检查(Jobe 试验)即在肩胛骨平面保持手臂内旋,抗阻力上举力弱或疼痛均为 Jobe 试验阳性,提示冈上肌腱损伤(图 35-28)。冈下肌、小圆肌检查(吹号征),正常做吹号姿势时需要一定程度的肩关节外旋,如果主动外旋肌力丧失,则需要外展肩关节以代偿,即为阳性(图 35-29)。肩胛下肌肌力检查(Lift-off 试验),将伤者的手移放至其背后,并尽量往后伸离开身体,如果撤去外力无法维持此位置而贴住躯干则为阳性(图 35-30)。另外,肩胛下肌肌力检查还可采取 Belly-press 试验(图 35-31),伤者将双手放在腹部,尽力内旋肩关节,使肘后部位转向前方,如肩胛下肌无力,肘关节将会迅速转回冠状面。⑨局部封闭试验,用 1% 奴夫卡因 10 ml 封闭肩部压痛点,麻醉后,伤病员可以主动外展肩关节,表明肩袖未撕裂或仅为部分撕裂;若封闭后,肩关节不能主动外展,则表明肩袖完全断裂或严重撕裂。

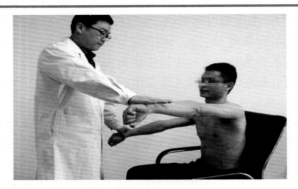

图 35-28 冈上肌检查(Jobe 试验)

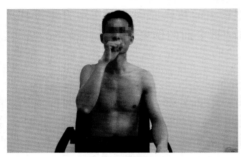 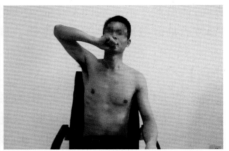

吹号征阴性 吹号征阳性

图 35-29 冈下肌、小圆肌检查

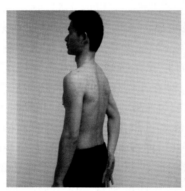 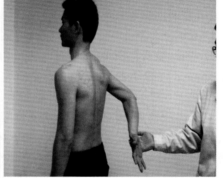

图 35-30 肩胛下肌肌力检查 Lift-off 试验

将伤病员的手放在背后,并往后离开身体,如果撤去外力无法维持此位置而贴住躯干,即为阳性

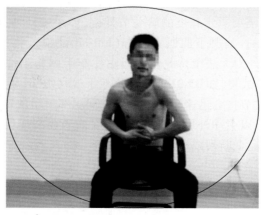

图 35-31 肩胛下肌肌力检查 Belly-press 试验

伤病员将双手放在腹部,尽力内旋肩关节,使肘后部位转向前方,
如肩胛下肌无力,肘关节将会迅速转回冠状面

【辅助检查】

X 射线检查主要用于评估肩关节骨性形态,显示肱骨头和肩胛盂、肩峰的正常影像学关系,以及排除骨折和其他骨科疾病。目前在诊断肩袖创伤中 MRI 是最常用和必要的影像学辅助检查方法。另外,肩关节镜技术不仅是当前首选的手术治疗修复手段,同时也是最准确的诊断检查(图 35-32、图 35-33)。

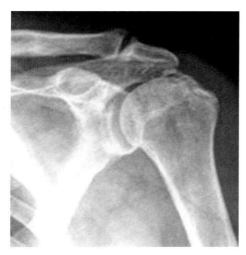 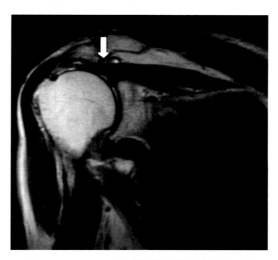

图 35-32　肩关节 X 射线正位片　　　　图 35-33　MRI 下肩袖损伤影像(箭头所示)

【诊断】

肩袖损伤诊断主要依靠伤史采集及专科体检,必要时结合 MRI 等辅助检查及肩关节镜检查结果进行综合诊断。

【现场处置与治疗】

1. **现场处置**　一旦经询问伤史和专科体检,疑有可能发生肩袖损伤者,应立即停止训练,患肢制动。尽早进行 X 射线等辅助检查,必要时应尽早转上级医院进行诊治。

2. **治疗**　治疗方法的选择取决于肩袖损伤的类型及损伤时间。肩袖挫伤、部分性断裂或完全性断裂的急性期一般采用非手术疗法。肩袖大型撕裂、非手术治疗无效,以及合并存在肩峰下撞击因素的病例,应进行手术治疗。

(1)非手术治疗　适用于肩袖挫伤、不完全断裂或造影未能发现完全性肩袖破裂的伤者。非手术治疗主要包括以下方法:①适当停训休息,平均 1~2 周。②进行康复治疗,这对于非手术治疗和手术后处理都是十分必要的,而且应尽早实施;康复治疗包括物理疗法和康复训练两个方面,物理疗法可采取练习前热敷、练习后冷敷的方法,这不仅可以提高伤者的舒适度,还能增强康复的物理治疗效果。另外,康复训练的基础是重建正常的肌肉平衡和肩关节肩胛骨周围的力偶,保证整个运动链的增强。③三角巾悬吊制动 2~3 周,同时进行局部物理治疗。④用 1% 利多卡因或加皮质激素注射于肩峰下间隙,当疼痛减轻后开始进行被动运动,开始时练习前方被动上举,随后练习侧方外展上举。⑤ 0°位牵引治疗,仰卧位,患臂外展及上举各 155°位做皮肤牵引,一般持续牵引 3 周,牵引同时做床旁物理治疗,3 周后开始关节功能练习。⑥辅以口服非甾体抗炎药物治疗。⑦保守治疗 6 个月以上症状仍存在者,应考虑手术治疗。

(2)手术治疗　凡肩袖严重撕裂,非手术治疗无效以及合并肩峰下存在撞击因素的伤者均应接受手术治疗。手术时机一般选择已经过 4~6 周的非手术治疗,而且遭受创伤肩袖的急性炎症及水肿已基本消退,同时未能愈合的肌腱残端已形成了较坚硬的瘢痕组织。以上这些都将有利于进行肩袖肌腱的修复和止点重建。

目前肩袖手术一般采用小切口手术和肩关节镜手术两种方式。①小切口手术,适用于 1 个月以内的小创口型肩袖撕裂,采用直接边对边缝合或肌腱断端与骨的缝合方法。该手术快捷可靠,创伤相对较小,但视野及显露受限,容易造成三角肌损伤。②关节镜手术,关节镜下肩袖修补具有皮肤切口小、不用分离三角肌、可探查整个盂肱关节、可处理伴发的关节内病变以及疼痛轻微、恢复迅速等优点。但关节镜技术难以修复肩袖较大的撕裂创伤。

修复较巨大型的肩袖损伤仍是创伤医学的一个临床难题,非手术治疗仍是目前主要的处理方式。

【0 期诊断技术及预防】

1.0 期诊断技术　军事训练中或后出现肩部不适、主动活动稍受限均可诊断为 0 期肩袖损伤。

2.预防　①主动地加强肩关节周围肌肉的力量训练,增强肩关节的稳定性及抗创伤能力,以适应现代高强度的军事训练。②加强军事训练创伤防治知识教育,让参训官兵充分认识到某些动作易导致肩袖损伤,并严格科学施训、规范动作要领;克服恐惧心理,尽量减少动作失误,并在训练过程中做好健康保护。③重视训练前的热身运动,充分活动关节,纠正不正确技术动作要领,防止肩关节的暴力扭伤、疲劳损伤和直接撞击损伤。

【主要研究及进展】

肩袖损伤的病理特点属于滑囊性末端病,在病理形态学多表现为肩峰下骨膜增厚,其形成层血管增生,喙肱韧带血管及纤维结缔组织增生、纤维玻璃样变。随着影像学技术的不断提高,MRI 已经成为诊断肩袖损伤最重要的影像学检查手段,其具有非侵入性、良好的对比度及组织分辨率,可进行多维扫描。肩袖修补手术的主要目的是恢复肩袖的止点结构,保持肩关节运动时的机械稳定,从而减轻疼痛等症状,改善关节活动度。

目前肩袖损伤主要通过物理治疗、药物治疗、康复训练等保守方法和手术修复方法进行治疗。肩袖损伤修补的手术方法主要为 3 种:开放式小切口手术、关节镜辅助的开放手术及全关节镜下手术。随着关节镜技术的发展,关节镜下的诊断及其治疗技术,已经成为解决肩袖完全或部分断裂修复与功能重建的首选方式。目前镜下固定方式主要有单排固定、双排固定、Suture-Bridge 技术等。双排固定比单排固定在足印区更接近原有解剖结构,并且拥有更好的生物力学优势,但还没有研究显示双排固定的临床效果优于单排固定。许多国内外专家对肩袖损伤的治疗进行了大量研究,但目前对于其手术适应证等问题仍存在争议。因此,肩袖损伤仍是目前骨科运动医学领域研究的难点和热点问题。血供不足引起肩袖组织退行性变,文献报道经血管造影观察在离冈上肌腱止点 1 cm 处有一明显的乏血管区,有人称之为"危险区"。当肱骨内旋或外旋中立位时,该区最易受到肱骨头的压迫,挤压血管而使相对缺血,导致肌腱退行性变,临床上肩袖完全断裂,大多发生于该区。另外,肩部慢性撞击性损伤是中年以上患者常见的原因。

四、跟腱末端病

【概述】

肌腱和韧带在骨上附着点的结构称为末端区,或者叫附着部(或附丽区),该区的损害可以由许多因素引起,其中由创伤及劳损引起的末端区病理改变称之为末端病。早在 1929 年 Dolgo-sabaro 就明确指出,腱在骨上的止点结构不是骨膜,而是由腱、纤维软骨、钙化软骨区和骨 4 个部分组成。1952 年 LaCava 在描述颈椎韧带附着部变性疾病时就作为一个独立疾病首先提出,开始他称其为附着区炎,1959 他正式使用"末端病"的名称,一直沿用至今。

军人在平时训练中,由于训练强度大,训练前准备活动不充分,训练计划不合理,特别是在新兵入伍训练阶段,极易造成肌腱和韧带在末端区的急性损伤,如早期得不到及时正确地处理,就可造成腱末端区的慢性劳损。

训练性末端病是指军事训练所致的肌腱或韧带在骨附着区的急慢性劳损变性疾病。由于长期以来对本病认识不足,缺乏有效的防治措施,致使末端病成为军事训练中造成非战斗减员的主要软组织损伤之一,也是造成继后发生肌腱断裂的重要原因,严重影响部队战斗力生成。其中跟腱末端病、胫骨结节末端病、网球肘等是军事训练中最为常见的末端病。

跟腱末端病（achilles tendon terminal disease）是军事体能训练中较为常见的损伤，属于滑车型末端病的一种。跟腱止于跟骨结节，其前后均有滑囊。腱止点装置由腱纤维、纤维软骨、"潮线"、钙化软骨层及骨共同组成，能承受较大的拉力。跟腱由腓肠肌与比目鱼肌肌腱合并而成，是维持身体直立姿势和实现两脚步行、跑跳功能的重要组织结构。

据流行病调查证实，跟腱末端病大多是由于在训练中完成起跳动作时，过多地或习惯性地采用了在踝关节处于过伸位状态下进行起跳的方式，也就是俗称的"平脚板"起跳方式。这种不良的起跳方式极易所造成跟腱末端区的慢性劳损，并常发生于超越障碍及辅助球类等训练课目的训练。该病具有非暴力性、隐蔽性、迟发性的致伤特点，早期常被忽视和误诊。

【伤史采集与特点】

跟腱末端病多发生于超越障碍、跳伞、折返跑或辅助球类运动等经常需要突然提踵发力的训练课目。其受伤机制为当踝关节极度背伸时而突然发力提踵而致跟腱末端区的损伤，或是在军事训练过程中，当单腿着地时，一侧踝关节极度背伸，为维持身体平衡，小腿三头肌猛烈收缩牵引所致，极易造成跟腱末端区的损伤。特别当此类训练过于集中时，发生于跟腱的止点附着处的末端病将明显增多，而且极有可能导致跟腱断裂的突然发生。

由于一般跟腱末端病的主要临床表现及主诉多为踏跳痛、蹬地痛、跟腱抗阻力痛，严重者甚至静息时也发生疼痛。因此在伤史采集过程中应根据该伤病的发生、发展的特点，全面、详尽地进行询查和收集相关资料，以利于确立诊断。

【专科体检】

一般进行触诊可发现伤者跟腱止点、跟骨结节后方及其两侧均可有压痛。当令伤者俯卧屈膝90°，检查军医一手握住其小腿中下段后侧，协助伤者保持屈膝90°，另一手握住其足前跖底部向下用力施压，同时令伤者用力向上提踵，以保持踝背伸20°的位置与之对抗。如此时伤者出现跟腱末端区疼痛或疼痛加重，则为跟腱的抗阻力试验阳性（图35-34）。

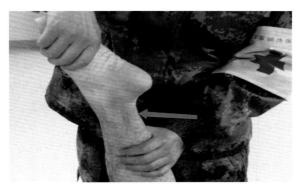

图35-34　跟腱的抗阻力试验阳性（箭头所指为跟腱）

【辅助检查】

早期X射线检查常无异常，必要时可行MRI检查。中晚期可见跟骨结节脱钙样变及骨质增生样病理改变，也可见末端区骨化及游离骨片。

【诊断】

跟腱末端病主要依靠伤史采集及专科体检，并结合X射线、MRI等辅助检查进行综合诊断。

【现场处置与治疗】

1. 现场处置　一旦经伤史采集和专科体检，对疑有可能发生跟腱末端病者，应暂停训练，早期一般予以休息、康复物理治疗。对症状较重者应予以粘膏支持带将伤侧足跟部固定制动于背伸10°的治疗方法，以防止其因过度背伸持续损伤跟腱末端区。

2.治疗

（1）非手术治疗　急性期应予以适当的半屈曲位的制动，并使用跟腱保护带、局部按摩、理疗等以改善局部血运。症状轻者可以在训练中使用跟腱保护带，开展以上肢为主体的循环训练，并辅之以理疗、按摩等物理治疗。

（2）手术疗法　对于伤情严重者，特别是已出现跟腱静息痛，不但不能参加正常的军事训练，而且还影响日常生活者，均可予以手术治疗。

跟腱末端病的手术首先应切除已炎性变的滑囊、腱围及瘢痕组织，有游离骨片及死骨者应予以摘除，骨质增生者也应予以修整或切除。同时应将跟腱纵行切开予以减压，以改善跟腱的血液循环。

已成慢性者，治疗上虽颇为困难，但目前多采用的等离子刀等微创手术，切除滑囊、腱围、变性的腱组织及增生的骨组织，治疗效果良好。术后大多数亦可得以治愈，并可恢复军事训练。

【0 期诊断技术及预防】

1.0 期诊断技术　综合上述伤史采集情况及跟腱的抗阻力试验结果呈阳性者，即可诊断为 0 期跟腱末端病。

2.预防　跟腱末端病为长期慢性劳损所致，预防措施有以下几种：①应强调执行循环训练法；②急性损伤后要给予足够重视，正确的治疗与防护；③重视训练前的准备活动，防止急性暴力拉伤跟腱及其末端区组织；④训练中必须对技术动作要领加深理解、领会，克服踝过伸及全脚掌起跳、起跑的错误习惯动作；⑤急性跟腱及其末端区组织损伤后，应杜绝继续下肢高强度训练，注重合理治疗，并辅以康复性治疗；⑥注重跟腱末端病 0 期诊断，以达到"未病先治"及早期预防的目的。

【主要研究及进展】

随着对末端结构及末端病研究的深入，在临床工作中对其病因、病理及诊疗方法已有了较为清楚的认识。近年来随着影像学及治疗的发展，对末端病的早期预防及诊断有了一些新的进展。磁共振成像在早期末端病的诊断中有较明显的优势，末端病早期在影像学上看，可有腱周围组织水肿、炎性变、腱内纤维中断、脂肪样变性形成空洞样变。目前大部分学者不主张局部封闭治疗，特别是对于晚期症状重的病例。等离子刀及其他微创手术是末端病后期目前正在探索发展的良好治疗方法。手术的目的在于改善末端的血液循环，修复一部分损伤结构，同时切除炎症、病变组织，以恢复腱末端的生理功能，消除临床症状，术后辅以早期康复功能锻炼，以达到恢复训练的目的。

最近研究表明：遗传因素可能导致跟腱末端病。是否可从基因多态性的层面应用于特殊兵种的选才或伤病防治方面，还有待于进一步研究。另外，治疗跟腱末端病的方法有很多，如离心收缩训练、激素和硬化剂注射、增生注射疗法、体外冲击波疗法、硝酸甘油修补法等，然而这些都不能取得稳定有效的治疗效果。由于缺少前瞻性或随机对照研究，很难评估不同治疗方法的疗效。

目前国内外有一个比较新的并开始逐渐流行的一种治疗跟腱炎的方法，即采取伤者自体全血再注射于跟腱炎部位。该方法的治疗原理是：注射的血液中含有细胞因子和生长因子，有助于刺激组织修复和产生 I 型胶原蛋白。澳大利亚悉尼运动医学中心的 Bell 等设计了一项前瞻性、双盲、随机对照试验，即自体血注射治疗跟腱炎的临床效果评价试验，但研究结果显示，该治疗没有产生有效的临床治疗效果。鉴于目前国内已有不少应用自体血液制品注射进行运动创伤的治疗，如全血、富含血小板血浆或经处理后的自体血清等，故建议停止该类临床治疗，以待进一步的进行相关基础研究成果，探讨其治疗原理。

五、训练性下腰痛

【概述】

下腰痛是指腰骶尾椎周围的软组织创伤，训练性下腰痛属于军队职业性肌肉骨骼系统疾病中的一种常见伤病，并常以一组以下背部、腰骶、臀部疼痛为主要症状的综合征表现形式。多发生于进行负荷较大力量训练的炮兵、装甲步兵、工程兵、舟桥兵，以及长时间坐位训练的飞行员、雷达兵等。一般可分为肌源性、骨关节源性和椎间盘源性下腰痛三大类。

由于腰椎周围有许多韧带和肌肉等软组织,其对维持体位及增强脊柱稳定性、平衡性和灵活性均起着重要作用。如某些原因引起这些韧带、筋膜、肌肉、脊柱关节突间关节滑膜(小关节滑膜)等软组织发生创伤时,均可发生疼痛。据统计,我军士兵在服役期间有 91% 的人员出现过下腰痛,长时间(3个月以上)腰痛者的发生率高达 19%,其中有明确原因者可占伤员总数的 70%。这与我军目前共同训练科目及考核大纲中缺少腰背肌力量训练项目明显相关,而对与之抗衡的仰卧起坐训练考核课目却相当重视,故极易造成参训者脊柱前后肌力的不平衡。同时大批机动车辆装备部队后给参训乘载人员所带来的不适当谐振危害也是造成下腰痛的原因之一。参训者在训练和作业中搬抬或托举重物时,应该特别注意在发力前双膝关节的主动屈曲,以保护下腰部肌肉不受损伤。还有因长时间坐位训练或作业,以及日常生活中的久坐习惯所造成的下腰痛疾病。这些均是导致我军军事训练性下腰痛发生率较高的重要因素。

【伤史采集与特点】

急性损伤多有明确的起病或损伤史,如做某一动作时突然出现腰痛、活动受限,这有助于了解可能的损伤机制。如弯腰搬重物时出现弹响声,多是棘上韧带损伤,而腰部旋转时出现弹响,则有可能是关节突脱位。慢性损伤则不一定有可知的损伤史,应注意了解工作及生活中的习惯动作与姿势。无明显外伤史,既往有腰部扭伤史或长期从事力量型作业及训练史,或长期谐振接触史,下腰部反复出现疼痛超过 3 个月以上。

【专科体检】

肌源性下腰痛者常有腰背肌伸抗阻力试验呈阳性。椎间盘源性下腰痛者下腰部脊椎间旁叩击时可出现轻度的感应性神经根症状,多向下腰或臀部放射,但相应神经根支配区域无症状。骨关节源性下腰痛者在直立坐位下腰椎纵轴侧旋加强试验可出现疼痛加重。上述 3 类下腰痛伤者神经系统专科体检均正常。各类下腰痛属于军队职业性肌肉骨骼系统疾病,不属于腰椎间盘突出症。后者伴有明确的下肢神经根症状(图 35-35 ~ 图 35-37)。

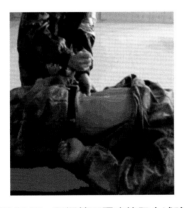 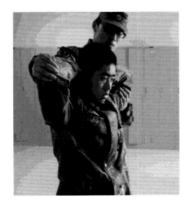 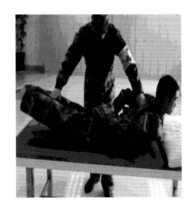

图 35-35　肌源性下腰痛抗阻力试验　　图 35-36　骨关节源性下腰痛试验　　图 35-37　椎间盘源性下腰痛试验

【辅助检查】

常规 X 射线片应包括前后位和侧位,要了解小关节面和椎弓根应摄斜位(包括左斜、右斜)片,要了解脊柱运动时有无异常变化,应摄脊柱运动 X 射线片,包括正位摄左右侧弯位片及侧位摄前屈后伸位片。体层摄影又称断层摄影,对显示局部微小的病变很有帮助,可用于小关节突及腰骶关节病变的检查。因此,脊椎的 X 射线片常不足以显示细小的病变区域,有时进一步的影像学检查如体层摄影、CT 及 MRI 的检查可提供更为详细的信息。

【诊断】

一般经伤史询问,结合专科体检及辅助检查进行综合判断。

【现场处置与治疗】

1. 现场处置 在训练与作业中急性损伤时,应立即制动、平躺、局部冰敷,就地取材用硬板床或脊柱板转运到上级医疗机构就诊。

2. 治疗

(1)非手术治疗 主要有以下几个方面:①消除致病因素,如纠正不良的工作习惯和体位。②适当卧床休息,特别是急性腰损伤者应做到真正的卧床休息,放松腰肌使软组织损伤完全恢复为止。③热疗除急性损伤的最初3 d外,均可采用。如结合中药外敷,常有较好疗效,其作用可使伤者肌肉放松、增加血液循环及淋巴回流,使疼痛减轻。常用的热疗包括有药袋热敷、蜡疗、短波透热、热水浴、蒸气浴等。④常用的药物治疗包括镇痛剂(如水杨酸类制剂)和肌松剂(肌安松)等。⑤手法推拿按摩治疗主要应用于腰椎小关节滑膜嵌顿及胸椎肋骨横突关节嵌顿等伤者,其常因疼痛而不能活动,甚至不敢深呼吸。此时应先采用下腰部痛处进行局部麻醉,使肌肉松弛,然后再行侧斜推拿手法,往往一次即见效,症状消失。⑥体能康复疗法将对巩固疗效,预防复发及增强体质有重要作用。目前的研究已证实下腰痛,特别是急性下腰痛伤者,在脊柱周围肌肉活动时,由于其脊柱平衡稳定能力下降或腰腹肌力量失衡或减退,使其他组织遭受过多应力有关。指导受腰痛困扰者进行腰背肌锻炼,可取得良好的治疗及预防效果。

(2)神经阻滞疗法(封闭治疗) 据我们的经验,这种方法只要选择正确,具有疗效肯定、疗程短的优点,特别适合部队的需要。神经阻滞疗法对急慢性腰背痛效果显著,其关键在于封闭部位准确,主要作用有以下几个方面:①对神经系统的保护作用,可切断恶性刺激的传导,因而阻断了病理机制中的恶性循环,使神经系统获得休息、调理和修复的机会。②镇痛作用,普鲁卡因等对神经干及神经末梢的麻醉作用阻止了局部病变向中枢发出的疼痛信号。③消炎作用,腰背痛伤病员有肌肉、韧带、关节囊和神经根附近的无菌性炎症。普鲁卡因和激素可抑制神经末梢的兴奋性,改善局部的血液循环,使局部代谢产物易于经血液循环带走,减轻局部酸中毒,从而起到抗炎作用。

(3)手术治疗 手术治疗包括对腰部软组织损伤后破裂及粘连的肿块摘除和修补、肌疝还纳、增生性肌筋膜索条肿物摘除、肌间隙张力增高减压、挛缩肌筋膜组织松解、第3腰椎横突尖软组织剥离等。对脊柱小关节慢性肥厚性滑膜炎、习惯性滑膜嵌顿挤压的患者,可选择应用小关节囊及滑膜切除术。

【0期诊断技术及预防】

1.0 期诊断技术 结合伤史采集特点,上述专科体检中所述3种下腰部抗阻力试验检查呈阳性者均可相应诊断为0期肌源性、骨关节源性和椎间盘源性下腰痛,提示应采取相应的防治措施,以避免训练性下腰痛的反复发生及症状加重。

2. 预防 ①加强对腰背肌的力量及柔韧性训练。俯卧位,可用双手压下腰部,或双手抱颈后,膝伸直,上半身和下肢同时抬起呈反弓状。坐位,双下肢伸直,身体前倾,双手尽量往前伸,摸到足尖。仰卧位,屈髋屈膝,双肘屈曲置于胸侧,双足及肘做四点支撑,将髋臀部向上抬起。以上腰背肌训练可根据自身身体素质条件决定每组做30~50次不等,建议每日两组次,持之以恒,其既是治疗也是预防,还可在最大限度上预防训练性下腰痛的发生。②在训练与作业中当急需高举或搬抬重物时,应强调采取先屈膝再发力的动作,克服直腿弯腰发力的不良习惯。③训练作业前后的准备及放松活动,重点要进行腰部及腿部肌肉的伸展与放松,当训练强度过大时,训练后还可进行相互间按摩。④增强体质,加强腰肌耐力,训练腰部灵活性、平衡性和稳定性。

【主要研究及进展】

下腰痛是一组以下背、腰骶臀部疼痛为主要症状的综合征,它一般需除外骨关节及椎管性腰痛,通过询问病史及详细的体检不会发现系统性或者器质性脊柱病变及神经根问题。X射线、CT或MRI等影像学检查不能提供诊断依据,其发病机制尚未明确。下腰痛的发病机制较为复杂,椎间盘的退行性改变和异常的应力作用是本病的主要病理基础。椎间盘及韧带是脊柱的内源性稳定因素,腰椎周围组织特别是腰背肌及腹肌是外源性稳定因素,内外稳定性因素平衡失调,而导致下腰痛发生。而训练性下腰痛,又有其自身特点,如发病率高、波及面广,对军事训练影响较大。黄昌林、张德辉等学者研究表明,军事训练所致下腰痛患者存在着明显的躯干肌肌力失衡以及腰椎生理曲度变小。躯干肌肌力失衡主要由腰背肌肌力下降引起,但并不伴随有明显的椎旁肌萎缩。同时腰背肌肌爆发力以及腰背肌静态耐力也明显下降,耐力比与下腰痛关系并不密切。因此在军事训练中,可以预先采取增强腰背肌力量的方法来预防下腰痛的发生。黄昌林、王前进及张广超等研究表明:①强迫体位和谐振均可以造成下腰部肌肉形态学的病理改变,谐振对处于紧张状态的腰大肌的损伤重于相对松弛状态的腰最长肌。②强迫体位和谐振均可以造成下腰部肌肉血清标志物的改变,血清超氧化物歧化酶(superoxide dismutase,SOD)活性和脂质过氧化物丙二醛(malondialdehyde,MDA)含量的时相变化呈负相关。肌肉的损伤程度与肌酸激酶(creatine kinase,CK)活性和 MDA 含量的表达呈正相关。③谐振会导致兔骨代谢标志物改变,血清学水平的变化可作为骨源性下腰痛的早期标志物。④早期谐振致腰椎骨组织修复重建滞留,塑形时间延长。⑤生物力学测定作为骨质量改变的指标,优于血清标志物测定。目前,对于下腰痛的发病机制尚无完整、统一的认识,还应进一步研究探讨。基因治疗下腰痛尚处于早期的实验阶段,但基因和细胞水平治疗下腰痛将是以后临床和基础研究的重点方向之一。

在 20 世纪 80 年代,随着核心稳定性及核心力量训练的概念引入我国,并主要应用于职业性下腰痛的治疗,取得了良好的疗效。继后又被体育竞技运动界所重视,现已形成了核心稳定性及核心力量训练的模式与方法,这些都将对军事训练性下腰痛的防治产生重大影响。

六、腰椎间盘突出症

【概述】

腰椎间盘突出症(lumbar disc herniation,LDH/prolapse of lumber intervertebral disc)是在军事训练及作业中较为常见的疾病之一,主要因为腰椎间盘各部分(髓核、纤维环及软骨板),尤其是髓核,有不同程度的退行性改变后,在外力因素的作用下,椎间盘的纤维环破裂,髓核组织从破裂处突出(或脱出)于后方或椎管内,导致相邻脊神经根遭受刺激或压迫,从而产生腰部疼痛,一侧下肢或双下肢麻木、疼痛等一系列临床症状。腰椎间盘突出症以 $L_{4\sim5}$、$L_5\sim S_1$ 发病率最高,约占 95%。腰椎间盘突出症是军事训练中的常见病和多发病,是引起腰腿痛的最常见病因。大多数病例可根据病史、临床表现和影像学检查做出明确诊断。虽然大多数病例行非手术治疗法可获得满意效果,但是,突出的椎间盘切除术仍被广泛应用于腰椎间盘突出症的治疗。腰椎间盘突出症是临床上常见的疾病,本病占军队医院门诊下腰痛患者的 10%~15%,占因腰腿痛住院者的 25%~40%。虽然腰椎各阶段均可发生,但由于腰骶部活动度大,处于活动的脊柱与固定的骨盆交界处,承受的应力最大,椎间盘容易发生退变和损伤,故 $L_{4\sim5}$ 椎间盘突出的发生最多,可占 90% 以上。

脊柱的椎骨有 32 块,因寰枢椎之间和骶尾椎间无椎间盘,故椎间盘只有 23 个。椎间盘的厚度以腰部椎间盘为最厚,约为 9 mm。椎间盘的总厚度占脊柱全长的 1/4 ~ 1/5,其形状与脊柱的生理性弯曲相适应,对脊柱具有连接、稳定、增加活动度及缓冲震荡的弹性垫作用。椎间盘由软骨板、纤维环、髓核及纵韧带 4 部分构成。软骨板由透明软骨构成,覆盖于椎体上下面骺环中间的骨面,平均厚度为 1 mm,有许多微孔,是髓核水分和代谢产物的通路。成人的软骨板为无血管无神经的组织,损伤时不产生疼痛,也不能自行修复。软骨板与纤维环一起将胶状髓核密封。如软骨板有破裂或缺损,髓核可突入椎体,在 X 射线片上显示椎体有压迹,称为 Schmorl 结节。纤维环由含胶原纤维束的纤维软骨构成,位于髓核的四周,其周边部纤维附着于上下椎体的边缘,中层纤维附着在上下椎体骺环,内层纤维附着于软骨板。在横切面上可见多层纤维软骨呈同心圆排列,各层之间有黏合物质,牢固结合。纤维环的纤维束相互呈 30° ~60° 角斜行交叉重叠,这种纤维束的特殊排列,使椎间盘能承受较大的弯曲和扭转负荷。纤维环为较坚实的组织,其前侧及两侧较厚,后侧较薄且各层之间黏合物质较少,不如前部及两侧部坚实。纤维环的前部有强大的前纵韧带加强,后侧有后纵韧带,但后纵韧带较窄且薄,在暴力较大时,髓核易向后方,特别是向后外方突出。髓核是一种弹性胶状韧质,为纤维环和软骨板所包绕,成人期髓核位于腰椎间盘偏后,脊柱的运动轴通过此部,其弹性作用如弹簧,可减少脊髓与头部的震荡。髓核中含有黏多糖蛋白复合体、硫酸软骨素和大量的水分。依据不同的年龄,水分的含量可占髓核总量的 70%~90%。出生时含水量高达 90%,18 岁时约为 80%,70 岁时下降到 70% 左右。髓核中的含水量 1 d 之中随着承受压力的改变亦有变化。椎间盘受到压力时,髓核中的水通过软骨板外渗,含水量减少;压力解除后,水分再进入,髓核体积又增大,弹性和张力升高。随着年龄的增长,椎间盘逐渐退变,含水量随之减少,其弹性和张力减退,降低了抗负荷的能力,易受损伤。前、后纵韧带附着于脊椎及软骨表面,韧带很坚韧,其作用为限制椎体活动。腰骶神经根从硬脊膜囊的前外侧穿出,在椎管内斜向外下走行,后经椎间孔出椎管。各神经根自硬膜囊发出的部位和在椎管内走行的途径与椎间盘的关系有一定规律。L_3 及 L_4 神经根皆自相应的椎体上 1/3 或中 1/3 水平出硬膜囊,紧贴椎弓根入椎间孔,在椎管内走行过程中不与同序数椎间盘相接触。L_5 神经根自 $L_{4~5}$ 椎间盘水平或其上缘出硬膜囊,向外下走行越过 L_5 椎体后上部绕椎弓根入 $L_5 \sim S_1$ 椎间孔。S_1 神经根发自 L_5 骶椎间盘的上缘或 L_5 椎体下 1/3 水平,腰骶神经根从硬脊膜囊的前外侧穿出,在椎管内斜向外下走行,后经椎间孔出椎管。

腰椎间盘突出以 $L_{4~5}$ 和 $L_5 \sim S_1$ 平面的椎间盘突出发病率最高,且突出部位多在椎间盘后外侧,椎间盘的突出物主要压迫在此处或即将穿出硬膜囊的下一节段的神经根。如突出物较大或突出偏内时,也可压迫硬膜囊内的再下一条神经根。

上述腰椎间盘与神经根的关系及腰椎间盘突出物压迫神经根的机制,可以阐明不同平面的椎间盘突出压迫相应的神经根。一般情况下,$L_{3~4}$ 椎间盘突出压迫 L_4 神经根;$L_{4~5}$ 椎间盘突出压迫 L_5 神经根;$L_5 \sim S_1$ 椎间盘突也压迫 S_1 神经根。但如腰椎间盘突出部位在后侧中央(即破裂型或游离型突出),可使神经根和马尾神经广泛受压。

椎间盘突出的连续病理变化过程,大致可归纳为 3 个主要阶段:①突出前期,髓核因退变和损伤而破碎,纤维环也可反复损伤而变软或产生裂隙,纤维环的坚固性减低。在外伤和压力增加时,即使外力不大,也可使髓核产生移位,当纤维环有裂隙时,髓核可经裂隙突出。此期患者常存在腰部不适或疼痛,但无放射性下腰痛。②突出期,当腰部遭受外伤、急剧的旋转或正常的活动时,椎间盘内压力增加,可使变性、脱水之髓核从纤维环破裂或薄弱处突出。突出物实质上是胶原黏多糖、蛋白和糖类的复合体。突出物刺激或压迫神经根引起放射性下肢痛。如压迫马尾神经则可发生大小便功能障碍。③突出后期,椎间盘一旦突出,即开始一系列的突出后变化。病程较长者的受累椎间盘,突出物和邻近组织可发生继发性病理改变,包括受累椎间盘变性(即纤维环松弛)、椎间盘变窄、椎体上下面骨质硬化、边缘骨质增生形成骨赘、突出物纤维化及钙化,即在突出物表面有毛细血管侵入、包绕,发生无菌性炎性反应,最终导致突出物纤维化及钙化。钙化可局限于突出物的周边,也可为突出物全部呈骨样结节。神经受损,即突出物刺激和压迫神经根,早期发生充血、水肿、变粗等急性创伤性炎性反应。如长期受压,则可引起神经根粘连、变性和萎缩,使支配区的感觉、运动和反射障碍。如压迫马尾神经,常引起大小便及性功能异常。

【伤史采集与特点】

急性腰椎间盘突出症多见于青年军人,弯腰搬重物用力时突然出现腰部弹响、腰椎活动障碍及下肢放射性痛。中年军人发病前曾有长期腰痛或腰部损伤史,症状加重及出现下肢放射痛亦有一定诱因,如搬重物、坐位弯腰工作时间较长等,但约有 1/3 患者无明确的外伤史或发病诱因。腰椎间盘突出症以 $L_{4~5}$、$L_5 \sim S_1$ 发病率最高,约占 95%。腰椎间盘突出症是军事训练中的常见病和多发病(图 35-38),是引起腰腿痛的最常见病因。本病多见于入伍 2~3 年的士兵,多发生于炮兵、舟桥兵、坦克兵等兵种,其中 80% 为 20~35 岁。

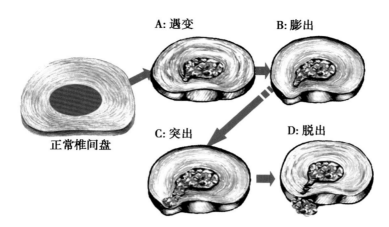

图 35-38　椎间盘的退行性改变过程

【专科体检】

1. **直腿抬高试验**　正常人在仰卧位、下肢膝关节伸直时,被动抬高下肢的活动度为 60°～120°,当抬到最大限度时仅有腘部不适感。检查时患者仰卧,检查者一手握住患者踝部,另一手置于大腿前方使膝关节保持于伸直位,抬高肢体到一定角度,患者感到下肢坐骨神经分布区疼痛并有阻力时为阳性。腰椎间盘突出症的患者,绝大多数都出现直腿抬高试验阳性,故这一检查方法对诊断本病是一重要依据。如抬腿仅引起腰痛或腘部疼痛不适,不能算为阳性,仅有大腿后方疼痛只能算作阴性或可疑。双侧直腿抬高试验阳性,提示中央型突出的可能性。

2. **直腿抬高加强试验**　在上述直腿抬高试验的同一高度,再将踝关节用力被动背屈,使受累神经根进一步受牵拉。如神经根放射痛更为加剧,即为阳性。或在直腿抬高到一定高度至产生下肢放射痛时,将下肢稍降低使放射痛消失,此时将踝关节被动背屈,如又引起放射性下肢痛,也是阳性。此实验有助于鉴别直腿抬高受限是由神经根或是由髂胫束囊及腘绳肌紧张所引起。因为踝关节背屈时可增加坐骨神经和腓肠肌的紧张,对髂胫束和腘绳肌则无影响。

3. **健腿抬高试验**　方法与直腿抬高试验相同,当健侧下肢直腿抬高时引起患肢放射痛为阳性。其机制是直腿抬高健肢时,健侧的神经根袖牵拉硬膜囊向远侧移动,从而使患侧的神经根也向远侧和向中线方向移动而引起患侧腰痛和放射痛。当椎间盘突出物位于神经根的内前方时(根腋型),即可加重受累神经根的压迫而出现患肢放射痛。如椎间盘突出物位于神经根的外前方(根肩型),此试验为阴性。

4. **股神经牵拉试验**　患者俯卧位,髋和膝关节完全伸直,将下肢抬起使髋关节过伸,如出现患肢大腿前放射痛即为阳性。上述动作可使股神经及其组成的神经根增加紧张性,加重了对受累神经根的压迫。在 $L_{2～3}$ 和 $L_{3～4}$ 椎间盘突出症可为阳性,$L_{4～5}$ 和 $L_5～S_1$ 椎间盘突出者此试验为阴性。

受累神经根支配区的感觉、运动和反射的改变,有助于判断突出所在的部位。突出间隙在 $L_{3～4}$ 时,L_4 神经根受累,疼痛部位出现在骶髂部、髋部、小腿后外侧及小腿前侧,小腿前内侧痛觉异常,膝伸肌力减弱,膝腱反射减弱或消失。突出间隙在 $L_{4～5}$ 时,L_5 神经根受累,疼痛部位出现在骶髂部、髋部、大腿及小腿后外侧,小腿前侧、足背内侧、拇趾,有时第 2 趾痛觉减退,拇长伸肌力减弱,腱反射无异常。突出间隙在 $L_5～S_1$ 时,S_1 神经根受累,疼痛部位出现在骶髂部、髋部、小腿后外侧及跟部,小腿和足的外侧,外侧的 3 个足趾痛觉异常,肌力变化少见,跟腱反射减弱或消失。

【辅助检查】

1. **腰椎 X 射线检查**　单纯 X 射线平片不能直接反应是否存在椎间盘突出,但 X 射线片上有时可见椎间隙变窄、椎体边缘增生等退行性改变,是一种间接的提示。部分患者可以有脊柱偏斜、脊柱侧凸。此外,X 射线平片可以发现有无结核、肿瘤等骨病,有重要的鉴别诊断意义。

2. CT 检查 该检查可较清楚地显示椎间盘突出的部位、大小、形态和神经根、硬脊膜囊受压移位的情况,同时可显示椎板及黄韧带肥厚、小关节增生肥大、椎管及侧隐窝狭窄等情况,对本病有较大的诊断价值,目前已普遍采用。

3. 磁共振成像(MRI)检查 MRI 无放射性损害,对腰椎间盘突出症的诊断具有重要意义。MRI 可以全面地观察腰椎间盘是否病变,并通过不同层面的矢状面影像及所累及椎间盘的横切位影像,清晰地显示椎间盘突出的形态及其与硬膜囊、神经根等周围组织的关系,另外可鉴别或排除是否存在椎管内其他占位性病变。但对于突出的椎间盘是否钙化的显示不如 CT 检查。

4. 电生理检查(肌电图、神经传导速度与诱发电位) 可协助确定神经损害的范围及程度,观察治疗效果。实验室检查主要用于排除一些疾病,起到鉴别诊断作用。

【诊断】

一般经伤史采集及询问,结合专科体检及辅助检查进行综合判断。

【现场处置与治疗】

1. 现场处置 在训练与作业中急性发作时,应立即制动、平躺、局部冰敷,就地取材用硬板床或脊柱板转运到上级医疗机构诊治。

2. 治疗

(1)非手术治疗 非手术疗法可以治愈相当一部分腰椎间盘突出症者,尤其是初次发作、症状较轻者效果较好,因此,其适用于大多数早期或轻型患者。非手术治疗主要包括以下几种方法:①卧床休息,急性发作期要求患者绝对卧床休息,只允许在床上翻身,而不允许坐起及站立。3 周后,在腰围保护下可起床,腰围保护 3 个月。本方法简单易行,适用于轻型和早期患者。②持续牵引,患者卧硬板床,用骨盆带行 24 h 全天持续牵引 3 周,牵引重量一般不超过 15 kg,牵引期间进行腰背肌功能锻炼,3 周后以腰围固定 3 个月。本方法可以使脊柱肌肉放松,使韧带在无肌肉张力的保护下拉长,有利于突出物还纳。其有效率可达 60% 以上。③机械牵引法,采用各种牵引装置,包括机械或电动床进行间歇性牵引。本方法适用于急性突出者,有效率不如持续牵引法。④推拿疗法,应用推拿按摩方法治疗腰椎间盘突出症是一种古老的方法,具体操作的方法、种类繁多。由于本疗法具有方法简单、可使突出物还纳、疗效肯定等优点,已被作为治疗腰椎间盘突出症的综合疗法之一。但有一部分患者推拿后症状加重,不得不行手术治疗。有的推拿后出现神经损伤,如马尾神经综合征等,应用时需慎重。⑤硬膜外腔类固醇激素注射疗法,本方法可使神经根炎症消退和消除肿胀,从而可消除或缓解症状。此外,硬膜外腔注射还起着"液体剥离"的作用,使神经根与突出的椎间盘间粘连或硬膜周围的粘连分离。本方法虽对解决临时疼痛的效果较显著,但复发率很高。⑥髓核溶解法,1964 年,Smith 首先报道用木瓜凝乳蛋白酶注入椎间盘内,以溶解病变的髓核组织来治疗腰椎间盘突出症。20 世纪 70 年代本疗法曾风行一时,但在 80 年代却落入低谷。由于其操作较复杂,疗效不如手术,并发症较多,甚至有的患者用药后死亡,目前已很少应用。

(2)手术治疗 腰椎间盘突出症应用非手术治疗大部分患者症状可以减轻或消退,只有 10%～15% 应用非手术疗法无效,症状较重者才考虑手术治疗。在决定手术前,术者和患者均应了解手术仅能消除症状而不能治愈椎间盘病变,即不能终止椎间盘内发生椎间盘突出的病理改变,也不能使腰部完全恢复正常。术后脊柱不宜做反复弯曲、旋转活动,特别应尽量避免在脊柱屈曲位搬运重物。青年士兵术后劳动能力明显下降,应严格掌握手术适应证。

生物力学和临床研究的进展,对腰椎间盘病的认识水平不断提高。腰椎间盘突出合并非椎间盘性的神经根压迫症大量存在,为外科治疗提出了新的问题。手术适应证的选择、影像学判断及手术技术和方法等因素,导致相当多病例手术效果不好或手术失败。因此,正确的诊断和适应证的选择、优良的手术技术和有限的手术创伤、彻底清除神经根致压物等,是提高腰椎间盘突出症外科治疗效果的关键措施。

传统的椎间盘摘除术有"开窗法"、半椎板及全椎板切除等,主要取决于病变情况及施术者的熟练程度。"开窗法"软组织分离较少、骨质切除局限、对患者脊柱稳定性影响较小,大多数椎间盘突出可采用此法。椎间盘突出合并明显退行性变,需较广泛探查或减压者可采用半椎板切除术。同一间隙双侧突出,或中央型突出粘连较紧密不易从一侧摘除,合并脊柱明显退行性变或合并中央型腰椎管狭窄需要双侧探查及减压者,可采用全椎板切除。切除椎板时应注意尽量保留小关节。中央型椎间盘突出如有明显骨刺形成或突出的椎间盘与硬膜前面粘连异常紧密,从侧方摘除困难者,可通过硬脊膜摘除之。极外侧腰椎间盘突出需切除椎间孔后方的上下关节突,或运用后外侧途径始能暴露及摘除突出的椎间盘。如果合并神经根管狭窄或侧隐窝狭窄,需将关节突前内侧部分切除。如果切除了两个以上关节突,特别是年轻患者在同一椎间隙切除了椎间盘及关节突,应同时行融合术。

由于用传统腰椎间盘摘除法治疗腰椎间盘突出症,效果不能令人满意,不少患者仍遗留明显症状,因此不少学者试图寻找比常规椎间盘摘除术效果更好的手术方法,先后发展了化学髓核溶解治疗椎间盘突出症、前路椎间盘摘除术、显微腰椎间盘摘除术和经皮腰椎间盘摘除术。这些手术方法对病员软组织剥离和骨性切除较局限,椎管内干扰较少,患者痛苦较小。然而这些手术均有一定局限性,故应很好掌握其特殊指征,并注意防治其并发症,有些方法尚需长期实践检验,并不断加以完善。

由于椎间孔镜手术是目前国际上针对腰椎间盘突出症创伤最小、恢复最快的微创手术治疗方法,故军事训练所致的腰椎间盘突出症经非手术治疗无效患者大多数采用椎间孔镜技术治疗。椎间孔镜技术是通过特殊设计的椎间孔镜和相应的配套脊柱微创手术器械、成像和图像处理系统等共同组成的一个脊柱微创手术系统。其治疗原理是应用椎间孔镜,通过椎间孔进入安全工作三角区实施手术,可以彻底清除突出或脱垂的髓核和增生的骨质,以解除对神经根的压迫及其所造成疼痛。另外,还可治疗椎管狭窄,并结合射频技术的应用可修补破损的纤维环组织等。

【0 期诊断技术及预防】

1.0 期诊断技术　结合伤史采集,进行平卧位腰椎侧弯加强试验时,出现相应受累神经根支配区肌力减弱,可诊断为 0 期腰椎间盘突出症。

2. 预防　①预防上应强调腰背肌和腿部力量的训练,以身体素质的提高来适应训练作业的要求。②操作程序及动作要领的掌握,如搬抬重物时双下肢均不要过于直立,膝关节应屈曲以防搬抬时导致腰部牵伸性拉伤,甚至造成椎间盘突出。③训练作业前后的准备及放松活动,重点要进行腰部及腿部肌肉的伸展与放松,当训练强度过大时,训练后还可进行相互间按摩。④增强体质,提高腰肌耐力,训练腰部灵活性、平衡性和稳定性。⑤加强卫生人员的卫生监督和医学观察。

【主要研究及进展】

腰椎间盘突出症的手术治疗近些年有较大发展,集中体现在手术微创化及预防术后椎间盘缺如继发的脊柱稳定性改变方面。

1. 显微腰椎间盘摘除术　1975 年,Cas-Par 首先开展此项手术。其优点为切口小,术野清楚,手术时间短,住院日少和术后恢复快。但由于暴露范围局限,易遗漏侧方突出物和侧隐窝狭窄等。本手术方法主要有两种:①显微腰椎间盘次全切除术,在 X 射线透视下,插入导针行椎间隙定位。做 1.5 cm 长的后正中旁切口,在手术显微镜下,行黄韧带侧方开窗,保留内侧的黄韧带,以减少术后瘢痕形成。视需要行椎板切除,必要时行内侧上关节部分切除。牵开神经根,切开后纵韧带,次全切除椎间盘。术中保持软骨板的完整性。探查硬膜外间隙及椎间孔有无游离椎间盘存在。用脂肪移植块覆盖硬膜,按层缝合切口。本手术方法术后效果满意者为 92%,术后感染率 2%。②显微腰椎间盘保守性切除术,手术在显微镜下进行,仅在黄韧带上做一小切口,不需切除任何骨质。为减少术后瘢痕形成和保持神经根足够血供,在椎管内不用电凝止血。钝性分离纤维环,只切除有病变的椎间盘。该术由 Willams 于 1977 年首先报道,认为腰椎间盘具有重要的生物力学功能,且椎间盘只是部分变性,不应将其全部切除。同时,在纤维环上开窗和切除健康的髓核会影响椎间盘术后的代偿功能。因此,不主张在纤维环上行锐性分离和开窗,反对将健康的椎间盘切除。本手术仅适用于单纯性髓核突出者,治愈率为 84% 左右,再手术率为 16%。其中,大多数为合并椎管狭窄或在其他节段出现椎间盘突出者。

2. 经皮椎间盘髓核切除术　经皮椎间盘髓核切除术是近年来开展的一项经后外侧入路的新手术方法。其显著优点为不需切除椎板,不需经椎管旋行髓核摘除,因而可避免硬膜外出血和神经根周围粘连。本手术不破坏脊柱的稳定结构,创伤小。手术时间短和并发症少,伤病员恢复快,住院时间明显缩短。本手术的最佳适应证为单纯性腰椎间盘突出症,不适用于伴有椎间盘嵌顿、钙化、小关节明显退变、骨质增生、椎管狭窄和已做过椎间盘手术者。

1975年,Hijikata首先报道该术,开创了腰椎间盘切除的新途径,通过切除髓核起到减压作用。其优点为在局部麻醉下手术安全性大,因纤维环开窗部位不在椎管内,故手术不涉及椎管。但其所用器械为大于6 mm的活检钳,损伤大,操作复杂,难以推广。

1985年,Abramovitz设计了自动髓核切割器。其目的是切割、抽吸变性及突出的髓核,缓解或解除突出髓核对马尾或神经根的压力。总有效率达到90%左右。

1987年,Choy首先开展经皮激光椎间盘减压术,用激光汽化髓核,使椎间盘内压力下降,达到减压目的。该法具有创伤小、并发症少、有效率高和恢复快等优点。

3. 人工椎间盘的应用　维持椎间隙原来的高度可以减少后遗症。Cloward(1985年)经后路摘除椎间盘后,行椎体间植骨融合,维持椎体间高度。但此手术有一定困难,且有不愈合者。Edelond(1985年)设计的几种人工椎间盘假体都要扩大手术显露或经腹在椎体前面植入,手术复杂难以推广。20世纪90年代,国外研制出经后路双侧植入的腰椎螺纹状通透性融合器,把脊柱移植物的坚韧性和稳固性以及植入骨的融合能力相结合,维持住椎间隙的高度。该器具材料优良并有配套的手术工具,手术相对容易,目前已应用于临床。但该法仍需植骨,手术创伤较大,价格昂贵,国内尚难以普及。现国内亦有类似人工椎间盘,但质量和效果尚有待观察。总之,腰椎间盘突出症是常见病和多发病,病因主要有:椎间盘退行性改变、慢性损伤、遗传因素及妊娠等。临床上还是以非手术治疗为主体。常用的非手术方法有牵引、针灸推拿、中药内服、物理疗法、神经阻滞、腰背肌及脊柱平衡核心肌力锻炼治疗等,都有各自的优势和特点。特别牵引治疗方面,以往在国内普遍使用的是一般的颈、腰椎牵引设备,其强调的治疗理念是解除突出物(椎间盘)对神经根的压迫。此类牵引是简单的牵引—放松—再牵引—再放松的重复过程。目前没有一种疗法可以完全治愈该病而无任何后遗症,综合治疗的方法可以大大提高治愈率,减轻后遗症和复发的可能。当前新近研究及推广应用的非手术脊柱减压系统(non-surgical spinal decompression system,SDS,也称DRX9000系列),已在军事训练所致腰椎间盘突出症的非手术治疗中取得较为满意的疗效。DRX9000系列非手术减压系统是应用综合电脑信息控制系统、高科技宇航技术、人体工程学、高精度传感器、精密机械制造原理而研制的。其牵引力和放松力度的递增和递减均按对数曲线方式进行,其过程中灵敏的传感器可感受到患者局部肌肉的抵抗,可快速调整牵引力,从而达到最大限度地避免椎旁肌肉的对抗,最大限度地使伤者感到舒适,并得以充分放松。其既避免了肌肉拉伤,又能使椎间盘内持续处于高负压状态[最高可达-26.67 kPa(-200 mmHg)],使椎间盘和周围组织自然修复。该系统治疗腰椎间盘突出症具有高效、安全、低风险性等特点。

七、距腓前韧带损伤

【概述】

踝关节扭伤(sprain of ankle joint)后,由于早期未得到重视、误诊或未治疗,从而导致踝关节不稳定,遇到路面稍不平整或小腿肌肉疲劳后,极易发生再损伤,称为习惯性扭伤,俗称"习惯性崴脚"。就大多数踝关节损伤的机制而言,踝关节扭伤时,由于足处于跖屈内翻位置,此时距腓前韧带将首先受损,如果其发生断裂或受损后松弛,早期又未恢复正确的处置,使踝关节出现严重不稳,故极易导致习惯性崴脚的发生(图35-39、图35-40)。

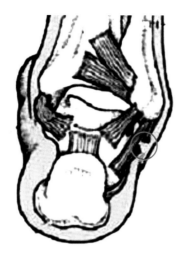
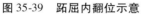

图 35-39　跖屈内翻位示意

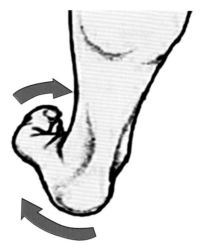

图 35-40　距腓前韧带损伤示意

【伤史采集与特点】

大多伤者有典型的足踝部跖屈内翻暴力扭伤史,而且往往因经排除骨折后,常常易被忽视对症治疗,导致"习惯性崴脚"反复发生。

【专科体检】

足踝部急性扭伤后外踝前下方局部明显瘀血肿痛,活动时疼痛加重。如伤情允许可握住伤足距部向前牵拉的加强试验,检查踝关节是否存在不稳现象。其方法为:检查者一手握住踝关节近侧向后推,另一手将足前部用力向前牵拉,如果出现疼痛加剧或足前部向前移位体征,则可诊断为距腓前韧带损伤。

【辅助检查】

一般 X 射线检查可排除骨折可能性。踝关节穿刺造影可发现造影剂自踝关节进入断裂的韧带损伤处。磁共振成像(MRI)检查具有良好的软组织分辨力,能够确定踝部软组织内损伤血肿的范围,辨明距腓前韧带损伤韧带的撕裂、断裂、损伤等。

【诊断】

距腓前韧带损伤主要靠病史及体格检查,必要时结合 MRI 等辅助检查。

【现场处置与治疗】

1.现场处置　踝关节急性扭伤后,应及时采用冷敷或冷水冲洗降温、加压包扎,患肢制动和抬高等方法进行紧急处置。

2.治疗　一般虽经 X 射线检查排除骨折者,也应予以石膏或支具固定 3 周左右,急性期给予消肿止血等治疗。如距腓前侧韧带已发生断裂,应进行手术修复。

【0 期诊断技术及预防】

1.0 期诊断技术　结合伤史采集,可进行上述握住伤足距部向前牵拉的加强试验,如果出现外踝前下方疼痛者,则可诊断为 0 期距腓前韧带损伤。

2.预防　加强小腿外侧肌群的力量训练,以增强足踝部抗内翻损伤的能力,以预防踝关节内翻扭伤或习惯性崴脚的发生。改善训练场地条件,避免因场地凹凸不平所造成的扭伤及摔伤。穿着合适、舒适的作训鞋。

【主要研究及进展】

对于断裂的距腓前韧带多采取重建手术治疗。常用的重建术又分为非加强与加强性重建手术方法。非加强性重建手术方法包括将已伸长之韧带紧缩后通过骨孔固定、用腓骨远端骨膜瓣缝合于韧带表面等方法。其优点是恢复正常解剖关系并保留距下关节的活动,也避免选用腓骨肌腱而影响外翻肌力的减弱;其缺点是薄弱的局部软组织重建难以达到稳定。因此该法不适用于过分松弛的关节,病史超过10年或更长时间及既往曾进行过韧带修复手术的病例亦不适合采用该法。故须采用加强性重建的方法进行手术修复,该法采取肌腱移位手术进行重建,其疗效主要取决于所选择的移位肌腱以及移位肌腱放置的位置是否恰当与准确。一般多选用腓骨短肌肌腱、蹈肌腱移位的方法进行重建。

(黄昌林 郭延岭)

第三节 器官创伤

为了便于军事训练创伤的统计分析和部队的实际应用,按照军用标准(WSB 38-2001)《军事训练伤诊断标准及防治原则》的编制规定将军事训练创伤分成三大类,直接由军事训练所导致的器官创伤主要包括头、胸、腹部及眼、耳、鼻、口腔等部位的器官及其组织的相关功能障碍或病理改变。

器官创伤在军事训练中较为少见,一般年发生率占军事训练创伤的 7.5%～11.1%,并多以器官及其相关组织的一过性功能障碍为主,大多通过暂停训练或对症处治即可获得症状减轻、好转或消退。伤情、伤势严重的器官创伤则多为军事训练中意外伤害所致,特别易发生于当年入伍的新兵,一般多以头、胸、腹部的急性严重创伤为主,其相关伤情、伤势、伤类的特点已在本章第五节进行了全面的论述,故本节不再赘述。本节将重点针对军事训练所致常见的、具有典型军事训练医学流行病学特点的、常见的器官及其相关组织的一过性功能障碍为主的创伤进行全面论述。

一、训练性血尿

【概述】

训练性血尿是指与军事训练有直接因果关系的血尿,多发生于新兵入伍训练及部队进行长途拉练、"五千米武装越野"等训练及考核阶段。由于训练性血尿还常发生于长途行军或奔袭训练后,故又亦称之为"行军性血尿"。

【伤史采集与特点】

训练性血尿多发生于长途武装奔袭和强度较大的体能训练等军事训练后,具体致伤(病)因素可分为创伤性和非创伤性。

1.**创伤性因素** 创伤可引起肾和膀胱出血,在跑跳时由于踏跳力量较大,使肾上下过度移动,同时腰部猛烈屈曲和伸展,使肾受挤压,肾血管被牵扯或扭曲,因而引起肾损伤出血。创伤也是引起膀胱出血的主要原因。

2.**非创伤性因素** 早在1907年就有人观察到这一现象,在长途急行军等剧烈运动时,人体代谢加快,与运动有关的组织器官血流量增加。为了满足运动肌肉的能量需要,通过人体内部的调节,心血管及内分泌系统将发生一系列适应性改变。肾表现为3个方面的改变:①剧烈运动后肾上腺素释放增多,血管床收缩,肾血流量下降,肌酐清除率下降,尿量也减少。肾单位受到低氧损害,导致肾小球毛细血管通透性增加,因而增加红细胞及蛋白排泄。②剧烈运动可引起高热、脱水、代谢性酸中毒、低血压甚至休克等,更加促使肾血流量减少。③肾出球小动脉收缩,肾小球毛细血管内血液滞留,增加滤过压,使红细胞滤过增加。

【专科体检】

首先应进行下腹和下腰部常规外科体检,特别检查有无肾区的叩击痛和膀胱区的按压痛(图35-41、图35-42),以排除相关损伤或疾病。

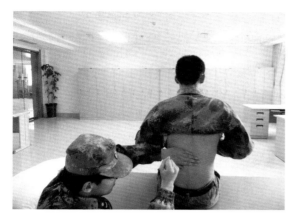

图 35-41　肾区的叩击痛检查

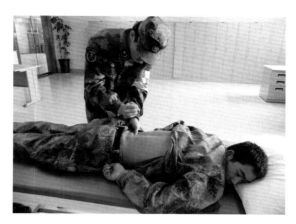

图 35-42　膀胱区的按压痛检查

【辅助检查】

取尿液行尿常规检查,抽血查肾功能及血生化,泌尿系统 X 射线检查。一般尿常规检查可见大量变形红细胞或蛋白管型,血生化、肾功能及 X 射线检查均正常。必要时可行静脉肾盂造影或 CT 检查以排除肾损伤,并注意将来自肾和膀胱的血尿进行鉴别。

【诊断】

训练性血尿具有以下临床特点:①训练后突然出现血尿,其血尿程度与运动量呈一致关系;②血尿不伴其他症状和体征;③血生化、肾功能及 X 射线检查均正常;④血尿一般在运动后 24 ~ 72 h 内即消失;⑤为自限的良性过程,预后良好。根据以上临床特点可明确诊断为训练性血尿。

由于训练性血尿又由不同的原因所致,可根据其各自独特的表现,进行诊断,但要与血红蛋白尿区分开。

1. 跑步性血红蛋白尿　本病症往往在硬地上奔跑 1 ~ 3 h 后发生,主要病因为红细胞流经足底部时受到机械性创伤。另一解释为在运动时脾产生溶血因子,发生溶血后,血红蛋白与红细胞分离而与血红蛋白结合素结合,当结合满载时,游离的血红蛋白就自尿内排出。

2. 肌球蛋白尿　在用力使劲 24 ~ 48 h 后出现。这是由于肌纤维断裂引起血浆内肌球蛋白增加,此蛋白分子量低,容易经肾小球滤过而经尿内排出。

出现以上两种情况时,患者尿不出现鲜红色,而是酱油色、红葡萄酒色或褐色,显微镜检查尿中无红细胞可与血尿鉴别。另外还有几种其他原因引起的血尿,需加以鉴别。①肾下垂,患者可因肾静脉回流障碍而致肾瘀血,毛细血管通透性改变,因而滤出红细胞,出现镜下血尿,重者可出现肉眼血尿。肾活动度大,也易造成输尿管一定程度的梗阻,致肾盂内压增高,形成肾盂静脉通路,因而出现血尿。肾下垂患者的特点是体型瘦长,有时腰腹部可触及活动性包块,B 型超声波及 X 射线检查可以明确诊断。②肾结石,多为活动后疼痛,向会阴部、大腿内侧放射,而后出现血尿。③肾结核,常有结核病史,且出现夜间盗汗、午后发热、消瘦无力等结核中毒症状。④肾或膀胱肿瘤,有无痛性间断性血尿的特点,严重者可触及包块。⑤肾炎多出现水肿、高血压和尿的变化,包括全程血尿、蛋白尿、管型尿以及少尿。

【现场处置与治疗】

1. 现场处置　剧烈运动后,战士主诉尿液呈淡红色,应立即停止训练,原地休息。

2. 治疗　训练性血尿是人体对超负荷运动代偿不良的一种表现,只要通过适当调整,无任何后遗症。此种血尿无须特殊治疗,通常休息 3 ~ 7 d 后肉眼血尿很快转为镜下血尿乃至恢复正常。但需强调的是,对运动性血尿应准确诊断,正确对待,以消除患者恐惧心理,卸下思想包袱,并可防止其继发性改变,提高部队训练热情。

【0 期诊断技术及预防】

1.0 期诊断技术 首先结合伤史,并进行下腹和下腰部的常规专科体检,特别观测有无膀胱区的按压痛和肾区的叩击痛,以排除相关损伤或疾病。通过主诉及观察尿液颜色,即可确定为 0 期训练性血尿(如尿液呈淡红色者可诊断为 0 期血尿)。

2.预防 训练性血尿的预防比治疗更为重要,提倡军事训练前应喝足水,训练中适量补水,训练结束后少量补水的饮补水方式是预防训练性血尿的有效措施,加强军事训练的医务监督工作,科学安排训练课目,不断提高参训战士的身体素质,增强适应性、代偿能力。尽量避免不科学军事训练给官兵带来的不良影响,特别是在突击训练和强化训练时,更要讲究科学训练。

【主要研究及进展】

在运动性血尿的病因和病理生理学研究方面,除了创伤性因素(即运动中肾和膀胱的直接损伤)之外,目前研究最多的是非创伤性因素,即肾的缺血再灌注损伤。1979 年,Fridovich 提出了再灌注损伤与氧自由基有关的假说,近年来越来越多的事实直接或间接地证明了这一假说。国内外学者根据这一假说,对缺血再灌注损伤的防治也进行了大量的实验研究,取得了一些有意义的结果。

氧分子是生物体内自由基的主要来源。习惯上把 H_2O_2、$O_2 \cdot$ 和 $\cdot OH$ 等统称为氧自由基(oxygen-derired free radicals,OFR)。正常情况下,体内氧自由基的产生和清除处于动态平衡。创伤后缺血再灌注过程中可以通过多种途径产生大量的活性氧自由基,并且由于内源性的氧自由基清除能力下降,导致氧自由基的产生与清除失去平衡,造成大量的自由基在组织内蓄积,并对组织细胞的生物膜及膜蛋白、核酸等物质进行攻击,启动一系列氧自由基的连锁性反应,使红细胞的功能及结构造成损伤。剧烈运动时,机体发生一系列适应性改变,血液重新分布,肾动脉收缩,肾处于缺血缺氧状态,停止运动后,肾动脉扩张,肾血流再灌注,氧自由基对肾造成损伤。肾内氧自由基产生的基础是:①肾内存在着黄嘌呤氧化酶,它能催化次黄嘌呤与氧反应,生成超氧阴离子自由基;②线粒体功能障碍导致其细胞色素氧化酶系统失调,电子不能循呼吸链途经正常的传递,氧单价还原生成 O_2,肾线粒体结构和功能受损,构成了产生氧自由基的基础,大量氧自由基的存在,使膜脂质氧化速率加快,后者明显介入了肾组织损伤过程;③氧自由基引起肾小球滤过膜损伤,使其结构改变,通透性增加;④脂质过氧化影响肾小管重吸收功能。

Sayer 利用扫描电镜观察尿内红细胞的形态,利用 Coulter 计数器描记"红细胞分布曲线"。结果发现来自肾小球或(和)肾曲小管的红细胞受损伤而变形,形状不规则,细胞膜破裂,胞质泡外突及有致密的膜沉积物,称其为变形性血尿。非肾小球性血尿,可见到完整的红细胞,大小和形状一致,称为同形性血尿。同形性血尿红细胞分布曲线呈高峰状,而变形性血尿因红细胞容积不同,红细胞分布曲线宽而不平。运动性血尿可为肾小球性,也可为非肾小球性,或两者并存。因此,尿中红细胞形态学观察可为某一种表现,也可为混合型。

实地调查发现,部队进行强化训练时,患者不仅出现训练性血尿、血红蛋白尿,也可伴有蛋白尿、管型尿,故有训练性"肾炎"之称。对这一现象的解释,主要是训练性肾缺血再灌注的理论。其他的解释还有:①训练性肾和膀胱的直接创伤学说;②血液流变学改变学说;③机械溶血学说等。

肾缺血再灌注组织损伤因素很多,但氧自由基及其引发脂类过氧化作用是组织损伤的主要原因。据此,实验室和临床为防治氧自由基对肾组织的损伤,采取如下措施,取得了初步的令人满意的结果:①氧自由基清除剂能够有效地限制缺血再灌注的损伤,如超氧化物歧化酶(superoxide dismutase,SOD)、过氧化氢酶(catalase,CAT)、谷胱甘肽过氧化物酶、谷胱甘肽、维生素 E 和维生素 C 等;②黄嘌呤氧化酶的抑制剂,别嘌呤醇能抑制黄嘌呤氧化酶产生氧自由基的作用;③螯合铁的药物,如去铁胺(去铁敏),使缺血再灌注过程中不产生次级羟自由基;④增加缺氧情况下能源的提供;⑤各种抗氧化剂正是目前研究的热点,我们曾用大剂量维生素 C 和山莨菪碱来治疗创伤性血尿,以保护细胞内生物膜免受氧自由基损伤,取得了一定效果。以上方法也适用于训练性血尿。

二、训练性腹痛

【概述】

训练性腹痛(training abdominal pain)一般多为上腹部剑突下的疼痛,也可出现左右上腹痛或下腹、全腹等部位,并多在训练过程中发生,也亦可出现于训练后。早自 20 世纪 50 年代初,训练性腹痛就已引起各国运动医学工作者的注意并在多方面进行探讨,主要认为是由于腹腔内脏器官血液循环障碍所致。近年来随着现代运动医学的发展,运动医学工作者在胃肠排空改变、内脏器官血流改变及自主神经功能改变等方面进行了深入研究。

训练性腹痛累及的内脏器官主要是消化系统及腹腔内脏器官,有时也可累及腹腔外器官如心脏、生殖系统器官等而导致腹痛。军事训练尤其剧烈高强度的训练常可引起内脏器官疼痛。裸露的神经末梢是感受刺激的接收装置,来自皮肤、内脏器官、包膜和腹膜壁层的刺激通过脑脊髓神经通路传送到背部神经节(所有的感觉细胞胞体所在地),这些神经分布于背角区的灰质内,冲动从这部位传到第 2 级神经元,再通过后面的脊髓丘脑通路或具有神经网作用的短纤维链而上升,通过丘脑背核的连接作用,将冲动由第 3 级神经元传至大脑皮质,疼痛刺激由此产生。腹部感觉由 $T_{5\sim6}\sim L_{1\sim2}$ 脊髓的节段支配,凡此处髓节接受刺激,就可以引起腹痛。新近的研究亦证实:当外周伤害性信息传入时,神经胶质细胞会释放以肿瘤坏死因子-α(tumor necrosis factor,TNF)为代表的一些炎症因子,并在训练性腹痛的发生、发展过程中起到重要的作用。

每一个腹腔器官的原发和继发疼痛部位、性质均具有一定特点和规律,依其发生机制可分为 3 类:①内脏器官的原发性疼痛,即起源于器官本身的疼痛,其疼痛的发生机制是训练所致空腔内脏器官的扩张或空腔内脏器官肌肉系统的收缩,以及器官壁内张力增加或器官壁的牵拉等因素所造成。其腹痛特点是定位不明确的弥漫性、钝性疼痛,并在训练的早期即可出现,多发生于 5 km 跑的前半段训练过程中。②继发性疼痛,即起源于受运动刺激的有关肌肉、韧带、骨、神经和血管的疼痛,其疼痛的发生机制是前后壁层腹膜及腹膜外邻近组织,如腹壁的皮肤、肌肉的神经纤维延伸至系膜根部和膈肌,而传入神经受到最初的局部病变(或损伤)对周围躯体结构的刺激,引起的疼痛多分布在相应的脊髓神经所支配的皮肤区域。其腹痛特点是具有确切的定位特征,并可确定最先开始受累的器官,比内脏器官疼痛更剧烈、更局限,常发生在长距离武装奔袭训练的后半段训练过程中。③感应性疼痛,亦可称反射性疼痛、牵涉性疼痛等,是指在距离所累及内脏器官的远处部位感到疼痛,而且大多与训练时间无关,其疼痛的发生机制是疼痛刺激了相当于所累及内脏器官脊神经根所支配的皮肤。其腹痛特点是疼痛发生在远离受累的器官,其痛觉较尖锐,定位较明确,并有皮肤感觉过敏区及腹壁轻度紧张,但无腹肌紧张等症状,常有主诉疼痛较重,而体检症状较轻的特点。

【伤史采集与特点】

其一,剧烈军事训练前未做必要的准备活动或不注意训练前的热身运动,此是引起运动性腹痛的最常见原因。因为没有良好的准备就突然进行剧烈或超负荷的军事训练,内脏器官一时适应不了超常幅度的扩张、收缩或牵拉,造成其功能障碍,从而引起腹痛。

其二,超长时间或高强度的军事训练可引起肌肉和内脏器官血流的重新分配,即骨骼肌内的血管扩张以增加血流,胃肠道内的血管则发生收缩。其结果为内脏器官和胃部血流减少,易导致训练性腹痛发生。研究也证实,接受过训练者的内脏器官血流要优于未接受过训练者,如某全训团在 50 km 负重奔袭演习考核中,有近 16% 的参训官兵在训练中或训练后发生过短暂腹部痉挛样疼痛,其中 95% 以上发生于当年入伍的新兵。

其三,饭后立即进行高强度训练或训练中喝含糖量高的饮料均可导致腹痛发生。胃排空的内在调节与食物微粒大小、食物数量、温度等有关。与肠道调节有关的因素为十二指肠内存在的渗透压、酸度、脂肪酸、甘油酯、氨基酸和糖的感受器。这些感受器受刺激后,将延迟胃排空。饭后以及训练中喝高糖饮料,将抑制胃排空,使食物水分存积在胃腔内,造成胃膨胀,出现反胃、胃肠反流、腹痛等症状。

其四,进行跳跃动作训练时,因内脏器官与周围组织摩擦、振动、牵引肠系膜也可发生训练性腹痛,但通过适应性训练后可大大降低此类腹痛的发生。

【专科体检】

军事训练中所出现的腹痛部位对诊断很有价值。一般说来,膈肌边缘、胆囊、肝包膜、胃、十二指肠及胰腺等均通过腹腔神经丛及内脏神经到胸髓第 5～9 节,表现为上腹痛。小肠、右半结肠及阑尾等经肠系膜神经丛及内脏小神经到胸髓第 10～11 节,表现为脐周痛。左半结肠、输尿管、膀胱底部及体部和子宫底部,经腹下神经丛或肾丛和内脏最小神经至胸髓第 12 节～腰髓第 1 节,表现为下腹痛。睾丸在胚胎期位于腹膜后,因此有很多睾丸受累的患者主诉腹股沟或腹部疼痛。

根据上述训练性腹痛的特点、部位可较准确确定训练性腹痛并不是器官的器质性疾病,而是由于剧烈运动导致的一种机体器官适应性不良反应。但如参训人员训练后不但出现腹痛,而且腹痛进行性加重并伴有恶心、呕吐、发热、大汗淋淋、生命体征不稳定等情况,特别是伴有腹膜刺激征及病情进行性恶化,则应引起足够重视,应考虑有无肠梗阻、肠扭转、阑尾炎、内脏器官破裂等急腹症发生的可能性。因此一旦发生训练性腹痛均应反复注意观察伤者的一般情况,重复腹部检查及相关的辅助检查,以免延误治疗时机。当主要症状为运动中和(或)运动后腹痛时,并可排除腹内疾病(肝炎、胆管病等)、腹外疾病(肺炎、胸膜炎、肾结石、腹肌损伤等)引起的腹痛以及一些较少见的其他疾病,如游走肾所致腹痛者,则可诊断为运动性腹痛。

【辅助检查】

通过特殊检查方法排除急腹症以及一些器质性病变,以确诊不易确定的训练性腹痛伤者。

1.化验检查　对训练性腹痛伤者,除了做血、尿、粪三大常规检查外,粪便隐血、尿三胆检查必要时也亦可作为常规检查。此外肝功能、肾功能检查等对腹痛原因的诊断也有一定意义。值得注意的是,训练性腹痛也可有早期化验异常,经休息后重复检验即可正常的现象。

2.X 射线检查　对于训练性腹痛伤者,有针对性的 X 射线检查也是十分必要的。伤者取直立位检查腹部有无气液面和膈下游离气体,以排除是否继发了肠梗阻和胃肠穿孔。另外,X 射线检查对排除腹腔内脏器官是否患有结石、肿瘤、结核等疾病也具有很重要的诊断意义。

3.腹腔镜检查　根据训练性腹痛伤者的症状和病情的进展情况,绝大多数不需要进行此类检查。但对于难以明确诊断的腹痛伤员,可以选择性地应用腹腔镜检查技术,主要用于排除腹部器官及组织的其他原发疾病。

4.B 型超声多普勒诊断仪检查　该设备可以进行腹腔器官及组织的检查及诊断,以排除腹腔内其他原发疾病。

5.CT 及磁共振成像(MRI)检查　主要用于排除实质性内脏器官如肝、胰、脾、肾等病变,对胆囊及肾上腺病变也有较高实用价值。但对胃肠道病变,特别是小的肿瘤、溃疡等病变无任何意义,这些空腔内脏器官病变仍以胃肠道造影和腹腔镜检查最可靠。

6.腹腔穿刺　当疑有腹膜炎及腹腔内出血时,可考虑进行诊断性腹腔穿刺。穿刺抽取液应注意是否为血性、胆汁、米汤样液体、脓汁等,如出现上述情况则并非单纯训练性腹痛。还可对穿刺液直接涂片检查血细胞和细菌种类,同时也可以做细菌培养,或测定淀粉酶、胆红素等以协助诊断。

【诊断】

当主要症状为训练中和(或)训练后腹痛时,并排除腹腔内疾病(肝炎、胆管疾病等)、腹外疾病(肺炎、胸膜炎、肾结石、腹肌损伤等)引起的腹痛。另外一些较少见的其他疾病,如游走肾所致腹痛者,均可诊断为训练性腹痛。

【现场处置与治疗】

1.现场处置　当伤者主诉腹部疼痛,应立即停止训练,并通过伤史采集和专科体检排除腹内疾病(肝炎、胆管疾病等)、腹外疾病(肺炎、胸膜炎、肾结石、腹肌损伤等)等引起腹痛的因素。

2.治疗

（1）对症治疗 当训练中出现腹痛可采用适当减慢速度、按压腹部、调整呼吸等措施,必要时可服用阿托品等解痉药物。

（2）观察治疗 对一时找不到原因的训练性腹痛者,可采取暂时停止训练或减少训练,以观察病情变化。对进行性加重的训练性腹痛,特别是伴有腹膜刺激的伤者,应持慎重态度,要强调以下几个方面的观察与治疗:①注重伤后血压、心率、心律、呼吸、体温等基本生命体征的观测;②观察腹膜体征的发展与变化;③谨慎使用止痛药物,对诊断不明确的腹痛,为避免掩盖主要体征,应注意止痛药物的应用剂量;④重复有关必要的化验等辅助检查;⑤恢复训练要因人、因伤情而区别对待。

【0 期诊断技术及预防】

1. 0 期诊断技术 主要通过结合伤史采集及体征表现进行训练性腹痛 0 期诊断。如训练中出现突发腹部疼痛,但体检腹软,特别其具体压痛点不明确者均可确定诊断为 0 期训练性腹痛。

2. 预防 ①必须强调运动训练前进行充分的准备活动,使内脏器官功能状态能适应剧烈运动训练的需要;②合理安排训练内容、训练强度、训练时间。遵守循序渐进、个别对待原则;③注意安排好训练期间的饮食,避免饭后训练、运动中暴饮等情况,确保食物易消化吸收又富有营养;④及时治疗引起腹痛的各种原发疾病,尤其对患有腹内或腹外疾病的参训人员应及时进行必要的治疗,这样可有效地避免在运动时出现腹痛症状。

【主要研究及进展】

目前针对训练性腹痛的研究主要体现在现代流行病学研究的基础上,重点针对军事训练所致腹痛的因果关系以及训练方式、训练强度等对腹痛的影响进行了深入研究。另外在基础理论方面则重视胃肠排空、内脏器官血流对训练性腹痛的相关性研究。而且调查与研究也证实:超过50%以上的训练性腹痛与训练前的饮食情况密切相关,如饭后过早训练、空腹训练、饮食调配不当、训练前饮食过饱、训练中大量饮水等。这些都是我们在训练性腹痛防治工作中值得重视的问题。

三、过度训练综合征

【概述】

过度训练综合征又称过度疲劳或运动过度综合征(hyperkinetic syndrome),是一种特殊的病理现象。它是指受训者在训练期间接受超负荷训练而引起神经精神及整个机体功能状态发生改变的一组症候群。此时参训者的大脑皮质神经动力过程破坏,同时伴有神经体液调节机制的紊乱,导致神经精神和整个身体功能状态发生改变,出现神经系统兴奋性过度增高或降低,并表现出训练能力与成绩大幅度下降等特点。

【伤史采集与特点】

过度训练是连续的身体疲劳得不到恢复的结果,是逐渐发生的。过度疲劳是过度训练的前提,在过度疲劳的基础上出现机体的形态和功能的明显变化,才会发展为过度训练综合征。过度训练综合征多发生于新兵入伍训练阶段,大多由于训练方法及训练制度不完善、个体体质差、耐受力低及心理素质不稳定等因素引起。比如在军事训练中未能严格执行和认真落实我军关于军事训练健康保护规定,特别未能遵守循环训练与计划训练的原则,并过多地在军事训练中采用了加大训练量、训练期间睡眠不足、患病时或伤愈后恢复期中过早地参加了剧烈的训练等不科学的训练方式和方法。

过度训练综合征的症状是多种多样的,随着发展的程度不同,其症状表现亦有差异。早期过度训练时受训者常表现出不愿意参加训练、睡眠不好、食欲减退、头昏、全身乏力、困倦或易激动,训练成绩下降。晚期除上述症状外还有失眠、多汗、体重减轻、水肿、心悸、气促、心前区不适感。安静时心跳加速或减慢,出现心脏传导阻滞,期前收缩或阵发性心动过速,血压升高,有时也会异常降低,心肌劳损,出现收缩期杂音或原有杂音加强,心脏扩大尤其右心扩大,心肌紧张度降低。运动后右季肋部疼痛、肝大等。在轻微活动后脉搏显著加快,收缩压过度增高或不增,舒张压上升,脉压减小,出现梯形上升现象,恢复时间延长,肺活量减少,最大通气量下降。消化系统功能紊乱,出现腹痛、腹泻、腹胀、便秘等,尿中可出现蛋白、红细胞和管型。在皮肤方面可有神经性皮炎和荨麻疹等表现。女性受训者可出现月经失调等。

综上所述,过度训练综合征的诊断首先应仔细询问病史,重视全面的伤史采集,并详尽了解其致伤特点,掌握既往有无患病史、其他慢性疾病史及近期训练方式、训练量安排、训练前后自我感觉、身体反应以及目前有何感觉异常表现等情况。

【专科体检】

过度训练综合征的专科体检依靠综合的检查方法。其体格检查应尽可能详细和全面。

【辅助检查】

过度训练综合征的辅助检查,可以包括目前临床上几乎所有的辅助检查,如血、尿、粪三大常规、肝功、肾功、生化、血糖检测、胸部 X 射线透视、心电图及运动实验、肺功能、脑电图、脑血流图、B 型超声多普勒诊断仪等检查,必要时还可行 CT 及磁共振成像(MRI)检查。因为其必须排除其他原因或疾病引起的疲劳和工作能力下降,如神经衰弱、结核、淋巴腺炎、肝炎、胃十二指肠溃疡、高血压病、甲状腺功能亢进、贫血、血液病、肾炎、肾盂肾炎及器质性心脏病等疾病。

【诊断】

结合伤史采集,凡受训者早期主诉不愿意参加训练、睡眠不好、食欲减退、头昏、全身乏力、困倦或易激动,训练成绩下降。除上述症状外晚期主诉失眠、多汗、体重减轻、水肿、心悸、气促、心前区不适感。消化系统功能紊乱,出现腹痛、腹泻、腹胀、便秘等,在皮肤方面可有神经性皮炎和荨麻疹等表现。血液检查可有血红蛋白降低、白细胞总数增高、淋巴细胞减少。女性受训者可出现月经失调等,并经专科体检和相关的辅助检查亦排除器质性疾病均可明确诊断为过度训练综合征。

【现场处置与治疗】

1.现场处置 一般在训练现场发现 0 期或早期过度训练综合征者,如果症状及伤情较轻多采取降低训练强度,即刻改变训练内容及延长训练间隔中休息时间;症状较重者应立即中止训练,给予相应药物及心理治疗。

2.治疗

(1)早期过度训练综合征 其处理比较容易,将运动量减少一半并改变训练内容,积极休息。对兴奋性降低者应延长其生理睡眠时间,对于兴奋性过高者可给予镇静剂,如苯巴比妥 30～60 mg,地西泮(安定)5 mg,口服或 10% 水合氯醛 10 ml,每日 3 次。2～3 周后可逐渐增加运动量,并逐步恢复正常训练。

(2)晚期过度训练综合征 应立即中止训练活动,并予以留队或住院治疗,给予口服溴化钾 1.0 g,每日 3 次;维生素 C 0.2 g,每日 3 次;维生素 B$_1$ 20 mg,每日 3 次;维生素 E 0.1 g,每日 3 次;肌内注射维生素 B$_{12}$ 100 μg;也可予以适量葡萄糖及氯化钙注射液静脉滴注。另外可每日口服去甲睾酮 15～30 mg,或卵磷脂,可连续服用 2 周,同时进行心理放松,自我暗示放松、催眠放松、生物反馈、气功调治等治疗。当食欲、睡眠自我感觉转好,体重正常后开始小运动量活动,3～4 周后恢复一半训练量,以后逐步恢复至正常训练。

【0 期诊断技术及预防】

1.0 期诊断技术 参训者如主诉不愿参加训练、浑身疲乏,特别是训练成绩较前明显下降。严重者出现失眠、腹泻、呕吐等症状。通过伤史采集,结合专科体检和相关的辅助检查排除器质性疾病即可诊断为 0 期过度训练综合征。

2.预防 过度训练综合征的预防在于严格执行我军颁布的《军事训练健康保护规定》命令,坚持科学训练的基本原则,强调运用循环训练法,严格遵守军事训练期间的生活管理制度,全面注意个人卫生,特别重要的是要保证军事训练期间充分的睡眠,同时加强军事训练健康保护的医学知识教育和医务监督工作。

【主要研究及进展】

目前,对于过度训练综合征的发生机制尚不十分明确,主要包括以下 3 个方面的研究:①神经内分泌系统紊乱,近十几年来经过大量实验研究证实,神经内分泌系统兴奋和抑制之间的不平衡是造成过度训练综合征的重要机制。Barron 等(1985 年)证明过度训练时常伴随下丘脑功能紊乱,下丘脑是内分泌系统、自主神经系统和行为的调节中枢,机体在受到刺激后将激活上述系统,再通过各种内分泌激素如肾上腺素、皮质醇、内啡肽、神经肽、谷氨酰胺、内皮素、血管紧张素、性激素(睾酮、黄体激素)等来进行调节。当调节系统出现紊乱时,导致机体出现一系列的症状、体征。②机体应激性改变,机体在接受长时间大运动量的训练后将出现一系列的调整,很多资料表明运动员红细胞定量较一般人有明显增加。Astrand 等报道,耐力训练可使血容量增加 8%,其中血浆容量增加相对较多,红细胞容量增加相对较少。Sanny 等认为运动训练使人体血容量相对增多的机制是因为血浆蛋白总量增多,尤其是白蛋白总量增多,使血浆胶体渗透压升高,促使更多的水分潴留在血液循环之中。运动训练还可由于血液中红细胞增多而导致血液黏稠度增加。运动中血容量、红细胞数和血细胞比容的变化与个体素质有差异。体质较好并接受良好、正规训练的受训者长时间运动时,血浆容量及红细胞改变小,其机制可能为运动时淋巴回流加速,体液代偿机制强。而体质差、未接受过正规训练的人在剧烈运动后由于血黏度增加,血容量急骤增加致使循环阻力增加和心脏负担加重而限制或降低了运动能力,并出现一系列临床表现。③氧债学说,氧债学说是 Hill、Mreyerhof 和 Margaria 等在 20 世纪二三十年代建立并完善起来的。早在 1907 年,Flet、Cher 和 Topkin 的实验表明,当把离体蛙的缝匠肌置于不含氧的氮气中并对其施加电刺激,该肌肉仍能实现收缩,同时伴以乳酸和热的生成,但不久该肌即丧失受电刺激引起肌肉收缩的能力;为了恢复肌肉的收缩能力,必须清除肌肉中的乳酸,而清除乳酸必须有氧的存在才能实现,Hill 和 Meyerhof 则对此做了进一步的研究,研究表明肌肉收缩时肌糖原含量逐渐减少,而肌肉中的乳酸逐渐增多,肌肉舒张时则相反。氧债学说的基础是认为人体运动时肌肉发生的生物化学和能量转换过程与离体蛙肌是一致的。即人体剧烈肌肉活动时,由于氧运输系统的惰性,机体的运氧和供氧水平赶不上运动肌肉的氧需要量,或由于运动肌肉的氧需要量超越了氧运输系统的能力,因而在这种情况下的运动是在氧供应不能满足肌肉需氧量的条件下进行的,即运动过程中出现氧亏。氧亏时无氧代谢增加而产生过量乳酸等使肌肉疲劳,同时由于无氧代谢而导致骨骼肌及心肌脂质过氧化反应加强而产生较多的自由基,自由基可引起肌纤维膜及线粒体膜等生物膜完整性丧失和损伤,从而引发一系列的细胞代谢功能紊乱,细胞广泛性损害及其他病理变化而使机体代谢紊乱,并发生工作能力下降。

四、训练性中暑

【概述】

训练性中暑(training heatstroke)多发生于夏季炎热、潮湿、无风、暴晒的训练环境,特别在此环境条件下进行高强度的军事训练或参训者的热习服能力差则更易发生,属于部队夏季军事训练中一种常见的器官损伤。训练性中暑是指在高温、高湿环境条件下军事训练所致的一组急性发热性疾病的总称,并常以体温调节失衡、水盐代谢紊乱以及心血管和中枢神经系统功能障碍,甚至导致横纹肌溶解以及肝肾功能障碍为临床表现特点的急性疾病。外军统计资料,军事训练所致重症中暑的病死率为 17%~70%,我军统计资料为 5.6%~33.3%。训练性中暑的发生,将对部队战斗力的形成和提升产生很大的不良影响。

中暑的发生是一个相当复杂的病理生理过程,至今尚未完全搞清楚。目前研究认为,中暑是由于身体内部和外部热负荷超过了身体的散热能力,引起机体体温升高、过热所致。人体出汗有一定的潜力,其散热作用取决于环境蒸发汗液的能力,如果机体的热负荷超过了空气的冷却能力,无论产生多少汗液都不能将热量排出,而且过多地出汗,可很快地引起汗腺疲劳甚至衰竭,其结果必然是体温升高。而体温一旦升高,就发生恶性循环,导致体温不可控制地急剧升高。如果体温达到一定程度并持续一定时间,中枢神经系统的损害即变为不可逆,同时还可伴有心、肝、肾、肺等的损伤和凝血功能障碍,心血管系统的代偿功能转向失调时,心排血量可急骤下降,发展为循环衰竭。另外,动物试验证明,机体缺K^+时不仅可降低其在热环境中的活动效率,而且对体温升高的易感性明显增高。体温过高时,体内有毒代谢产物形成。从胃肠道吸收的内毒素、内生致热原的释放和组织缺氧等,对中暑的发生发展都起一定的作用。

当参训者在强烈的日光下暴晒和热辐射作用较长的时间,当无头部防护时,可引起颅骨壁的温度升高。部分红外线和可见光线还可穿过颅壁,使颅脑的温度急剧升高,脑膜充血,从而导致脑组织损伤等一系列的病变。

在热环境条件下进行训练,可引起外周血管床扩张,但内脏器官血管并不收缩;大量出汗失水和(或)失盐,造成血液浓缩,黏稠度增加;另外,肌糖原代谢产物增加,导致肌细胞内形成高渗,使水分进入细胞内。这些因素,可致有效循环血量减少,心血管系统负担加重,散热效率降低,以致出现脑部暂时性的供血不足或心血管功能不全。体质较差的人或未经耐热训练者,容易发生中暑。人在热环境里经常发生过度换气,使中心体温升高,这种体温升高,与呼吸频率增加额外能量消耗无关,而与过度换气并发血液CO_2浓度降低和pH值升高,导致皮肤血液量减少和出汗量暂时下降有关。此种情况下,机体不缺水盐,而是存在明显的呼吸性碱中毒,所以热应激引起的严重换气过度,可能也是造成中暑的另一重要原因。

身体健壮,并经过耐热锻炼成为热习服者,排出汗液的浓度随习服程度而降低,但大量出汗时汗腺对钠重吸收减少,汗液含盐浓度明显增高,同时非热习服者出汗量大,故失盐过多。盐的过量损失使细胞外液渗透压降低,细胞发生水肿,引起中枢神经系统的冲动,可导致肌肉挛缩发生。

总之,任何导致机体热负荷增加或散热功能发生障碍的因素,均可诱发中暑。中暑是机体过热,心血管系统负荷过度,引起体温调节障碍、水盐代谢失衡、心血管功能不全以及脑膜、脑组织损害所致。由于体温过高、组织缺氧、循环衰竭和有害产物的毒性作用,可引起一系列病理生理改变和广泛的组织损伤。特别值得注意和警惕的是,军事训练所致的中暑常易并发横纹肌溶解症的发生。

【伤史采集与特点】

中暑的发生与环境气象因素有明显的相关关系,而且与训练强度及机体本身的状况有密切关系。

1. 环境因素 气温、湿度、太阳辐射和气流是引起中暑的主要气象因素。一般情况下,气温在34 ℃以上时,就有发生中暑的可能。在环境湿度大,无风的情况下,气温31~32 ℃或在烈日暴晒下训练也易发生。有研究表明:在气温低于30 ℃时,很少发生中暑,即使发生中暑,也几乎没有死亡病例。在30 ℃以上时,中暑发生率升高,死亡率也相应增加。但不要认为中暑只在环境温度高于34 ℃的情况下发生,在25 ℃、湿度大的环境中,亦可中暑。在部队日常训练中,中暑多为散发,但在行军及演习考核中或通过山地峡谷、茅草丛、沙漠等地域以及高大稠密建筑群的城市时,由于气温高、通风差或热辐射强,可发生成批或群发中暑的现象。

2. 训练强度 中暑多数与内源性产热过度增加有关。高强度的体能训练,在短时间内使参训者代谢产热率急骤提高,大大超过机体的散热能力和空气的冷却能力,同时心血管系统的负荷急剧增加,导致体内大量热的蓄积,体温迅速升高,心血管系统功能紊乱而发生中暑。比如,以每小时4 km的速度行军时,产热量为安静时的4倍;速度为每小时9 km时产热量为安静时的9倍,奔袭时产热量为安静时的37倍。在强行军、急行军、长途奔袭或冲锋训练时,由于一些防暑措施难以实施,很易发生中暑。另外,自从马拉松长跑在全世界广泛开展以来,长跑途中屡屡发生中暑现象,因为马拉松长跑时,每小时产热量达2 508~2 926 kJ(600~700 kcal)。如果这些热量都聚积在一个体重60 kg的人体内,则肛温在1 h内可升高10~12 ℃,虽然身体可通过辐射、对流、蒸发等途径散发出去大量的热量,但实际上身体所承受的热负荷还是很大的,特别是在跑到接近终点快要加速、冲刺时,体温可达40~41.9 ℃。所以在气温不太高的情况下,也可突然发生中暑。类似此种情况在作战部队长途奔袭及极限对抗的训练中亦不罕见。

3. 机体状况　对于健康的人,对热气候不适应是发生中暑的重要因素。比如,在第二次世界大战中,英国舰队从温带到热带海域的舰员中,中暑发生率高达50%,我国南方部队发生中暑的人员中,大多为来自非热区和未经耐热能力训练的新兵。高强度训练或行军的前几天,往往是中暑的多发时机,机体在过度疲劳、睡眠不足、饥饿、营养不良、身体虚弱、重病初愈等情况下,机体的耐热能力降低,容易发生中暑。广泛的皮肤病、汗腺病变、体质肥胖、外伤伤病员包扎较多等,可影响出汗和正常的热交换,也易发生中暑。老年人心血管舒缩调节功能和汗腺排泌功能均减退,通常要在体温较高时才能出汗或根本不出汗,所以在高热环境下,老年人更易发生中暑。精神病患者由于常常服用氯丙嗪,当环境温度过高时,容易吸热而中暑。患感染性疾病时,不仅机体产热增加,同时还减弱机体的散热能力,可以引起细胞外液和循环血量减少,周围血管收缩,出汗停止等,所以患疟疾、脑炎等疾病时,可诱发中暑。心血管系统疾病患者,其循环代偿功能低下,充血性心力衰竭患者在热环境里出汗较少,皮肤血管扩张功能差;肾功能不全患者,难以调节水盐代谢的平衡,这些患者也易发生中暑,所以对以上患者应注意保护。

此外,机体在脱水和水、电解质平衡紊乱时,体温调节和心血管系统功能受到影响,可促进中暑的发生。比如,夏季行军训练前应提前饮水1 000 ml左右,训练中还应及时地补充水分和适当的盐;同时切忌不可供应干甜食,否则往往易引起高热,导致中暑的发生。

夏季军事训练结束后,还应警惕和预防迟发性中暑的发生,特别警惕横纹肌溶解症的发生。因此必须加强对新兵及新毕业的军队、地方院校学员的监护,重点询问参训者训练后的尿量及尿的颜色情况,如发现其训练后出现无尿或少尿,或尿液颜色呈深茶色或酱油样改变,则应判断中暑所致的横纹肌溶解症已发生,则应予以尽快救治。

【专科体检】

结合上述伤史的采集,进行早期迅速体检是十分重要的。重点应测口温及肛温、呼吸、脉搏、血压,以及观察神志,皮肤颜色、温度、干湿度、瞳孔大小及对光反射,心肺听诊及腹部体检,观察有无肌肉抽搐及病理反射情况等。

【辅助检查】

急症条件下的辅助检查主要为血、尿常规的化验检查,结果常显示血白细胞计数增多在(10 ~ 20)×10^9/L左右,中性分类呈增高、血小板计数减少等表现;另外其他血液检查可出现血钾、钙,肌酐、尿素氮、丙氨酸氨基转移酶、乳酸脱氢酶、肌酸激酶等增高现象;尿液检查可显示红细胞、白细胞、蛋白及管型,甚至出现肌红蛋白尿;心电图检查常可示心律失常和心肌损害。

【诊断】

中暑的诊断依据主要包括:①高温暴露史;②临床表现;③除外其他引起发热的疾病。

中暑按病情轻重可分为先兆中暑、轻症中暑和重症中暑等三大类。轻症中暑在12 h内可以恢复,重症中暑病程在24 h以上,其各自具有不同的临床表现特征。①先兆中暑多发于高温环境下进行军事训练的早期,可出现头晕、乏力、胸闷、口渴等症状,大汗、眼花、耳鸣、恶心、心悸、注意力不集中、四肢发麻等症状,但体温不超过38 ℃。②轻度中暑与先兆中暑相比较,症状明显加重,主要表现在面色潮红、无汗、体温上升等症状,体温一般在38 ℃以上。③重度中暑,因体温调节中枢功能失调,散热困难,体内积热过多可导致体温在40 ℃以上,出现面色潮红,皮肤干热;同时由于早期大量出汗而导致水及盐类丢失引起血容量不足,临床表现为面色苍白,皮肤湿冷,脉搏细弱,血压降低,呼吸快而浅,神志不清,腋温低,肛温在38.5 ℃左右。血压下降、呼吸急促、心率加快、嗜睡,甚至昏迷等症状而出现中暑衰竭。另外,由于早期大量出汗后只饮入大量的水,而未补充食盐,则出现血钠、血钾及氯降低,中暑后常发生肌肉痉挛及疼痛等症状而导致中暑痉挛。

中暑按病因可分为热射病、日射病、热衰竭和热痉挛四大类:①热射病,多发生于当年入伍的新兵,其症状和体征一般轻者体温在38.5 ℃以上至40 ℃以下;重者发病急骤,突然高热,体温达40 ~ 42 ℃,出汗减少甚至停止,面色潮红、皮肤灼热且干燥、烦躁不安、神志恍惚,乃至精神错乱、谵妄、嗜睡甚至昏睡。初期血压略高,后期下降;初期瞳孔缩小,对光反射迟钝,后期瞳孔散大、对光反射消失;

化验检查,血白细胞在$(10 \sim 20) \times 10^9/L$,中性粒细胞分类高,血小板减少,血 CO_2CP 降低;血 K^+、Na^+、Cl^- 减少;尿中可有蛋白、红细胞、白细胞和管型。体温在 42 ℃ 以上或昏迷超过 2 h,急性发热后可出现低血压和心动过速,发病 24 h 内血清氨基转移酶可超过 1 000 U,可有严重急性肾功能衰竭发生,高钾,预后不良;重症伤者,早期常因高热或脑水肿引起脑疝,造成呼吸、循环衰竭和全身惊厥而死亡;晚期多并发肾功能衰竭、肺水肿、脑水肿、肝功能衰竭、全身广泛出血和继发感染。②日射病的症状和体征一般多为日光直射头部所引起。轻者在阳光下突然发生剧烈头痛、头晕、眼胀、耳鸣、恶心等,常伴有脉快、头部皮肤发红、兴奋不安、意识不清等。重症者可突然出现意识丧失、昏迷、狂躁、抽搐等。该种伤者体温一般在 38 ~ 40 ℃,甚至少数在 38 ℃ 以下,但脑部温度可为 40 ~ 42 ℃,头皮温度可超过 39 ℃。③热衰竭,又称热昏厥或热虚脱,多发生于中年军官或士官,其症状和体征一般为在热环境中轻者突然发生单纯性惊厥或虚脱症状,皮肤发凉湿润,脉搏细弱,呈一过性低血压,自感头痛、眩晕、疲乏、口渴等。重者主要表现为失水为主的脱水状态,或者水盐丢失所引起的全身性反应和呼吸性碱中毒的临床表现,可伴有恶心、呕吐、痉挛、面色苍白、心悸、血压和脉压降低,大汗淋漓等。该病患者腋温正常或稍低于正常,肛温可为 38 ~ 40 ℃,严重者可出现神志不清,但一般不至引起循环衰竭。④热痉挛,多发生于青年官兵,其症状和体征一般轻者首先感到疲劳无力、大汗、手指麻木,继之出现对称性发作性小肌肉群抽搐以至痛性痉挛。常常从手指、足趾末端开始,逐渐波及小腿、腹直肌、嚼肌、上臂、前臂等。痉挛一般持续数分钟,如不处理或给予刺激,可再度发作。重症患者可有肌肉强烈收缩、剧痛,四肢、躯干肌肉发生痉挛,甚至强直,脉搏略快、皮肤冷,但神志清楚,如果伴有脱水和外周循环障碍,则引起血压下降,脉搏细速,血、尿中氯化钠降低。

在军事训练所致的中暑中,热衰竭最多见,热射病比较少见,热痉挛和日射病只在忽视补盐和缺乏头部保护的条件下才发生。常常是两种或几种类型的中暑同时发生,相伴存在,不易截然分开,而且不同类型的中暑之间又可相互转化。另外,值得注意的是,在夏季军事训练中中暑的高发人群是青年官兵,因此还必须重点加强对当年新兵、新毕业的军队、地方院校学员的卫生监督和实施军事训练的健康保护规定。

【现场处置与治疗】

1. 现场处置　中暑患者的救治,关键是早期发现、早期诊断,采取及时而有效的急救措施,就地救治。现场处置主要包括以下几个方面:①迅速脱离高温现场,到通风阴凉处,去除衣服,要始终保持呼吸道通畅(必要时行气管内插管),测血压、脉搏、直肠体温,有条件应观测尿量及其色泽,警惕是否有肌红蛋白尿的出现。②轻者给予含盐的清凉饮料和适当的对症处理;重者建立输液通道补液。③严重者应迅速降温,采用不同的冷却方法使伤者降温,包括浸水法、蒸发冷却法、冰敷法、浸入冷却法及药物冷却法等。④对已出现昏迷伤者,应积极防治休克和并发症,控制抽搐和痉挛,纠正水、电解质紊乱和酸中毒。⑤当伤情允许时,应尽快后送上级医院诊治。

2. 治疗

(1)一般治疗　应迅速将患者转移到阴凉通风处,去除装备及所穿戴衣物。早期迅速体检是十分重要的,重点测试口温及肛温、呼吸、脉搏、血压,观察神志,皮肤颜色、温度、干湿度,瞳孔大小及对光反射,心肺听诊及腹部体检,观察有无肌肉抽搐及病理反射情况。条件允许者可饮用凉盐水等饮料以补充盐和水分的丧失。有周围循环衰竭者应静脉输入补给生理盐水、葡萄糖和氯化钾等注射液。

(2)体外降温　热射病患者预后严重,死亡率高,幸存者可能留下永久性脑损伤,故需积极抢救,尽早迅速降低体温。可采取吹送凉风并喷以凉水或以凉湿床单包裹全身。以冰水浸泡治疗已不再推荐,因发生低血压和寒战的并发症较多。但如其他方法无法降温时,亦可考虑此方法,但此时需要监测深部体温,一旦低于 38.5 ℃ 时需停止冰水降温,以防体温过低。

(3)体内降温　体外降温无效者,用冰生理盐水进行胃或直肠灌洗,也可用无菌生理盐水进行腹膜腔灌洗或血液透析,或将自体血液体外冷却后回输体内降温。

(4)药物降温　氯丙嗪有调节体温中枢的功能,以及扩张血管、松弛肌肉和降低氧耗的作用。患者出现寒战时可应用氯丙嗪静脉输注,并同时监测血压。

（5）对症治疗　昏迷患者容易发生肺部感染和褥疮,须加强护理;提供必需的热量和营养物质以促使患者恢复,保持呼吸道畅通,给予吸氧;积极纠正水、电解质紊乱,维持酸碱平衡;补液速度不宜过快,以免促发心力衰竭,发生心力衰竭予以快速效应的洋地黄制剂;应用升压药纠正休克;甘露醇脱水防治脑水肿。激素对治疗肺水肿、脑水肿等有一定疗效,但剂量过大易并发感染,并针对各种并发症采取相应的治疗措施。

（6）横纹肌溶解症　当发现中暑者已并发横纹肌溶解症者,应尽早进行血液透析治疗,以防治肝肾功能衰竭。

【0 期诊断技术及预防】

1.0 期诊断技术　应结合伤史采集与专科体检,如在军事训练中出现头晕、乏力、胸闷、口渴、面色潮红少汗时,即使体温正常或稍高（37.5 ℃以下）,亦应诊断为 0 期军事训练性中暑。

2. 预防　中暑属于部队夏季军事训练中一种常见的器官损伤,目前是部队军事训练中死亡率最高的一类创伤,因此预防最为重要的。

（1）进行热习服锻炼,提高机体的耐热能力　热习服锻炼是部队预防中暑的重要措施之一。寒区、温区部队进驻热区或热区部队每年夏初和大的军事行动前都要组织进行热习服锻炼,以达到良好的热习服,同时夏季军事训练中应错开最热的时段进行高强度训练,还应强调适当地延长夏季午休时间,以保证睡眠质量。

（2）加强组织领导,重视预防中暑知识教育　根据部队的实际情况,制订切实可行的防暑计划,做好防暑降温设备的添置、检修,大力开展防暑教育,普及防暑降温知识,使全体指战员都能了解中暑先兆症状,采取适当措施防止中暑发生和进行简易急救,能鉴别可能发生中暑的时机和环境。

（3）训练前合理补充水和盐分　防止水、电解质丢失,将对中暑的发生起到重要的预防作用,目前在这方面主要的做法有以下几个方面:①补充足够的水,行军、训练前喝足水、灌满水壶;一般训练强度的日需求量为 3~5 L,高强度为 6~8 L。在夏季高温高强度军事训练中如感到口渴时再饮水将为时已晚,已难以维护自身的体液平衡;为预防中暑的发生,提倡夏季军事训练前应喝足水,甚至过量饮水,大约 1 L,训练中适量补水,训练结束后少量补水的饮补水方式,否则极易导致中暑的发生或引发横纹肌综合征。②补充适量的盐,每人每日以 15~20 g 为宜,如果气温特高,军事劳动强度大,每日出汗量超过 5 L,可增加 5~10 g,盐可促进类凝血酶类物质破坏,摄取适量盐,有利于血液中水、盐的储备。补盐的方式,可在饮水中、饮食中,行军时可携带咸菜、干粮或含盐凉饮料、盐水等。有条件者,除补充钠盐之外,还可补充钾盐、镁盐、微量元素、维生素等,可配制成各种抗高温饮料以改善全身功能状况。

（4）做好预防体检,加强医学监督　在高温条件下进行高强度军事训练前,应做好预防性健康检查,对于心脏病、高血压、活动性肺结核、实质性内脏器官疾病、贫血、中枢神经器质性疾病等,以及大病初愈者,应注意区别对待,减少活动量。对于体弱、广泛性皮肤病、肥胖、多汗、近期曾患过中暑者、新战士、未热习服者等应重点进行卫生监督,认真执行军事训练健康保护规定。

（5）预防要点　夏季军事训练开训前应告之所有参训者以下几项预防要点。①不要认为中暑只是在环境温度高于 34 ℃的情况下发生,而在 25 ℃、湿度大的环境中亦可发生中暑。②夏季军事训练结束后,还应警惕和预防迟发性中暑的发生。③特别警惕横纹肌溶解症的发生。夏季训练后,干部和班长应询问本班战士小便情况和尿的颜色,当发现身边的战士有无尿和少尿的情况,特别是尿呈深茶或酱油色,应立即上报。④重点加强对当年新兵、新学员及刚毕业的军队或地方院校学员的卫生监督。

【主要研究及进展】

以往的研究重点在于中暑发生机制的研究,主要包括以下 4 个方面的研究,提出体温过高、内毒素吸收、凝血机制障碍和体内缺钾等致伤因素的学说,并由此拟定相应的预防措施。但随着现代条件下军事训练的发展与进步,军事行动和军事训练往往必须在极端环境和高强度实战化的要求下进行,如必须接受高温高湿环境下的暴露,承受高强度训练负荷环境因素（如周围的温度、辐射温度、湿度和空气流动）和行为因素（代谢率、着装、装备等）的影响。而这些因素无论是单个,还是相互结合,均可导致热相关损伤(heat related injury,HRI)。HRI 不仅可代表某一个人体组织、器官或系统的失调,也可能存在多个组织、器官或系统的损伤及相互重叠的症状。目前的研究常将热相关损伤分成 5 类,即失水、热痉挛、热晕厥、热衰竭和热射病。其中热射病是 HRI 疾病中最危险的一类,特别是军事训练所致热相关损伤多为热射病,极易导致为热衰竭和热休克,并造成多器官损伤或功能衰竭,具有一定或较高的死亡率。第二军医大学热习服动物实验及人群试验是当前我军关于热相关损伤防护研究的热点与重点,认为热习服训练是提高军人在高温、高湿、强紫外线环境下耐受能力的最有效措施之一。因此建立有效稳定的热习服模型,并寻找可用于评价热习服程度的有效指标,对于研究热习服机制及热损伤防护措施具有重要意义。其中我军军事医学科学院关于热习服兔实验模型的建立及其病理生理特征的研究,通过建立有效稳定的兔热习服模型,为热习服机制研究提供了实验基础,通过选择兔为实验对象,随机分为各类热习服组和对照组,分别置入各类环境模拟舱进行对照研究,结果表明:通过连续规律的热暴露,动物肛温升高幅度降低,细胞反应趋于稳定,表明在热环境中连续反复地短期热暴露,可以提高机体的热耐受能力从而达到热习服。特别是通过每天暴露 100 min,总共暴露 21 d 者,可以使兔体温升高幅度显著降低并趋于稳定,炎性反应及热休克反应趋于稳定,提示较长的习服方案更有益于获得更完全的习服效果,包括细胞和系统的习服。另外,TNF-α、IL-6 以及 HSP70 可将作为辅助评价热习服程度的指标。同时我军近几年来亦有不少进行人工湿热环境热习服训练的人群试验研究报道,大多建议将肛温和综合感受评分一同作为判定对湿热环境适应改善的参考标准,而不支持将心率作为参考标准,但仍支持将心率与肛温等测定综合感受评分一同作为安全控制标准。另外我军目前内陆部队夏季赴濒海进行军事训练是一项非常好的热习服训练,但必须做好濒海军事训练的健康保护工作,执行相关规定。

(黄昌林　郭延岭)

参考文献

[1]黄昌林,黄涛,张莉,等.军事训练医学[M].北京:人民军医出版社,1999.

[2]贺福初.军事医学概论[M].北京:科学出版社,2011.

[3]陈文亮.现代卫勤前沿理论[M].北京:军事医学科学出版社,2006.

[4]崔东霞.核心力量体能训练法[M].北京:化学工业出版社,2013.

[5]黄昌林,张莉,薛刚,等.《军事训练伤诊断标准及防治原则》的编制应用研究及其意义[J].解放军医学杂志,2004,29(4):286-288.

[6]张莉.训练心理适应不良症的发生原因及防治[J].人民军医,1998,41(9):503-505.

[7]黄昌林,张莉,张智慧,等.我国军事训练伤防治理论体系的形成与发展[J].人民军医,2005,48(3):179-181.

[8]张莉,黄昌林,崔炜.军事坑道作业部队新兵心理健康状态与个性特征关系的研究[J].解放军医学杂志,2006,31(3):265-266.

[9]张莉,高婷.坑道内外作业士兵心理健康状态与个性特征的比较[J].解放军医学杂志,2009,34(6):792-794.

[10]陈默,孔巧,王国治,等.坑道驻训官兵个性特征和心理健康水平相关研究[J].西南国防医药,2012,22(11):1213-1216.

[11]ZHANG L,XIE K,ZHANG R. Effects of repeated psychological stress training on the spectrum of serum protein expression in special troops[J]. Med J Chin PLA,2011,36(10):1107-1109.

[12]HUANG C L,GAO W,HUANG T,et al. Effect of cyclic training model on terminal structure of rabbit Achilles tendon:an experimental study[J]. Med J Chin PLA,2012,37(5):515-518.

[13]ZHU L G,HUANG C L. Anti-fatigue effect of percutaneous stimulation with different frequency pulse current on hepatic region:an experimental study with rats[J]. Med J Chin PLA,2009,34(6):

743-745.

[14] HUANG C L,ZHU L G. Influences of percutaneous pulse current stimulation at hepatic region to Bcl-2 and Bax expression in and ultrastructure of hepatocytes in exercise-induced fatigue rats[J]. Med J Chin PLA,2009,34(6):740-742.

第三十六章

不同军兵种军事训练的健康保护

多领域、全方位作战将是现代战争的一个鲜明作战特点,单一军种独立作战的可能性将大大减少,而各军种合成作战将成为必然。战场上,过去集摩托化步兵、装甲兵、炮兵、工程兵、通信兵、化学兵等兵种于一体的合成军种经过信息化改造,作战突击能力更强;直升机部队成为陆军中的"空中骑兵";空降兵成为垂直作战的陆军;陆军中战役战术导弹部队的建立,使陆军的远程精确打击能力显著增强;计算机技术、信息技术的发展,又促使陆军编成中出现电子对抗作战部队,陆军的指挥、控制、通信、计算机及收集情报能力得到极大增强。舰艇、海军航空兵、海军陆战队、潜艇部队及航空母舰等使海军成为具有强大突击力、机动力,可执行水下、水上和空中任务的合成军种。空军将成为集歼击航空兵、侦察航空兵、轰炸航空兵、运输航空兵、地面防空兵等兵种和空降兵部队于一体的合成军种。各种型号战略导弹部队的建立,亦将成为实施威慑的重要战略部队。未来战场上,各军兵种联合作战,在一体化信息指挥系统的控制之下,整体作战优势与整体威力将呈现大幅度的提高。

综上所述,着眼于未来战争,为快速提升部队战斗力,我们要实现武器装备从机械化向信息化转化、战式战法与军事理论的创新、军事编制体制的全面改革,以及建立现代卫勤理论体系、构建体制等新的军事变革,而这一切还不是决定未来战争胜负的根本条件。当前信息化条件下局部战争和非战争军事行动的实践证明:体能素质是构成我军整体战斗力的一个重要组成部分,也是军人成功完成其使命和任务的生物学基础及第一要素。而这一切只有通过军事训练才能获得,特别是不同军兵种的分业军事训练,是提升分业战斗力的重要途径,预防军事训练创伤发生,保障部队战斗力的提升是十分重要的。

第一节 陆军部队分业训练的健康保护

陆军分业训练,即分兵种专业训练。主要内容有武器装备的基本理论知识、操作使用和维护保养等。陆军分业训练包括装甲兵、坦克兵、炮兵、雷达兵、通信兵、侦察兵、汽车兵、工兵、防化兵等训练,分业训练是部队训练的重要环节,是部队打基础、学专业的主要阶段,由于专业性强、训练复杂,军事训练创伤的发生率也会相应地升高,并且具有各自的特点。因此制定相应有效的健康保护措施,对提升部队的战斗力具有十分重要的意义。

一、装甲兵、坦克兵分业训练的健康保护

（一）常见分业训练创伤的发生与分布特点

装甲兵、坦克兵是当前我陆军由机械化向信息化转化程度较高的兵种之一。该群体的军事训练创伤也与其他群体有着明显区别，装甲部队和坦克兵军事训练创伤的发生及分布特点有其独特性，为制订相应性的健康保护措施，有关学者做了大量的调查研究。我军装甲部队军事训练创伤的发生率为7.9%~40.2%，其中下肢和腰臀等部位的创伤发生最为多见，占总创伤人数的53.3%，其次为上肢和肩背部创伤，约占36.3%，并以骨折、关节扭伤、软组织挫伤、擦伤最为常见。

此外，根据近几年全军军事训练医学研究所黄昌林等研究发现，装甲兵、坦克兵军事训练所致下腰部创伤及疼痛，属于军队职业性肌肉骨骼系统疾病，并多因机械与人体发生谐振所致。而且由于训练空间相对狭窄，许多训练需要参训人员通过反复屈体弯腰才能完成动作，故极易造成下腰部及腿部创伤。另外，噪声污染、舱内冷热环境及舱内空气污染等也可导致对参训人员机体的伤害。

（二）医学监督与卫生监控

近年来，随着部队军事训练强度逐年增加，训练课目不断更新，军事训练创伤的防治难度也随之明显增加，军事训练伤成为训练缺勤和部队人员平时致残的主要因素之一。因此需要在装甲兵、坦克兵分业训练期间，进行有计划地、分阶段地军事训练创伤的0期诊断普查与重点防治，实时实地地发挥好军队卫生部门军事训练创伤的医学监督和卫生监控作用。

（三）健康保护的主要措施

根据近几年来装甲兵、坦克兵分业训练及作业过程中所发生的常见军事训练创伤的发生情况和分布特点，其健康保护的重要措施主要包括以下几个方面。①加强对装甲兵、坦克兵的腰背部绝对与相对肌力的训练，如做"燕子飞"动作练习，每日两组次，每组次为20~30次；同时重视其核心稳定性和核心力量的训练，实施对装甲兵、坦克兵分业训练所致的下腰部创伤及疼痛进行全面的健康保护；②训练时操作人员应当戴防护帽，适时通风，尽量缩短在车内的待命时间。③冬季必须戴手套，增加手脚活动次数，禁止赤手接触钢铁。④专业训练和作业过程中，应及时、合理补充水、盐、膳食营养，加强耐热锻炼，增强乘员及载员的抗暑耐力。⑤军事训练结束后，及时清除车内灰尘和废气，保持车内清洁。⑥出现听力疲劳者应当予以适当休息和早期诊断治疗。

二、炮兵分业训练的健康保护

（一）常见分业训练创伤的发生与分布特点

炮兵是一综合群体，除火炮外，还包括观察、通信、驾驶，有的尚配有雷达等装备。近年来，随着部队军事训练的增强，炮兵分业训练所致的下腰痛和腰椎间盘突出症发生率呈增长趋势。根据全军军事训练医学研究所黄昌林等的实验研究及部队现场调查证实，因搬抬重物以及弯腰作业所致的职业性下腰痛和腰椎间盘突出症约占其年度军事训练创伤总人数的46.3%，另外听觉器官爆震创伤由于现代装备及防护设施的不断改进和增强，其发生率不断下降，但由于预后较差等问题，在防治措施方面，应予以高度重视。

（二）医学监督与卫生监控

为适应现代战争的要求，炮兵部队及其作战阵地，一昼夜可能将进行10余次的转移。虽然近几年来随着炮兵部队新装备和运载工具的不断更新，部队战斗力有了很大的提升，但同时也对军事训练、特别对体能和作战能力的训练提出了更高的要求。随着军事训练项目的增多和强度的加大，军事训练创伤的发生率必将呈上升趋势。因此炮兵部队的各级卫生部门应在开训前和军事训练过程中，分期、分批、分阶段对全体参训人员进行军事训练创伤防治知识教育，并对所属部队出现的常见军事

训练创伤的伤情伤势进行调研和分析,以加强其医学监督与卫生监控能力,提倡应用0期诊断技术,达到早期诊断和重点防治的目的。

(三)健康保护的主要措施

根据炮兵分业训练常见创伤,其实施健康保护的主要措施包括以下几个方面。①实弹射击训练应当佩戴耳防护器,发射火炮应当作张口或者咀嚼动作,防止听觉器官爆震损伤。②开、收炮架和填弹、推炮动作必须规范,避免手足或者其他身体部位挤压伤、砸伤。③观察兵和瞄准手在军事训练中观察"敌情"和校正炮位的持续作业后,适地做些眼睛保健操,防止视力疲劳。④参加训练及作业人员必须严格遵守操作规程,保持正确的动作姿势;搬运重物时应强调采取先屈膝再发力的动作,克服直腿弯腰发力的不良习惯。⑤加强对炮兵的腰背肌肉的绝对与相对肌力训练,同时重视其核心稳定性和核心力量的训练,实施对炮兵分业训练所致的下腰痛及创伤进行全面的健康保护。

三、雷达兵分业训练的健康保护

雷达部队担负着对空警戒侦查、保障作战指挥和航空管制等多项任务,由于雷达部队担负任务多样、作战训练紧张,同时还将长期不同程度、不可避免地接受雷达微波辐射的危害,必然对参训官兵的身体健康状况造成一定程度影响。

(一)常见分业训练创伤的发生与分布特点

雷达兵分业训练及作业环境中,主要涉及微波电磁辐射的问题。由于人体是良导体,长时间和近距离地接触微波,电磁辐射就不可避免地会对人体各个系统构成一定程度的危害。一般中枢神经系统是微波辐射最为敏感的靶部位之一,长时间暴露在微波环境下的人员其常见的明显症状主要为神经衰弱症候群,主要包括:①睡眠障碍;②记忆力减退;③注意力集中程度明显下降;④偏头痛等。

另外,近距离、长时间地暴露在微波环境下进行训练,也将对参训者的心血管系统发生创伤,其主要临床表现为:①心慌、胸闷和心前区疼痛;②出现心电图波形异常;③心率改变(如心动过缓、窦性心律不齐、期前收缩等);④低血压等症状;⑤睡眠障碍;⑥长期进行雷达训练及作业人员,常有食欲下降、胃部不适、恶心、反酸等消化道症状,慢性胃炎等消化系统疾病也具有相对较高的发生率。

(二)医学监督及卫生监控

由于在雷达兵分业训练及作业环境中主要涉及微波电磁辐射对参训及作业者的身体伤害,因此相关卫生部门必须首先做好对雷达微波辐射环境的定期卫生监控及微波屏蔽防护医学监督,并且建立和健全微波损伤信息管理及反馈系统,积极做好相关环境保护及预防辐射伤害的知识教育。

(三)健康保护的主要措施

雷达兵分业训练及作业的健康保护工作主要包括以下几个方面。①严格落实雷达兵训练及作业中时间防护、距离防护和屏蔽防护的要求。②雷达站作业区与生活区设置要合理,符合卫生防护的有关规定。③在训练及作业中,特别在设备维修时必须注意不要影响其屏蔽效果,严防微波泄漏。④加强工作仓内的通风换气,改善雷达车内作业条件。⑤合理使用遮阳设施,减少由暗室外出时强光对眼的刺激,降低视觉疲劳的程度。⑥积极改善工作舱内的防噪条件,降低噪声对听力的影响。⑦定期组织训练及作业人员全面体检,适时对有关人员进行相应的保健或治疗。⑧参训及作业人员应当按照规定服用鱼肝油、维生素等营养药品。⑨在分业训练及作业中应注重视力的保护,强调按规定经常做眼保健操。

四、侦察兵分业训练的健康保护

侦察兵分业训练大多围绕战斗技能、机动技能、渗透技能、侦察谍报技能等展开训练,特别是由于其军事体能训练比陆军一般其他兵种强度更高、负荷更大,极易造成四肢骨与关节、腰部及软组织等的各种创伤。其创伤的致伤因素往往以急性摔伤最为多见。

（一）常见分业训练创伤的发生与分布特点

在侦察兵分业训练及作业过程中,军事训练创伤的发生率明显高于陆军其他兵种,而且其他兵种多发的军事训练创伤在侦察兵分业训练中均有发生,其发生与分布特点在本章其他各节段已有所述,故在此不再赘述。本节将主要针对侦察兵前倒、后倒和擒拿格斗动作等分业训练中最易造成摔伤的发生与分布特点阐述如下。①前倒训练,所造成的损伤往往是在没有掌握前倒动作要领的基础上发生的,其损伤多为肘关节、腕关节骨折,肘部、腕部软组织伤,面部软组织损伤及脑震荡等。②后倒训练,如果基本动作不规范或者受某些因素的影响,极易造成颅脑损伤,其一是直接损伤,枕部受外力作用直接损伤,造成头皮血肿、枕骨骨折、脑挫裂伤等;其二是减速损伤,在后倒过程中,颅骨与脑组织同速运动,当枕部着地时,颅骨运动突然停止,脑组织仍做惯性运动,致枕部脑组织与枕骨发生碰撞损伤,同时脑组织受到阻力反弹回来,与额部颅骨碰撞损伤,如此反复,直至静止。这样脑组织因剪应力的反复作用而产生严重的脑挫裂伤、硬膜下血肿,甚至脑干损伤。③擒拿格斗训练,主要集中在踢、打、摔、拿四大技术上,训练中容易造成踝关节、腰部、腕关节及手部的创伤等。

（二）医学监督及卫生监控

在侦察兵分业训练及作业过程中主要涉及前倒、后倒和擒拿格斗等动作,最易发生摔伤,而且伤情伤势均较为严重,因此其医学监督及卫生监控就显得尤为重要,主要工作包括以下几个方面。①卫生部门首先应该监督科学组训方案是否得到严格落实和执行。②加强场地的卫生监控和个人安全防护知识教育,以避免参训人员受到相互碰撞及摔倒而致伤。③认真按照军事训练创伤的 0 期诊断技术进行早期诊断及实施医学监督,确保伤员得到早期、及时的救治。

（三）健康保护的主要措施

侦察兵分业训练及作业的健康保护工作主要包括以下几个方面。①重点抓好前倒、后倒和擒拿格斗动作训练的安全保护,可设有专人保护,以避免摔伤。②进行徒手或者持械格斗训练时,参训者应当集中精力,相互认真配合,准确掌握击打部位和力量,以避免发生误伤。③训练时应按规定合理佩戴及使用防护器材。④基本功训练,必须在沙坑或者草地进行,强调执行循环训练法,提倡劳逸结合,防止疲劳战术和带伤训练。⑤各级卫生部门应分阶段、有针对性地组织开展关于侦察兵分业训练、作业健康保护及其创伤防治知识教育,加强参训个人的防护技能学习。⑥训练中严禁嬉闹,避免意外事故的发生。

五、通信兵分业训练的健康保护

（一）常见分业训练创伤的发生与分布特点

通信兵是军队中担负军事通信任务的专业兵种。一般由通信、通信工程、通信技术保障、指挥自动化、无线电通信对抗、航空兵导航、军邮等专业部队和分队组成。通信兵对保障军队指挥和完成各项任务具有重大作用。通信兵训练包括专业技术训练和专业战术训练。专业技术训练所致创伤主要是慢性损伤,如下腰痛及视听力减退等,而专业战术训练则以急性损伤为主,如摔伤所致的四肢骨关节损伤等。

（二）医学监督与卫生监控

通信兵的主要任务是组织运用各种通信手段,保障部队通信联络畅通;进行无线电通信干扰和反干扰;组织实施海区观通、航空兵导航和野战军邮等勤务。各级卫生部门在通信兵分业训练及作业期间,要全面、有计划、分阶段地进行医学监督与卫生监控,主要针对参训及作业过程中所发生听觉、视觉下降和下腰痛人员,并且做好伤病的筛查、监控、重点防治和健康保护的知识教育等工作,切实发挥好卫生部门对通信兵分业训练所致军事训练创伤的医学监督和卫生监控作用。

（三）健康保护的主要措施

通信兵分业训练及作业的健康保护工作主要包括以下几个方面。①在通信兵分业训练与作业中加强对腰背肌力量、柔韧性的训练及其核心力量、稳定性训练。②当急需高举或搬抬重物时，应强调采取先屈膝再发力的动作，克服直腿弯腰发力的不良习惯。③分业训练作业前后的准备及放松活动，重点要进行腰部及腿部肌肉的伸展与放松，当训练强度过大时，训练后还可进行相互间按摩拉伸活动。④车载电台行进及工作时要加强车内通风换气，保证车内有良好的空间环境。⑤室内应当经常通风换气。⑥话筒和耳机定期擦洗消毒。⑦工作场所要有足够的照明，光线要均匀，照明必须保证在100～150 lx，避免闪光和眩光，以防引起视觉疲劳和视力减退。⑧操作人员坐姿正确，课间休息进行眼部保健操及腰背肌力量训练，防止视力疲劳和腰肌劳损。⑨室外作业应当统一指挥，架线训练必须戴安全帽，穿防滑软底鞋，杆上作业出现头晕、恶心或者动作不灵活时，应当立即下杆休息，防止摔伤或其他意外创伤。

六、汽车兵分业训练的健康保护

（一）常见分业训练创伤的发生与分布特点

汽车兵训练包括基础驾驶、应用驾驶、特殊条件下驾驶、汽车的维修及保养，其训练具有量大、时间长、危险系数高等特点，主要做好谐振引起驾驶人员下腰部的健康保护及车辆意外事故的防范。侯树勋等调查研究发现，我军平原驻军驾驶员腰痛的检出率可达24.1%，而高原驻军驾驶员下腰痛检出率竟然高达86.1%，其中26岁以上汽车兵的发生率明显高于步兵。另外，用摇把启动车辆训练时，因摇把反转导致前臂和手腕部骨折创伤在汽车兵某集训队的分业训练中所占比例高达34.5%。

（二）医学监督与卫生监控

汽车兵的分业训练创伤主要包括车辆谐振引起的下腰痛及视力、听力下降等方面的创伤，故在医学监督和卫生监控中，要及时全面地了解和掌控部队分业训练中下腰痛的发生情况，并指导部队参训人员加强腰背部肌肉的力量训练。在不同训练阶段及时地进行汽车兵的分业训练健康保护及防伤知识教育。在长途运输训练中应加强医学监督，严禁超负荷训练，训练后应适时指导参训者进行腰背部肌肉的放松活动。同时加强卫生监控，确保有伤早治，避免带伤训练和积累性创伤的发生。另外，要定期对参训者的视力和听力进行医学的相关检测，全面做好汽车兵分业训练的医学监督和卫生监控工作。

（三）健康保护的主要措施

汽车兵的分业训练及作业的健康保护工作主要包括以下几个方面。①汽车兵分业训练及作业前后，必须对汽车兵的视力和立体视觉进行严格检查，不合格者严禁参训。②训练时必须遵守车辆驾驶各项规定，严禁超速行驶、强行超车、疲劳驾驶和酒后开车。③正确使用手摇把，有条件的可戴防护手套或者使用防回旋摇把，以防摇把反转时击伤手腕部及前臂，造成骨折等创伤。④修车或者更换轮胎，应当先支撑固定，防止汽车滑动发生意外。⑤休息间隙，积极开展腰背肌锻炼，防止长时间驾驶因谐振导致的下腰部组织损伤。

七、防化兵分业训练的健康保护

（一）常见分业训练创伤的发生与分布特点

防化兵是担负防化保障任务的专业兵种，其主要任务是：指导部队对核武器、化学武器和生物武器进行防护，实施核观测、化学观察和化学、辐射侦察，实施剂量监督和沾染实验；实施消毒和消除沾染，组织实施烟幕保障，并以喷火分队直接配合步兵战斗和训练；组织施放烟幕；会同有关兵种和部门组织对敌实施防化学反击；组织指导部队、战地党政机关和人民群众对核生化武器以及燃烧武器的防护。防化兵训练包括专业基础知识、装备器材的构造、核化学观测、化学辐射侦察、沾染检查、消毒和消除沾染、喷火、烟雾保障等分业训练,训练时主要强调做好放射性物质、毒剂及有害气体的个人防护。

防化兵常见分业训练创伤主要见于放射性损伤、中毒以及有害气体损伤。放射危害主要指由于各种原因导致放射性核物质泄露后对暴露者的损伤,包括核辐射、原子尘埃等本身引起的污染,还有这些物质污染环境后带来的次生污染。此外,在军事作业中,防化兵不可避免地会接触到各种有毒有害气体,如导弹化学推进剂的燃气,特殊环境下提供能源的内燃机废气以及地下工事及坑道内接触到的挥发性有机物等。常见的有害气体有氯、氨、光气、氮氧化物、氟化氢、二氧化硫、三氧化硫等。刺激性气体可引起眼和上呼吸道炎症,化学性气管炎、支气管炎及肺炎;吸入高浓度的刺激性气体可引起喉痉挛或水肿,严重者可导致窒息死亡。

(二)医学监督与卫生监控

鉴于防化兵经常暴露于放射物、毒物环境中,因此加强防化兵分业训练的医学监督与卫生监控具有重要意义。应加强对个人防护和个人的辐射监测,定期对防化兵进行毒物、辐射量检测,对辐射承受量达到一定标准者应禁止参加分业训练,强制休息。操作人员应穿戴高效过滤材料做成的口罩、医用橡皮手套,穿工作服;在空气污染严重的场所,操作人员要带戴好头盔或军用防化防毒服作业;提前服用些相关药物可减少放射性核素在体内的沉积量。此外,在进行训练时应科学、合理的在训练场地中安排放物与训练人员之间的距离,一般而言,毒物以及放射源的照射量随距毒物或辐射源距离的增大而降低,当某点距离放射源的距离大于源本身直径5倍以上时,此时人体受照射的剂量率与距离成反比。因此,应积极配备或改进远距离操作工具,如长柄钳、机械手、远距离自动控制装置等,以降低剂量率。针对有害气体损伤,卫生人员应对训练人员做好作业前和作业期间的定期体格检查,发现各种禁忌证及早期不良影响,从而采取相应的防护措施。

(三)健康保护的主要措施

鉴于防化兵分业训练及作业的任务和特点,其健康保护的重要措施主要包括以下几个方面。①防化兵在进行分业训练及作业前必须掌握和了解训练中将接触的化学毒剂的性能、致伤特点及防护要求。②训练应当认真检查防护器具,保证防护器具性能完好。③训练及作业中必须按照规定严格管理化学毒剂和放射性材料,正确穿戴防护器具,严格操作规程,并根据气候条件和训练强度,掌握训练时间。④训练及作业结束后,应当进行彻底清洗和全面卫生监测。⑤发现毒剂放射性物质泄漏、沾染,必须进行彻底洗消。⑥定期对防化兵分业训练及作业环境,而且还包括其中所启用的车辆、相关设备、防护器具等其他所有参与训练的物品,均应进行全面及时的医学监测和卫生监控,以便及时发现问题,尽快采取相应的维修或改进措施。

八、工兵分业训练的健康保护

(一)常见分业训练创伤的发生与分布特点

陆军工程兵是陆军的重要组成部分,在战时的主要任务是实施工程侦察、修筑道路、架设桥梁、开设渡场、排除障碍物、开辟通路,以保障部队顺利开进、快速展开;承担构筑指挥所、通信枢纽等任务,以保障己方隐蔽安全和指挥稳定;在敌方进攻的主要方向埋设地雷、设置障碍,阻滞敌方机动,并实施破坏作业,为己方扫清道路;对重要目标实施伪装,设置假目标,迷惑敌方;构筑给水站,保障己方部队在野战条件下的供水。野战工兵还可使用工程战斗器材,直接歼灭敌方有生力量。平时,陆军工兵主要承担永久性军事工程的建设等任务。工兵训练包括爆破训练、筑路、渡河和架桥训练、工事构筑训练和工程机械训练等。在分业训练时主要做好个人安全的防护,防止爆震伤、溺水及工程机械振动伤等意外事故的发生。

爆震伤和振动损伤是工兵在训练中最易遭受的创伤。据近年来全军军事训练医学研究所黄昌林等研究发现,振动和谐振所导致的肌肉骨骼系统疾病等创伤是工兵的职业性疾病。特别是在国防施工中使用风动工具(如风铲、风镐、风钻、气锤、凿岩机、捣固机或铆钉机)的作业,使用电动工具(如电钻、电锯、电刨等)的作业,使用高速旋转工具(如砂轮机、抛光机等)的作业可经常发生肢体振动而产生创伤,如腕管综合征等。另外,工兵在进行修筑道路、排除障碍物以及埋设与排除地雷时,不可避免要与强爆炸物接触,雷管、地雷以及烈性炸药在爆炸时产生强大的冲击波和声波,可造成全身性的多发创伤,特别是听觉器官的急性损伤最为多见。

(二)医学监督与卫生监控

加强对军队工兵参训及作业人员的健康管理,主要包括进行开训和训练前的体检、健康教育、作业过程中的健康监护等措施。如果训练前健康检查中发现有不宜从事高噪声环境或使用振动工具的分业训练者,应调换至其他岗位。分业训练过程中应对参训者定期进行相关健康检查便于早期发现问题,并尽早得以治疗或调至其他岗位。另外,应该定期、分阶段、经常地进行职业培训和相关的职业卫生教育,以保证参训者正确掌握工具的使用方法及有效的医学防护措施。

(三)健康保护的主要措施

鉴于工兵分业训练及作业的任务和特点,其健康保护的重要措施主要包括以下几个方面。①爆破专业训练必须严密组织,落实各项安全措施,严格划分作业区、安全区,设置警戒线,指派救护人员,规定爆破信号,加强人员管理,以预防意外事故的发生。②训练及作业中应使用耳防护器,如耳塞、耳罩和头盔等,减少震爆的冲击,以实施对听觉等器官的保护。③工事构筑中防止发生划伤、刮伤、砸伤等。④工程机械操作中,严格按照操作规程,防止挤伤、压伤等。⑤工兵在实施水上训练时,作业人员应当穿好救生衣或系好安全带,配齐救生器材,必要时设专门救生人员。⑥如在坑道内进行分业训练及作业时应当做好防尘、防潮等环境健康保护工作。

(黄昌林　张　佳　翟艺宗　王久清)

第二节　海军部队分业训练的健康保护

海军军事训练创伤一直是和平时期海军部队非战斗减员的主要原因之一,军事训练健康保护也一直是和平时期部队医疗工作的重点。进入信息化时代以来,部队训练方法和兵员素质的变化,训练强度的增加以及训练中卫生防护的不足,使得军事训练创伤的类型发生了很大变化。目前军事训练创伤在传统常见创伤,如软组织和骨关节损伤等机械性损伤的基础上有所增加,比如舰载机起飞和降落时对飞行员下腰部造成的冲击伤,水面舰艇起降直升机或固定翼飞机时对甲板人员造成的噪声和碰撞创伤以及深潜对潜艇兵的压力创伤等。海军部队由于军事训练环境的特殊性,其训练创伤也有各自的特点。

一、海军舰艇部队分业训练的健康保护

(一)常见分业训练创伤的发生与分布特点

海军海上分业训练主要包括水面舰艇和潜艇的训练,常见的军事训练创伤主要包括运动病、减压病、碰撞伤、烫伤、口腔问题及噪声对听觉器官的创伤等。

(二)医学监督与卫生监控

在海军舰艇部队的分业训练过程中,不可避免地在不同阶段会出现上述各类军事训练创伤,因此及时、全面、积极、尽早地进行医学监督和卫生监控是十分重要的。现代舰艇及潜艇部队的医学监督和卫生监控技术主要包括以下几个方面。①全封闭水面舰艇与潜艇舱室空气化学因素检测技术,是指掌握噪声与高温、噪声与CO、低剂量γ射线与噪声对听力的影响,缺氧与噪声对脑力作业能力的影

响,缺氧与寒冷对冻伤的影响,失重与缺氧的复合生理反应及噪声、振动、温湿度的复合作用等。②舰艇物理因素检测与控制技术。③噪声危害评估与防护技术。④高温高湿检测技术。⑤电磁辐射监测与防护技术。⑥舰艇生物因素防治技术。⑦舰船舱室污染物监测技术。⑧舰船舱室人机"适配性"技术。⑨舰船人员航行作业特殊营养保障技术。⑩掌握舰艇作业中易发的对骨与关节、软组织及器官损伤的0期诊断技术。

总之,实施医学监督与卫生监控,要遵循个体化原则,即根据个人先天与后天素质的差异性灵活掌握;系统化原则,即测试要一贯性,测试条件要稳定;指标合理选择原则,同时遵循最小化测试和最大化有效信息;规范化原则,保证监控的合理和准确,进而达到现代海军舰艇部队良好的医学监督与卫生监控的预期目的。

(三)健康保护的主要措施

在海军舰艇部队的军事训练过程中,针对性地实施分业训练的健康保护措施是十分重要的,其主要包括以下几个方面。①加强针对性训练,如平台荡绳、跳跃横木、上下梯架、平衡浪木、空中台梯、攀爬斜绳和旋转绕杆等,提高机体对运动病的适应能力。②加强舱内通风,保持空气清新。③必要时训练前服用抗晕、镇静、止吐药物。④潜水员要熟练掌握潜水技术,通过授课教育,详尽了解潜水医学的基本知识。⑤限制减压的幅度和速度,防止气体析出形成气泡。⑥在陆地上进行针对性的训练,如跳跃横木、上下梯架、平衡浪木等,提高身体灵活性。⑦做好身体的安全防护,在高温机械附近的参训练者,应配备防护装备如工作帽及手套等,避免皮肤直接接触高温设备。⑧多贮备一些存期较长的根茎类蔬菜,如洋葱、萝卜、马铃薯或自养豆芽,并适当遵循"可生食、勿熟食"的原则,避免维生素受热遭到破坏;航海初期应多食用绿叶蔬菜,以增加膳食纤维和维生素;航海中后期应增加富含维生素的食物,如山楂、鲜枣、橙子、小白菜等;另外,可在军医的指导下服用一些维生素片剂。⑨在高强度噪声环境里的参训者,应佩戴耳塞、耳罩或抗噪声头盔。

二、海军航空兵分业训练的健康保护

(一)常见分业训练创伤的发生与分布特点

海军航空兵分业训练包括基础飞行、应用飞行、特殊环境下飞行等专业训练以及飞机的维护和保养作业训练,其具有训练强度大、时间长、危险系数高等特点,必须做好高空减压、缺氧引起的飞行员血管气体栓塞及急慢氧分压下降的防范措施。有关调查研究发现,我军海军航空兵高空减压病及高空缺氧的发生率达32.8%,其中飞行驾驶时间2 000 min以下的飞行员发生率明显高于2 000 min以上的飞行员。另外,由于起飞、降落及久坐状态下的作业训练对腰部的影响,导致下腰痛在海军航空兵分业训练中所占比例高达26.3%。

(二)医学监督与卫生监控

海军航空兵的分业训练创伤主要包括高空、高速飞行引起的四肢关节及周围肌肉等深部组织疼痛、皮肤感觉异常、呼吸困难、视觉模糊、复视,缺氧引起的头痛、工作效率降低甚至循环代偿功能障碍(心率突然减少,血压迅速降低),严重者出现恶心、苍白、冷汗,甚至意识消失以致危及生命。故在医学监督和卫生监控中,要及时全面地了解和掌控海军航空兵分业训练中高空减压、高空缺氧的发生情况,指导飞行人员进行科学的军事体能训练,并要求以无氧训练为主。在飞行训练中应加强医学监督,严禁超负荷长距离跑的有氧训练,训练后应适时指导参训者进行全身肌肉的放松活动。同时加强卫生监控,确保有症状早治疗,避免带伤训练和积累性创伤的发生。另外,要定期对参训者的心肺功能和神经系统进行医学的相关检测,在不同训练阶段及时地进行飞行员的分业训练健康保护及防伤知识教育。全面做好海军航空兵分业训练的医学监督和卫生监控工作。

(三)健康保护的主要措施

海军航空兵的分业训练健康保护的重要措施主要包括以下几个方面:①采用增压座舱训练,可有效预防高空减压病。②在无一定压力的防护下,可采用飞行前吸氧,使体内的溶解氮析出,通过呼吸排出。③发病后及时下降高度,下降越早,恢复越快。④配备并正确使用高空防护装备及供氧系统,积极进行体能训练,增强心肺功能。⑤当出现高空减压病的先兆症状时应及时降低飞行高度。⑥加强开展海军航空兵的分业训练健康保护及防伤病知识教育,了解航空飞行相关医学知识,形成群防自防的良好氛围。⑦加强飞行前后以无氧体能训练为主的体能训练,同时加强腰背肌及其核心肌肉力量的锻炼,将可有效预防和控制飞行人员职业性下腰痛的发生。

三、海军陆地分业训练的健康保护

(一)常见分业训练创伤的发生与分布特点

海军陆地分业训练包括基础体能训练、陆地障碍训练、特殊环境下登陆训练、舰艇维护及保养等,其训练具有强度大、环境恶劣、危险系数高等特点,其分业训练的健康保护主要是做好肌肉及骨骼系统创伤的防范。有关调查研究表明,海军陆地分业训练所致的骨关节及肌肉等软组织军事训练创伤发生率高达30.5%左右,与陆军特种作战大队的军事训练创伤发生率基本相同。

(二)医学监督与卫生监控

由于海军陆地的分业军事训练创伤与陆军基本相同,而且还包括渡海作战等训练,故在其医学监督和卫生监控过程中,要强调及时全面地了解和掌控海军陆地分业训练中骨关节及软组织创伤发生情况,并在不同训练阶段及时地进行海军陆地分业训练的健康保护及防伤知识教育。同时加强医学监督和卫生监控,严禁超负荷的过度训练,强调掌握军事训练创伤0期诊断技术,确保早预防、早诊断、早治疗,避免带伤训练和积累性创伤的发生。另外,定期和分阶段对参训者进行相关的医学检查,全面做好海军陆地分业训练的医学监督和卫生监控工作。

(三)健康保护的主要措施

海军陆地的分业军事训练健康保护的重要措施主要包括以下几个方面:①分业训练前应该进行充分的热身准备活动,提高身体柔韧性和灵活性。熟练掌握动作要领,加强应急能力训练,按照循环训练法进行科学的计划训练。②训练场地应当保持平整、坚实,无浮土,并具有一定湿度,避免在沙石或过度平滑的场地进行训练。③海军陆地的分业军事训练健康保护措施可参照本章第一节所述陆军相同类别兵种的分业军事训练的健康保护措施执行。

(黄昌林　朱亚鹏　徐　鹏)

第三节　空军部队分业训练的健康保护

空军部队的作战任务主要是协助及配合地面部队攻势及行动,肩负着保家卫国的重要使命。空军部队分业训练分为三大部分:军事飞行训练、空降兵训练及陆上作业部队的分业训练。由于空军同其他军种相同作业及训练伤在前面章节已有论述,在此不再赘述,现将空军分业训练的健康保护概述如下。

一、空军飞行分业训练的健康保护

(一)常见分业训练创伤的发生与分布特点

空军的空中作业兵种主要是航空兵,包括侦察航空兵、歼击航空兵、轰炸航空兵、运输航空兵等。

空军因其独特的兵种特性,在训练作业方面较陆军和海军有较大的不同,常见的创伤主要包括以下几种。①空晕病,即晕机病,属于晕动病的一种,为飞行人员的一种常见伤病,特别是在飞行学员中发生率较高。②航空性中耳炎,飞机升降,特别是下降,即增压时,飞行员出现不同程度的耳痛、体力减退或耳鸣,严重者鼓膜破裂出血,引起剧烈的耳痛并伴有头痛和眩晕,又称为中耳气压性损伤,是军事飞行训练常见的创伤之一。③飞行错觉,飞行错觉是指在飞行中,人对自身与飞机状态、位置、运动及飞行环境中客观事物的错误知觉,是飞行空间定向障碍的主要类型之一,歼击机飞行训练的发生率高达85%。④高空胃肠胀气,高空胃肠胀气主要症状是腹胀和腹痛,多发生在飞行上升过程中,高度愈高,程度也愈重。⑤高空关节疼痛,是空中作业训练常见的创伤之一。

(二)医学监督与卫生监控

对空军飞行人员进行严格不间断医学监督与卫生监控是对空勤人员分业训练实施健康保护十分重要的保障措施。其主要包括以下几个方面。①采集和建立参训者个人或群体的健康信息及档案。②评估分业训练中参训者或群体的健康状况、体能素质和可能发生创伤的危险性。③进行参训个人或群体的健康咨询与医学指导。④制订个人或群体的健康促进计划,并定期分阶段地进行健康保护及防伤知识教育。⑤在分业训练期间对参训个人或群体实施全程、全面的医学监督与卫生监控。

现代航空医学工程学的进步与发展为空军飞行分业训练的医学监督与卫生监控提供更为科学、严谨、实用的监督监控手段,其主要包括以下几种技术及设备。①睡眠检查技术。②飞行生理参数记录检测仪,将航卫保障的检测手段由地面拓展到空中,对掌握飞行员在空中身体变化的监测具有十分重要的价值,也可适用于地面训练和日常生活的身体状况监测。③飞行人员前庭功能的检查设备。④飞行人员特殊视觉功能检查仪。⑤飞行错觉矫治仪。⑥暗适应客观检查仪。⑦飞行员抗荷抗缺氧能力训练仪。

(三)健康保护的主要措施

空军部队飞行分业训练健康保护的措施,主要包括下列几个方面。①加强对前庭蜗器的训练,大多采用旋梯、固定滚轮、转椅、四柱秋千、电动转椅上科里奥利加速度耐力等方法进行强化习服训练,其中阶梯式科里奥利加速度"脱敏"习服方法效果最好。②分业训练前,在地面对初训者进行晕机病易患者的相关筛查,可首先对易患性高者予以淘汰。③初训者在空中气流复杂和间断飞行时间较长时训练,应采取先带飞,当无不适后方可自行单飞。④定期对飞行人员进行空晕病的健康教育,提高认知水平。⑤采取通风式密封增压座舱,可减轻或消除胃肠胀气的影响,使用增压座舱是预防高空减压病、航空性中耳炎的最根本措施。⑥飞行下降时应指导参训者断续地做耳咽管通气动作,如捏鼻鼓气法、吞咽法、运动下颌法等动作训练。⑦飞行训练时可佩戴相关保护装备,如飞行减压耳塞。⑧开展空间定向心理生理训练,养成按仪表指示判断和操纵飞机状态的习惯,提高仪表飞行技术,获得和掌握应用仪表空间定向能力的本领,按仪表飞行是预防、克服飞行错觉的根本措施。⑨遵守饮食制度,严格控制空勤饮食,进餐不可过快,减少吞咽气体,定时、定量进餐,保持胃肠道功能正常,应在起飞前 1～2 h 进餐完毕,飞行前的主餐不进食难以消化的食物,如韭菜、芹菜等,禁止饮用汽水、啤酒等产气饮料,保持大便通畅,防止便秘。⑩吸氧排氮,在上升前先在地面吸入一段时间纯氧,加强以无氧训练为主的体能训练。

二、空降兵分业训练的健康保护

(一)常见分业训练创伤的发生与分布特点

跳伞训练是空降兵分业军事训练的基本内容,包括跳伞动作地面训练和空中跳伞训练两个部分。据某部对空降兵 1 759 例跳伞创伤的回顾性调查分析,发现 1960—1995 年跳伞伤发生率为 0.8%,其中四肢骨折脱位约占到 48.2%,脊柱骨折占到 33.9%,神经损伤占到 9.0%,损伤以踝关节骨折脱位及腰椎压缩性骨折多见。致伤因素居前 3 位的分别是着陆姿势不好(37.9%)、空中操纵不当(17.6%)和离机姿势不好(16.9%)。降低空降兵训练伤应以预防为主,加强腿部肌肉力量的锻炼,更要注意空降兵心理素质的锻炼。

空降兵分业训练绝大部分通过地面平台、吊环跳伞进行,此类地面训练的创伤概率明显高于伞降训练,空降兵在分业训练中最易发的损伤多为下肢骨折及踝、膝关节的创伤等。最主要的致伤原因为参训者未能熟练、正确地掌握着陆姿势。伞降训练所致创伤的发生主要是开伞减速冲击和着陆冲击的过载所造成,同时也与腰腿部肌力较弱有明显的关系。

(二)医学监督与卫生监控

空降兵分业训练的特殊训练方式主要包括地面平台、吊环跳伞和伞降训练,其他陆战能力的训练与陆军相关兵种基本相同,空降兵分业训练的医学监督与卫生监控主要包括以下几个方面。①在整个分业训练期间针对不同训练阶段的不同训练特点,空降兵既是空勤,又是陆战人员,必须重视对参训个人或群体实施全程、全面的医学监督与卫生监控,特别是对其着装及其专用装备进行严格检查。②针对其3种特殊训练方式,应在开训及考核前进行相应的防伤知识教育,形成群防自防的监控氛围。③加强对空降兵分业训练期间各个阶段参训个体和群体的心理监测,并进行相应的心理学知识教育与心理指导。

(三)健康保护的主要措施

空降兵实际上属于空军的特种作战部队,其分业训练包括空中伞降、地面作战等训练,是军事训练创伤较高的一个兵种,其措施主要包括以下几个方面。①参训者应当熟练掌握跳伞动作要领,提高心理控制能力,增强腰腿部相对和绝对的肌肉力量训练。②实施空降训练时,指挥员必须严密组织,掌握跳伞人员心理状态和技术水平。③了解气象变化,选择安全着陆地域。④跳伞时跳伞人员应当合理控制开伞时机,观察风向和着陆点。⑤着地时保持正确姿势,身体重心稍向前倾,双下肢均匀用力,防止膝、踝关节损伤。⑥在整个空降兵分业训练的过程中,应分阶段、分批次根据分业训练的不同训练项目,进行军事训练创伤防治知识教育及其相关心理学指导。

三、地面作业部队分业训练的健康保护

(一)常见分业训练创伤的发生与分布特点

空军地面作业部队训练创伤和陆军有很多相似之处,但也有其自己的特点,多见于军队常规共同科目训练、专业技术训练、地勤机修技术训练及作业过程中。常见的创伤有:腕管综合征、地勤机修作业及意外事故所导致的切割、穿刺、砸压等创伤。其中腕管综合征最为常见,该综合征是正中神经在腕管内受压而表现的一组症状和体征,是周围神经卡压综合征中较为常见的一种,如地面机修人员中钳工等专业训练及作业过程中,过多、过分地运用手及腕部作抗阻力旋转动作均可引发腕管综合征。另外技工训练及施工作业所致的机械切割、穿刺等创伤也较为常见,并可造成参训及作业者身体某些部位一定程度的伤残。

(二)医学监督与卫生监控

空军地面作业部队军事分业及作业训练创伤的医学监督与卫生监控主要是针对常见的腕管综合征、意外及技工作业的创伤而进行。其他军事训练创伤与陆军相关兵种基本相同,因此同类的医学监督与卫生监控在此不再赘述。

(三)健康保护的主要措施

针对空军地面作业部队军事分业及作业训练创伤的致伤因素,其健康保护的重要措施主要包括以下几点。①针对多发的腕管综合征,加强手部及腕部的功能训练,以增强手、腕部的抗损伤及抗疲劳能力。②在训练中,特别是在篮球等球类的辅助训练中,应加强自我保护意识的习惯养成和就地翻滚的保护动作,克服用手撑地的习惯动作,否则极易造成手腕及膝关节意外创伤。③在进行特殊作业及训练中,如车、铣刨、磨等技工操作时,必须严格禁止戴手套及围巾等物件。

(黄昌林 郭延岭 赵 琳)

第四节 第二炮兵部队分业训练的健康保护

第二炮兵的特殊使命主要为坑道工程建设和导弹发射,其他训练课目与陆军基本相同。本节将就其导弹发射作战及坑道工程建设等分业训练的健康保护进行阐述。

一、坑道作业部队分业训练的健康保护

坑道作业部队是一支特殊的承担坑道工程建设的作战群体。由于常年在封闭式坑道中,其训练及作业环境相对封闭,空气流动性差,湿度较大及坑道作业噪声环境等因素的影响,同时也常因训练及作业任务的加重,其环境往往进一步恶化,大大超过了相关标准。而且参训及作业官兵大多承担爆破、坑道工程构建、机械振动等技术作业,故极易导致参训及作业者的四肢骨与关节、脊柱、下腰痛及腰椎间盘突出症等创伤以及呼吸、消化系统及听觉等器官的创伤和疾病。故坑道作业部队分业训练的健康保护应主要做好训练及作业环境的防尘、防潮、防中毒、防振动、防噪声等方面的工作,并严格按规定、计划、进度进行训练、作业和施工。

(一)常见分业训练伤发生与分布特点

坑道工程部队多分布于山区,开凿隧道过程中炸药爆炸可产生大量的有毒气体以及在开凿过程中产生的大量悬浮粉尘,这些均会对人体产生危害,极易造成呼吸系统疾病,特别是对呼吸器官的伤害。另外有些作业环境常年接受不到阳光照射,施工面常渗水,作业方式以湿式作业为主。由此所导致坑道环境阴暗、潮湿,加之温度适宜,这样的环境极易导致真菌孢子的繁殖;再加上未能采取消毒措施等,极易造成空气中和物品表面存在大量的多种细菌及真菌孢子。长期生活和作业在这样的环境里易引起皮肤的真菌感染及相关伤害,甚至还可导致传染性疾病的发生。同时由于坑道环境相对封闭,坑道中的一氧化碳、二氧化碳、氨、硫化氢、氮氧化物、二氧化硫及挥发性有毒气体均有可能造成参训及作业官兵相关组织器官出现中毒现象。

坑道作业部队分业训练及作业中,如机械操作、技工操作等,均可造成振动病类的创伤。振动病是在操作训练及作业中因长期受机械外力振动的影响而引起的职业性疾病。按振动对人体作用的方式,可分为全身振动和局部振动两种。全身振动可以引起前庭器官刺激和自主神经功能紊乱症状;局部振动则引起以末梢循环障碍为主的病变,亦可累及肢体神经及运动功能。发病部位多在上肢,典型表现为发作性手指发白(白指症)。伤者多表现为神经衰弱综合征和手部症状。手部症状以手指发麻、疼痛、发胀、发凉、手心多汗、遇冷后手指发白(雷诺综合征)为主,其次为手僵、手无力、手颤和关节肌肉疼痛等不适症状。同时在坑道作业过程中的钻探、车辆的装载以及风机的转动等都可以带来噪声。长期在噪声过大的环境中工作,特别容易引起听觉系统的功能障碍。

综上所述,鉴于第二炮兵工程部队分业训练及作业所致创伤的发生特点及分布情况,大多属于职业性肌肉骨骼系统疾病和相关组织器官的伤害,因此做好坑道作业部队分业训练的健康保护工作是尤为重要的。

(二)医学监督与卫生监控

第二炮兵工程部队是一个特殊的作战群体,由于其分业训练及作业环境相对封闭、空气流动性差、湿度较大及坑道作业噪声等因素的影响,而且常因训练及作业强度加大而造成环境进一步恶化;另外参训者大多须进行较长时间的接触机械振动的技术训练及作业,易造成振动病类创伤的发生。第二炮兵工程部队分业训练的医学监督与卫生监控主要包括以下几个方面。①由于第二炮兵工程部队分业训练及作业环境的特殊性,对坑道的环境医学监测应该放在首位,卫生部门应该在分业训练及作业开始前和过程中均要对坑道内的空气质量进行实时监测,并督促带兵主官提醒参训官兵做好个

人防护。②第二炮兵工程部队所使用工程设备的特殊性也要求装备部门定期对设备进行维修维护,防止分业训练及作业时设备损坏造成人员受伤。卫生部门也应该监控整个分业训练过程,分阶段对参训人员进行防伤知识教育,防止振动病等职业性肌肉骨骼系统疾病的发生。③第二炮兵工程部队的分业训练及作业虽具有其特殊性,但共同科目及体能训练大多与陆军工兵兵种具有一定的共同性,因此对第二炮兵工程部队的分业训练及作业实施全程、全面的医学监督与卫生监控,可参照陆军工兵部队相关规定执行。

(三)健康保护的主要措施

由于第二炮兵工程部队分业训练环境的特殊性,其健康保护的措施也要有针对性,主要包括以下几个方面。①第二炮兵工程部队分业训练及作业意外事故的防范是非常重要的健康保护措施,在其技术训练和施工作业中主要包括坑道掘进、爆破、筑路、工程构筑、工程机械操作等训练和作业,因此必须做好个人安全的防护,防止意外事故的发生。如爆破专业训练必须严密组织,落实各项安全措施,严格划分作业区、安全区,设置警戒线,指派救护人员,规定爆破信号,加强人员管理。坑道构筑中防止发生划伤、刮伤、砸伤等。工程机械操作中,严格按照操作规程,防止挤伤、压伤等。在进行水上工程构筑时,参训及作业人员应当穿好救生衣或者系好安全带,配齐救生器材。②工程环境防护方面应做好坑道内彻底通风,并安装通风及空气净化器等设备,以促使坑道内外空气交换,减少废气污染,保持空气新鲜;如果有条件可在相应场所洒水降尘,但同时需要注意空气湿度的维持,坑道施工时为防止粉尘对环境的影响,应尽量采用湿式打眼工程技术,佩戴好防护口罩,尽量减少训练及作业对呼吸系统伤害以防止肺尘埃沉着病(pneumoconiosis,俗称尘肺)的发生。另外,为净化环境还可采用强化消毒处理方法,利用二氧化氯进行空气消毒,利用二氯异氰尿酸钠作为长期储水消毒剂对生活用水进行消毒杀菌。个人卫生防护方面,加强部队健康教育,要求参训及作业官兵养成良好的卫生习惯,禁止随地吐痰、大小便及随处倒水等,同时积极做好坑道内粪便卫生管理及积水排放工作。另外,按指定位置存放垃圾并及时清理,以保持坑道内卫生。做好灭蝇、灭鼠等工作,全面预防浸渍足、战壕足和传染病的发生。③在机械操作训练及作业中,应适当佩戴减振保暖工作手套,以减轻振动对手部及前臂的创伤,同时通过加强前臂肌肉的锻炼,以增强肌肉的缓冲能力,减轻振动对手腕及上臂骨骼肌肉系统的创伤,另外可采用定时轮换训练及作业的方法,也可定时切换钻动工具的振动频率,以尽量减少振动所引起的上肢及手振动性"白指症"的发生。④改进机械施工作业方式,如将风机移到较远的位置,同时参加训练及作业人员应佩戴好耳防护器,以降低噪声对听觉器官的创伤。⑤尽量使用电能源,做好用电安全。

二、第二炮兵作战部队分业训练的健康保护

第二炮兵作战部队担负着核威慑和核打击的双重使命,其特殊的作战环境和任务性质对分业训练质量及参训官兵的基本素质提出了更高的要求,主要包括基础体能素质、专业技术水平、心理承受能力等3个方面的要求。而要达到这些要求只有通过艰辛刻苦的分业训练才能获得,因此只有坚实地做好其分业训练的健康保护,才能保证战斗力的提升。另外由于第二炮兵作战部队同陆军的其他兵种具有相同训练及作业的创伤,在前面章节已有论述,在此不再赘述。现将第二炮兵作战部队分业训练的健康保护概述如下。

(一)常见分业训练伤发生与分布特点

第二炮兵作战部队一般分为两种作战模式,主要承担竖井和机动运载场坪发射任务,其分业训练无论是在坑道竖井,还是荒野地域,大多分布于边远山区和沙漠,气候干热湿冷,环境条件十分恶劣,常造成夏季分业训练中易发生中暑、冬季冻伤等疾病。另外训练及作业中,还会因操作不慎将会导致液体推进剂泄露等意外事故,造成参训人员推进剂中毒的现象。同时在导弹发射分业训练及作业过程中,虽然是分区域进行操作管理的,但参训人员如直接接触或与放射性物同在一小空间的区域内,其身体就极易遭受放射性辐射的内外照射创伤。所谓内照射(internal irradiation),即在体内沉积的放

射性核素构成内照射源所致的照射。主要是指放射性核素经消化道、呼吸道、皮肤黏膜或伤口等途径进入体内所引起的照射。相同活度的放射性物质进入体内是连续照射,直至进入体内的放射性核素衰变完了或全部排出体外时才终止,因此,要比其在体外作为外照射时所引起的危害严重,特别是 α 辐射和低能 β 辐射。所谓外照射(external exposure),即存在于体外的电离辐射源对机体的照射。如放射性核素铀、钍、镭、钾等放射的射线所造成的辐射伤害作用,由于射线对人体的危害方式是通过辐射体直接照射人体而实现的,故称其为外照射。外照射包括 X 射线照射、γ 射线照射、β 射线照射、高能 α 粒子照射和中子照射等;还包括浸没照射,如放射性气溶胶或惰性气体的 β 射线、γ 射线混合照射和污染的水体的 β 射线、γ 射线混合照射。因此警惕和预防其分业训练及作业过程中液体推进剂泄露等意外事故的发生是尤为重要的。同时,由于第二炮兵作战部队特殊的作战环境和任务性质对参训官兵的心理抗应激能力有着极高的要求,因此如何促进参训官兵的心理健康保护,从而能够有效预防和控制心理不良应激反应的发生,亦是尤为重要的。

(二)医学监督与卫生监控

第二炮兵作战部队是一个执行特殊任务的作战群体,要求所属人员通过分业训练,达到基础体能素质优良、专业技术水平扎实、心理承受能力过硬的要求。由于其分业训练及作业环境相对封闭、医疗条件相对较弱,分业训练及作业强度、难度较大,易造成参训及作业者发生较为严重的军事训练创伤。另外执行发射任务训练的官兵极易出现心理应激的不良反应,不但会出现操作延误,还可能导致严重意外事故的发生,故第二炮兵作战部队分业训练过程中,执行更为严格的医学监督与卫生监控是十分重要的,其主要包括以下几个方面。①对竖井、场坪、坑道等环境的医学监测应该放在首位,卫生部门应该在分业训练及作业开始前和过程中均要对竖井、坑道内的空气质量、放射性辐射元素进行实时监控,做好推进剂环境污染监测工作,及时查明污染的来源、范围、程度等,为采取正确的防护措施提供科学依据,并督促参训官兵做好个人防护。②在进行机动运载场坪发射的分业训练及作业过程中,所使用车辆机械及设备的特殊性,除要求装备部门定期对设备进行维修维护,确保行进安全,严防运载过程中意外事故的发生外,卫生部门应加大卫生监控的力度,对参训人员进行全程、分阶段的预防伤病的知识教育和卫生监控。③由于第二炮兵作战部队分业训练的特殊性,特别对其参训及作业者要求具有极强的心理抗应激能力,因此必须加强全面、全程的心理监测和相应的心理训练。④第二炮兵作战部队分业训练的共同科目及体能训练大多与陆军类似兵种具有一定程度的相同性,故对第二炮兵作战部队的分业训练及作业的全程、全面的医学监督与卫生监控,可参照陆军部队相关规定执行。

(三)健康保护的主要措施

由于第二炮兵作战部队分业训练及作业任务的特殊性,其健康保护的措施也要有针对性,主要包括以下几个方面。①在分业训练及作业实施前,卫生部门应首先对竖井、场坪、坑道等训练环境进行调查、检测和医学层面的分析评估,并结合调查研究结论,用授课形式对参训官兵进行健康保护知识的普及教育,同时还应特别重视部队在野外场坪地域环境里对夏防中暑、冬防冻疮等疾病防治教育及相关训练创伤的健康保护。②严格防止分业训练及作业过程中因操作不慎和其他某些原因所造成的液体推进剂泄露等意外事故的发生,故在进行推进剂作业训练时必须有两人以上在现场,严格遵守推进剂作业场所的相关规定,必须遵守安全操作规程,必须具备相应的防护措施,正确使用和穿戴有针对性的耐腐蚀防护用品,如防毒面具、防毒服装等,而且在训练前必要时应督促参训及作业人员口服抗辐射的药物;训练结束应采取适当洗消措施,减少微量化学物质在衣物、身体皮肤表面上的沉积;训练前推进剂作训人员必须认真检查个人防护器材是否完好无损。③在分业训练及作业过程中可设置带有对放射性辐射元素的自动报警器,并根据监测情况,定期进行设备检修,及时合理通风排毒,同时按规定尽快地处理推进剂废液。④由于人体所受到的照射剂量随着距辐射源的距离增大而减少,而且在单位时间内所受剂量不变的情况下,剂量与时间成正比,因此工作中尽量采取远距离操作和缩短人在辐射源附近的停留时间;在分业训练及作业区域,应尽量减少非工作目的的活动,以减少外照射和沾染。在沾染区,尽量少喝水、严禁吸烟和进食,并且尽量在有防护设施的掩体或相对密闭的帐篷内饮食,如训练期间条件所限只能在露天饮食,也应该选择辐射水平较低,不易扬起灰尘的地域进行;同时在训练操作过程中可以采用通风橱、手套箱等将放射性物质密闭起来,并强调操作人员还应利用工作服、鞋、帽、口罩、手套、围裙等将自己包封起来,以防止放射性辐射的内外照射损伤。⑤采用吸附、过滤、除尘、去污、蒸发和凝聚沉淀等方法,尽量降低空气、水中及物品表面的放射性污染程度,同时定期更换通气、除尘等设施的滤芯,以保证设备有效、正常地运行;另外为尽量降低工作中接受辐射的程度,可采用在操作者与辐射源之间放置可以吸收辐射的屏蔽物,如机房墙壁、铅制物品、复合防护板等防护用品,特别是训练及作业场地及用具,应采用湿式的打扫方式为宜。⑥第二炮兵作战部队是遂行作战任务的特殊群体,比一般作战部队将面临的心理应激源会更多、更复杂,因此如何更好、更有效地预防和控制不良的心理应激反应,对于促进其分业训练及作业官兵的心理健康,实施心理健康保护,增强部队战斗力是十分重要的。全军军事训练医学研究所张莉、陈默等的研究表明:在第二炮兵某部野外场坪地域环境进行执行发射任务的训练过程中,传统的心理学教育能降低任务官兵的躯体化、强迫、焦虑和应激水平;同时应用心理弹性行为训练也能降低执行任务官兵的躯体化、强迫、人际关系敏感、焦虑、敌对、恐惧、睡眠饮食不良、应激障碍和消极应对等心理应激问题的发生,并且可以提高自我效能和积极应对能力;另外,通过综合性的心理干预训练,除了能获得心理弹性行为训练的效果外,还能降低执行任务官兵的抑郁和偏执等心理问题的发生率。

(黄昌林 郭延岭 刘 剑)

参考文献

[1]黄昌林,黄涛,张莉,等.军事训练医学[M].北京:人民军医出版社,1999.
[2]贺福初.军事医学概论[M].北京:科学出版社,2011.
[3]陈文亮.现代卫勤前沿理论[M].北京:军事医学科学出版社,2006.
[4]韩文成.振动的危害及预防[J].劳动保护,2000,22(3):38-39.
[5]黄昌林,张莉,薛刚,等.《军事训练伤诊断标准及防治原则》的编制应用研究及其意义[J].解放军医学杂志,2004,29(4):286-288.
[6]张莉.训练心理适应不良症的发生原因及防治[J].人民军医,1998;41(9):503-505.
[7]黄昌林,张莉,张智慧,等.我国军事训练伤防治理论体系的形成与发展[J].人民军医,2005,48(3):179-181.
[8]薛刚,王前进,黄昌林.谐振对强迫体位下兔血清骨代谢标志物的影响[J].实用医药杂志,2015,32(1):6-7.
[9]张广超,左新成,黄昌林.强迫体位和谐振对兔下腰部肌肉组织形态学影响[J].实用医药杂志,2015,32(1):8-10.
[10]杜云飞,黄昌林,刘剑,等.不同干预措施对兔抗谐振后血清标志物的影响[J].现代生物医学进展,2015,2(11):245-247.
[11]黄昌林,王前进,王帅,等.2009、2010年全军军事训练伤流行病学抽样调查[J].解放军医学杂志,2012,37(1):59-61.
[12]李怀东,张兆瑞.原发肺冲击伤实验动物病理生理学研究进展[J].实用医药杂志,2013,30(4):366-368.
[13]徐先荣,付兆君,尹欣,等.歼击机飞行员住院疾病谱分析[J].中华航空航天医杂志,2005,16(2):135-138.
[14]宋丹东.飞行员521名听力损害调查分析[J].中国组织工程研究,2014(z1):263.
[15]宋丹东.飞行员航空性鼻窦气压损伤的医疗保健[J].中国组织工程研究,2014(B05):231.
[16]门可,姜艳,肖丹,等.飞行员年度体检疾病谱比较分析[J].中华航空航天医学杂志,2014,25(3):161-166.

［17］张宏伟,高宏伟,栗美娜,等.军事训练伤的发生与预防［J］.解放军预防医学杂志,2006,24（2）:152-154.

［18］徐茜,柴栋,孟谦谦,等.900 MHz微波辐射对小鼠头部表面温度及神经行为的影响［J］.环境与职业医学,2009,26（2）:148-151.

［19］蔡产,王德文,李全岳,等.雷达微波对人体机能的影响［J］.华南国防医学杂志,2005,12（9）:31-33.

［20］唐木涛,王修德,孙华斌,等.某部野外驻训中雷达兵卫生防护情况调查［J］.中国职业医学,2007,34（6）:528-529.

［21］邓建军,牛其厚,王盛华,等.某警卫部队士兵心理健康状况调查［J］.人民军医,2005,48（6）:315-317.

［22］赵振海,赵顺滔.侦察兵训练伤调查分析［J］.华南国防医学杂志,2004,14（4）:29-30.

［23］张春和,张华林,刘莹,等.我国驻北方某炮兵部队战士生存质量研究［J］.临床军医杂志,2012,40（4）:817-820.

［24］秦昊,李硕,周林,等.某炮兵部队士兵腰椎间盘突出症危险因素调查［J］.西南国防医药2013,23（7）:809-810.

［25］王璐.第二炮兵某部特勤人员核辐射认知状况调查［J］.实用医药杂志,2015,30（5）:449-451.

［26］龙文辉.两栖侦察兵军事训练伤情况调查［J］.海军医学杂志,2004,25（1）:49.

［27］曹洪流,安江燕,肖新发,等.坑道环境对士兵心理健康的影响［J］.环境与健康杂志,2000,17（2）:90-92.

［28］袭著革,李官贤,晁福寰.我军坑道环境卫生标准研究现状［J］.解放军预防医学杂志,2004,22（1）:76-78.

［29］徐先荣,张扬,金占国.前庭功能与航空航天飞行［J］.听力学及言语疾病杂志,2008,16（1）:220.

［30］黄炜,吕汽兵,季思菊.空军飞行员飞行错觉性质分类调查［J］.中国疗养医学,2011,20（2）:180-181.

［31］谢溯江,于立身,毕红哲,等.不同轴向的径向加速度对科里奥利错觉的影响［J］.中华航空航天医学杂志2002,13（2）:77-80.

［32］赵民.高空减压病氧气疗法发展动向［J］.中华航空航天医学杂志,2001,12（2）:21-125.

［33］马婧嵚,史其林.腕管综合征治疗进展［J］.国际骨科学杂志,2010,31（5）:282-284.

［34］SUBRAMANIAM S,ZIRRGIEBEL U,HALBACH O V B U,et al. ERK activation promotes neuronal degeneration predominantly through plasma membrane damage and independently of caspase-3［J］. J Cell Biol,2004,165（3）:357-369.

第八篇
灾害创伤与救援

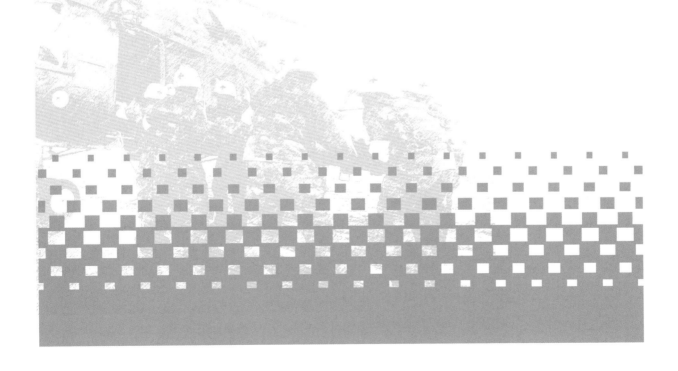

第三十七章

灾害医学与救援医学的发展
简史与现状及进展

　　灾害医学与救援医学的形成与发展,是人类文明史发展的结果和必然。本章重点介绍国内外灾害医学与救援医学的概念;重点介绍国内外灾害医学与救援医学发展历史及发展现状,分析灾害医学与救援医学的异同点及现状;阐述灾害医学与救援医学未来发展的趋势。

第一节　灾害医学与救援医学的概念

一、概　述

(一)灾害的概念

　　灾(disaster;calamity)原指自然发生的火灾,后泛指自然或人为的祸害。灾害(disaster)是指能够给人类和人类赖以生存的环境造成破坏性影响的事物的总称。灾害的特点是其具有破坏性,且大多为突发性,就其规模和强度而言已超过受灾地区的自救和承受能力。灾害通常指局部而不表示程度,可以扩张和发展,演变成灾难。任何引起设施破坏、生态破坏、人员伤亡、健康状况及卫生服务恶化的事件,当超出受影响社区承受能力而需要向外寻求援助时即为灾害。联合国灾难管理培训项目对灾害的定义是:灾害是对社会功能的严重破坏,导致人类、资源或环境的广泛损害,并超出社会自身资源应对能力范围。世界卫生组织(World Health Organization,WHO)对灾害的定义是:任何引起设施破坏、经济严重受损、人员伤亡、健康状况及卫生服务条件恶化的事件,如其规模已超出事件发生社区的承受能力而不得不向社区外部寻求专门援助,就可称其为灾害。灾难(suffering;calamity)指自然或人为的灾祸造成的严重损害和苦难。国际救灾专家给灾难下的定义是:超过受灾地区现有资源承受能力的人类生态环境破坏。灾难和灾害是同义词,常混用。一般地说,灾害的程度较轻,灾害引起人类生存危难时则为灾难。

(二)灾害的分类

　　灾害分为人为灾害(man-made disasters)和自然灾害(natural disasters)。

　　1.人为灾害　　主要由于硬件故障和人为错误造成,包括爆炸或交通事故导致化学品泄漏,空气、水源、土壤污染和食物污染等;恐怖分子释放沙林毒气、油罐卡车相撞氯气释放等情况则属于化学灾害;生物学损害包括邮寄炭疽信件、恐怖分子释放鼠疫耶尔森杆菌等情况;核工厂爆炸、核弹轰炸后放射性物质四处弥散等情况则属于放射性核灾害;大坝失事和社会动乱则同属人为灾害。

2. 自然灾害 自然灾害由环境因素,而非人为因素直接导致,包括火山爆发、地震、台风、海啸、瘟疫、干旱、饥荒、洪灾、滑坡等。自然灾害的发生,主要取决于自然条件变化的内在因素,但人类对自然环境破坏后果的认识,以及人类对地球上古生物灭绝因果的推断让人类不断意识到外在因素的重要性。灾害的严重性,一方面取决于灾害本身的性质和程度,另一方面取决于灾害对社会的实际破坏作用。许多自然灾害,特别是等级高、强度大的自然灾害发生以后,常常诱发一连串的其他灾害发生,这种现象称为灾害链。灾害链中最早发生作用的灾害称为原生灾害,而由原生灾害所诱导出来的灾害则称为次生灾害(secondary disasters)。自然灾害发生之后,破坏了人类生存的和谐条件,由此还可以导生一系列其他灾害,这些灾害泛称为衍生灾害(derivative disaster)。如地震、洪水、干旱、风灾、火灾等原生灾害之后,会出现堰塞湖、瘟疫流行等次生灾害,而环境污染、生态平衡破坏、遗传改变、致癌效应等则称为衍生灾害。

(三)自然生态系统与灾害

地球本身是一个完整的自然生态系统,自有其在宇宙天体运动中固有的动静态稳定特性。在自然生态系统中,各种生物与周围环境存在着相互依存、相互制约的互动关系,并保持着一定的动静态平衡,即生态平衡。近代社会,人类人口近几何级数增长,人类本能的生存需求和过度的不合理的资源需求,导致了人类对大自然的过多人为干预和资源的过度开发。对大自然的不合理干预和对大自然的破坏性开发,毁坏了各种生物与周围环境的生态平衡。

按已知的宇宙活动运行和地球内在动静态变化规律推测,地球本身的生态平衡运动正在进入一个新的活动期,地球各圈层将发生变化并可能引起一系列灾难。专家们预测,世界将面临一个灾难频繁时期。据国际红十字会(International Red Cross)中心统计,20世纪70年代全球重大自然灾害平均数比60年代增加了近25%,80年代增加至50%,而70年代因灾害伤亡总人数比60年代高出5倍。80年代和90年代,因自然灾害伤亡人数达280余万,财产损失逾1 000亿美元。从20世纪60年代到21世纪初,自然灾害从每年平均约100起增加到500起。从自然角度看,我国是世界上遭受自然灾害破坏最严重的国家之一,灾害种类多,发生频率高,且损失严重。据统计,我国受灾害影响的人口高达几亿。全国70%以上的大城市、50%以上的人口、75%以上的工农业产值,分布在气象、海洋、洪水、地震等灾害严重的沿海和东部地区。我国每年因自然灾害造成的损失都在千亿元以上。近年来,灾害发生的频率不断增高,灾害的破坏性上升,让人们不断意识到人类在地球生态村的脆弱性和保护地球生态平衡的重要性。

二、灾害医学

(一)灾害医学的概念

灾害医学(disaster medicine)是研究如何将各种医学手段和学科综合运用于灾害预防、即时反应及处理灾后人类健康问题的一门学科。灾害医学形成于20世纪中叶,最近30多年得到了快速发展。目前灾害医学的发展趋势正从医学紧急救援向灾害综合预防,以及灾中、灾后中长期医学、社会、心理、人文系统手段的防控与干预并重方向转变。灾害医学内容包括:研究各种灾害对人体损害的特点和规律,制订合理的医疗卫生保障方案;动员必要的医疗卫生力量并将其组成严密的救援网络;充分发挥医学科学技术能力,控制灾后疾病的发生和流行;保护灾区居民健康等。灾害医学系医学的一个新领域,在某些时候也被称为灾难医学或生存医学。灾害医学由灾害卫勤管理、灾害流行病学、灾害救治医学、灾害医学管理、灾害康复医学、灾害心理医学、灾害基础医学等多部分组成。由于各种自然灾害和人为事故所造成的灾难性损害的程度和范围具有不可预测性,因此灾害医学具有预防性与群体性特征,所以灾害医学也是研究人为和自然灾害与人类生命和健康关系的学科。它阐明各种灾害对人类生命和健康的影响及规律,寻求有效医学救援和卫生防护对策及措施,在灾害发生前做好应对灾害发生的准备,在灾害发生后,又及时有效实施医疗救护和卫生防病等措施。灾害医学既是医学的重要分支学科,又具有相对的独立性。灾害医学是一门具有高度综合性的学科,与医学、灾难学、管理学、心理学、气象学、地质学、天文学、水文学、建筑学等学科密切相关,世界各国跨文化研究的特征也很明显。

(二)灾害医学主要研究方向

灾害医学主要研究方向包括以下几个方面:①探讨各种灾害的发生规律和损害特点,进而制订各种卫生应急预案;②研发各种预防灾害以及减少、减轻人员伤害方面的医疗技术和设备;③研究和改进预测各种灾害所致伤病员类型、数量和分布的模型,为制订卫生计划提供依据;④重视和加强对各种灾害损伤的基础医学研究;⑤迅速创建高效运行的信息化灾害医学网络体系;⑥建立和完善流动便携式重症监护病房(intensive care unit,ICU);⑦加强对灾害流行病学研究;⑧完善灾害医学中的组织指挥系统工程;⑨建立灾害中批量伤病员的分类系统;⑩建立灾害医学数据库;⑪着手卫生灾害的侦察和预警;⑫研究灾害造成的公众心理危害及其应对;⑬研究灾害事故致伤伤病员的远期效应及防治;⑭总结历次灾害事故的教训,进一步提高应对各种灾害及突发事件的能力。

灾害医学公共卫生知识的社会化普及也是灾害医学的重要任务之一,灾害医学公共卫生知识的宣传培训包括针对专业人员和非专业人员的内容。诸如理论教学、模拟训练、灾害现场伤病员的搜索、幸存者营救、检伤分类、分级救治;灾区水源检疫、卫生防疫;灾后传染病的预防与处理;灾后心理障碍的干预处理;灾后机体功能的康复治疗;灾后医院重建和灾后流行病学调查等方面。

三、救 援 医 学

救援医学(rescue medicine)是研究如何运用医学手段应对各种突发公共事件,以及医学救援任务如何展开、组织、管理、协调、实施等问题的科学。灾害救援医学(diaster rescue medicine,DRM)是研究灾害条件下科学进行医学救援的方式、方法和组织的一门学科,涉及灾害救援的各个方面和阶段,是灾害救援的重要组成部分。救援医学的范畴包括:医学救援的组织体系、救援的医学指导、灾后的卫生评估、受灾者的急救医疗和心理卫生服务、医学救援的管理、灾后环境重建、灾后可持续发展等。救援医学有别于单纯的急救医学,其内涵更丰富、覆盖的范围更广泛,以急救医学、灾害医学、临床急诊学、危重症监护学为基础,全方位融入了通信、运输、建筑、消防、生物医学工程等学科内容,是一门兼有社会学、管理学、灾害学和工程学等学科功能的综合性学科。救援医学以"挽救生命、减轻伤残;维护人类健康、争取可持续发展"为目的,力求通过高效的医学救援行动将突发公共事件对人类健康的损害控制在最低水平,并争取灾后人类生存和发展的可持续性。

救援医学在救援过程中跨越了医学界限,融合了多门学科内容;突破了医院围墙,实现了全程指导;着眼于群体生存,延伸至救援现场;因此救援医学的发展是以医院为基础的院内急救在理论和实践上的重大进步。救援医学体系是现代急救医疗服务体系内涵和外延的扩展及延伸,是应对突发公共事件的医学救援的应急机制、管理体系、组织实施、资源配置等的综合体系。救援医学以"大救援"理念为指导,突破了急救医疗服务的局限,把医学救援延伸到卫生应急体系,把灾害造成的直接损失和继发损失降到最低限度。

(李贵涛　林周胜)

第二节 中国灾害医学与救援医学发展历史

一、中国灾害发生概况

中国是世界上受灾害影响最严重的少数几个国家之一。中国幅员辽阔,人口众多,地理气候条件复杂多变,自然灾害种类多且发生频繁。除现代火山活动导致的灾害外,几乎所有的自然灾害,如水灾(也称洪涝灾害)、旱灾、地震、台风、风雹、雪灾、山体滑坡、泥石流、病虫害、森林火灾等,每年都有发生。由于中国地处欧亚、太平洋及印度洋三大板块交汇地带,新构造运动活跃,因此中国是世界上大陆地震最多的国家之一。中国不但地震活动频繁而且破坏性大,资料显示全球陆地破坏性地震中国大陆约占 1/3。中国自然灾害的形成与自然环境和人类活动密切相关,有明显的南北区域性特征和东西区域性差异。每年的热带气旋在东部沿海地区登陆,促成了东部季风区气象灾害的季节性和阶段性特征。

据史料统计,自公元前 206 年至公元 1949 年的 2155 年中,中国共发生较大水灾 1 600 余次,较大的旱灾 1 000 余次,水灾与旱灾几乎年年有之。我国历史上死亡人数超过 20 万的灾难发生过多次。例如 1556 年陕西华县发生地震,导致 83 万人死亡,是我国有记录以来死亡人数最多的地震;1928 年华北、西北、西南等 13 个省 535 个县遭受旱灾;1931 年黄河大水导致人员死亡 300 余万;1942—1943 年中国大旱,仅河南一省饿死、病死者即达数百万人;1976 年发生在唐山的大地震和 2008 年 5 月 12 日发生在四川汶川的特大地震,均造成了巨大的人员伤亡。中国的防灾减灾形势十分严峻。

二、中国灾害医学发展简史

灾害医学的发展就是人类文明史发展的一面镜子。纵观人类文明史,医学科学在 19 世纪中叶形成并在随后 100 多年迅猛发展。医学科学的兴起标志着人类文明进入到人与社会、人与自然、人与人和人与自己在生存、健康、发展等实践活动中,人类生活方式已逐步由被动转为协调和主动。

我国早在 20 世纪 80 年代,就已经开始了应对自然灾害的立法,1983 年国家颁布实施了《海洋石油勘探开发环境保护管理条例》,1989 年 4 月中国首次成立国家级的减灾防灾机构——国家救灾委员会;1989 年第 44 届联合国大会将 20 世纪最后 10 年定为"国际减灾 10 年",成立了"联合国减灾协调办公室"(United Disaster Relief Coordination,UNDRO),并在 21 世纪初提出"使 21 世纪成为安全的世界"(for a safer world in the 21th century)及建设灾难"预防文化"(building culture of prevention)的观点。中国政府、社团和有关组织积极响应并参与这一行动。

从 20 世纪 90 年代起,中国专家逐步关注灾害(难)医学的研究进展,有关灾害医学的著作相继出版。1992 年人民军医出版社率先出版了由 Baoskett 和 Weller 合著的《Medicine For Disaster》译著(张建平译);1993 年 11 月在上海召开了第一次全国性灾难医学学术会议,同年张鸿祺教授等主编的《灾难医学》由北京医科大学和中国协和医科大学联合出版社出版;1994 年上海科技教育出版社出版了由华积德教授主编的《灾难医学》;2007 年郑州大学出版社出版了由欧景才、李贵涛教授主编的《突发灾害事故伤应急救护与阶梯治疗》;2009 年江苏大学出版社出版了由王一健教授等主编的《灾难医学》。1995 年,陈新华等建议我国在"九五"期间大力发展灾难医学的学术研究,同年卫生部发布《灾害事故医疗救援工作管理办法》,这是关于灾难医学救援的第一部法规性文件。

2000 年,科技部、民政部正式批准成立中国灾害防御协会救援医学会;2003 年 5 月 9 日国务院颁布实施《突发公共卫生事件应急条例》(第 376 号令);2006 年 1 月 8 日国务院正式颁布《国家突发事件总体应急预案》(以下简称《预案》),要求卫生部门组建应急专业技术队伍,根据救灾需要及时赶赴现场提供医学救援和疾病防控,同时为灾区提供药品、器械等卫生和医疗设备。《预案》对突发公共卫生事件的预防与应急准备、报告与信息发布、紧急处置及法律责任等问题制定了具体措施,这标志着我国将应对突发与灾难事件纳入了法制化轨道,也标志着我国处理重点灾难事件应对机制的进一步完善。之后,以应急预案、应急工作运行机制、应急法制体系建设为重点,以提高应急能力为核心,建立了应对突发公共卫生事件全新的工作模式,政府部门的相关机构也相继召开有关会议制定救灾政策。卫生防疫系统一直承担着突发传染病、重点自然灾害的传染源控制、灾害现场应急救援等工作。2008 年 5 月 12 日我国四川汶川发生的特大地震是对中国灾害(难)医学理念和实践的一次全面考验,灾后中国政府认真总结了地震救援的经验和教训,在各省市设立了应急救灾办公室,平时负责制订各种救灾预案、专业人员培训和科普教育,发生灾情时参与救灾的组织指挥和各部门的协同工作。在一些大学和医学院校,开办了灾难医学课程,组织全国性的学术讨论会,有的还筹建了灾难医学专业学科,如同济大学医学院于 2008 年 9 月成立了“急诊与灾难医学系”;2011 年,暨南大学医学院开设“急诊与应急医学”本科教学。针对我国的灾难频发现状,2010 年以来,国家相继组建了医疗救援、传染病防控、核生化防控等各类国家级、省市级综合性救援队,组织建设移动医院,并将军队中具备救援和保障能力的主要应急救援力量(包括医疗队、防疫队、心理救援队、战略投送力量等)纳入国家灾害医学救援体系之中。我国确定自 2009 年起,每年 5 月 12 日为“防灾减灾日”。

除此之外,国家一些法规和条例的颁布实施也有力地应对了自然灾害的发生。近 30 年来国家颁布了多种相关法规和条例,如 1984 年颁布了《中华人民共和国森林法》,1991 年颁布了《水库大坝安全管理条例》和《防汛条例》,1994 年颁布了《自然保护区条例》,1995 年颁布了《破坏性地震应急条例》,1997 年颁布了《中华人民共和国防洪法》和《中华人民共和国防震减灾法》,1999 年颁布了《中华人民共和国气象法》,2000 年颁布了《蓄滞洪区运用补偿暂行办法》,2001 年颁布了《中华人民共和国防沙治沙法》,2002 年颁布了《人工影响天气管理条例》,2003 年颁布了《地质灾害防治条例》,2005 年颁布了《军队参加抢险救灾条例》,2007 年颁布了《中华人民共和国突发事件应对法》等。

过去人类把灾害当成上天的惩罚,人类只能在大自然的肆虐下苟且寻求生存,所以有关灾害医学的研究滞后于其他科学研究。现代科学的发展和人类在应对灾害中经验的不断积累,使人们逐渐发现在灾害中应变能力是可以学习和训练的,经过练习和良好的准备,可以将灾害的损失降至最低,这也是灾害医学概念的由来。它可以利用便捷的通信工具,及时组织救援力量,在现场对个体、群体实施及时有效的救援,进行必要的医学处理,挽救生命,减少伤残,并在医疗监护下,采用现代交通设备将伤员送抵医院接受进一步治疗,降低灾害造成的伤残率和病死率。如果说人类医学科学是经历了对于生命过程中各个阶段、人体解剖学各个系统疾病的治疗研究,然后才是对急危重症和特种医学研究序列过程的话,灾害医学研究的发展还得益于天文、气象、地理和工业科学的发展。20 世纪 70 年代以来,高科技在世界范围内迅速渗透,使人类互相交往、彼此关系密切的广度、深度达到了历史上前所未有的境界。社会的进步、医学模式的转变,使得灾害医学近 30 多年来在世界各国得到兴起并发展。

灾害医学虽然由西方发达国家发起,但在国外也只有 30 多年的历史。1976 年,在原西德的美因茨成立了专门研究急诊和灾害问题的组织(Club of Mainz),不久改名为世界灾害急救医学联合会(World Association for Disaster and Emergency Medicine,WADEM)。1977 年以来,WADEM 每两年召开一次国际灾害急救医学会议。

在 20 多年里,我国的灾害医学得到了快速成长。总体上说,我国灾害医学还处于快速发展、快速调整和快速实施阶段。我国灾害医学的发展还不够完善,还远不能满足社会发展的需求。但随着国家经济的不断发展和科技的进步,通过各方面的努力,我国灾害医学必将实现跨越式的发展,并最大限度地适应国家防灾减灾的需要,保障人民群众的生命财产安全。

三、中国救援医学发展简史

灾害救援医学的迅猛发展,也得益于人类对灾害的发生和自身生存脆弱性的认识,以及现代科学技术的迅速发展。救援医学有别于急救医学,它是以“大急救”(即救援)为中心,以急救医学、灾难医学、临床急诊学、危重症监护学为基础,融入社会学、通信、运输、建筑、消防、生物医学工程等多学科扩展形成的一门综合性学科。

随着中国经济发展和科技进步,中国救援医学也得到了迅猛发展。1995年卫生部颁布灾害事故医疗救援工作管理办法,成立了卫生部灾害事故医疗救援领导小组,由卫生部长任组长,主管副部长、医政司长任副组长,办公厅、疾病控制司、计财司、药政司、爱委会、监督司、外事司等有关领导为成员。各省、自治区、直辖市政府卫生行政部门成立与卫生部灾害事故医疗救援领导小组相应的组织。平时各级灾害事故医疗救援领导小组负责掌握全国或当地灾害事故的特征、规律、医疗救护资源、地理及交通状况等信息;组织、协调、部署与灾害事故救护有关工作,对灾害事故医疗救援工作实行规范化管理。县以上卫生行政部门强化对急救中心、急救站、医院急诊科为主体的急救医疗网络建设,提高其急救反应能力;制定医疗急救预案,建立数支医疗救援队,并配备一定数量的急救医疗药械,由医疗救援队所在单位保管,并定期更换。

1998年,在我国的综合减灾防灾体系中,明确我国救援医学已经形成了专业队伍。2001年1月,国家民政部批准在中国灾害防御协会下成立救援医学专业委员会,同年4月,选举产生了由国内从事救援医学的专家组成的救援医学专业委员会。2004年,在中国灾害防御协会、中国红十字会、中国医师协会、武警卫生部、中国灾害防御协会救援医学会、中国医师协会急救复苏专业委员会等在杭州联合举办的“中国·国际第二届现代救援医学论坛”上,李宗浩教授提出的“共创全球救援一体化”的理念得到了专家认同,实施的行动得到了各方面的支持。这是在我国举行的高层医学论坛上,由众多国内外知名急救医学专家首次提出的与“全球经济一体化”相适应的口号,体现了医学面向普通民众更加开放、更加积极交往的时代特征,是医学处在科技高度发展年代的必然趋势。2006年1月,国务院颁布了国家突发公共事件总体应急预案体系,包括《国家突发公共事件总体应急预案》以及专项、部门、地方等应急预案。2007年,在应急预案的制定和应急体制、机制、法制(即“一案三制”)建设的基础上,国家颁布了《中华人民共和国突发事件应对法》。

2008年11月15日,经国家民政部批准,中国医学救援协会成立并召开第一届会员代表大会。协会的成立体现了党中央、国务院对广大卫生、医务工作者的信任,同时也促进中国现代救援医学体系实现了由院前急救、医院急诊科和重症监护病房三环相扣、相互衔接模式的形成,构成了医院紧急医疗服务体系(emergency medical service system,EMSS)。我国的EMSS受经济实力、人员素质、传统观念等因素的影响,与发达国家相比,存在较大的差距。这种状况直接反映在院前急救的质量上,有统计资料显示,目前我国的院前急救成功率为6.98%,与发达国家40%的成功率相差甚远。

国际灾害医学救援(international disaster medical rescue,IDMR)属于救援医学的一个分支。2001年4月27日国家地震灾害紧急救援队(中国国际救援队,Chinese internationalsearch & rescue team,CISAR)成立,并由温家宝总理向救援队授旗。这是一支达到了联合国重型救援队标准的专业地震灾害紧急救援队,全队共230人,配有8大类300多种20 000余件(套)装备及20余条搜索犬。主要任务是对因地震灾害或其他突发性事件造成建(构)筑物倒塌而被压埋人员实施紧急搜索与营救。国家地震灾害紧急救援队由中国地震局、武警总医院和解放军工兵部队联合组建,属于国家级专业灾害救援队伍,可以参加世界各地灾害紧急救援,主要任务是协助灾区开展搜索、营救、医疗救援、疫病防治、灾后重建等工作。CISAR先后成功执行了阿尔及利亚、伊朗、印度尼西亚海啸和巴基斯坦、印度尼西亚地震等灾害救援行动。经过国外救援实战和理论学习,CISAR逐步形成适合我国国情的灾害医学救援模式。

中国的救援医学作为一门年轻的新兴学科,在现代急救医学的基础上,经过几十年的实践和发展,内涵不断丰富、体系更加完善、作用日益凸显,已经从医学拓展到管理学多个领域,从医院拓展到社会多个层面,从单纯急救拓展到通信、运输、计算机等多项技术的综合运用,从医疗卫生部门拓展到多个相关部门。虽然我国灾害救援医学经过20多年的发展已经形成体系和规模,但从实践经验和现实要求看还很不完善,主要表现在:各种优秀资源整合不足,现场救援、紧急救援体系不完善;救援医学研究仍处于“单灾种单病种(症)单一方法防治管理体系”向“综合灾种综合病种(症)多专业立体防治管理体系”过渡的阶段;国内有关灾害救援医学行为标准化、规范化和系统化的相关法律法规还有待出台;现代跨行业专业立体救援理念的接受和高科技新装备的开发应用慢等。灾害救援需要全社会的大救援,需要全社会急救知识的普及教育,需要各种物资储备和专业救援力量储备,指挥、信息、交通工具、物资和人员使用和调配需要整体协同。尽管我国的灾害救援医学起步较晚,与发达国家还存在差距,但我们有后发优势和国家体制优势,经过全民的不断努力,我国灾害救援医学必将赶上甚至超越世界先进水平。

(李贵涛　林周胜)

第三节　国外灾害医学与救援医学发展历史

一、世界灾害医学简史

现代灾害医学首先在西方发达国家确立。早在 1864 年 8 月,瑞士政府邀请所有欧洲国家以及美国、巴西和墨西哥等国的政府参加在日内瓦召开的正式外交会议,会后成立了"红十字会"(Red Cross Society)组织,伊斯兰国家用"红新月会"(Red Crescent Society)名称,起初是为了改善战伤救护条件,以后发展为对各种自然灾难的救援、急救、护理等国际人道主义团体。1907 年在法国巴黎成立了国际公共卫生局,1920 年在瑞士日内瓦成立了国际联盟卫生组织。在两次世界大战中,上述组织在战伤救护中发挥了重要作用。

1946 年 7 月,64 个国家的代表在纽约举行了一次国际卫生会议,签署了《世界卫生组织组织法》。1948 年 4 月 7 日,该法得到 26 个联合国会员国批准生效,世界卫生组织宣告成立。每年的 4 月 7 日也就成为全球性的"世界卫生日"。同年 6 月 24 日,世界卫生组织在日内瓦召开的第一届世界卫生大会上还确立了由一条蛇盘绕权杖所覆盖的联合国标志组成的会徽。长期以来,由蛇盘绕的权杖系医学及医学界的标志。

WHO 为联合国专门机构之一,其主要职能包括:促进流行病和地方病的防治;提供和改进公共卫生、疾病医疗和有关事项的教学与训练;推动确定生物制品的国际标准。

WHO 以努力提高全球人民的健康水平为宗旨,在出现全球性或地区性流行病时,及时发出通报,提出防治措施,对各种灾难进行监测、统计、分析和出版相关资料,交流各国减灾的经验与教训。各受灾国也可通过 WHO 在各地区的办事处协调和调拨物资以满足救灾所需,WHO 对全球救灾和减灾工作做出了重要贡献。

1955 年,美国匹兹堡大学国际心肺复苏研究中心的著名急救医学专家 Peter Safar 教授将其研究中心更名为国际心肺复苏与灾害医学研究中心,此后,世界各国开始将目光投向灾害医学。1963 年瑞典成立了世界第一个灾害医学救援组织——国家医学防护咨询委员会;1976 年由 7 个国家麻醉科、内科医生在原西德的美茵茨(Mainz)发起,成立了急救和灾害医学俱乐部,将急救医学(emergency medicine)和灾害医学(disaster medicine)的职能紧密地融合在一起。这个俱乐部的成立很快引起各国医学专家的重视,不久俱乐部更名为世界急救和灾害医学学会(World Association on Emergency and Disaster Medicine,WAEDM),从此世界上第一个专门研究和探讨急诊医学与灾害医学的学术机构问世。学会的主席就是当时心肺复苏医学创始人之一的 Peter Safar 教授。专家们认识到,仅仅依靠临床医生、医院内的管理模式和经验来应对突发灾害的救援是远远不够的,因此 WAEDM 着重研究交流世界各国在医院外抢救垂危濒死伤员的经验和现场的急救组织指挥。WAEDM 的成立,很快吸引了社会有关部门人士的关注,在此之后的几年里,国外学者逐渐把注意力和研究重点放到灾害医学中来,每两年 WAEDM 召开一次世界性的学术大会。世界急救和灾害医学学会主席 Birnbaum 指出:"WADEM 在开发区域性救援资源方面做了大量工作,帮助各国建立最实用和标准的教育培训模式,提高实际救援能力"。除 WAEDM 外，对灾害医学具有重要推动作用的机构还有 1984 年成立的非政府合作组织国际人道救援医学学会(International Association for Humanitarian Medicine, IAHM)。国际人道救援医学学会主席、世界灾难医学和急诊医学学会名誉主席 Gunn S. W. A 认为"灾害医学就是人道救援医学"，"重大突发事件和灾害是可以预见和预防的""灾害救援不单纯是一个临时应急重建事件，更是社会长期发展中的一个基本组成元素"。这些学会定期召开国际学术会议，为各国专家提供灾害医学学术交流平台。1991 年 12 月，联合国建立了人道救援事务处(Department of Humanitarian Affairs, DHA)，专门负责处理各种突发事件的人道救援工作。1989 年世界卫生组织在斯德哥尔摩举行了第一届世界预防事故和伤害会议；2003 年 5 月第 13 届国际灾害医学大会在悉尼召开，这是一次灾害医学史上跨国界、跨专业减灾人员共同参与的重要盛会；2009 年 5 月在首尔召开了第 16 届世界灾害医学和急救医学大会，会议确定增加一些新的分支机构与地区 WHO 分支机构密切合作，建立现代灾害医学教育和培训模式，以协助提高有关国家救灾的协调和控制能力。

1998 年，全球性"国际防灾减灾十年"活动推动了全世界各国的综合减灾及研究工作向着科学实际可持续方向发展。美国政府对灾害事件进行了评估，认为是否进行灾害护理教育将直接影响到灾害造成的后果。2008 年 1 月 22 日在日本兵库县神户市由中国、日本、韩国、英国、泰国、印度和美国 7 国 40 余家教育机构职能团体举办了世界灾害护理学成立大会，学会秘书处设在兵库县立大学护理学院。灾害医学作为临床医学、急诊医学、公共卫生学等学科的延伸和高度集成正迅速被国际社会接受，近 20 年来西方发达国家已相继成立了全国性的灾害医学学术机构和全国范围的灾害救援体系。其中美国的灾害预警、救援和医疗系统最为发达，包括美国联邦应急计划、美国国家灾害医疗系统、美国大都市医疗应对系统等。美国联邦灾害心理卫生服务系统的建设和一系列灾害应急预案的制定，为各国提供了良好的学习模板。

二、世界救援医学发展简史

早在 1859 年 6 月，红十字会的创办人亨利·杜南(瑞士商人)先生经商途经一个叫索尔弗利诺小镇，目睹索尔弗利诺战役交战双方(奥地利-撒丁交战)战士在战场上战死或受伤的痛苦以及几乎完全没有急救和基本护理的现实时，就动员当地百姓不带歧视地提供援助，并成功取得了前所未有的救济援助规模。亨利·杜南先生震惊于战争灾害的可怕后果，决定撰写一本名为《索尔弗利诺回忆录》的书，并于 1862 年自行出资出版。他将这本书送到整个欧洲主要的政治和军事领导者手里。书中除了生动描述了他在 1859 年索尔弗利诺的亲身经历外，他还积极主张组建一个在战时帮助照顾受伤战士的国家志愿救济组织。1863 年 2 月，亨利·杜南与日内瓦知名家族中的 4 位主要人物一起在日内瓦创建了"五人委员会"，作为日内瓦公共福利协会的调查委员会，8 d 后 5 人决定将委员会更名为"伤兵救护国际委员会"。同年 10 月，"五人委员会"在日内瓦召集 18 名政府正式代表、6 名非政府组织的其他代表和 7 名非正式外国代表共 36 人召开国际会议，会议通过的最终决议的建议包括：成立国家伤兵救护协会；对伤兵的保护及其中立性；在战地开展救护援助的志愿队伍的使用；召集补充会议将这些理念载入具有法律约束力的国际条约中；并且引入一个战场医务人员普遍使用的独一无二的保护性标志，即带有红十字的白色臂环。1864 年 8 月，瑞士政府邀请所有欧洲国家以及美国、巴西和墨西哥等国的政府参加在日内瓦召开的正式外交会议，会后成立了国际红十字会组织(伊斯兰国家用红新月会名称)。

1989 年在斯德哥尔摩，WHO 举办的"首届世界预防事故和伤害会议"提出了"安全社区宣言"，认为安全地生活是一项基本权利。这是基于现代城市以外和天灾人祸严重地威胁人类的生产和生活，且已构成世界主要的公共卫生问题之一，并随着都市现代化而在继续恶化的状况而提出的。此外，城市人口密集、人口老龄化，诸如心脑血管疾病发生的明显增多并已构成死亡的主要原因，此类疾病又多以危重症的形式发病。也就是说，在常态下，医疗需求的紧急事件在频繁地、大量地出现，伤员需要得到立即有效的治疗。因此对急救医生如何开展及时救治提出了新的要求，促进了救援医学户外模式的发展。1989 年 12 月 22 日，联合国通过了第 44/236 号决议，将 20 世纪最后 10 年定为"国际减灾

10 年"。包括我国政府在内的全球各国政府、社团和民众积极响应参与这一行动。

为应对日益增加的灾害事件,世界各国尤其是美国、日本等发达国家对灾害救援越来越重视。联合国的相关组织,如国际劳工组织(International Labour Organization,ILO)、国际海事组织(International Maritime Organization,IMO)、WHO 等都参与组织了各种有关灾害救援问题的国际学术会议。日本是一个自然灾害频发的岛国,经过长期的探索建立了以卫生、消防为主体,软硬件结合,中央政府、都道府县、市町村联合互动,卫生、消防、警察、环保、交通、自卫队等各部门密切合作的立体式网络化救援系统。该体系由"现场紧急救护体系"和"灾害医疗救治体系"两个子系统构成,是日本"国家危机管理体系"的重要组成部分。美国则于 1998 年、1999 年、2001 年分别通过了 PDD(Presidential Decision Directive,总统决策指令)、联邦应急反应预案(Federal Response Plan)和 CONPLAN(Interagency Domestic Terrorism Concept of Operational Plan,应对国内恐怖主义的部门运作纲要)用于指引国内的灾害救援。"9·11"事件发生后,为应对恐怖袭击成立了国土安全局,通过了国家应急反应预案(national response plan,NRP),并在此基础上成立国家紧急事件处理系统(national incident management system,NIMS),进一步加强灾害事件应对能力。美国联邦紧急事务管理局(Federal Emergency Management Administration,FEMA)是 NIMS 的主要核心部门,是平时和战时就紧急动员、民防、救灾等活动制定政策与计划的机构,直属于总统办公室。FEMA 在国内 10 个行政区设有办事处,负责州和地方的紧急动员工作。主要职责包括:协调应付核进攻、核电站事故和核武器事故的准备工作;在紧急情况下协调资源动员;确定战略和重要物资及其储备指标;支援州与地方政府的救灾计划、救灾准备、减灾和灾后恢复工作;对联邦、州和地方政府的应急管理人员进行教育和训练等。紧急事件支持功能(emergency support functions,ESFs)是 NIMS 的重要保障环节,包括交通、通信、建筑工程、消防、FEMA 信息和预案中心、美国红十字会、物资储备、卫生应急服务、FEMA 搜救中心、危险品处理部门、食品保障、能源部门 12 个职能部门。灾害发生后,首先由地方政府发出警报,根据灾害的严重程度和自身应对能力逐级向 FEMA 所属地方紧急协调中心、FEMA 总部、总统汇报,宣布灾害状态后,将由联邦和地方政府成立灾害现场协调办公室,12 个职能部门提供全方位保障,开展搜索、营救、医疗救护、灾后重建等工作,共同保障灾害救援的顺利完成。

(李贵涛 林周胜)

第四节 现代灾害医学与救援医学的研究现状及展望

一、现代灾害医学与救援医学研究现状

现代灾害医学,在人类医学史上还是一门新兴学科,在近几十年里形成并发展很快,并不断完善。1955 年美国匹兹堡大学国际心肺复苏研究中心的著名急救医学学者 Peter Safar 教授将其研究中心更名为国际心肺复苏与灾害医学研究中心后,1963 年瑞典还成立了世界第一个灾害医学救援组织——国家医学防护咨询委员会,但后来将近 20 年灾害医学作为专门学科并没有引起各国学者足够的重视。直到 1976 年,在原西德的美茵茨发起成立了"急救和灾害医学俱乐部",后来更名为世界急救和灾害医学学会,现代急救与灾害医学概念才真正形成,更多的医学专家才将急救医学和灾害医学的职能紧紧地融合在一起。

除世界急救和灾害医学学会外,对灾害医学具有重要推动作用的机构还有 1984 年成立的非政府合作组织国际人道救援医学学会。1986 年欧共体专门成立了欧洲灾害医学中心,英、美、法、澳等国家在大学专门开设了有关灾害医学的课程来培养、训练学生的救援技术,中国近年很多大学也开设了有关灾害医学的课程。德国、意大利、日本等国把急救意识普及到各个阶层,使抢救现场的每个人都能

成为急救员,美国、瑞士、以色列还建立了军民一体化的灾害医疗系统,美国的国家灾害医疗系统在"9.11"事件救援中发挥了巨大的作用。2003年5月第13届国际灾害医学大会在悉尼召开,跨国界、跨专业减灾人员共同参与会议并讨论灾害救援是这一次灾害医学大会的显著特点。2009年5月第16届世界灾害医学和急救医学大会确定增加一些新的分支机构(如英国、哥伦比亚和加拿大等国)与地区WHO分支机构密切合作,建立现代灾害医学教育和培训模式,以协助提高有关国家救灾的协调和控制能力。灾害医学在发达国家的发展已从单纯的学术研究演变成为一些国家的政府行为,呈现出急救社会化、结构网络化、抢救现代化、知识普及化,以及跨学科、跨部门、跨地区、跨国界合作的趋势。

灾害医学救援是一切灾害救援的核心工作,现代救援医学借助现代科技的迅猛发展得到快速发展。早在100多年前,一些民间人士和政府就意识到灾害危害与灾害救援的重要性,比如1864年8月成立的"红十字会"组织和1907年在法国巴黎成立了国际公共卫生局,1920年在瑞士日内瓦成立了国际联盟卫生组织。这些组织的成立揭示了灾害救援的紧迫性和复杂性。1948年4月世界卫生组织成立之时,就以努力提高全球人民的健康水平为宗旨,并对全球救灾和减灾工作做出了重要贡献。

现代救援医学,不仅仅局限在如何高效及时地组织救护力量,处理在医院内外范围中发生的各种急危重症和意外事故;更多的是研究如何动用全社会力量,如军队、警察、通信、航空、海(水)运、跨区域跨国联合等,进行涉及地震、海啸、台风、洪灾、瘟疫、干旱、饥荒、火灾等灾害现场急救、灾难条件下监护运输、区域间联合应对救援等方面。西方发达国家救援医学在医学、通信、运输、社会动员等各方面都达到了比较高的水平。就医学救援模式而言,世界上不同国家的灾害医学救援模式各不相同,"把患者送到医院"的英美模式和"把医院送到患者身边"的欧洲模式最具代表。

现代急救医疗系统当数美国最发达,美国在各地区每个城市都设有一个急救医疗系统和多个创伤救治医学中心,每个急救医疗系统每天可处理100~200例急诊患者,创伤救治系统正常情况下每天处理5~10例重症患者。这2个系统具有较大的储备救治能力,但面对重大灾害时大量伤员的救护也面临严峻挑战。法国、德国等国家由于重大灾害比较少见,主要的救援职责一般都落在州一级政府机构,联邦政府有权在发生重大灾害时调动各州的救援力量,在国家层次上形成独立的灾害卫生救援组织指挥系统。在日本,灾害医疗救治体系由一个国家级灾害医疗中心、2个区域性中心、12个地区中心和550个指定医疗机构或急救中心组成。其中包括国立医院、红十字会医院、地方政府医院和私立医疗机构。该体系是日本"国家危机管理体系"的重要组成部分,由"现场紧急救护体系"和"灾害医疗救治体系"2个子系统构成,以卫生、消防为主体,由中央政府、都道府县、市盯村联合互动,卫生、消防、警察、环保、交通、自卫等各部门分工合作完成。

随着经济和科技水平的不断发展,尤其是2003年的严重急性呼吸系统综合征(severe acute respiratory syndrome,SARS)疫情和"5·12"汶川地震后,中国灾害救援也从极为落后的水平快速向现代灾害救援方向发展。根据国务院卫计委的要求,灾害救援已列入各地的社会发展规划,实施省、地、县三级,大中小城市的急救中心或急救站统一规划分级管理的医疗救援服务模式正在形成。政府正加强突发公共卫生事件紧急医疗救治体系建设,包括建设紧急医疗救治系统、紧急医疗专业救治队伍、紧急医疗信息系统、紧急医疗防治系统等。

二、灾难医学与救援医学发展趋势及展望

人类对自然现象在不同科技发展历史时期存在不同的理解。事件的利与害、进步与落后取决于事件对人类当时的利害现实、人类当时对事件的认识与驾驭能力。同样,灾害医学与救援医学发展趋势取决于人类对灾害的认识重视程度、驾驭和科学应对能力。随着人类对自身认识和生存环境认识的不断加深,灾害医学的发展逐步确立了"以人为中心"及"人与自然和谐共存"的理念。"生命第一"是灾害救援的首要原则,灾害医学救援的指导思想正从由"应急管理型"向"主动服务型"转变。民众的安危是各级救治机构在灾害救援过程中行为的出发点,要努力保障民众的生命财产安全,按照民众满意的方式治理各种突发灾害。在救援过程中,要积极依靠先进的医学技术,积极动员社会各界力

量,及时出台各种以人文关怀为目标的社会保障政策。通过积极建立灾后健康恢复、灾民医疗保险、灾民减免税等措施落实"以人为本"的救灾理念。21世纪灾害医学救援的模式已经不能再是传统的主要由医疗卫生部门实施的"单一部门救援"模式,因为复杂灾害的成功救援不仅要靠医疗卫生部门,同时要靠政府组织通信、气象、地质、建筑工程等相关部门通力合作。在灾难发生的紧急时刻,区域甚至全国全世界的一体化灾害救援系统将发挥关键作用,这个系统承载着支援灾区,向伤病员提供直接的医疗救治、收容疏散受灾人员、妥善处理灾后伤亡人员的重任。积极开展灾害医学教育与灾害医学专项研究也是现代灾害救援发展方向之一,政府不但要利用现有的医学教育资源开展正规的灾害医学教育,还要鼓励非政府组织、团体和学术机构参与灾害医学的理论和实践探索。美国目前已有超过6 000万人次接受过心肺复苏的培训,其做法值得有关国家借鉴。

灾害医学正成为医学科学的一个综合性分支,是灾害学、医学和相关学科互为渗透和交叉融合的新兴学科、边缘学科和综合学科,多学科介入、相关学科与灾害医学进行融合、集成与综合应用是灾害医学发展的特点和需要。灾害医学的发展已从单纯的学术研究演变成为国家的政府行为,跨学科、跨专业、跨部门、跨地区、跨国界的合作也已成为不同国家和不同民族之间合作的先行者。我国是世界上为数不多的灾害最为严重的国家之一,防灾救灾任重道远。虽然我们国家的经济科技水平与世界上发达国家相比仍然有不小的差距,但我们在中央地方统一协调、军队地方通力合作的制度上有优势。政府领导、社会参与、统一指挥、分级管理、属地为主、防治结合、军地协作、资源共享、科学决策和快速高效,是我国灾害医学救援体系的总体建设架构。更加注重灾害救援的时效性,建设专业化、小型化、多功能、模块化和快速机动队伍,做到一种编制多种任务、一种任务多种力量、一种力量多种用途,在重点方向、预定任务地区、危害多发地点附近,提前预置遂行任务的必备物资和救援力量,对灾害救援人员、技术、装备进行最优模块化组合,实行区域救援与支援救援相结合、建制救援与协同救援相结合、军队救援与地方救援相结合,真正实现联筹、联救、联运、联供和联医的现代灾害"大救援"的目标是我国灾害医学救援体系发展的总体趋势。

(李贵涛　林周胜)

参考文献

[1] 胡卫建,李虹,李元峰,等.区域性灾难医学紧急救援体系建设的研究[J].实用医院临床杂志,2012,9(1):45-50.

[2] 管华.国内外灾害医学发展方向浅议[J].城市与减灾,2014(5):47-49.

[3] 郑静晨.灾害救援医学的现代化、标准化与国际化[J].中华灾害救援医学,2013,1(1):1-4.

[4] 侯世科.中国灾难医学救援队建设的现状与思考[J].上海医学,2012,35(7):565-568.

[5] 徐丽,沈美华,陈建军,等.灾害医疗救援的回顾与展望[J].中华灾害救援医学,2014,2(7):366-369.

[6] 彭碧波.国内外灾害救援医学的发展[J].中国应急救援,2011(5):4-6.

[7] 陈蕴.救援医学及发展[J].现代医药卫生,2009,25(13):2024-2025.

[8] NARA M,UEDA S,AOKI M,et al. The clinical utility of makeshift beds in disaster shelters[J]. Disaster Med Public Health Prep,2013,7(6):573-577.

[9] JOHANSSON M K V,JOHANSON G,ÖBERG M. How are asthmatics included in the derivation of guideline values for emergency planning and response? [J]. Regul Toxicol Pharmacol,2012,63(3):461-470.

[10] BUTLE D. Radioactivity spreads in Japan [J]. Nature,2011,471(7340):555-556.

[11] ZHANG L,LIU X,LI Y,et al. Emergency medical rescue efforts after a major earthquake:lessons from the 2008 Wenchuan earthquake[J]. Lancet,2012,379(9818):853-861.

[12] MCCORMICK L C,TAJEU G S,Klapow J. Mental health consequences of chemical and radiologic

emergencies:a systematic review[J]. Emerg Med Clin North Am,2015,33(1):197-211.

[13] BODAS M,BEN-GERSHON B,RUBINSTEIN Z,et al. The evolution of the emergency mental health system in Israel-from the 1980's until today[J]. Israel Journal of Health Policy Research,2015,4(1):1-9.

[14] GACHET F. Figurines for teaching disaster medicine[J]. Rev Infirm,2015,207(207):31-32.

[15] REAVES E J,TERMINI M,BURKLE F M. Reshaping US Navy Pacific response in mitigating disaster risk in South Pacific Island nations:adopting community-based disaster cycle management[J]. Prehosp Disaster Med,2014,29(1):60-68.

[16] TETSUYA TANIMOTO, NAOYUKI UCHIDA, YUKO KODAMA, et al. Japan:health after the earthquake[J]. Lancet,2011,377(9770):15.

[17] AOKI N,DEMSAR J,ZUPAN B,et al. Predictive model for estimating risk of crush syndrome:a data mining approach[J]. J Trauma,2007,62(4):940-945.

[18] BAYRAM J D,ZUABI S. Disaster metrics:a proposed quantitative model for benchmarking prehospital medical response in trauma-related multiple casualty events[J]. Prehosp Disaster Med,2012,27(27):123-129.

[19] HONG K H, KIM Y J, KIM J H, et al. Risk factors for complications associated with upper gastrointestinal foreign bodies[J]. World J Gastroenterol,2015,21(26):8125-8131.

[20] SALZMAN J G,PAGE D I. Paramedic student adherence to the national standard curriculum recommendations[J]. Prehospital Emergency Care,2007,11(4):448-452.

[21] BELLAGAMBA G,GIONTA G,SENERGUE J,et al. Organizational factors impacting job strain and mental quality of life in emergency and critical care units[J]. Int J Occup Med Environ Health,2015,28(2):357-367.

第三十八章

灾害性创伤流行病学概论

    流行病学是研究人群中疾病与健康状况的分布及其影响因素,并研究如何防治疾病及促进健康的策略和措施的科学。其任务是探索病因,阐明分布规律,制定防治对策,并考核其效果,从而达到预防、控制、消灭疾病的目的;创伤的伤情和需求判断及其治疗、预后均有赖于流行病学的研究。灾害性创伤流行病学,就是一种运用流行病学原理和方法,研究自然或人为灾害引起的创伤人群健康疾病状态或事件的分布和决定因素,并用以管理和控制灾害性创伤相关问题的学科,是关于灾害性创伤防治的基础性研究。早在20世纪60年代,一些流行病学原理和方法就开始真正运用于灾害研究,包括测量和减少灾害危险、分析减灾努力的绩效、描述灾害所致病死率和死亡率等方面。

    本章重点介绍灾害性创伤的流行病学特征,分类比较交通事故灾害、战争灾害、地震灾害、台风灾害、暴雨泥石灾害等创伤的流行病学特点;阐述灾害性创伤登记及档案的建立和管理,灾害性群体创伤的特点、类别分型和创伤严重度分析评分方法。

第一节　灾害性创伤的流行病学

一、概　述

    灾害性创伤流行病学是关于灾害性创伤防治的基础性研究,是一种运用流行病学原理和方法,研究自然或人为灾害引起的创伤人群健康疾病状态或事件的分布和决定因素,并用以管理和控制灾害性创伤相关问题的学科。早在20世纪60年代后期尼日利亚战争的人道救援和20世纪70年代各种自然灾害的救援实践中,一些流行病学原理和方法就开始真正运用于灾害研究,包括测量和减少灾害危险、分析减灾努力的绩效、描述灾害所致病死率和死亡率等方面。比利时Louvain大学在20世纪70年代即创建了"灾害流行病学研究中心"(The Center for Research on The Epidemiology of Disaster Medicine,CRED),它标志着灾害流行病学这门崭新学科的诞生。CRED建立并实时更新了全球突发灾害事件数据库(Emergency Events Database,EM-DAT),该数据库涵盖了自1900年以来发生的近13 000次群体灾难数据。此后,一些负责灾害人道救援的非政府组织、国际红十字会和国际红新月会对国际灾害救援过程中的灾民健康管理、食品和饮水供应、避难所设置、营养和卫生方面的基本需求等方面达成基本共识,有力地推进了灾害流行病学的发展。在灾害发生前、中、后期,通过掌握不同灾害在不同时空和不同人群中所致创伤和疾病等公共卫生问题的不同表现规律和方式,可以较准确地评估某一特定灾害产生创伤群体严重程度及可能产生的公共卫生影响,并制订更具针对性和有效性的灾害救援工作,包括建立创伤预防策略、调配发放创伤救援所需的各种人员物资资源,以及指导创伤防治和评价救援效果等。例如,在超过7级的大地震发生后,需要立即提供必要的卫生资源解救受困人员,对建筑物垮塌造成的骨折、闭合性颅脑损伤、身体其他关键器官损伤和软组织伤进行应急处置。地震后几天内伤员面临的危险是因挤压综合征导致的急性肾功能衰竭和外伤感染,地震发生后的一段时间内受灾民众面临的主要公共卫生问题是精神创伤、残疾和传染病(呼吸道、消化道和虫媒传染病)流行,如果地震发生在海底,受灾民众除上述危险之外,还面临海啸袭击、饮用水安全、食物缺乏和消化道传染病流行等问题。对这些地震伤情和需求的判断均有赖于地震创伤灾害流行病学的研究。常见人为灾害的创伤有交通伤、火器伤等,自然灾害有地震、台风、暴雨、泥石流等。不同灾害引起的创伤有其不同的流行病学特点。

二、交通事故创伤流行病学特点

目前对人类影响最大的人为灾害是交通事故,世界卫生组织指出,世界正面临一个全球性道路安全危机,到2020年道路交通伤害预计将成为全球疾病与伤害负担的第3大原因,有数百万人正面对着因交通伤害造成家庭成员死亡或残疾的现实。全世界道路交通事故造成的死亡人数将高于呼吸道感染、结核病和癌症造成的死亡人数。归纳国内外道路交通伤的流行病学特点如下。

(一)发展趋势

自汽车诞生100多年来,全世界因交通事故而伤亡的人数超过5亿。全球发达国家道路交通发展的历程表明,随着各国经济的发展,道路交通事故到20世纪六七十年代达到了最高峰。之后,由于这些国家(如日本、意大利、美国)在道路设施、交通法规、安全教育及汽车主动、被动安全性等方面采取了积极有效的措施,从而使道路交通伤得到了有效的遏制。到20世纪八九十年代,以上国家道路交通伤基本上处于稳定状态或略有下降。新加坡、澳大利亚等国下降更为明显。自1951年以来我国道路交通伤害长期呈上升趋势,20世纪80年代后尤为明显。然而,自2003年后道路交通事故、伤害和死亡比例均有所下降。

(二)地区差异

世界卫生组织(WHO)预测在2000—2020年期间,道路交通事故死亡人数在高收入国家将下降30%左右,而在中等收入和低收入国家则会大幅度增加。

(三)人员伤亡特征

不同国家和地区,交通事故人员伤亡特征有所不同。发达国家中,易受伤的人群主要为驾车人和乘车人,一般占50%以上,而发展中国家主要为行人、骑自行车人和摩托车手,占交通伤死亡者的80%以上,因而被称为"易受伤的道路使用者"。澳大利亚统计局对维多利亚州2001年6月至2003年7月期间车祸数据的回顾性调查显示,车祸对老年人的致死亡率是青壮年的两倍。老年人的车祸伤多发生在胸部,常见的三大胸部损伤为肋骨骨折(23.58%),连枷胸(9.55%)和胸骨骨折(5.97%),车祸致老年人胸部受伤者比青壮年住院时间更长。

(四)危险因素

在发展中国家死亡多数是步行者,骑自行车、骑摩托车及乘坐公共交通工具的人。在发达国家饮酒已成为交通安全的主要危险因素,美国近46%的交通事故与乙醇有关,且酒后驾车是美国车祸的3种主要危险因素之一。联邦德国有70%的交通事故与酒后开车有关。美、日等国的研究表明,血液中乙醇浓度为0.03%、0.09%、0.15%时,驾驶能力分别可下降10%、25%、30%。

中国浙江省调查1999年1月至2001年12月发生的7 963例高速公路交通事故中,在2 040例伤亡人员中,死亡435人(21.3%),1 605人受伤,经济损失超过1.7亿元人民币。进一步调查还发现车祸因人为因素造成者占84.9%(驾驶员因素造成者占79.2%),包括不恰当驾驶20.4%,失误驾驶

17.7%,纵向间距不足 15.9%,超速驾驶 12.5%,疲劳驾驶 6.4%,超载 5.9%,粗心驾驶 6.3%;机械因素和其他因素造成的占 15.1%。车祸发生率还存在地区性分布不均的情况,比如嘉兴和绍兴车祸发生率即存在显著性差异。车祸高发时间段为 12:00 ~ 18:00,在 0:00 至 6:00 的车祸死亡率最高。车祸的主要受害群体为青少年和中老年人(占 72.3%)。

三、战争灾害创伤流行病学特点

人类致伤比例最高、最严重、死亡伤残人数最多的人为灾害当属 20 世纪第一、二次世界大战灾害。传统的战争创伤特点以火器伤为主,由枪弹、弹片等造成创伤。枪弹、弹片不仅可在弹道造成各种组织器官的直接破坏,高速震荡还可造成弹道周围组织器官的创伤,弹片可将泥土、衣片带入伤口,造成严重的污染,引起化脓性感染、破伤风或气性坏疽。但现代战争,除了有高科技常规武器和新概念武器应用外,还有核生化等特种武器使用的威胁,他们杀伤强度更大、作用时间更长、伤亡机制更复杂、新伤类新伤型更多、战创伤救治难度更大等。

现代战争武器装备与传统战争不同,发生的时间、地点、目的、对象和方法也不同,因此现代战争灾害创伤流行病学特点与传统战争也有所不同。阿富汗和伊拉克在 2002—2010 年间的战争创伤人员中,共有 4 983 名平民为爆炸伤所致,其中 25% 为年龄小于 15 岁的儿童。儿童的创伤主要发生在头颈部,较少出现在骨盆部和肢体部位,创伤评分也比其他年龄组更低。分析还显示简易爆炸装置是造成各个年龄组死亡的主要原因。

美国在伊拉克和阿富汗战争中,美军服役人员因爆炸导致头颈外伤的数量较以往战争更多。虽然穿透性颅脑损伤常会伴有头颈部损伤,但是战争所致的穿透性颅脑损伤并未被很好地记载。调查 1 255 名颅脑外伤的伤员,其中穿透性颅脑损伤 774 名,闭合性颅脑损伤 481 名。伊拉克战争持续 5 年间(2004—2008 年),产生了大量的颅脑外伤伤员,其中穿透性与闭合性颅脑外伤伤员数量比为 2:1。阿富汗战争持续 3 年(2008—2010 年),穿透性与闭合性颅脑外伤伤员数比值明显降低,比例接近 1.3:1。

四、地震灾害创伤流行病学特点

在自然灾害中,地震灾害具有突发性、难以预见性、惨重的灾难性、次生灾难的频发性、对经济及社会功能的巨大影响性、救灾与重建的艰巨性等特点。地震灾害创伤主要具有以下流行病学特征。

(一)人员伤亡量大

世界历史上伤亡人数最多的一次地震是 1556 年发生在中国陕西华县的地震,死亡人数达 83 万之多。1976 年唐山大地震死亡人数达 24.2 万人。造成人员大量死亡的最直接、最主要的原因是建筑物(或其他物体)倒塌破坏引起,由此引起的死亡人数占整个地震死亡人数的 95% ~ 98%。其余是破坏性地震引发的次生灾害造成,如火灾引起的烧伤死亡、海啸引起的淹溺死亡、工厂毒气泄漏造成中毒死亡,还有山崩、地陷、饥饿、瘟疫、社会动乱等原因造成的死亡。

(二)对人体直接的生理伤害复杂多变

这种伤害主要是建筑物倒塌等直接原因造成。地震伤员的伤情复杂,多数人同时兼有数种伤,伤情亦较其他灾害复杂严重,伤害的严重程度取决于其所受到的荷载的大小。历次地震资料提示,在机械伤中骨折发生率最高,其次是软组织损伤,第 3 位是挤压综合征,其余为内脏器官和其他损伤。地震所致颅脑损伤死亡可达 30%,居死亡人数之首;胸部伤死亡率约占 25%。1999 年台湾地震的流行病学研究显示,靠近震中死亡率逐渐增加,年老和年幼死亡率更高,30% 的死亡原因为建筑物倒塌所致的头颅损伤。医疗救援需求在震后 12 h 达到高峰,且一直持续 3 d。回归模式显示在震发地-年龄-性别-特定死亡率之间存在 78.5% 的变异率,并可由地震强度、年龄、人口密度、离震中距离、每一万人中病床数和医生数来解释。弱势群体,尤其是老年人和儿童,在灾害救援和应急医疗配置方面需要更多的考虑和照顾。

（三）对人心理精神的伤害重

破坏性地震发生时,震区人们首先是心理上经受一次前所未有的大冲击,进而陷入一种罕见的情感危机中。强烈的地震摧毁了人们平时的空间世界,使人们的生存空间突然被压缩,在心理上失去了空间归属感,感到一种生存威胁,表现出极度恐慌,在地震中受伤致残的人在人生观、价值观上也会发生变化。地震造成人的心理-精神伤害,在医疗救援中也是不可忽视的。

五、台风灾害创伤流行病学特点

台风是发生在热带或副热带海洋上的一种旋转猛烈的风暴,是地球上气象灾害中破坏性最大的一种天气系统。台风引起的危害包括由风和风压直接产生的风灾,短时间内降水过多过猛造成的洪水和内涝灾害,以及台风激动海水、掀起巨浪和海潮危害海上船只、淹没沿海田园、村镇的潮灾3种灾害。这3种灾害很少是孤立发生的,多数情况下是几种灾害同时发生,所以造成的灾难往往非常严重,除在经济上造成巨大损失外,砸伤、淹溺、土埋窒息和电击伤等还对人类生命安全造成巨大威胁。

六、暴雨、泥石流创伤流行病学特点

连降暴雨造成山洪暴发,形成特大洪水,使江河湖泊水势陡涨,堤坝决裂,在较短时间内大片农田被淹,来不及躲避者可能被洪水卷走而淹溺死亡。其次是各类创伤,由于建筑物的倒塌,可产生大量挤压伤的伤员,且大多伤情复杂,常常伴有复合性损伤。此外,水灾后人畜尸体腐烂、粪尿外溢,水源污染严重及食物缺乏、衣被短缺、居住条件简陋拥挤、蚊蝇滋生等生活环境极差,灾民抗病能力普遍降低,易引起呼吸道传染病、消化道传染病、虫媒传染病、动物传染病等流行。

（李贵涛　林周胜）

第二节　灾害性创伤登记及档案的建立和管理

灾害性创伤登记及档案建立是灾害性创伤救治系统工作不可缺少的基础性环节,其不仅是记录某个伤员伤情,以方便伤员接受连续救治,更是灾害创伤群体伤情特征和灾难关键资料的信息收集,以利于灾害救援决策、救援资源调配,以及救援经验教训的总结分析。灾害性创伤的建档登记包括灾害现场检伤分类的登记、创伤救治全过程记录管理等。

检伤分类也称为伤员鉴别分类或治疗优先分类,它是将受伤人员按其伤情的轻重缓急或立即治疗的可能性进行分类选择的过程。检伤分类概念早在第一、二次世界大战期间就在战场上应用,后来逐步发展并应用在重大灾害事故和医院急诊伤病员的病情评估分类上。检伤分类的原则是如何将创伤群体整体的损失和牺牲降至最小,在有限的医疗设施和人员无法满足所有伤病员同时治疗的需求时,争取为最大多数人谋求最大的利益。灾害现场检伤分类要求比医院分诊简单,通过对伤员的伤情评分快速决定伤员抢救和转送先后次序。以保证重危伤病员优先得到救治,轻伤病员得到相应的救治,而沾染、污染和传染性伤病员得到隔离。

一、灾害现场检伤分类登记方法

（一）分检人员

实施现场检伤分类的分检人员应当由急救经验丰富、组织能力较强的主治医师以上职称的医生担任。在检伤分类的过程中,必须在每一位甄别后的伤者身上做出分类标志。完成检伤分类后,由参加急救的医护人员按伤情标识给予相应的顺序处理。

(二)检伤分类标志

检伤分类标志通常采用国际公认的"伤情识别卡"。伤情识别卡可用不同材料制作(最好是硬纸卡),必须采用国际公认的4色系统颜色,即红、黄、绿、黑颜色加以显著区别,整张卡片用1种纯颜色明显标示(参见第三十八章第二节"灾害现场检伤分类的标识及其含义")。卡片上必须记录伤员的重要资料,格式化打钩选择伤情和注明检伤评分分值。卡片一式两联,预先编好号码(两联同号),一联挂在每一位伤者身体的醒目部位,另一联现场留底归档统计。

(三)登记和统计

检伤分类的同时,必须安排专人负责灾害现场的登记和统计工作,边分类边登记。现场登记有利于准确统计伤亡人数和估计伤情程度,正确掌握伤者的转送去向与分流人数,及时统计并上报伤情,有效地组织调度医疗救援力量。

二、灾害现场检伤分类的标识及其含义

(一)国际检伤分类

目前,国际上检伤分类渐趋一致,多分为4个等级(表38-1)。灾害现场救助人员按照伤者的伤情不同,将伤者分为危重伤、重伤、轻伤、死亡4类,而相应粘贴红、黄、绿、黑4种不同颜色的标签。T1用红色代表伤员需要立即治疗,T2用黄色代表伤员可延后治疗,T3用绿色代表伤员轻伤期待治疗,T4用黑色(大多数国家和地区用黑色,英国则使用白色)为死亡标识。

表38-1 检伤分类的等级

类别	颜色	等级	处理	字母	数字
I	红	危重伤	第一优先	I(immediate)	T1
II	黄	重伤	第二优先	D(delay)	T2
III	绿	轻伤	第三优先	M(minor)	T3
0	黑	死亡	最后处理	D(dead)	T4

(二)我国的检伤分类

我国与国际上检伤分类基本一致(图38-1)。

1. I类(第一优先,红色标识) 表示紧急,非常严重的创伤(危重伤),但如及时救治即有生存机会。伤员需立即采取生命救助措施(如保持呼吸通畅、建立有效的人工呼吸、建立有效的人工循环)。此类创伤包括:气道梗阻、各类休克、昏迷(神志不清)、严重头部伤、大出血、颈椎伤、上颌和面部伤、导致远端动脉搏动消失的骨折、外露性胸腔或腹腔创伤、股骨骨折、超过50%二度和三度皮肤的烧伤、窒息性气胸、腹部或骨盆压伤、严重挤压伤和严重烟雾吸入(窒息)等。

2. II类(第二优先,黄色标识) 表示可延缓、等待(重伤)或生存渺茫,伤员不需立即采取生命支持的干预措施,治疗可以延缓或推迟;有重大创伤但可暂缓等候而不危及生命或导致肢体残缺;或伤员由于伤势严重、病情复杂或事发地点医疗资源紧缺,且生存的希望不大。此类创伤包括:严重烧伤(30%以下)、无昏迷或休克的头颅和软组织伤、椎骨受伤(颈椎除外)、多发骨折、须用止血带止血的血管损伤、开放性骨折、长骨闭合性骨折、非窒息性胸腔创伤等。

3. III类(第三优先,绿色标识) 表示轻伤,可自行走动及没有严重创伤,其损伤可延迟处置,大部分在现场处理而不需后送医院治疗,伤员对医学治疗要求很少甚至不需要。此类创伤包括:不造成休

克的软组织创伤、<20%的<二度烧伤并不涉及机体或外生殖器、不造成远侧动脉搏动消失的肌肉和骨骼损伤、轻微流血。

4.0类(最后处理黑色标识) 致命伤,表示已死亡者,或无可救治的、没有生存希望的、没有呼吸及0脉搏的创伤伤员。按规定程序对死者进行处理。

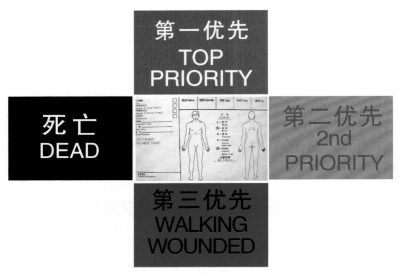

图38-1 检伤分类的标识

三、灾害性创伤救治记录及创伤病历档案建立与管理

灾害性创伤档案是记录伤员创伤疾病的发生原因,伤病产生、发展和变化过程,伤员接诊、急救、转运、后续治疗和转归的全过程。其意义不仅在伤员个人创伤救治有完整档案,也涉及整个灾害救援资料档案的完整性,以及后续用于研究的可信性。在现代社会还可作为伤员意外保险等民事权利的证据等。记录方式越来越信息化,电子档案也越来越普及。

由于灾害现场和救援环境与医院环境有所不同,灾害创伤登记不等同于医院伤病员住院病历。医院入院伤病员病史收集中要求的很多项目,如姓名、性别、年龄、婚姻、民族、职业、出生地、现住址、工作单位、身份证号、邮政编码、电话、入院时间、记录时间病史叙述者(注明可靠程度)等一般项目,对重伤员来说在灾害现场都不可能完整得到,而要靠后方医务人员的不断补充来完善。在医护人员紧缺的灾害医疗救援中,创伤登记更多的是采用标准化评分和规范化记录,创伤评分记录就是记录伤情的一种方法。

创伤评分是将伤病员的生理指标、诊断名称等作为参数并予以量化和权重处理,再经数学计算得出分值以显示伤病员全面伤情严重程度的多种方案的总称。经过几十年的发展,目前已形成许多评分及预测系统。按照所采用的指标特性分类,分为生理、解剖和综合参数评分等三大类。按使用场合分类可分为现场评分、院内评分、ICU评分。三者在评分参数和评分目的上各有侧重。其中院内评分包括损伤严重度评分(injury severity score,ISS)和解剖要点评分(anatomic profile score,AP)等,两者以简明损伤定级(abbreviated injury scale,AIS)为基础。修订创伤评分(revised trauma score,RTS,也称修正创伤积分法)也可用于院内。院内评分诸法的特点是采用根据创伤诊断的解剖指标部位、器官和范围进行伤势分级,准确的评分必须建立在确立全面准确检查诊断的基础上。ICU评分包括急性生理和慢性健康状况评估(acute physiology and chronic health evaluation,APACHE,APACHE Ⅰ、Ⅱ、Ⅲ),特点是既包括伤后的生理和解剖改变,又包括了伤前疾病或健康状态。创伤评分并非一成不变,可随病情变化并需要与动态评分进行跟进比较。

除了对各种创伤救治进行系统、详细、客观和完整登记记录外,还要及时对各种创伤登记及记录进行回收整理,及时对他们进行装订编号归档,及时组织相关人员进行统计分析,及时将研究信息反馈到相关人员和部门。各医疗机构还应当将灾害性创伤登记和档案纳入医院病案管理制度中,设置专门部门或者配备专(兼)职人员,具体负责医院病历档案和灾害性创伤登记档案的保存与管理工作。因科研教学需要查阅灾害性创伤登记档案的,需经有关部门同意后查阅,阅后及时归还。

(李贵涛　林周胜)

第三节　灾害性创伤的类别分型

灾害种类繁多,不管是自然灾害还是人为灾害,都有超过几十种类别。随着人类进入越来越高科技化的工作和生活,高新科学技术的不当使用使得人为灾害变得越来越复杂和多样。临床上创伤有广义和狭义之分。广义的创伤是指由于机械、物理、化学或生物因素引起的损伤。近年来,越来越多的研究人员发现,某些个体在经历了异乎寻常的威胁性灾害性事件,如自然灾害、战争、严重的事故以及恐怖行为后可出现心理疾病,或称之为精神创伤。很多学者已经把精神创伤也作为灾害性创伤中较为重要的一种伤害。狭义的创伤是指机械性致伤因子所造成的损伤,为动力作用造成的组织连续性破坏和功能障碍。

一、广义的创伤分类

灾害性创伤的类别有多种分类方法,按照广义(创伤性质)的创伤分类方法,一般分为以下种类。

(一)机械性创伤

机械性创伤主要类型有钝器伤、表皮剥脱、皮下出血、挫伤、挫裂创、骨折、内脏器官损伤和脑损伤、肢体断离挫碎、锐器伤、火器伤等。

(二)物理性创伤

物理性创伤主要指电、声、热、核、电磁辐射等物理要素引起的创伤,机械性作用也属物理性创伤。

(三)化学性创伤

化学性创伤由化学物质(包括乙醇、环境中的化学毒物及某些化学药物等)引起的创伤,如化学武器、化学品泄漏中毒、强酸强碱创伤等。

(四)生物性创伤

生物性创伤包括微生物、昆虫、生物治疗失控等造成的伤害。如伤口、呼吸道、肠道感染,蚊、蝇、虱、蚤、蟑螂等昆虫叮咬,鼠疫杆菌等微生物传染损害,以及新开发的一些生物治疗失控等。

(五)精神心理创伤

精神创伤(或心理创伤)是指由于生活中具有较为严重的伤害事件所引起的心理、情绪甚至生理的不正常状态。这种不正常的状态可能比较轻微,经过一段时间(通常在3个月之内)的自我调整就可以自动痊愈。但是也有一些精神创伤的影响会延续较长的时间,甚至有些是终身的。对于较为严重的精神创伤,在心理学和精神科的分类中又被称为创伤后应激障碍(post-traumatic stress disorder, PTSD)。

二、致伤原因、创伤机制、创伤部位和创伤程度分类

临床上多直接用致伤原因、创伤机制、创伤部位和创伤程度等来进行分类。

（一）按致伤原因

可将灾害性创伤分为交通事故伤、高处坠落伤、撞击伤、挤压伤、坍塌伤、切割伤和机械伤等；另外，还有一些特殊的伤因，如烧伤、冷伤、虫蛇咬伤、弹道伤或其他火器伤、冲击伤、化学伤、放射伤和原子武器伤害等。在这些损伤中，交通事故伤和高处坠落伤的致伤因素主要为撞击伤；而桥梁、隧道、矿山事故和地震灾害，常兼有挤压和撞击伤。如果伤员遭受的致伤因素在两个以上，则被称为复合伤。

（二）按致伤机制

可分为穿透性损伤与钝性损伤。穿透性损伤指骨关节或体腔等被致伤物体穿透，均有开放性伤口。体腔穿透伤的诊断须具备胸膜、腹膜或硬脑（脊）膜的完整性已遭到破坏。例如，胸部穿透伤、腹部穿透伤和颅脑穿透伤等。在这类损伤中，如果在某一部位体腔或器官上同时有致伤物体的入口和出口，则另称为贯通伤，如胸部贯通伤、心脏贯通伤、肝贯通伤和大血管贯通伤等。钝性损伤多由撞击、挤压等方式引起，受伤部位可有或无开放性伤口（胸腹部钝性损伤多数无开放性伤口）。在交通事故、高处坠落、桥梁和隧道坍塌、矿山事故和地震灾害等高能量损伤时，普遍发生多个部位的严重钝性损伤。

将创伤按损伤机制分为穿透性损伤与钝性损伤，比分为开放性和闭合性损伤更为合理，因前者更能区分两者的伤情严重性、诊断治疗难度和伤员预后等。穿透性损伤组织破坏较局限，尤其在锐器伤时，即使在心脏大血管损伤大出血，伤员已处于濒死状态等高危情况，只要手术抢救及时，伤员仍能获救；但在钝性损伤，组织器官常遭到较广泛的破坏，并且伴有多个部位的多发伤，伤情通常更为严重，由于严重内脏器官损伤常不伴有体表伤口，诊断更为困难，在伤后早期容易发生漏诊，带来灾难性后果，治疗难度和治疗矛盾也比前者大。

（三）按损伤部位

还可将创伤分为颅脑伤、颌面及颈部伤、胸背部伤、腹腰部伤、骨盆伤、脊柱脊髓伤、上肢伤、下肢伤和多发伤。

（四）根据伤情程度

创伤又可分为急危症伤员、重伤员、轻伤员，创伤伤情评分是灾害现场检伤分类的主要依据。

（李贵涛　林周胜）

第四节　灾害性创伤的特点和主要死亡原因

现代灾害事故创伤的特点是群体伤多、危重伤多、创伤涉及的部位及器官多、救治涉及的学科专业多。此外，由于致伤因子往往携带超高能量，因此致伤因子瞬间作用到人体即可伤及多个部位器官，在局部伤害的同时可并发心、脑、肺、肠诸多器官的损伤，造成局部及全身的严重创伤。

一、交通事故创伤特点和主要死亡原因

碰撞是交通事故伤最常见最基本的致伤原因。发展中国家行人伤发生率高，且伤情重，其原因为大车撞伤多，撞击力大又易施加碾压。交通伤事故伤员以多发伤为特点，且伤情严重、生理扰乱大、各部位损伤之间易相互掩盖，常给诊断和治疗带来困难。交通伤伤亡以男性为多，26～45岁是主要受害对象。根据大多数文献报道，交通事故创伤损害部位中，头部占30%～75%，颈部占2%～5%，胸部占10%～30%，腹部占3%～47%，上肢与下肢分别占20%～25%，盆部占1%～4%。颅脑严重创伤是交通事故伤死亡的第一位原因。韩国学者研究表明，在韩国，头颅伤害是造成死亡和伤残的第一大原因。

头颅伤常由可避免的车祸造成。韩国国家警察局对 1998 年发生车祸数据进行了统计,车祸发生率为 236/10 万人,发生 109 462 例头颅伤害事故,车祸致伤占 62.5% ,高处跌落致伤占 15.6% ;对 20.2% 的车祸伤伤员进行了手术,手术后平均死亡率为 4% 。

二、地震灾害创伤特点和主要死亡原因

与其他严重自然灾害相比,地震灾害尚具有次生灾害、衍生灾害频发,以及救灾与重建困难等特点。地震灾害造成人员大量死亡最直接、最主要的原因是建筑物(或其他物体)倒塌破坏,引起的死亡人数占整个地震死亡人数的 95%~98% 。其余可由破坏性地震引发的次生、衍生灾害造成,如火灾引起的烧伤死亡、发生水灾引起的淹溺死亡、工厂毒气泄漏造成中毒死亡,还有山崩、地陷、饥饿、瘟疫、社会动乱等原因造成的死亡。地震伤员的伤情复杂,多数人同时兼有数种伤,伤情亦较其他灾害复杂严重,人体各部位均可受到打击,伤害的严重程度取决于其所受到的荷载的大小。历次地震资料提示,地震创伤中骨折发生率最高,占伤员总数的 55%~64% ,软组织损伤占 12%~32% 。骨折中约 1/4 为脊柱骨折,造成截瘫占 37% ,而全瘫约占 2/3 。骨折中闭合性骨折占 90% ,开放性骨折约占 10% 。

地震所致颅脑损伤病死率可达 30% ,胸部伤病死率约占 25% 。地震早期死亡的主要原因是创伤性休克、大出血、饥饿性脱水,其中内脏器官衰竭的发生率占全部伤员数的 4% 左右。

三、火灾创伤的特点和主要死亡原因

严重火灾可立即导致大量人员死亡。火的燃烧对象有建筑物、生产装置、公共设施、交通工具、露天仓库、电气设备等。烧伤后创面中体液迅速蓄积,在伤周正常组织中也有一定程度蓄积,烧伤面积超 15%~20% 时,如果不及时补液抢救就会造成低血容量休克。火灾还可引起呼吸道烧伤,引起呼吸道阻塞而窒息死亡。呼吸道烧伤的致伤因素有高温烧伤、一氧化碳的毒性和化学烧伤 3 种,常见原因为高温烧伤。

在火场中,由于逃避不及时可能直接被火烧死。由于火灾烟雾中有大量的一氧化碳和其他有害气体,吸入以后容易造成窒息,火灾时被浓烟熏呛致死的,往往是直接烧死的几倍之多,高温、有毒烟雾引起的灼伤、中毒窒息成为火灾致死的主要原因。严重烧伤伤员中后期死亡的原因主要是低血容量休克和败血症的发生。

四、危险化学品事故灾害创伤的特点和主要死亡原因

危险化学品事故不同于自然灾害,是典型的人为灾害。危险化学品在生产和转运过程中存在危险,在仓库或者家庭储备中同样存在危险,放在家庭中的少量农药、老鼠药都有可能危害人类。危险化学品运输过程中发生爆炸,除了爆炸创伤死亡外,成吨化学品泄漏还可以引起群体化学中毒或灼伤。化学烧伤与热烧伤在病理生理学上存在差异。高温及化学因素,特别是强酸或强碱,均可造成生理结构破坏。化学烧伤往往还造成中毒,如氢氟酸可造成低钙引发心律失常,甚至诱发心室颤动,蚁酸则可造成血管内溶血、肾功能衰竭、坏死性胰腺炎,白磷可造成心室颤动和肝肾损害。另外,化学烧伤常伴气道损伤,这是由于化学物质生烟或雾化引起的,这类损伤的处理类似呼吸道烧伤,处理要点主要包括气道保护及吸氧。归纳危险化学品事故灾害创伤的死亡原因主要是爆炸伤、烧伤和火灾时被高温、有毒浓烟灼伤、中毒、熏呛窒息死亡。

五、台风、水灾创伤的特点和主要死亡原因

台风引起的危害包括风灾、水灾和潮灾 3 种灾害。台风造成的灾难往往非常严重,对人的生命直接威胁有砸伤、淹溺、土埋窒息和电击伤。

一般来说,严重灾害性创伤发生后有3个死亡高峰时期。第1个死亡高峰发生在创伤的瞬间,常死于严重的颅脑、脑干、高位颈髓损伤、心脏或大血管破裂、窒息等情况。第2个死亡高峰是发生在伤后3~4 h,这是占死亡伤员比重最大的一类,主要是多发伤,失血性休克。第3个死亡高峰是伤后7~14 d,主要死于感染、中毒、继发多器官功能衰竭等情况。

(李贵涛 林周胜)

第五节 灾害性创伤严重度分析方法

灾害造成的伤员数量大,伤病种类复杂,伤病情况轻重不一,而医疗资源救治力量有限,救治时间紧迫,因此伤员轻重程度的判断归类需要用标准化、程序化、规范化的方法。创伤评分就是灾害性创伤严重程度分析判断中的常用方法。

创伤评分始创于20世纪70年代初,目前已有几十种定量评分方法。创伤评分是将伤员的生理指标、诊断名称等作为参数并予以量化和权重处理,再经数学计算得出分值以科学全面显示伤员伤情严重程度的多种方案的总称。经过40多年的发展,目前已形成许多评分及预测系统。按照评分所采用的指标特性分类,分为生理、解剖和综合参数评分等三大类。按使用场合分类可分为院前评分、院内评分、ICU评分,三者在评分参数和评分目的上各有侧重。用于院前的检伤分类法,必须具备简便、快捷的特点,院前模糊定性法——ABCD法是其代表。

一、院前评分方法

(一)ABCD法

ABCD法来源于伤情判断依据中的4项重要生命体征指标,即神志(consciousness,C)、脉搏(pulse,P)、呼吸(respiration,R)、血压(blood pressure,BP)。一旦确定伤员的神志昏迷,脉搏在≤50次/min或≥120次/min,呼吸在≤10次/min或≥30次/min,或者血压低于正常值[收缩压<13.33 kPa(100 mmHg)]或平均动脉压<9.33 kPa(70 mmHg),只要其中一项有明显异常,即可判断为重伤。如果单一使用上述生理指标作为伤情分类依据是有严重缺陷的,因为测量和计算这些生命体征指标需要耗费时间,并且容易将重伤轻判,这是现场检伤分类不允许出现的致命错误。ABCD代表着创伤的各种危重症情况,其含义分别如下所述。

1. Asphyxia:窒息与呼吸困难 伤员胸部、颈部或颌面受伤后,很快出现窒息情况,表现为明显的吸气性呼吸困难,呼吸十分急促或缓慢,伴有发绀、呼吸"三凹征"、气胸或连枷胸等体征。常见原因为胸部穿透伤、张力性气胸、冲击性肺损伤、多发性肋骨骨折或急性上呼吸道机械梗阻。

2. Bleeding:出血与失血性休克 创伤导致伤员活动性出血,不管哪一个部位损伤出血,一旦短时间内失血量超过800 ml,出现休克的早期表现,如收缩压低于13.33 kPa(100 mmHg)或脉压<4 kPa(30 mmHg),脉搏超过100次/min,伤员神志虽清楚但精神紧张、烦躁不安,伴有面色苍白,四肢湿冷,口干尿少,即应判断为重伤。休克的快速检查方法为一看(神志、面色)、二摸(脉搏、肢端)、三测(毛细血管充盈度、但暂时不用急于测量血压)、四量(估计出血量)。

3. Coma:昏迷与颅脑外伤 伤员受伤后很快陷入昏迷状态,并且伴有双侧瞳孔改变和神经系统定位体征,即使头部没有外伤迹象,也暂时无法做头颅CT证实,仍可初步诊断为颅脑损伤,属重伤员分类。

4. Dying:正在发生的突然死亡 重度创伤会导致伤员当场呼吸心搏骤停,如果医疗急救人员能够及时赶到现场,面对正在发生的猝死,只要伤员心脏停搏的时间不超过10 min,心肺复苏仍有抢救成功的可能,故可归为重伤范围。但是,如果在事发 10 min 以后急救人员才来到现场,或者伤员头颈胸腹任一部位的粉碎性破裂甚至断离,诊断生物学死亡即可放弃救治。即便是刚刚发生的临床死亡,如遇重大灾害事故现场的医疗救护人员严重不足,仍不得不将此类伤员划归为死亡,只好忍痛放弃抢救,因为此时拯救活着的人更加重要和有实际意义。

ABCD 法属于模糊定性的方法,只要伤员出现 ABCD 其中一项以上明显异常,即可快速判断为重伤,异常的项目越多说明伤情越严重;相反,如果 ABCD 四项全部正常,则归类为轻伤;而介于两者之间,即 ABC 三项(D 项除外)中只有一项异常但不明显者,则应判定为中度伤。该法简便快捷,只需 5 ~ 10 s 即可完成对一个伤员的检伤分类,非常适合于灾害现场的医疗检伤评估。

(二)院前定量评分法

院前定量评分法(prehospital quantitative scoring method)是迄今为止,临床上使用比较多的院前检伤评分方法,有 6 种,如表 38-2。

表 38-2 各种院前定量评分法一览表

评分方法	问世时间(年份)	作者	总体评价
创伤指数 (trauma index,TI)	1971	Kirkpatrick	灵敏度60% 特异度82% 目前已很少使用
创伤积分 (trauma score,TS)	1981	Champion	灵敏度71% 特异度99% 易将重伤轻判
修订创伤评分 (revised trauma score,RTS)	1989	Champion	灵敏度95% 特异度37% 较好反映颅脑伤
CRAMS 评分法(5 个参数英文字头的缩写) 循环(circulation)、呼吸(respiration)、 腹部(abdomen)、活动(motor)和语言 (speech)	1982—1985	Gormican Clemmer	灵敏度82% 特异度86% 评分较为复杂
小儿创伤评分 (pediatric trauma score,PTS)	1987	Tepas	灵敏度91% 特异度85% 仅适用于儿童
院前指数 (prehospital index,PHI)	1986	Kochler	灵敏度94% 特异度91% 目前较好的方法

PHI 法的检伤分类标准为,将表中上述 5 项指标的每个参数所得分值相加,根据总的分数进行评判:评分 0 ~ 3 分,轻伤;评分 4 ~ 5 分,中度伤;评分 6 分以上,重伤。PHI 法用数据定量评判,因而比 ABCD 定性法更加科学准确,但评分过程相对复杂、费时。有学者建议,在灾害现场检伤分类评估伤情可将这两种方法结合起来,即首先采用 ABCD 法初步筛查,然后再对筛选出的重伤员和中度伤伤员用 PHI 定量评分,综合两者的优点与长处。

二、院内评分方法

院内伤情评估在时间上不需要那么紧迫,即使烦琐费时一些也无妨,因此其方法应该尽量全面详尽并准确,只能使用多参数定量评分法。常用的院内创伤评分法有 AIS-ISS[简明损伤定级

(abbreviated injury scale,AIS)与损伤严重度评分(injury severity score,ISS)]、创伤严重程度特征评估(a severity characterization of trauma,ASCOT)或急性生理和慢性健康状况评估(acute physiology and chronic health evaluation,APACHE;APACHE Ⅰ、Ⅱ、Ⅲ)等。目前在临床上应用最广泛的是 AIS-ISS 系统,是目前对创伤进行评估的标准之一。AIS 是 1971 年由美国医学会、机动车医学会和工程师学会联合制定的简明损伤定级(AIS)不断发展形成的较为完整的体系。目前最新的版本是 AIS 2005,它按照医学专家要求的精确性,针对损伤严重性及其结局的描述,更新了医学诊断和术语,并结合了器官损伤定级(organ injury scale,OIS)和骨折分类法。AIS 法有几个基本原则:①以解剖学损伤为依据,每一处损伤只有一个 AIS 评分;②AIS 应用是对损伤本身予以严重度分级,不涉及其后果;③AIS 不是单纯预计损伤死亡率的分级法;④AIS 要求损伤资料确切,否则无法编码确定 AIS 值。1974 年 Bake 等在应用 AIS 中发现损伤严重度和病死率与 AIS 值平方和呈线性关系,且在多部位损伤中此关系仍存在,因此提出了损伤严重度评分(ISS)。有人称此法是建立在 AIS 基础上的多发伤评分的金标准,并认为它更适于评价损伤严重度和生存概率(probability of survival,Ps)之间的关系。

ISS 为目前应用最广泛的解剖学创伤评分方法,但该方法也存在不足之处。Osler 等在 ISS 基础上,于 1997 年又提出了新的损伤严重程度评分法即新损伤严重程度评分(new injury severity score,NISS)。NISS 法是不管损伤发生的区域,只记录伤员 3 个最严重损伤部位的 AIS 分值,各分值平方后相加即为其总分。随着各国学者对 NISS 系统研究的日趋深入,其临床应用愈来愈广泛。Husum 等报道了在伊拉克战争中受伤的 1 787 例伤员,分别应用 ISS 和 NISS 两种评分方法进行预测预后,比较了两种不同方法在预测死亡率能力的差异。结果表明,NISS 不但提高了准确率,而且计算方法也较简便。在预测的全过程中,NISS 提供了较 ISS 更好的拟合度。因此,推荐用 NISS 替代 ISS 作为创伤评分的标准。Balogh 等也报道了 558 例创伤伤员(ISS > 15、年龄 > 15 岁、生存时间 > 48 h)检测 NISS 在预测创伤后多器官功能衰竭(multiple organ failure,MOF)方面优于 ISS。

40 多年来,许多专家针对特定伤群设计了有针对性的创伤评分系统,如小儿创伤评分(pediatric trauma score,PTS),提出了 TRISS 等不断完善 ISS 的创伤评分方法。目前,越来越多的创伤评分方法能够将伤情转化为数字,且被各种计算机软件所融合,创伤评分方法的研究和应用步入了信息化阶段。

(李贵涛 林周胜)

第六节 发生灾害及造成群体伤的情况分析

一、概 述

自然灾害由环境因素,而非人为因素直接导致。包括火山爆发、地震、洪灾、台风、瘟疫、干旱、饥荒和火灾、高温、台风、海啸、雷暴雨、暴风雪、冰雹、滑坡等。自然灾害的发生,主要取决于自然条件变化的内在因素,但人类对自然环境破坏后果的认识,以及人类对地球上古生物灭绝因果的推断让人类不断意识到外在因素的重要性。灾害的严重性,一方面取决于灾害本身的性质和程度,另一方面还取决于灾害对社会的实际破坏作用。中国是各种自然灾害的高发地区,尤以水灾和地震灾害为甚;我国作为发展中国家,同时又是人为灾害的高发区。由于人口增长,密集居住,对自然过度干预和不适当的开发,使得灾害的发生频数不断增加,带来的灾难越来越严重。灾害的损失比国内生产总值(gross domestic product,GDP)增长得更快。据国际红十字会统计,20 世纪 70 年代全世界重大自然灾害平均数比 60 年代增加了近 25%,80 年代增至 50%;70 年代因灾害伤亡总人数比 60 年代高出 5 倍。80 年代和 90 年代,因自然灾害伤亡人数达 280 余万,财产损失逾 1 000 亿美元。

二、灾害及造成群体伤的情况分析

灾害发生后不但容易造成群体伤,而且危重伤多、涉及多部位及内脏器官的重伤员多。不同灾害造成的群体创伤情况有所不同。

(一)地震灾害

地震造成人员大量死亡的最直接、最主要的原因是建筑物(或其他物体)倒塌破坏引起,由此引起的死亡人数可占整个地震死亡人数的95%~98%。其余可由破坏性地震引发的次生灾害造成。

中国学者统计分析1 872例"5·12"汶川地震伤员伤情的分布特点,男女比例为941∶931,受伤部位中四肢外伤1 082例、头颈部外伤347例、胸部外伤205例、脊柱外伤200例、骨盆外伤119例、腹部外伤57例、烧伤烫伤12例。地震带重伤伤员比例大于周边地区(57.3%/45.1%),轻伤伤员比例则低于周边地区(41.7%/54.0%)。重伤伤员中,地震带伤员中腹部受伤比例大于周边地区(7%/2.2%),四肢受伤比例则较小(24.5%/32.0%)。

发生在2005年10月8日的克什米尔地震,超过86 000人员死亡和80 000多人严重受伤。在开始的72 h内对1 502名震后伤病员进行分类,其中468名伤病员需要住院治疗,319名伤病员需要保守治疗,149名伤病员需要接受全身麻醉下手术。创伤的主要类型是:浅表撕裂伤(64.9%),骨折伤(22.2%),软组织挫伤或扭伤(5.9%)。266名伤者为肢体伤(上肢40.1%,下肢59.9%)。6名伤员有严重腹部损伤,其中4名需要立即剖腹手术。14.8%伤病员存在临床相关的感染,需要外科清创术或使用抗生素治疗。1999年8月17日希腊马尔马拉地震创伤流行病学研究发现,151名灾后人员因为骨骼肌损伤住院,其中31名住院者年龄小于16岁。伤病员的主要问题为肢体损伤、挤压综合征、急性肾功能衰竭和其他并发症。27名儿童伤病员中,5名为挤压综合征出现急性肾功能衰竭需要血液透析治疗,3名需要截肢手术。58名挤压综合征的成人伤病员中,54名需要接受血液透析治疗,其中的12名需要行截肢手术。虽然地震所致损伤类型在成人与儿童之间无明显差异,但是损伤结局在成人和儿童之间却存在明显差异,尤其在挤压综合征致急性肾功能衰竭发生率和截肢率等方面更为明显。

(二)海啸灾害

海啸多由台风或海底地震引起,突然的大海啸不但可以造成许多人员的淹溺死亡,对社会也可以产生较长时期的影响。法国军队医疗服务机构对发生在2004年12月26日的印尼海啸数周后的米拉务地区来自难民营、学校、城镇的儿童健康问题进行了流行病学抽样调查,结果显示难民营中、学校及镇上分别有34%、21.9%和49.5%的儿童存在心理创伤问题。难民营和镇上6个月至59个月大儿童存在营养不良的发生率分别为20.5%和34.4%,难民营和学校中6至15岁大儿童营养不良发生率分别为11.3%和7.6%。海啸后儿童出现多种症状,难民营、学校及镇上能够接受医疗救治的儿童比例分别为53.9%、23.8%和39.3%。

(三)台风灾害

台风灾害主要由风和风压直接产生的风灾海潮危害海上船只、淹没沿海田园、村镇,短时间内降水过多、过猛造成的水灾、滑坡和房屋倒塌等对人造成淹溺、砸伤、土埋窒息等引起。

(四)火灾和危险化学品爆炸泄漏灾害

在火灾爆炸现场中,火灾烟雾中有大量的一氧化碳和其他有害气体,人吸入以后容易造成中毒窒息。火灾时被高温、有毒浓烟灼伤、中毒熏呛致死的人员,往往是被直接烧死人员的数倍之多。危险化学品在生产、转运储备和应用中发生爆炸泄漏,除了引起爆炸创伤死亡外,成吨化学泄露还可以引起群体化学中毒或灼伤。

(五)交通事故灾害

交通事故是全世界中青年男性意外死亡的第一位原因,其危害已远远超过了地震、台风和火灾等灾害。全球 15～44 岁因交通伤致死者占全部致死人数的 50% 以上，其中约 3/4 为男性。中国交通伤亡人员中同样以男性为多，26～45 岁是主要受害对象，事故死亡人员男女性别比为 3.4∶1，受伤人员男女性别比为 3.7∶1。

三、灾害群体伤的紧急医疗救援特点

　　重大自然灾害和人为灾害发生后，不但使灾区原有的医疗卫生设施及人力资源遭到严重破坏，通信和交通运输等设施的破坏则使灾区在短时间很难得到外面的医疗救护资源。因此争分夺秒的现场救护和运送是拯救生命、减少伤残最重要、最急迫和最关键的环节。当大批伤员产生时，现场救治遇到的问题是如何利用有限的医疗资源对大量的伤员进行有效的治疗。此时，现场救治的原则是生命垂危的伤员应优先抢救，有生存希望的重伤员应优先被转运。这需要现场参与救治的医务人员迅速对伤员进行简单的检查评估和分类。现场重伤员的诊疗程序不同于医院平时外科的诊疗程序，前者是抢救—诊断—治疗，后者是诊断—治疗。

　　灾害事故的医疗救援工作，绝不同于通常的门诊急救和住院治疗。紧急医疗救援要时刻不忘灾区救援条件的危险性、复杂性和灾害事故救援的艰巨性。一方面，灾害发生后伤情、疫情是随灾情的险恶变化而变化的，灾害事故瞬间造成创伤人员，如不及时救治便有死亡、致残的危险。另一方面，灾害事故造成的人员伤害与灾害事故的性质、种类、灾度以及人群所处的环境条件密切相关，灾区环境极其复杂多变，加上医疗救护队伍来自不同地区部门，协调做好医疗救援工作非常重要。最后，灾害事故医疗救援工作也是一项错综复杂的工程，不仅要有多学科医疗技术的综合运用，医疗和防疫工作的相互配合，还需要整个救灾系统包括排险、运输、给养、后勤、公安、法制等各个部门的密切配合，只有将各个部门综合成为一个整体，在统一调度、统一指挥之下，实施高效率的紧急医疗救援工作才有可能。

（李贵涛　林周胜）

参考文献

[1] 崔鹏,柳素清,唐邦兴,等. 风景区泥石流研究与防治[M]. 北京:科学出版社,2005:55-137.

[2] 邹逸江. 国外应急管理体系的发展现状及经验启示[J]. 灾害学,2008,23(1):98-101.

[3] 黎健. 美国的灾害应急管理及其对我国相关工作的启示[J]. 自然灾害学报,2006,15(4):34-38.

[4] 铁永波,唐川,周春花. 城市灾害应急能力评价研究[J]. 灾害学,2006,21(1):8-12.

[5] 刘铁民. 事故灾难成因再认识—脆弱性研究[J]. 中国安全生产科学技术,2010,6(5):5-10.

[6] 王军,彭碧波,梁秋野,等. 国际灾害医学救援儿童检伤分类应用的初步探讨[J]. 中华灾害救援医学,2015,3(1):32-35.

[7] 王东明,郑静晨,李向晖. 灾害医学救援中的检伤分类[J]. 中华灾害救援医学,2014,2(4):186-190.

[8] 陆廷春,杨星,蔡开玺. 城市暴雨和台风联合致灾概率研究[J]. 水利与建筑工程学报,2014,12(3):142-146.

[9] RODGERS E B,ADLER R F. Contribution of tropical cyclones to the north pacific climatological rainfall as observed from satellites[J]. Journal of Applied Meteorology,2000,39(10):1658-1678.

[10] PIJAWKA K D,RADWAN A E. The transportation of hazardous materials:risk assessment and hazard management[J]. Dangerous Properties of Industrial Materials Report,1985,5(5):2-11.

[11] CICERO M X,AUERBACH M A,ZIGMONT J,et al. Simulation training with structured debriefing improves residents' pediatric disaster triage performance[J]. Prehosp Disaster Med,2012,27(3):239-244.

［12］MACE S E,BERN A I. Needs assessment:are disaster medical assistance teams up for the challenge of a pediatric disaster［J］. Am J Emerg Med,2007,25(7):762-769.

［13］EMANUEL K. Increasing destructiveness of tropical cyclones over the past 30 years［J］. Nature,2005,436(7051):686-688.

［14］MIURA A,KOMORI M,MATSUMURA N,et al. Expression of negative emotional responses to the 2011 Great East Japan Earthquake:Analysis of big data from social media［J］. Shinrigaku Kenkyu,2015,86(2):102-111.

［15］MATHANGI R K,MATHIVANAN,BABU M,et al. Paediatric burns severity index scoring to predict mortality［J］. Ann Burns Fire Disasters,2015,27(3):160-163.

［16］WEI F,HU K,CUI P,et al. A decision support systemfor debris-flow hazard mitigation in towns based on numerical simulation:a case study at Dongchuan,Yunnan Province［J］. International Journal of Risk Assessment and Management,2008,8(4):373-383.

［17］GOVERMAN J,MONTECINO R,IBRAHIM A,et al. Sulfur mustard gas exposure:case report and review of the literature［J］. Ann Burns Fire Disasters,2014,27(3):146-150.

［18］MÜLLER M,SCHMIECHEN K,HESELMANN D,et al. Human biological monitoring:a versatile tool in the aftermath of a CBRN incident［J］. Toxicol Lett,2014,231(3):306-314.

［19］HASEGAWA W,YAMAUCHI Y,YASUNAGA H,et al. Factors affecting mortality following emergency admission for chronic obstructive pulmonary disease［J］. BMC Pulm Med,2014,14(1):151.

［20］FARES S,IRFAN F B. Thoracic emergencies in immunocompromised patients［J］. Emerg Med Clin North Am,2012,30(2):565-589.

第三十九章

灾害性创伤与大量群体伤的医学救援

本章重点介绍灾害性群体创伤医学救援的特点和方法,交通事故灾害、战争灾害、地震灾害、台风灾害、暴雨泥石流灾害、海啸火山爆发灾害及核生化次生灾害群体创伤的特征;阐述灾害性群体创伤伤员的现场紧急抢救、灾区紧急转运和后方综合治疗方法,以及灾害性群体创伤伤员的阶梯救治程序。

第一节　灾害性创伤的特点

灾害性创伤的共同特点是灾害发生后短时间内伤员多、多部位及多器官严重创伤伤员多。机体内遭受创伤后会出现应激反应,严重的可能出现全身炎症反应综合征(systemic inflammatory response syndrome,SIRS)。灾害带来的严重伤害事件还会引起灾区受伤人员和健康人员,甚至救援人员心理、情绪和生理的不正常状态,这种不正常的状态多数比较轻微,但也有一些人精神创伤的影响会持续较长的时间。对于较为严重的精神创伤,在心理学和精神科的分类中又被称为创伤后应激障碍(post-traumatic stress disorder,PTSD)。

一、交通事故灾害创伤的特点

最近几年世界卫生组织每年发出的交通安全报告提醒,现在全世界每年至少有120多万人死于交通事故创伤。每年有近40万25岁左右的青年人死于道路交通事故。道路交通事故是10～24岁青少年死亡的主要原因。事故死亡人员中男性明显多于女性。由于撞击创伤、安全带牵拉创伤和碾轧挤压创伤是交通事故最常见最基本的创伤,因此交通伤以多发伤为特点,且伤情严重、生理扰乱严重,各部位伤之间易相互掩盖,诊断和治疗困难。交通事故灾害的发生和救援多以个案为特点,城市乡村都很常见,几乎大小医院在某一时间都会涉及交通事故伤员的个别抢救。交通事故造成不同部位创伤有不同特点。

(一)头部

行人被大车撞击时,颅脑损伤发生率较高,且一般较严重,而被小车撞击时,通常颅脑损伤相对较轻。司机在撞车时,如有颅脑损伤多半较轻,常伴颌面损伤。各人群在陡坡翻车时,也可引起不同程度的颅脑损伤。

(二)颈部

司机颈椎"挥鞭伤"常造成严重颈髓损伤,它是撞车时一种常见的特殊损伤类型。车突然减速,头颈继续向前运动,颈椎瞬间脱位,由于韧带、肌肉等的作用又迅速复位。文献报道,道路交通事故颈椎"挥鞭伤"发生率可高达22%。

(三)胸部

行人多系横穿马路时被大车撞击,其部位多为下胸部侧方。因此,最常见的胸伤类型为多根多段肋骨骨折、侧壁型连枷胸、血气胸和严重肺挫伤等。王正国的研究结果表明,高速撞击时,肺泡损害重于肺门;低速撞击时,肺门损害重于肺泡。而在某些不多见的低速撞击车祸中,如倒车时将受伤者挤压至其他物体之间,容易致支气管破裂。司机胸部受伤部位明显与行人不同,大多为方向盘挤压造成下胸部正面损伤,胸骨骨折发生率高,有时伴两侧肋软骨骨折。钝性心脏损伤在司机极为常见,可包括心肌挫伤、心包渗液或积血、冠状动脉挫伤后血栓形成、心内结构损伤(如创伤性间隔缺损或瓣膜闭锁不全)、心脏脱位或心包疝、假性室壁瘤和心脏破裂等。受伤司机有连枷胸时,多数表现为前壁型,前壁型的反常呼吸比侧壁型危害更大。

(四)腹部

行人被大车撞击引起胸部创伤的同时,大多造成同侧上腹内脏器官损伤,膈肌破裂则形成胸腹联合伤,最多见为严重肝脾破裂。肾在腹膜后深藏而固定,损伤一般比肝脾轻,常表现为同侧肾挫伤;但当撞击部位偏后时,则可为肾破裂。行人小肠和结肠伤相对较少。直肠、膀胱、尿道或阴道损伤常伴发碾压性骨盆骨折。而小车撞行人时,易损伤的器官依次为小肠、大肠和膀胱。车型稍大或受伤者身高偏低时,则也可致肝脾破裂。司机方向盘伤时,胰被挤压于方向盘和第1、2腰椎之间,因此,胰、十二指肠伤发生率极高,胃挫伤也常见。腹膜后血肿原因多为骨盆骨折、肾破裂、腰椎骨折或附件和肠系膜严重挫伤等,而由大血管破裂引起者较少。

(五)脊柱

与坠落伤和坍塌伤等相比,交通事故伤时,脊柱损伤总发病率较低。乘员使用安全带可减轻头、胸、腹致命伤,但腰椎损伤概率有时反而增高。

(六)骨盆

行人被小车撞击时常发生骨盆骨折,陡坡翻车的乘员也不少见;碾压性骨盆骨折多为粉碎或开放性(会阴撕裂)以至大出血,多并有下腹和骨盆内器官损伤,还可因血管被碾压而合并创伤性髂股血栓形成。这些伤情特点均有别于其他原因所致的骨盆骨折。

(七)四肢

司机下肢骨折发生率比其他人群高,行人则肢体被碾压易致脱套伤、开放粉碎性骨折、广泛毁损、血管神经挫伤合并血栓形成以及较重的骨筋膜隔室综合征(osteofascial compartment syndrome;或称筋膜间隔综合征,fascial compartment syndrome),而且组织损伤的实际范围和程度常大于初期肉眼所见,易造成伤后早期对肢体伤情估计不足。

二、地震灾害创伤的特点

地震的发生难以预测,地震造成的灾害往往既突然又严重,地震可顷刻之间摧毁城市,造成成千上万人死亡。地震造成的伤害主要由房屋倒塌、山地滑坡造成人体砸伤压伤,短时间内可有大量伤员,而且有大量多发伤和急危重症伤员。

(一)地震灾害创伤部位分布特点

多数地震创伤的统计表明,下肢伤占首位(23.4%),其次是上肢伤(16.9%),脊柱伤和骨盆伤居第 3、4 位,头面部伤居第 5 位。对唐山地震(发生在夜间)14 073 名伤员进行的统计表明,腰臀部伤最多(25.5%),下肢伤其次(22.8%),胸部伤为 20.5%,上肢伤为 12.9%,头颈部伤为 11.2%,背部伤为 5.9%,腹部伤为 1.2%。颅脑伤均居第 1 位,上下肢伤和腹腰伤居第 2、3 位,颈和脊柱受伤最少。多部位伤分别占 7.8% 和 6.2%。统计分析四川大学华西医院急诊科接收的"5·12"汶川地震(发生在中午)1 872 名伤员,受伤部位以四肢外伤最多,达 1 082 例占 57.8%。头颈部伤 347 例占 18.5%,胸部伤 205 例占 11%,脊柱伤 200 例占 10.7%,骨盆伤 119 例占 6.4%,腹部伤 57 例占 3.0%,烧伤烫伤 12 例占 0.64%。

(二)地震灾害创伤致伤类型和伤情特点

地震致伤的主要类型是机械性损伤,占 95%~98%。发展中国家住房多以砖、石、灰、砂、泥砌成或木制品架构而成,地震时易造成对人的砸伤、压埋或因灰土堵塞呼吸道而窒息。干旱山地和高原地区地震还容易诱发泥石流或大滑坡,将整个房屋埋于泥土中。地震创伤最常见的并发症是休克和挤压综合征,发生休克的主要原因是大量失血、脱水、疼痛和感染。

(三)地震次生灾害创伤的类型及特点

地震原生灾害可以诱发次生灾害和衍生灾害,除了直接创伤外,地震的次生灾害还可造成下面各种创伤。

1. **饥渴、饥饿** 被困伤员长时间断水断食,环境恶劣,机体代谢紊乱,抵抗力低下;有些人过度挣扎,加快体力消耗,处于濒死状态。

2. **淹溺** 首先是受震水库、水坝、河堤的断裂破溃,淹溺居民;其次是地震继发的海啸,破坏建筑、卷走居民;最后是城市、工矿地区地震引发地面冒水或水管储水池断裂,溢水灌入地下作业坑道、地下室或积于低洼处造成淹溺。

3. **烧伤** 火灾是地震的常见次生灾害。地震可使电器、炉火、煤气或其他易燃品发生事故而酿成火灾,发生大批或散在的烧伤伤员。现代城市的煤气管网是地震火灾的重要火源。

4. **冷伤** 高寒区居民在地震前后避震野营,防寒条件差,可发生大批冷伤。

5. **地震心理精神疾病** 灾后可发生应激障碍、精神障碍尤其是创伤后应激障碍(PTSD)。心灵精神创伤也是地震灾害对人类的主要创伤之一,已引起各国学者的高度重视。1999 年 11 月台湾发生地震造成 2 403 人死亡,9 406 人受伤。调查地震后人们的心理反应体现了地震心理创伤症候群的一些特点:担忧家人或亲友的安全,常常觉得摇晃,很紧张无法放松,觉得人生无常,感到不安、无助。隔一段时间就哭一场,觉得生活毫无希望。一些伤病员出现大楼恐惧症,入夜后就不敢再踏进自己的房子,心中的恐惧越来越重。此外,近三成的救援官兵有精神异常情形。许多老人出现地震压力症状,不吃不喝不哭也不说话。21.7% 的受访者"睡不好、做噩梦",12.9% 的受访者"心悸、心跳加快和胸口郁闷",11% 的受访者"头痛或头部发紧",8.3% 的受访者"不想吃东西、胃口不好、胃痛"。不过也有 33.2% 的受访者要改变过去的生活方式,做更有意义的事。

6. **传染病流行与其他疾病** 震区条件艰苦,环境严重破坏和污染,各种疾病均易发生和流行。其中威胁最大的是传染病。除传染病外,以心血管病、胃肠病和呼吸道疾病为多。有研究表明,地震可使心脏疾病的发病率和死亡率增高。

三、火灾及危险化学品爆炸事故灾害创伤的特点

现代社会火灾及危险化学品爆炸事故不但频繁发生,而且危害越来越大。我国近 20 年来发生过几起死亡人数超过 200 人的火灾事故,都是发生在人为造成相对封闭和人员高度集中的电影院和夜总会。而几起灾难性的危险化学品爆炸事故,其特点都是化工企业在生产过程或化工产品在储存、运输和使用过程中发生火灾或爆炸,而且一旦发生事故,扑救困难,后果严重。

在火场或爆炸事故现场,逃避不及者直接被爆炸炸死或火烧伤或烧死。呼吸道烧伤是常见创伤,烟雾和有害气体引起中毒窒息是火灾及危险化学品爆炸事故灾害致伤、致死的主要原因。

在短期内接触过量毒物可引起中枢神经系统功能和结构的改变,主要表现为中毒性脑病。化学中毒灾害还可导致周围神经系统损害、呼吸系统损害、血液和造血系统损害、中毒性肝病、中毒性肾疾病、中毒性心脏损害等。

四、台风、水灾创伤的特点

台风是发生在热带或副热带海洋上的一种旋转猛烈的风暴,是地球上气象灾害中破坏性最大的一种天气系统。风灾、水灾、潮灾是台风灾害的特点,这3种灾害很少是孤立发生的,多数是2种或3种灾害同时发生。来不及躲避者可能被洪水卷走而淹溺死亡,尤其是老人和儿童。其次是体温迅速下降导致冻僵或冻死,以及建筑物倒塌产生大量砸伤、挤压伤伤员。水灾后人畜尸体腐烂、粪尿外溢,水源污染严重,食物缺乏,衣被短缺,居住条件简陋拥挤,蚊蝇滋生,生活环境极差,灾民抗病能力普遍降低,呼吸道传染病、消化道传染病、虫媒传染病和动物传染病等易出现局部性流行。

五、海啸、火山爆发灾害创伤的特点

(一)海啸灾害引起的创伤特点

海啸可分为4种,即由气象变化引起的风暴潮、火山爆发引起的火山海啸、海底滑坡引起的滑坡海啸和海底地震引起的地震海啸。早期以外伤和与伤口有关的感染为主,后期以内科疾病如急性呼吸道感染和一些与饮水水源污染、食品卫生状况恶化有关的传染病及地方特征病为主。

(二)火山灾害创伤的特点

早期以火山砾撞击或建筑物倒塌造成的骨折及其他外伤、皮肤烧伤及热蒸气引起的呼吸道烫伤、吸入火山灰或有害气体引起的窒息及中毒反应为主,后期以火山灰中的氟和硫等有毒性物质污染饮用水、食品及蔬菜致病为主。

六、核生化次生灾害创伤的特点

(一)核事故

核事故对人的损伤主要是烧伤、冲击伤、急性放射病、皮肤放射损伤和体内放射性污染。核事故导致的烧伤为光辐射、热辐射引起。冲击伤多由核事故引起,多器官损伤、外轻内重、发展迅速及复合伤多是冲击伤特点。核事故可致骨髓型、肠型和脑型3种类型的急性放射病。强烈的 β 射线和 γ 射线可导致皮肤放射性损伤。

(二)化学毒剂

化学毒剂可呈气、烟、雾、液态,有神经性毒剂、糜烂性毒剂、窒息性毒剂、全身中毒性毒剂、刺激性毒剂、失能性毒剂等。可通过呼吸道吸入、皮肤渗透、误食染毒食品等多种途径使人员中毒。不同毒剂中毒可能有不同的症状体征表现,毒害作用可持续几小时至几天,有的可达数周。

(三)生物毒剂

生物毒剂主要是由致病性细菌(生物)和毒素组成,通过空气、城市供水系统、食物供应等使人致病,不同生物毒剂中毒可能有不同的症状体征表现。

总体来说,灾害的发生可能有不同的原因,但所有给人类带来伤亡的灾害就是人类的灾难。在灾区,不但受伤人员承受痛苦,即使是幸运人员甚至救援人员看到惨不忍睹的灾害现场,也会留下难以磨灭的心理创伤。

(李贵涛　林周胜)

第二节 大量群体遭受灾害性创伤的救治特点

灾害性群体创伤是人类的灾难。灾害事故发生后瞬间出现大批伤员,且以重伤员为主。灾区人员大量伤亡的同时,生态环境往往也遭到毁灭性破坏。公路、铁路、电网站、通信网站垮塌,民房、医院、政府机关建筑物毁坏。灾区同外界的联系中断,各种救援难以到达。自救互救、合作互救、专业救援、合作救援、跨地区甚至跨国界救援,是一切重大灾害性群体创伤救援的必然选择。

一、自救互救,合作互救,时间就是生命

在灾害发生的第一时间,现场可以得到的信息和可以到位的医疗救护资源非常有限,身边附近人员自救互救、合作互救,是大灾大难、大量群体遭受灾害性创伤早期挽救受伤者生命、减少受伤者伤残的最有效的选择。很多压埋、窒息伤员生命危在旦夕,自救或被救过程中最宝贵的就是事发最初的 4 min,俗称"生命 4 分钟"。机械创伤、大出血伤员自救或被救过程中最宝贵的时间就是事发最初的 2 h,俗称"黄金两小时"。亚美尼亚地震伤员救护工作总结表明,灾后 3 h 内得到救护的伤员 90% 存活,6 h 后只能达到 50%。纵观国内外许多重大交通事故灾害、大火灾害和地震灾害的伤员救护工作现场,人们伤悲混乱,死伤者惨不忍睹,幸存者惊恐喊叫无序;"现场第一目击人"是最有机会完成紧急抢救的"早"字的人,是最有可能通过对受伤者实施"生命 4 分钟"紧急抢救和"黄金两小时"紧急救援的人,是使受害者脱离险境,减轻创伤人员的伤残痛苦,甚至挽救生命最直接的人。

二、分级救援,合作救援,"大急救"救援

灾害事故发生后,救人救命是第一要务。然而,灾区食品、饮水、衣被的供应,灾区电网、通信、道路的恢复则已逾越了医务人员救援的能力。面对灾害挑战,必须更新医疗急救理念,树立"大救援"现代医学救援新观念。救援医学的实施离不开众多部门多方专业人员的支持配合。在重大灾害事故,如地震、洪水、城市大火、爆炸、传染病暴发流行等发生时,政府统一指挥建立强有力的组织指挥系统,所有救援人员所有社会部门必须通力合作,这样才能迅速有效地组织实施高效的灾害救援工作。

(一)分级救援

1. 现场急救医疗组 现场急救要迅速判断伤情,对抢救、挖救出的伤员应立即判断是否有窒息、大出血、休克、昏迷、脊柱骨折等情况,要迅速采取急救措施解除窒息、阻止大出血,骨折做简单固定,对脊柱伤者要采取正确的搬运方法。伤员从灾难现场救出后要迅速分类抢救,尽快运送伤员到就近幸存的医疗站或临时医疗站接受进一步抢救。

2. 灾区医疗站 主要是对危重伤病员进一步抢救和护理治疗。如进一步保障通气、进一步止血、骨折更可靠地固定,积极抗休克和伤口防污染、抗感染治疗等。现场临床医疗救护站的医疗设备往往比较简单,主要完成包括通气、止血、固定、心肺复苏、搬运及抗休克、预防感染等。临时医疗站医务人员要及时做好分类抢救,随时准备好转运后送急危重症伤员。由于气候复杂、道路毁坏等原因,急危重症伤员空运、陆运、水运后送同样困难重重,加上急危重症伤员多,伤情伤类严重而复杂,因此优先合理选择伤员和选用转送工具同样面临很多挑战。

3. 灾区周围医院 主要有县市医院、医学院校医院、部门企业医院或部队医院,这些医院不在灾害发生区域中心,受到灾害的破坏较小,卫生资源相对完整。灾区周围医院的主要任务有两方面:首先是迅速组建和服从政府命令向灾区派出医疗队,在灾区协助或独立开展紧急医疗救援分;另一方面是负责救治灾区转送来的所有伤员。由于短时间内发生的大批伤员,在现场经过初救、检伤分类后,

受当地医疗力量、条件的限制,有部分伤员必须组织力量继续后送。

（二）合作救援,"大急救"救援

灾害发生后,不但医疗救援专业性强,道路抢险,通信抢修,水、电、食品紧急供应同样难度大、技术性强。由于灾害事故发生后,医务人员需要知道灾害中心的位置、受害人确切地点、灾区路情、现场救援周围灾情和各类创伤人员伤情数量等,因此没有政府和全社会各方面力量的支持,医疗救援人员很难及时到达甚至接近灾害现场救人。只有整合公安、消防、交通、通信、民政甚至军队等部门,动用各专业救援人员的力量,发挥各种抢险救援器材的作用,医务人员才能真正实现现代灾害医学救援关于"快速、准确、综合、有力、高效"等"大急救"理念。

三、灾区内外、国内外大合作救援

灾害是区域设施破坏、经济受损、人员伤亡、健康状况及卫生服务条件恶化的规模,已超出事件发生社区的承受能力而不得不向社区外部寻求专门援助的事件。严重灾害发生地域往往跨越省市界甚至国界,其规模往往也超出事件发生省市甚至国家的承受能力。震惊世界的"5·12"汶川地震,不但使汶川县几乎遭到毁灭,而且还波及周围数县市,甚至远在几百几千公里的重庆、陕西等地也受到影响。在这场罕见地震灾难中,近9万人遇难失踪,无数人无家可归。面对突如其来的特大自然灾害,全国人民万众一心,合力救援。其中,有8 000多名重伤员转送到全国包括北京、天津、河北、山西、辽宁、上海、江苏、浙江、山东、河南、湖北、湖南、广东、广西、重庆、贵州、云南、陕西的18个省区市的大医院进行治疗康复。同时,国际社会也纷纷向我国提供包括资金、物资、人员和装备等方面的援助。俄罗斯、日本、韩国和新加坡共派出4支紧急救援队,有212名救援队员参与了地震灾区紧急救援工作。英国、日本、俄罗斯、意大利、法国、古巴、印度尼西亚、巴基斯坦和德国红十字会共派出9支医疗队,有223名医疗技术人员参与了四川和甘肃地震灾区的伤员救治工作。

正如时任联合国秘书长的安南在国际减灾日文告中指出的,我们的世界比以往任何时候更容易受到灾害和伤害。灾害造成的死亡人数在不断增加,灾害的经济损失也在迅速地增长。随着全球环境恶化、核技术和生物技术的应用,全球环境灾害出现的频率和破坏程度都有所增加。在此背景下,国际灾害合作的重要性日益凸显。在现代社会,区域合作、全国合作、国际合作是减少灾害、应对灾害和灾害救助工作的重要组成部分,也是大灾大难面前大量群体遭受灾害性创伤的救治特点之一。

（李贵涛　林周胜）

第三节　群体伤的阶梯救治程序

群体伤害是灾害事故造成社会严重灾难的特点之一,阶梯救治(ladder treatment)原则是国内外军队野战外科遵循的经实践证明在战争的特殊环境下快速有效地抢救成批量伤员的组织法宝。虽然随着通信、现代化交通工具的不断发展,各梯级之间或跨级之间的联系变得更为方便,但野战外科遵循的阶梯救护与治疗理念,在现代社会的各个国家,仍然是救治灾害性群体伤员和复杂伤病的组织原则。灾害事故现场大量人员死亡、大量人员受伤待救、更有大量群众流离失所,而医疗救护力量和社会救援资源又十分有限。因此,各级人员只有团结一致,根据群体伤员特点,按照一定的应急救护流程和阶梯救治程序,规范化、程序化地紧急施救,最大限度地做到紧张有序,忙而不乱,细分综合,有力高效。一般来说,国内外军队医院战时"阶梯救护与治疗"和地方重大灾害综合医疗救援采用的组织架构基本相同。

中央医院

综合中心医院（决定性和专科深切治疗）

野战医院（加强或决定性外科处理）

卫生队（初级外科处理）

卫生所（加强救护和生命支持）

卫生人员（专业救护）

伤员和战友（自救互救）

三级或专科医院（决定性和专科深切治疗）

二级医院（加强或决定性外科处理）

一级医院（初级外科处理）

救护站和社区医疗站（加强救护和生命支持）

救护队员（专业救护）

伤员和目击者（自救互救）

在发达国家，通信、现代交通工具的发展，使得跨级之间的转运后送变得方便和可能。跨级之间的后送使得大量伤员更能及时分散，急危重症伤员更能及时得到更好的急救和治疗。这是现代"大急救"的理念，也是现代"阶梯救护与治疗"的发展方向。阶梯救护与治疗的原则和理念，在现场急救、途中救护和医院救治中同样可以起到指导作用。

一、现 场 急 救

（一）现场救援人员须知

在灾害事故现场，原生灾害仍有可能再发生，次生灾害随时有可能出现。明确自身环境安全和及时脱离危险处境是任何现场人员的第一要务。各参加灾害抢救工作的医疗队伍和个人，到达灾害现场展开救援工作后，要注意保持组织之间和队员之间的联系。现场轻伤员和未受伤人员就是自救互救的骨干。确保未受伤人员安全和使已经受伤的伤员脱离仍在进行的致伤和避免再次创伤，是所有事故现场人员最紧急的救援任务。现场救援的主力要集中在可抢救更多伤员上，伤员救治的注意力也要集中在避免伤员死亡，进一步的详细检诊和全面治疗可安排在这些危险排除以后。

（二）现场救援队伍组织原则

灾害现场开展自救互救、合作互救，主要依靠身边的亲人、邻居、周围的老乡和可能陌生的朋友，由于他们熟悉现场的情况，他们更能迅速找到被困人员和伤员。许多灾害救援的事实表明，幸存者甚至轻伤者才是现场最大、最直接、最现实的救援力量。在现场，不管是群众还是警察、军人、医务人员、地方干部和民兵都要立即组织起来，立即投入现场抢救。要有放小救大的得失观和道德理念，救人救命为主，治伤为辅，把重点抢救和普遍救援科学地结合起来。可分编成若干个小组，每组几个人，分工合作。一部分人对急危重症伤员实施现场紧急救命抢救，更多的人尽快寻找并解救被困人员和伤员，另选一部分人负责开设灾区现场医疗救护站，快速、有序、高效、分秒必争地开展各种救人寻人工作。

现场救护人员一般分在救护队、医疗点和医疗站 3 个阶梯点分工合作，避免混乱、无序和避重就轻的局面，避免浪费宝贵的医疗资源。

1. 救护队（或叫搜索队、抢救队） 由 1 名医务人员或有救护知识的消防员、当地干部、熟悉现场的人员带队，以现场广大群众为队员。队伍还可以分编成若干个小组，每组 2~3 人，在受灾区域现场进行有重点的搜救。他们的主要任务是迅速找到并解救被困人员，对大出血、窒息等危重伤员进行立即通气、止血及心肺复苏，及时将危重伤员转运到医疗救护点。

2. 医疗救护点 由灾区或灾区附近的乡村卫生室以及各医疗机构紧急派出的医疗小分队组成，人员可以从几个到十几个人不等。医疗救护点的主要任务是对搜索救护队上送的轻伤员进行检伤分类，伤轻者进行留治。对危重伤员则进一步检查，并进行较为确切的医疗救护，如建立静脉输液通道、完成一些必需的气管插管通气、较为彻底可靠的止血、包扎、固定等。协助急危重症伤员转运后送到下一级医疗站或灾区医院。

3. 医疗救护站或灾区卫生院(一级医院)　由灾区或灾区附近的村镇卫生院或各医疗机构派出的医疗小分队组成。一般要编配40人左右,分为站部(指挥通信组)、分类后送组、手术组、抗休克组、医护组、医疗保障组、生活保障组。地震、海啸等重大灾害现场,有条件的地方医院规模可大些,人数可达100人左右,可展开80~100张床位,其中外科床位占60%,以适应灾后伤病员的处理。医疗救护站的主要任务是对医疗救护点转运后送的危重伤员和附近搜索救护队上送的重伤员,再次进行检伤分类,对部分急危重症伤员继续进行更加有效的专业抢救,如更加可靠的抗休克治疗、完成一些力所能及的紧急手术等。没有条件同时后送所有伤员时,做好分类检诊,优先转运急危重症伤员到后方医院,同时做好滞留后送重伤员的抗休克、抗感染、生命支持、手术抢救,以及留治轻伤员的治疗。后期,健康群众的预防保健也是工作重点。

4. 灾区医院(二级医院)　由受到灾害影响较小的灾区县级医院、大型企业医院或地方部队医院等为架构组成,医务人员除了医院自身人员外,配有各地区各大型医疗机构派出的医疗专家救援队伍。灾区二级医院的主要任务是分工负责灾区医疗救护站或灾区乡镇卫生院转运后送上来的所有伤员。另外,因受当地医院条件限制,对由于短时间内发生的大批伤员,能被运送的伤员,经过再次确切有效抢救后,组织力量继续转运后送到灾区外医院。

(三)现场急救基本方法

1. 检伤分类和设立救护区标识

(1)把好检伤关　实施现场检伤分类的分检人员应当由急救经验丰富、组织能力较强的主治医师以上职称的医生担任。在检伤分类的过程中,必须在每一位甄别后的伤者身上立即做出分类标识,即边分类边标识,同步完成,以防止差错和提高效率。

(2)应用国际通用标识　检伤分类标志通常采用国际公认的"伤情识别卡"。卡片一式两联,预先编好号码(两联同号),一联挂在每一位伤者身体的醒目部位,另一联现场留底归档统计。

(3)专人信息统计　检伤分类的同时,必须安排专人负责灾害现场的登记和统计工作,边分类边登记,最好采用一式两联并编号的伤情识别卡进行统计。好的登记有利于准确统计伤亡人数和估计伤情程度,正确掌握伤者的转送去向与分流人数,及时统计并上报伤情,有效地组织调度医疗救援力量。

(4)严格伤员分类等级　灾害现场救助人员按照伤者的伤情不同,将伤者分为危重伤、重伤、轻伤、死亡4类,而相应粘贴红、黄、绿、黑4种不同颜色的标签(参见第三十八章第二节"灾害现场检伤分类的标识及其含义")。

(5)救护区标识明显　用彩旗显示救护区的位置,便于担架从分类组抬出的伤员准确送到相应的救护组,便于转运伤员。Ⅰ类伤救护区插红色彩旗显示;Ⅱ类伤救护区插黄色彩旗显示;Ⅲ类伤救护区插绿色彩旗显示;0类伤救护区插黑色旗显示。

2. 现场抢救顺序

(1)先排险情后施救助　先救命后治伤(或病),先治重伤后治轻伤,先救活人后处置尸体。对生存希望不大的濒死者,应以具体情况而定。如当时医疗条件允许,也应全力抢救;但大批伤员出现时,绝不应将有限的医疗力量花费在已无生存希望的濒死者身上,而不顾经现场抢救能存活的伤病员。

(2)先救命后救伤　充分发挥现场急救五大技术(通气、止血、包扎、固定和搬运)和其他急救技术,以保持伤员基本生命体征。

3. 现场抢救伤员技术方案

(1)脱离险境　通过搜索、解救、搬运,迅速使伤员转移到安全地带。

(2)保持呼吸道通畅　可用仰头举颏法使坠落的舌根上举或用舌钳将舌头牵出,清除伤病员口、鼻、咽喉部的血块、黏液、呕吐物或其他异物,解开伤病员的领带、衣领、裤带等,必要时做环甲膜穿刺或环甲膜切开,对有呕吐者宜采用正确的体位,对呼吸、心跳停止者应立即做口对口人工呼吸和胸外心脏按压。

（3）及时止血　创伤出血是伤员早期死亡的主要原因。常用的现场止血方法有加压包扎止血、指压法止血、填充止血和止血带止血。用止血带止血时，应注明时间，并加以标记。

（4）果断处理异常呼吸　如对开放性气胸伤员应用大块敷料密封胸壁创口；对张力性气胸伤员在锁骨中线第2、3肋间用带有单向引流管的粗针头，临时穿刺排气。

（5）合理处理伤口　保护伤口避免再次污染出血。包扎材料要用灭菌纱布或绷带、毛巾或布类；外露的骨折端包扎时不回纳或复位；颅脑伤有骨折或脑膨出者，可用一只消毒的碗扣在其上再包扎；开放性气胸可用厚敷料覆盖再严密包扎；腹部受伤而内脏器官脱出者，不应回纳，应用纱布覆盖再用碗等扣上，然后再包扎；对大面积烧伤，应用三角巾或清洁大单保护创面。黏附在创面的衣服不必去除。对化学烧伤的创面，应用大量清水冲洗后湿敷。

（6）骨折固定　目的是减轻痛苦，防止休克和继发感染，减少骨折并发症和后遗症。开放骨折用无菌敷料包扎，上肢骨折可将伤肢悬吊于胸前，并固定于胸侧，也可用木制夹板、铁丝夹板、充气夹板或就地取材固定；下肢骨折可用夹板固定或伤肢固定于健侧肢体；头颈受伤或怀疑颈椎损伤者，应用颈托或铁丝夹板固定，一时无夹板时，可用两只沙袋或坚实的枕头置于伤员颈两侧并用绷带固定。

（7）防治休克和感染　现场应及时给予止痛、静脉输血补液，必要时可临时使用抗休克裤以保持脑组织血流量；遇有完全性饥饿的伤员要注意及时纠正低血容量，治疗脱水、维持电解质和酸碱平衡。疼痛严重可适量给予止痛、镇静剂，有颅脑伤或呼吸功能不良者，禁用吗啡、哌替啶。

（8）保存好离体组织器官　对离断的肢体、手指、足趾、鼻、耳组织，以及大面积的撕脱皮肤等，应用敷料包好，适当冷藏后，同伤员一起送往医院。

（9）正确搬运伤员　搬运过程中要始终保持伤员呼吸道通畅，根据不同伤情采用正确的体位。避免伤员再度受伤和继发性损伤；对颈椎骨折者，先用颈托固定颈部，由4人同时搬运，其中1人托住伤员头部，保住头部与躯干呈直线，1人抱住其肩背部，1人抱住臀腰部，1人抱住下肢，在统一口令下协同动作；胸腰椎骨折者，搬运时由3人完成；昏迷或有窒息的伤员，应采取侧卧位，以免呕吐物吸入呼吸道。同时吸氧、输液、人工控制呼吸和体外心脏按压等治疗不应中断。

4.组织现场伤员后送　应贯彻转送与医疗急救相结合的原则。急危重症伤员要及时转送就近医院，为争取抢救生命赢得时间。在伤员转送途中，应不断地观察伤病情和医疗护理，密切注意其呼吸、心率、脉搏、血压等基本生命体征变化。

二、途中救护

（一）现场伤员分流和后送原则

由于现场人员装备条件有限，把伤员尽快安全地转送到其他医院，同样是现场急救人员的重要任务。伤员经现场检伤分类和对症处理伤情稳定后，应有的放矢地向具备接收和有决定性治疗能力的医院转运和分流。医疗救援指挥中心根据受伤人数、伤情种类、受伤程度、运送距离、医院特长和应急接受能力，确定现场伤员的分流方式、接收医院和行驶路线，并与接收医院联系。必要时成立伤员后送指挥部，负责后送的指挥和协调工作。途中需注意医疗监护，如发现有传染病者，应转送传染病医院。

1.选择病情危重的伤员后送　如急性呼吸循环衰竭、严重的内外出血、严重的内脏器官损伤（如肝脾破裂、肺损伤等）、严重的颅脑损伤、严重的颌面部及颈部损伤、面积超过20%的烧伤、严重的休克、心肺复苏后的伤员必须尽快送到较大的、条件好的医院抢救。

2.选择暂时不会危及生命但伤势较严重的伤员后送　有各种中度以下，不伴休克和生命体征平稳的外伤，如各种骨折、较轻的内脏器官损伤及已经充分止血的外伤等，这类伤员也应该送条件好的医院治疗，但不必立即转送，应该在急危重症伤员转送后再做处理。

3.轻伤病员　可在现场简单处理。

4. 伤员在现场救治的医疗文书　要一式两份,一份由现场医疗救援应急指挥中心报告汇总,一份向接受分流伤员的医疗机构提交。

5. 运送途中监护　运送途中需要医护人员完善监护伤员的病情,并做好必要的病情监护记录和救治记录。

6. 接收伤员　任何医疗机构不得以任何理由拒绝、推诿分流的伤员。

(二)现场医疗站伤员的后送(院前转运)

现场医疗站伤员后送也是院前转运,是指创伤伤员从现场到医院的转送,是院前急救的重要组成部分,是现场急救与院内救治之间的桥梁,院前转运的质量与伤者的死亡率及伤残率密切相关。在现场医疗站伤病员仍处于危险且伤病员情况允许时,要尽快将伤病员转送到各相关医疗机构。医疗转送过程要尽可能减少,伤员要迅速转送到能进行确定性治疗的医疗机构中去。由于现场急救条件的原因,原则上院前后送(现场后送)适应证比院间转运放宽。

1. 伤员后送原则与方法　①先重后轻,快速转运;②复检待送伤员和监护运送中的伤员;③确保运送途中治疗持续有效;④科学搬运,形成"流动ICU",避免造成二次损伤;⑤认真填写转运卡,做好口头和书面交接工作。

2. 伤员后送工具　紧急情况下可用简易担架或应急器材,平时多用医疗担架、救护车、救护用飞机、直升机、卫生列车、医疗船等卫生运输工具,不得已时可用普通的运输工具转送伤员,尤其是轻伤员。在灾害事故中,直升机是转送伤员最理想的运输工具之一。

要充分认识到转运危重伤员具有较大的风险性。转运危重伤员存在威胁生命的主要问题是窒息、心搏呼吸骤停、颅内压突然增高和休克等。要尽量用有必要监护急救设备和药品卫生的运输工具,坚持生命支持为先原则和器官功能维持为主原则。做到防颠簸、防窒息、防出血和防继发伤。

3. 伤员后送禁忌证　如果伤病员存在随时危及生命的严重伤情,由于输送途中医疗救护条件有限,加上路途颠簸,反而可能加重伤情,甚至危及生命。伤员决定后送必须以伤的伤情稳定和途中无意外发生为前提。现场伤员禁忌后送的标准有:①活动大出血者,或经现场止血仍不彻底者;②休克未得到纠正或途中可能发生休克者;③四肢骨折未经固定,或虽经固定,但固定肢体末梢血液循环不良者;④颅脑伤伴深昏迷,或因颅内血肿、脑水肿等使颅内压增加,有发生脑疝可能者;⑤颈椎损伤伴高位截瘫,且伴高热和呼吸功能障碍,尚未经适当急救而途中可能会伤情恶化死亡者;⑥呼吸道梗阻,已造成极度呼吸困难或窒息而尚未解除者;⑦胸部伤伴大量血气胸,胸腔内继续出血或漏气,伤情继续恶化者,或开放性气胸伤口未封闭包扎,或因张力性气胸胸腔内压力未解除者;⑧伤病员的伤病情严重,途中无医疗监护或未与接诊医院取得联系者。

(三)院间转运

院间转运指创伤伤员由基层医院向上级医院转送的全过程,包括稳定生命体征后的紧急院间转运和经过紧急手术后的院间转运。院间转运应该由转出医院、接收医院和转运队伍共同执行,综合决定最好的转运方式并确认转运人员具有能够应对伤员病情变化和可能并发症的技能,备有必要的设备。

1. 院间转运原则及注意事项　当短时间接收大量伤员超过医院救治能力,或将要接收更多伤员时,灾区内或灾区周围医院应充当后送医院,将所有需要进一步治疗的伤员转运至上一级医院救治。此时,将医院的资源主要集中于急诊科和手术室,接收新伤员并进行初步的伤情稳定治疗。院间转运应以衔接为主,避免占用灾区医院已经相当紧缺的医疗资源,应根据优先级别实施院间转运,此外还要注意以下几点。

(1)转运期间要保持联系畅通　明确接收医院名称(人)、联系方式、详细地址、转运路程等情况。接收医院明确转运伤病员情况,需紧急检查和手术的伤员,医院应通知相关人员做好准备。

(2)院间转运伤员可遵循NEWS不断进行安全性评估　①每一步骤是否必要(necessary);②治疗是否充分(enough);③治疗是否有效(working);④转运是否安全(secure)。

评估的基本内容还应包括:①检查气道,确定是否需气管插管;②记录呼吸状态,必要时可安置鼻胃管,以防止使用镇静剂或插管伤员误吸,检查所有插管的位置和装置(如胸腔引流管)是否可靠固定;③记录心率、脉搏、氧饱和度和血压,危重伤员应在监护下转运,以便转运中进行持续的血流动力学监测;④记录神经系统检查结果和格拉斯哥昏迷评分(Glasgow coma score,GCS),适当给予镇静药物,是否需要用固定装置固定头、颈、胸、腰段脊柱。

(3)知情同意 一些伤病员如病情相对稳定适合转运应向伤员及家属交代病情,告知转运的必要性和途中可能发生的危险,征得同意并签字后实施转运。

2. 院间转运的适应证和禁忌证

(1)适应证 通常应考虑两方面因素:①伤情需要,上送医院不能提供确定治疗或处理后出现并发症的伤员。②伤员及家属要求,应该仔细评估伤员伤情后做出判断。

(2)禁忌证 主要包括6个方面:①休克未纠正,血流动力学不稳定者;②颅脑伤疑有颅内高压,有可能发生脑疝者;③颈髓损伤有呼吸功能障碍者;④胸、腹部术后伤情不稳定,随时有生命危险者;⑤被转运人或家属依从性差;⑥转运人和设备缺乏相应的急救能力、应变能力及处理能力等情况。

3. 院间转运方法 灾区医院承担着二级救治任务,早期伤员的流入量很大,尽快实施院间转运是节约宝贵的二级救治医疗资源的关键。除救援指挥部决策、转运工具到位等因素外,院间转运的展开主要受交通恢复情况的影响。转运方式应根据病情、医院间距离、伤员数量、交通条件和气候等因素综合决定。转运工具除具有运输功能外,应具备监护和抢救功能,主要有救护车、救护艇和直升机等。陆地转运是大多数伤员转运的主要方式,转运工具包括救护车、卫生列车等。空中转运具有速度快、机动灵活等优点,尤其适用于偏僻山区、岛屿及交通阻塞、道路中断等救护车不可能完成转运任务的情况。水上转运用于海上、江湖水域或岛屿发生灾难,转运工具包括船只、救护艇等,其影响因素主要是水域、水文、气象、地理等自然条件。

4. 省市间与国际伤员转运 重大灾害可造成成千上万人甚至几十万人员的伤亡,跨区域多省多国联合救治、国际合作救灾已经成为现代社会严重灾害事故救援的共识。"5·12"汶川地震灾区就有8 000多名重伤员转送到全国18个省区市的大医院进行治疗康复。大规模长距离院间转运伤员组织要求更高。

(1)组织分工明确 灾区医疗救援指挥中心和接收地卫生行政部门要成立专门领导机构,指定专人负责伤员转出和接收工作。要服从伤员安全需要安排转送时间,确保安全。

(2)意外处理准备充分 转出伤员医院要成立专家组,严格筛选、确定转送伤员名单;制订伤员转送途中意外事件处置预案,安排医务人员随车护送,准备必需的药品和医疗器械等物资,携带转出伤员的病情和个人信息,为伤员提供连续的医疗服务。

(3)严格转运适应证 转送伤员的基本要求是伤情较重但生命体征平稳;长途转送不易出现生命危险;需要长期住院治疗、护理与康复;接收医院须为三级医院。

(4)护送人员物资齐备 护送医务人员由转出伤员的医院负责组织调配,做好伤员转送途中出现病情变化的准备。

(5)接收医院具备条件 伤员接收医院,要按伤员接收方案,做好床位、救治物资和血液储备准备,同时成立医疗救治专家组,对接收医院提供指导和支持。

(6)医院成立专家组 接收医院要成立伤员医疗救治工作组,按照诊疗护理规范开展伤员救治,保证医疗质量和医疗安全,提高治愈率,降低致残率,为伤员营造和谐温馨的就医环境。

三、医院救治

(一)救治医院准备

救治医院要有类似二、三级医院架构,而且现有建制完善,或经过紧急补充、扩编、加强后医院架构比较完善。一般由区、县、省、市医院和医学院校附属医院、部队医院等组成。这些医院的主要任务是分工负责灾区转送来的所有伤员。

救治医院接到伤员接收命令后,要立即做好接收方案。做好急诊科、ICU、手术室、内外科病房、隔离病房、各种救治器械药品和血液储备等准备。同时集中全院专家(包括外院救援专家)成立医疗救治专家组,成立急危重症救治医疗小组和包括心理、精神医生在内的内外科各专科救治医疗小组。急救医疗小组的基本成员至少有 1 位 ICU 医生和 1 位 ICU 护士。医院要服从救灾指挥部和当地卫生行政部门的统一指挥,集中一切资源,按照诊疗护理规范积极准备好开展各类伤员的救治。

(二)伤员救治

多发伤、多器官损伤伤员多见是灾害性群体创伤的特点,多学科多专业综合救治是灾害性创伤伤员救治的必然选择。医院要为每一位重伤伤员制订综合单独的救治方案和康复方案,创伤抢救小组成员和医疗救治专家组,能够在最短的时间内被召集到急危重症伤员病房身边参加抢救会诊。许多危重伤员经过灾区现场人员争分夺秒的抢救,从濒危的边缘抢救回来,但他们还只是初期救治,还必须采取进一步的生命支持,包括正确的伤情动态判断与监护,必要的各种外科手术处理等。

1. 急危重症伤员　灾害性创伤急危重症伤员的救治,强调及时、重点与高效的基本理念。

(1)抢救主次分明　灾害性创伤急危重症伤员的紧急救治要锁定好目标,首先是争取存活,其次才是恢复健康和生理功能,主次不可倒置,尤其是专科处置时,要避免忽视对整体生命体征的调整和支持。

(2)抢救争分夺秒　要有强烈的时限观念,强调尽早、有重点、快速地救治,珍惜抢救伤病员的"黄金时间"或"白金时间"(如第 1 小时、第 1 天、第 1 周)。

(3)抢救治疗顺序　处理好"抢救—诊断—治疗"与"诊断—抢救—治疗"的顺序关系,中、重度伤员的救治是不讲条件和不一定要明确诊断的,即使部位不明,也要及时采取通用的维持与挽救生命的抢救措施。

(4)救命手术前移　要把关键性的、确定性的救命治疗措施尽早靠前实施,甚至在现场操作(包括救命的手术)。

(5)及时准确高效　要有高标准的质量观念,强调准确、有序、高效;要突出抢救的重点,每一步都是针对性的、关键性的、重点的治疗措施。

(6)多学科协作　抢救工作是一种严密的团队行为,涉及现场、前接(包括支援)、后送、急诊科、检验、影像科、麻醉科(手术室)、专科、ICU 等,要做到配合紧密、默契、有序,尽可能达到无缝零距离连接。

(7)优秀的抢救团队和专家团队　尽可能地使每一抢救步骤都得到有形和无形的预令,整个抢救团队就像多米诺骨牌,接到抢救的信息,就开始启动急重症救护链条,直到全部完成。形成快速、高效、有序的抢救体系。

2. 伤员专科救治　在进行全面综合救治的同时,还必须考虑到伤员的专科治疗和康复问题,以及如何才能保证伤员将来的生活质量问题,及时、准确、有效的专科治疗,是重建各受创伤的器官、系统正常功能的保证。如骨外科常见到的肩、肘、膝、踝关节等损伤,是各类地震、建筑及交通灾害创伤中最具代表性的创伤,后期治疗复杂、难度大、效果差。骨科医疗小组要抓住时机及时手术固定关节内骨折,康复医疗小组要在关节手术后积极在伤员床旁指导康复训练,以最大的努力恢复伤员的关节功能。

3. 特殊感染和传染性伤病员救治　砸伤、压埋、挤压时间越长的伤员,严重感染甚至感染特殊细菌(如气性坏疽)的可能性就越大。由于伤口内失活的肌肉等组织长时间得不到外科清创处理,局部有适合厌氧杆菌生长的缺氧环境,因此这些伤员通常是数种细菌混合感染。气性坏疽是创伤中最为严重、发展最快的并发症之一,如不及时诊治,可丧失肢体或危及生命。治疗气性坏疽除了早期彻底清创、敞开伤口外,从病房到手术室要做好伤员的隔离,所有污染物品要彻底灭菌处理。同样,有其他内科传染病的伤病员,也要按照传染病治疗常规做好隔离与治疗。

4. 伤员心理治疗　同伤员的机体受到创伤一样,很多灾区伤员还存在心理精神创伤。医院要成立心理治疗医生小组,要为每一位伤员配置心理治疗医生。心理医生要随时掌握自己分管伤员的心理精神状态。

（三）特种创伤人员救治

原生灾害可以造成核、生化事故等次生灾害。被核辐射、致病微生物和化学毒剂创伤的伤员,需要专业人员和技术来救治。

1. 核辐射和致病微生物创伤 怀疑和发现伤员有被核辐射和致病微生物污染时,要及时做好隔离保护,同时要及时与救援指挥部联系,及时查明核辐射和致病微生物污染地点及种类,并请求院外专业救援。

2. 化学中毒创伤 怀疑和发现伤员有化学物品中毒时,要及时与救援指挥部联系,及时查明毒物种类。有些毒物中毒,有疗效确切的特殊抗毒药,一旦确诊后,应立即使用,争分夺秒,早用足量;同时请求院外专业救援。

（李贵涛 林周胜）

参考文献

[1] 夏征农,陈至立. 辞海[M]. 6版. 上海:上海辞书出版社,2009.

[2] 欧景才,李贵涛. 突发灾害事故伤应急救护与阶梯治疗[M]. 郑州:郑州大学出版社,2007.

[3] 黄稳胜. 严重多发性创伤在急诊科的紧急救治措施分析[J]. 临床合理用药杂志,2013,6(15):85-86.

[4] 辛维铎. 论加强我国灾难档案管理的必要性及措施[J]. 山东档案,2012(1):29-32.

[5] 李奇林. 灾害现场急救思维的探讨[J]. 临床急诊杂志,2010,11(4):50-53.

[6] 陈蕴. 救援医学及发展[J]. 现代医药卫生,2009,25(13):2024-2025.

[7] 张雁灵. 在中国医学救援协会成立大会上的讲话[J]. 中国急救复苏与灾害医学杂志,2008,3(12):711.

[8] 蹇华胜,李银燕,吕祖铭. 四川地震灾害创伤的流行病学调查[J]. 中华急诊医学杂志//第七届组稿会论文汇编[C]. 中华急诊医学杂志编辑委员会,2008.

[9] 刘兴太. 救援医学范畴的界定[J]. 中国急救复苏与灾害医学杂志,2008,2(3):65-67.

[10] WILSON J L,LITTLE R,NOVICK L. Estimating medically fragile population in storm surge zones:a geographic information system application[J]. J Emerg Manag,2013,11(1):9-24.

[11] MILLER L M. Controlling disasters:recognising latent goals after Hurricane Katrina[J]. Disasters,2012,36(1):1221-1239.

[12] XU Y,HUANG J,ZHOU J,et al. Patterns of abdominal injury in 37 387 disaster patients from the Wenchuan earthquake[J]. Emerg Med J,2013,30(7):538-542.

[13] RINGDAL K G,SKAGA N O,HESTNES M,et al. Abbreviated injury scale:not a reliable basis for summation of injury severity in trauma facilities[J]. Injury,2013,44(5):691-699.

[14] KONDO H,KOIDO Y,HIROSE Y,et al. Analysis of trends and emergency activities relating to critical victims of the Chuetsuoki Earthquake[J]. Prehosp Disaster Med,2012,27(27):3-12.

[15] RINGDAL K G,HESTNES M,PALMER C S. Differences and discrepancies between 2005 and 2008 Abbreviated Injury Scale versions-time to standardise[J]. Scand J Trauma Resusc Emerg Med,2012,20(1):1-3.

[16] LEBEL E,BLUMBERG N,GILL A,et al. External fixator frames as interim damage control for limb injuries:experience in the 2010 Haiti earthquake[J]. J Trauma,2011,71(6):128-131.

[17] SARANI B,MEHTA S,ASHBURN M,G. Evolution of operative interventions by two university-based surgical teams in Haiti during the first month following the earthquake[J]. Prehosp Disaster Med,

2011,26(3):206-211.

[18] MILCH K,GOROKHOVICH Y,DOOCY S. Effects of seismic intensity and socioeconomic status on injury and displacement after the 2007 Peruearthquake[J]. Disasters,2010,34(4):1171-1182.

[19] BREVARD S B,WEINTRAUB S L,AIKEN J B,et al. Analysis of disaster response plans and the aftermath of Hurricane Katrina:lessons learned from a level I trauma center[J]. J Trauma,2008,65 (5):1126-1132.

[20] MULVEY J M,AWAN S U,QADRI A A,et al. Profile of injuries arising from the 2005 Kashmir earthquak:the first 72 h[J]. Injury,2008,39(5):554-560.

第四十章

风暴灾害所致群体伤的医学救援

本章主要介绍风暴及风暴灾害的概念,风暴灾害造成群体创伤的特点及风暴灾害所致群体伤医学救援的分级救治。

第一节 概　述

一、风暴的概念

风暴(storm)是指一种风速很大的灾害性天气现象,包括龙卷风、雷暴、热带气旋以及大范围的温带气旋。风暴多发生在海洋及临海地区,也是常见的海洋灾害之一。

(一)龙卷风

龙卷风(tornado)是在极不稳定天气下由空气强烈对流运动而产生的一种伴随着高速旋转的漏斗状云柱的强风涡旋,其中心附近风速可达 100~200 m/s,最大 300 m/s,龙卷风的破坏性极强,其经过的地方,常会发生拔起大树、掀翻车辆、摧毁建筑物等现象,甚至把人吸走。2011 年 5 月初,美国南部地区遭遇龙卷风袭击,大量市镇被毁,数百人丧生。

(二)雷暴

雷暴(thunderstorm)是一种产生闪电及雷击声的自然天气现象。主要分为单体雷暴、多单体雷暴、飑线及超级单体雷暴 4 种。它通常伴随着滂沱大雨、冰雹和龙卷风,而在冬季时甚至会随暴风雪而来。雷暴可以在世界任何地方发生,甚至发生在两极和沙漠地带,但通常在低纬度的地方(特别是热带雨林地区)会较频繁地发生。在亚热带和温带等中纬度地区,雷暴则通常会在夏季发生,有时在冬季也会受冷锋影响而有短时性雷暴。乌干达及印尼为全世界有雷暴发生的最频繁地方。

(三)热带气旋

热带气旋(tropical cyclones)是指生成于热带或副热带洋面上,具有有组织的对流和确定的气旋性环流的非锋面性涡旋的统称,包括热带低压、热带风暴、强热带风暴、台风、强台风和超强台风。热带气旋活跃的季节,低纬度海洋面上常常出现热带低压,但其中只有极少数可发展成热带风暴。海面水温高于 26 ℃,中低层环境气流辐合,高层有利于辐散,基本气流风速垂直切变小和地转偏向力必须大于一定值等,是热带低压发展为热带风暴的必要条件。热带风暴是"台风编号"的起始级。2006 年 5

月 9 日经国家标准化管理委员会批准发布的《热带气旋等级》国家标准（GB/T 19201—2006）热带气旋分为热带低压、热带风暴、强热带风暴、台风、强台风和超强台风 6 个等级。①热带气旋底层中心附近最大平均风速达到 10.8 ~ 17.1 m/s（底层中心附近最大风力 6 ~ 7 级）为热带低压；②达到 17.2 ~ 24.4 m/s（风力 8 ~ 9 级）为热带风暴；③达到 24.5 ~ 32.6 m/s（风力 10 ~ 11 级）为强热带风暴；④达到 32.7 ~ 41.4 m/s（风力 12 ~ 13 级）为台风；⑤达到 41.5 ~ 50.9 m/s（风力 14 ~ 15 级）为强台风；⑥达到或大于 51.0 m/s（风力 16 级或以上）为超强台风。台风是破坏力最大的热带气旋，它在大西洋和澳大利亚称为飓风。有人估算，一个中等强度的台风所释放的能量为 1.1×10^{19} J，相当于上百个氢弹释放能量的总和，可见，台风具有极其巨大的自然力量。

（四）温带气旋

温带气旋（extratropical cyclones）是指活跃在温带中纬度地区的天气系统，又称为"温带低气压"或"锋面气旋"。温带气旋是不同于热带气旋的一种冷心系统，其出现伴随着锋面，尺度一般较热带气旋大，可达几百乃至数千公里。温带气旋对中高纬度地区的天气变化有着重要的影响，多风雨天气，有时伴有暴雨、暴雪或强对流天气，有时近地面最大风力可达 10 级以上。温带气旋亦可由热带气旋变成，当热带气旋北移至温带一带，受西风槽影响而失去了热带气旋的特性，转变成温带气旋。

二、风暴灾害

风暴灾害（storm disaster）是指由风暴造成的灾害。按其带来的灾害类别可分为雨暴、风暴、雹暴、雪暴、沙暴、尘暴等。随着濒海城乡工农业的发展和沿海基础设施的增加，承灾体日趋庞大，每次风暴潮的直接和间接损失正在加重。风暴潮正成为沿海对外开放和社会经济发展的一大制约因素。风暴潮（storm surge）是由台风、温带气旋、冷锋的强风作用和气压骤变等强烈的天气系统引起的海面异常升降现象，又称"风暴增水""风暴海啸""气象海啸"或"风潮"。风暴潮会使受到影响的海区的潮位大大地超过正常潮位。它的周期从几小时至几天不等，伴有狂风巨浪，可引起水位暴涨、堤岸决口、农田淹没、船毁房摧，是沿海地区的严重自然灾害，属于海洋水文灾害。根据风暴的性质，分为由台风引起的台风风暴潮和由温带气旋引起的温带风暴潮两大类。根据存在的地域，分为温带风暴潮和热带风暴潮两种：①温带风暴潮，由温带气旋引起，多发生于春秋季节，特点是潮位变化稳定和持续。北海和波罗的海沿岸、美国和日本沿岸都经常出现这种风暴潮。②热带风暴潮，由台风引起，屡见于夏秋季节。风暴潮特点是伴有急剧的水位变化。如果风暴潮恰好与影响海区天文潮位高潮相重叠，就会使水位暴涨，海水涌进内陆，造成巨大破坏。凡受台风影响的沿海地区，包括北太平洋西部、南海、东海、北大西洋西部、墨西哥湾、孟加拉湾、阿拉伯海、南印度洋西部、南太平洋西部的沿岸岛屿，都是这类风暴潮的多发区。1970 年 11 月 12 ~ 13 日发生在孟加拉湾沿岸地区的一次风暴潮，曾导致 30 余万人死亡和 100 多万人无家可归。风暴潮的大小和风暴的结构、强度、路径、移速、海岸和海底形态、水深、纬度及海水的热力–动力性质等因子密切相关。在亚洲，中国是最易遭受温带风暴潮灾害的国家。中国的渤海、黄海北部沿海地区经常遭受东北大风袭击，产生的温带风暴潮使得很多地方特别是渤海湾、莱州湾周围地区受淹，居民生命及财产受到严重损失。

通常由风暴或海底地震造成的海面恶浪并伴随巨响的现象称之为海啸，是一种具有强大破坏力的海浪。

（周高速）

第二节　风暴灾害的流行病学

一、国内资料

每年风暴等自然灾害给国家和人民生命财产造成巨大的损失。中国历史上,由于风暴潮灾难造成的生命财产损失触目惊心。1782年清代的一次强温带风暴潮,曾使山东无棣至潍县等7个县受害。1895年4月28日至29日,渤海湾发生风暴潮,毁掉了大沽口几乎全部建筑物,整个地区变成一片"泽国",海防各营死者2 000余人。1922年8月2日一次强台风风暴潮袭击了汕头地区,造成特大风暴潮灾难。据史料记载和我国著名气象学家竺可桢先生考证,有7万余人丧生,更多的人无家可归流离失所。这是20世纪我国死亡人数最多的一次风暴潮灾害。上海历史上也曾发生多起非常严重的特大风暴潮灾。其中最严重的一次发生在1696年,康熙三十五年六月初一日,大风暴雨如注,时方值亢旱,顷刻沟渠皆溢,欢呼载道。二更余,忽海啸,飓风复大作,潮挟风威,声势汹涌,冲入沿海一带地方数百里。宝山纵亘六里,横亘十八里,水面高于城丈许;嘉定、崇明及吴淞、川沙、柘林八、九团等处,漂没千丈,灶户一万八千户,淹死者共十万余人。黑夜惊涛猝至,居人不复相顾,奔窜无路,至天明水退,而积尸如山,惨不忍言。这是我国风暴潮灾害历史的文字记载中死亡人数最多的一次。1997年8月21日至8月23日沿海发生的风暴潮,使福建、浙江、江苏、山东、上海和河北6省市遭灾。最大增水2.61 m,受灾人数1 162万人,淹没农田7.9万公顷,倒塌房屋2.8万间,毁坏公路1 233 km,死亡人数214人,经济损失267亿元。2001年6月23日,台风在福建省福清市登陆,恰遇当地天文大潮,引起严重风暴潮灾害,最高潮位超过当地警戒水位69 cm,达50年来最高值。福建全省直接经济损失45.5亿元,死亡122人。据统计,汉代至公元1946年的2 000年间,我国沿海共发生特大风暴潮灾576次,一次风暴潮灾害的死亡人数少则成百上千,多则上万及至10万之多。

我国所处的西北太平洋上生成的热带气旋占全球的38%。西北太平洋有全球最大最广阔的洋面,热带气旋有更长时间可以停留其上发展,夏季强烈的东亚夏季风环流在此造成强烈的上升运动,既容易形成热带扰动,也有利高温高湿的水汽从海洋向大气输送,为热带气旋生成提供有利条件。风暴的空间范围一般由几十公里至上千公里,时间尺度或周期为1~100 h。

二、国际资料

不少地区和国家曾经受到过风暴的袭击,并造成了相当严重的破坏。1780年9月,风暴袭击巴巴多斯岛时,这个岛上的城市、乡村被夷为平地,破坏了石堡,并把重炮刮到了几十米之外。有40多艘舰船葬身海底,连同在太平洋上被击毁的船只,总计在400艘以上。1944年,第二次世界大战期间,美国第三舰队在海上突然遇到热带风暴,损失十分惨重,有146架飞机被毁,800多人丧命。1991年4月,孟加拉国热带风暴引发洪水泛滥,造成大约13.8万人死亡。2005年10月热带风暴"斯坦"在墨西哥南部、危地马拉、萨尔瓦多、尼加拉瓜和洪都拉斯引起暴雨、洪水泛滥和山体滑坡,至少造成2 000人死亡。2008年5月2日,热带风暴"纳尔吉斯"在缅甸的海基岛附近登陆,最高时速超过190 km。根据缅甸政府的官方统计,风灾遇难者达77 738人。2012年10月31日,给美国纽约州和新泽西州带来灾难的飓风"桑迪"减为热带风暴后,依旧对新泽西州和特拉华州构成威胁。

热带风暴是发生于热带洋面上的巨大空气旋涡,它急速旋转像个陀螺,中国称它为"台风",美洲人称它为"飓风",澳洲称它为"威力O威力",气象学上则称它为"热带气旋"或"热带风暴"。热带风暴每年在全世界造成的损失达60~70亿美元,它所引发的风暴潮、暴雨、洪水、暴风所造成的生命损失占所有自然灾害的60%。

(周高速)

第三节 风暴灾害造成群体创伤的特点

风暴灾害具有突然性,在发生的地域上具有不可预见性或广阔性。特大风暴往往可以在瞬间对人类生命和财产安全造成严重威胁、伤亡和损毁。

一、来势猛,速度快,强度大,防御难度大

风暴发生来势凶猛,范围广,时间短,中心最大风速可到达 300 m/s,一次特大风暴潮在短时间内足以摧毁数个城市和乡村。此外,由于风暴潮灾害的突然性或广阔性,人们毫无思想准备和有效防护措施,造成的人员伤亡和财产损失非常惨重。风暴是沿海地区常见的自然灾害,季节性不甚明显,发生在春、冬季节多由北方寒流所致,夏、秋季节多由热带风暴登陆引发,具有不可抗拒性。

二、破坏力强,伤亡重,救援环境恶劣

风暴灾害造成大量人员伤亡,以年老体弱、幼童者居多,且伤类、伤情复杂,风暴常常导致机体多个部位和器官的创伤,伤情严重,部分伤员死于致伤现场,即使一部分伤员能渡过早期休克关,往往死于后期的并发症。大量建筑物、供水、供电系统毁坏,公共设施无法正常运行,生活条件艰苦,导致救援环境恶劣。同时,也造成人们精神、心理障碍,这些会给抢救、救援工作带来巨大困难。

三、次生灾害多

次生灾害是在风暴潮后,自然及社会原有的秩序和状态被破坏,造成道路交通中断、山体滑坡、泥石流、暴雨、洪灾、瘟疫、火灾、爆炸、毒气泄露、放射性物质扩散蔓延。这些损害进一步增加了致残率和死亡率。

四、软组织损伤最为常见

强风暴致伤最常见的是复杂的污染的软组织损伤,表现为各种各样的裂伤、挫伤、擦伤和刺伤等。在风暴灾害中超过 50% 的伤者为以上类型,大部分软组织伤口受到泥沙、异物、海水的污染,许多伤口很深,或伴有污染的钝伤,伤情较复杂。大多数的软组织损伤暴露于身体表面,如头部、颈部和手臂,查体时较易被发现。此外,眼部的外伤(包括眼球破裂、角膜异物和挫伤)发生率也非常高。尽管软组织损伤伤情多样、污染严重,但经过及时的救治,可得以恢复。

五、骨折、挤压伤、颅脑损伤及胸腹部创伤多

风暴使建筑物、树木倒塌可直接引起砸伤,产生大量多发骨折、多器官损伤、挤压伤伤员;骨折是强风暴后第 2 种常见损伤,骨折伤员约占所有伤者中的 30%。根据统计报道,骨折伤员中 1/4 为开放性损伤。四肢和身体其他部位挤压引起受累区肌肉肿胀和(或)神经功能失调,常见累及部位包括下肢 74%,上肢 10%,躯干 9%。肌肉丰富的部位长时间受压可继发挤压综合征;引起局部组织损伤,器官功能失调,代谢异常,如代谢性酸中毒、高钾血症、低钙血症。挤压综合征发生率 2%~15%,约 50% 挤压综合征的伤员出现急性肾功能衰竭,近 50% 急性肾功能衰竭需要透析治疗。颅脑损伤在强风暴灾害中也比较常见。严重的颅脑损伤一般不到 10%,是强风暴灾害导致伤员死亡的最常见原因。大

多数颅脑损伤为轻度震荡伤。重度颅脑损伤通常是强暴风灾害伤员住院治疗的第二大常见原因。胸腹部创伤伤员占所有伤员的不到10%。美国某医院曾报道,强风暴灾害的伤员中需要急诊剖腹探查的腹部创伤伤员多达23%。据报道,强风暴造成的腹腔内脏器官损伤和创伤性休克的伤员比交通意外还要多。此外风暴所造成闭合性损伤中,伤情隐匿,症状、体征缺乏特异性。由于灾害现场救护条件有限、时间紧迫,风暴灾害易漏诊。特别强调的是,当强风暴发生后,由于海水的浸泡,以及次生灾害陆上水灾及洪灾的发生,导致大量的淹溺伤员出现,引起缺氧窒息。淹溺伤员表现神志丧失、呼吸停止及大动脉搏动消失,处于临床死亡状态。近乎淹溺伤员临床表现个体差异较大,与溺水持续时间长短、吸入水量多少、吸入水的性质及器官损害范围有关。

六、受灾群体心理创伤严重

风暴灾害发生后,机体陷入严重超负荷的身心紧张反应状态中,部分伤员忍受亲属死亡,从而出现一系列心理、生理反应,导致持续性的心理损害,其结果引起恐慌、焦虑、抑郁、创伤后神经紧张障碍,轻信谣言,影响行为活动,有时失去常态。因此,迫切需要进行心理疏导和心理危机干预,安抚受灾群众,消除其心理焦虑、恐慌等负面情绪,尽快恢复自救能力。

(周高速)

第四节　风暴灾害造成群体创伤的医学救援

一、概　述

医学救援是指运用现代医学手段使受困对象脱离灾难或危险,得到医学救护的活动。风暴灾害发生后,在处理灾害事件时最值得注意的问题是:我们对灾害事件没有思想准备而只是做出反应而已。事实上,所有的灾害,不管其发生原因是什么,都造成相似的医疗和公共卫生后果。灾难时医护的基本原则是尽最大的努力抢救最多数量伤员,医学救援主要目的是降低由灾害造成的伤残率和病死率。风暴灾害造成的群体伤害对确定性医学救援的要求随其规模大小及流行病学的不同而存在差异。医学救援主要包含4个方面:搜寻与营救(现场急救)、分类与初步治疗、确定性治疗以及疏散(伤员)。因此提供层次性的、灵活性的确定性医疗服务,对成功应对一场风暴灾害至关重要,各医疗队伍在迅速搭建的掩蔽所里开展各项医疗措施,如初步稳定、手术干预及紧急救治,以便提高应对风暴灾害的灵活性。及时组织各级救援力量,利用搜救、通信、医疗设备,在灾害现场给受灾群体提供及时、有效的医疗救助,进行必要的医学处理,挽救生命,减轻伤残,并在医疗监护下,采用各种交通手段尽快将伤员运送至医院接受进一步救治,达到确定性治疗。

新中国建立以来,随着我军卫生勤务学及军事医学的发展,军队医院积极投入到灾害所致群体伤的医学救援中,在医学救援中占有着举足轻重的地位,是一支不可或缺的医学救援力量。按照军民联合、联勤保障、建制保障与区域保障相结合、定点保障与机动保障相结合的方式组织实施,遵循分级救治、时效救治、整体救治及精确高效的基本原则。实施救治技术体系划分为现场急救、紧急救治、早期治疗、专科治疗和康复治疗的5个基本分级救治环节。此外,对于传染性伤病员,或受到化学性、放射性物质污染的伤病员,需进行洗消,然后分类送往不同救治场所进行相应救治。

二、尽早成立灾害事件指挥体系,整合成统一的命令

风暴灾害发生后,尽早成立灾害事件指挥体系,整合成统一的命令。目的是简化沟通程序,明确权限和指挥。指挥体系包括5个主要职能部门:指挥、操作、计划、后勤、财政/行政。医护人员通常是独立的工作群体,是参与医学救援最为重要的力量。在灾难场所要优化使用医疗、护理和急救人员,优化使用可用的后勤支援和装备,如医疗设备及补给品、运送工具等。

(一)灾害医学救援组织指挥的要求

1. 制定救灾预案　是否具备灾害事故的应急能力。设立军民一体化的国家级和省市级医疗救援中心。

2. 灾难评估　卫生部门在当地政府(救灾指挥部)的组织下,第1阶段在最短的时间内组织有经验人员最快到达灾区现场开展快速卫生评估,尽快了解灾情、人员伤亡及医疗卫生部门损失情况,搜集灾区与公共卫生相关的居住、食品、饮用水、生活用品、环境卫生、媒介生物、医疗和公共卫生服务、灾民健康需求以及可能的次生灾害等方面的信息,还需考虑非医疗要素如通信和交通。识别最主要的公共卫生威胁和隐患,使采取的卫生应急措施与灾区的实际需求尽量相一致。

3. 周密组织计划　有效利用卫生资源,充分、合理、分散使用救援力量;认真组织协同各医学卫生救援力量协同作战,进行紧急救灾防病工作。

4. 搞好卫生防疫　疾病监测与报告,确保灾害发生后不发生传染病的暴发与流行。

5. 灾害救援的启动与终止　面对灾难事件的复杂性以及大规模伤亡事件,所有救援人员都应遵循大规模人员伤亡的处理准则,需要形成统一指挥,以便所有部门都在统一指挥下开展工作,建立一个有效、科学的救援体系和应急预案。设立不同等级的启动和终止级别,并制订相应的标准和流程,合理优化资源配置。

(二)医学卫生救援组织体系

医学卫生救援组织体系有以下一些机构或组织组成:①医疗卫生救援领导小组;②医疗卫生救援专家组;③医疗卫生救援机构;④现场医疗卫生救援指挥部。

(三)区域化灾害救援体系

风暴灾害发生呈区域性分布,尤以沿海地区多见,我国各地经济发展不平衡,各地生活习惯、民俗民风各不相同,且各省地理环境有各自特点,迫切需要因地制宜地建设不同区域的灾害救援管理体系,合理培训条件适应性强的专业救援队伍。同时,救援队必须尊重当地的文化和宗教信仰、安葬习俗、风俗习惯和法律规定。

三、医学救援的分级救治阶段

为了成功地融入急救工作中,医学救援必须遵从灾害事件指挥体系的统一指挥。当现场有多发伤或其他事故时,急救医疗服务/创伤外科是重要的组成部分。遵循现场抢救、早期(初步)治疗、确定性专科治疗3个阶段流程。迅速及时,前后相继,就地救治与异地专科救治紧密结合,使整个救治活动处于流动状态。按优先次序分类伤员,有秩序地进行及时医学救援、处置和撤离。

(一)灾害现场紧急救治

统一协调,合理分配数名医护人员组成的搜寻和现场急救小组。由于风暴灾害的特殊性,救援队员需要掌握海水溺水的急救及其病理生理演变和合理处置。风暴灾害现场创伤急救专业技能主要包括:保持呼吸道通畅、呼吸和循环功能支持、止血、包扎、固定、搬运、抗休克、止痛等正确的对症处理。创伤伤员的存活取决于从受伤开始到接受确定性治疗的各个环节,包括现场急救、运送、早期治疗、专科治疗、重症监护治疗等。在各个环节中,现场急救是整个急救生存链的开始,也是重要的一环。包

扎目的是压迫止血,保护伤口,固定敷料减少污染,固定骨折与关节,减少疼痛。常用的材料有三角巾、多头带、绷带,亦可用毛巾、手绢、布单、衣物等替代。急救时的固定主要是对骨折的临时固定,其主要目的不是整复,而是为了防止骨折端活动刺伤血管、神经等周围组织造成继发性损伤,减少疼痛,便于搬动。固定的材料常用的有木质、铁质、塑料制作的夹板或固定架。根据伤情选择适当的搬运方法和工具。搬运目的是及时、迅速转运伤员、防止再次受伤、有利于安全运送。救援队员实施初级创伤生命支持,如止血、清理呼吸道、心肺复苏等,还需具备丰富的临床经验、高水平的鉴别诊断能力,并熟悉各种急症、危重急症的诊断和治疗。同时熟知救援医疗设备的正确使用。根据损伤严重程度评分,对伤员进行简易分类,实行分级救治,及时后送医院。对于大面积创伤的伤员,及早使用抗生素、破伤风抗毒素及去除坏死组织来治疗开放性伤口。观察记录重要体征、进行完整的气道评估、检查心肺情况、评估出血和低血容量、评估胸腹及其他部位损伤。

(二)灾害现场检伤分类

由于大量伤员的健康需求与可利用的医疗资源之间存在着潜在的不平衡,故伤员分类显得尤为重要。根据伤员伤势严重程度及所需护理的不同,将伤员进行检伤分类。伤员分类的目的是尽最大努力抢救最多数量的伤员。现场伤员分类特征不仅在于伤员伤势的紧迫性和严重性,而且在于可获得的医疗资源多少,这直接影响伤员生存的可能性。由经验较为丰富的高年资医护人员在伤病区将伤员按受伤程度分类以确定他们需要哪一级医疗机构救护;掌握不同损伤可能造成的后果(如软组织损伤、多发骨折、挤压伤等)。灾害现场救助人员按照伤者的伤情不同,将伤者分为危重伤、重伤、轻伤、死亡4类,而相应粘贴红、黄、绿、黑4种不同颜色的标签(参见第三十八章第二节"灾害现场检伤分类的标识及其含义")。

(三)群体创伤早期和专科救治

突发风暴灾害后往往出现群发的较为复杂的创伤伤员,可发生多种伤情,又有轻重缓急不同,有单一伤也有多发伤,但通常以多发伤较多见。伤员若因救治不及时,发生创伤感染时,伤情更为复杂,在特殊情况下还可能出现一些继发病,如挤压综合征、急性肾功能衰竭、脓毒症、多器官功能障碍综合征等。有些伤员还有精神上的强烈刺激表现,更增加了诊断治疗的复杂性。每个伤员的救治过程按医疗原则分解为若干阶段,由从前到后配置的几个救治单位分工完成。当有限的医学救援机构不足以应对大规模的救援活动,由其他医疗机构迅速抽组成立临时应急医学救援力量,在最短的时间内完成集结,奔赴事发地点,必须迅速集中人力物力,配合医学救援机构,力求在事件发生后最短时间内展开较为有效的医学救援。

1.风暴灾害创伤的治疗特点 风暴灾害致伤常见为复杂的污染的软组织损伤,表现为各种各样的裂伤、挫伤、擦伤和刺伤等,大多数的软组织损伤暴露于身体表面。由泥土、沙砾和泥质颗粒造成的皮肤刮伤,进入异物和发生感染的概率高;由于受到旋转风力的作用,皮肤基本呈磨砂状;有的伤口还受到海水的浸泡。伤口不应进行一期闭合处理,大多数伤口进行二期缝合。彻底的探查和反复的冲洗以减少细菌数目、清除伤口异物。最好在手术前1 h即开始应用抗生素。风暴导致的伤口感染常见细菌包括:大肠埃希菌、克雷伯杆菌、沙雷菌、变形杆菌、葡萄球菌、链球菌属和假单胞菌属等。经过及时的救治,伤员能得以恢复。对于多发骨折、挤压伤、颅脑损伤、胸腹部创伤、多发伤及海水浸泡、淹溺等风暴灾害较为常见创伤,参照战伤救治规则中早期治疗救治范围进行合理、时效的医学救治。

2.成立创伤团队 由于要同时面临多种任务,病情复杂,工作空间狭小和时间紧迫,必须要使用一支有明确领导和各自职责的团队,以快速做出决定,最优化充分应用医疗资源,达到救治急性创伤伤员的目的。在整个救援的过程中,伤员也需要随行医务人员能力之外的固定和治疗。专业医生也许被调作进行相关的野外紧急治疗。紧急干预包括:保护气道,包括困难条件下插管、气管切开方法;对血流动力学不稳定伤员快速建立体液再灌注血管通路;疼痛控制,低温治疗,外固定及截肢术。即使在资源有限的困难条件下,也必须进行这些救助。

3.遵循损伤控制外科原则 对于灾区大多数严重多发伤伤员,因为灾难情况下医疗环境的限制,无法按常规手术方式进行,且部分伤员生理潜能临近或已达到极限,虽然技术上可完成Ⅰ期修复和重建,但机体本身难以承受或环境不允许,此时需要实施损伤控制外科治疗,对提高生存率及提高手术疗效具有重要意义。因此在严重多发伤救治时实施分期手术,并逐步建立损伤控制外科的 3 个阶段原则,即初始简单手术、复苏和确定性手术,可有效地降低严重创伤伤员的病死率。

(四)伤员转运

果断决策后送是救治成功的关键。在风暴灾害现场,危重症的伤员往往会消耗大量的医疗资源和护理空间,且花费医护人员太多精力。这时候医疗救援的重点是在现场救治危重症的伤员得到相对稳定后,及时后送到下一级或后方医疗救治机构进行确定性治疗,合理分级救治,这样使得有限的现场救治医疗资源更大限度的发挥作用。结合治疗时限和救治范围掌握后送时机及地点,完善设备配置、人员配置,按照伤势的严重性及现有的设备,迅速、及时安全转运伤员。严格掌握后送指征和反指征。采用的后送工具,地面主要为急救车、货车、列车;水面主要为轮船、军用舰船等;空中可使用直升机、运输机等。需要注意的是:①有针对性的处理好可能危及生命安全的并发症和途中可能发生的情况,如呼吸困难者尽量做气管切开和吸氧,务必给予低氧血症、呼吸困难、贫血的伤员足量的氧气。电解质失衡、高渗性脱水、休克等予以纠正。除带齐不中断基础治疗的液体和药品外,带足恢复呼吸、心跳、升压的必备急救药品。②检查伤员随身携带颜色伤标及登记卡,以及各级医疗救治机构的病情病例资料。③对伤员随身携带的物品进行安全检查之后,统一编号,贴数字标签,以便管理。

(五)心理救援

心理救援是风暴灾害医学救援的重要方面,风暴灾害事件的发生对社会心理的冲击是巨大的,且灾难后也会有远期效应。幸存者经历风暴灾害的各阶段带来的恐慌、悲伤、抑郁、创伤、紧张失调、身心失调症和其他各种反应,容易出现焦虑、冷漠、绝望等情绪障碍,甚至自杀倾向。因此医学救援不仅要救治身体创伤、挽救生命,还要注重伤员心理健康的维护。务必做好 5 个方面的工作:①各项救治措施迅捷、沉着冷静、有条不紊,缓解救治现场紧张氛围;②发生批量伤员时要缩短伤员巡视周期,密切重症伤病员的伤情进展,以加强医疗照顾,缓解伤员焦虑情绪和恐惧心理;③指导伤病员调整行为方式以缓解心理压力,如提示伤病员尽量不要直视伤口等;④医务人员应用温和的目光、体态用语、手语等方式及适度抚摩以增加伤病员对医务人员的信任感、安全感;⑤成立心理危机干预小组,定期深入医疗单元对伤病员进行心理辅导。

四、救援队员的自我防护

学习应对风暴灾害的个人防护知识,做好自身防护即自救互救,避免创伤发生;熟知风暴灾害后易引起的传染病疫情;熟悉个人防护的分级原则。此外,救援人员可能会出现不同程度的压力生理征象、情感征象、认知征象、行为征象等心理压力,这就需要适时释放、调节、缓解心理压力,掌握应对风暴灾害的心理防护知识,增强心理适应能力,维护保障身心健康。

应当强调,风暴灾害医学救援需要政府协调指挥和部署、社会的参与、多部门和多学科之间的协作。风暴灾害后创伤救治水平的增强,一方面要求创伤专业人员的数量要有所增多、质量要不断提高(包括应熟悉外科各专科的基本知识和急救技术,采用"一专多能"方式培养),进一步明确创伤外科医生的内涵,建立健全规范化培养计划的制度,完善学科建设、建立相应的学科评估体系和创伤医生准入制度;另一方面,应认真汲取国外先进经验并结合我国国情,建立具有中国特色的先进的创伤急救和治疗模式,使创伤伤员能获得高效率的救治,减少灾害造成的伤残率和病死率。

(周高速)

参考文献

[1]中国疾病预防控制中心.自然灾害卫生应急工作指南(2010 版)[Z].2010,12:19-27.

[2]沈洪,刘中民. 急诊与灾难医学[M]. 2 版. 北京:人民卫生出版社,2013:296-319.

[3]WILSON J L,LITTLE R,NOVICK L. Estimating medically fragile population in storm surge zones:a geographic information system application[J]. J Emerg Manag,2013,11(1):9-24.

[4]OFRI D. The storm and the aftermath[J]. N Engl J Med,2012,367(24):2265-2267.

[5]MILLER L M. Controlling disasters:recognising latent goals after Hurricane Katrina[J]. Disasters,2012, 36(1):122-139.

[6]BREVARD S B,WEINTRAUB S L,AIKEN J B,et al. Analysis of disaster response plans and the aftermath of Hurricane Katrina:lessons learned from a level I trauma center[J]. J Trauma,2008,65(5): 1126-1132.

第四十一章
地震灾害所致群体伤的医疗救援

地震(earthquake)发生突然、伤亡人数众多、伤情复杂严重、救治困难,既可以是直接灾害造成对人的伤害,也可以是续发灾害对人的伤害。影响地震伤亡的因素很多,导致伤员伤情十分复杂,地震灾难造成群体创伤的医疗救援关键在于检伤分类和分级救治。

第一节 概 述

一、地震医疗救援特点

地震是由于剧烈的地壳运动造成地层表面及建筑物的破坏,导致地震区域人民生命财产损伤。现代社会中,人类居住更趋向城市化,单位地区内人口密度增大,而建筑物趋向于高大密集,水、电、气的应用更加普及,人口流动的数量、频率、范围都在增加,这些因素对地震灾害造成的伤亡具有重要影响。

(一)地震发生突然

地震经常是突然发生的,尽管现代科学技术可在个别情况下对地震的发生时间和强度做出大体上的预报,但人类至今还不能完全掌握地震发生的规律,更多的只是可能性的推断,还无法做出精确的预报。

(二)伤亡人数众多

虽然影响地震人员伤亡的因素复杂,包括地震强度、与震中的距离、建筑物的结构和抗震性等,但由于地震的突然性、人口居住密集、建筑物高大等特点,决定了地震灾害伤亡人数众多。

(三)伤情复杂严重

地震灾害造成的伤害多数为砸伤和挤压伤,直接砸、压、埋所致的机械损伤占95%~98%,伤情复杂而严重:①多发伤常见,占3%~66%,受伤部位常涉及多系统、多器官、多部位,软组织挫伤占32%~68%,四肢骨折占16%~44%,头部伤占4%~37%,胸部伤占3%~15%,脊髓伤占3%~9%;②复合伤常见,地震可伴有火灾等引发热伤、电击伤;③伤情重,一般死伤比例在1∶3左右,但有时可出现死多伤少的现象;④儿童和60岁以上的老人易受伤。

（四）救治困难

地震灾害中伤员救治困难不仅仅因为事发突然、伤员众多、伤情复杂,还由于多种因素:①道路、桥梁的破坏、中断,伤员无法运出,救援所需的人员、物资不能及时运送到一线;②通信中断,导致抢险、救援工作不能有效地协调;③大型钢筋水泥建筑物的倒塌,需要特大型、重型机械挖掘,非人力所能解决;④水、电、气的中断可能严重影响医疗救援工作的开展;⑤余震等次生灾害的影响,继续威胁伤员和救护人员的安全;⑥受灾人员应激损害和心理障碍,因突如其来的打击,大量亲朋好友的伤亡,房屋倒塌,财产损失,会给幸存灾民带来巨大的精神打击,恐惧、焦虑、悲伤、抑郁等心理状态都会造成严重的心理障碍。救援效果呈明显的时间依赖性,抢救工作要求分秒必争,时间就是生命,伤后72 h内是救援工作的"黄金时间",存活率在灾后第1个24 h为90%,第2个24 h为50%~60%,第3个24 h为20%~30%,3 d后存活的概率越来越低。

二、地震灾害造成的主要伤害

地震灾害致伤的复杂性与地震发生的环境条件,包括居住条件、季节、时刻等均有直接关系。地震对人的伤害包括直接灾难对人的伤害和续发灾难对人的伤害。

（一）地震直接灾难对人的伤害

1. 地震复合伤 地震复合伤即有2种以上不同致伤因素作用于机体造成的损伤,解剖部位可以是单一的,也可以是多部位、多器官的。复合伤病情复杂,治疗困难,死亡率较高。

（1）造成地震复合伤的因素 地震时,诱发的火灾烧伤体表皮肤,或因油库爆炸等产生的冲击波造成烧冲复合伤,伤员伴有不同程度的皮肤烧伤、上呼吸道或下呼吸道烧伤、急性肺损伤等;地震对工矿区的破坏,伤员可同时遭受坍塌的石头、砖瓦、木块等建筑材料的撞击、挤压及烧伤(可为火灾、化学烧伤或电灼伤)、化学中毒,同时有脑挫裂伤伴颅内血肿、血气胸、腹部内脏器官损伤、骨折等;当矿井遭受水淹时,遇难者可遭受到撞击和淹溺;核电站遭到破坏时,不仅可遭受砸伤、挤压伤,还可因放射性物质泄露而致放射性损伤等。地震发生于严寒地区(季节),常发生地震创伤与冷伤的复合伤。

（2）地震复合伤的伤情特点 ①致伤因素多,伤情复杂:在地震灾害中发生的复合伤往往以多部位、多器官的损伤居多。因此,地震复合伤损伤器官多,范围广,病理生理紊乱严重而复杂,全身和局部反应较强烈、持久,休克发生率高。伤后早期死亡的主要原因是窒息、严重颅脑损伤和大出血休克等,后期多因严重感染、急性呼吸窘迫综合征(acute respiratory distress syndrome,ARDS)及多器官功能障碍综合征(multiple organ dysfunction syndrome,MODS)等;②伤势重,并发症多,伤死率较高:严重的复合伤常死于致伤现场,即使部分伤员能度过早期休克等难关,也往往会死于后期严重并发症;③容易造成漏诊、误诊:伤员病史收集困难,大多数伤员病情危重,无法主诉,不易获得完整的病史资料,有些深在的和隐蔽的症状和体征易被忽视,特别是易遗漏对重要内脏器官损伤的诊断;④治疗困难和矛盾:复合伤治疗中最大的难题是难以处理不同致伤因素带来的治疗困难和矛盾。

2. 地震多发伤 因多发伤涉及多部位器官损伤,损伤范围广,伤情重,创伤反应强烈、持久,加上失血多,体液丢失多,休克发生率高,进而导致生理紊乱加重,甚至很快出现MODS或衰竭,给救治带来困难,因此早期死亡率明显增加。多发伤后有3个死亡高峰:①第1个死亡高峰在伤后数分钟内即刻死亡,死亡原因主要为心肺、腹部内脏器官的严重创伤及大动脉等血管撕裂伤或同时合并有严重颅脑损伤,往往来不及救治而死亡;②第2个死亡高峰在伤害6~8 h内,死亡原因为血气胸、肝脾破裂等,如及时转送,抢救得当,可免于死亡;③第3个死亡高峰,出现在伤后数天或数周内,严重创伤后引发的重症感染和MODS。

3. 地震造成的其他伤害与并发症

（1）挤压伤和挤压综合征 挤压伤是较常见的地震伤,特别是在城市地震伤员中更占有相当大的比率。肌肉发达的肢体被重压1~6 h或6 h以上时,受挤压的肌肉因缺血坏死,并逐渐为瘢痕组织代替,挛缩而丧失功能,称为挤压伤。当受挤压的坏死组织释放大量有害物质进入体内,并发休克和急性肾功能衰竭,成为挤压综合征。挤压综合征伤员中,有部分伤员可因血清钾突然急剧升高,导致心搏骤停猝死。

(2)完全性饥饿 长时间被困于地震废墟中的人员,食物来源完全断绝,仅能依靠自身储蓄的营养物质维持生命。正常人不进食,如能获得饮水,仅能维持 14～18 d。但在地震灾害时,这个生命极限一般将缩短。长时间的消耗,体内储存物质将枯竭,成为完全性饥饿状态,以致身体极度虚弱,血压下降,终将全身衰竭而死亡。

(3)休克 休克是地震复合伤早期死亡的最主要原因,严重创伤、大出血、烧伤、饥饿、脱水及挤压综合征的低容量状态均可导致休克。

(4)严重感染 地震灾害现场卫生状况恶劣,救治伤员设施差,伤员伤口极易遭到各种细菌的侵入感染,尤其是破伤风杆菌和气性坏疽杆菌对创口的威胁最大。早期救治要认真做好预防注射和清创术。对气性坏疽一经发现立即就地施治,并采取严格隔离措施。

(二)地震续发灾害对人的伤害

地震造成建筑物、工程设施、设备的破坏倒塌,继而可发生一系列继发性灾害,如易燃、易爆、有毒物质的泄露引发爆炸、火灾、毒气和放射性物质的污染,危及人身安全。同时地震对自然环境的破坏,形成一系列继发性次生灾害,如山崩、泥石流、水灾等也对人的生存造成危害。因而,地震续发灾害对人的伤害是多种多样的:火灾的烧伤;毒物泄漏的中毒;放射性物质泄露的辐射伤害;水灾的淹溺;山崩、泥石流、滑坡的滚石砸击和掩埋窒息;在寒冷地区的严冬季节的地震,如抢救不及时,即使未受到其他伤害,也极易造成冷伤。

地震破坏间接造成的伤害,还有因地震引起恐慌的盲目跳楼或外逃时造成摔伤,或被坠落物砸伤。这种情况往往在中强地震波及的城市表现十分突出。另外,大地突然剧烈震撼和房屋倒塌的恐怖景象,还常使某些心理和生理承受能力脆弱的人群发生意外疾病或者死亡,如心血管病、高血压伤病员的突然死亡或心脏病伤病员的猝死,有的突患精神病或出现严重心理障碍等。

(程　青　唐忠志)

第二节　地震灾害创伤流行病学

随着人类社会的发展,地震等自然灾害所造成的损失日益加重。我国是全球地震灾害最严重的国家,以占世界 7% 的国土面积承受全球 33% 的大陆强震,20 世纪以来,发生里氏 6 级以上的地震近 800 次,死亡人数达 55 万。地震灾害突发性强,破坏巨大,继发灾害多,伤亡严重,可引发复杂的社会问题,因此对地震灾害进行伤害流行病学调查,为制定预防策略和控制措施提供依据具有重大意义。

伤害流行病学(injury epidemiology)是运用流行病学理论和方法来描述伤害的发生频率及其分布特征,分析伤害的发生规律、原因和危险因素,提出伤害的控制策略与预防措施,是对防治效果进行评价的一门流行病学学科分支。我们在伤害流行病学研究的基础上,总结历次地震灾难伤员的情况及医疗救治的得失,采取多种措施控制地震造成的伤害。

一、地震伤亡的影响因素

影响因素主要包括地震时间、地震震级、受灾面积大小、受灾区域人员数量、当地经济发展状况(估计房屋建筑坚固程度)、工厂学校等重点单位数量,并需根据历史资料进行类比。Armenian 等用队列法研究了 1988 年亚美尼亚地震,认为在室内、在 9 层以上的高层建筑内和所在楼层高(7 层以上)是主要死亡危险因素,嵌板式 Panel 房屋的死亡率最高(10.7%),其他类型建筑的平均死亡率只有

1.6%。一般认为,在室外或在厨房、厕所等处是较安全的地方,楼梯、楼门等处最危险。对我国而言,1996年2月丽江7级地震中,丽江古城多为木架砖墙结构,内墙易倒塌而木架较稳固,在狭小的地方反而易被砸伤或压埋。钢筋混凝土房屋没有倒塌,严重破坏率为3.33%。砖混结构完全毁坏率为1.45%,严重破坏率为5.07%。1998年2月张北6.2级地震情况:张北为半农半牧的农村,经济较为落后。其房屋质量较差,多为土筑房和砖石房,墙和屋顶都有很厚重的泥土。死亡者中有80%死于1990年以后修建的"砖包房",其外层为砖,内层为土坯或石头,墙体和地基不牢固,整体不稳定。因此,从政府的层面重视地震高发地区城市的合理布局,提升建筑设防等级,严把建筑质量关,特别是公共建筑如学校和医院的建筑质量,可以有效地减少地震造成的人员伤亡。

二、地震灾害死亡特点分析

据徐佩卿报道,1910—1985年全世界造成上千人死亡的地震109次,死伤比一般为1:2.43。1995年1月17日的日本大阪神户地震死5 502人、伤41 527人,死伤比为1:7.5。死亡人员女性明显多于男性,丽江地震多9.6%,张北地震多8%,说明男性的求生能力要高于女性。死亡人员年龄以10岁以下的儿童和50岁以上中老年组较多,这与两组人员自救和对外伤承受能力较弱有关。胡役兰等报道,地震灾害人员死亡原因前3位分别是致命性内脏器官损伤、外伤性休克和急性失血。唐山地震的死亡原因主要是窒息、内出血和颅脑伤。日本阪神地震中,54%死于各种窒息,13%死于胸和全身压挫伤,12%死于一氧化碳中毒。因病死亡也较平时增多,据Ogawa等人调查,地震后心肌梗死等心脏病的发病率、死亡率明显升高,而且与地震关系密切。灾后伤员的及时发现和有效救治能显著降低死亡率。据科学估算,若30 min内发现伤员并给予救治,其生存率可超过90%,1 d内发现者生存率降为81%,超过3 d生存率则不到20%。

三、地震灾害伤员特点分析

由于地震伤往往是建筑物倒塌、火灾等引起的创伤,伤员伤情十分复杂,我们采用军队通常的伤部、伤类、伤型、伤情、伤势5项结合的分类分析方法,既可明确诊断,也能表明损伤特点和严重程度。

1. **伤部分析** 伤部是按照解剖、生理关系划分的负伤部位。区分伤部,便于创伤的诊断和组织救治。我军现行的方法分为颅脑、头面、颈、胸(背)、腹(腰)、骨盆(会阴)、脊柱、上肢、下肢、内脏器官10个部位。如果多个部位受伤称为多部位伤,在1个部位多处受伤称为多处伤。郭增建等对地震伤的统计表明,下肢伤占首位(23.4%),其次是上肢(16.9%)脊柱和骨盆居第3和第4位,头面部第5位。261医院对唐山地震14 073名伤员进行统计,腰臀部伤最多(25.5%),下肢其次(22.8%),胸部为20.5%,上肢为12.9%,头颈部为11.2%,背部为5.9%,腹部为1.2%。本次调查的两次地震中,颅脑伤均居第1位,上、下肢和腹腰居第2、3位,颈和脊柱受伤最少,多部位伤分别占7.8%和6.2%。分析其原因,唐山地震中人们多处于卧位,而丽江和张北地震,人员多处于立位、坐位和清醒状态。

2. **伤类分析** 地震致伤的主要类型是机械性损伤,占95%~98%,其次是完全性饥饿、烧伤、冷伤、精神创伤、电击伤和中毒。今后地震中,因电网、煤气管网和化学物品密布,而震后救火十分困难,火灾将是主要和不可避免的次生灾害。

另外,在地震灾难发生之后,因经历家园的丧失、亲人的伤亡或是自身身体的伤害,幸存者往往会产生悲伤、恐惧、担心、无助感、内疚感、愤怒、强迫性重复回忆等心理反应,并导致身体不适。加强灾后的心理干预,不仅对灾民,而且对广大参加抗震救灾人员也具有重要意义。

3. **伤型分析** 在地震伤中,伤型分为闭合伤与开放伤。

4. **伤情分析** 地震的伤情主要为:大出血、窒息、休克、昏迷、骨折、气胸、截瘫、抽搐和其他。在机械性损伤中,骨折是地震伤最主要的伤类和主要治疗内容,据对唐山地震中146个医院12 106名地震伤员骨折发生情况调查,各类骨折的发生率如下:四肢骨折占第1位(40.87%),其中上肢占20.82%(肱骨占7.05%、尺桡骨骨占13.77%)、下肢占20.05%(股骨占9.89%、胫腓骨占10.16%)。第2位是脊柱骨折占25.01%（颈椎占1.06%，胸椎占8.79%、腰椎占15.16%，其中瘫痪占37%），余为骨盆骨折占22.29%、肋骨骨折占10.13%、颅骨骨折1.07%。以往地震骨折中约有1/4为脊柱骨折，其中30%~40%可合并截瘫，这是地震特有的严重情况，相当数量的脊柱伤由于搬抬不当发生截瘫或使截瘫加重。因此必须特别注意对卫生员和担架员进行脊柱伤的正确搬运方法的教育。

5. 伤势分析　即伤的轻重程度。目前战伤是根据所需治疗时间和愈后作为区分伤势的依据，一般按轻、中、重分类。在回顾性研究中，目前多采用损伤严重度评分（injury severity score, ISS）法，但该法十分复杂，属院内评分方法。简单地有院前评分法中的创伤指数（trauma index, TI）评分法，救治时可根据TI分值划分伤势，轻、中、重伤的分值分别为9分以下，10~16分，17~20分，30分以上者为濒死或已死亡者，21~29分暂定为极重度伤。地震伤员轻、中、重伤的比例与震前预报、房屋结构、抢救情况等因素有关。丽江和张北地震的住院伤员轻、中、重（含极重）比分别为32∶18∶1和10∶6∶1。据我国滇南地震对705名伤员分析，轻伤511名（72.45%），中等伤156名（22.13%），重伤38名（5.39%）比例为13.4∶4.1∶1。

四、药品保障分析

医学救援早期药品保障应该以急救药品和静脉用液体为主，并应充分考虑到地震灾害造成的交通中断，药品补充困难，救援医疗队携带物资能力有限，在配置药械时尽可能做到足量、高效，有所侧重。

1. 抗休克类药品　由于地震灾害早期为危重伤员较集中的时期，因此配备足量的抗休克药品对挽救伤员生命非常重要，为保证有效血容量，不仅要有足量的晶体类液体，还需维持人体胶体渗透压的代血浆类制剂，如羟乙基淀粉130/0.4氯化钠（万汶）注射液等。还应备有多巴胺类升压药和抗心律失常药等。

2. 抗感染类药品　地震灾害早期抗感染药物使用前5位的依次是：左氧氟沙星、头孢哌酮/舒巴坦、甲硝唑、头孢唑啉钠及青霉素；灾害恢复期抗感染药物使用前5位的依次是：头孢哌酮/舒巴坦，左氧氟沙星、阿奇霉素、头孢唑啉钠及青霉素。

3. 麻醉、镇痛类药品　地震早期，清创缝合、骨折复位固定等急诊手术是抢救伤员生命和保留肢体生理功能的有效手段，因此麻醉和镇痛类药品必不可少。由于此类药品有一定的危险性，且野外条件有限，因此应尽量选用安全高效的品种，并尽量避免联合镇痛等给药方式。

4. 止血类药品　严重出血的开放性创伤伤员主要应通过外科方式止血，止血药应属次要，但在外科妥善止血的同时应用止血类药品，有助于提高疗效。此外，如立止血（巴曲酶）、巴曲亭（注射用血凝酶）等药品除全身应用外，尚可用于局部创面止血，能有效减少创面广泛、持续性渗血。

5. 其他类药品　开放性创伤伤员应及时注射破伤风抗毒素（tetanus antitoxin, TAT）或破伤风人免疫球蛋白，对疑似气性坏疽的伤口需用过氧化氢冲洗、湿敷，静脉注射青霉素、克林霉素和甲硝唑等。除考虑伤员需求外，为保障医疗救援人员自身的身体健康和生命安全，更好地为伤员服务，还应配备部分常见、多发疾病治疗和预防用药，这一点在地震救援各个阶段的药材保障中都应充分考虑到。

地震后期随着重危伤员的大批后送转移，伤病谱也发生了相应的变化，内科类疾病和皮肤病发病率明显上升。一方面，由于地震灾区水电供应中断，下水管道系统受到破坏，卫生条件恶劣，甚至医疗救援人员、伤员的居住地和遇难者尸体紧邻，污水、粪便、垃圾、尸体等形成大量传染源，加上灾区高温、高湿的气候环境，极易罹患消化道、呼吸道传染病和皮肤病，如菌痢、急性胃肠炎、手足癣、甲沟炎、带状疱疹、日光性炎、接触性皮炎等。此时应及时开展卫生防疫工作。在消毒剂选用方面要求：对环境、水、物体表面、垃圾、粪便、尸体等消毒首选含氯消毒剂；手消毒可选用免洗型消毒剂，其有效成分为75%乙醇、醋酸氯己定酊类；皮肤消毒可选用碘附、醋酸氯己定等。另一方面，由于连日劳作，医疗救援人员体力透支，饮食不规律，营养供应不良，机体抵抗力低下，容易引发多种疾病。在派往灾区的医疗队员中，可以患有急性出血性结膜炎、病毒性结膜炎等疾病，其交叉感染的速度极快。这些疾病如不能得到有效的防治会严重损害救援人员的身心健康，给救援工作带来极大的影响。此外，患有高血压、糖尿病、结核病等慢性病的灾区群众也需要适当的药品用于维持治疗。因此,地震中后期的药品配置更加复杂多样,应充分考虑到应急期之后地震恢复期伤病谱的特殊变化和各种突发情况,全面合理地选配药品,并尽量做好药品管理,减少资源浪费。

五、幸存人群的远期生命质量调查

重大地震灾害对受害人群的生命质量造成了一定的远期影响。唐山市老年人得分与中国评分参考值比较,男性老年人生命质量8个维度得分均较低。说明地震灾害对男性影响较大,主要是男性在灾难中所承担的压力大于女性,他们是震后重建家园的主力军,无论在社会上还是家庭中都是支持力量,因此,重大灾难对他们的影响比较大。提示我们在对待重大灾难性事件的善后处理中,应该更加关注男性人群的身心照顾与疏导。家庭结构的不完整和正常家庭功能的缺失影响人群生命质量。1976年唐山大地震中,失去配偶和子女的老年人总体健康、生理功能两个维度得分显著低于有配偶及子女的老年人,说明当时地震灾害给这些老年人的家庭结构造成了严重影响,使家庭功能不能正常发挥,在以后的生活中缺乏配偶和子女的生活照顾和精神安慰,长期以来影响了他们的生理和心理健康,对生命质量造成了一定的远期影响。因此,对重大灾难性事件进行善后处理时,要特别关注事件对受害人群生命质量的远期影响,及时进行生理与心理的康复治疗与疏导,多方面努力帮助他们建立完整的家庭结构,尽可能恢复正常的家庭功能。经济繁荣与社会关爱是改善和提高人民生命质量的重要基础。

（程　青　唐忠志）

第三节　地震灾害造成群体创伤的特点

地震是世界上最严重的自然灾难之一,往往在瞬间给人类以毁灭性的打击。1976年唐山发生的7.6级地震造成24.27万人伤亡。2008年5月12日汶川发生8.0级地震造成69 227人死亡,374 643人受伤,17 923人失踪。地震伤多由于地震时建筑物倒塌的压迫和掩埋造成严重的人员伤亡。从国内外多次地震造成的地震伤情调查结果显示,以多部位骨折伤员最多,占55%~58%,其中以四肢骨折伤为主,占35.7%~42.3%。颅脑创伤位居第2位,约占15%。地震灾害造成群体创伤颇具特点,现总结如下,以便建立地震医疗援救应急预案,提高救治效率,最大限度地提高抢救成功率,挽救生命。

一、地震伤亡人员的性别特点

1988年亚美尼亚地震伤亡统计中,伤(男658,女796),亡(男335,女496)。1976年唐山地震14 073名伤员中(261医院统计),男6 955,女7 118;2 183名震亡人员中(青各庄公社统计):男性46%,女性54%。2008年5月12日汶川地震收集的51 746名伤员中,男24 838,女26 908。国内学者统计1996年丽江地震与1998年张北地震也显示女性伤亡明显多于男性。

二、地震伤亡人员的年龄特点

1988年亚美尼亚地震死亡率年龄分布中,死亡率最高为70岁以上者(5%),其次为61~70岁者(3.4%),20岁以下与儿童死亡率也相对较高(2.6%),死亡率最低为31~40岁者(2.2%),见表41-1。青各庄公社统计的唐山地震2 183名震亡人员的死亡率年龄分布中,1~10岁(20.4%),11~20岁

（17.4%），21～30岁（19%），31～40岁（9.8%），41～50岁（9.8%），51～60岁（9.8%），60岁以上（13.8%）。王筝等统计51 746例"5·12"汶川地震伤员的受伤率年龄分布中，受伤率比较高的年龄段为35～45岁、55～65岁及7～18岁（分别占21.73%、14.87%和12.91%）。由上述数据不难看出，中年受伤者受伤率高但死亡率低，而老年与少儿受伤率低但死亡率高，其主要原因可能与老少者的自救能力及对外伤的承受能力差有关。

表41-1　1988年亚美尼亚地震中伤亡人员情况调查

	0-	11-	21-	31-	41-	51-	61-	>70	合计
伤员数	136	313	241	262	157	217	111	17	1 454
死亡数	153	138	141	123	73	88	74	41	813
调查人口	5 926	5 338	6 061	5 573	2 754	4 094	2 183	714	32 743

三、地震伤的死亡特点

唐山地震的2次调查表明，死亡的主要原因是窒息、颅脑伤与内出血。日本阪神地震调查显示：窒息死亡（54%），胸与全身压挫伤死亡（13%），一氧化碳中毒（12%）。丽江地震与张北地震调查显示：死亡的主要原因是砸死，其次是窒息与烧伤。薛欣盛等统计"5·12"汶川地震中华西医院共收治2 702例伤病员中死亡27例，死亡的主要原因是重型颅脑外伤和非外伤原发基础疾病，见表41-2。

表41-2　"5·12"汶川地震中华西医院死亡病例的病因分类（$n=27$）

病因	死亡例数/%	病因	死亡例数/%
挤压综合征	4（14.8）	腹部外伤	3（11.1）
重型颅脑外伤	8（29.6）	其他外伤	2（7.4）
胸部外伤	2（7.4）	非外伤疾病	8（29.6）

四、地震伤的受伤特点

（一）地震伤的整体特点

1.多为压砸伤和挤压伤　因突发的坍塌钢筋水泥巨石瓦砾重撞久压造成，伤员数量大、伤情复杂，涉及面广，抢救任务重。

2.多发伤比例大　重伤员均存在1个以上致命伤，其中四肢和脊椎骨折及软组织损伤占半数以上。

3.休克多，变化快　疼痛刺激、内脏器官出血或肢体骨折、心泵衰竭、缺水脱水，均可致休克。若合并有颅腔、胸腔和腹腔损伤时，伤情明显加重。半数以上伤员存在低氧血症。

4.内环境严重失衡　特别是久压的伤员，长久无法进食进水，能量缺乏，负氮平衡；严重缺氧、低氧血症；组织脱水，水、电解质紊乱、高钾血症、代谢酸中毒普遍存在；神经-内分泌自我调节功能失控，机体处于严重的内环境失衡状态。

5.感染率高　掩埋时间越长，创面伤口越多，感染的概率越高。不仅有细菌性感染，而且有厌氧菌感染。伤员存在全身炎症反应综合征（SIRS），机体免疫功能下降、易感性骤增，可通过污染的创面伤口、肠道细菌移位和侵入性导管等多种途径感染。

6.挤压综合征发生率高　占2.4%～5%，是地震伤最常见的死因之一。主要因组织严重挤压，缺血坏死,致横纹肌溶解,产生的大量肌红蛋白堵塞肾小管,加之已存在的严重休克,使肾血液灌注不良,引发急性肾功能衰竭。

7. 抢救难度大、伤员获救相对滞后 除掩埋不深的伤员可第一时间自救互救外,被倒塌高大建筑物掩埋的伤员很难得到及时抢救。因事发突然,伤员众多,灾情复杂,而倒塌的钢筋水泥常需要大型起重机、大吊车帮忙,绝非人背肩扛所能奏效;道路桥梁的破坏,山体滑坡、泥石流、倒塌建筑物的障碍,直接影响到救援人员及抢救物品器械的及时到达;通信联络的中断,水、电、气的中断也直接妨碍抢救工作的开展。

8. 致残、死亡率高 早期多因机体的严重毁损、脑挫裂伤脑干伤、窒息、心脏大血管伤、高位脊髓伤死亡;数分钟至数小时多因呼吸循环衰竭及不能制止的大出血休克死亡;晚期常因严重感染、呼吸循环衰竭、MODS、全身衰竭等原因死亡。

(二)地震伤中颅脑损伤的特点

地震致颅脑损伤(earthquake related head injury,ERHI)是指破坏性地震灾害发生后,由于建筑物垮塌、山体崩塌等各种暴力所致头颅损伤的总称,凡是明确因为地震或余震导致的颅脑损伤均应纳入ERHI的范围。它具有以下特点:①地震伤害是瞬间发生的群体伤,ERHI的早期死亡率相当高,可达到30%。地震震级越高、烈度越大,山体和房屋建筑垮塌越多,重型ERHI比例相应升高;此类伤员伤情重,恶化快,多未能成功救出。②重型ERHI伤员多伴有严重意识障碍,不能像其他部位的伤员进行有效呼救和自救,加之颅内高压会引发频繁的呕吐导致伤员窒息,也使获救比例进一步降低。③地震的巨大破坏力使医疗机构和诸如CT等大型辅助检查设备瘫痪,医务人员仅能采取物理诊断方法对伤员进行伤情评估,可能将一些意识状况尚可、但存在继发性颅脑损伤的伤员划归"轻型"ERH1范畴。④极重灾区均位于龙门山主断裂带上,震后连日降雨和频发的强余震导致山区泥石流、塌方等严重次生灾害不断,阻断了救援通道,严重阻碍了救援进展,使得重型ERHI伤员在"黄金72小时"内失去了救助和生还的机会。

(三)地震伤中骨折伤员的特点

1. 开放性和粉碎性骨折多,截肢伤员多 开放性和粉碎性骨折多,伤口污染重,挤压伤/挤压综合征创面处理难度大,截肢伤员多。由于受伤原因多以重物砸伤和挤压/掩埋为主,所以开放性和粉碎性骨折多,其中开放性骨折占35%,且污染重,多合并感染。骨折病例中,下肢骨折多见,占65%,其中小腿骨折最多。由于小腿解剖的特殊性以及肢体受压时间过长,发生挤压伤/挤压综合征的可能性增大,加之伤口创面污染重,多合并多种细菌感染,故小腿创面处理难度大。

2. 多发伤多、开放性伤多、脊柱损伤多、护理难度大 地震伤员多起病急、病情重,且多发伤多、开放性伤多、脊柱损伤多,多数伤员不能下床,日常生活不能自理,并且大多并无家属陪同。

3. 老年伤员多,并存疾病多 老年伤员多合并有心脑血管、内分泌系统等多器官系统疾病,由于地震期间遭受惊吓,都处于不良心理应激状态,并未能按时按量服药,多数伤员基础疾病均处于失控状态。

4. 截肢率高于截肢后创面容易出现反复感染坏死 原因可能包括如下几个方面:①伤员全身情况差,抵抗力差,创面容易感染。②由于地震伤员救治过程复杂,肢体受压时间长,多为伤后数天才得到救治,远端肢体多早已坏死,全身毒素吸收;特别是在解救后,由于肢体受压解除,远端坏死物质、毒素吸收更快、更多,使伤员情况急剧恶化,多合并各种水、电解质紊乱,如高钾、低钠、严重脱水,甚至肾功能衰竭、休克。③创面污染重,合并多种细菌感染,肢体残端的软组织情况较差,截肢平面不易准确判断。④早期创面及受压肢体处理时,因条件限制欠彻底,包括清创不彻底、换药不及时、坏死组织及异物存留等。

(四)地震伤中挤压综合征的特点

挤压综合征是指四肢或躯干肌肉丰富的部位,受外部重物长时间压榨、挤压或长期固定体位而造成肌肉组织的缺血性坏死,出现受压部位的肿胀、麻木或瘫痪,而且有肌红蛋白尿及高血钾为特点的急性肾功能衰竭。中青少年相对于老年人肌肉组织发达、筋膜致密,筋膜室内水肿高压时,其容积扩张极其有限,因此更易发生挤压综合征;而老年人肌肉组织相对较弱,同时,其相对较高的血压水平可抵消部分组织压,保证组织血液供应,从而可耐受较长时间的筋膜室内高压而不发生组织缺血、坏死,在老年人群发生率低,而在青壮年中发生率偏高。挤压综合征合并肾功能衰竭的发生率高。

(五)地震伤中伤员的心理特点

地震给伤员带来的不仅仅是身体上的病痛,更重要的是心理上的伤害。亲人失踪或死亡、房屋倒塌、物质和精神上的巨大损失、对未来的茫然等恶性刺激,都对伤员的心理是一种严重摧残。心理上和身体上的双重打击,使伤员心理承受能力差,情绪低落,两者相互影响,形成恶性循环,严重影响伤员康复。加之多数伤员无家属陪同,使他们缺乏来自亲人的温暖和照顾,容易产生抑郁、极端等不良情绪,降低配合医护人员治疗的顺应性。

1988年亚美尼亚地震,在受检的3 203名伤员中,发现长时间挤压综合征765名,占23.9%,其中轻度挤压综合征伤员占2%,中、重度为78%,伴发急性肾功能衰竭者占挤压综合征伤员的20.3%。挤压综合征的伤死率为5%~7%,而伴发急性肾功能衰竭的伤死率为12.1%。

王筝等统计51 746例"5·12"汶川地震伤员的前3位的致伤原因分别是压砸伤(68.0%)、跌倒/坠落(17.1%)和挤压/掩埋(7.9%);损伤部位最常见的3个部位分别为四肢(46.9%)、头部(14.7%)和胸部(9.0%)。损伤性质中最常见的是钝器伤(39.15%),挫伤(27.5%)和撕裂伤(14.81%)。受伤类型中,闭合伤占51.5%,开放伤占48.5%。被挤压掩埋的伤员中,平均被挤压掩埋的时间为20.6 h,中位掩埋时间为6 h,最短0 h,最长197 h,全身(36.73%)和下肢(36.20%)被挤压/掩埋的伤员最多,被挤压/掩埋的伤员有23.9%意识不清醒,0.81%发生休克,8.27%昏迷,0.19%发生窒息。

李盛华等统计青海玉树地震304名伤员:机械损伤294例(96.7%),烧伤1例0.3%,摔伤6例(1.9%)。其致伤因素为:房屋倒塌砸伤(89.14%)及余震致伤(0.98%)占绝大多数,山体滑坡压伤(1.97%),自救不当(3.61%),其他(2.63%),见表41-3。304例伤员中骨折伤266例,占地震伤的87.5%;创伤伤员中主要以四肢骨折115例为主(37.8%),软组织损伤次之(35.2%),及颅脑损伤(20.06%)再次之,见表41-4。从并发症来看,以血气胸和挤压综合征居多,分别占27.5%和17.5%。另外,精神和神经疾病的伤病员14例,死亡0例。

表41-3 304名青海玉树地震伤员受伤因素统计

受伤因素	例数	%
建筑物倒塌	271	89.14%
余震致伤	3	0.98%
山体滑坡	6	1.97%
自救不当	11	3.61%
道路塌方	5	1.64%
灾后疫情	0	0.00%
其他	8	2.63%

表41-4 304名青海玉树地震伤员受伤部位统计

部位	例数	%
颅脑损伤	61	20.06%
上肢骨折脱位	36	11.84%
下肢骨折脱位	79	13.8%
脊柱骨折	52	17.10%
骨盆骨折	41	13.49%

续表 41-4

部位	例数	%
脊髓损伤	11	3.62%
胸部损伤	40	13.16%
软组织损伤	107	35.20%
内脏器官损伤	32	10.53%
颌面外伤	19	6.25%
烧伤	1	0.33%
多发骨折	58	19.08%
其他	7	2.31%

　　王筝等统计 51 746 例"5·12"汶川地震伤员中:233 人发生失血性休克,病情轻、中、重比例分别为 45.50%、23.95%、30.5%。出血部位主要为四肢血管(35.19%),头部血管(16.31%),腹部血管(14.16%),胸部血管(12.02%),脾(6.44%)。30.90% 神志清楚,27.47% 发生昏迷,23.61% 表情淡漠。67.81% 皮肤苍白,湿冷;149 人发生多器官功能障碍(MODS),失血部位中消化道(15.38%),胸腔(11.97%)和腹腔(11.11%)。MODS 的死亡率 54.61%,死亡危险因素分析发现跌倒/坠落受伤的 MODS 伤员死亡率高达 71.4%,明显高于压砸伤(59.5%),挤压/掩埋(34.4%)以及压砸伤合并挤压/掩埋(48.4%);66 人发生脓毒症,发生严重脓毒症和脓毒症休克的人数分别为 16 人和 9 人,占有记录的脓毒症伤病员总数的 37.88%。李盛华等统计青海玉树地震 304 名伤员中:3 人发生休克,7 人发生挤压综合征,3 人发生筋膜间隙综合征,见表 41-5。

表 41-5　304 名青海玉树地震伤员伤情统计

并发症	例数	%
休克	3	1.0%
挤压综合征	7	2.3%
坠积性肺炎	2	0.7%
筋膜间隙综合征	3	1.0%
褥疮	4	1.3%
化脓性感染	3	1.0%
血气胸	11	3.6%
深静脉血栓	1	0.33%
传染性疾病	3	1.0%
其他	4	1.3%

五、地震伤中儿童创伤特点

　　由于儿童在震时防护能力差,较成人更容易受伤。"5·12"汶川地震儿童伤者占全部伤员的 20% 左右,按部位区分,儿童地震创伤的种类主要包括四肢外伤、头颅外伤、胸腹挤压伤、骨筋膜隔室综合征、软组织损伤等。

　　1.肢体外伤　占创伤的 80% 左右,多为砸伤和压伤,坠落伤少见。创伤发生多见于下肢、上肢长管状骨折,骨盆骨折,多发性骨折等,其中闭合性骨折占多数。

2.头颅及额面部外伤　发生率仅次于肢体外伤,创伤的原因多为挤压,外伤多以额面部软组织挫裂伤和骨折为主,颅内损伤较普通颅脑外伤少,但颅内损伤仍是地震创伤致死的首要原因。

3.胸腹挤压伤　胸腹挤压伤发生率较低,但胸腹腔内脏器官较脆弱,创伤容易导致内脏器官出血、肾功能衰竭、多器官损伤等,病情危急,也是主要的致死原因。

4.脊柱外伤　脊柱外伤较少,与非地震创伤比较,地震中脊柱损伤导致的神经损伤较少,但仍有截瘫等严重并发症。

5.挤压综合征和骨筋膜隔室综合征　这两种综合征的发生与患儿被困时间、挤压程度和闭合性损伤程度密切相关。有研究显示被困时间超过 6 h 的闭合性挤压损伤,综合征的发生明显增加。

6.软组织损伤　软组织损伤多为开放性创伤,虽少导致生命危险,但常常发生伤口感染,导致败血症等严重后果。

六、地震伤中孕妇创伤特点

"5·12"汶川地震住院伤员中有 160 人为孕妇,平均孕周 23.54 周,中位孕周 24 周,最小孕周 4 周,最大孕周 41 周。60.63% 未出现合并征和并发症,出现先兆流产的 7.50% ,难免流产 5.63% ,胎死宫内 5% 。50 名伤员在住院期间分娩。分娩方式主要为剖宫产(74.42%)和自然分娩(18.60%)。

（程　青　唐忠志）

第四节　地震灾难造成群体创伤的医疗救援

地震灾害中群体伤员救治应遵循损伤控制外科原则,与平时严重创伤救治中个别伤员的损伤控制策略不同,群体伤员的损伤控制策略主要体现在合理应用相对不足的、有限医疗资源,挽救更多的伤员。

一、检伤分类

(一)目的

分配急救优先权即确定伤员救治的顺序,区分需紧急救治、需手术但非紧急手术、暂时不需要手术和已死亡伤员。分类根据伤者的伤情,确立处理优先次序,死亡者最后处理(黑色)、重伤者第一优先(红色)、中伤者第二优先(黄色)和轻伤者第三优先(绿色)(参见第三十八章第二节"灾害现场检伤分类的标识及其含义");确定需后送的伤员是分级救治的基础,基本策略是"将最好的医疗资源用于最大量的伤员"。

(二)分类方法

1.收容分类　是接收伤员的第一步,目的是快速将伤员分别安排到相应的区域或科室接受进一步检查和治疗。

2.救治分类　应当首先判定创伤的严重状况和诊断,然后确定救治措施,再根据救治措施的紧迫程度,结合伤员数量和救治条件统筹安排实施顺序。

3.后送分类　以伤员尽快到达确定性治疗机构为目的,根据各类救治措施的最佳实施时机、后送工具及后送环境的特点,区分伤员后送的顺序、后送工具、后送地点,以及后送体位等医疗要求。

（三）分类依据

所有参加救治的人员应具备创伤、损伤机制、影响因素等知识，除伤前状态、医疗和环境资源等因素外，还应考虑以下因素评估伤情。

1.**生理体征** 生存的伤员需立即明确有无威胁生命的损伤。

2.**解剖损伤** 提示需急诊手术和专科治疗，包括头、颈、躯干、四肢近端穿透伤以及浮动胸壁；2处以上近侧长骨骨折；烧伤超过15%体表面积、面部和呼吸道；骨盆骨折；瘫痪；肢体毁损。

3.**损伤机制** 现场分析损伤机制可帮助准确分类。

4.**伤前状态** 年龄低于5岁或高于55岁；心脏或呼吸系统疾病；糖尿病（特别是使用胰岛素者）；肝硬化或肝病；肥胖；出血病史等。

5.**其他因素** 包括因长时间掩埋、封闭、饥饿等导致伤员状态衰弱，再次受伤和环境威胁等。

（四）分类场所

通常需要设立分类室或分类场，在各级收治大批量伤员的救治机构入口附近设立专门的场地来接收到达的伤员。应尽量安置在具备通信、后送、水电供应及物资供应的场所。由于地震灾害是突发不定的，所以各项工作还需因地制宜，在环境恶劣时，不该苛求客观条件，而应分秒必争抢救伤员。有时甚至需要直接在后送运输工具上进行分类。

二、分级救治

分级救治（阶梯救治）是分阶段、分层次救治伤病员的组织形式和工作制度，目的是充分利用有限资源，及时救治危重者，使绝大多数伤员获益，降低死亡率，提高救治效果。

（一）分级救治原则

1.**及时合理** 伤员需在救出后10 min内获得现场急救，3 h内获得紧急救治，6 h内得到早期治疗，12 h内接受专科治疗。

2.**连续继承** 为保证救治工作的完整，各级救治应连续继承，使整个救治工作不中断，各级救治不重复。前一级救治要为后一级做好准备，后一级救治要在前一级的基础上补充其未完成的救治，并采取进一步的措施，使前后紧密衔接，逐步完善，共同形成一个完整、统一的救治过程。

3.**治送结合** 后送的目的是使伤病员逐级获得完善的治疗，所以医疗和后送相辅相成，缺一不可，必须辨证处理两者关系，使之有机结合。各级救治机构应根据环境情况、伤病员数量及结构特点、本机构所担负的救治任务及卫生资源状况、分级救治体系的配置和医疗后送力量等，因时因地制宜，做到治疗下的后送和后送途中不间断的治疗。

（二）分级救治任务

1.**一级救治（现场急救）** 主要是紧急处理危及生命的损伤和预防严重并发症发生，维持机体生命功能，保证伤员能安全后送。其技术范围包括通气、止血、包扎、固定、搬运、基础生命支持（如抗休克）等内容。

2.**二级救治（灾区附近医院的早期治疗）** 担任紧急救治和早期救治任务，主要是处理危及伤员生命的损伤和并发症，防止并发症发生。其技术范围主要是3~6 h实施紧急手术（如截肢术，大血管修补、吻合或结扎术；对开放性气胸、张力性气胸行封闭创口及闭式引流；开颅减压术；胸腹探查止血术等），进行较完善的清创手术等。

3.**三级救治（后方医院的专科治疗）** 进行专科治疗，主要专科治疗和确定性手术，对伤后并发症进行综合性治疗，并开展康复治疗。

（程 青 唐忠志）

参考文献

[1]顾建文,冯华,游潮,等.地震中颅脑损伤的后方治疗[M].北京:人民卫生出版社,2009:81-99.

[2]梁炳生,贾英伟,常文凯.急性骨筋膜室综合征的危险因素及早期诊断[J].实用手外科杂志,2005,19(1)20-22.

[3]熊雁,杜全印,孙红振,等.损害控制救治平时和地震时严重多发伤的比较研究[J].中国骨伤,2008,21(10):726-728.

[4]姚元章,张连阳,程晓斌,等.汶川地震德阳地区伤员医疗救治的分析与研究[J].创伤外科杂志,2008,10(5):393-397.

[5]孙士锦,张宇,张连阳,等.严重创伤患者的医院间转运[J].中华创伤杂志,2007,23(8):580-582.

[6]王北岳,赵建宁,郭亭.二期计划再手术治疗地震多发伤[J].中国骨伤,2008,21(10):730-732.

[7]李大江,张卫东,刘启望.汶川地震医疗救援中的伤员接诊处置与转出管理[J].中国循证医学杂志,2008,8(6):383-385.

[8]薛欣盛,张中伟,周琰,等.汶川地震死亡相关因素分析[J].中国呼吸与危重监护杂志,2008,7(4):245-247.

[9]吴恒义.地震伤的特点和救治策略[J].创伤外科杂志,2008,10(5):413-415.

[10]周玉波,曾俊,胡卫建.地震伤并发挤压综合征的救治分析[J].四川医学,2008,10(29):1339-1241.

[11]杨策,钟河江,蒋电明,等.533例汶川地震伤员感染流行病学分析与思考[J].中华创伤杂志,2008,24(8):587-590.

[12]周建丽,程乃俊.谢祥红,等.抗震救灾药材保障的难点及对策[J].人民军医,2008,51(7):417.

[13]许勇,魏秋芝,孟慧,等.抗震救灾野战医疗队药品供应保障的思考[J].药学服务与研究,2008,8(5):385-386.

[14]姚一民,郑华伟,张聪,等.176例汶川地震骨科伤员临床特点分析[J].西南国防医药,2009,19(6):621-622.

[15]孟激光,王宏,胡慧军.四川地震灾区抗感染药物应用分析[J].山东医药,2009,49(16):88-90.

[16]熊瑞锦,陶四海,岳媛萍.重大地震灾害幸存人群的远期生命质量调查[J].中国全科医学,2009,12(3):225-225.

[17]王正国,张连阳.汶川特大地震医学救援的经验教训与发展建议[J].解放军医学杂志,2009,34(2):121-124.

[18]刁明强,孙小康,彭志忠,等.一线三甲医院汶川地震107例多发伤合并胸伤的救治分析[J].中国循证医学杂志,2009,9(2):162-165.

[19]刘国栋,王普杰,王苏星,等.826例汶川地震住院伤员伤情特点及救治分析[J].中华创伤外科,2009,25(5):446-450.

[20]李盛华,周明旺,谢兴文,等.甘肃救治玉树地震伤员伤情调查与分析[J].中国中医骨伤科杂志,2011,19(1):6-8.

[21]张延冲.地震中儿童创伤的类型和救治要点[J].中国当代儿科杂志,2013,15(6)416-418.

[22]PHALKEY R,REINHARDT J D,MARX M,et al. Injury epidemiology after the 2001 Gujarat earthquake in India:a retrospective analysis of injuries treated at a rural hospital in the Kutch district immediately after the disaster[J]. Glob Health Action,2011,4(1):7196.

[23]CHU Z G,YANG Z G,DONG Z H,et al. Comparative study of earthquake-related and non-earthquake-related head traumas using multidetector computed tomography[J]. Clinics,2011,66(10):1735-1742.

[24]LI T,JIANG X Y,CHEN H,et al. Orthopaedic injury analysis in the 2010 Yushu. China earthquake[J]. Injury Int J,2011,43(6):886-890.

第四十二章

水灾所致群体伤的医疗救援

第一节 概 述

水灾(flood)(也称洪涝灾害)指洪水泛滥、暴雨集聚和土壤水分过多对人类社会造成的灾害。一般所指的水灾以洪涝灾害为主。水灾为"五害"之首,是世界上最严重的自然灾害之一,不仅波及范围广泛、对人类社会造成巨大财产损失、对社会经济发展产生不良影响,还严重威胁人民身体健康,甚至是生命。

一、水灾发生的原因

水灾的发生过程包括自然条件改变以及社会经济条件改变所致的人员伤亡和社会经济受损,即水灾发生具有自然属性和社会经济属性,只有发生在人类活动区域的洪涝灾害才可以称之为灾。

(一)自然条件改变

根据自然因素改变是否有人为因素参与,水灾可分为人为水灾和自然水灾,其中自然水灾对人类危害最大并存在难以防御的特点。自然条件的改变包括:猛烈持续的降雨,或突发暴风雨导致山洪暴发、雨水集聚;地震、海啸、台风、飓风和反常的大浪大潮、积雪融化等;防御工事(如水库、河堤、水坝)的破坏。

(二)社会经济条件

受洪水威胁最大的地区往往是沿海地区和江河中下游地区,这些地区因其水源丰富、地势平坦,往往也是人口稠密、经济发达地区,所以水灾一旦发生,造成的人员伤亡以及经济损失严重。

二、水灾的特点

(一)范围广

水灾是世界上最严重的自然灾害之一,往往分布在人口稠密、农业垦殖度高、江河湖泊集中、降雨充沛的地方,如北半球暖温带、亚热带。中国、孟加拉国是世界上洪水灾害发生最频繁的国家,美国、日本、印度和欧洲的洪水灾害也较严重。我国除了沙漠、极其干旱地区及高寒山区以外,都有不同程度的水灾发生。

（二）频率高

水灾的发生并不罕见，除了发生地域广以外，水灾在同一地区发生具有频繁性。如在过去的2 000年中，仅中国长江泛滥超过了1 000次。以全国范围来说，新中国成立以来，水灾年年都有发生，只是大小有所不同而已，特别是20世纪50年代，10年中就发生大洪水11次。

（三）破坏性强

水灾造成大范围房屋和工程设施破坏，特别是民房倒塌，如果发生在人口稠密、经济发达地区，往往短时间内便造成大批人员伤亡和巨大的经济损失。如近百年来最严重的一次暴雨性水灾——1988年孟加拉国大水灾，水灾淹没2/3国土，3 000万人丧失家园，1991年再受重创，受灾人口达到全国1/10，死亡13.8万人，经济损失达30亿美元。

（四）季节性与突发性

我国水灾多发生在雨水较多的夏季，特别是长江中下游地区。东部地区常常发生强度大、范围广的暴雨，而江河防洪能力又较低，因此水灾的突发性强。如1963年，海河流域7月底还大面积干旱，8月初突发一场特大暴雨，使这一地区发生了罕见的水灾。在山区，泥石流突发性更强，一旦发生，人民群众往往来不及撤退，造成重大伤亡和经济损失。

（五）社会影响深远

水灾由于发生范围广、突发性强、破坏性大、伤亡惨重、经济损失大，相比其他自然灾害，水灾后影响持续时间较长，容易对地区甚至是国家的社会活动和经济活动造成重大冲击。1991年，中国淮河、太湖、松花江等部分江河发生了较大的洪水，尽管在党中央和国务院的领导下，各族人民进行了卓有成效的抗洪斗争，尽可能地减轻灾害损失，全国水灾受灾面积仍然达3.68亿亩，直接经济损失高达779亿元。其中安徽省的直接经济损失达249亿元，约占全年工农业总产值的23%，受灾人口4 400万，占全省总人口的76%。

（六）次生灾害严重

水灾的次生灾害包括泥石流、滑坡、有毒气体泄漏、传染性病原微生物的扩散所造成的灾害。有的次生灾害比直接灾害的严重程度更大，灾害持续时间持续更长久。

（七）可防御性

水灾发生具有地域性、季节性等特点，所以对比地震、海啸、飓风等自然灾害更具有了可防御性。

三、水灾等级划分

（一）特大水灾

一次性灾害造成下列后果之一的为特大水灾：①在县级行政区域造成农作物绝收面积（指减产8成以上，下同）占播种面积的30%；②在县级行政区域倒塌房屋间数占房屋总数的1%以上，损坏房屋间数占房屋总间数的2%以上；③灾害死亡100人以上；④灾区直接经济损失3亿元以上。

（二）大水灾

一次性灾害造成下列后果之一的为大水灾：①在县级行政区域造成农作物绝收面积占播种面积的10%；②在县级行政区域倒塌房屋间数占房屋总数的0.3%以上，损坏房屋间数占房屋总间数的1.5%以上；③灾害死亡30人以上；④灾区直接经济损失3亿元以上。

（三）中水灾

一次性灾害造成下列后果之一的为中水灾：①在县级行政区域造成农作物绝收面积占播种面积的1.1%；②在县级行政区域倒塌房屋间数占房屋总数的0.3%以上，损坏房屋间数占房屋总间数的1%以上；③灾害死亡10人以上；④灾区直接经济损失5 000万元以上。

(四)轻水灾(为三级)

1.轻水灾一级 灾区死亡和失踪8人以上;水灾灾情直接威胁100人以上群众生命财产安全;直接经济损失3 000万元以上。

2.轻水灾二级 灾区死亡和失踪人数5人以上;水灾灾情直接威胁50人以上群众生命财产安全;直接经济损失1 000万元以上。

3.轻水灾三级 灾区死亡和失踪人数3人以上;水灾灾情直接威胁30人以上群众生命财产安全;直接经济损失500万元以上。

(胡辉莹 尹存芳)

第二节 水灾的流行病学

一、水灾的流行病学概况

在世界范围内,水灾占所有自然灾害的一半以上,造成死亡人数占自然灾害死亡人数的3/4。我国地理气候条件特殊,降水量分布明显不均,其地域分布总的特点是东部多、西部少,沿海多、内陆少,平原湖区多、高原山地少等特点,年降水量较多且60%~80%集中在汛期6~9月的东部地区。我国约2/3国土面积都存在着不同程度和不同类型的水灾。

根据有学者对史料的不完全统计,公元前206—公元1949年的2 155年当中,全国各地较大的水灾有1 092次,平均每2年1次。据《明史》和《清史稿》资料统计,明清两代(1368—1911)的543年中,范围涉及数州县的水灾共有424次,平均每4年发生3次,其中范围超过30州县的共有190年次、平均每3年1次。1950—2006年,我国平均每年因洪灾死亡4 797人,洪灾导致的年平均直接经济损失1 136.68亿元,其中因水灾年死亡万人以上的有4年。2006年受灾人口13 881.92万人,房屋倒塌死亡605人,滑坡、泥石流死亡1 027人,其他原因死亡644人。2008年洪灾导致死亡436人,失踪113人,直接经济损失721亿元。

二、水灾与疾病流行

水灾发生后的疾病流行是灾区的又一大灾难。以安徽省为例,1931年发生特大洪水,灾民960万人,死亡11万多人,其中淹死的仅2万人,死于疾病的8万多人。1971年大水之后,全省30个县市发生钩端螺旋体病流行,患者达11万人。1971年安徽省共报告传染病654.5万例,是常年的20倍。水灾后造成疾病尤其是传染病暴发流行的主要原因是:①大量房屋和畜棚圈被洪水淹没倒塌,粪便垃圾四溢,环境污染加剧;②生活用水、食品遭受严重污染;③人们最基本的营养和食品卫生得不到保证,甚至不得不食用生、冷和腐烂变质的食物;④营养不良、极度疲劳、精神紧张,对疾病的抵抗力下降等。因此,做好水灾后的卫生防病工作是保护灾区人民生命安全、灾后重建家园的重要的战略任务。

水灾对人类造成的危害是巨大的,水灾与疾病流行的原因也是复杂和多方面的,主要表现为以下几个方面。

(一)水灾导致人群的伤亡

水灾直接淹没引起人员死亡或因水灾冲击建筑物的倒塌而致死、致伤,同时因灾饥荒或疾病引起灾民饿死或病死,这是水灾对人群的最直接的危害。但不同的灾害程度及抗灾水平引起的死亡或伤害程度是不同的,特别是社会因素对灾害引起的伤亡有非常重要的影响。在旧中国水灾历史中每次水灾都使大批灾民家破人亡,如 1938 年花园口黄河决堤事件曾使 1 250 万人受灾,89 万人丧生。新中国成立后,党和政府高度重视江河治理和水利工程建设,把水利建设放在恢复和发展国民经济的重要地位。据统计,新中国成立 60 多年来,国家先后投入上万亿元资金用于水利建设,水利工程规模和数量跃居世界前列,水利工程体系初步形成,江河治理成效卓著。截至目前,全国已建成各类水库 8.6 万多座,堤防长度 28.69 万公里,我国大江大河主要河段已基本具备了防御新中国成立以来发生的最大洪水的能力。中小河流具备防御一般洪水的能力,重点海堤设防标准提高到防御 50 年一遇洪水能力。部分主要河段已具备防御百年一遇洪水能力。全国 639 座有防洪任务的大、中、小型城市,有 299 座通过防洪工程建设达到设防标准。水利工程设施体系不断加强,大江大河大湖防洪状况极大改善,水利对人民生命财产安全的保障作用和对经济社会发展的支撑能力进一步增强。因此,发挥社会因素的积极作用,水灾导致的人群伤亡也是可以减少和控制的。

(二)水灾导致生态环境改变,引起疾病暴发和流行

水灾淹没了农田、村庄、破坏了人们的生活、生产秩序,改变了人们的生活环境,对环境卫生、饮食卫生及传染病的传染源和传播途径产生影响,从而导致疾病尤其是传染病的流行。

1. 对环境卫生及饮食卫生的影响

(1)饮水卫生　水灾导致房屋倒塌、卫生设施破坏、人畜粪便垃圾横流而污染水源。水灾导致水厂、水井及各种供水设施被淹,大量人畜粪便、垃圾、动物尸体等冲入水体,使水质急剧恶化。据测定,洪水中的细菌总数和大肠菌群可多至无法计数,即使大口井的水,水中细菌可高达 50 000 个/ml,大肠菌群达 5 000 个/L,超过卫生标准千余倍,部分地区在饮水中检出沙门菌和麦氏弧菌(表 42-1)。另外,有些化工厂及其库存的成品、半成品和原料等受水浸泡,使有毒化学物质进入洪水中,可使局部地区洪水中氰化物、农药等有害物质超出卫生标准达数百倍。总之,水灾导致饮水卫生极度恶化,对群众生活、身体健康造成重大影响。

(2)食品卫生　水灾导致蔬菜禽蛋肉食供应短缺,可造成营养不良,如营养性水肿、维生素缺乏症、夜盲症、低血糖休克等。食用非法出售病死的禽畜肉食品、腐烂变质的食品或被污水直接污染的食品;霉变食品,特别是小麦霉变常常引起中毒的爆发(主要的真菌有曲霉和镰刀菌,主要的毒素是镰刀赤霉毒素)等,可见水灾食品卫生有严重的影响。

表 42-1　洪水相关病原微生物的存活期

	洪水相关病原微生物	总存活期
细菌	空肠弯曲杆菌	6 d
	沙门菌属	1 d
	志贺菌属	2 d ~ 5 个月
	钩端螺旋体属	－
	肠球菌属	5 d ~ 4 个月
	大肠埃希菌	1.5 h ~ 16 个月
	军团杆菌属	－
病毒	诺如病毒	8 h ~ 7 d
	甲型肝炎	2 h ~ 60 d
	轮状病毒	6 ~ 60 d
	腺病毒	7 d ~ 3 个月
	EV 病毒	1 d ~ 8 周
	细小病毒	>1 年
真菌	白色念珠菌	1 ~ 120 d
	近平滑念珠菌	14 d
	光滑球拟酵母菌	102 ~ 150 d

2.对疫源地的影响 由于洪水淹没了某些传染病的疫源地,使啮齿类的动物及其他病原宿主分散、迁移和扩大,引起某些传染病的流行。

(1)钩端螺旋体病 由于水灾导致生态环境改变,可造成鼠患,鼠的排泄物污染水源,人在水中活动易被钩端螺旋体感染;猪也是钩端螺旋体的宿主,猪的排泄物污染水体也引起人的感染。由于洪水可引起疫源地的扩散,可导致钩端螺旋体病暴发流行。如安徽省1971年水灾曾暴发钩体病10多万人。1975年河南驻马店也因水灾暴发钩体病360万例。1963年河北、1986年广东梅县和广西龙州的洪灾之后都有钩体病暴发流行的报道。

(2)流行性出血热 本病也是受洪水影响很大的自然疫源性疾病。由于洪水的淹没,啮齿类动物的种群发生变化,野鼠栖息地的改变而引起疫源地的变化,如1983年湖北荆门因洪水发生流行性出血热的暴发流行;1991年安徽水灾时流行性出血热的老疫区淮河流域遭灾,扩大了疫源地,流行性出血热的发病比上年增加了68.1%。

(3)血吸虫病 水灾对血吸虫的疫源地也有直接的影响,如因人在抗洪救灾中,在水中活动时间长,与疫水接触,容易感染血吸虫尾幼,常暴发急性血吸虫病。湖北省1991年水灾期间上堤抗洪人员约500万人与疫水接触,估计感染急性血吸虫病近万人,新增病例30万人以上。

3.对传播途径的影响 水灾改变生态环境,扩大了病媒昆虫滋生地,各种病媒昆虫密度增大,常导致某些传染病的流行。

(1)疟疾、脑炎 如蚊虫滋生,又无防蚊设施,易引起疟疾、脑炎流行。1991年安徽水灾曾暴发疟疾达340万例,河南汤阴地区水灾暴发疟疾流行的发病率高达25.8%,湖北1991年也因水灾使蚊虫密度增加引起乙脑的流行。

(2)肠道传染病 水灾淹没粪池、畜厩、污染水源和食物,并因此使苍蝇大量滋生,给肠道传染病流行提供了条件,如可引起肠道传染病暴发流行(如肠炎、痢疾、伤寒、霍乱、肝炎、脊髓灰质炎等)。过去水灾之后主要引起霍乱、伤寒和痢疾的暴发流行,曾在我国流行病学历史上留下痛苦的记录。当今世界上发展中国家每遭遇水灾也常有肠道病的暴发流行。由于洪于毁坏食物资源,灾民饥不择食,因而也增加了食源性疾病的暴发因素。

(三)水灾导致人群移动引起疾病流行

因洪水淹没或泄洪、蓄洪需要,常引起人群的大量移动。一是传染源的转移带到非疫区,二是易感人群进入疫区,这种人群的移动是疾病潜在的流行因素。如流感、麻疹和疟疾都可因这种人群移动而引起流行。有些多发病(如红眼病、皮肤病等)也可因人群密集接触而增加传播机会。

(四)居住环境恶劣引起发病流行

洪水毁坏房屋或住房被大水浸没,人们只能临时居住于简陋的庵棚、帐篷或在堤坝等露天地方生活,白天烈日暴晒、易致中暑,夜晚风吹易受凉及虫咬,且灾期多暴雨,终日浸泡于雨水之中,更易着凉感冒,人在水中长期浸泡,易引起皮炎。特别是对年老体弱、儿童和慢性病患者增加发病和死亡的危险。灾后重建的房屋可能防寒保暖通风性能差,潮湿、阴冷的小气候加上室内空气污染,易引起风湿病、呼吸道疾病。

(五)个体免疫力降低、精神心理压抑,增加致病因素

受水灾时灾民可因食物匮乏、疲劳等,发生营养不良,机体对疾病的抵抗力下降,从而导致传染病的发生。受灾时人们的心情焦虑、情绪不安、精神紧张和心理压抑,影响机体的调节功能,也易导致疾病的发生。另外,也使一些非传染性疾病和慢性病增加了发作机会,如肺结核、高血压、冠心病及贫血等都可因此而复发或加重。

(胡辉莹 尹存芳)

第三节　水灾造成群体创伤的特点

水灾时往往造成大批建筑物倒塌,特别是居民住房倒塌,在短时间内易造成群体伤。水灾害范围广、破坏性大以及影响时间长,灾后常有人畜尸体腐烂、水源严重污染、衣食短缺、居住条件简陋拥挤、蚊蝇滋生,生活环境极差,灾民防病能力低,容易形成各种传染病流行,且疫情复杂,使灾区人民受到危害。

一、水灾对人的直接伤害

水灾直接淹没引起死亡或因水灾冲击建筑物的倒塌致死、致伤,同时因灾后饥荒或疾病引起灾民饿死或是病死,这是水灾对人群最直接最严重的危害。

1.**呼吸道阻塞性窒息**　最常见为淹溺,是水灾导致人们死亡的主要原因,而且近年来突发性洪水中超过一半的溺水与城市洪水中的乘用机动车辆有关。

2.**各种外伤**　外伤在水灾中很常见,因为建筑物倒塌或其他较大的物品坠落,使人受到很大的撞击及挤压,可造成挤压综合征(crush syndrome)、肢体毁坏及多发伤、复合伤,甚至死亡。

3.**寒冷相关损伤**　只要浸泡的水温低于人体正常温度,均可导致低温,水温过低、饮酒、大风、饥饿、长时间浸泡等情况会加剧体温下降。不在水中的灾民也可因为风雨天、气温低、无避难所、少衣、缺食而出现体温下降。严重低体温甚至会诱发凝血障碍及心律失常,导致死亡。

4.**化学性和气体危害**　如矿井水灾,灾民除因淹溺、窒息死亡外,也存在瓦斯中毒。在洪水发生阶段也易导致化工原料罐、天然气运输管道或储气罐破坏,易对人体造成伤害。

5.**电击伤**　电击危险存在于洪水的发生阶段和消退阶段,洪水灾害出现高压线铁塔倾倒、电线低垂或是折断时,要远离避险,不可触摸或接近,防止触电。

6.**其他损伤**　①中暑,夏天发生的洪灾也可能导致中暑;②爆炸及烧伤,洪水造成天然气运输管道或储气罐、电源线、化工厂原料罐等被破坏时,很容易发生爆炸及烧伤,另外,燃油料漂浮水面,可使火势蔓延;③叮咬伤,洪水上涨时,家畜、老鼠、昆虫、爬行动物等开始迁徙,从而使得叮咬伤增多,此时人还可能感染上狂犬病或其他动物源性疾病等。

二、灾后传染病对人的伤害

1.**呼吸道传染病**　由于水灾可能连降大雨,使气温骤降,灾民被洪水围困在某一高处等待营救,终日受风吹雨淋的寒气袭击,再加上缺衣少食,抵抗力下降,易患上呼吸道感染、流行性感冒及其他呼吸道传染病,且极易流行。

2.**消化道传染病**　水灾极易引起水源严重污染,饮水消毒不及时或未消毒,导致消化道传染病的暴发流行。常见有细菌性痢疾、急性胃肠炎,甚至可发生伤寒和副伤寒疾病的流行。

3.**虫媒传染病**　水灾后长期积水,使蚊虫大量滋生繁殖,传播疾病。如疟疾、流行性乙型脑炎、登革热、丝虫病等均可在灾后1个月内流行。

4.**动物源性传染病**　如钩端螺旋体病、布氏杆菌病和狂犬病在水灾时都有流行。

5.**其他**　如食物中毒、脑炎、心肌炎、腹泻、流行性出血热、急性出血性结膜炎、毒蛇咬伤、浸渍性皮肤病、各种营养缺乏病等。

三、水灾致群体创伤的特点

1. **伤员数量多、分布范围广** 水灾往往发生在东部沿海地区或是江河下游,这些地区人口稠密,而且水灾发生往往在某一区域甚至整个地区,特别是突发性特大水灾,一旦发生易造成广大居民受灾,伤员众多,地域分布广,这也是水灾急救的困难之处。

2. **伤情严重、病情发展迅速** 水灾来势凶猛,居民来不及躲避。受洪水淹溺,可致被泥沙活活掩埋、呛入异物导致窒息,吸入大量河水,能致肺水肿、电解质紊乱,甚至出现心、肺、肾等器官功能衰竭,脑缺氧、脑水肿。大批的建筑物被冲毁,可致人员伤亡,尤其颅脑外伤、脊柱脊髓损伤、骨折、出血、挤压伤、休克等多见。所以伤员往往伤势严重且病情发展迅速,抢救必须争分夺秒。

3. **伤情复杂,常伴有复合伤** 水灾主要因为连降暴雨,造成山洪暴发,形成特大洪水,常伴有各种建筑物、民房倒塌,发生迅速,来不及躲避而被洪水卷走而淹死或易造成各类创伤,且伤情复杂,伴有复合伤,尤其是老年人和儿童更容易受害。

(胡辉莹 尹存芳)

第四节 水灾造成群体创伤的医疗救援

一、水灾救援原则

(一)水灾现场救援

对于水灾抢救,通信、车辆、物资必须有充足的后备,尤其是参与抢救人员。在水灾抢救现场,抢救受灾群众的生命重于一切,当然指挥者、抢救人员的自我保护也是同等重要。水灾抢救需要各个部门的统一协调与配合,我国水灾医学救援体系组织结构如图 42-1。

1. **现场急救原则** 事故现场抢救原则为:先救命后对症,先重伤后轻伤,先急救再后送,以抢救更多生命为准则。

2. **现场处置伤员** 迅速对伤员伤情做出正确的判断和分类,划区暂行安置,目的是要尽快了解灾害事故遇难者及抢救者情况,掌握救治重点,确定急救和后送的次序。在水灾事故现场,在有限的时间、空间、人力、物力条件下,发挥急救人员的最大效率,尽可能地拯救生命,减少伤残及后遗症非常重要,所以进行伤员分检十分必要。判断内容主要包括气道、呼吸、循环、有无出血、意识状态,综合情况判断常采用创伤积分(trauma score, TS)、现场分类的修订创伤评分(triage revised trauma score, T-RTS)、CRAMS 法、院前指数(PHI)等。由于时间短促,现场判断伤员情况要求快速、准确进行,由专业人员担任此项工作,一般要求 1 min 内完成对 1 名病员的评分。根据伤员不同的情况,在伤员腕踝处系 5 cm×3 cm 塑料制成的腕系带分别做 4 种颜色标记(表 42-2)(参见第三十八章第二节"灾害现场检伤分类的标识及其含义")。

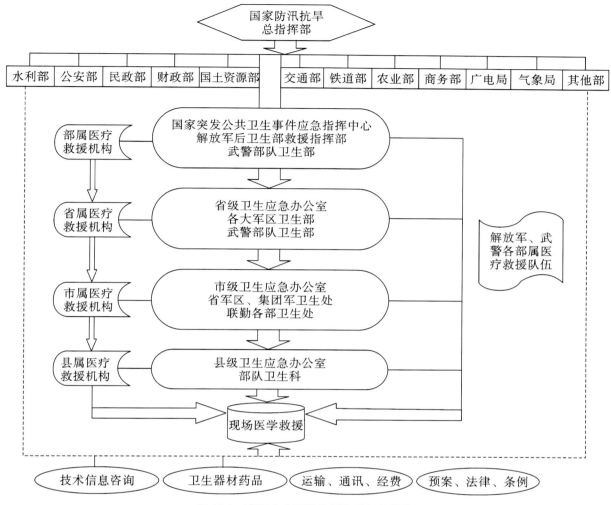

图 42-1 我国水灾医学救援体系组织结构

表 42-2 伤员分类

标志	伤员情况	救治优先级别(处置区)
红色	危重伤员,情况非常紧急,生命体征不稳定,需要给予生命支持,需要紧急转送医院治疗	Ⅰ类:第一优先级别(紧急抢救区)
黄色	重度伤员,情况紧急,生命体征尚稳定的严重创伤,必须在短时间内送到医院治疗	Ⅱ类:第二优先级别(次优先处置区)如有疑问可以上升到第一优先级
绿色	一般伤员,情况不紧急,可以步行的较小损伤,不需要转运或立即入院治疗	Ⅲ类:第三优先级别(缓后处置区)
黑色	已经死亡,没有生还可能者,治疗为时已晚	0类:最后处理(死亡区)

3. 配合相关部门搜救被困者、组织群众疏散 水灾的救治,需要包括国家、地区和地方的各级组织共同参与,需有完善的救援组织机构,需要在统一指挥下搞好协调。根据分工任务,各尽其职、各负其责、互相支援、相互协调。

（二）院内救治

突发水灾时,出现伤员数量剧增现象。城市大医院的急诊科,应具有随时接受批量伤员的应急能力,平时要有足够的人力、物力、训练和思想准备,急诊科要做到组织结构及布局合理,管理科学,抢救仪器到位,抢救程序在科学合理的基础上,最大限度地简洁,以便于操作和实行。灾害抢救"时间就是生命",医院相关科室应在伤员到达前充分做好接收伤员准备。对突发事件群体伤的救治启动医院紧急医疗服务体系(emergency medical service system,EMSS),对医护人员进行合理分工,进行严密的救护组织管理,加强急诊科与各专科、ICU、麻醉科、手术室的沟通和联系,使院前急救与院内急救及专科治疗无缝衔接,有效地缩短院内急救等待时间,是群体伤员抢救成功的根本保障。伤员运送到院内同样宜采用根据批量伤员分类法,危重伤员(红色)给予立即治疗,重度伤员(黄色)可以适当推迟治疗,一般伤员(绿色)给予简单治疗,而对于黑色标志伤员,给予观望治疗。对群体伤伤员抢救成功与否,不仅检验医院的急救能力,更重要的是反映了医院对群体伤的救治程序是否科学有效。

二、自救互救

一旦人们掌握了有关洪水灾害对人体的伤害和应付洪水灾害的方法,就有了自信应对各种紧急情况能力的可能性。水灾发生后需要冷静的头脑,积极向相关部门求救,因此,有必要在易受灾地区居民中广泛进行水灾灾害求救、自救互救知识的宣传教育,普及一些简单必要的紧急救护措施,培养大众"白金十分钟"急救互救理念,提高现场自救互救的能力。灾后科学合理地处理水灾所致的破坏,以减少不必要的生命财产损失。

其一,了解我国暴雨预警信号,每级警告需采取的防御措施。学会水灾求救能力,提高灾民求救概率以进一步提高灾民获救能力。国外调查显示弱势群体,主要包括少数民族、乡下人员、低经济收入水平者比其他人员更容易求救;首次遭遇水灾者中求救者只有10%,经历过1次、2次、3次及以上水灾者中求救者分别是23%、31%和26%。

其二,水灾发生时,不要心慌意乱,要保持头脑清醒,尽快离开危险区域,有组织地撤离到高坡或山地上,尽可能地寻找可用于救生的漂浮物,作为救生器材。

其三,被洪水围困或者落水后,尽可能地保留身体能量。水中漂浮是专门用于水中求生的一种方法,而不是尽快游离现场,因此,漂浮时所有动作必须是自主性和松散性的,以尽量保留体力。

其四,人在水中所遇到的最大威胁之一就是寒冷,若体温迅速下降,会导致冻僵或冻死。不必要的游泳动作可使人体与衣物之间的水流动,手臂和腿部的运动可增加外周的血液循环,导致体热的迅速流失,在水中尽可能地减少活动对预防低体温非常重要。除了接近高处、船只、救生人员或其他可抓靠的物体外,一般不要游泳。

其五,人们在等待救援时尽可能地靠拢在一起,这样可以互相安慰和鼓励,更重要的是可以进行互救,并且易于被发现,从而得到及时的救援。

其六,在水中救护时要注意不要被溺水者紧抱缠身,以免累及自身。如被抱住应放手自沉,使溺水者离开再救。若是紧抓不放,则可将手滑脱,然后再救。

三、淹溺的急救

淹溺(drowning)是指人淹没于水中,水充满呼吸道和肺泡,或因反射性喉、气管、支气管痉挛和水中污泥、杂草堵塞呼吸道而发生窒息和缺氧,处于临床死亡状态称为淹溺。浸没后暂时性窒息,尚有大动脉搏动,经处理后至少存活24 h或浸没后经紧急心肺复苏(cardiopulmonary resuscitation,CPR)存活者称为近乎淹溺(near drowning)。淹溺后短暂恢复数分到数日,最终死于淹溺并发症称为继发性淹溺(secondary drowning)。浸没冰水后的猝死称为淹没综合征(immersion syndrome)。淹没后综合征(post immersion syndrome)是急性呼吸窘迫综合征(acute respiratory distress syndrome,ARDS)的一种类型,继发于肺泡毛细血管内皮损伤和渗漏致肺部炎性反应,引起肺泡表面活性物质减少或灭活,见于72 h 内的近乎淹溺伤员。

淹溺是水灾直接威胁人民生命的最严重灾害,一旦发生必须立即进行抢救,切勿因只顾运送而丧失抢救机会。同时淹溺是世界上最常见的意外死亡原因之一,居我国伤害死亡的第 3 位。

(一)病因

特大水灾来势凶猛,来不及逃避而落水易造成淹溺。水灾时淹溺的主要原因为人体被卷入深水中或落入江河、湖塘、水库水中,水和杂物经口、鼻腔进入肺内,造成呼吸道阻塞而窒息死亡;也可因为在溺水后,人体受到惊慌、骤然寒冷等强烈刺激,反射性喉头痉挛,而引起窒息,反射性引起心脏骤停(sudden cardiac arrest,SCA)而死亡。此外也有人因在落水前或落水后头部撞到硬物或木桩、桥墩等引起颅脑外伤,在水中发生昏迷、死亡。

(二)病理生理

人体淹溺后数分钟内,本能地屏住呼吸,引起潜水反射(呼吸暂停、心动过缓和外周血管剧烈收缩),以保证心脏和大脑血液供应。继而高碳酸血症和低氧血症刺激呼吸中枢,进入非自主呼吸期,随着呼吸,水进入呼吸道和肺泡,充塞气道而进一步加重缺氧、高碳酸血症,导致代谢性酸中毒。

1. **干性淹溺**　喉痉挛导致窒息,呼吸道和肺泡很少或无水吸入。干性淹溺(dry drowning)占淹溺者的 10%~20%。

2. **湿性淹溺**　喉部肌肉松弛吸入大量水分(22 ml/kg)充塞呼吸道和肺泡而发生窒息。湿性淹溺(wet drowning)占淹溺者的 80%~90%。

3. **淡水淹溺**　水灾多为淡水,淡水淹溺(freshwater drowning)者将淡水吸入肺内使空气无法进入肺内进行气体交换造成低氧血症。淡水较血浆及其他体液渗透压低,人体浸没后通过呼吸道或者胃肠道进入体内的淡水迅速吸收到血液循环中,使血容量增加,严重者引起溶血,出现高钾血症和血红蛋白尿,致使心室产生纤维颤动和急性肾功能衰竭。吸入淡水后最主要的临床意义是肺损伤,肺泡表面活性物质灭活,肺顺应性下降、肺泡塌陷萎缩、呼吸膜破坏、肺泡容积急剧减小,发生通气/血流比例失调,引起急性缺氧。

4. **海水淹溺**　海水淹溺(saltwater drowning)主要发生在海水引起的水灾中。海水含钠量约是血浆的 3 倍以上,因此吸入的海水在肺内停留时间较长,高渗的海水吸入肺内,产生肺水肿、肺内分流,降低气体交换,发生低氧血症。严重脑缺氧者,还促使神经源性肺水肿发生。

大多数的淹溺伤员猝死的原因是严重心律失常,其中冰水淹溺迅速致死原因常为寒冷刺激迷走神经,引起心动过缓或心脏骤停和神志丧失。

(三)临床表现

淹溺者出现神志丧失、呼吸停止或大动脉搏动消失,处于临床死亡状态。近乎淹溺者临床表现个体差异较大,与溺水持续时间长短、吸入水量多少、吸入介质的性质和器官损伤严重程度有关。淹溺过程非常迅速,往往可在 4~6 min 内使患者死亡。

1. **症状**　近乎淹溺者可有头痛或者视觉障碍、剧烈咳嗽、胸痛、呼吸困难和咯粉红色泡沫样痰。海水淹溺者,口渴感觉明显,最初数小时可有寒战和发热。

2. **体征**　淹溺者可有神志昏迷、皮肤发绀、颜面肿胀、球结膜充血和肌张力增加;口腔和鼻腔内充满泡沫、泥污或其他杂物,部分患者因胃内充满水而扩张,上腹部膨隆。早期神经系统表现有癫痫发作,精神障碍或弥漫性脑损伤,患者咳嗽、呼吸增快,严重者有肺气肿表现或淹溺被救后 2~3 d 发生ARDS。血容量增加及心肌缺氧可导致心力衰竭,出现心律失常、心音微弱或心脏骤停。部分患者可并发肾功能衰竭、出血倾向或肺部感染体征。

(四)淹溺的救治

1. 院前急救

(1)现场急救措施

1)迅速将溺水者打捞到陆地上或者船上,立即清除口腔、鼻腔淤泥、杂草及呕吐物,保持呼吸道通畅。同时解开衣扣、裤带,检查呼吸、心跳情况。

2)患者尚有呼吸、心跳,但有明显呼吸道梗阻,可进行倒水。倒水动作要敏捷,快速完成,时间不宜超过 1 min,以免延误其他救治措施。倒水方法主要有 3 种。第 1 种方法为伏膝倒水法:将溺水者的腹部置于救护者屈膝的大腿上,使溺水者头部下垂,然后用手按压背部,使呼吸道和消化道内的水倒出,如图 42-2;第 2 种方法为肩背倒立倒水法:抢救者将患者双腿朝天托在肩上,使其头部和双上肢下垂,促使患者肺、胃内的存水倒干净,进行倒水如图 42-3;第 3 种方法为抱腹倒水法:抱起患者腰腹部,使其背朝上,头下垂(图 42-4)。以上 3 种方法不成功则应立即开始心肺复苏术。

3)人工呼吸和胸外按压:首先判断有无呼吸和心跳,呼吸判断采用"3L"法,对患者的口鼻仔细倾听(listen)呼吸音;眼睛观察(look)患者胸廓起伏活动;面部感觉(leel)患者气流。同时可触摸颈动脉,看有无搏动。若呼吸、心搏骤停,进行 CPR,尚有心跳而呼吸骤停者可以给予单纯人工呼吸,人工呼吸应持续到患者自主呼吸完全恢复后方可停止,至少持续 3 ~ 4 h。面罩加压通气常引起胃内积水等被误送入呼吸道,不宜采取。到达医院后气管插管加压人工呼吸,并提高吸入气氧浓度(fraction of inspiration oxygen,FiO_2)到 70% 以上。复苏期间常会发生呕吐,注意防止呕吐物误吸。有条件时,进行气管内插管和吸氧。心肺复苏是溺水抢救的最重要措施,即使在患者转运过程中,也不应停止。紧急用药:心跳呼吸已停者可重复静脉推注肾上腺素 0.5 ~ 1 mg,如发现心室颤动立即给予电除颤,如果无除颤器时可静脉推注胺碘酮 300 mg 或利多卡因 50 ~ 100 mg,还可同时用尼可刹米 0.375 g、洛贝林 3 ~ 6 mg,必要时大剂量重复使用,以帮助呼吸恢复。

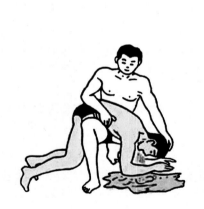 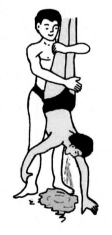 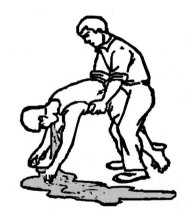

图 42-2　伏膝倒水法　　　　图 42-3　肩背倒立倒水法　　　　图 42-4　抱腹倒水法

4)昏迷者可针刺人中、涌泉、内关、关元等穴,强刺激留针 5 ~ 10 min。

5)有外伤者对症处理,如包扎、止血、固定等。

(2)患者转运　淹溺患者经过现场抢救,即使心跳、呼吸已经恢复,但因缺氧持续存在,仍然需送医院进一步观察 24 ~ 48 h,决不能麻痹大意,放松抢救。呼吸心搏骤停者应持续心肺复苏,危重患者建立静脉通道,严密监测生命体征、观察病情,一般患者酌情进行对症处理。

2. 院内抢救　淹溺者转运至医院后,神志清楚、胸片正常,无明显低温、缺氧和酸中毒的患者,不需要特殊治疗,但在离院前需进行数小时的观察与监测,以排除动脉血氧和酸碱平衡进一步恶化的可能。间隔 4 ~ 6 h 的 2 次动脉血气分析均正常,方可离院回家。同时注意淹溺后综合征的发生,需特别嘱咐离院患者及家属,如出现相关不适应立即来院复诊。

（1）一般处理　严密观察患者体温、呼吸、心电、血压等生命体征变化，吸入高浓度氧或进行高压氧治疗，根据病情可采用机械通气。

（2）复温　复温对于纠正体温过低造成的严重影响是急需的，使患者体温逐渐恢复到 $34 \sim 36$ ℃，但复温速度不能过快。方法主要有热水浴法、温热林格液灌肠、体外循环复温法等。但也有观点认为自然复温法为好，以利用亚低温减少脑组织耗氧量的有利作用。

（3）积极实施心肺脑复苏（cardio-pulmonary-cerebral resuscitation，CPCR）　现场抢救后，患者自主心跳、呼吸未恢复，不论淹溺时间长短，到达医院后应进行正规 CPCR。昏迷患者应立即气管插管，进行机械通气，间断正压控制呼吸（intermittent positive pressure breathing control，IPPB）或呼气末正压通气（positive end-expiratory pressure，PEEP）给氧，使萎陷的肺泡重新扩张，可改善和提高氧合作用。放置超过 48 h 者，可考虑气管切开。如出现心室颤动，立即电除颤。心跳停止者可考虑给予人工心脏起搏，必要时开胸直接心脏按压，建立有效血液循环。

（4）防治颅内高压和脑水肿

1）颅内高压治疗：昏迷，心跳、呼吸骤停者一般均有颅内高压。颅内压（intracranial pressure，ICP）持续超过 $2.0 \sim 2.67$ kPa（$15 \sim 20$ mmHg），可致脑血流量减少，加重受损脑组织缺血性损伤。有条件的情况下应当立即收入 ICU 积极抢救治疗。及时、适量地给予脱水治疗，有效地降低颅内压，使患者平稳渡过急性期，是急性颅内高压症抢救成功的关键。

2）亚低温治疗：亚低温治疗有极强的脑保护作用，但是降温和控制温度有一定的困难，并且 $28 \sim 32$ ℃ 的中低温对全身免疫系统、心肺功能、血液代谢有抑制作用，因此，目前主张头部重点降温，以及亚低温（34 ℃ 左右）减轻复苏后早期脑功能和脑组织病理损害。

亚低温治疗的作用机制及目的：首先降低脑耗氧量，低温时脑代谢率降低，耗氧量减少，脑体积缩小，从而降低颅内压，预防和治疗脑水肿。其次及早恢复能量代谢，减少乳酸积聚。第三，保护血–脑屏障（blood-brain barrier，BBB），及早降温能够显著减轻 BBB 损伤，有利于 BBB 免受进一步受损和功能恢复。第四，抑制氧自由基产生及花生四烯酸的代谢。最后，抑制其他内源性损伤因子的释放，抑制包括兴奋性氨基酸、多巴胺、5-羟色胺、去甲肾上腺素、乙酰胆碱过度合成和释放。

亚低温治疗实施要点：①及早降温，心跳、呼吸骤停未超过 4 min，不一定降温；若超过 4 min，应在心肺复苏的基础上及早进行降温治疗，尤其在缺氧的最初 10 min 内是降温的关键时间。②头部重点降温，以头部（包括颈部大血管）冰帽配合体表物理降温，当温度达到预期值后，可仅用头部冰帽持续低温状态。采用头部冰帽降温比直肠温度低 $2 \sim 4$ ℃。③足够降温，对于心搏骤停时间较长，昏迷程度较深的患者，第 1 个 24 h 内，直肠温度降至 32 ℃，此时头部温度降到 28 ℃ 以下，以后酌情保持直肠温度于 $33 \sim 35$ ℃。对于心搏骤停时间不长患者，采用亚低温治疗，即头部温度保持在 $33 \sim 34$ ℃，直肠温度不超过 37 ℃。④持续降温，应持续到皮质功能恢复，标志是听觉恢复。切记体温反跳。

（5）保护肾，防止肾功能衰竭　溺水者多有血尿、蛋白尿，因此，要注意保护肾功能，避免使用刺激、损害肾的药物。淡水淹溺者宜限制补液量，并利用利尿剂。

（6）防治肺水肿　迟发型肺水肿是淹溺者后期常见的死亡原因，应特别警惕。

（7）纠正酸碱平衡失调及维持电解质平衡　可给予 5% 碳酸氢钠 $150 \sim 200$ ml，既可以治疗酸中毒，又可以纠正淹溺后血液低渗、减少溶血。注意处理高钾血症，可以用 50% 葡萄糖 20 ml+胰岛素 8 U 静脉注射。如有低钙，可用 10% 葡萄糖酸钙静脉注射。

（8）抗感染治疗　淹溺患者气管内吸入大量污物，而且机体抵抗力下降，发生感染的可能性很大。因此要及早选用抗生素防治肺部感染。一般选用较强的广谱抗生素，如头孢菌素类，必要时可以根据药敏结果来调整和选择抗生素。

（9）其他　对症处理。

（五）预后

近乎淹溺者治疗后存活者常无后遗症。淹溺患者从水中救出后到自主呼吸恢复时间越短预后越好。治疗 1 h 恢复神志的淹溺者预后较好。约 20% 患者恢复后遗留不同程度的脑功能障碍、中枢性四肢瘫痪、锥体外系综合征和外周神经或肌肉损伤。

四、灾后疾病的预防

水灾作为病因既破坏了环境,扩大了病媒昆虫滋生地,使各种病媒昆虫密度增大,同时又直接损害宿主,导致疾病尤其是传染病的流行,使灾民的生命安全处于危险因素之中。在洪水、洪水冲击所形成的沉淀中及被洪水冲刷过的物体表面往往含有大量的病原微生物,包括某些耐药性病原微生物,而且不同物质其表面所含的病原微生物都有所不同,一般情况而言污水中的病原微生物含量最高,其次为浸没于水中的物体,未处于水中的建筑材料中病原微生物的含量高低依次为砖块、木头、塑料等。所以灾后要从传染源、传播途径、易感人群等全方面着手,积极预防各种病原微生物,同时提高健康监测能力,提高灾民疾病预防能力。

为了做到灾后无大疫,必须把救灾防疫提到各级政府抗洪救灾工作的重要议事日程,组织动员全面的卫生防疫工作;卫生部门必须以最快的速度落实各项防病措施。

(一)水灾时期常见传染病的防控

1.肠道传染病 包括肠炎、痢疾、伤寒、霍乱、甲型肝炎、脊髓灰质炎及其他肠道病毒感染等。大多数肠道传染病发病会有恶心、呕吐、腹痛、腹泻、食欲缺乏等胃肠道症状,有些伴有发热、头痛、肢体疼痛、全身中毒症状,若治疗不及时,可引起严重的并发症,甚至导致死亡。

(1)流行病学特点 发病高峰提前;暴发疫情增多;因为传播途径和传播因素相同,而潜伏期不同,常在一个爆发点相继出现多种传染病流行(肠炎、痢疾、伤寒、甲型肝炎等);与饮水(或食品)污染关系非常明确。

(2)防控对策 加强饮水消毒,暴发疫情时应加大消毒剂的用量;切实管理好粪便,避免污染水源;患者粪便要消毒;管好饮食卫生,不吃腐烂变质的食物。

2.钩端螺旋体病 钩端螺旋体病是一种自然疫源性疾病,主要的传染源是鼠类、家畜(猪、牛)及人。病原体是钩端螺旋体。主要临床表现是发烧、畏寒、头痛、全身疼痛、全身衰弱、腓肠肌痛、眼结膜充血、鼻出血等。

(1)流行病学特点 流行季节多在夏、秋季,洪水泛滥后出现,流行地区分布在洪水包围的村庄。年龄从儿童到老人都易感,主要集中在10~50岁,主要是青壮年和学生,男性多于女性。非水灾期呈散发性,水灾发生后多呈爆发流行。主要与传染源排出的钩端螺旋体在适宜的自然条件下生长繁殖,以及人群接触疫水的机会多少有关。洪水淹没猪圈、鼠洞,动物排泄物污染水源,造成感染。

(2)防控对策 灭鼠、管好家畜,患者排泄物消毒,疫区高危人群和进入疫区工作的人群接种钩端螺旋体菌苗,个人保护方法如预防皮肤刺伤、减少接触疫水等。

3.流行性出血热 本病是一种自然疫源性疾病,病原体是病毒,传染源是黑线姬鼠,传播途径可能是皮肤接触或虫媒传播。主要临床表现是起病急,发热38℃以上,全身酸痛,面、颈、胸部充血潮红,结膜充血、水肿,有点状或片状出血,上腭黏膜呈网状充血,点状出血。典型病程有发热期、低血压期、少尿期、多尿期、恢复期。

(1)流行病学特点 ①有明显的地方性,分布在地势低洼潮湿的地方,一般情况下有明显的季节性(秋、冬季)和高度散发性;②水灾可使发病季节提前,并有爆发流行,不论年龄、性别、职业均易感染;③本病传播途径可能是革螨或恙螨。水灾时人住在堤坝、高台上,鼠类也向高地转移,鼠密度大增,增加了感染的概率。

(2)防控对策 灭鼠是关键,还要防鼠,在劳动、休息、居住的地方避免鼠接触人,同时要杀灭虫螨。

4.疟疾 疟疾患者和带疟原虫者是疟疾的传染源(只有末梢血中存在成熟的雌雄配子体时才具传染性)。疟疾的自然传播媒介是按蚊,人被有传染性的雌性按蚊叮咬后即可受染。人群对疟疾普遍易感,感染后虽有一定的免疫力,但并不持久。各型疟疾之间亦无交叉免疫性,经反复多次感染后,再感染时症状可较轻,甚至无症状。而一般非流行区来的外来人员常较易感染,且症状较重。本病主要表现为周期性规律发作,全身发冷、发热、多汗,长期多次发作后,可引起贫血和脾大。

（1）流行病学特点　疟疾主要流行在热带和亚热带,其次为温带。流行区以间日疟最广,恶性疟主要流行于热带,亦最严重,三日疟及卵形疟相对少见,我国主要以间日疟流行为主。发病以夏、秋季节较多,在热带则不受季节限制。水灾常可导致疟疾的爆发流行。水灾退水后,地面小的积水坑洼增多,蚊虫大量繁殖,蚊密度增加;灾民居住在堤坝上和高台上,条件简陋、无防蚊设备;家畜数量减少、人群聚居,增加了蚊虫叮咬的机会。

（2）防控对策　加大力量消灭蚊虫;填埋积水坑洼消灭蚊虫滋生条件;治疗疟疾患者,包括疟疾休止期有疟疾史的人服药;无病的健康人在疾病流行时预防性服药。

（二）控制疾病流行的预防措施

水灾期间的卫生工作的战略目的是要保证"灾后无大疫"。为了实现这个目标,一定要有组织的保证,建立各级政府领导为中心的指挥系统,各部门密切配合。卫生防疫部门是主力军,要当好参谋,做好预案,抓住主要矛盾,落实技术措施。主要预防措施包括饮水卫生、食品卫生、杀虫灭鼠和防病。

1. 建立强有力的灾后防病组织结构　救灾防病的显著特点是情况紧急、突发事件多、范围广,所以必须有反应迅速、果断决策、统一指挥的救灾防病机构,这在整个救灾防病工作中起着决定性的作用。

2. 普及健康教育　积极开展灾后多种形式的防病宣传教育,大力提倡爱国卫生运动,提高灾民饮水卫生和保健意识,大力宣传饮水卫生、饮食卫生、粪便管理、杀虫灭鼠及个人防护的重要性,增强个人的自我保护意识和社会公德,讲究卫生,抗灾防病。加强公共健康监测预警和灭蚊、灭蝇工作。卫生宣教的重点是:饮水消毒、不喝生水;不吃、不售腐烂变质食品,生吃用疫水清洗的蔬菜、水果,要尽量做到消毒;不随地便溺、厕所及时清理;尽可能采取个人防护措施,减少疾病发生,如防蚊、防鼠咬、防有破损的皮肤与疫水接触、防晒、防暑、防寒等。

3. 安全饮用水　饮用水一直是许多灾难医学救援所关心的问题。在洪涝灾害期间,有效的饮水管理和净化措施非常重要。洪水很容易将水源污染,污染的水能够导致一些传染性疾病的增加。因此,只有安全的饮用水才可使用,例如瓶装水、开水或经过处理的水才被认为是安全的。如果不能确定是否能够获得安全水源供应,政府或相关部门需要及时提供一些指导:①明确了解瓶装水的来源,且来源也是已知安全的,否则不应使用;②沸水烧开 5 min 后即可供饮用;③紧急情况下,氯片或碘片处理过的水也可应急饮用,尽管不能保证彻底杀灭寄生生物。

4. 搞好饮食卫生　灾后初期,各种食品均被洪水淹没或冲走,灾民主要靠救济食品维持生活,饮食卫生工作的重点是做好救灾食品卫生监督。禁止发放霉变、腐败、浸水和被污染的食品。对从水中打捞出来的食品进行检验和质量鉴定。对冷库搬出的肉食品要经卫生检验,明显腐败变质的要深埋;轻度腐败的可加工炼成工业油;未腐败的需高温处理后方可食用。恢复经营的食堂、饭店要有防蝇设备,要保证供应食品的清洁卫生,对食具做到用后洗净、消毒,饭菜要烧熟煮透,做到现吃现做。严禁出售腐败变质的食品和病死的禽畜肉。加强饮食卫生宣传教育,要求人人不喝未经消毒的生水,不吃腐败变质和不洁的食物。

5. 杀虫灭鼠　①疟疾、脑炎都是蚊传疾病,为了控制疟疾、脑炎的发生和流行,必须灭蚊。灭蚊、防蚊的措施有:对人群密居的帐篷、棚屋及居住点进行药物喷洒,组织局部灭蚊和畜圈突击灭蚊(突击喷洒和滞留喷洒),并做好经常性灭蚊工作。如有条件,可用蚊帐、蚊香及个人防蚊药物预防蚊虫叮咬。常用的灭蚊药物包括三氯杀虫酯、敌敌畏、DDT、奋斗呐可湿性粉剂和悬浮剂等。②钩端螺旋体病和流行性出血热都与鼠有关,为了控制鼠传疾病的发生和流行,必须灭鼠。水灾改变了生态环境,居住地鼠密度大大增加,为了有效地灭鼠,应加强监测鼠种、鼠密度,找出鼠的活动规律。灭鼠的方法是在鼠洞、下水道、鼠类经常活动的地方投放食饵。灭鼠药包括磷化锌、毒鼠磷、敌鼠钠盐、杀鼠迷等。

6. 加强对传染病的防控　灾区卫生防疫机构要与村委会密切配合,组成疫情报告网,发动群众有病自报互报。各医疗站(队)要开展巡回医疗,对传染病患者,做到早发现、早隔离、早治疗,及早掌握疫情变化,采取有效预防措施,以防止传染病的蔓延和流行。

(1)疫情分析和预报 认真、及时、正确地做好疫情的预测预报工作是相关机构做好救灾防病决策的依据:①加强疫情报告、数据收集、整理分析,紧急疫情及时上报;②建立疫情监测点,收集当地自然、社会、人口、疾病等基本情况,收集饮用水源、蚊蝇密度、鼠密度的监测数据,收集传染病疫情,主动发现病人,及时采取措施,把疫情控制在爆发之前。

(2)预防接种 ①坚持常规疫苗接种,平常施行的脊髓灰质炎活疫苗、麻疹活疫苗、白百破三联制剂和卡介苗接种工作要坚持,以减少水灾期间和水灾后这些传染病流行的威胁。②增加某些特殊疫苗的应急接种,例如流行性出血热疫苗、钩端螺旋体病疫苗、乙型脑炎疫苗、脊髓灰质炎疫苗等。

(3)暴发疫情处理 ①及时报告;②抢救患者和中毒者;③保护和控制现场;④控制和消除致病及中毒因素;⑤调查确诊;⑥对健康易感人群进行预防接种;⑦及时总结报告。

7. 搞好灾民临时居住环境卫生 管理好灾后灾区的粪便、污水、垃圾是群众生活中的突出问题。灾民居住临时搭建的简易棚内,应尽可能做到防暑、防寒、保暖、干燥、通风等,并要搞好周围环境卫生。卫生防疫人员要指导居民选择合适的地点,建立应急公共厕所、临时垃圾堆及污水坑,消毒蚊蝇滋生地,定期喷洒杀虫剂。做好防鼠灭鼠工作,发动群众建立灾区卫生公约,教育群众自觉遵守。

(胡辉莹 尹存芳)

参考文献

[1]王一镗,刘仲民.灾难医学[M].南京:江苏大学出版社,2009:271-274.

[2]于学忠.协和急诊医学[M].北京:科学出版社,2011:25-27.

[3]郑静晨,侯世科,樊豪军.灾害救援医学[M].北京:科学出版社,2008:348-354.

[4]滕怀金,冯聪,黎檀实.洪水灾害的医学救援[J].临床急诊杂志,2013,14(7):319-320.

[5]徐昕明,辛阔林,王涛,等.灾难医学救援体系和机制的构建设想[J].西南国防医药,2007,17(4):499-501.

[6]邱发祥,黄明,赵全容.急救医学系统在突发事件群体伤中的作用[J].临床荟萃,2013,28(8):899-901.

[7]STIMPSON J P,WILSON F A,SHAWN K,et al. Seeking help for disaster services after a flood[J]. Disaster Med Public Health Preparedness,2008,2(3):139-141.

[8]LOMA F,KEREN S,DAVIO K,et al. Assessment of infection risks due to urban flooding[M]. Oxford UK:Wiley-Blackwell,2010,11:429-441.

[9]KRAMER A,SCHWEBKE I. KAMPF G. How long do nosocomial pathogens persist on inanimate surfaces? A systematic review[J]. BMC Infect Dis,2006,6(13):1290.

[10]TAYLOR J,DAVIES M,CANALES M. et al. The persistence of flood-borne pathogens on building surfaces under drying conditions[J]. International Journal of Hygiene and Environmental Health,2012,216(1):91-99.

第四十三章

火灾所致群体创伤的医疗救援

第一节 概 述

在人类发展的历史长河中,人类能够对火进行利用和控制,是文明进步的一个重要标志。火给人类带来文明进步、光明和温暖。但是,失去控制的火,就会给人类造成灾难。所以说人类使用火的历史与同火灾做斗争的历史是相伴相生的。

火灾(fire)是指在时间和空间上失去控制的燃烧造成的灾害。在各种灾害中,火灾是一种不受时间、空间限制,发生频率最高的、最普遍地威胁公众安全和社会发展的灾害,火灾不仅烧毁财物,造成严重的经济损失,而且可以致人死伤、残障和心理创伤。据统计,我国每年约有1.5万人死于烧烫伤,其中火灾致死者占1/5,是造成烧伤的主要原因之一。因此,了解火灾案例并研究造成创伤的特点及创伤后的救助措施非常必要。

一、火灾分类与等级划分

(一)火灾分类及扑救原则

火灾根据可燃物的类型和燃烧特性,分为 A、B、C、D、E、F 六大类[《火灾分类》(GB/T 4968-2008)]。

A 类火灾:指固体物质火灾。这种物质通常具有有机物质性质,一般在燃烧时能产生灼热的余烬,如木材、干草、煤炭、棉、毛、麻、纸张等火灾。扑救 A 类火灾可选择水型灭火器、泡沫灭火器、磷酸铵盐干粉灭火器,卤代烷灭火器。

B 类火灾:指液体或可熔化的固体物质火灾,如煤油、柴油、原油、甲醇、乙醇、沥青、石蜡、塑料等火灾。扑救 B 类火灾可选择泡沫灭火器(化学泡沫灭火器只限于扑灭非极性溶剂)、干粉灭火器、卤代烷灭火器、二氧化碳灭火器。

C 类火灾:指气体火灾,如煤气、天然气、甲烷、乙烷、丙烷、氢气等火灾。扑救 C 类火灾可选择干粉灭火器、卤代烷灭火器、二氧化碳灭火器等。

D 类火灾:指金属火灾,如钾、钠、镁、铝镁合金等火灾。扑救 D 类火灾可选择粉状石墨灭火器、专用干粉灭火器,也可用干砂或铸铁屑末代替。

E类火灾:指带电火灾,物体带电燃烧的火灾。扑救E类带电火灾可选择干粉灭火器、卤代烷灭火器、二氧化碳灭火器等。带电火灾包括家用电器、电子元件、电气设备(计算机、复印机、打印机、传真机、发电机、电动机、变压器等)及电线、电缆等燃烧时仍带电的火灾,而顶挂、壁挂的日常照明灯具及起火后可自行切断电源的设备所发生的火灾不应列入带电火灾范围。

F类火灾:指烹饪器具内的烹饪物(如动植物油脂)火灾。扑救F类火灾可选择干粉灭火器。

(二)火灾等级划分

根据2007年6月26日公安部下发的《关于调整火灾等级标准的通知》,新的火灾等级标准由原来的特大火灾、重大火灾、一般火灾3个等级调整为特别重大火灾、重大火灾、较大火灾和一般火灾4个等级。

1.**特别重大火灾** 指造成30人以上死亡,或者100人以上重伤,或者1亿元以上直接财产损失的火灾。

2.**重大火灾** 指造成10人以上30人以下死亡,或者50人以上100人以下重伤,或者5 000万元以上1亿元以下直接财产损失的火灾。

3.**较大火灾** 指造成3人以上10人以下死亡,或者10人以上50人以下重伤,或者1 000万元以上5 000万元以下直接财产损失的火灾。

4.**一般火灾** 指造成3人以下死亡,或者10人以下重伤,或者1 000万元以下直接财产损失的火灾(注:"以上"包括本数,"以下"不包括本数)。

二、不同的火灾案例

(一)森林火灾

1.**案例** 2006年发生的"3.29"昆明森林火灾,西起昆明安宁市,东跨昆明西山区,过火面积2万余亩,大火肆虐了10昼夜最终被扑灭,火场及周边有15个自然村,2 000多村民受到了火灾威胁。动用直升机50架次,挖、推土机200多台次,机械化和人工开挖生土隔火带100多千米,最多时有6 500余人参与扑火,该火烧迹地植物种类众多。

2.**火灾造成的损失** 火灾过火面积1 848.7公顷,受害森林面积519.3公顷。扑火救灾直接耗用经费1 100多万元。

3.**火灾发生的原因** 2006年3月29日下午5时,一外省籍女性精神病患者在昆明安宁市温泉镇古朗箐林区放火,引发重大森林火灾。

(二)大楼火灾

1.**案例** 1996年6月26日下午4:40左右,美国白宫对面的联邦财政部大楼因检修动火引起火灾。6月26日早上,一施工队因维修不慎将焊渣遗落在了屋顶与防雨隔板之间的中空处,点燃了隔热材料或旧的胶木材料。施工从3:20至4:30结束。施工人员、大楼的监察员和安全人员均离开了屋顶。施工人员没有对屋顶进行彻底的安全检查,只是临走前对动火点进行了简单检查,就匆匆下了屋顶。4:40,在5楼的1名工作人员闻到烟味;1名内部工作人员也打电话给大楼内部安全指挥中心,安全指挥员1 min后做出响应。4:42,在5楼西北角的1个手动报警按钮启动,信号及时传给了设在1楼的指挥中心,同时大楼的消防报警系统启动,全体职员开始撤离。4:45,1名白宫屋顶的特工暗哨发现财政部大楼屋顶正在冒黑烟。几分钟后,得到火灾报告的保安人员从大楼的四面八方向出事点跑去,他们迅速抢拿南楼梯间的灭火器冲上屋顶,努力控制火灾蔓延,但他们却没有足够的力量阻止火焰向他们脚下的防雨隔热板与屋顶之间的中空蔓延。刚刚到达的消防队员立即强行展开扑救,并试图从楼梯间的消火栓接出消防水带,此水带通过5楼上方天花板上的气窗进入防雨隔热板与屋顶之间的中空,然而,这些开口确实太小,以致水带不能很好铺设。楼梯间的水像瀑布一样往下流,整幢大楼烟雾弥漫,街对面的财政部大楼附属建筑也冒出了黑烟。为了尽快扑灭火灾,消防队员还切断了通风装置气孔。最后,屋顶消防水带铺设成功,使消防用水可以射到防雨隔热与屋顶之间中空的每个角落,火势被逐渐扑灭。扑救过程中,1 名消防队员掉在了防雨隔热板与屋顶之间的中空内受轻伤。

2. 火灾造成的损失　过火面积 8 300 平方英尺[1 英尺(ft)= 0.304 8 m]。尽管该火灾发现及时,且发生在屋顶上,没有直接烧毁什么东西,但火灾对建筑及装饰所造成的损坏却相当惊人,同时该火灾所造成的政治影响也相当大。

3. 火灾发生的原因　一施工队因维修不慎将焊渣遗落在了屋顶与防雨隔板之间的中空处,点燃了隔热材料或旧的胶木材料。专家们认为:混凝土屋顶在这次屋顶火灾中起到了很好的隔火作用,若火灾发生在建筑内部任何一个地方,那将是一个完全不同的结局。

4. 主要教训

(1)建筑内缺乏有效的防烟措施　该建筑采用中央空调系统,这次屋顶火灾之所以能在极短的时间内使烟气迅速蔓延至大楼各个角落,还波及街对面的附属建筑,是由于大楼通风空调系统缺乏与火灾自动报警系统的连锁功能。发生火灾时,通风空调系统没有及时关闭,将屋顶的烟气抽进大楼内,通过走廊和办公室木门的百叶窗蔓延到了大楼各个角落。还通过 1 条地下管道窜到了街对面的附属建筑,1 只安装在此管道上的排风扇,加速了烟气蔓延。根据美国消防协会规范,2 幢建筑之间联通的管道应有防火或防烟设施。

(2)建筑构造存在重大隐患　该幢大楼占了整整 1 个街区,但像这样庞大的建筑无任何防火分隔,既无竖向防火分隔,也无水平防火分隔,8 座楼梯间均为敞开式旋转楼梯,南北楼之间也没有防火分隔。大楼安全疏散距离也严重不够,最大疏散距离超过了 60 m。该大楼每天有工作人员 1 200 ~ 1 400 人。大楼的装饰装修也存在诸多问题,为了追求豪华美观,装修时用了大量易燃可燃材料。

(3)大楼未设置自动喷水灭火系统　虽然根据美国消防协会《生命安全规范》,对于此类型建筑没有强行要求必须安装自动喷水灭火系统,但竖向分隔的缺乏和不能接受的疏散距离应使得自动喷水灭火系统作为唯一的选择。

(4)防火存在诸多漏洞　就在火场下面的 5 楼通道上堆满了许多敞开式的书架,书架上堆满了书籍、报纸、杂志,这些敞开书架原来只是临时存放 3 周,但一放就是 30 年。在过道上甚至放了一部汽油发电机,值得重视的是还没有人认识到这些问题的严重性。

(三)工厂火灾

1. 案例　1998 年 4 月 28 日 9 时 18 分,石家庄市轻工化学厂是小型集体企业,车间发生火灾,市消防支队 9:22 接警,迅速调集了 9 个公安消防中队及炼油厂、焦化厂、华北制药厂油漆厂等企业专职消防队的 32 辆消防车、256 名官兵到场。经过 2 h 的顽强奋战,于 11:23 将火扑灭,避免了火灾蔓延,确保了火场北侧制氧车间、东南侧二氧化硫车间和南侧 2 个 300 m³ 液状石蜡油罐、1 个 30 m³ 发烟硫酸罐、1 个 30 m³ 碱液罐及 1 个 5 t 乙醇罐的安全,保护财产价值达 2 000 万元。

2. 火灾造成的损失　火灾使高 29.88 m、总建筑面积 2 100 m² 的 4 层生产厂房全部过火,部分建筑结构受到破坏,车间生产设备损失严重,直接财产损失 547.6 万元(其中设备损失 465.3 万元、厂房折价 69.8 万元、原材料损失 12.4 万元),死亡 6 人,伤 4 人。在火灾扑救过程中,有 10 余名消防官兵受伤,其中 2 个住院治疗。

3. 火灾发生的原因　火灾系当班操作工关闭了气循环氧化硫进气阀,致使纳氏泵内混合氧含量过高形成爆炸。

(四)仓库火灾

1. 案例　1998 年 7 月 12 日零时,上海浦东朋大实业公司仓库发生了一起火灾。当晚值班人员睡觉,没有及时发现火灾,直到仓库大火窜顶后才被相邻的朋大家具厂木工发现并报警,随后到仓库门卫室叫醒值班人员,然后启动灌溉水泵。市 119 指挥中心 1 时 29 分接警后,立即调集高桥、保税区、金桥等 6 个中队的 16 辆消防车、160 名消防官兵赶往现场扑救。消防队到场时火势已呈发展阶段并威胁着毗邻仓间,经过 1 个多小时的战斗,扑灭了火灾,保护了毗邻的仓间和大量物资。

2. 火灾造成的损失　烧毁砖混结构仓库 1 间,建筑面积 1 100 m²,各类化工颜料约 136 t 及新集装柜 4 只,直接财产损失 292.5 万元。

3. 火灾发生的原因 起火源是在生产当中形成的热源;起火物是黄颜料中间体;起火部位是4号库西数第5根同第6根立柱的中间部位;起火点是在4号库南墙第4根至和第6根立柱中间偏东距南墙235 cm,距地面有一定高度处;火灾原因是黄颜料因研磨过程中形成的高热粉块与成品一起包装入袋,进仓后在适当条件下,引燃起火并扩大成灾。

(五)歌舞厅火灾

1. 案例 1998年4月27日晚海南省澄迈县福山镇欢乐园歌舞厅发生了一起火灾。火灾发生在营业结束后,当晚歌舞厅负责人和调酒师值班,在2号包厢休息。在28日3:18,他们被叮当叮当的响声吵醒,发现3号包厢里有红光并伴有噼噼啪啪的响声,他们顺手推开3号包厢的门,火立即向外窜出,他们立即跑出去,一个去关总电源,一个跑到隔壁总台拨打"119"报警。3:30,县消防中队接到报警后,立即出动2辆消防水罐车、21名官兵赶赴火场。3:50到达火场时,大火已烧到歌舞厅大门口并蔓延过隔壁的总服务台,约4:10,控制了火势,看不到明火。当消防车到离歌舞厅400 m左右的水库加水时,大火重新复燃,并在很短的时间向两侧迅速蔓延开来,火场指挥员立即向省总队报告请求增援,随后海口市支队调动所属3个中队3辆消防车、28名官兵增援,6时左右赶到火场。经过消防官兵2个多小时的奋战,终于把大火扑灭。由于消防官兵及时扑救,控制了大火向东侧蔓延扩大,为欢乐园挽回经济损失226万元。

2. 火灾造成的损失 其过火面积约560 m^2,火灾烧毁舞台设备、音响设备各1套,空调机10台,电视机4台,酒和饮料一批,直接财产损失134.6万元。

3. 火灾发生的原因 火灾系3号包厢内的电线没有穿管保护,直接用三夹板把电线贴在墙上进行装修,电线采用多股与单股铰接,以致接口容易松动引起电阻过大发热,长时间蓄热使绝缘层破坏,造成电线短路,产生的熔珠溅落在可燃物上所致。

4. 主要教训

(1)设计不符合建筑防火规范的要求 该歌舞厅设计不符合建筑设计防火规范的要求,没有设置室内外消火栓,以致起火后不能自救和保证消防车的连续供水,导致了火势复燃蔓延扩大。

(2)装修违反规定 采用大量可燃材料,且未经过防火处理,以致发生火灾后蔓延迅速,给灭火带来困难。

(3)线路安装不规范 请无证人员安装线路,以致乱拉乱接,没有穿管保护,为这起火灾留下隐患。

(4)人员流动频繁,随意更换 没有经过上岗前的消防培训。由于其为私营企业,人员上岗前也没有经过消防培训,消防意识淡薄。

(5)值班制度不健全 作为私营企业,没有制定相应的安全管理制度,随意管理,值班人员没有落实到位,发现火灾后,不能有效地组织人员扑救火灾。

(六)图书馆火灾

1951年1月8日,青海省图书馆发生火灾,烧毁全部馆藏,包括罕见的金粉写本《甘珠尔大藏经》108部和价值连城的壁画36幅。1991年2月13日,福建省建筑专科学校图书馆因人为纵火,建筑物过火面积1 000 m^2,大量书架和图书资料毁于一旦,损失折款36万多元。诸如此类"文明的劫难"并不罕见,它给国家和人类带来不可弥补的损失,尤其是一些弥足珍贵的绝版、孤本、善本及古玩字画,一旦焚毁,会造成历史性的遗憾。

(七)手术室火灾

2005年12月15日吉林省辽源市中心医院发生特大火灾事故致使37人死亡,造成直接财产损失821万元。医院一旦发生火灾,极易造成伤员的重大伤亡。手术室作为医院内部极其重要而又十分特殊的场所,一旦发生火灾势必威胁伤员、医生及其他手术室人员的生命安全,造成严重后果。

三、火灾的原因

火灾形成的因素有3个:一是人为因素或客观环境;二是可燃物;三是温度或氧化剂。这三者构成起火成灾的关键因素。

发生火灾的原因,统计表明,由人为因素引起的火灾占89.4%,自燃和雷电等因素引起者仅占1.8%,原因不明的占8.8%。以下主要分析家庭和公共聚集场所电气引发火灾的主要原因。

(一)常见火源

火源是火灾的发源地,也是引起燃烧和爆炸的直接原因。所以,防止火灾应控制好10种火源,具体是:①人们日常点燃的各种明火,就是最常见的一种火源,在使用时必须控制好;②企业和各行各业使用的电气设备,由于超负荷运行、短路、接触不良,以及自然界中的雷击、静电火花等,都能使可燃气体、可燃物质燃烧,在使用中必须做到安全和防护;③靠近火炉或烟道的干柴、木材、木器,紧聚在高温蒸气管道上的可燃粉尘、纤维,大功率灯泡旁的纸张、衣物等,烘烤时间过长,都会引起燃烧;④在熬炼和烘烤过程中,由于温度掌握不好,或自动控制失灵,都会着火,引起火灾;⑤炒过的食物或其他物质,不经过散热就堆积起来,或装在袋子内,也会聚热起火,必须注意散热;⑥企业的热处理工件,堆放在有油渍的地面上,或堆放在易燃品旁(如木材),易引起火灾,应堆放在安全地方;⑦在既无明火又无热源的条件下,褐煤(柴煤)、湿稻草、麦草、棉花、油菜籽、豆饼和沾有动、植物油的棉纱、手套、衣服、木屑、金属屑、抛光尘及擦拭过设备的油布等,堆积在一起时间过长,本身也会发热,在条件具备时,可能引起自燃,应勤加处理;⑧不同性质的物质相遇,有时也会引起自燃,如油与氧气接触就会发生强烈化学作用,引起燃烧;⑨摩擦与撞击,如铁器与水泥地撞击,会引起火花,遇易燃物即可引起火灾;⑩绝缘压缩、化学热反应,可引起升温,使可燃物被加至着火点。

(二)家庭火灾发生的主要原因

1.电气的安装或使用不合理　①违规安装或检修电气线路和电器造成故障;②电器用具使用时间超长或过多,造成超负荷而散热过多;③用铜丝、铁丝代替保险丝,致使电路发生故障时起不到保护作用;④电路连接不牢固,插头松动,电线陈旧老化、破损,年久而未修理、更换;⑤电热器具等使用不恰当;⑥电热器或白炽灯泡等安装或使用时与可燃物距离过小,烤燃可燃物;⑦焊接作业时,未采取必要的防灭火措施。

2.生活中不慎重用火　①炉火距可燃物距离近;②油炸食品等高温食物不慎失火;③生火做饭时不注意,饭锅烧干、油锅烧着。

3.燃气泄漏遇到明火、电气火花或碰撞火花　①自己安装或检修、更换燃气管线、器具时操作不慎,造成漏气;②燃气管线破损;③火焰被饭锅或水壶内的水溢出浸灭;④液化石油气瓶过量充装遇高温高热爆破;⑤液化石油气残液倒在厕所或地沟里;⑥家庭装修时大量使用稀释剂和油漆,可燃液体蒸气挥发。

4.儿童玩火　①儿童围绕炉灶玩耍;②在可燃物附近燃放烟花爆竹。

5.吸烟　①烟头或火柴随意丢弃;②躺在床上吸烟,烟头不慎掉落在被褥上,没有及时发现。

(三)公共聚集场所电气火灾原因

公共聚集场所一般使用可燃材料多,火灾荷载大,加之大功率电器集中,如电暖器、蒸汽机、干蒸炉等,多数还是全天候24 h营业状态。资料显示,公共聚集场所电气火灾主要有以下原因。

1.超负荷　超负荷是指电气设备或导线的功率和电流超过了其额定值。原因有以下几方面:①设计、安装时选型不当,使电气设备的额定容量小于实际负载容量;②设备或导线随意装接,增加负荷,造成超载运行;③检修维护不及时,使设备或导线长期处于带故障运行状态。

2.接触不良　主要发生在导线连接处,如电气接头表面污损,接触电阻增加;电气接头长期运行,产生导电不良的氧化膜,未及时清除;电气接头因振动或由于热的作用,使连接处发生松动;铜铝连接处因有约1.69 V电位差的存在,潮湿时会发生电解作用,使铝腐蚀,造成接触不良。

3.短路　电源线路原因造成电气回路电流突然增大而引起火花或电弧起火。

(1)电流过大　引燃可燃物。常见原因为:输配电线和电源相线与相线、相线与零线(或地线)之间由于导线漏出或绝缘能力降低。由于短路电流极大,在短路处发生强烈电火花或电弧,使金属导线出现融化,并能引燃本身绝缘物或其他可燃物酿成火灾。2001年6月4日芜湖市和平大戏院录像厅因电线漏电打火引起火灾,烧毁该大戏院观众厅、台、门厅及 3 层放映厅 3 000 m² 的面积,损失重大。

(2)电气设备使用时间过长 超过使用寿命,绝缘老化发脆。

(3)使用、维护不当 使电器设备长期勉强维持工作。如电视机、VCD 音响等设备长时期处于带电工作状态,通风条件差,易发热漏电打火。电热器、大功率照明灯距可燃物较近都有可能造成电气火灾。

(4)电压过高击穿绝缘体 在对原建筑进行改造和装修过程中,经营者经常对原有电气线路设备额定电流功率及性能不检测、不计算,盲目增加负载。

(5)线路连接不当 经营者对电气线路设备情况不熟悉,常常私拉乱接造成线路和设备过载、老化、接触不良和三相电流不平衡等,另外,有的临时线路环境复杂,受外力损坏而漏电打火成灾。

4. 高温热源 电热器具(如电炉、电熨斗等)、照明灯泡在正常通电的状态下就相当于一个火源或高温热源,当其安装不当或长期通电无人监护管理时,就可能使附近的可燃物受高温而起火。

5. 摩擦 发电机和电动机等旋转型电气设备,当轴承出现润滑不良干枯产生干磨发热或虽润滑正常但出现高速旋转时,都会引起着火。

6. 雷电 雷电的危害类型除直击雷外,还有感应雷(含静电和电磁感应)、雷电反击、雷电波的侵入和球雷等。它们放电时总要伴随机械力、高温和强烈火花的产生,建筑物被破坏、输电线或电气设备被破坏、油罐爆炸、堆场着火。

7. 静电 有 2 种方式:一是不同的物体相互摩擦接触、分离起电。如传动皮带在皮带轮上滑动,当它们分离时传动皮带上就会形成电荷,呈现出带电现象。电荷不断积聚形成高电位,在一定条件下则对金属物放电,产生有足够能量的强烈火花。二是静电带电体使附近的非带电体感应起电,比如处于石油贮罐上方的带电雷云会使油罐起电。当雷云迅速消失或对地发生瞬间放电后,油罐上的不平衡电荷就会发生移动形成电流、产生火花,点燃可燃或易燃体。

四、火灾自救常识与方法

在火灾中,面对滚滚浓烟和熊熊烈焰,被困人员应有良好的心理素质,保持镇静,不要惊慌,不盲目行动,冷静机智运用火场自救与逃生知识,选择正确的逃生方法,就有可能化险为夷。每个人对自己工作、学习或居住所在的建筑物的结构及逃生路径要做到了然于胸,必要时可集中组织应急逃生预演,使大家熟悉建筑物内的消防设施及自救逃生的方法。这样,火灾发生时,就不会觉得走投无路。总之,发生火灾时,要积极行动,不能坐以待毙。火灾自救常识与方法如下。

1. 熟悉环境,暗记出口 当处在陌生的环境时,为了自身安全,务必留意疏散通道、安全出口及楼梯方位等,以便在关键时刻能尽快逃离现场。

2. 通道出口,畅通无阻 楼梯、通道、安全出口等是火灾发生时最重要的逃生之路,应保证畅通无阻,切不可堆放杂物或设闸上锁,以便紧急时能安全迅速地通过。

3. 扑灭小火,惠及他人 当发生火灾时,如果发现火势并不大,且尚未对人造成很大威胁时,当周围有足够的消防器材,如灭火器、消防栓等,应争分夺秒,奋力扑灭"初期火灾",千万不要惊慌失措,置小火于不顾而酿成大灾。

4. 保持镇静,明辨方向,迅速撤离 突遇火灾,面对浓烟和烈火,首先要强令自己保持镇静,迅速判断危险地点和安全地点,决定逃生的办法,尽快撤离险地。千万不要盲目地跟从人流和相互拥挤、乱冲乱窜。撤离时要注意,朝明亮处或外面空旷地方跑,要尽量往楼层下面跑,若通道已被烟火封阻,则应背向烟火方向离开,通过阳台、气窗、天台等往室外逃生。

5. 不入险地,不贪财物 身处险境,应尽快撤离,不要因害羞或顾及贵重物品,而把逃生时间浪费在寻找、搬离贵重物品上。已经逃离险境的人员,切莫重返险地。

6. 简易防护,蒙鼻匍匐 发生火灾后,会产生浓烟,一般情况下遇到浓烟时要马上停下来,千万不要盲目试图从烟火里穿行出来。逃生必须经过充满烟雾的路线时,要防止烟雾中毒、预防窒息。为了防止火场浓烟呛入,可采用毛巾、口罩蒙鼻,匍匐撤离的办法。由于热空气上升的作用,烟气较空气轻而飘于上层,因此在火灾中离地面 30 cm 以下的地方还应该有空气,头部尽量贴近地面采取低姿势爬行撤离是避免烟气吸入、滤去毒气的最佳方法。穿过烟火封锁区,应佩戴防毒面具、头盔、阻燃隔热服等护具,如果没有这些护具,那么可向头部、身上浇冷水或用湿毛巾、湿棉被、湿毯子等将头、身裹好,再冲出去。

7. 善用通道,莫入电梯　按规范标准设计建造的建筑物,都会有 2 条以上逃生楼梯、通道或安全出口。发生火灾时,要根据情况选择进入相对较为安全的楼梯通道。除可以利用楼梯外,还可以利用建筑物的阳台、窗台、天面屋顶等攀到周围的安全地点沿着落水管、避雷线等建筑结构中凸出物滑下楼也可脱险。在高层建筑中,电梯的供电系统在火灾时随时会断电或因热的作用电梯变形而使人被困在电梯内,同时由于电梯井犹如贯通的烟囱般直通各楼层,有毒的烟雾直接威胁被困人员的生命。

8. 缓降逃生,滑绳自救　高层、多层公共建筑内一般都设有高空缓降器或救生绳,人员可以通过这些设施安全地离开危险的楼层。如果没有这些专门设施,而安全通道又被堵,救援人员不能及时赶到的情况下,可以迅速利用身边的绳索或床单、窗帘、衣服等自制简易救生绳,并用水打湿从窗台或阳台沿绳缓滑到下面楼层或地面,安全逃生。

9. 避难场所,固守待援　假如用手摸房门已感到烫手,此时一旦开门,火焰与浓烟势必扑面而来。逃生通道被切断且短时间内无人救援。这时候,可采取创造避难场所、固守待援的办法。首先应关紧迎火的门窗,打开背火的门窗,用湿毛巾或湿布塞堵门缝或用水浸湿棉被蒙上门窗,然后不停用水淋透房间,防止烟火渗入,固守在房内,直到救援人员到达。

10. 缓晃轻抛,寻求援助　被烟火围困暂时无法逃离的人员,应尽量待在阳台、窗口等能充分暴露自己易于被人发现和能避免烟火近身的地方。在白天,可以向窗外晃动鲜艳衣物,或外抛轻型晃眼的东西;在晚上即可以用手电筒不停地在窗口闪动或者敲击东西,及时发出有效的求救信号,引起救援者的注意。

11. 火已及身,切勿惊跑　在火场上如果发现身上着了火,千万不可惊跑或用手拍打。当身上衣服着火时,应赶紧设法脱掉衣服或就地打滚,压灭火苗;能及时跳进水中或让人向身上浇水、喷灭火剂就更有效了。

12. 跳楼有术,虽损求生　跳楼逃生,也是一个逃生办法,但应该注意的是:只有消防队员准备好救生气垫并指挥跳楼时或楼层不高(一般 4 层以下),非跳楼即烧死的情况下,才采取跳楼的方法。跳楼也要讲技巧,跳楼时应尽量往救生气垫中部跳或选择有水池、软雨篷、草地等方向跳;如有可能,要尽量抱些棉被、沙发垫等松软物品或打开大雨伞跳下,以减缓冲击力。如果徒手跳楼一定要扒窗台或阳台使身体自然下垂跳下,以尽量降低垂直距离,落地前要双手抱紧头部身体弯曲卷成一团,以减少伤害。

13. 身处险境,自救莫忘救他人　任何人发现火灾,都应尽快拨打"119"电话呼救,及时向消防队报火警。火场中的儿童和老弱病残者,他们本人不具备或者丧失了自救能力,在场的其他人除自救外,还应当积极救助他们尽快逃离险境。

14. 山林火灾的自救　①发现或发生森林火灾时,应该及时拨打"119"火警报警调度中心电话,拨通后,要准确报告起火单位或具体方位、火场的燃烧面积及燃烧的植被种类;②如果被大火围困在半山腰时,要快速向山下跑,切记不能往山上跑;③当发现自己处在森林火场中央,要保持头脑清醒,选择火已经烧过或杂草稀疏、地势平坦的地段转移,如附近有水可把身上的衣服浸湿,穿越火线时,用衣服蒙住头部,快速逆风的方向冲越火线,切记不能顺风在火线前方逃生;④陷入危险环境无法突围火圈时,应该选择植被少、火焰低的地区扒开浮土直到看见湿土,把脸放进小坑里面,用衣服包住头,双手放在身体正面,避开火头。

(何忠杰　赵哲炜)

第二节 火灾的流行病学概况及群体创伤

火灾作为一种常见的灾害,其发生与发展具有随机性和确定性的双重特性。认真、系统地分析当前我国火灾的发生状况,对于我们正确认识当前的火灾形势,有针对性地做好安全工作具有重要的现实意义。

一、1950—2008 年全国火灾情况

1950—1954 年,这一阶段全国的火灾次数每年大体在 2 万～3 万次,而火灾造成的直接经济损失不算太大,每年约 0.6 亿元,火灾次数和火灾损失在一定的平均水平上。

1955—1963 年,我国火灾次数迅速增多,一连几年都在 6 万次以上,1956 年超过了 11 万次,火灾损失也呈快速增加的趋势。

1964—1979 年,火灾次数居高不下,每年的火灾次数 7 万次左右,火灾损失也维持在较高的水平。

1980—1996 年,全国的火灾次数呈迅速下降的趋势,从 1983 年起降到 4 万次以下,本阶段初几年的火灾损失也呈平缓下降趋势,自 1985 年起又有所回升。

1997—2004 年,是我国火灾形势又开始严峻的阶段,火灾次数出现了较大幅度的增加,出现了不少相当严重的火灾事故。

2005—2008 年,我国的火灾次数大幅下降,火灾直接经济损失先下降后上升。

其中在 1950—1994 年 45 年中,我国共发生火灾 2 905 504 次,死亡 154 446 人,烧伤 302 650 人,平均每年约有 64 567 次火灾,死亡 3 432 人,烧伤 6 726 人,以 1960 年前后的伤亡人数为最多。

新中国成立以来的火灾总体形势日趋严重。从新中国成立 50 年来的火灾(不包括中国港、澳、台地区,也不包括森林、草原、矿井地下等火灾,下同)情况看,火灾危害伴随着我国的经济建设和社会发展而日趋严重。据统计,20 世纪 50 年代我国的火灾直接财产损伤平均每年不到 5 000 万元,60 年代平均每年为 1.2 亿元,70 年代每年近 2.5 亿元,80 年代平均每年为 3.2 亿元,90 年代平均每年 11.6 亿元。

二、2009 年全国火灾情况

全年火灾 12.7 万起,死亡 1 076 人,受伤 580 人,直接损失 13.2 亿元(不含央视新址园区火灾损失),与 2008 年相比,分别下降 4.5%、22.3%、15.7% 和 23.4%。另外,全国发生放火火灾 3 334 起,死亡 149 人,受伤 57 人,直接财产损失 7 341.9 万元。

多数省份火灾起数和伤亡人数下降,18 个省份损失上升。与上年相比,全国共有 21 个省份的火灾起数同比下降,其中降幅最大的是辽宁,下降 48.9%;19 个省份死亡人数同比下降,降幅最大的山西同比下降 87.8%;18 个省份受伤人数同比下降,降幅最大的宁夏下降 100%。此外,全国有 18 个省份的火灾损失同比上升,其中增幅最大的天津损失比上年增加 2 倍多。

(一)火灾的季节性

冬、春季节火灾多发,9 月份火灾最少。冬、春季节共发生火灾 7.5 万,死亡 685 人,受伤 308 人,直接财产损失 8.9 亿元,其中起数占全年火灾总数的 59.2%,死亡、受伤人数和损失分别占 63.7%、53.1% 和 60.7%;夏秋季节的火灾 4 项数字分别占全年火灾总数的 40.8%、36.3%、46.9% 和 39.3%。从逐月火灾看,1 月份为全年火灾起数最多的月份,达 2 万起,占全年火灾总数的 15.9%,9 月份为全年火灾最少的月份,只占全年火灾总数的 5.8%。

(二)城市比农村比较

城市火灾总量较多,农村亡人比重最大。城市共发生火灾 47 317 起,死亡 295 人,受伤 163 起,其

中起数占全年火灾总数的 37.2%,但死、伤人数分别只占总数的 27.4% 和 28.1%;农村共发生火灾 38 491 起,死亡 425 人,受伤 146 人,起数仅占全年火灾总数的 30.3%,但死亡人数占总数的 39.5%,另外,县城集镇共发生火灾 32 274 起,死亡 324 人,受伤 223 人,分别占全年火灾总数的 25.4%、30.1% 和 38.4%。

(三)人员密集等重点场所

人员密集等重点场所整治成效明显,伤亡和损失减少。各类人员密集场所共发生火灾 1.4 888 万起,死亡 173 人,受伤 139 人,直接财产损失 20 426.8 万元,与上年相比,4 项数字分别下降 5.9%、20.4%、12% 和 63.4%。易燃易爆场所发生火灾 436 起,死亡 1 人,受伤 5 人,直接财产损失 1727.4 万元,4 项数字分别下降 9.5%、75%、54.5% 和 17.7%;高层地下建筑发生火灾 1 096 起,死亡 10 人,受伤 11 人,直接财产损失 16 362.9 万元,与上年相比,虽然起数有所增加,但亡人和损失分别下降 9.1% 和 46.8%。

三、2010—2015 年全国火灾情况

1.2010 年全国火灾情况　全国共发生火灾 13.2 万起(不含森林、草原、军队、矿井地下部分火灾,下同),死亡 1 108 人,受伤 573 人,直接财产损失 17.7 亿元(不含央视新址园区火灾损失),与 2009 年相比,起数、损失分别上升 2.6%、12%,死亡、受伤人数分别下降 3.5%、6.5%。

2.2011 年全国火灾情况　2011 年,全国共接报火灾 12.5417 万起,死亡 1 108 人,受伤 571 人,直接财产损失 20.6 亿元,与 2010 年相比,除财产损失上升 5% 外,火灾起数下降 5.4%,死亡人数下降 8.2%,受伤人数下降 8.3%,损失下降 4.1%,未发生 1 次死亡 30 人以上、直接财产损失 1 亿元以上的特大恶性火灾事故。其中,节日期间燃放烟花引发的火灾增多,施工工地、农副业生产及出租屋、“三合一”、小作坊、小商店等小场所火灾较多,用电用火引发的火灾仍占较大比重。

3.2012 年全国火灾情况　2012 年,全国共接报火灾 15.2 万起,死亡 1 028 人,受伤 575 人,直接财产损失 21.8 亿元。与 2011 年相比,火灾起数上升 21.3%,死亡人数下降 7.2%,受伤人数上升 0.7%,直接财产损失上升 5.8%。其中较大火灾 60 起,同比下降 25%,重大火灾 2 起,同比下降 71.4%。另外,接报森林、草原、矿井地下部分及铁路交通等行业系统火灾 4 156 起,死亡 46 人,受伤 28 人,直接财产损失 5.6 亿元,受灾森林 1.4 万公顷,受灾草原 3.507 7 万公顷。

4.2013 年全国火灾情况　2013 年,全国共统计火灾 38.8 万起,死亡 2 113 人,受伤 1 637 人,直接财产损失 48.5 亿元。另外,接报森林、草原、矿井地下部分及铁路、交通港航火灾 4 085 起,死亡 76 人,受伤 36 人,直接财产损失 2.7 亿元,受灾森林 1.3724 万公顷,受灾草原 3.5077 万公顷。

5.2014 年全国火灾情况　公安部消防局 2014 年火灾统计表明,冬春季节(1 至 5 月和 12 月)全国共发生火灾 25 万余起,平均每天 1 374 起,夏、秋季节(6 至 11 月)共发生火灾 14.5 万起,平均每天 790 起,冬、春季节的火灾发生率比夏、秋季节高 73.9%。全国全年接报火灾 39.5 万起,死亡 1 817 人,受伤 1 493 人,直接财产损失 43.9 亿元,同比上年亡人下降 14%,伤人下降 8.8%,损失下降 9.5%。消防部队接警出动 113.7 万起,营救遇险被困人员 17.6 万人,抢救保护财产价值 573 亿多元。13 名官兵在灭火和抢险救援战斗中英勇牺牲。

6.2015 年全国火灾情况　2015 年 1～4 月,全国共接报火灾 14.3 万起,死亡 804 人,受伤 365 人,直接财产损失 14.99 亿元,有 1/3 的省份火灾总量超过 5 000 起。其中,黑龙江、浙江、新疆、北京、河北、山西、广东、云南、福建等地先后发生了造成重大财产损失和人员伤亡的火灾及安全生产事故。尤其是各类人员密集场所发生火灾 1.7 万起,死亡 143 人,受伤 54 人,直接财产损失 2.7 亿元。

火灾造成的人员伤亡损失大的原因是:我国人口众多,居住相对密集,而居住建筑的消防设施相对简陋,火灾发生后早期的预警能力差,多数建筑没有初起火灾自动快速抑制的能力,一旦火灾发生,人们极易受到生命安全威胁。许多商场、市场、饭店和娱乐场所,为了追求某种视觉效果和空间上的连续性和通透性,常常设计为大空间形式,但是,由于后期管理不到位,造成危险源增多,火灾荷载增

加,极大地增加了火灾的蔓延范围,而且,这些场所人员数量和密度远高于其他场所,内部人员构成复杂,绝大多数人员对疏散设施和逃生路线比较陌生,安全疏散所需时间延长,容易造成群死群伤。

四、火灾群体创伤的特点

火灾现场常常是人员、车辆、物品集聚的场所。现场往往同时出现火光、烟雾、水渍、油污等。往往出现群死群伤。

1. **火灾、烟气蔓延速度非常快**　火灾在热传导、热对流和热辐射作用下,火势蔓延速度非常快。扩大的火势又会生成大量的高温热烟等,在风火压的推动之下,高温热烟气流将以 0.3~6 m/s 的速度水平或垂直扩散,这给人群的逃生和灭火救援工作造成极大威胁和困难。

2. **空气污染,通气不畅,视线差**　火灾发生以后通常会发生断电或是需要断电的情况。断电后,建筑物内光线甚微,加上烟气阻隔,基本上处于黑暗状态。如果在室外发生火灾,即便是白天,人群的视线也会因烟雾、水汽的综合作用而受到很大程度的影响,这非常不利于侦察情况、灭火救援的进行。而污染空气中夹带着的有毒物质,可能对一定范围内的人体造成污染性损伤,甚至危及生命。

3. **混乱拥挤,行为无序**　火灾突发性强,形势急迫,因此,在火灾现场经常会发生人员、车辆、交通、指挥方面的混乱。车辆拥挤,马达轰鸣,交通拥堵,各级通信指挥口令、人员的呼喊声等混成一片,给救援工作带来极大的困难。

4. **极度紧张,行为错乱**　火灾发生的整个过程中,人处于一个极度紧张状态,逃生和救生者同样面临生死考验,巨大的心理压力可能导致人的判断和行为的错乱(如盲目聚集、重返行为、跳楼行为等),求救人员可能出现轻信、失信、胆怯、"热疲劳"性生理失调等,并做出失去理智的不自觉行为,都会对救援工作造成不利影响。

五、火灾群体创伤规律和特点

1. **一年的分布**　大部分群死群伤火灾发生在年初和年末,中间月份(7月和8月)相对较低,这与两方面的原因有关,一是气候影响,年底和年初为冬季,气候温度最低,尤其是北方地区需要采暖,火、电和气的用量急剧增长。在 6~9 月份,处于夏季,发生群死群伤火灾起数则相对较少。二是节日影响,我国最重要、最隆重的节日是农历春节,在节日期间,绝大部分地区有燃放烟花爆竹庆贺、焚香烧纸祭拜祖先等传统习俗,这些传统习俗成为引发火灾的主要因素,从而使得群死群伤火灾的发生频率和造成的人员伤亡以及财产损失急剧增加。2011 年春节期间 5 d 内,全国因燃放烟花爆竹引发的火灾气数就有 3 242 起,占火灾总数的 37.5%。

2. **每天的分布**　我国群死群伤火灾也因小时段的不同而不同。群死群伤火灾的起数、死亡人数和受伤人数在晚上明显高于白天,这主要是由于人们在白天处于清醒状态,防范意识较强,而且白天自然采光条件良好,这都为初起火灾扑救和人员逃生自救提供了有利的条件,人们在晚上多处于睡眠状态,警惕性很低,发生火灾后难以及时发现,再加上发生火灾后,疏散逃生的条件较差,大大增加了火灾扑救的难度,极易造成重大人员伤亡和财产损失。

3. **不同火灾原因特点**　不同火灾原因导致的群死群伤有着很大不同之处,电气火灾是造成群死群伤火灾最常见的因素,这与近年来电气设备的持续迅猛增多和用电负荷的急剧增加有着密不可分的关系,分析受伤人数和死亡人数,电气火灾、生活用火不慎、生产作业以及放火等4种原因导致的受伤人数和死亡人数,分别占群死群伤火灾总数的 80.3% 和 75.7%。

4. **不同场所的特点**　群死群伤火灾在不同场所发生的频率和造成的损失有明显不同,无论是火灾起数,还是死亡人数和受伤人数,统计数值最高的均为住宅,其次是店铺、工厂、仓库及饭店和娱乐场所,这些场所以上 3 项统计指标之和分别占火灾群体创伤总数的 74.8%、67.3% 和 51.4%。而且住宅、商场、市场及工厂和仓库群死群伤火灾造成的财产损失较大,住宅、宿舍和宾馆的火灾起数和伤亡人数占据了群死群伤火灾的绝大部分。

据群死群伤火灾事故统计分析,统计数据最高的是医院和福利院,其次是宿舍、店铺和家庭作坊等,这主要由于这些场所人均占有面积相较其他场所小很多,一旦发生火灾,导致人员伤亡严重。

我国火灾引起群体创伤的死亡人数随着年份在波动中呈下降趋势。受伤人数波动性较大,规律性不明显,火灾起数趋势较平稳并呈下降趋势,直接财产损失在波动中呈上升趋势。

(何忠杰 刘 波)

第三节　火灾造成群体创伤的医疗救援

火灾造成的群体创伤的现场救援,包括火灾发生现场的急救处理和转送医院,这一环节的处理水平直接关系到以后病情的轻重,是后续治疗的基础,必须高度重视。

一、现 场 急 救

现场急救是烧伤治疗的起始和基础,是在烧伤现场采取的应急处理。急救是否及时有效,对减轻损伤程度,减轻患者痛苦,减少烧伤后的并发症和降低病死率等都有十分重要的意义。现场处置中最基本的要求是迅速移除致伤原因,终止烧伤,并使伤员尽快脱离现场和及时给予适当的急救处置。

(一)现场处理原则

一般而言,烧伤面积越大,深度越深,则治疗越困难,预后越差。因此,急救的首要措施是"灭火",即除去致伤源,尽量"烧少点、烧浅点"。各种烧伤现场处理可简单地概括为5个字,即"冲、脱、泡、盖、转"。①冲:用大量清水冲洗创面,时间在半小时左右,持续冲洗。②脱:及时脱去烧焦衣物,避免热力继续加深烧伤深度。③泡:用大量凉水浸泡,时间在半小时以上,既可以止痛又防止深部损伤。④盖:用干净的衣物包裹创面,有条件的可以用冷敷料。⑤转:安全转运至就近医院。

(二)现场急救方法

1. **迅速灭火,脱离热源** 立即脱掉衣服或就地滚动灭火。或者用毯子、棉被、大衣等物覆盖灭火,跳进附近水池或河沟内灭火,用井水或自来水灭火更好。不可用手扑打以防造成手部烧伤;不大声呼叫,以防吸入烟雾或高热气流而造成吸入伤;不宜奔跑,以防风助火威,越烧越旺。

2. **即刻冷清水冲洗或浸泡伤处,降低表面温度** 能持续冲洗浸泡20～30 min更好,不仅可以快速降温,减轻损伤深度,还可清洁创面和止痛。寒冷季节进行冷疗时,需注意伤员保暖和防冻。

3. **检查全身状况** 特别注意检查有无颅脑及胸腹合并伤,有无合并中毒现象,若有上述情况,需立即采取相应措施解救。

4. **对于合并大出血和骨折的灾后伤员** 应立即采用压迫止血,骨折要予以简单固定,尽快送往医院做进一步处理。

5. **口服补液** 严重口渴者,可口服少量淡盐茶或淡盐水,条件允许时,可口服烧伤饮料。

6. **保持呼吸道通畅** 若口鼻内残留泥土或异物应尽快清除。窒息者,立即行人工呼吸。如发生气道梗阻,及时行气管切开。

7. **心肺复苏** 对呼吸心跳停止者,立即行心肺复苏术。

8. **火灾烧伤的创面一般暂不做处理** 不要弄破水疱,应用清洁干净的敷料或就便器材,如毛巾、床单等覆盖,以保护创面,防止污染。送医院前创面勿涂有颜色药物(如甲紫、红汞)和油膏,以免掩盖病情。

9. **大面积烧伤的伤员或严重烧伤者** 如现场条件许可,应立即给予吸氧治疗,尽快建立静脉通道或骨髓输液通路,给予快速有效的补液,及早纠正休克,同时应尽快组织转送到有条件的医院治疗。

二、创面的早期处理

(一)局部创面的处理

早期处理创面的环境一定要清洁,可设一间简易清创室,同时对应用的器械物品进行消毒灭菌,清创人员按手术要求穿戴。

1. 清创顺序 依次为头部、四肢、前胸腹、背部、会阴部。

2. 清创方法 ①用无菌纱布蘸清水或消毒肥皂水,将创面周围的正常皮肤洗净,皮肤污染严重的可加适量过氧化氢冲洗。②局部创面污染较轻的,只需用纱布蘸无菌生理盐水轻轻擦洗、去除污染物,如表面有污染物明显,现场应用生理盐水冲洗后,用纱布擦洗。③如小碎石污染创面较深或燃料爆炸后嵌入创面,可待入院后去除。④创面附有油污和难以清除的物质如沥青、汽油、机油,可用0.5%碘伏纱布擦洗,创面污染较重的,应尽量清洗污染物。⑤创伤表皮上若有大小不同的水疱,未破溃的不需处理,大的可以给予低位剪开引流。水疱破溃者,应尽量保留贴敷在创面上的疱皮,因为早期表皮对创面可以起到保护作用,防止创面加深。⑥创面被化学物质烧伤的,水疱内可能会有化学物质继续损伤组织,必须尽早去除。

(二)创面包扎治疗

用无菌敷料包扎,纱布厚6~10层,对局部创面可起到保护、保暖、免污染、防干燥、促进引流的作用,有利于上皮细胞生长,同时也便于伤者的搬运、转移。包扎主要适用于躯干和四肢烧伤。操作方法:平铺沙垫和棉垫,超越创围约5 cm,绷带自肢体远端起包扎,略施压力,勿包扎过紧,力度要均匀;关节的处理要注意保护其功能位,并抬高患肢,手指间应放置纱布条。

(三)暴露创面治疗

将创面暴露于空气中,使之干燥结痂。主要应用于不宜在现场包扎的部位如头颈、外阴等。

三、吸入性损伤的救护

火灾现场的被困人群受火焰、高热空气和烟雾的影响出现吸入性损伤可出现缺氧,甚至并发肺水肿,导致死亡,必须高度关注,因此快速判定是否有吸入性损伤和损伤的程度是需要我们重视的。现场发现伤员应对其有无吸入性损伤进行快速诊断。

(一)现场判断

在建筑物内及汽车内、飞机上等密闭空间发生火灾时,若有面部烧伤尤其是面颈部烧伤者,检查可见鼻毛烧焦或咽部黏膜烧伤。在火灾现场意识不清、昏迷或者在现场停留时间过长、大喊大叫及奔跑的伤员,损伤表现为刺激性咳嗽,唇部水肿和发音嘶哑同时出现,听诊可闻及喘鸣音。重度者常表现为烦躁不安,出现意识障碍甚至昏迷,伤后不久胸部可闻及干性和湿性啰音,多为胸部双侧,严重时甚至全胸。

(二)吸入性损伤分度

1. 轻度 指声门以上,包括鼻、咽和声门的损伤,表现为黏膜充血、肿胀或形成水疱,黏膜糜烂,尤以声门以上区域肿胀明显。现场伤员常出现喘息、声音嘶哑、吞咽困难、口鼻渗液多等呼吸道阻塞症状,小儿的这些症状会更明显,可引起窒息死亡。

2. 中度 指气管隆嵴水平以上,包括喉和气管损伤,临床出现喘息、支气管痉挛。

3. 重度 指支气管和肺泡单位水平以上的损伤。伤后立即或短期内出现严重的呼吸困难,并很快出现呼吸衰竭而死亡。

(三)现场救护

现场救护的方法包括:①观察伤员生命体征;②呼吸心跳停止须现场进行心肺复苏;③脱去燃烧

后和污染的外衣,松解腰带,尽量脱离现场,吸入新鲜空气,鼓励咳嗽及深呼吸,翻身拍背;④立即给予氧气吸入;⑤地塞米松 20 mg 静脉注射;⑥有支气管痉挛者,常用氨茶碱 0.25 g 加入 10% 生理盐水 20 ml 中静脉滴注;⑦采用雾化吸入,生理盐水 20 ml+地塞米松 10 mg+沐舒坦 30 mg+庆大霉素 8 万 U,进行雾化,利于气道湿化,有助于分泌物的排出等;⑧在现场救护人员技术条件允许的情况下,施行气管内插管;⑨迅速转入就近医院医疗,必要时尽快施行气管切开。

四、并发症的急救

火灾发生具有突发性,它的现场特点决定了出现烧伤外其他并发症的救援,如中毒、摔伤、挤压综合征、其他意外情况等,这已成为火灾救援工作不可或缺的一部分。有骨折者应予以固定;有出血时应紧急止血;有颅脑、胸腹部损伤者,以及中毒等其他严重并发症者,根据现场伤员的具体情况采取相应的急救措施,并及时送医院救治。

五、转送医院

1. 转送医院的原则 经过现场急救后,为使伤员能够得到及时系统的治疗,应尽快转送医院的原则是尽早、尽快、到有能力的就近医院。小面积烧伤一般不会发生休克,送院时间要求并不严格,中等面积以上的烧伤,越早越好,伤后 4 h 之内送到医院。对于 70% 以上的特大面积的烧伤,原则上以就地治疗为主,在当地医院进行抗休克治疗,在休克期过后病情平稳时再转至条件较好的专科医院。

2. 转送过程中注意事项 建立静脉通道或骨髓输液通路,以保证按计划输液;留置尿管、定时观察尿量,记录出入量,了解休克情况;保持呼吸道通畅,必要时行气管插管或切开;创面简单包扎,以防途中污染;做好相关记录,以利上级医院更全面的了解病情;注意保暖;车速不宜太快,减少颠簸,若飞机转运,体位应横放,以免飞机起落时头部缺血。

(何忠杰 刘 波)

参考文献

[1] 麻晓林,张连阳. 灾难医学[M]. 北京:人民卫生出版社,2010.
[2] 王一镗,刘中民. 灾害医学[M]. 南京:江苏大学出版社,2009.
[3] 公安部消防局//吴雪佳,美国财政部大楼火灾分析//. 中国火灾统计年鉴1996[M],北京:中国人事出版社,1996:44-51.
[4] 公安部消防局. 中国火灾统计年鉴1998[M]. 北京:中国人事出版社,1998.
[5] 公安部消防局. 中国火灾统计年鉴2014[M]. 北京:中国人事出版社,2014.
[6] 李世友. 昆明"3·29"森林火灾对防控林区火灾的启示[J]. 中国安全生产科学技术,2009,5(6):48-52.
[7] 朱勇,试论图书馆火灾防范及紧急应变[J]. 江西图书馆学刊,2006,36(2):116-118.
[8] 陈琨,舒慧慧. 手术室火灾原因分析及预防[J]. 中国医院建筑与装备,2007,8(2):42-44.
[9] 吴赤蓬,王声湧. 1950~1994年我国火灾的流行病学分析[J]. 中华流行病学杂志,1999,20(3):147-150.

第四十四章
灾害创伤的预防与控制

第一节 灾害创伤的预防

一、概　述

联合国于 1999 年 10 月 8 日确立了"国际减灾日",呼吁通过改进决策、加强预警和加大环保投入等措施更为有效地控制自然灾害,同时指出"面对灾害,要更加关注可持续发展"。强调要通过改进决策、加强预警和加大环保投入控制自然灾害的发生并降低灾害影响,"这是我们应该,并且能够做到的"。灾害预防战略的实施必须加强灾难医学教育,这是一项巨大的系统工程。

红十字会与红新月国际联合会将每年 9 月的第 2 个周六定为"世界急救日",这个国际组织希望通过这个纪念日,呼吁世界各国重视急救知识的普及,让更多的人士掌握急救技能技巧,在事发现场挽救生命和降低伤害程度。

2009 年 3 月 2 日,国家减灾委、民政部发布消息,经国务院批准,自 2009 年起,每年 5 月 12 日为全国"防灾减灾日"。一方面顺应社会各界对我国防灾减灾关注的诉求,另一方面提醒国民前事不忘、后事之师,更加重视防灾减灾,努力减少灾害损失。

中国医疗志愿者在 2010 年 10 月 10 日 10 点 10 分按照"公益、自愿、平等、统一、共同发起"原则创立了"白金十分钟-全国自救互救日",到 2014 年已经有 31 个省及直辖市,110 多个城市,参与单位包括媒体等 300 多家单位,通过现场培训教学、发放宣传资料、调查问卷、纪念品、宣传帖、文化衫等,累计直接影响将超过 40 万人。"白金十分钟全国自救互救志愿服务联盟"于 2015 年被中国志愿服务联合会授予"全国志愿服务示范团队",将以创新的模式开展灾害创伤预防工作。建立"多层面、多层次、多模式、多方法"的科普预防灾害创伤是适合中国国情的。

我国地处环太平洋、欧亚、印度地质板块;地域辽阔,由西向东,从南到北环境气候、交通条件、经济发展很不平衡;国家处于发展中,各类生产事故不能避免;加之灾害宣传预防工作不到位,我国的自然灾害频发、分布广泛、损失巨大,是世界上自然灾害最严重的国家之一。20 世纪发生自然灾害的情况已表明,气候变化引起的极端天气气候事件如厄尔尼诺、干旱、水灾、雷暴、冰雹、风暴、高温天气、沙尘暴、雾霾等,出现的频率与强度上升明显,直接危及我国的国民经济发展:农田受灾面积高达 5 亿多亩,受干旱、暴雨、水灾和热带风暴等重大灾害影响的人口约达 6 亿人次。年平均气候灾害造成的经济损失大占到 GDP 的 3%~6%,随着经济水平的快速增长,灾害造成损失的绝对值也越来越大。自然灾害引发的继发性灾害,如生态、环境、地质、社会、人文、经济等损失更为惨重。

从世界范围看,发达国家对于灾害预防的研究实践给了我们有益的启示。美国等在灾害风险评估方面的经验与做法值得学习、借鉴。美国在 20 世纪 60 年代开始,就建立了对内陆和周边水域、森林和其他自然资源进行制图、调查的政府机构,收集了大量有关洪水、火灾、风暴和相关灾害的数据,为有关地区后来的灾害管理提供科学的依据。包括美国国家海洋和大气管理局、美国地质调查局、海岸和地质调查局、美国林业局在内的机构,记录了大量洪水、航运灾难、极端气候事件、森林火灾,以及相关的原因和措施方面的资料。依据风险评估资料,建造大规模的防灾工程,如堤坝、水库、海堤等,突发事件"避难场所";从法律上控制对易灾土地的利用;制定建筑物和基础设施的防灾标准和法规;通过教育和宣传,提高多灾地区居民的防灾意识;开展农作物、洪水和地震保险;开展改善气候的实验,如人工增雨、消雾、减弱风暴,及降低地层缝隙的压力避免地震等实验。在 20 世纪中叶,联邦政府还制定了全国性的第一部灾害救助法律,启动永久性的灾害救助项目。美国陆军工程兵在修建预防灾害工程(防洪堤、水坝和防洪墙)的同时,还为大型人工养滩项目提供资金资助、为沿海地区建立风浪侵袭模型,监督跨洲飓风疏散计划的实施(受洪水影响)、湿地使用许可管理等。保险公司如联邦保险管理局,与当地政府共同监督洪区和高风险沿海地区的制图和管理,通过各种政策增强公众对洪水的认识,帮助受灾人员恢复工作生活,推动在有严重洪水威胁地区的长期居民搬迁工作。

二、灾害创伤的预防措施

灾害创伤的预防非常重要,主要有 3 个层面:一是国家层面,建立灾害创伤的研究机构、持续研究和成果转化为治国的措施和方法;二是政府层面,各级政府在施政工作中要有灾害预防的计划,建立相关机构、组织、对灾害及灾害创伤的预防和处置预案和力量建设;三是大众层面,不论国家、政府如何加强对灾害创伤的预防工作,要杜绝灾害创伤是不可能的。大众必须树立从自己做起,在家庭、单位、个人层面做好预防灾害创伤的工作。不论哪一层面,都要进行下面的工作。

(一)树立生命第一理念,做好避灾减灾

以人为本,树立生命第一理念,把保障公众生命、财产安全作为防灾减灾第一任务,最大限度地减少自然灾害给人们的生命安全和财产带来的危害及损失。

要科学防御,从早期盲目的抗灾转移到近年来主动地防灾,体现了在防灾减灾的科学发展观。

(二)建立国家和政府部门的应急机制,做到快速反应

政府及相关部门要建立"统一指挥、反应迅速、功能齐全、调度有序、运转高效"的应急管理机制和救援力量。建立全国性的军地一体化灾难救援的职能机构,统一指挥和协调国内外灾难救援工作,平时组织救灾,战时发挥后援作用。建立联动协调制度,充分动员和发挥乡镇、社区、企事业单位、社会团体和志愿者队伍的作用,依靠公众的力量,形成规范而高效的灾害管理工作流程。

(三)制订预案,开展演习,常备不懈

在国家、省、市、区以及企事业单位、社区、学校等制订与演练应急预案,使预防和减轻自然灾害有条不紊、有备无患。包括对自然灾害的应急组织体系及职责、预测预警、信息报告、应急响应、应急处置、应急保障及调查评估等机制,形成包含事前、事发、事中及事后等各环节的一整套工作运行机制。

预案不能束之高阁,要通过培训和预案演习,使广大群众、灾害管理人员熟练掌握预案内容,并使预案在实践中不断得到完善。

要居安思危,预防为主。坚持预防与应急相结合,常态与非常态相结合。政府应鼓励社区制订紧急防灾预案、开展救灾演习、装备专门的通信设备,使之在紧急条件下可以替代常用的通信方式,还要保证必要的紧急储备物资和设施。积极做好装备、技术、人员等方面的应急准备。

(四)加强灾害创伤的科研,做好监测预警

坚持"预防为主"的灾害创伤防治原则,加强科研投入,建立先进的灾害预测、预防、监测系统。通

过卫星遥测遥感技术及其他手段对某种灾害做出预报,从而及时组织抗灾或撤离。

气象灾害有较长预警时效、较高预测预报准确率,通过加强灾害天气的短时、临近预报,加强气象灾害预警信号制作工作,提高防灾减灾水平。

灾害发生后,要正确评估,正确决策,指导灾害创伤救治。

(五)树立灾害创伤自救互救意识

社会公众是防灾的主体。预防灾害创伤需要广大社会公众广泛增强防灾意识、了解并掌握避灾知识。对广大公众进行广泛的宣传教育,培养公民的防灾意识,教会群众掌握简单的自救互救技能,是灾后数分钟到数小时唯一而有效的救护措施,全社会要树立"白金十分钟"的急救意识。

政府与社会团体应组织和宣传灾害知识,有关部门通过图书、报刊、音像制品和广播、电视、网络、电子出版物等,广泛宣传预防、避险、自救、互救、减灾等常识,培养公众的忧患意识、社会责任意识和增强自救、互救能力。

通过开展"防灾(减灾)进社区、进校园、进村庄、进企业"行动,使最基层的社区居民、广大中小学生、广大农村、企业员工特别是偏远地区的农民、社会弱势群体增强防灾减灾意识,掌握基本的避灾、自救及互救技能,以达到减灾目的。防灾减灾需要从娃娃抓起,将灾害、灾害应急知识纳入中小学教学内容。

社会公众要充分认识灾害预警信息的重要作用,了解各类预警信息的具体含义,根据不同预警信息、不同的预警级别,采取积极有效的应对措施。需要建立畅通的、广泛的预警信息发布渠道,如广播、电话、手机短信、街区显示屏和互联网等多种形式,重要的预警信息要在电视节目中能即时插播和滚动播出。有关部门能确保灾害预警信息在有效时间内到达有效用户手中,为他们采取有效防御措施争取机会,以达到减少人员伤亡和财产损失的目的。

(六)加强灾害创伤救护的科普宣传

要切实加强灾害预防,不仅需要加强灾难医学教育,还要对灾难医学知识进行普及培训,全社会树立灾害创伤救治的时效性观念,从自救互救开始。要强调和重视"三分提高、七分普及"的原则。具体普及内容:①着力加强群众的基础生命支持和基础创伤生命支持的普及;②加强防灾、抗灾、减灾的认识、普及;③社会要进行防灾、抗灾的演习;④重视重点人群(成为最初目击者的人民警察、消防人员等),普及急救知识。

在我国逐步向全民普及初步急救知识和技能(包括通气、止血、包扎、固定、搬运和心肺复苏术等),将会非常有效地提高现场救护水平。但是,这绝非一日之功,绝不可能一蹴而就,需要持之以恒,需要我们大家的积极参与。只要我们高度重视制订和实施灾难预防战略,加强灾难医学知识的普及培训,并持之以恒,就会得到应有的回报,挽救更多宝贵的生命。

(何忠杰 赵哲炜)

第二节 灾害创伤的自救互救策略与控制

一、灾害创伤的自救互救策略

(一)认识"灾害创伤救护的盲区"的客观性

1."灾害创伤救护盲区"概念 我们提出抢救的"灾害创伤救护盲区"概念,指没有专业人员进行抢救的时间,包括时间、空间和人员的盲区。急救盲区包含了"灾害创伤救护空白时间"和"灾害创伤救护医疗空白时间"这两个时间概念。"灾害创伤救护空白时间"是指没有任何救护的抢救时间,这个救护既可以是专业的,也可以是大众来进行的。"医疗空白时间"是指没有专业人员进行抢救的时间,亦相当于专业的急救反应时间。"救护空白时间"不仅是中国人民的难题,也是全世界人民的难题。显然最大的时效值的关键时空很难被专业把握。应该充分认识到它的客观性,加以深入研究。这个空白时间相当于从"白金十分钟"开始到救援力量到来的间隔。目前我国暂缺针对"医疗空白时间"具体的自救互救理论、救援模式及承担部门人员。

2. 时效性改变对急救环节的再认识　高度重视灾害创伤救护是一个触及全社会各个层面、各系统的最复杂的问题,因此,必须在解决这个问题的时候动用全社会的资源。大家必须有这样的共识:把救援救护、院前急救等从伤病开始到医院的救治过程当成一个完整的过程来看待,即:"公众自救互救-急救系统院前急救-医院急救"应该是国家急救的完整链条,不能脱节。这个链条中的后两个环节国家已经进行了建设发展,取得了很大的成绩,而第一环节还非常薄弱。如何使大家能够认识到第一环节的重要性,必须重新认识,创立适应现代社会和我国国情的自救互救概念。

(二)自救互救新概念

1. 提升自救互救地位　即便是许多从事救援工作的大批专业人员仍然对自救互救的理念停留在肤浅和原始的认识上,把它理解为解决不了大问题,关键是靠专业的救护的狭隘观点,低估了当今百姓对急救的理解和实施能力;忽视了抢救时效性是由所占有的时间、空间所决定的最佳时效值,很不利于今天大力开展自救互救的普及和实践工作。

2. 自救互救的新概念　以急救时效性规律、从"白金十分钟"理念角度我们提出自救互救的概念如下:①自救互救是由伤病者、目击者参与的救护行为;②它是一切伤病急救的开始和基础;③它具有比专业救护更高的救治时效值;④它是抢救、救援链上独立的一个环节,是不能被专业救治替代的;⑤它是与专业救治同等(甚至更)重要的一个急救阶段;⑥这个初始环节的优劣,可以直接决定整体救治效果。

(1)自救　自救是个体对自己的把控,是理性和智慧。

(2)互救　互救是个体对他人的帮助,是爱心和品德。

(3)自救互救　自救互救是人类智慧和品德的结合,是人类最大的内在力量;已经在应对威胁生命事件中发挥了决定的作用;是我们应该进一步崇尚和追求而且是可以实现的急救理想。

(三)自救互救培训内容

"白金十分钟全国自救互救志愿服务联盟"团队在既往培训工作基础上形成了一套针对大众早期救护培训模式和方法,内容包括:①源于伤病流行病学基础的"白金十分钟时效性规律"理论;②生命体征的判断;③呼吸道保护和解除气道异物梗阻的技术;④以徒手为主的综合止血技术;⑤徒手心肺复苏术;⑥结合灾害创伤救护特点的救护内容;⑦开展"急救白金十分钟-全国自救互救日"活动。按培训内容训练,普及效果好、培训周期短、易于推广。

(四)"白金十分钟-自救互救"应该成为国家战略

应急急救始终是国家关注的大事,纵观世界各地,不同国家会有不同的决策和战略。中国应该如何选择呢? 这种选择其实质都是国家战略水平的决策。

1. "白金十分钟"要由大众自救互救来完成　资料显示:急救反应时间各国不一样,就是同一个国家各城市之间也是不一样的。从急救体系好的地区看:美国 4 ~ 6 min;日本 4 min;德国 7 ~ 10 min;英国 8 min;丹麦 3 min;俄罗斯 4 ~ 6 min;中国大城市均在 10 min 以上(北京 12 min;上海 11 min;广州 12 min)缩短急救反应时间一度是大家努力的策略,在制度与大量财政支持下可能获得一定的潜力。

应该看到,这些发达地区的水平缩短了"医疗空白时间",但"救护空白时间"依然存在,这是中国和世界所面临的挑战。

由于经济规模、地理环境、交通状况、城市管理等因素所限,无限缩短急救反应时间是不现实的。中国面临缩短"医疗空白时间"和填补"救护空白时间"这样两个目标,我国又是一个人口大国,发展中国家,政府已经做了巨大的努力,要把急救反应时间缩短到 10 min 以内,目前是不现实的。因此,我们要理性、坦然地承认和面对它,实事求是制定适合中国的策略。

毛主席曾经说,人民群众有着无限的创造力。人民大众也是应急救援的主力军。发动起人民大众的参与,大力普及自救互救,由高水平的自救互救来填补这个 10 min 的"救护空白时间"可以成为我们的策略。因此,需要全社会重新再认识自救互救的战略定位。

2. 自救互救是和谐社会的必然要求和核心内容　在当今大众呼唤的互信互助互爱的传统文化精神与和谐社会建设中,以生命为中心的自救互救是不可替代的、最核心、最高尚的核心价值行为,其社会效益是无可争辩的。不仅急诊专业人员要更新理念,还要在其他医疗专业同行进行普及、向社会各行业宣传普及。尤其让决策者认识到并逐步落实到他们的工作中加以推进。一定能得到意想不到的益处,促进和谐社会的建设。因此,宣传普及自救互救的新概念非常必要。

3. "白金十分钟"在中国和世界的前途　自救互救应该成为国家战略。从经济和社会效益角度分析,自觉把自救互救这个科普工作提升到国家战略角度来看待并对待。做到全民深入了解自救互救,掌握一定的自救互救技术,才能提升我国的救护水平,才能减少不必要的损失,必将产生巨大的社会和经济效益。

历史经验证明,中华民族有着无限的创造力,在政府的领导下已经创造了许多奇迹。"奥运会""世博会"及"亚运会"的志愿者培训机制就是由政府支持、大众实践的创新机制。如果我们把自救互救事业也认真实施,一定会尽快提高国家的救护能力,从而减少死亡,减少伤残,减少在现代化进程中的损失,大大加速我们的物质文明和精神文明建设。中国的成功也是世界的进步,必然会积极影响全世界。

二、灾害创伤的控制

灾害常常使大量人群遭受生命、健康和财产的严重损失和伤害。它给人群带来的影响是严重的,灾害创伤控制工作首先要面对直接的、即时的损害,同时要考虑到间接和远期的影响。有了以上的政策和措施,可以最大限度地预防控制灾害创伤。如果灾害创伤发生了,要按灾后时间划分为 3 个阶段进行灾害创伤控制。

(一)灾害创伤控制早期阶段

灾害创伤控制早期阶段指灾后 1 周以内的这段时间。期间因创伤伤员占伤员的大多数,所以以抢救生命为第一目标,即搜救及基础创伤生命支持为救援的首要目标。这一阶段是救援的关键时期,救援工作应尽快尽早,从而抢救更多生命。

(二)灾害创伤控制中期阶段

灾害创伤控制中期阶段指灾后 7~30 d。该阶段各类疾病多有较高的发生率,要实施以高级生命支持和高级创伤生命支持为主要手段的救援工作。尽量降低伤员死亡率和致死率,同时注意防治上呼吸道感染,搞好卫生防疫,预防传染病。务必做到大灾过后无大疫。

(三)灾害创伤控制晚期阶段

灾害创伤控制晚期阶段指灾后 1~3 个月。在这一阶段应主要致力于当地常见病、多发病的防治,同时也要严密监控疫情,防止传染病。期间应以当地自教为主,建立相对固定、功能较为完善的各级医疗卫生机构。该阶段属于灾后恢复各项工作和重建阶段。

(何忠杰　赵哲炜)

参考文献

[1]王一镗,刘中民.灾害医学[M].南京:江苏大学出版社,2009:53-54.
[2]岳茂兴,灾害事故伤情评估及救护[M].北京:化学工业出版社,2009.
[3]王一镗,刘中民.灾害医学理论与实践[M].北京:人民卫生出版社,2013.
[4]何忠杰,再论急救白金十分钟[J].解放军医学杂志,2012,37(5):391-393.

汉英对照索引

H

英汉对照索引

adenosine triphosphatase, ATPase	腺苷三磷酸酶	16
adenosine triphosphate, ATP	腺苷三磷酸	16,189
adenylate energy charge, AEC	腺苷酸能荷	189
advanced life support, ALS	进一步生命支持	172
aging treatment	时效救治	115
air temperature, Ta	气温	227
air velocity, V	气流速度	227
airfield	场站	309,331,334
alanine aminotransferase, ALT	丙氨酸氨基转移酶	22,230,477
altitude decompression sickness, ADS	高空减压病	315
alveolar partial pressure of carbon dioxide, $PACO_2$	肺泡气二氧化碳分压	317
ambient temperature	环境温度	227,228
anaerobe	厌氧菌	32
anatomic profile score, AP	解剖要点评分	110,544
antigen induced cell death, AICD	抗原诱导细胞死亡	80
anti-G strain maneuver, AGSM	抗 G 紧张动作	327
arginine, Arg	精氨酸	78
arm drop text	患臂坠落试验	479
arterial partial pressure of oxygen, $PaAO_2$	动脉血氧分压	317
aspartate aminotransferase, AST	天冬氨酸氨基转移酶	22,230,477
atlas	寰椎	335
atmospheric pressure/barometric pressure, PB	大气压	314,317
atomic force microscope, AFM	原子力显微镜	423
auto-cannibalism	自噬代谢	82
aviation medicine	航空医学	307
avulsion	撕脱伤	127

B

bacillus cereus	蜡样芽孢杆菌	31
baro meteorism	高空胃肠胀气	315
basic fibroblast growth factor, bFGF	碱性成纤维细胞生长因子	272
basic life support, BLS	基础生命支持	401
battle injury in the field	场站伤	307,309,311,334
biological weapons injury	生物武器伤	126
blade injury	刃器伤	126
blast injury	冲击伤	126
blood pressure, BP	血压	174,548
blood vessel	血管	234

T